国家卫生健康委员会住院医师规范化培训规划教材

内科学 感染科分册

Infectious Diseases

第 2 版

主　审　李兰娟

主　编　魏　来　李太生

副主编　范学工　张文宏　党双锁　宁　琴　阮　冰

人民卫生出版社

·北　京·

图书在版编目（CIP）数据

内科学. 感染科分册 / 魏来，李太生主编. —2 版
. —北京：人民卫生出版社，2022.6（2023.12 重印）
国家卫生健康委员会住院医师规范化培训规划教材
ISBN 978-7-117-32742-8

Ⅰ. ①内… Ⅱ. ①魏… ②李… Ⅲ. ①内科学－职业
培训－教材②感染－疾病－诊疗－职业培训－教材 Ⅳ.
①R5

中国版本图书馆 CIP 数据核字（2022）第 000893 号

人卫智网	www.ipmph.com	医学教育、学术、考试、健康， 购书智慧智能综合服务平台
人卫官网	www.pmph.com	人卫官方资讯发布平台

内科学 感染科分册
Neikexue Ganranke Fence
第 2 版

主　　编：魏　来　李太生
出版发行：人民卫生出版社（中继线 010-59780011）
地　　址：北京市朝阳区潘家园南里 19 号
邮　　编：100021
E - mail：pmph @ pmph.com
购书热线：010-59787592　010-59787584　010-65264830
印　　刷：中农印务有限公司
经　　销：新华书店
开　　本：850 × 1168　1/16　印张：25
字　　数：846 千字
版　　次：2016 年 5 月第 1 版　2022 年 6 月第 2 版
印　　次：2023 年 12 月第 2 次印刷
标准书号：ISBN 978-7-117-32742-8
定　　价：95.00 元

打击盗版举报电话：**010-59787491**　E-mail：**WQ @ pmph.com**
质量问题联系电话：**010-59787234**　E-mail：**zhiliang @ pmph.com**

编 者 名 单

编者名单（按姓氏笔画排序）

王焕玲　中国医学科学院北京协和医院

卢家桀　四川大学华西医院

宁　琴　华中科技大学同济医学院附属同济医院

任　宾　青海大学附属医院

江建宁　广西医科大学第一附属医院

许　洁　上海交通大学医学院附属第九人民医院

阮　冰　浙江大学医学院附属第一医院

李　军　南京医科大学第一附属医院

李太生　中国医学科学院北京协和医院

李用国　重庆医科大学附属第一医院

李荣宽　大连医科大学附属第二医院

李树臣　哈尔滨医科大学附属第二医院

李家斌　安徽医科大学第一附属医院

李智伟　中国医科大学附属盛京医院

余祖江　郑州大学第一附属医院

张文宏　复旦大学附属华山医院

张跃新　新疆医科大学第一附属医院

张缭云　山西医科大学第一医院

陈　煜　首都医科大学附属北京佑安医院

陈永平　温州医科大学附属第一医院

范学工　中南大学湘雅医院

胡　鹏　重庆医科大学附属第二医院

侯金林　南方医科大学南方医院

党双锁　西安交通大学第二附属医院

徐小元　北京大学第一医院

高　燕　北京大学人民医院

高志良　中山大学附属第三医院

谢　青　上海交通大学医学院附属瑞金医院

鲍万国　吉林大学白求恩第一医院

蔺淑梅　西安交通大学第一附属医院

魏　来　清华大学附属北京清华长庚医院

编写秘书　高　燕　北京大学人民医院

数字负责人　魏　来　高　燕

数字编委（以姓氏笔画为序）

马　慧　北京大学人民医院

刘雅芬　北京大学人民医院

许　洁　上海交通大学医学院附属第九人民医院

许夕海　安徽医科大学第一附属医院

李晓波　北京大学人民医院

吴元凯　中山大学附属第三医院

宋广军　北京大学人民医院

陈美芳　北京大学人民医院

林明贵　清华大学附属北京清华长庚医院

房继莲　北京大学人民医院

封　波　北京大学人民医院

饶慧瑛　北京大学人民医院

高　燕　北京大学人民医院

郭晓琳　北京大学人民医院

赖　菁　中山大学附属第三医院

魏　来　清华大学附属北京清华长庚医院

数字秘书　刘雅芬　北京大学人民医院

出 版 说 明

为配合 2013 年 12 月 31 日国家卫生计生委等 7 部门颁布的《关于建立住院医师规范化培训制度的指导意见》,人民卫生出版社推出了住院医师规范化培训规划教材第 1 版,在建立院校教育、毕业后教育、继续教育三阶段有机衔接的具有中国特色的标准化、规范化临床医学人才培养体系中起到了重要作用。在全国各住院医师规范化培训基地四年多的使用期间,人民卫生出版社对教材使用情况开展了深入调研,全面征求基地带教老师和学员的意见与建议,有针对性地进行了研究与论证,并在此基础上全面启动第二轮修订。

第二轮教材依然秉承以下编写原则。①坚持"三个对接":与 5 年制的院校教育对接,与执业医师考试和住培考核对接,与专科医师培养与准入对接;②强调"三个转化":在院校教育强调"三基"的基础上,本阶段强调把基本理论转化为临床实践、基本知识转化为临床思维、基本技能转化为临床能力;③培养"三种素质":职业素质、人文素质、综合素质;④实现"三医目标":即医病、医身、医心;不仅要诊治单个疾病,而且要关注患者整体,更要关爱患者心理。最终全面提升我国住院医师"六大核心能力",即职业素养、知识技能、患者照护、沟通合作、教学科研和终身学习的能力。

本轮教材的修订和编写特点如下:

1. 本轮教材共 46 种,包含临床学科的 26 个专业,并且经评审委员会审核,新增公共课程、交叉学科以及紧缺专业教材 6 种:模拟医学、老年医学、临床思维、睡眠医学、叙事医学及智能医学。各专业教材围绕国家卫生健康委员会颁布的《住院医师规范化培训内容与标准(试行)》及住院医师规范化培训结业考核大纲,充分考虑各学科内亚专科的培训特点,能够符合不同地区、不同层次的培训需求。

2. 强调"规范化"和"普适性",实现培训过程与内容的统一标准和规范化。其中临床流程、思维与诊治均按照各学科临床诊疗指南、临床路径、专家共识及编写专家组一致认可的诊疗规范进行编写。在编写过程中反复征集带教老师和学员意见并不断完善,实现"从临床中来,到临床中去"。

3. 本轮教材不同于本科院校教材的传统模式,注重体现基于问题的学习(PBL)和基于案例的学习(CBL)的教学方法,符合毕业后教育特点,并为下一阶段专科医师培养打下坚实的基础。

4. 充分发挥富媒体的优势,配以数字内容,包括手术操作视频、住培实践考核模拟、病例拓展、习题等。通过随文或章节二维码形式与纸质内容紧密结合,打造优质适用的融合教材。

本轮教材是在全面实施以"5+3"为主体的临床医学人才培养体系,深化医学教育改革,培养和建设一支适应人民群众健康保障需要的临床医师队伍的背景下组织编写的,希望全国各住院医师规范化培训基地和广大师生在使用过程中提供宝贵意见。

融合教材使用说明

　　本套教材以融合教材形式出版,即融合纸书内容与数字服务的教材,读者阅读纸书的同时可以通过扫描书中二维码阅读线上数字内容。

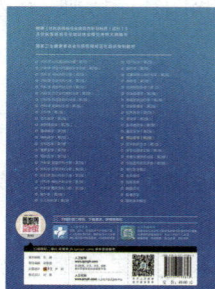

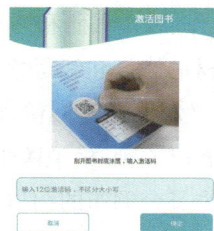

配 套 资 源

➤ **配套精选习题集:**《内科分册》 主编:杨金奎
➤ **电子书:**《内科学 感染科分册》(第 2 版) 下载"人卫"APP,搜索本书,购买后即可在 APP 中畅享阅读。
➤ **住院医师规范化培训题库** 中国医学教育题库——住院医师规范化培训题库以本套教材为蓝本,以住院医师规范化培训结业理论考核大纲为依据,知识点覆盖全面、试题优质。平台功能强大、使用便捷,服务于住培教学及测评,可有效提高基地考核管理效率。题库网址:tk.ipmph.com。

主 编 简 介

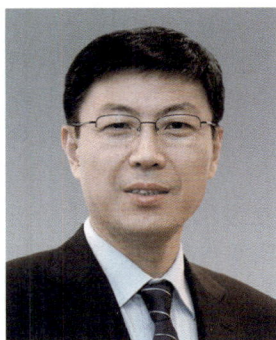

魏来

现任清华大学附属北京清华长庚医院副院长、肝胆胰中心主任，主任医师、教授、博士生导师。担任世界卫生组织病毒性肝炎防治策略和技术专家委员会委员、中华医学会肝病学分会第六届主任委员，*Journal of Viral Hepatits* 副主编、*Journal of Clinical and Translational Hepatology* 副主编、《中华肝脏病杂志》副主编、《中华临床感染病杂志》副主编等。

从事传染病教学工作30余年，包括病毒性肝炎的诊断、抗病毒及免疫研究与治疗，培养硕士、博士研究生70余人。牵头完成国家"十五"、"十一五"、"十二五"重大科技专项——丙型肝炎的自然史和优化治疗研究，主持建立的肝炎病毒检测平台通过CNAS认证和美国CAP认证。建立了北京市丙型肝炎和免疫重点实验室等研究平台，参编世界卫生组织《丙型肝炎指南》、改善全球肾脏病预后组织（KDIGO）《慢性肾脏疾病中丙型肝炎病毒感染的预防、诊断、处理和治疗指南》《亚太地区丙型肝炎病毒感染共识和治疗程序》。主持制定国家卫生健康委员会行业标准《丙型肝炎诊断》，牵头我国《丙型肝炎防治指南》的编写。牵头完成了数十项国内多中心抗病毒治疗药物的临床试验，奠定了我国抗肝炎病毒治疗新药的临床基础。主持完成了20余项国家及省部级科研项目，以第一作者或通讯作者在国内外发表200余篇论文，其中多篇论文被国际病毒性肝炎指南引用。出版专著10余部，获得教育部科技进步二等奖和中华医学会科技进步三等奖。

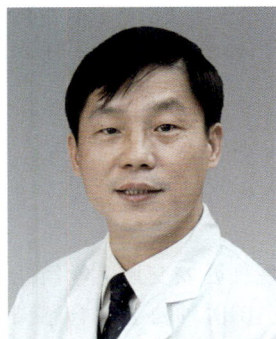

李太生

现任中国医学科学院北京协和医院感染科主任、北京协和医学院博士生导师。担任清华大学医学院双聘教授、中华医学会感染性疾病分会候任主任委员兼艾滋病学组组长、《艾滋病》（*AIDS* 中文版）主编、《中华内科杂志》和《中华传染病杂志》副主编。国家卫生健康委新型冠状病毒肺炎医疗救治组专家，北京协和医院援鄂抗疫医疗队队长。

从事教学工作至今30余年，致力于感染性疾病的诊治及研究，在国际上首次发现抗病毒治疗能够重建艾滋病患者 $CD4^+$ T 淋巴细胞功能，奠定了艾滋病免疫重建理论的重要基础。牵头全国多中心研究，开创了适宜中国国情的艾滋病抗病毒治疗、综合诊治及全程管理模式，形成了艾滋病抗病毒治疗和免疫重建的"中国方案"。在此基础上，主持制定我国首部《艾滋病诊疗指南》，确立了诊断、治疗艾滋病的基本规范，并向全国推广应用。发表论文300余篇，他引7 500余次，培养硕士、博士研究生69人。获吴阶平医药创新奖、法国医学科学院塞维雅奖和吴阶平-保罗·杨森医学药学奖、华夏医学科技一等奖、教育部科技进步一等奖和科技部科技进步二等奖。国家"百千万人才工程"人选，首批国家"万人计划""科技创新领军人才"，全国五一劳动奖章获得者。

副主编简介

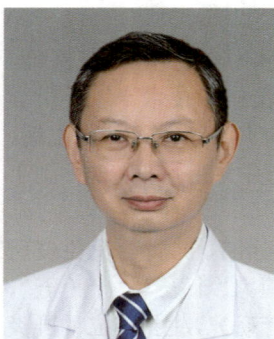

范学工

中南大学湘雅医院博士、一级主任医师（二级教授）、博士生导师。政府特殊津贴获得者。现为病毒性肝炎湖南省重点实验室主任、湖南省感染病学专业委员会主任委员、国家级精品课程"传染病学"课程负责人、国家级教学团队"内科学教学团队"负责人。

从事传染病的临床、教学和科研工作 30 余年。先后在爱尔兰都柏林大学圣詹姆斯医院、瑞士巴塞尔大学医学微生物学研究所和美国得克萨斯大学医学部做科学研究和访问。国家教学名师。

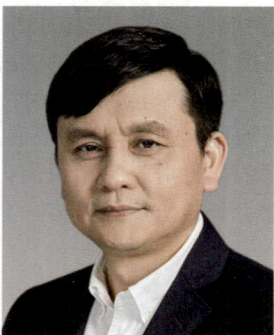

张文宏

教授、博士生导师。现任国家传染病医学中心、复旦大学附属华山医院感染科主任，复旦大学临床医学院内科学系主任。担任上海市传染病与生物安全应急响应重点实验室主任、上海市新型冠状病毒肺炎临床救治专家组组长，兼中华医学会感染病学分会副主任委员、中国医师协会内科医师分会副会长、《中华传染病杂志》总编辑。

从事教学工作至今 20 余年，主编及参编感染病学专著 10 余部。以第一作者 / 通讯作者在国内外发表论文 270 余篇。成果获中华医学奖、全国创新争先奖、上海市科技进步一等奖等奖项。先后入选教育部新世纪优秀人才、上海市领军人才、上海市优秀学科带头人等人才计划。获"全国抗击新冠肺炎疫情先进个人""全国抗击新冠肺炎疫情优秀共产党员"称号。

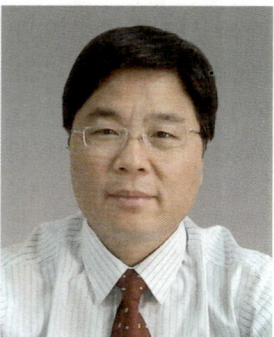

党双锁

医学博士、教授、研究员、主任医师、博士生导师。现任西安交通大学第二附属医院感染科主任、中华医学会感染病学分会常委、中国医师协会整合感染病防控与管理专业委员会副主任委员、陕西省重点传染病专病专防专家委员会副主任委员、《世界华人消化杂志》共同主编、《中国肝病杂志》副主编、*World Journal of Clinical Cases* 副主编。

从事感染性疾病的临床、教学工作 30 余年，主持国家自然科学基金 3 项，承担和参与国家级课题 10 项。发表学术论文 187 篇，其中 SCI 收录论文 50 余篇。担任《内科学 感染科分册》第 1、2 版及中国医学教育题库"传染病学"副主编。获陕西省科学技术进步一等奖 1 项，三等奖 1 项。

副主编简介

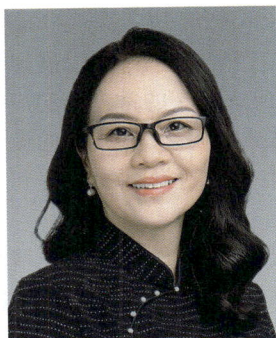

宁琴

现任华中科技大学同济医学院附属同济医院感染科主任、感染病研究所所长。担任国际肝病学会亚太地区执行委员、亚洲肝病学会肝衰竭工作组专家成员、中华医学会感染病学分会副主任委员、湖北省医学会肝脏病学分会主任委员。

主要从事感染发热疾病和肝脏疾病基础与临床、教学工作30余年。教育部长江学者、国家杰出青年科学基金获得者、科技部"973"重大传染病专项首席科学家、国家"十二五"/"十三五"传染病重大专项牵头人、教育部"长江学者和创新团队发展计划"创新团队牵头人。获得湖北省自然科学奖一等奖2项。

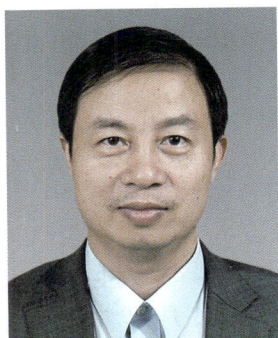

阮冰

现任浙江大学传染病学教学委员会副主任、附属第一医院感染科副主任,兼任国家卫生健康委能力建设和继续教育传染病学专家委员会副主任委员、中国中西医结合学会肝病专业委员会副主任委员及浙江省分会主任委员。

从事教学工作近40年,带领教学团队积极开展国家精品课程"传染病学"及国家级精品资源共享课程"传染病学"建设,是国家本科高校一流课程"传染病学"负责人、浙江省优秀研究生课程"感染病学进展"负责人,担任国家级规划教材《传染病学》(第3版)副主编。先后获浙江省高等教育教学成果奖一等奖、浙江省研究生教育学会教育成果奖特等奖、浙江大学优质教学奖、浙江大学医学院陈小英医学教师奖。

前　言

　　《内科学 感染科分册》第 1 版于 2016 年出版后得到了全国广大师生的积极肯定和评价,尤其是医学院校毕业后参加住院医师规范化培训的学员。该教材较为创新,是一本具有"临床风格"的实用型教材,展现了临床经典病案的诊疗过程。该教材以病例形式向住院医师展现了感染科轮转期间应该掌握的常见病的症状、体征、辅助检查、治疗、出院随访等关键环节,逐步讲述了如何建立感染病临床思维,"问题与思路"的设计形式是对临床内容的总结与引导,指导住院医师对疾病本质和诊疗过程抓住要点并有更深刻的理解和应用。

　　此次再版在第 1 版的基础上,依据国家《住院医师规范化培训内容与标准(试行)》、住院医师规范化培训结业理论考核大纲,认真听取广大师生的积极反馈意见,参考近年来在感染病诊疗领域的知识更新,做了内容更新和增加了新的章节,例如新增了"新型冠状病毒感染、慢性活动性 EB 病毒感染、分枝杆菌病、侵袭性真菌感染(包括念珠菌病、曲霉菌病、隐球菌病)、艾滋病规范化抗病毒治疗与管理、旅行相关感染"等章节。"脓毒症"一词目前在重症医学领域应用广泛,而"血流感染"一词描述的是疾病的状态,由于感染性疾病的特点,经编委们讨论决定沿用"败血症"一词。

　　本书的编委都是国内临床经验十分丰富的感染科专家,他们将自己在工作中的经验无私地奉献出来,为本书的编写付出了艰辛的劳动,在此对他们表示衷心的感谢!

　　由于这是一本针对住院医师规范化培训感染科轮转学习的参考书,同时采用了融合教材(纸书 + 数字)模式,既往没有可以借鉴的样本,在教材的编写深度与广度方面难免有不足之处,敬请广大读者在使用过程中批评指正。

魏　来　李太生

2021 年 12 月　于北京

目　录

第一章 总 论

一、概述

在医学史上，传染病一直是人类所面对的主要疾病之一，对抗传染病是医学千年不变的主旋律。历史上，传染病对人类社会有着巨大的影响：14世纪开始的欧洲鼠疫使三分之一欧洲人口丧命，动摇了基督教和封建制度的根基；1918年西班牙流感大流行造成约5 000万人死亡，加速了第一次世界大战的结束。2019年末一场突如其来的新冠病毒感染（coronavirus disease 2019，COVID-19）疫情以迅猛决绝的方式在全球大流行，也使得传染病受到了全社会的空前关注。对于一种全新的突发传染病，从基础研究到临床诊治及预防，仍然有很多未知等待我们去不断探索、积累知识、总结经验。

作为住院医师而言，规范化培训是从医学生真正转变为医生的关键阶段。因此，需要有些规范来介绍如何从整体的角度和横向的角度重新认识疾病，这样换一个角度认识疾病是对疾病诊断的真正开始。要从纷杂的传播途径、不同病原体感染的疾病中迅速抓住要点，对疾病作出诊断，首先需要清晰地掌握常见病和多发病，以及一些重大疾病，形成系统的知识体系，例如新冠病毒感染、病毒性肝炎的病原学、临床表现、诊断依据、鉴别诊断及治疗；人类获得性免疫缺陷综合征（AIDS，艾滋病）的病原学、自然史、临床表现、初筛和确认、抗病毒治疗、机会感染的诊断和治疗。还要对重要的临床表现和疾病具有系统规范的基本知识和临床思维，比如慢性乙型肝炎和丙型肝炎的抗病毒治疗；脓毒血症与感染性休克的发病机制及抗休克治疗；抗菌药物的选择、进展及临床应用；寄生虫病的诊断和治疗；不明原因发热的诊断与鉴别诊断；重型肝炎的诊断和治疗。在横向思维的形成过程中，分类和比较是一个常用的方法，如对伤寒、细菌性痢疾、阿米巴病、细菌性食物中毒等肠道传染病的传播途径共同性和诊断依据、鉴别诊断及各自的特异治疗进行比较，从而掌握和运用诊断和治疗的基本知识和基本技能。

根据感染性疾病的流行性和发病率特点，要能够对常见疾病如新冠病毒感染、病毒性肝炎、发热待查、细菌性痢疾、败血症、感染性休克、细菌性食物中毒、中枢性神经系统感染及艾滋病等病种，通过亲自管理患者，完成诊断和治疗，达到理论和实际相结合。在其他病种方面，应多接触各种疾病，并根据感染性疾病的流行性、季节性和地方性特点，完成在感染科阶段所能见到的病种，在轮转其他科室时，也应积极参加其他一些疾病诊断和治疗的讨论，帮助自身进一步认识感染性疾病的季节性和地方性。当然，作为唯一形成法律的一类疾病，要掌握法定传染病报告与处理程序，今后无论在哪个科室工作，这一点都是作为医生所必需的。

另外，住院医师还应该掌握一些基本技能，如消毒隔离及个人防护的程序；各种体液（血液、痰液、浆膜腔积液）的病原微生物培养及药敏试验的临床意义。同时了解一些技能的适应证、禁忌证和临床诊断治疗的价值，如肝穿刺、人工肝支持治疗等。

但是，作为住院医师，是不应该局限于教材的，教材的目的在于介绍最基本的概念、临床最常见的问题，实际上是希望起到触类旁通的作用。由于教材相对固定的出版周期和医学的快速发展，国内外的进展可能更多需要个人保持对新发表文献的敏感，持续学习、评价和应用，掌握对新进展进行综合分析的能力，建立循证医学的理念。

二、感染性疾病的基本概念

感染的英文来自于infect，而infect是由两个词根组成，分别是in和fect，in是进入的意思，fect作为词根的常见用法表示do，就是做。因此，感染的过程就是围绕什么病原体进入人体、在什么情况下进入人体、如何进入人体、进入人体后做了什么、怎么做、发生了什么。因此，自始至终是一个病原体和人体相互作用的过程。就感染过程或者个体而言，就需要具备病原体、机体和环境三个感染发生的基本因素，如果该疾病不仅仅具有感染的特点，还会造成流行，就是传染性疾病，因此，就人群和发生流行而言，就需要传染源、传播途径和易感人群三个基本条件。

由于感染的过程是病原体和人体相互作用的过程，根据病原体和人体免疫力的强弱不同，就形成了病原体被清除、隐性感染、显性感染、潜伏性感染和病原携带状态五种表现，其中，显性感染有明显的、特异性的临床表现，是临床最常见的形式，也包括急性感染和慢性感染。即便是急性感染和慢性感染，也体现了作为病原体和人体相互作用过程中的强弱不均衡。隐性感染虽然往往没有明显的临床表现，但是，却具有非常重要的流行病学意义，特别是在该疾病流行时。

三、感染性疾病的特点

（一）国内外进展的紧密结合

由于世界各地社会和经济发展及体制的不同，世界卫生组织（WHO）较少对非感染性疾病发布全球性的疾病诊断和治疗指南，但是，对于感染性疾病是一个例外。这是由感染性疾病的流行病学特征所决定的。因为有些传染性疾病尤其是呼吸道传染病会快速传播，造成全球的大流行，例如新冠肺炎，WHO就需要作出具有普适性的诊断和治疗指南，其目的和意义并不仅仅局限于诊断和治疗，还具有重要的预防意义。

同时，由于感染性疾病，特别是传染病的及时诊断、隔离及治疗，对预防有意义，而且是对全民健康有意义，所以，感染性疾病的进展往往全球分享更快，国内外进展的结合更加紧密。

（二）特异性的诊断

传染病的基本特征是有病原体、有传染性、有流行病学特征和有感染后免疫。根据这些基本特征，在感染性疾病的诊断中，病原体的检测就成为最重要的诊断，是确诊的依据。对于有些难以检测病原体的疾病，针对病原体的特点，可以检查病原体的抗原进行诊断；根据感染免疫的特点，可以检测机体在感染后产生的特异性抗体进行诊断。近年来，宏基因测序为病原体的诊断提供了一个很有前景的方法。

（三）特异性的治疗

由于病原体是感染的始动因素和感染发生的最关键因素，所以，一旦找到病原体就可以确诊。也正是因为这一点，病原治疗就是感染性疾病最主要的治疗。而感染发生的过程和结局取决于病原体和人体的相互作用，感染一旦发生，两者的相互作用就会决定感染的进程，所以，免疫治疗，特别是特异性免疫治疗就成为感染性疾病治疗的一个重要的方面，特别是在缺少病原学治疗手段的时候更是如此，例如感染后患者的恢复期血浆疗法。

传染病的主要临床特征之一为疾病发展的规律性，可以表现为潜伏期、前驱期、症状明显期和恢复期。这一特点与病原体和人体相互作用有很大关系，对于治疗也有指导意义。及早诊断可以有效控制大多数疾病进展，阻止轻症向重症发展，减少危重症的发生；而在症状明显期，除了需要针对病原体进行治疗，由相互作用而导致的不同疾病中复杂的病理生理异常也成为治疗需要关注的一个重要方面。

（四）特征性的预防

感染性疾病的感染后免疫是其基本特征，有些病原体感染后免疫持续时间较长。这一基本特征成为传染病预防的基础。可以研发疫苗来预防易感人群的感染。

传染病临床特征中，最早出现的临床阶段是潜伏期，潜伏期是决定检疫期及密切接触者医学观察期的依据。对于特定的传染病，应该观察到该病的最长潜伏期为止。

（五）感染性疾病诊断和治疗的发展及感染性疾病的分类

传统的分类方法是按照疾病的传播途径来进行分类，可分为呼吸道传染病、消化道传染病、血液传播传染病、虫媒传染病、接触传播传染病。这种分类方法在预防中的意义大于临床的意义，在临床上，主要是对患者的分类隔离和采取隔离的方式方法有指导作用。新近的分类则按照病原体进行分类，包括病毒感染性疾病、立克次体病、细菌感染性疾病、螺旋体感染性疾病、原虫感染性疾病、蠕虫病。这样的分类对于指导治疗有意义，也反映了国际上对感染病原生物特异性治疗方法的发展。

四、感染病学中的循证医学

（一）感染性疾病的循证和指南

循证感染病学（evidence-based infectious disease）是循证医学中最活跃的一个领域。其定义是，从感染性疾病研究中撷取当前最好的证据，明确地、有思考地、认真地应用于个体或群体感染的预防和治疗。在人类疾病中，对于感染性疾病的循证医学研究显著地占据了重要的地位，从而丰富了对感染性疾病的认识，促进了循证医学与临床实践的紧密结合。

由于感染性疾病的有病原体、有感染性、有流行病学特征及感染后免疫等特点，感染性疾病的循证医学研究也涉及微生物学、流行病学、免疫学、分子生物学等领域。而导致人类感染的病原体有 500 种以上，又分为细菌、病毒、真菌和寄生虫等，并且，感染病原体不仅可以由外部环境入侵人体（外源性感染），也可由人体黏膜腔内移行易位或者在潜伏的组织器官内再激活而导致内源性感染，使感染变得复杂多样。

由于以上的各种复杂情况和学科的发展，感染病学中的循证医学概念的应用是获得科学证据的最基本手段，根据这些循证医学证据发展起来的指南和专家共识也在整个医学领域占据规范和引导的作用。目前，在感染性疾病的预防、诊断和治疗等方面，均有基于循证医学的研究。

（二）感染性疾病中的循证诊断和循证预后

采用循证医学的原理和方法进行感染性疾病诊断研究，或者对一个感染性疾病诊断方法进行循证医学评价的时候，有必要先了解一些重要的方法和概念。

在对诊断方法评价中，除了要知道该方法的研究过程是否采用了"盲法"，还要关注的是敏感性（sensitivity）和特异性（specificity），前者是指用标准方法（或参考方法）检测阳性的样本中，用新方法检测同样为阳性的百分比；后者是指用标准方法（或参考方法）检测阴性的样本中，用新方法检测同样为阴性的百分比。在理想的情况下，新的诊断方法在敏感性和特异性方面都能达到95%以上。

但是，95% 的敏感性和特异性仅仅对于检验人员选择优秀的检测试剂有所帮助，在临床医生的工作中还难以具体操作。当我们采用一个方法诊断某一个病原体感染时，该诊断方法的敏感性和特异性达到95%以上，检测结果为阳性，此时，我们还不能认为该患者感染该病原体的可能性就是95%，还需要借鉴另外两个概念，即阳性预测值（positive predictive value，PPV）和阴性预测值（negative predictive value，NPV）。前者是指所有检测阳性者中真阳性者所占的百分比；后者是指所有检测阴性者中真阴性者所占的百分比。当阳性预测值为90% 时，我们可以认为阳性检测结果提示该患者感染该病原体的可能性为90%。但要注意，阳性预测值和阴性预测值往往随着该感染性疾病目前的患病率而变化，患病率越高，阳性预测值也高；临床医生根据某病的患病率和诊断试验的阳性结果就能预测就诊者患某病的可能性大小；在患病率一定时，特异性越高，阳性预测值越准确；敏感性越高，阴性预测值越高。

为了解决疾病患病率对阳性预测值和阴性预测值的影响，更准确地诊断疾病，可以采用似然比（likelihood ratio，LR）。似然比不受疾病患病的影响，可以检验诊断方法的敏感性和特异度，提示我们应该增高或降低检测结果对于诊断疾病可能性的考虑。阳性似然比（positive likelihood ratio，LR+）提示我们，应该增高检测结果对于诊断疾病可能性的考虑。阴性似然比（negative likelihood ratio，LR−）提示我们当检测结果为阴性时，应该降低检测结果对于诊断疾病可能性的考虑。

（三）感染性疾病中的循证治疗

当谈到循证医学的时候，更多地会考虑"随机、双盲对照临床试验"并得出可信的、真正有效的治疗结果。从发展指南的角度来看，可以根据大样本或小样本的随机对照研究、前瞻性队列研究、病例对照研究及病例的系列研究来确定证据的等级。近几年来，在新的证据等级分级中，荟萃分析（meta-analysis，meta 分析）和系统综述被确定为最高等级。通过 meta 分析，可以将多个试验的结果综合起来分析，评价和减少不同研究中的临床异质性和方法学异质性、统计学异质性，评价分析各研究结果合并效应量。meta 分析又分为探索性 meta 分析和分析型 meta 分析。对于探索性 meta 分析的结果还需要发现主要的问题和不足，进一步设计更好的研究来解决，比如随机对照研究。对系统综述也同样需要明确综述文献选择的策略是什么，纳入综述的文献入选标准和排除标准是什么，治疗相关的文献中样本数和精确性，是否重要的结局都已经考虑到，系统综述的结果是否可以推广到目前诊治的患者，甚至其他同类的患者，以及临床的益处是否明显超过有害性。

当我们阅读一篇文献、评价一项临床研究时，有几个影响研究质量的重要问题需要注意，即研究的目标人群是什么样的人群，是否真正做到了随机，所有的干预和检测是不是真正双盲，结局是什么，是否可以推广用于我们自己在临床上所遇到的患者。

（魏　来）

推荐阅读资料

[1] 徐小元，于岩岩，魏来. 传染病学. 北京：北京大学医学出版社，2011.

[2] 徐正梅，范群铭，黎爱军. 中美住院医师培训工作的比较及启示. 医学教育探索，2010，9（9）：1153-1155.

第二章 病毒感染性疾病

第一节 病毒性肝炎

一、甲型病毒性肝炎

甲型病毒性肝炎是由甲型肝炎病毒（hepatitis A virus，HAV）引起的一种以肝脏炎症病变为主的急性传染病，为国家法定乙类传染病。甲型病毒性肝炎传染源主要是急性患者和隐性感染者，患者自潜伏末期至发病后 10 日传染性最大，粪 - 口途径是其主要传播途径，水、食物污染可导致暴发性流行，日常生活接触是散发病例的主要传播途径。任何年龄均可患本病，但主要为儿童和青少年。成人甲型病毒性肝炎的临床症状一般较儿童重。冬春季节常是甲型病毒性肝炎发病的高峰期。本病病程呈自限性，极少发生重型肝炎。临床表现为急性起病，有畏寒、发热、食欲减退、恶心、疲乏、肝大及肝功能异常。无症状感染病例较常见，不转为慢性和病原携带状态。本病在临床上可分为急性黄疸型、急性无黄疸型、淤胆型与重型，病程为 2～4 个月。诊断需结合流行病学资料和甲型肝炎病毒 IgM 抗体（抗 -HAV IgM）阳性结果。随着甲型肝炎疫苗的广泛使用及环境卫生和个人卫生的改善，甲型病毒性肝炎的流行已得到有效的控制。

甲型病毒性肝炎的诊疗经过通常包括以下环节：

（1）全面了解临床症状。

（2）仔细进行专科查体，尤其是皮肤巩膜黄染和腹部体征。

（3）详细询问流行病学史。

（4）针对疑似患者进行血常规、尿常规、肝功能、肝炎病原学、甲胎蛋白、腹部超声等检查及复查。

（5）对确诊患者采取肠道隔离。

（6）采用保肝降酶对症治疗。

（7）注意病情观察，预防和及早发现并发症并及时处理。

（8）确定出院随访日期，以及出院后的注意事项。

【临床关键点】

1. 临床诊断根据急性起病、消化道症状、肝功能明显异常。病初可有"上呼吸道感染"样症状。

2. 仔细查体，注意有无皮肤黄染和腹部体征。

3. 详细询问流行病学史，特别是近 6 周内是否有不洁饮食史或服药史，平时有无不良的个人卫生习惯。

4. 确诊的"金标准"是抗 -HAV IgM 检测。

5. 重症化少见，极少数患者可出现肝性脑病、出血等并发症。

临床病例

患者，男性，20 岁，未婚，自由职业，因"尿黄、肤黄、腹胀、食欲减退 5 日"入院。

1 周前患者开始出现畏寒、低热、鼻塞、不适、疲乏，2 日后热退，但出现尿黄，小便呈浓茶色，尿量无增减，无尿频、尿急、尿痛，伴轻度腹胀，食欲减退，饭量为之前的一半，进食一碗"米酒"后出现恶心、呕吐，呕吐物为胃内容物，并出现巩膜及皮肤发黄，无腹痛、腹泻，无胸闷、气促，无胸痛、心悸，无头昏、头痛，无呕血、黑便，无皮肤瘙痒及皮疹，无明显关节疼痛等，遂至当地医院就诊，查肝功能示：丙氨酸转氨酶（ALT）

1 526U/L,天冬氨酸转氨酶(AST)1 266U/L,总胆红素 123.8μmol/L,直接胆红素 95.5μmol/L,乙型肝炎表面抗原阴性。予以甘草酸二铵输液治疗 1 日,门诊以"肝功能异常待查"收入住院。患病来,患者神志清,精神可,大便无特殊,小便如上述,体重无明显下降。

初步采集病史,发现患者急性起病,在短暂的"上呼吸道感染"样症状之后出现消化道症状(腹胀、食欲减退、恶心、呕吐),肝功能明显异常。对于此类患者,临床上随之需要考虑以下几个问题。

【问题1】 病初短暂的"上呼吸道感染"样症状是否可以看作甲型病毒性肝炎的前驱症状?

思路 患者为青年男性,急性起病,在短暂的"上呼吸道感染"样症状之后出现明显的消化道症状,肝功能异常。这种"上呼吸道感染"样症状可以看作急性病毒性肝炎非特异的前驱症状。

> **知识点**
>
> **急性病毒性肝炎的前驱症状**
>
> 甲、戊型病毒性肝炎起病较急,60%~80% 患者先有发热、畏寒、疲乏等非特异的前驱症状,与短暂的病毒血症有关,常误诊为上呼吸道感染。症状的轻重和时间长短可有很大不同,可自数日至 2 周。也可无明显前驱症状,而以黄疸及消化道症状为最早的表现。乙、丙、丁型病毒性肝炎起病相对较缓,仅少数有低热。

【问题2】 为排除药物性肝损害、酒精性肝炎、脂肪性肝炎及遗传性肝病,应补充询问哪些内容?

思路 应补充询问个人史、既往史及遗传病史。该例患者近 1 个月内无用药史,无长期饮酒习惯,无毒物及放射性物质接触史,体型偏瘦,否认二系三代有遗传病史。

【问题3】 该例患者最有可能的肝损害原因是什么?

思路 该例患者为青年男性,急性起病,黄疸虽以直接胆红素升高为主,但伴有较明显的消化道症状及肝功能异常,近期无用药史,也无长期饮酒及遗传病史,应考虑急性病毒性肝炎,经当地医院检测乙型肝炎表面抗原为阴性,应首先考虑甲型或戊型病毒性肝炎。

【问题4】 询问该例患者的流行病学史应注意哪些内容?

思路 对于具有传染性的急性感染性疾病,明确流行病学史是建立诊断的重要依据。流行病学史的询问内容应根据不同疾病而定,对于该例患者,需询问:①当地人群特别是密切接触人群是否有类似病例;②发病前 6 周内是否去过急性病毒性肝炎暴发流行地区;③发病前 6 周内有无进食不洁食物或可疑污染水;④发病前 6 周内有无接触有类似表现的患者。

注意:对于急性感染性疾病的诊断,流行病学史至关重要,每例患者都要仔细询问。该例患者的病史采集有此缺陷,应引以为戒。

补充流行病学史:无业,发病期间家人、朋友均无类似症状,病前 3 周去外地旅游,曾多次在路边排档就餐。既往体健,5 年前曾经接种乙型肝炎疫苗。

【问题5】 病史采集结束后,下一步查体应重点做哪些? 目的何在?

思路1 该例患者的查体重点应包括:①有无皮肤巩膜黄染,明确诊断并判断病情;②有无角膜色素环(K-F 环),排除肝豆状核变性病;③有无浅表淋巴结肿大,排除其他感染性疾病或肿瘤;④神经系统,如有无烦躁、易怒、表情欣快或少言寡语、失眠、定向力减退、计算力下降等肝性脑病的早期表现;⑤呼吸道,包括咽部和扁桃体及肺部体征,了解有无呼吸道感染;⑥腹部查体,应全面仔细,包括肝脾区有无叩痛、有无肿大、腹部压痛部位、有无反跳痛、墨菲征是否阳性,以及肠鸣音有无活跃等;⑦其余部位,如关节有无红肿痛、脊柱有无压痛等,也应检查,了解有无感染灶,以及为鉴别诊断提供依据。

思路2 上述体征对判定病情严重程度或并发症是否有一定的帮助?

如果患者的临床情况较差,特别要关注其生命体征(体温、呼吸、频率、脉搏和血压等),同时要注意观察患者的意识状态、定向力与计算力变化、有无行为异常，警惕肝性脑病。

入院查体记录

体温36.5℃，脉搏70次/min，呼吸18次/min，血压115/80mmHg，神志清，精神可，全身浅表淋巴结未触及肿大，皮肤巩膜中度黄染，全身皮肤未见皮疹，咽无充血，两肺呼吸音清，未闻及明显干、湿啰音，心律齐，各瓣膜听诊区未闻及病理性杂音。腹平软，无压痛及反跳痛，肝脾肋下未及，肝区及双肾区叩痛阴性，墨菲征阴性，移动性浊音阴性，双下肢不肿。颈软，克尼格征、布鲁津斯基征阴性，双膝腱反射对称存在，双侧巴宾斯基征阴性，四肢肌力、肌张力正常。关节无肿痛，脊柱无压痛。

【问题6】 结合上述结果，为明确诊断，应做哪些实验室检查？

思路 查体发现患者皮肤巩膜中度黄染，未见其他系统器官定位体征，结合患者小便呈浓茶色，有明显的消化道症状及肝功能异常，曾多次在路边排档就餐，应首先考虑急性病毒性肝炎，主要是甲型或戊型病毒性肝炎的诊断，并需排除其他原因引起的肝损害。为明确诊断，该例患者应做以下辅助检查，包括：三大常规（血常规、尿常规、大便常规）、生化（肝肾功能、电解质、血脂、血糖、心肌酶谱）、凝血功能、肝炎病原学（甲、乙、丙、丁、戊型肝炎系列）、其他肝损害病原学（巨细胞病毒、EB病毒、肠道病毒）、自身免疫性抗体[抗核抗体（ANA）、抗中性粒细胞胞质抗体（ANCA）、抗线粒体抗体（AMA）、平滑肌抗体（SMA）、抗肝肾微粒体抗体等]、感染指标[C反应蛋白（CRP）、中性粒细胞碱性磷酸酶（NAP）积分、降钙素原（PCT）等]、腹部（肝、胆、脾、胰、双肾）超声，以及胸部X线检查等。

辅助检查

三大常规：血常规和大便常规均未见异常。尿常规：潜血阴性，尿蛋白阴性，尿胆原阳性，尿胆红素阳性。

肝功能：白蛋白40.5g/L，ALT 940U/L，AST 648U/L，谷氨酰转肽酶88U/L，碱性磷酸酶94U/L，总胆红素153μmol/L，直接胆红素116μmol/L，胆碱酯酶6 239U/L，总胆汁酸173μmol/L。

其他生化功能：肾功能、电解质、血脂、血糖、心肌酶谱均未见异常。

肝炎病原学：乙型肝炎表面抗原（HBsAg）定量检测阴性，乙型肝炎表面抗体（HBsAb）195.8U/L，抗-丙型肝炎病毒（HCV）IgG、丁型肝炎病毒抗原（HDAg）、抗丁型肝炎病毒（HDV）、抗-戊型肝炎病毒（HEV）IgM、抗-HEV IgG、抗-HAV IgG均为阴性，抗-HAV IgM阳性。

其他肝损害病原学：抗-巨细胞病毒（CMV）IgM、抗-CMV IgG、抗-EB病毒（EBV）IgM、抗-EBV IgG、肠道病毒总核糖核酸（RNA）均为阴性。

凝血功能：正常。

自身免疫性抗体：ANA、ANCA、AMA、SMA、抗肝肾微粒体抗体均为阴性。

感染指标：均正常[CRP 4mg/L，红细胞沉降率（ESR）10mm/h，PCT 0.08μg/L]。

胸部X线正位片：未见明显异常X线征象。

腹部超声：肝、胆、脾、胰、双肾均未见明显异常。

【问题7】 如何判读肝炎病原学检测结果？

思路 该例患者抗-HAV IgM阳性，提示HAV新近感染，HBsAb 195.8U/L，表示对乙型肝炎病毒有免疫力。

知识点

甲型病毒性肝炎病原学检测结果解读

抗-HAV IgM：HAV新近感染证据，是早期诊断甲型病毒性肝炎最简便而可靠的血清学标志。在发病后数日即可表现为阳性，3～6个月后转阴。

　　抗 -HAV IgG：出现稍晚，于 HAV 感染后 2～3 个月达到高峰，持续多年或终身。属于保护性抗体，是机体具有免疫力的标志。单份血清抗 -HAV IgG 阳性提示 HAV 既往感染或甲型肝炎疫苗接种后反应。如果急性期及恢复期双份血清抗 -HAV IgG 效价有 4 倍或以上增长，亦是诊断甲型病毒性肝炎的依据。

【问题 8】　根据临床症状、体征、检验检查结果，可以作出甲型病毒性肝炎的诊断吗？

　　思路　患者起病急，有明显的消化道症状，ALT、总胆红素明显升高，符合急性黄疸型肝炎的诊断，而白蛋白、凝血功能正常，提示肝脏合成及储备功能尚正常。肝炎病原学检测提示抗 -HAV IgM 阳性，故甲型病毒性肝炎诊断明确。

知识点

甲型病毒性肝炎临床表现

　　1．急性起病，病程呈自限性，无慢性化，引起重型肝炎者极为少见。
　　2．典型临床表现有畏寒、发热、食欲减退、恶心、疲乏、肝大及肝功能异常。出现厌油感有较大的诊断意义。
　　在临床上分为急性黄疸型、急性无黄疸型、淤胆型与重型，病程为 2～4 个月。

知识点

甲型病毒性肝炎诊断标准

　　1．有急性病毒性肝炎的临床表现。
　　2．具备下列任何一项，即可确诊为甲型病毒性肝炎。
　　（1）抗 -HAV IgM 阳性。
　　（2）抗 -HAV IgG 急性期阴性，恢复期阳性。
　　（3）大便中检出 HAV 颗粒或抗原或 HAV RNA。

【问题 9】　接下来该例患者该如何处理？

　　思路　入住消化道隔离病房，做好床边隔离，加隔离标记，避免患者相互接触，防止交叉感染。患者自己固定食具和便器，其排泄物、呕吐物均须彻底消毒。同时对患者进行相关传染病知识的健康教育。按乙类传染病向相关部门报告。

知识点

传染病疫情报告制度及报告时限

　　1．建立健全疫情报告系统，由疫情报告员组织疫情报告工作。
　　2．疫情报告员均应按法定传染病报告时限及时报告疫情。
　　3．临床科室医师应及时准确填报疫情卡片。如发生漏报、迟报、谎报疫情，甲类传染病按医疗事故处理，乙类传染病按医疗缺陷处理。
　　4．接诊医务人员对甲类传染病或疑似甲类传染病，或需要按甲类管理的乙类传染病，或发现其他传染病和不明原因疾病暴发时，必须立即电话报告当地县级疾病预防控制中心；同时疫情直报人员应于 2 小时内将传染病报告卡通过网络报告；未实行网络直报的责任报告单位，应于 2 小时内以最快的通讯方式（电话、传真）向当地县级疾病预防控制机构报告，并于 2 小时内寄送出传染病报告卡。
　　5．对其他乙、丙类传染病病例、疑似病例和规定报告的传染病病原携带者，疫情直报人员应于 24 小时内将传染病报告卡通过网络报告；未实行网络直报的责任报告单位，应于 24 小时内寄送出传染病报告卡。

【问题10】 该例患者是否存在并发症?

思路 并发症决定着病情的严重程度,并与治疗方案的制订相关。甲型病毒性肝炎可能出现的并发症主要包括继发感染、肝性脑病、消化道出血等。根据该例患者的临床症状、体征及检验检查结果,诊断为急性黄疸型肝炎,目前无上述并发症,但患者肝功能明显异常,提示肝脏有明显炎症,病情仍处在进展期,应警惕其病情迅速加重的可能,需严密观察。

【问题11】 该例患者应如何治疗?

思路 甲型病毒性肝炎是自限性疾病,预后良好,不转慢性,所以治疗主要采取对症及支持疗法,酌情选用保肝护肝药物。该例患者治疗要点:清淡饮食,补充足够能量,适当营养,给予降酶、解毒、退黄治疗,注意防止感染、肝性脑病等并发症。治疗期间应禁酒、禁用损害肝脏的药物。

知识点

常用护肝药物分类

1. 降酶保肝药物 如五味子制剂、甘草皂苷制剂、水飞蓟素类等。
2. 解毒保肝药物 如还原型谷胱甘肽、半胱氨酸等。
3. 利胆保肝药物 如腺苷蛋氨酸、熊去氧胆酸、前列腺素 E_1、门冬氨酸钾镁等。
4. 其他 如多烯磷脂酰胆碱等。

患者入院后给予复方甘草酸苷、还原型谷胱甘肽、腺苷蛋氨酸等药物,进行护肝、降酶、解毒、退黄对症处理。治疗1周后,临床症状明显缓解,复查肝功能:ALT 146U/L,AST 90U/L,总胆红素 105μmol/L,直接胆红素 71μmol/L,总胆汁酸 38μmol/L。凝血功能正常。治疗2周后,已无明显消化道症状,复查肝功能:ALT 67U/L,AST 35U/L,总胆红素 48μmol/L,直接胆红素 23μmol/L,总胆汁酸 10μmol/L。凝血功能正常。

【问题12】 该例患者入院后治疗是否有效? 何时能解除隔离?

思路 患者入院治疗后临床症状明显缓解,肝功能明显好转,治疗有效。甲型病毒性肝炎患者的隔离期为自发病日起3周。该例患者起病1周入院,治疗2周后明显好转,可以解除消化道隔离。

【问题13】 如何预防甲型病毒性肝炎的发生?

思路 根据甲型病毒性肝炎的流行病学特点,从以下几点预防甲型病毒性肝炎的发生:

1. 控制传染源 急性患者应隔离治疗至病毒消失,或自发病日起3周。现症感染者不能从事食品加工、饮食服务、托幼保育等工作。

2. 切断传播途径 搞好环境卫生和个人卫生,加强粪便、水源管理,做好食品卫生、食具消毒等工作,防止"病从口入"。

3. 保护易感人群 高危人群可通过接种甲型肝炎减毒活疫苗以获得主动免疫。对近期(6周内)有与甲型肝炎患者密切接触的易感者,可用人丙种球蛋白进行被动免疫预防注射,时间越早越好,免疫期为2~3个月。

知识点

甲型病毒性肝炎流行病学特点

1. 传染源 甲型肝炎无病毒携带状态。传染源为急性患者和隐性感染者,后者数量远多于前者。患者自潜伏末期(起病前2周)至发病后10日传染性最强。

2. 传播途径 粪-口途径是其主要传播途径,水源或食物污染可致暴发性流行,日常生活接触是散发病例的主要传播途径。

3. 易感人群 抗-HAV IgG 阴性者均为易感人群。任何年龄均可患本病,但主要为儿童和青少年。

成年病例的临床症状一般较儿童为重。感染后可获得持久免疫。

4. 流行特征 冬春季节好发。流行率与居住条件、卫生习惯及教育程度有密切关系,农村高于城市,发展中国家高于发达国家。

(阮 冰)

二、乙型病毒性肝炎

乙型病毒性肝炎是由乙型肝炎病毒(hepatitis B virus,HBV)感染引起的,经血液或血制品、母婴、破损的皮肤和黏膜及性接触传播,以肝脏炎症坏死和纤维化为主的疾病,是我国常见的传染病之一。为国家法定乙类传染病,其主要传染源是急、慢性乙型肝炎患者和病毒携带者。我国现有慢性 HBV 感染者约 8 600 万人,其中慢性乙型肝炎(chronic hepatitis B,CHB)患者近 3 000 万例。HBV 血清标志物、肝功能检查可确诊慢性乙型肝炎,治疗方案主要包括抗病毒、免疫调节、抗纤维化和对症治疗,其中抗病毒治疗是关键。慢性乙型肝炎治疗的总体目标是最大限度地长期抑制 HBV 复制,减轻肝细胞炎症坏死及肝纤维化,延缓和减少肝脏失代偿、肝硬化、肝细胞癌及其并发症的发生,从而改善患者生活质量和延长存活时间。

乙型病毒性肝炎的诊疗经过通常包括以下环节:

(1)详细询问既往乙型病毒性肝炎感染史和家族史。

(2)详细询问消化道及相关伴随症状和其他相关病史。

(3)仔细检查各系统体征,尤其腹部体征。

(4)针对疑似的患者进行肝炎病毒血清标志物、肝功能、肝胆胰脾超声、肝组织穿刺活检等检查,以明确诊断。

(5)根据患者病情严重程度,选择治疗方案。

(6)结合患者病情,既往治疗情况、意愿并参考治疗指南,选择适当的抗病毒治疗方案。

(7)注意定期复查,判断疗效并及时调整治疗方案。

(8)预防和早期发现肝硬化、肝癌等并发症并及时处理。

【临床关键点】

1. 了解患者感染病程和家族史,有助于诊断。

2. 完善肝炎病毒标志物和肝功能检查,评估患者病情严重程度。

3. 抗病毒治疗是关键,只要有适应证,且条件允许,就应进行规范的抗病毒治疗。

4. 在进行抗病毒治疗前,必须对慢性乙型肝炎患者进行彻底评估及咨询指导。

5. 恩替卡韦、富马酸替诺福韦酯、丙酚替诺福韦、聚乙二醇干扰素是首选的一线抗病毒治疗药物。

6. 抗病毒治疗过程中应定期监测肝功能、HBV 相关指标,预防和处理不良反应。

7. 对于核苷(酸)类似物治疗患者,应确保其已经了解随意停药可能导致的风险,提高患者依从性。

8. 核苷(酸)类似物治疗如发现耐药,尽早给予救援治疗。

临床病例

患者,男性,42 岁,因"发现 HBsAg 阳性 12 年,食欲减退、恶心、乏力 3 日"就诊。患者于 12 年前体检发现 HBsAg 阳性,未行乙型肝炎 e 抗原(HBeAg)和肝功能等检查,无不适,其后亦未定期检查。4 年前在外院检查示"HBsAg、HBeAg 阳性,HBV 脱氧核糖核酸(DNA)1.5×10^6copies/ml",无不适症状。2 年前在外院门诊行肝功能检查示"丙氨酸转氨酶(ALT)50U/L,天冬氨酸转氨酶(AST)36U/L,瞬时弹性成像测得肝脏硬度值 4.8kPa",此后定期检查肝功能未发现异常。3 日前无明显诱因出现食欲减退、厌油腻,自觉乏力、恶心,无呕吐,无发热、腹痛、腹胀、腹泻等,门诊检查示转氨酶显著升高,今为进一步治疗来院就诊,拟"慢性乙型肝炎"收入院。自发病以来,患者精神状态和体力较差,睡眠情况一般,体重无明显变化,大便正常,晨起小便呈茶色。患者母亲有"乙型肝炎"病史。

【问题 1】 患者感染 HBV 是通过什么途径?

思路 HBV 主要经血制品和母婴途径传播。该患者母亲有"乙型肝炎"病史,考虑母婴传播可能性大。

知识点

乙型肝炎病毒病原学

HBV 属嗜肝 DNA 病毒科，基因组长约 3.2kb，为部分双链环状 DNA。HBV 的抵抗力较强，但 65℃ 10 小时、煮沸 10 分钟或高压蒸汽均可灭活 HBV。环氧乙烷、戊二醛、过氧乙酸和碘伏对 HBV 也有较好的灭活效果。

知识点

慢性乙型肝炎流行环节

1. 传染源　急、慢性乙型肝炎患者和病毒携带者。
2. 传播途径　主要经母婴途径传播、血和血制品传播及性接触传播。
3. 易感人群　所有未感染过 HBV 或未接受过乙型肝炎疫苗接种者均易感。婴幼儿时期是获得 HBV 感染的最危险时期。高危人群包括：HBsAg 阳性母亲的新生儿、HBsAg 阳性者的家属、反复输血及血制品者、血液透析患者、多个性伴侣者、静脉药瘾者及接触血液的医务工作者等。

【问题2】　病史采集结束后，查体应重点做哪些方面？

思路　对于该患者，重点查体应包括：①观察患者生命体征、意识状态，有无巩膜、皮肤黄染，有无皮肤黏膜出血点，有无肝掌、蜘蛛痣；②腹部查体注意有无腹壁静脉曲张，肝脾有无肿大，腹部有无压痛、反跳痛，墨菲征是否阳性，肝脾有无叩痛、移动性浊音等；③下肢有无水肿等。

门诊查体记录及辅助检查

体温 37℃，神志清楚，对答切题，面色晦暗。皮肤、巩膜轻度黄染，未见肝掌及蜘蛛痣，未见出血点。心肺查体未发现异常。腹部平软，无压痛及反跳痛，肝、脾肋下未触及，腹部移动性浊音阴性，双下肢无水肿。

肝功能：ALT 1 815.2U/L，AST 1 209.5U/L，直接胆红素 19.8μmol/L，总胆红素 43.5μmol/L。

HBV DNA 定量：HBV DNA $6.3×10^6$copies/ml。

腹部超声：肝内光点粗糙，胆囊多发息肉，脾、胰无异常图像。

【问题3】　该患者主要诊断是什么？

思路　依据患者多年 HBsAg 阳性史、现有症状（食欲减退、恶心、乏力）和门诊转氨酶、胆红素的检查结果，目前诊断考虑慢性乙型肝炎。

知识点

慢性乙型肝炎的诊断

既往有乙型肝炎病史或 HBsAg 阳性超过 6 个月，现 HBsAg 和 / 或 HBV DNA 仍为阳性者，可诊断为慢性乙型肝炎。

根据 HBV 感染者的血清学、病毒学、生物化学试验及其他临床和辅助检查结果，可将慢性乙型肝炎分为：

1. HBeAg 阳性慢性乙型肝炎　血清 HBsAg、HBeAg 阳性，抗 -HBe 阴性，HBV DNA 阳性，ALT 持续或反复升高，或肝组织学检查有肝炎病变。

2. HBeAg 阴性慢性乙型肝炎 血清 HBsAg 阳性，HBeAg 持续阴性，抗 -HBe 阳性或阴性，HBV DNA 阳性，丙氨酸转氨酶持续或反复异常，或肝组织学检查有肝炎病变。

【问题4】 需要与哪些疾病进行鉴别？

思路 主要与下列疾病进行鉴别：

1. 其他病毒性肝炎 患者起病急，需与甲型病毒性肝炎及戊型病毒性肝炎相鉴别。甲型肝炎以儿童多见，戊型肝炎以成人感染多见，常伴消化道症状，化验甲型肝炎病毒、戊型肝炎病毒抗体可明确诊断。

2. 自身免疫性肝病 包括原发性胆汁性肝硬化、自身免疫性肝炎等。诊断依靠自身抗体检测及组织病理学检查。

3. 肝豆状核变性（Wilson 病） 血清铜及铜蓝蛋白降低，眼角膜边缘可发现 K-F 环。患者眼角膜边缘无 K-F 环，化验血清铜蓝蛋白可筛查肝豆状核变性。

4. 酒精性肝病 患者无饮酒史，肝脏无增大，肝炎病毒标志物阳性，可排除。

5. 药物性肝损害 有使用肝损害药物的病史，停药后肝功能可逐渐恢复，再次用药可导致肝功能异常，通常肝炎病毒标志物为阴性。患者无特殊用药史、无有毒物质长期接触史，可排除。

【问题5】 入院后需要完善哪些检查？

思路 为排除合并其他病毒感染和评估患者疾病严重程度，入院后需行血、尿、大便常规，凝血功能、肝肾功能、血脂、其他病毒性肝炎标志物、自身免疫性抗体、铜蓝蛋白测定检查；X 线胸片、心电图检查，必要时予肝组织穿刺活检。

入院后相关检查

血常规检查：白细胞计数（WBC）5.61×10^9/L，血红蛋白（Hb）146g/L，血小板计数（PLT）137×10^9/L。

尿常规：尿胆红素（+），尿胆原（++）。

大便常规：未见异常。

凝血四项：凝血酶原时间（PT）16 秒，凝血酶原活动度（PTA）63%，活化部分凝血活酶时间（APTT）38 秒，凝血酶时间（TT）19.3 秒。

肝功能：谷氨酰转肽酶（GGT）106.5U/L，碱性磷酸酶（ALP）96.5U/L，乳酸脱氢酶（LDH）742.2U/L，白蛋白（ALB）45.2g/L。

血脂：甘油三酯 2.24mmol/L，总胆固醇（CHOL）3.78mmol/L，高密度脂蛋白胆固醇（HDL-C）0.57mmol/L，低密度脂蛋白胆固醇（LDL-C）2.56mmol/L。

CRP 14.6mg/L。

自身免疫性抗体、血清铜蓝蛋白、肾功能及电解质：未见异常。

肝炎病毒血清标志物检查：HBsAg（+）、抗 -HBs（-）、HBeAg（+）、抗 -HBe（-）、抗 -HBc（+）；HBV DNA 6.3×10^6 copies/ml；抗 -HAV IgM（-）、抗 -HCV（-）、抗 -HEV IgM（-）、抗 -HDV IgM（-）。

X 线胸片及心电图检查：未见异常。

【问题6】 如何判读该患者的病毒性肝炎血清标志物结果？

思路 患者入院行病毒性肝炎血清标志物检查，乙型肝炎血清标志物检查示：HBsAg、HBeAg、抗 -HBc 阳性；抗 -HAV IgM、抗 -HCV、抗 -HEV IgM 和抗 -HDV IgM 均为阴性，可排除甲型肝炎、丙型肝炎、戊型肝炎及合并丁型肝炎感染。该患者诊断 HBeAg 阳性慢性乙型肝炎明确，此次起病考虑 HBV 复制活跃导致肝脏炎症活动所致。

【问题7】 如何判读其他的检验和检查结果？

思路 ①该患者总胆红素升高，与查体发现皮肤、巩膜轻度黄染的体征相符。②尿常规检查示尿胆红素（+），尿胆原（++），表明慢性乙型肝炎患者黄疸类型是肝细胞性黄疸。③凝血功能提示 PT 延长，超过正常对照值 3 秒，反映肝脏凝血因子合成功能障碍。PTA 对判断疾病进展与预后有较大价值，该患者 PTA>40%，未达到肝衰竭的标准。④检查自身免疫性抗体、血清铜蓝蛋白正常，可初步排除自身免疫性肝炎和肝豆状核变性。

知识点

乙型病毒性肝炎血清标志物

1. HBV 血清学标志包括 HBsAg、抗 -HBs、HBeAg、抗 -HBe、抗 -HBc 及抗 -HBc IgM。

2. HBsAg 为 HBV 感染的标志，血清中 HBsAg 阳性持续超过 6 个月，意味着 HBV 感染的慢性化。

3. 抗 -HBs 是 HBsAg 相应的抗体，是保护性抗体，其阳性对于 HBV 有免疫力，见于乙型肝炎康复及接种乙型肝炎疫苗者。

4. HBeAg 是代表病毒复制较实用的血清标志物，与血清 HBV DNA 水平相关。

5. HBV DNA 水平是体内 HBV 复制最直接的证据，其高低与病毒复制程度相关。

6. 抗 -HBe 是 HBV 感染病毒复制低下、病变静止的标志，但当前 C 区或 C 基因启动子发生变异，可使 HBeAg 不表达或低表达，此时抗 -HBe 阳性，可有病毒复制。

7. HBsAg 转阴及抗 -HBs 转阳，称为 HBsAg 血清学转换，HBeAg 转阴及抗 -HBe 转阳，称为 HBeAg 血清学转换。HBeAg 血清学转换对预测患者预后具有重要的意义。

8. 抗 -HBc IgM 阳性提示 HBV 复制，常与 HBsAg 并存，多见于乙型肝炎急性期，但亦可见于慢性乙型肝炎急性发作；抗 -HBc 总抗体主要是抗 -HBc IgG，常与抗 -HBs 并存，只要感染过 HBV，无论病毒是否被清除，此抗体多为阳性。

知识点

肝细胞性黄疸的病因与发生机制

各种使肝细胞严重损害的疾病均可导致黄疸发生，如病毒性肝炎、肝硬化、中毒性肝炎、钩端螺旋体病、败血症等。由于肝细胞的损伤致肝细胞对胆红素的摄取、结合功能降低，因而血中的非结合胆红素（unconjugated bilirubin，UCB）（又称间接胆红素）增加，而未受损的肝细胞仍能将部分非结合胆红素转变为结合胆红素（conjugated bilirubin，CB）（又称直接胆红素）。CB 部分仍经毛细胆管从胆道排泄，另一部分则由于毛细胆管和胆小管因肝细胞肿胀压迫、炎性细胞浸润或胆栓的阻塞使胆汁排泄受阻而反流入血液循环中，致血中 CB 亦增加，而出现黄疸。黄疸型肝炎时，血中 CB 与 UCB 均增加。CB 经胆道排泄入肠道，经肠道细菌的作用，生成尿胆原，尿胆原经过肠肝循环，由于肝脏处理肠肝循环的尿胆原能力下降，尿胆原经肾脏随尿液排出体外，在体外被氧化为尿胆素，故尿胆原和尿胆素均增加。

知识点

慢性乙型肝炎常见生化检查意义

1. 血清丙氨酸转氨酶（ALT）和天冬氨酸转氨酶（AST） 血清 ALT 和 AST 水平多反映肝细胞损伤的程度，最为常用。

2. 血清胆红素 通常血清胆红素水平与肝细胞坏死程度有关，但需要与肝内、肝外胆汁淤积所致的胆红素升高鉴别。正常血清总胆红素为 1.7～17.1μmol/L。胆红素为 17.1～34.2μmol/L 时，临床不易察觉，称为隐性黄疸，超过 34.2μmol/L 时出现临床可见黄疸。肝衰竭患者血清胆红素可呈进行性升高，甚至出现"胆酶分离"现象（即胆红素进行性升高而 ALT/AST 进行性下降）。

3. 血清白蛋白 反映肝脏合成功能，慢性乙型肝炎、肝硬化和肝衰竭患者可有血清白蛋白下降。

4. 凝血酶原时间（PT） 反映肝脏凝血因子合成功能的重要指标。PTA 是凝血酶原活动度，对判断疾病进展与预后有较大价值，PTA 进行性降至 40% 以下，为肝衰竭的重要诊断标准。

5. 胆碱酯酶（CHE） 可反映肝脏合成功能，对了解病情轻重和监测肝病发展有参考价值。

6. 甲胎蛋白（AFP） AFP 明显增高，主要见于原发性肝癌，但也可提示大量肝细胞坏死后的肝细胞再生，故应注意 AFP 升高的幅度、动态变化及其与 ALT/AST 的关系，并结合患者的临床表现及肝脏超声显像等影像学检查进行综合分析。

【问题 8】 患者入院后，该如何治疗？

思路 患者入院后给予血液 - 体液隔离，嘱患者休息，加强营养支持，予护肝、降酶、退黄治疗，避免使用肝毒性药物。

住院后治疗

患者住院后予异甘草酸镁注射液、多烯磷脂酰胆碱等治疗，1 周后复查肝功能：ALT 622.7U/L，AST 147.4U/L，总胆红素 27.8μmol/L，直接胆红素 10.7μmol/L。患者恶心、腹胀、厌油腻等较前好转，皮肤巩膜无黄染，腹软，无压痛，无反跳痛。

【问题 9】 该患者入院后治疗是否有效？下一步应如何处理？

思路 该患者入院后予护肝、降酶、退黄治疗 1 周，复查血清转氨酶和胆红素水平均较入院前有所下降，恶心、腹胀、厌油腻等症状缓解，皮肤巩膜黄染消退，提示治疗效果可。现患者有抗病毒治疗的指征，下一步向患者说明抗病毒治疗的必要性及可能的不良反应，尽早予抗病毒治疗。

知识点

慢性乙型肝炎抗病毒治疗指征

抗 HBV 治疗的指征需同时满足：①HBeAg 阳性者，HBV DNA≥10^5copies/ml（相当于 20 000U/ml）；HBeAg 阴性者，HBV DNA≥10^4copies/ml（相当于 2 000U/ml）。②ALT≥2× 健康人群高限（upper limit of normal，ULN）；如用干扰素治疗，ALT 应≤10×ULN，血清总胆红素应<2×ULN。

对于持续 HBV DNA 阳性，达不到上述治疗标准，但有以下情形之一者，亦应该考虑给予抗病毒治疗：

1. 存在明显的肝脏炎症（2 级以上）或纤维化，特别是肝纤维化 2 级以上。

2. ALT 持续处于 1×ULN 至 2×ULN 之间，特别是年龄>30 岁者，建议行肝组织活检或无创性检查，若有明显肝脏炎症或纤维化则给予抗病毒治疗。

3. ALT 持续正常（每 3 个月检查一次），年龄>30 岁，伴有肝硬化或肝癌家族史，建议行肝组织活检或无创性检查，若有明显肝脏炎症或纤维化则给予抗病毒治疗。

4. 存在肝硬化的客观依据时，无论 ALT 和 HBeAg 情况如何，均建议积极抗病毒治疗。

需要特别提醒的是，在开始治疗前应排除合并其他病原体感染或药物、酒精和免疫等因素所致的 ALT 升高，尚需注意应用降酶药物后 ALT 暂时性正常。

在一些特殊病例如肝硬化或服用联苯结构衍生物类药物者，其 AST 水平可高于 ALT，此时可将 AST 作为主要指标。

【问题 10】 对于该患者，应选择哪类抗病毒药物治疗？

思路 决定采取何种药物应当根据患者的个体情况，包括病情的严重性、肝炎发作史、肝功能状况、药物的起效速度、耐药特点、不良反应及患者的选择意愿等。该患者有多年 HBsAg 阳性史，目前 HBV DNA 6.3×10^6copies/ml（>20 000U/ml），ALT 水平升高（>2×ULN），有抗病毒治疗指征。经过沟通，患者同意接受恩替卡韦抗病毒治疗。

> **知识点**
>
> ### 抗病毒治疗药物
>
> 目前抗 HBV 治疗的主要药物为干扰素类和核苷（酸）类似物。干扰素包括普通干扰素（IFN）和聚乙二醇干扰素（Peg IFN）。已应用于临床的核苷（酸）类药物包括恩替卡韦、富马酸替诺福韦酯、丙酚替诺福韦、替比夫定、拉米夫定、阿德福韦酯。初治患者应首选强效低耐药药物（恩替卡韦、富马酸替诺福韦酯、丙酚替诺福韦）治疗。不推荐阿德福韦酯、替比夫定和拉米夫定用于 HBV 感染者抗病毒治疗。经治或正在应用非首选药物治疗的患者，建议换用强效低耐药药物，以进一步降低耐药风险。
>
> 初治患者可采用普通 IFN 5~10MU，每周 3 次，或 Peg IFN-α-2a 180μg 或 1~1.5μg/kg，每周 1 次；或恩替卡韦 0.5mg，每日 1 次；或富马酸替诺福韦酯 300mg，每日 1 次；或丙酚替诺福韦 25mg，每日 1 次。

该患者使用恩替卡韦抗病毒治疗 7 日后，未诉不适，查体：皮肤巩膜无黄染，腹软，无压痛、反跳痛，肠鸣音可，双下肢无水肿。复查肝功能：ALT 175.1U/L，AST 69.5U/L，直接胆红素 10.5μmol/L，总胆红素 22.3μmol/L。患者病情稳定，可院外继续予护肝、抗病毒等治疗，告知患者不可随意停用抗病毒药，定期门诊随访。

【问题 11】　在该患者抗病毒治疗过程中，如何进行定期随访？

思路　在确定患者的抗病毒治疗方案后，后期需要注意监测患者的治疗应答和不良反应，并根据具体情况给予及时处理和调整。该患者在抗病毒治疗过程中，应至少每 3 个月检测一次 ALT、HBeAg 和 HBV DNA。

> **知识点**
>
> ### 抗病毒治疗随访
>
> 核苷（酸）类似物抗病毒治疗过程中，应至少每隔 3 个月监测 1 次 ALT、HBeAg 和 HBV DNA。若使用富马酸替诺福韦酯、丙酚替诺福韦或者阿德福韦酯，还应监测肾功能。用替比夫定治疗时应监测肌酸激酶及肌力是否减弱。在应用 IFN 治疗期间，必须强制性监测全血细胞计数和其他的药物不良反应。

【问题 12】　该患者抗病毒治疗的疗程为多久？停药后如何随访？

思路　该患者为 HBeAg 阳性，使用恩替卡韦治疗。对于这样的患者，在出现 ALT 恢复正常、HBeAg 血清学转换且 HBV DNA 不可检测水平后，再巩固治疗至少 3 年，总疗程至少 4 年，可考虑停药。在停止治疗的初始 3 个月内应当每月监测肝功能、HBV 血清学标志物和 HBV DNA，之后每 3 个月监测 1 次，至少随访 1 年，以便及时发现肝炎复发及肝脏功能恶化。此后，对于持续 ALT 正常且 HBV DNA 低于检测值下限者，建议至少半年进行 1 次 HBV DNA、肝功能、甲胎蛋白和超声影像检查。

> **知识点**
>
> ### 抗病毒治疗停药与监测
>
> IFN-α 和 Peg IFN-α 的推荐疗程为 1 年，若经过 24 周治疗 HBsAg 定量仍 >20 000U/ml，建议停止治疗，改用核苷（酸）类似物抗病毒治疗。IFN 疗程结束后，推荐进行 6~12 个月随访观察，以便观察迟发性应答及确定应答是否持久。

对于核苷（酸）类似物，在 HBeAg 阳性非肝硬化患者，总疗程建议至少 4 年，在达到 HBV DNA 低于检测值下限、ALT 恢复正常、HBeAg 血清学转换后，再巩固治疗至少 3 年（每隔 6 个月复查 1 次）仍保持不变者，可考虑停药，但延长疗程可减少复发。HBeAg 阴性患者抗病毒治疗具体疗程不明确，且停药后肝炎复发率高，因此治疗疗程宜长。

治疗结束后对停药患者进行密切随访的目的在于能够评估抗病毒治疗的长期疗效，监测疾病的进展及肝细胞癌的发生。在停药后 3 个月内应当每月监测肝功能、HBV 血清学标志物和 HBV DNA，之后每 3 个月监测 1 次，至少随访 1 年，以便及时发现肝炎复发及肝脏功能恶化。此后，对于持续 ALT 正常且 HBV DNA 低于检测值下限者，建议至少半年进行 1 次 HBV DNA、肝功能、甲胎蛋白和超声影像检查。对于肝硬化患者，应该每 3 个月检测甲胎蛋白和腹部超声显像，必要时做 CT 或 MRI 以早期发现肝细胞癌。对肝硬化者还应每 1~2 年进行胃镜检查，以观察有无食管 - 胃底静脉曲张及其进展情况。

知识点

乙型肝炎的预防

接种乙型肝炎疫苗是预防 HBV 感染的最有效方法。乙型肝炎疫苗的接种对象主要是新生儿，其次为婴幼儿、15 岁以下的未免疫人群和高危人群。乙型肝炎疫苗全程需要接种 3 针，按照 0、1、6 个月方案。新生儿接种乙型肝炎疫苗要求在出生后 24 小时内，越早越好。对于 HBsAg 阳性母亲的新生儿，应该在出生后 24 小时内尽早（最好在出生后 12 小时内）注射高效价乙型肝炎免疫球蛋白（hepatitis B hyper-immune globulin, HBIG），同时在不同部位接种乙型肝炎疫苗，在第 1、第 6 个月时分别接种第 2、第 3 针乙型肝炎疫苗，可显著提高阻断母婴传播的效果。

知识点

慢性乙型肝炎病毒携带者

1. 慢性 HBV 携带者　多为处于免疫耐受期的 HBsAg、HBeAg 和 HBV DNA 阳性者，1 年内连续随访 3 次，每次至少间隔 3 个月，均显示血清 ALT 及 AST 处于正常范围内，肝组织学检查无明显异常。

2. 非活动性 HBsAg 携带者　血清 HBsAg 阳性，HBeAg 阴性，抗 -HBe 阳性或阴性，HBV DNA 低于检测值下限，1 年内连续随访 3 次以上，每次至少间隔 3 个月，ALT 和 AST 均在正常范围内。肝组织学检查显示 Knodell 肝炎活动指数（HAI）<4，或根据其他的半定量计分系统判定病变轻微。

知识点

隐匿性慢性乙型肝炎

血清 HBsAg 阴性，但血清和 / 或肝组织中 HBV DNA 阳性，并有慢性乙型肝炎的临床表现。除 HBV DNA 阳性外，患者可有血清抗 -HBs、抗 -HBe 和 / 或抗 -HBc 阳性，但约有 20% 隐匿性慢性乙型肝炎患者的血清标志均为阴性。诊断主要通过 HBV DNA 检测，尤其对抗 -HBc 持续阳性者。

知识点

干扰素抗病毒治疗

1. IFN 抗病毒疗效的预测因素　具备下列因素的 HBeAg 阳性者常可取得较好的疗效：①治疗前

ALT 水平较高；②治疗前 HBV DNA<$2×10^8$U/ml；③基因型为 A 或 B 型；④基线低 HBsAg 水平；⑤肝组织炎症坏死较重（2 级以上）；治疗 24 周 HBsAg 和 HBV DNA 定量水平较低。

2. IFN 治疗的监测和随访

（1）治疗前应检查：①生化学指标，包括 ALT、AST、胆红素、白蛋白及肾功能；②血常规、尿常规、血糖及甲状腺功能；③病毒学标志，包括 HBsAg、HBeAg、抗 -HBe 和 HBV DNA 的基线状态或水平；④对于中年以上患者，应做心电图检查和测血压；⑤排除自身免疫性疾病；⑥尿人绒毛膜促性腺激素（human chorionic gonadotropin, HCG）检测以排除妊娠。

（2）治疗过程中应检查：①开始治疗后的第 1 个月，应每 1～2 周检查 1 次血常规，以后每月检查 1 次，直至治疗结束；②生化学指标，包括 ALT、AST 等，治疗开始后每月 1 次，连续 3 次，以后随病情改善可每 3 个月 1 次；③病毒学标志，治疗开始后每 3 个月检测 1 次 HBsAg、HBeAg、抗 -HBe 和 HBV DNA；④每 3 个月检测 1 次甲状腺功能、血糖和尿常规等指标；如治疗前就已存在甲状腺功能异常或已患糖尿病者，应先用药物控制甲状腺功能异常或糖尿病，然后再开始 IFN 治疗，同时应每月检查甲状腺功能和血糖水平；⑤应定期评估精神状态，对出现明显抑郁症和有自杀倾向的患者，应立即停药并密切监护。

3. IFN 的不良反应及其处理

（1）流感样综合征：表现为发热、寒战、头痛、肌肉酸痛和乏力等，可在睡前注射 IFN 或在注射 IFN 同时服用解热镇痛药。

（2）一过性外周血细胞减少：主要表现为外周血白细胞（中性粒细胞）和血小板减少。如中性粒细胞绝对计数≤$0.75×10^9$/L 和 / 或血小板计数<$50×10^9$/L，应降低 IFN 剂量，1～2 周后复查，如恢复，则逐渐增加至原量。如中性粒细胞绝对计数≤$0.5×10^9$/L 和 / 或血小板计数<$30×10^9$/L，则应停药。对中性粒细胞明显降低者，可试用粒细胞集落刺激因子（G-CSF）或粒细胞巨噬细胞集落刺激因子（GM-CSF）治疗。

（3）精神异常：可表现为抑郁、妄想、重度焦虑等精神病症状。对症状严重者，应及时停用 IFN，必要时会同神经精神科医师进一步诊治。

（4）自身免疫性疾病：一些患者可出现自身抗体，仅少部分患者出现甲状腺疾病（甲状腺功能减退或亢进）、糖尿病、血小板减少、银屑病、白斑、类风湿关节炎和系统性红斑狼疮样综合征等，应请相关科室医师会诊共同诊治，严重者应停药。

（5）其他少见的不良反应：包括肾脏损害（间质性肾炎、肾病综合征和急性肾衰竭等）、心血管并发症（心律失常、缺血性心脏病和心肌病等）、视网膜病变、听力下降和间质性肺炎等，应停止 IFN 治疗。

4. IFN 治疗的禁忌证

（1）绝对禁忌证：包括妊娠或短期内有妊娠计划、精神病史（具有精神分裂症或严重抑郁症等病史）、未能控制的癫痫、失代偿期肝硬化、未控制的自身免疫性疾病、伴有严重感染、视网膜疾病、心力衰竭和慢性阻塞性肺疾病等基础疾病。

（2）相对禁忌证：包括甲状腺疾病，既往抑郁症史，未有效控制的糖尿病和高血压病，治疗前中性粒细胞绝对计数<$1.5×10^9$/L 和 / 或血小板计数<$90×10^9$/L。

【慢性乙型肝炎病毒感染者管理流程图】（图 2-1-1）

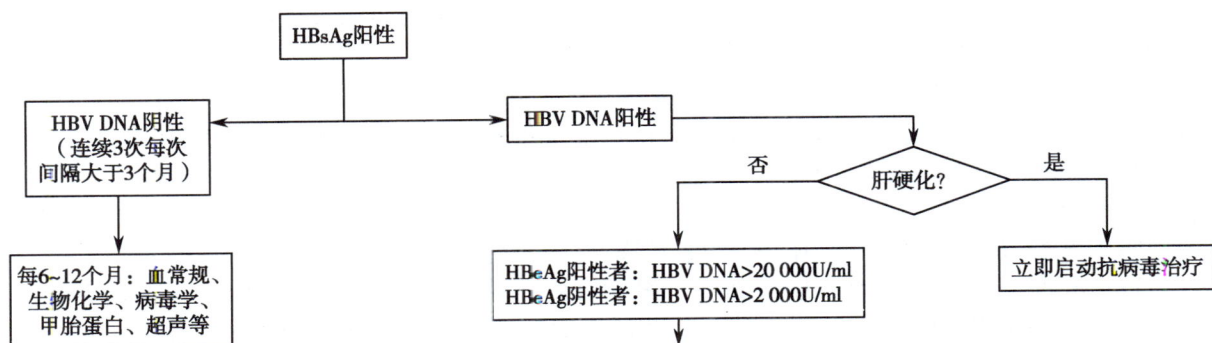

HBsAg阳性

HBV DNA阴性（连续3次每次间隔大于3个月）

HBV DNA阳性

肝硬化？　否／是

每6~12个月：血常规、生物化学、病毒学、甲胎蛋白、超声等

HBeAg阳性者：HBV DNA>20 000U/ml
HBeAg阴性者：HBV DNA>2 000U/ml

立即启动抗病毒治疗

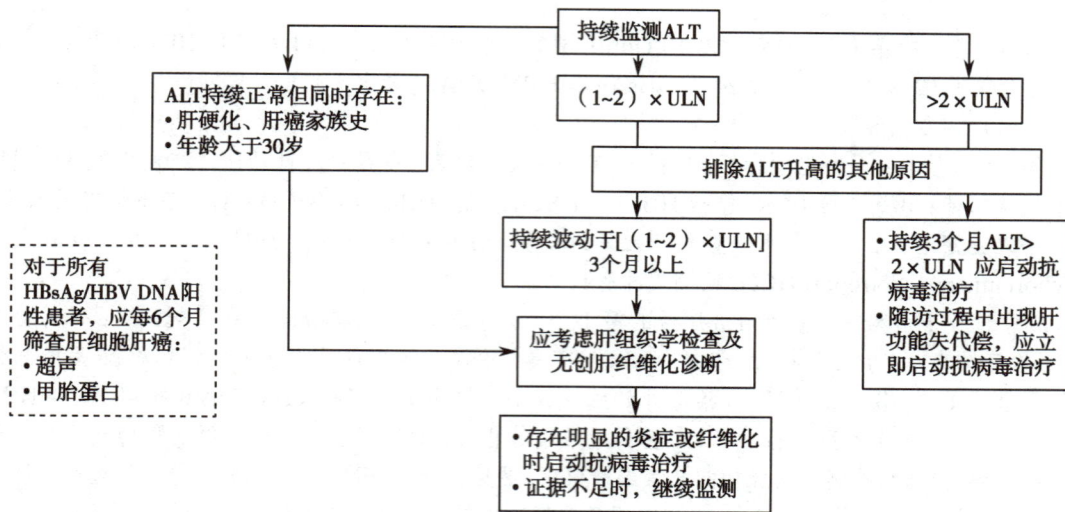

图 2-1-1　慢性乙型肝炎病毒感染者管理流程图

HBsAg. 乙型肝炎表面抗原；HBV DNA. 乙型肝炎病毒脱氧核糖核酸；HBeAg. 乙型肝炎 e 抗原；ALT. 丙氨酸转氨酶；ULN. 健康人群高限。

（侯金林）

三、丙型病毒性肝炎

丙型病毒性肝炎（viral hepatitis C，简称丙型肝炎），系丙型肝炎病毒（hepatitis C virus，HCV）感染所引起的疾病，主要经血源、性接触、母婴传播等途径传染。HCV 属于黄病毒科（flaviviridae），其基因组为单股正链核糖核酸（RNA）。丙型肝炎分布较广，慢性化概率和程度高，60%～80% 的 HCV 感染者会出现慢性化。慢性感染可导致肝脏慢性炎症坏死和纤维化，慢性丙型肝炎病程在 20～25 年的患者进展为肝硬化者高达 20%。肝硬化患者可出现肝细胞癌，年发生率为 1%～4%。丙肝的治疗目标主要是清除 HCV，获得治愈，清除或减轻 HCV 相关肝损害，阻止进展为肝硬化、失代偿期肝硬化、肝衰竭或肝细胞癌（hepatocellular carcinoma，HCC）。

自 1989 年发现 HCV 至今，丙型肝炎的治疗经历了几个阶段，即干扰素（interferon，IFN）、IFN 联合利巴韦林（ribavirin，RBV）、聚乙二醇干扰素（Peg IFN）联合利巴韦林（简称 PR）、直接抗病毒药物（direct acting antiviral agent，DAA）。随着 DAA 在中国的上市，丙型肝炎的治疗已由 DAA 逐步取代了原来的 PR 治疗。

丙型肝炎的诊疗经过通常包括以下环节：

（1）详细询问流行病学史，尤其是 HCV 感染的高危因素的暴露。

（2）详细询问发病史及相关伴随症状、基础疾病及用药史。

（3）仔细检查各系统体征，尤其是生命体征和腹部体征。

（4）针对疑诊患者进行流行病学史询问及临床表现、实验室、超声影像学等检查，以尽早明确诊断并评估其肝脏疾病状态。

（5）结合患者的情况，综合评估，选择合适的抗病毒治疗方案。

（6）注意抗病毒治疗过程的规范管理，包括定期随访监测相关指标，预防和及早发现抗病毒治疗的不良反应并及时合理处理，应注意在治疗过程中药物与药物之间的相互作用。

（7）正确及时判断抗病毒治疗的应答，并注意达到持续病毒学应答后的随访观察，即使目前采用 DAA 治疗方案后的持续病毒学应答（sustained virologic response，SVR）率非常高，但仍有部分人群出现延迟复发，尤其是基因 3 型合并肝硬化患者，应注意 DAA 治疗后复发问题，以及对 DAA 复发患者的挽救治疗。

（8）应注意在 DAA 时代对一些特殊人群包括老年人、孕妇、儿童和青少年以及基因 3 型、失代偿性肝硬化、CKD、肝 / 肾移植、HCV/HBV 及 HCV/HIV 共感染等患者的管理。

（9）DAA 适用治疗人群更为广泛，尤其是一些原来 PR 无法治疗的人群，包括肝硬化代偿期和失代偿期患者，对这些人群使用 DAA 治疗达到 SVR 后仍应密切随访监测疾病进展和 HCC 的筛查及管理。

【临床关键点】

1. 血液、体液传播是 HCV 感染的主要途径。静脉吸毒、经皮肤黏膜破损的传播途径仍是目前感染 HCV 的最常见高危途径。

2. HCV 感染高危人群包括静脉吸毒者、职业献血员、人类免疫缺陷病毒(HIV)感染者、性乱者、接受有创操作或治疗者、接受血液透析者及职业暴露人员等。

3. 急性 HCV 感染慢性化率高达 55%~85%,多数急性感染患者无症状,起病较为隐匿。

4. 丙型肝炎可以根据其流行病学史、临床表现及实验室检查以明确诊断。近一半的慢性丙型肝炎患者无临床症状和肝功能 ALT 正常,通常通过对高危人群的筛查,可以及早发现丙型肝炎患者。血清丙型肝炎抗体及血清 HCV RNA 定量检测是最常用的 HCV 感染的特异性诊断方法。

5. 丙型肝炎相关的实验室检测包括常规检测及血液生化学检查、血清 HCV 抗体检测、血清 HCV 核心抗原检测、HCV RNA 定量检测、HCV 基因型检测和基线耐药相关突变(resistance-associated substitution, RAS)检测。

6. HCV 分 1~6 个基因型及众多的亚型和准种,其分布有地域差异。中国大陆 HCV 基因型以 1b 型为主。最近几年来,我国南部和西部地区基因 3 型和 6 型比例高于我国平均比例,特别是在重庆、贵州、四川和云南,基因 3 型比例超过 5%。在使用泛基因型方案时,一般不需要在治疗前检测 HCV 的基因型,但是,根据世界卫生组织(WHO)专家组的意见,在基因 3 型超过 5% 的地区,在接受 DAA 治疗前,仍应先明确基因型。在我国 2019 年批准的医疗保险报销的 DAA 方案中,仍需要通过检测基因型来决定治疗方案。

7. 丙型肝炎的治疗目标是通过最大限度地抑制或清除 HCV,表现为 HCV RNA 持续阴性,肝功能正常,停药后保持持久的病毒学应答,从而达到减少丙型肝炎相关肝硬化、肝衰竭、原发性肝癌的发生,提高生活质量。

8. 由于现有 DAA 方案适用于各种人群,而且 SVR 率高,所有血清 HCV RNA 阳性的丙型肝炎患者,不论是否有肝硬化合并慢性肾脏病(chronic kidney disease, CKD)或者肝外表现,均应接受抗病毒治疗,以尽可能治愈更多的 HCV 感染者。

9. 目前慢性丙型肝炎的抗病毒治疗已经进入 DAA 的泛基因型时代,个别情况下需要 DAA 联合利巴韦林。

10. 泛基因型方案具备多个优点,包括可以覆盖几乎所有已知的基因型和基因亚型、多个不同临床特点的人群 SVR 率普遍比较高、方案相对比较固定、药物相互作用较少、安全性良好等。除了失代偿期肝硬化、DAA 治疗失败、基因 3 型伴有肝硬化等少数特殊人群以外,通常不需要联合利巴韦林。

11. 目前在我国批准上市的泛基因型方案包括索磷布韦/维帕他韦,以及格卡瑞韦/哌仑他韦、索磷布韦/维帕他韦/伏西瑞韦。除此之外,我国还批准上市了基因型特异性的 DAA 方案。

12. 注意对特殊人群包括肝硬化失代偿、CKD、儿童和青少年的 DAA 治疗。对于肝硬化失代偿,如果在肝移植等待过程中,可以在肝移植前行抗病毒治疗。其选择方案为:来迪派韦/索磷布韦(基因 1、4、5、6 型)或索磷布韦/维帕他韦(泛基因型)或索磷布韦联合达拉他韦(泛基因型),以及利巴韦林治疗 12 周,如果有利巴韦林禁忌证或无法耐受利巴韦林,则可以不联合利巴韦林,但疗程延长至 24 周。

13. 所有合并 CKD 的患者,均可接受抗病毒治疗。对于 HCV 感染合并 CKD 4~5 期和 CKD 5D(5 期且已透析)患者,可以推荐艾尔巴韦/格拉瑞韦,或格卡瑞韦/哌仑他韦或索磷布韦/维帕他韦。

14. 青少年患者建议 12 岁及以上者接受抗病毒治疗,可以按照体重超过 35kg 或者 45kg,分别使用来迪派韦/索磷布韦(基因 1、4、5、6 型)和索磷布韦联合利巴韦林治疗(2 型和 3 型),12 岁以下可以暂缓抗病毒治疗,不建议用干扰素。

15. 仍应注意治疗前和治疗过程中及治疗结束后的监测。由于 DAA 治疗的 SVR 率高,不良反应少,因此治疗前和治疗过程中的监测可以适当简化。对于有进展期肝纤维化或肝硬化基础的患者,即使获得 SVR,仍应坚持每 3~6 个月复查腹部超声和甲胎蛋白,必要时行计算机体层摄影(CT)或磁共振成像(MRI)检查筛查 HCC 的发生。

临床病例

患者,男性,40 岁,肝功能异常 4 年。患者 4 年前发现肝功能异常,ALT 波动于 100U/L 左右,服用保肝药物后可降至正常，当时无特殊不适，未予以重视。1 个月前体检再次发现肝功能异常，ALT 118U/L，AST 89U/L，自觉轻度乏力，食欲正常，无肝区不适，不伴发热、恶心、呕吐、反酸、胃灼热等情况，无明显体重减轻，夜眠可，来门诊就诊。患者 20 年前曾因十二指肠球部溃疡穿孔行手术，术中输血 400ml，无吸毒及酗酒史，近期内未服用肝损害的药物。

初步病史采集后，因为患者有转氨酶反复升高史，对于此类患者，临床上随之需要考虑以下几个相关问题。

【问题1】 该患者为何反复转氨酶升高？

思路1 当肝脏受到某些致病因素的损害，可以引起肝脏形态结构的破坏和肝功能的代谢异常，从而造成转氨酶升高。

思路2 肝功能异常的原因有哪些？该患者需完善相关检查后，明确肝功能异常的原因。

> **知识点**
>
> ### 肝功能异常原因
>
> 引起肝功能异常的原因很多，包括病毒性肝炎、酒精性肝病、脂肪肝、药物性肝损伤（服用抗结核或抗菌药、免疫抑制剂、减肥药物等）；其他病原体感染，如钩端螺旋体病、肝结核等；自身免疫性肝病，如自身免疫性肝炎（autoimmune hepatitis，AIH）、原发性胆汁性肝硬化（primary biliary cirrhosis，PBC）、原发性硬化性胆管炎（primary sclerosis cholangitis，PSC）；遗传代谢性疾病，如肝豆状核变性、血色病等；工业化学物中毒，如四氯化碳、二甲苯、二噁英等；其他，如肝脏缺血、胆道疾患、肿瘤、多脏器衰竭、败血症等。

思路3 最有可能的引起该患者肝功能异常的疾病是什么？该患者既往有输血史，病毒性肝炎（乙型肝炎、丙型肝炎）最先考虑。

【问题2】 该患者有无流行病学史？

思路 对于具有传染性的感染性疾病，流行病学史非常重要，明确的流行病学史是疑似诊断的重要依据。对于流行病学史询问根据不同疾病而定，对于该患者需询问：①周围有无类似病例；②有无输血、吸毒、透析、性乱、文身、接受有创检查或治疗等；③有无进食不洁饮食或可疑污染水；④有无接触发热伴消化道症状或呼吸道症状者；⑤有无接触动物；⑥有无外出旅游或到过传染病流行疫区等。

> **知识点**
>
> ### 丙型肝炎的自然史
>
> 急性 HCV 感染慢性化率高达 55%～85%。慢性丙型肝炎患者起病较为隐匿，绝大多数是体检发现的。慢性丙型肝炎患者经过 25～30 年进展至肝硬化的风险为 5%～25%，肝硬化发生原发性肝癌的风险为每年 1.4%～6.9%。
>
> ### 丙型肝炎病毒传播途径
>
> 血液、体液传播是 HCV 感染的主要途径。静脉吸毒、经性途径也是目前感染 HCV 的高危途径。
>
> ### 丙型肝炎病毒感染的高危人群
>
> HCV 感染的高危人群包括静脉吸毒者、职业献血员、HIV 感染者、性乱者、接受有创操作或治疗者、文身者、接受血液透析者及职业暴露人员等。
>
> ### 丙型肝炎病毒暴露后处理
>
> 暴露于 HCV 后的监测应该包括抗 -HCV 抗体和 HCV RNA 的检测。
> 目前临床上尚无可用于预防的丙型肝炎疫苗和特异性抗 -HCV 的免疫球蛋白。

【问题3】 病史采集结束后,下一步查体应重点做哪些方面?

思路　肝脏是沉默的器官,有些症状往往是非特异的。对肝功能轻度异常患者而言,最常见的临床表现为疲乏、休息后也不恢复;同时可伴有食欲减退、恶心、右上腹不适、肌肉及关节酸痛等表现,少数伴发热。查体可出现肝病面容,肝掌和头颈部蜘蛛痣,轻度肝大,部分可出现脾大,少数可出现黄疸。也有部分患者无明显症状,表现为隐匿性感染。故腹部查体至关重要。

知识点

丙型肝炎的肝外表现

HCV 感染除了可以引起肝脏的损害外,还可引起全身的系统性症状。丙型肝炎的肝外表现包括皮肤疾病、肾炎、特发性混合性冷球蛋白血症等。其可能是机体异常免疫反应所致,尽管只有 1%～2% 的患者具有肝外表现,但仍要重视丙型肝炎的肝外表现。

门诊查体记录

体温 36.7℃,心率 70 次/min,呼吸 14 次/min,血压 125/75mmHg,发育正常,营养中等,体型正常。心律齐,各瓣膜听诊区未闻及病理性杂音。双肺呼吸音清,未及干湿啰音。腹平软,无腹壁静脉曲张,肠鸣音5 次/min,无反跳痛和肌紧张,未触及包块,移动性浊音阴性,肝脾肋下未及。

【问题4】 结合上述查体结果,为明确诊断应进一步实施哪些检查?

思路　通过上述查体结果可以发现患者并无明显阳性体征。为进一步明确和鉴别诊断,应进行包括病毒学、自身免疫学等检查,同时进行包括腹部超声等在内的影像学检查。如有需要也可行肝活检评估肝脏炎症和纤维化程度。

知识点

丙型肝炎的影像学检查

丙型肝炎的影像学检查包括:彩色超声检查、CT 检查、MRI 检查、肝脏瞬时弹性硬度(比如FibroScan 或 Fibrotouch 检查)等。其中 FibroScan 或 Fibrotouch 检查作为一种无创评估肝脏疾病程度的方法可通过测定肝脏瞬时弹性图谱来反映肝实质硬度,并以定量分级来评估肝脏纤维化的程度。

【问题5】 病毒学检查包括哪些?

思路　病毒感染引起的肝功能异常包括嗜肝病毒感染及非嗜肝病毒感染,已知的嗜肝病毒有五种:甲型肝炎病毒(HAV)、乙型肝炎病毒(HBV)、丙型肝炎病毒(HCV)、丁型肝炎病毒(HDV)及戊型肝炎病毒(HEV)。常见的引起肝功能异常的非嗜肝病毒主要有 EB 病毒(EBV)、巨细胞病毒(cytomegalovirus,CMV)、单纯疱疹病毒(herpes simplex virus, HSV)等。

门诊辅助检查

血常规检查:WBC $4.6×10^9/L$,中性粒细胞百分比 70%, Hb 111g/L, PLT $148×10^9/L$。

肝功能:ALT 243U/L, AST 179U/L, GGT 60U/L, ALP 43U/L, 白蛋白 38g/L, 总胆红素 26.2mol/L, 直接胆红素 14.7mol/L。肾功能:肌酐 76mol/L, 尿素 3.0mmol/L, 尿酸 240mol/L。

血糖:4.5mmol/L。

甲胎蛋白:27.41μg/L。

凝血酶原时间:13.3秒。

抗-HAV IgM、乙型肝炎病毒标志物检测(HBV-M)、抗-HDV IgM 和抗-HEV IgM、HIV 抗体均阴性,

抗 -HCV 阳性。

腹部超声：肝脏回声较粗，胆囊壁稍毛糙，胰腺、脾脏、肾脏未见明显异常。FibroScan 检查结果为 CAP 260，E 8.5。

【问题6】　该患者丙型肝炎抗体阳性，下一步如何检查？

思路1　抗 -HCV 抗体检测及 HCV RNA 定量检测是常用的 HCV 感染的特异性诊断方法。

思路2　HCV 基因分型检测对指导抗病毒治疗具有重要意义。HCV RNA 基因分型结果有助于判定治疗的难易程度及制订 DAA 抗病毒治疗方案。

知识点

丙型肝炎的实验室检测

丙型肝炎相关的实验室检测方法包括常规检测及血清生化学检测、抗 -HCV 抗体检测、HCV RNA 定量检测、HCV 基因分型检测。

丙型肝炎病毒基因型及其分布

HCV 分 1～6 型 6 个基因型及众多的亚型和准种，其分布有地域差异。中国大陆 HCV 基因型以 1b 型为主，其次是 2a 和 2b 型，但近年来基因 3 型和 6 型有升高趋势，尤其在我国西南地区。

HCV 基因分型结果有助于判定治疗的难易程度及制订抗病毒治疗的 DAA 方案。

门诊辅助检查补充

患者进一步检查示 HCV RNA 为 $2×10^6$ U/ml，基因型 1b 型。HCV 基因 RAS 检查：HCV NS5A 第 31 位氨基酸为野生型，HCV NS5A 第 93 位氨基酸为野生型。甲状腺功能：游离 3，5，3′- 三碘甲腺原氨酸（FT_3）、游离甲状腺素（FT_4）、超敏促甲状腺激素（S-TSH）、抗甲状腺过氧化物酶自身抗体、甲状腺球蛋白抗体、促甲状腺激素受体抗体均正常。自身免疫学检查：ANA、AMA、SMA 阴性。心电图检查：正常。

【问题7】　该患者如何诊断？

思路1　对于转氨酶升高或有危险因素（输血或有毒品注射史）时应该怀疑丙型肝炎的诊断。

思路2　丙型肝炎可以根据其流行病学史、临床表现及实验室检查以明确诊断。进一步根据病程考虑为急性或慢性感染。

【问题8】　该患者是急性感染还是慢性感染？

思路1　一般暴露于 HCV 后 1～3 周，在外周血可检测到 HCV RNA。但在急性感染者出现临床症状时，仅 50%～70% 患者抗 -HCV 阳性，3 个月后约 90% 患者抗 -HCV 转为阳性。

思路2　急性感染较少诊断，因多数急性感染患者无症状，且多为数年后体检或献血时才发现曾感染 HCV。

思路3　感染 HCV 后，病毒血症持续 6 个月仍未清除者为慢性感染，丙型肝炎慢性化率为 50%～85%。

思路4　肝活检病理学检查在慢性丙型肝炎肝组织炎症活动和纤维化评估、疗效评价、多病因重叠作用的判定及鉴别诊断都具有重要作用，被誉为慢性丙型肝炎诊断与鉴别诊断的"金标准"。

知识点

丙型肝炎的病理学特点

急性丙型肝炎的病理特点主要包括：肝腺泡肝窦内淋巴细胞串珠样浸润；汇管区内炎性细胞浸润

明显，常见淋巴滤泡样结构形成；小叶间胆管损伤。

慢性丙型肝炎的病理特点主要包括：汇管区淋巴细胞聚集，可形成淋巴滤泡；胆管上皮细胞变性，周围有大量淋巴细胞浸润；胆管损伤、小叶内肝细胞脂肪变性、淋巴细胞聚集。

知识点

慢性丙型肝炎的诊断

1. 流行病学史　曾接受过血液、血液制品或其他人体组织、细胞成分治疗，或器官移植；有血液透析史、不洁注射史，或其他消毒不严格的有创检查、治疗史，有静脉注射史；职业供血者，特别是接受过成分血单采回输者；与 HCV 感染者有性接触史，或 HCV 感染者（母亲）所生的婴儿。

2. 临床表现　病程超过 6 个月，全身乏力、食欲减退、恶心和右季肋部疼痛或不适等；部分患者可有肝病面容、肝掌、蜘蛛痣及轻度肝、脾大；部分患者可无明显症状和体征。

3. 实验室检查　血清抗 -HCV 阳性；血清 HCV RNA 阳性；部分可有血清 ALT、AST 升高或血清胆红素升高。

【问题 9】　该患者是否需要治疗？

思路 1　在治疗前，应明确患者的肝脏疾病是否由 HCV 感染引起，只有确诊为血清 HCV RNA 阳性的丙型病毒性肝炎患者才需要抗病毒治疗。

思路 2　慢性丙型肝炎患者的治疗可根据患者的具体情况进行适当休息和降酶、保肝、抗病毒及其他对症治疗，其中最主要的治疗当属抗病毒治疗。

思路 3　慢性丙型肝炎一旦确诊，需要立即进行抗病毒治疗。规范有效的抗丙型肝炎治疗是确保抗病毒治疗有效的强力保障，可以改善患者长期的生存率和生活质量，控制丙型肝炎传播和延缓疾病进展，降低肝硬化、肝衰竭和肝癌的发生概率。同时抗病毒时机越早，其疗效越好。

思路 4　临床诊断慢性丙型肝炎的患者应根据慢性丙型肝炎治疗原则和方案进行治疗。

知识点

丙型肝炎治疗目标及意义

丙型肝炎的治疗目标：抗病毒治疗的目标是清除 HCV，获得治愈，清除或减轻 HCV 相关肝损害和肝外表现，逆转肝纤维化，阻止进展为肝硬化、失代偿期肝硬化、肝衰竭或原发性肝癌，提高患者的长期生存率，改善患者的生活质量，预防 HCV 传播。

【问题 10】　丙型肝炎治疗前需完善哪些检查？

思路 1　目前慢性丙型肝炎的抗病毒治疗已进入 DAA 治疗时代。血清 HCV RNA 阳性的所有患者均应接受抗病毒治疗，以达到治愈。抗病毒治疗首应进行 HCV RNA 基因分型和 HCV RNA 定量基线检测。

知识点

丙型肝炎治疗药物

由于现有 DAA 方案适用于各种人群，而且 SVR 率高，所有血清 HCV RNA 阳性的丙型肝炎患者，不论是否有肝硬化合并 CKD 或者肝外表现，均应接受抗病毒治疗，以尽可能治愈更多的 HCV 感染者。

目前慢性丙型肝炎的抗病毒治疗已经进入 DAA 的泛基因型时代，个别情况下需要 DAA 联合利巴韦林。

泛基因型方案具备多个优点，包括可以覆盖几乎所有已知的基因型和基因亚型、多个不同临床特点的人群 SVR 率普遍比较高、方案相对比较固定、药物相互作用较少、安全性良好等。除了失代偿期肝硬化、DAA 治疗失败、基因 3 型伴有肝硬化等少数特殊人群以外，通常不需要联合利巴韦林。

目前在我国批准上市的泛基因型方案包括索磷布韦/维帕他韦，以及格卡瑞韦/哌仑他韦、索磷布韦/维帕他韦/伏西瑞韦。除此之外，我国还批准上市了基因型特异性的 DAA 方案。

注意对特殊人群包括肝硬化失代偿、CKD、儿童和青少年的 DAA 治疗。对于肝硬化失代偿，如果在肝移植等待过程中，可以在肝移植前行抗病毒治疗。其选择方案为：来迪派韦/索磷布韦（基因 1、4、5、6 型）或索磷布韦/维帕他韦（泛基因型）或索磷布韦联合达拉他韦（泛基因型），以及利巴韦林治疗 12 周，如果有利巴韦林禁忌证或无法耐受利巴韦林，则可以不联合利巴韦林，但疗程延长至 24 周。

所有合并 CKD 的患者，均可接受抗病毒治疗。对于 HCV 感染合并 CKD 4~5 期和 CKD 5D 期患者，可以推荐艾尔巴韦/格拉瑞韦，或格卡瑞韦/哌仑他韦或索磷布韦/维帕他韦。

青少年患者建议 12 岁及以上者接受抗病毒治疗，可以按照体重超过 35kg 或者 45kg，分别使用来迪派韦/索磷布韦（基因 1、4、5、6 型）和索磷布韦联合利巴韦林治疗（2 型和 3 型），12 岁以下可以暂缓抗病毒治疗，不建议用干扰素治疗。

思路 2 治疗前除了基线的 HCV RNA 定量、HCV 基因型外，还需要进行治疗前相关基本情况评估和相关检查排除用药禁忌证，包括肝脏疾病的严重程度、肾脏功能、HBsAg、合并疾病，以及合用药情况。当基因型检测不可及并且当地 HCV 基因 3b 型流行率低于 5%，可不检测基因型。

慢性丙型肝炎进行 DAA 抗病毒治疗前需评估肝脏疾病的严重程度，是否存在进展期肝纤维化或者肝硬化。

APRI（天冬氨酸转氨酶和血小板比率指数）评分或 FIB-4 指数等血清学和/或瞬时弹性成像等无创诊断方法帮助判断是否存在肝硬化或纤维化。目前的无创方法对于肝硬化的诊断效能优于显著肝纤维化。

【问题 11】 哪些患者不能使用含 NS3 蛋白酶抑制剂的方案，以及联合利巴韦林治疗？

思路 1 有失代偿期肝硬化病史者，不推荐使用含 NS3 蛋白酶抑制剂的方案。CTP（Child-Turcotte-Pugh）评分 5 分或 6 分的患者，若不能进行密切临床或实验室监测者，不推荐使用含 NS3 蛋白酶抑制剂的方案。

思路 2 利巴韦林禁用于或慎用于合并下列疾患的丙型肝炎患者：妊娠、严重心脏病、肾功能不全、血红蛋白病等。利巴韦林的绝对禁忌证：妊娠；严重心脏病；肾功能不全；血红蛋白病；血红蛋白<80g/L。利巴韦林的相对禁忌证：未控制的高血压；未控制的冠状动脉粥样硬化性心脏病；血红蛋白<100g/L。

后期治疗

该患者明确诊断，诊断慢性丙型肝炎（基因 1b 型），予以索磷布韦/维帕他韦（泛基因型）抗病毒治疗。

【问题 12】 该患者治疗疗程为多久？

思路 1 治疗前 HCV RNA 基因分型、有无肝硬化，以及是否为 DAA 治疗后复发是决定治疗疗程的关键指标。治疗前应进行 HCV RNA 基因分型，评估肝硬化状态，以及了解是否为 DAA 先前治疗失败病例，以决定抗病毒治疗的疗程，以及决定是否加用利巴韦林。

思路 2 在抗病毒治疗的同时，必须加强患者抗病毒治疗的依从性，与患者充分沟通抗病毒治疗的重要性和抗病毒治疗过程监测管理、治疗中药物不良反应的预防和处理、药物相互作用等内容。

知识点

慢性丙型肝炎治疗方案

1. 泛基因型方案

（1）索磷布韦/维帕他韦：每片复合片剂含索磷布韦 400mg 及维帕他韦 100mg，1 片，1 次/d，治疗基因 1~6 型初治或者 PRS 经治（Peg IFN-α 联合利巴韦林或者联合索磷布韦经治）患者，无肝硬化或代偿期肝硬化疗程 12 周,针对基因 3 型代偿期肝硬化或者 3b 型患者可以考虑增加利巴韦林,失代偿期肝硬化患者联合利巴韦林疗程 12 周。含 NS5A 抑制剂的 DAA 经治患者,如果选择该方案,需要联合利巴韦林疗程 24 周。

以我国人群为主的亚洲研究显示,索磷布韦/维帕他韦应用 12 周,在基因 1a 型、1b 型、2 型、3a 型、3b 型和 6 型的 SVR12 率分别为 100%、100%、100%、95%、76% 和 99%。

有限数据显示,索磷布韦/维帕他韦疗程 12 周在我国基因 3b 型无肝硬化患者的 SVR 率为 96%,肝硬化患者的 SVR 率为 50%,因此,在基因 3b 型流行率超过 5% 的地区,需要分辨出基因 3b 型。基因 3b 型肝硬化患者如使用此方案,建议加用利巴韦林 12 周。

(2)格卡瑞韦/哌仑他韦:每片复合片剂含格卡瑞韦 100mg 及哌仑他韦 40mg,3 片,1 次/d,治疗基因 1~6 型,初治无肝硬化患者疗程 8 周;初治代偿期肝硬化患者疗程 12 周。PRS 经治患者,非基因 3 型无肝硬化患者 8 周,代偿期肝硬化患者 12 周。基因 3 型 PRS 经治患者疗程 16 周。不含 NS5A 抑制剂但是含蛋白酶抑制剂(proteinase inhibitor,PI)的 DAA 经治基因 1 型患者疗程 12 周,含 NS5A 抑制剂不含 PI 的 DAA 经治基因 1 型患者疗程 16 周。既往 NS5A 抑制剂联合 PI 治疗失败的患者,以及 DAA 治疗失败的基因 3 型患者不建议使用该方案。该方案禁用于肝功能失代偿或既往曾有肝功能失代偿史的患者。

在Ⅲ期临床试验中,格卡瑞韦/哌仑他韦疗程 8 周,在基因 1 型(纤维化 F0~F3,GT1a 为主)、2 型(纤维化 F0~F3)、3 型(纤维化 F0~F3)、4 型(纤维化 F0~F3)、5 型(纤维化 F0~F3)和 6 型(纤维化 F0~F3)的 SVR12 率分别为 99.8%、99%、97%、100%、100% 和 100%;格卡瑞韦/哌仑他韦疗程 12 周,在基因 1 型(纤维化 F4)、2 型(纤维化 F4)、4 型(纤维化 F4)、5 型(纤维化 F4)和 6 型(纤维化 F4)的 SVR12 率为 99%、100%、100%、100%、100%;格卡瑞韦/哌仑他韦疗程 16 周,在基因 3 型(纤维化 F4)的 SVR12 率为 96%。

格卡瑞韦/哌仑他韦针对基因 3 型患者初治非肝硬化疗程为 8 周,初治代偿期肝硬化疗程需 12 周;经治患者伴或不伴肝硬化,需要延长疗程至 16 周。因此,在基因 3 型流行率超过 5% 的地区,需要分辨出基因 3 型。

(3)索磷布韦联合达拉他韦:索磷布韦 400mg(1 片)联合达拉他韦 100mg(1 片),1 次/d,疗程 12 周。肝硬化患者加用利巴韦林,对于利巴韦林禁忌的肝硬化患者,需将疗程延长至 24 周。国外一项Ⅱb期临床试验的数据显示,SVR 率为 95%~100%。

(4)索磷布韦/维帕他韦/伏西瑞韦:每片复合片剂含索磷布韦 400mg、维帕他韦 100mg、伏西瑞韦 100mg,1 片,1 次/d,治疗基因 1~6 型,既往含 NS5A 抑制剂的 DAA 治疗失败患者,12 周疗程。针对基因 1a 型或基因 3 型患者,不含 NS5A 抑制剂的 DAA 治疗失败患者,或者基因 3 型肝硬化患者,建议选择该方案治疗 12 周。

索磷布韦/维帕他韦/伏西瑞韦主要用于 DAA 治疗失败患者,针对基因 3 型初治或 PRS 经治肝硬化患者,可以考虑选择此方案。

2.基因型特异性

(1)基因 1 型

1)艾尔巴韦/格拉瑞韦:每片复合片剂含艾尔巴韦 50mg 和格拉瑞韦 100mg,1 片,1 次/d,治疗基因 1 型初治及 PR 经治患者,疗程 12 周。但是针对基因 1a 型,在既往抗病毒治疗过程中失败的患者,需要联合利巴韦林,并且疗程延长至 16 周。总体上,基因 1 型、伴或不伴肝硬化的初治患者治疗 12 周,SVR 率高达 98%。

2)来迪派韦/索磷布韦:每片复合片剂含索磷布韦 400mg 和来迪派韦 90mg,1 片,1 次/d,可用于成人及大于 12 岁的青少年患者。无肝硬化患者疗程 12 周,初治的无肝硬化患者也可以 8 周疗程。代偿期或失代偿期肝硬化患者,应联合利巴韦林疗程 12 周;或者,如有利巴韦林禁忌或不耐受,则不使用利巴韦林,但疗程延长至 24 周。

(2)基因 2 型:索磷布韦 400mg、1 次/d 联合利巴韦林(<75kg,1 000mg,1 次/d;≥75kg,1 200mg,1 次/d),疗程 12 周。肝硬化患者,特别是肝硬化经治患者,疗程应延长至 16~20 周。该方案的总 SVR

率为 95%，无肝硬化患者可达 97%，而肝硬化患者为 83%。但是如果其他可以治疗基因 2 型的泛基因型方案可及时，不建议仅用索磷布韦联合利巴韦林治疗。

（3）基因 3 型：索磷布韦 400mg、1 次 /d 联合利巴韦林，疗程 24 周。肝硬化经治患者 SVR 率仅为 60%，因此，肝硬化经治患者不建议选择此方案。如果可以获得其他可以治疗基因 3 型的泛基因型方案时，不建议选择此方案。

（4）基因 4 型：中国患者基因 4 型流行率非常低，可以选择艾尔巴韦 / 格拉瑞韦 1 片，1 次 /d，疗程 12 周。对治疗失败患者，需要联合利巴韦林，疗程延长至 16 周。对于成人及大于 12 岁的青少年初治患者，无肝硬化或者代偿期肝硬化，也可选择来迪派韦 / 索磷布韦方案，疗程 12 周。经治患者不建议使用此方案。

（5）基因 5/6 型：对于成人及大于 12 岁的青少年初治患者，无肝硬化或者代偿期肝硬化，可以选择来迪派韦 / 索磷布韦，疗程 12 周。经治患者不建议使用此方案。

【问题 13】 治疗过程中应如何监测 DAA 疗效和安全性？

思路 1 许多因素可影响 DAA 治疗慢性丙型肝炎的疗效。治疗过程中应进行疗效和安全性监测。疗效监测主要依靠 HCV RNA 检测，建议在治疗基线、治疗第 4 周、治疗结束时、治疗结束后 12 周或 24 周采用敏感性高的实时定量 PCR 试剂（检测值下限 <15U/ml）检测。

思路 2 所有接受 DAA 治疗的患者都应监测其安全性，包括肝功能生化指标，尤其是使用含有蛋白酶抑制剂治疗方案，对估算的肾小球滤过率（eGFR）下降的患者需每月监测肾功能。使用 DAA 治疗，应注意药物相互作用。

【问题 14】 对于治疗失败的患者该如何处理？

思路 1 经过规范抗病毒治疗仍不能获得 SVR 者称为经治患者，分为两大类，一种为既往经过规范 Peg IFN 联合利巴韦林抗病毒治疗后失败，另一种为既往经过规范 DAA 治疗后失败，包括含 NS5A 抑制剂的 DAA 经治和不含 NS5A 抑制剂的 DAA 经治。

思路 2 Peg IFN 联合利巴韦林抗病毒治疗后失败患者选择的 DAA 治疗方案与初治患者类似，仅有一些基因型或者肝硬化的患者需要延长疗程。

思路 3 无肝硬化或代偿期肝硬化的 DAA 经治患者，可以给予索磷布韦 / 维帕他韦 / 伏西瑞韦联合治疗 12 周，或者索磷布韦联合格卡瑞韦 / 哌仑他韦治疗 12 周。

思路 4 DAA 经治失败 2 次的患者，可予索磷布韦 / 维帕他韦 / 伏西瑞韦联合，或索磷布韦联合格卡瑞韦 / 哌仑他韦，同时加用利巴韦林治疗 12 周。

思路 5 失代偿期肝硬化或失代偿病史的 DAA 经治患者，禁用蛋白酶抑制剂，应再次予索磷布韦 / 维帕他韦，同时加用利巴韦林治疗 24 周。

【问题 15】 对于该患者今后治疗有何注意的地方？

思路 1 对该患者的治疗应进行定期监测和随访。主要分为治疗前监测、治疗期间监测及治疗后随访。

思路 2 对于未治疗或治疗失败的患者仍需加强定期随访，采用无创诊断技术每年复查、评价一次肝纤维化的进展情况。对于有进展期肝纤维化或肝硬化基础的患者，无论是否获得 SVR，每 6 个月复查一次腹部超声和甲胎蛋白。

【问题 16】 丙型病毒性肝炎的预后。

思路 丙型病毒性肝炎可进一步进展为肝硬化及原发性肝癌，其预后与是否进行抗病毒治疗、抗病毒治疗的应答，以及肝脏疾病进一步进展有关。

知识点

丙型肝炎预后

丙型肝炎相关的原发性肝癌发生率在感染 30 年后为 1%～3%，主要见于肝硬化和进展性肝纤维化患者，一旦发展成为肝硬化，原发性肝癌的年发生率为 1%～7%。包括糖尿病等促进丙型肝炎进展的因素均可促进原发性肝癌的发生。输血后丙型肝炎患者的原发性肝癌发生率相对较高。发生肝硬化和原发性肝癌患者的生活质量均有所下降。

感染丙型肝炎时年龄在 40 岁以上、男性及合并感染 HIV 并导致免疫功能低下可促进疾病的进展。合并乙型肝炎病毒（HBV）感染、嗜酒（50g/d 以上）、非酒精性脂肪肝（nonalcoholic fatty hepatitis，NASH）、肝脏高铁载量、合并血吸虫感染、肝毒性药物和环境污染所致的有毒物质等也可促进疾病进展。

肝硬化和原发性肝癌是慢性丙型肝炎患者的主要死因，其中失代偿期肝硬化为最主要原因。有报道称一旦发生肝硬化，10 年存活率约为 80%，如出现失代偿，10 年的存活率仅为 25%。DAA 治疗后获得 SVR 患者原发性肝癌发生率较低，但对于肝硬化患者即使达到 SVR 后仍应规范随访，筛查和监测 HCC 的发生。

丙型肝炎是一种主要经血液传播的疾病，HCV 慢性感染可导致肝脏慢性炎症坏死和纤维化，部分患者可发展为肝硬化，甚至原发性肝细胞癌，对患者的健康和生命危害极大，已成为严重的社会和公共卫生问题。其临床表现可有发热、消化道症状及肝功能异常等，部分患者病情隐匿，不易被发现。加强对 HCV 感染的高危人群早期筛查，可通过包括抗-HCV 及 HCV RNA 定量等指标的检测确诊。血清 HCV RNA 阳性的慢性丙型肝炎患者需要抗病毒治疗，目前慢性丙肝治疗已进入无干扰素的 DAA 时代，通过抗病毒治疗，最大限度地清除 HCV，获得治愈，表现为 HCV RNA 持续阴性、肝功能正常，从而达到减少丙型肝炎相关肝硬化、肝衰竭、原发性肝癌的发生，提高患者生活质量。

（谢　青）

四、戊型病毒性肝炎

戊型病毒性肝炎（简称戊型肝炎）是由戊型肝炎病毒（hepatitis E virus，HEV）引起的以肝损害为特征的肠道传染病。HEV 在人和许多动物中分布，如猪、牛、羊及禽类等动物，可通过进食或接触带病毒的肉类而感染，故戊型肝炎也属于人畜共患传染病。HEV 主要经消化道途径传播，水源或食物污染可引起暴发流行，日常生活接触引起散发。发病以青壮年为多。

戊型肝炎的潜伏期为 2～8 周。临床表现可从无症状至重型肝炎，病程大多自限，但免疫力低下者可致慢性肝炎。典型表现起病急，黄疸多见。部分有发热，伴有乏力、恶心、呕吐、肝大、肝区痛；约 1/3 有关节痛。皮肤瘙痒、大便色浅等胆汁淤积表现较甲型肝炎明显。黄疸于 2 周左右消退，病程 6～8 周。但在免疫抑制及免疫缺陷患者则可引起慢性化或持续感染。孕妇感染 HEV 后临床症状及肝功能损害较重，易发生肝衰竭，尤其妊娠晚期病死率高（10%～39%），可致流产与死胎。慢性肝病患者感染 HEV 后可致使原有病情加重，易发展为慢加急性肝衰竭。此外，HEV 可致除肝脏以外的其他器官系统如肾脏、血液及神经系统损伤。诊断戊型肝炎主要依据病原学或血清学检查。无特效治疗药物。以休息、营养为主，辅助护肝、降酶、退黄疸药物。对慢性戊型肝炎可考虑用利巴韦林或聚乙二醇干扰素联合利巴韦林治疗。我国已研制出戊肝疫苗，临床试验研究已证明对成人具有保护作用。

戊型肝炎的诊疗经过通常包括以下环节：

（1）详细询问起病原因、症状特点及相关伴随症状和其他相关病史。

（2）详细询问流行病学史。

（3）仔细检查各系统体征，尤其是生命体征和腹部体征。

（4）针对疑诊的患者进行肝功能、生化、病原学检查及超声等辅助检查，以尽早明确诊断。

（5）对确诊患者入院治疗，按肠道传染病隔离。

（6）结合患者及当地情况选择药物治疗方案。

（7）注意病情观察，预防和及早发现并发症并及时处理。

（8）在适当的时间段判断治疗方案是否合适。

（9）对于病情加重或恶化的患者，分析可能原因，并进行相应的处理。

（10）确定治疗结束的时间、出院随访日期，以及出院后的注意事项。

【临床关键点】
1. 对于戊型肝炎的临床诊断,最初是消化道症状和体征及肝功能异常与相关疾病的鉴别诊断。
2. 仔细询问流行病学史,为临床诊断提供依据和线索。
3. 仔细询问消化道症状和体征,以及引起肝功能异常、黄疸的相关疾病问题,仔细询问伴随症状等。
4. 仔细查体很重要,可以很好地寻找诊断和鉴别诊断的依据,同时可以全面了解有无其他系统的并发症。
5. 病原学检查对诊断和鉴别诊断有重要意义。
6. 注意与引起肝功能异常的其他肝炎鉴别,与引起黄疸的其他疾病鉴别。
7. 治疗方案和注意事项。

临床病例

秋季,患者,女性,21岁,农民。因"发热伴乏力、食欲缺乏1周,黄疸加重2日"来门诊就医。门诊初步采集病史如下:

患者于1周前无明显原因出现发热、畏寒、全身不适,不思饮食、乏力、咽痛伴有少许咳嗽但无痰。到乡卫生院就医,诊断为"感冒",给予"维C银翘片"治疗2日,发热、咳嗽减轻,而乏力、厌油、恶心、食欲缺乏逐渐加重,并呕吐2次,为胃内容物,尿黄似浓茶色。今上午家人发现其皮肤巩膜黄染,自感食欲缺乏及肝区不适加重,今大便成形但色浅黄,全身轻微瘙痒,无腹痛及腹泻。

该患者病史特点有:①"感冒"样起病;②有明显的消化道症状;③皮肤巩膜黄染伴皮肤瘙痒、大便色浅、浓茶色尿。对这类患者临床上应随之考虑以下几个问题。

【问题1】　该患者的黄疸和消化道症状是肝脏疾病还是胆道疾病引起?
思路1　肝脏或胆道受损,均可引起黄疸及消化道症状,需要进一步鉴别。该患者以消化道症状及黄疸为突出表现,无腹痛,多考虑肝脏疾病,但不排除胆道疾病。
思路2　肝脏疾病是何原因所致,是感染引起?还是其他原因引起?该患者出现黄疸前有发热、畏寒、咳嗽等"感冒"样症状,考虑感染引起的可能性大。

知识点

黄疸的分类

临床上,根据引起黄疸的原因可将黄疸分为肝细胞性黄疸、梗阻性黄疸和溶血性黄疸,各自有特征性的症状和体征。肝细胞性黄疸以肝脏损伤为特征,部分患者可表现为肝内胆汁淤积,类似于梗阻性黄疸的表现。梗阻性黄疸以胆道系统阻塞为特征。溶血性黄疸以溶血为特征。

知识点

引起肝炎的原因

引起肝炎的原因有很多,如感染(病毒、细菌、寄生虫)、药物或毒物、酒精、自身免疫、遗传性代谢异常、妊娠等。其中以肝炎病毒感染引起的病毒性肝炎最常见。

【问题2】　此类患者应重点关注的流行病学资料有哪些?
思路1　对于肝炎患者,流行病学资料有助于诊断。注意询问患者有无不洁饮水史、输血史、注射史、肝炎患者接触史,以及当地有无肝炎流行等情况。也应询问有无损肝药物史、饮酒史及家族成员有无黄疸病史。

询问流行病学史:患者为农民,主要饮用池塘水(当地称涝坝水)和渠水。平素习惯饮用生水。当地有肝炎流行,同村有多人患急性黄疸型肝炎正在住院治疗,曾有接触。否认有输血、注射史。无服用药物史及家族黄疸史、肝炎史。

思路2 该患者的流行病学特点有：①有不洁饮水史；②有急性黄疸型肝炎接触史；③当地有病毒性肝炎流行。此流行病学特点提示消化道传播的病毒性肝炎可能性很大。

> **知识点**
>
> **消化道传播的病毒性肝炎**
>
> 经消化道传播的嗜肝病毒是甲型肝炎病毒(HAV)和戊型肝炎病毒(HEV)，其他非嗜肝病毒如疱疹病毒、腺病毒、柯萨奇病毒、肠道微小病毒等亦可经消化道感染引起肝炎，但少见。

【问题3】 下一步查体应重点检查什么？

思路 对于急性黄疸型肝炎患者查体应重点关注患者的黄疸程度，出血点，腹部体征如肝、胆、脾部位有无压痛或叩痛、墨菲征、腹水征，以及下肢水肿等。

门诊查体

血压116/80mmHg，脉搏90次/min，呼吸20次/min。神志清，对答切题。查体合作，步入诊室。皮肤和巩膜中度黄疸，无皮疹及出血点。心肺检查无异常。腹部平软，肝肋下2指，质地中软，边缘钝，有触痛；墨菲征阴性，脾未触及。全腹无压痛及反跳痛，肠鸣音正常，移动性浊音阴性。

【问题4】 进一步鉴别黄疸和肝大的性质，应做哪些辅助检查？

思路1 在门诊用最简便的检查方法鉴别黄疸性质，即区别是溶血性黄疸、肝细胞性黄疸还是梗阻性黄疸。根据肝脏生化及血和尿中胆红素、尿胆原的变化，腹部超声检查肝胆系统有无胆管扩张，结合临床表现可初步判断溶血性黄疸、肝细胞性黄疸或梗阻性黄疸。

门诊化验

血常规：WBC 4.9×10^9/L，中性粒细胞百分比55%，Hb 125g/L，PLT 250×10^9/L。

尿常规：尿色深黄，尿胆红素(+)，尿胆原(++)，尿蛋白阴性。镜检：红细胞阴性，白细胞0～1个/HP。

肝脏生化：总胆红素185μmol/L，直接胆红素102μmol/L，总蛋白60g/L，白蛋白38g/L。ALT 490U/L，AST 320U/L，GGT 255U/L，ALP 260U/L。

腹部超声：肝略大，光点增多，呈弥漫性肿大。胆囊壁略厚，胆管无扩张及狭窄。

思路2 该患者的门诊化验和超声检查结果提示患者胆红素双相升高(即直接胆红素和间接胆红素均升高)，无贫血和血红蛋白尿，初步可排除溶血性黄疸。患者胆红素和转氨酶异常升高，肝脏弥漫性肿大，未发现有占位病变，无胆管扩张，可初步排除梗阻性黄疸，符合肝细胞性黄疸的特点。

思路3 进一步须考虑是何原因引起的肝细胞性黄疸？引起黄疸的常见原因有：病毒、药物或毒物、酒精、自身免疫、遗传代谢异常、妊娠等。可从询问病史中了解有无近期或长期服药物史、饮酒史，若无，可排除药物及酒精引起的肝细胞性黄疸。病毒性、自身免疫性和遗传代谢性肝病须做相应检查。

> **知识点**
>
> **梗阻性黄疸、肝细胞性黄疸和溶血性黄疸的区别**
>
> 肝细胞性黄疸的血清胆红素双相升高，转氨酶升高，GGT和ALP均升高，尿胆红素和尿胆原均升高。
>
> 梗阻性黄疸的血清胆红素主要为直接胆红素升高，转氨酶正常或轻微升高，GGT和ALP常升高，尿胆红素升高而尿胆原减少。
>
> 溶血性黄疸的血清胆红素以间接胆红素升高为主，直接胆红素正常；转氨酶正常，尿胆原明显增高

而尿胆红素正常。

用超声检查患者的肝胆系统，发现肝内或肝外胆管扩张者可确诊为梗阻性黄疸，还可判断阻塞胆管的原因和性质；而无胆管扩张则为肝内胆汁淤积。

【问题5】 本例患者是急性病毒性肝炎吗？

思路1 根据临床表现、体征、相关辅助检查，结合流行病学史可初步判断是否为急性病毒性肝炎。

该患者病程短，以"感冒"起病，出现消化道症状和黄疸、皮肤瘙痒、大便色浅，肝大，有触痛及肝区叩痛。血象正常，尿胆红素和尿胆原增高，腹部超声示肝大，胆管无扩张。结合患者秋季发病，有不洁饮水史，与肝炎患者接触史。综合判断，该患者为消化道传播的急性病毒性肝炎的可能性最大。

思路2 如何证实是病毒性肝炎？是哪种肝炎病毒引起的病毒性肝炎？消化道传播的肝炎病毒有哪些？

为证实是急性病毒性肝炎必须做病原学检查，主要通过检测肝炎病毒的血清标记物证实。首先应检查5种嗜肝肝炎病毒的血清学标记物，如抗-HAV、HBsAg、抗-HBc IgM、抗-HCV、抗-HDV和抗-HEV等。若上述指标为阴性，还应检测非嗜肝病毒如疱疹病毒（CMV和EBV）及其他肠道病毒感染的证据。

消化道传播的肝炎病毒是HAV和HEV。近年来，我国HEV已成为引起急性病毒性肝炎的主要病原体。

知识点

戊型肝炎病毒感染的标记物

检测HEV感染的标记物有抗-HEV和HEV RNA。HEV感染在发病2日后即出现抗-HEV转阳，至发病2周后97%为阳性，于发病3个月后逐渐出现抗-HEV转阴，病后1年仅28%的患者抗-HEV阳性。故抗-HEV IgM和IgG阳性均可作为诊断急性HEV感染的指标。

用聚合酶链反应（PCR）技术检测血清或粪便HEV RNA，是诊断HEV感染的直接证据。感染3周后血液和粪便中可检出HEV RNA，病毒血症持续3~6周，粪便排病毒4~6周。

思路3 如何与自身免疫性肝炎或遗传代谢性肝病鉴别？

自身免疫性肝病须检测自身免疫相关的抗体，如抗核抗体（ANA）、抗线粒体抗体（AMA）、平滑肌抗体（SMA）等。我国遗传代谢性肝病最常见的是肝豆状核变性（Wilson's disease），可通过检测铜蓝蛋白、血清铜、尿铜及眼裂隙灯检查有无K-F环诊断。

【问题6】 如何处理该患者？

思路1 该患者患消化道传播的急性病毒性肝炎的可能性大，须收入院治疗与隔离。按消化道传染病隔离，防止交叉感染。待确诊后按相应的要求处理。患者的排泄物、呕吐物均须消毒。对患者进行相关病毒性肝炎相关知识的健康教育。加强护理。

思路2 如何观察患者的病情？做哪些检查能确诊？

入院后进一步化验检查：凝血功能；肝炎病毒血清学检查（抗-HAV、HBsAg、抗-HBs、抗-HCV、抗-HEV）和血液或粪便检测HEV RNA（有条件时）及其他非嗜肝病毒检测，如抗-CMV、抗-EBV或病毒核酸（EBV DNA、CMV DNA）检测。

患者于入院后，化验检查结果回报如下：

凝血功能：PTA 51%。

肝炎病毒血清学检查结果：抗-HAV阴性；HBsAg阴性，抗-HBs阳性，抗-HBc阳性；抗-HCV阴性；抗-HEV IgM阳性；抗-CMV阴性，抗-EBV阴性，抗-HSV阴性。

铜蓝蛋白：正常。

自身抗体：ANA、SMA、AMA阴性。

戊型病毒性肝炎的诊断原则

根据流行病学史、临床表现和体征及实验室检查进行综合诊断。因戊型病毒性肝炎的临床表现与其他急性病毒性肝炎极为相似，确诊依赖于特异性的病毒学检查。

思路 3　根据患者典型流行病学史和临床表现及化验检查有显著转氨酶异常，抗 -HEV IgM 阳性，可确诊为急性戊型肝炎（黄疸型）。无胆管扩张可排除胆道系统疾病，也可排除自身免疫性肝病和肝豆状核变性疾病。

知识点

急性戊型肝炎诊断依据

急性戊型肝炎的诊断依据包括流行病学、临床表现和实验室检测。①流行病学史指发病前有不洁饮食（水）史，或接触戊型肝炎患者史，或到流行区旅游史；②近期出现无其他原因可解释的乏力、食欲缺乏、厌油、肝区不适等消化道症状及肝大伴触痛或叩击痛，或皮肤巩膜黄染，排除其他原因引起的黄疸；③实验室检测有 ALT 异常及戊型肝炎病毒抗体阳性。

知识点

急性戊型肝炎临床特点

急性戊型肝炎的潜伏期为 15～60 日，成人多为临床型。其临床表现同其他急性病毒性肝炎，但淤胆型较多且病程长。孕妇患病后易演变为重型肝炎，病死率高。病程自限，当免疫功能低下（患艾滋病或用免疫抑制剂）可导致慢性戊型肝炎。

【问题 7】　如何治疗急性戊型肝炎患者，注意监测哪些指标？

思路 1　对急性病毒性肝炎无特效治疗药物，以休息、营养为主，辅助药物帮助退黄、降酶治疗。该患者现确诊为戊型肝炎（急性黄疸型），给予内科二级护理，易消化半流质饮食。

思路 2　注意观察消化道症状、黄疸、肝功能和凝血功能变化。若黄疸加深、消化道症状加重、肝功能和凝血功能恶化，要警惕向肝衰竭演变。

入院治疗经过

该患者入院后给予甘草酸铵制剂静脉输注和口服熊去氧胆酸（750mg/d）降酶、退黄治疗 1 周后，患者食欲逐渐恢复，大便颜色正常，每日 1 次。皮肤巩膜黄染略减轻，腹部无压痛及肝脏肋下可触及。化验示：总胆红素 65μmol/L，直接胆红素 45μmol/L，间接胆红素 20μmol/L，白蛋白 35g/L，球蛋白 35g/L，ALT 90U/L，AST 106U/L，PTA 60%。电解质、肾功能正常。

2 周后，患者症状基本消失，皮肤、巩膜无黄染。肝生化：总胆红素 20μmol/L，直接胆红素 11μmol/L，间接胆红素 9μmol/L，白蛋白 38g/L，ALT 25U/L，AST 38U/L，PTA 75%。其余各项检查基本恢复正常。

知识点

戊型肝炎的流行病学特点

戊型肝炎的传染源主要是患者及隐性感染者、猪及受染动物。主要通过消化道传播，水源或食物被污染可引起暴发流行。人群普遍易感，病后有一定的免疫力。本病全球分布，主要流行于发展中国家，与卫生条件密切相关。近年来，我国及欧美国家 HEV 感染已成为急性病毒性肝炎的主要病原体。

【问题8】　患者可否出院及解除隔离？

思路　急性戊型肝炎患者的排病毒期通常为感染后3周，持续4～6周。该患者发病后1周左右入院。故应至少隔离2周。现患者病程已3周，可以解除消化道隔离。患者症状消失，肝功能明显好转，可以出院。

【问题9】　出院后医嘱有哪些？

思路　戊型肝炎患者出院后注意事项：①需要继续护肝治疗，患者出院后嘱继续口服熊去氧胆酸直至胆红素恢复正常时；②仍须注意休息，逐渐增加劳动量；③1个月后门诊随访症状，复查肝功能。

【知识扩展】

【问题1】　如何预防戊型肝炎？

思路　对高危人群应接种戊型肝炎疫苗。我国已有预防戊型肝炎的疫苗，大规模的临床试验已显示有良好的免疫保护作用。此外，应注意饮食、饮水卫生，把好"病从口入"关。注射丙种球蛋白对戊型肝炎无预防作用。

【问题2】　戊型肝炎的预后。

思路　戊型肝炎与甲型肝炎相同，多为自限性感染，预后良好，一般不发展成慢性肝炎。但妊娠中、晚期妇女患急性戊型肝炎后容易发展成重型肝炎，病死率高（约20%）。免疫功能低下的人群（艾滋病患者、器官移植者及用免疫抑制剂者）感染HEV后可使病程延长或演变成慢性肝炎甚至肝硬化。

【问题3】　妊娠合并戊型肝炎有哪些特点？

思路　HEV对母体和胎儿均有不良影响。妊娠合并戊型肝炎的患者消化道症状较重，胆汁淤积多见，易发展成重型肝炎，可引起产后大出血。亦可导致胎儿流产、早产或死胎。近期报道HEV也可经母婴途径传播。

【问题4】　妊娠合并急性戊型肝炎的特点。

知识点

妊娠合并急性戊型肝炎的特点

妊娠期合并急性病毒性肝炎的病情与妊娠月份有关。通常早期妊娠时患急性戊型肝炎的表现同非妊娠妇女或男性，但在妊娠中、晚期患病毒性肝炎则因肝脏有潜在损害而表现为消化道症状重，黄疸发生率高，病情进展快，易恶化成重型肝炎（发生率约20%），易发生产后大出血，甚至肝昏迷。HEV感染可致孕妇流产、早产、死胎及母婴传播。

【知识扩展】

戊型肝炎病毒的研究进展

（一）HEV病原学特点与病毒复制

HEV为嗜肝病毒科家族成员，为十二面对称圆球形颗粒，直径27～34nm，无包膜。HEV基因组为单股正链RNA，全长7 200个碱基。含有3个开放阅读框（ORF），其中ORF1编码的非结构蛋白参与病毒复制过程；ORF2编码产生核衣壳，参与病毒组装并具有很强的免疫原性；ORF3编码产生的蛋白参与病毒释放过程。

HEV通过肠道上皮细胞进入宿主，经血流与受体结合后进入肝细胞。经历脱壳、释放RNA，以HEV正链RNA为模板合成7.2kb的正链RNA和2.2kb的RNA，翻译产生各种病毒蛋白，组装成新的病毒颗粒，成熟后释放入胆道。

（二）流行病学特点

HEV呈全球分布，约1/3人群被感染，尤以卫生条件差、社会经济欠发达地区流行广泛，是引起急性病毒性肝炎的主要原因之一。据世界卫生组织（WHO）统计，全球每年约2 000万人感染HEV，其中300万人出现症状，7万人死于HEV感染，致3 000例死胎。而欧洲每年约有200万人感染HEV，以基因3型感染为主。

我国曾发生11次戊型肝炎的暴发流行，是戊型肝炎高发区之一。1986—1988年新疆曾发生戊型肝炎暴发流行，约12万人感染。我国HEV基因型有1型、3型和4型，以4型为主，多为散发，偶有小型暴发流行。近十年戊型肝炎报告病例数超过甲型肝炎，已成为我国急性病毒性肝炎的主要病原体。

HEV的流行情况在发展中国家与发达国家截然不同。HEV基因1型和2型常因水源污染而引起暴发流行，是发展中国家最常见的传播方式，常在雨季洪水泛滥后发生。发达国家主要为HEV基因3型流行，以进食含病毒的猪肉及制品而感染，多为散发，无季节性。此外，HEV亦可通过母婴、输血等途径传播。人群对 HEV 普遍易感，以隐性感染居多。老年人、HIV 感染者、肝硬化患者、器官移植者及用免疫抑制剂者等免疫功能低下者感染 HEV 后病情较重，甚至导致慢性感染或肝衰竭。

（三）临床表现

1. 急性肝炎表现　戊型肝炎的潜伏期为 2～8 周。临床表现从无症状至重型肝炎，病程大多自限，一般不发展为慢性。孕妇感染 HEV 基因 1 型后临床症状较重，易发生肝衰竭，病死率高（10%～39%），可致流产与死胎。但在实体器官移植者、免疫抑制及免疫缺陷患者则可引起慢性化或持续感染，多以 HEV 基因 3 型、4 型感染为主。慢性肝病及酒精性肝病患者感染 HEV 后可致使原有病情加重，易发展为慢加急性肝衰竭。

2. 慢性肝炎表现　免疫功能低下者感染 HEV 后可致慢性感染，病程 6 个月以上。主要发生于老年人及实体器官移植者，多数无症状或症状轻微，如恶心、厌油、食欲减退、乏力、皮肤巩膜黄染及肝脾大、肝区不适等。转氨酶轻度至中度升高或持续异常。HEV 持续感染可致肝纤维化和肝硬化，有引起肝癌的可能。

3. HEV 感染的肝外表现　HEV 还可致肝脏以外的其他器官系统如肾脏、血液及神经系统损伤。欧美国家报道，HEV 基因 3 型感染可导致肾小球肾炎、胰腺炎、过敏性紫癜、甲状腺炎、重症肌无力等自身免疫性疾病。近年发现 HEV 似有嗜神经性，可引起多发性神经炎、面神经麻痹、前庭神经炎、肌炎或周围神经病，并可引起吉兰巴雷综合征、神经痛性肌萎缩以及脑炎或脊髓炎。我国未见这种特征。

（四）戊型肝炎的诊断

在血清和粪便中检出 HEV RNA、抗 -HEV IgM 和 IgG 均可诊断 HEV 感染。血清或粪便 HEV RNA 是诊断的"金标准"，持续阳性 6 个月以上可诊断为慢性 HEV 感染。

（五）戊型肝炎的治疗

鉴于急性戊型肝炎多为自限性，主要给予对症治疗，无须抗病毒治疗。但对于慢性 HEV 感染者可给予利巴韦林 600mg/d，治疗 3 个月，若复发可用 Peg IFN 联合利巴韦林治疗 3～6 个月。使用免疫抑制剂患者首先须减少免疫抑制剂的剂量，可提高自发性清除率。须注意，近期已有 HEV 对利巴韦林治疗无应答，甚至出现耐药变异的报道。

（六）预防

我国已研制出戊型肝炎疫苗，临床试验研究已证明对成人具有保护作用，需要验证对老年人、孕妇、免疫力低下者的保护作用。对于 HEV 感染的预防，要加强饮水和饮食安全，尤其是有慢性肝病患者和免疫低下者，应避免进食未煮熟的猪肉制品。

小结：HEV 的病原学、流行病学及临床表现和治疗有很大变迁，与过去的认识有很大差别，这对戊型肝炎的临床诊疗及预防提出新的挑战，应给予足够重视。

（张跃新）

推荐阅读资料

[1] 李兰娟，任红. 传染病学. 9 版. 北京：人民卫生出版社，2018.

[2] 中华医学会感染病学分会，中华医学会肝病学分会. 慢性乙型肝炎防治指南（2019 年版）. 中华传染病杂志，2019，（37）：711-736.

[3] 饶慧瑛，段中平，王贵强，等.《丙型肝炎防治指南（2019 年版）》重点更新. 中华肝脏病杂志，2020，28（2）：129-132.

[4] 中国肝炎防治基金会，中华医学会肝病学分会，中华医学会感染病学分会. 丙型肝炎直接抗病毒药物应用中的药物相互作用管理专家共识. 临床肝胆病杂志，2018，34（9）：1855-1861.

第二节　艾　滋　病

艾滋病，全称为获得性免疫缺陷综合征（acquired immunodeficiency syndrome，AIDS），是由人类免疫缺陷病毒（human immunodeficiency virus，HIV）感染引起的一种传染病。其特征是 HIV 特异性侵犯 CD4+T 淋巴细胞，造成 CD4+T 淋巴细胞数量下降和功能进行性破坏以及感染和癌变。临床初始表现为无症状病毒感染者，继而出现发热、消瘦、腹泻、鹅口疮和全身淋巴结肿大，最后并发各种严重的机会性感染和机会性肿瘤，成为艾滋病。在联合抗艾滋病病毒疗法问世之前，艾滋病死亡率极高，几乎 100% 的艾滋病患者在发病后的两年内死亡；但 1996 年以来，由于高效抗逆转录病毒治疗（highly active anti-retroviral therapy，HAART，俗称"鸡尾酒疗法"）的出现，艾滋病已成为类似高血压、糖尿病等不能根治但可以长期控制的慢性疾病，研究显示，患者在有效的抗病毒治疗下，其平均寿命能延长数十年。

艾滋病的诊疗经过通常包括以下环节：

（1）病史询问

1）艾滋病到发病期时最常见的临床表现为发热、消瘦、干咳/气短、腹泻和鹅口疮，所以，医生如遇到上述情况时一定要考虑到艾滋病的可能，要仔细询问有无感染 HIV 的流行病学史，并建议进行 HIV 抗体检测。

2）由于艾滋病发病时常出现各种严重的机会性感染，所以对无明显原因出现的各种机会性感染的患者也要考虑有无可能是艾滋病。

3）流行病学史的询问：由于 HIV 感染后有数年的无症状期，所以早期诊断非常困难，而流行病学史的询问有助于早期发现感染者，建议对于性乱者和性病患者，以及静脉吸毒者要常规筛查 HIV 抗体。

（2）体格检查：由于艾滋病最常累及的系统是皮肤黏膜淋巴系统，所以对患者除进行全面的体格检查，要重点检查口腔、皮肤，尤其注意有无鹅口疮。

（3）实验室检查

1）HIV 感染诊断直接相关的检查：HIV 抗体检查，常用方法有酶联免疫吸附试验（ELISA）和蛋白印迹法（WB）测定血清抗体。ELISA 敏感性好，且操作简便，但有一定的假阳性，故目前用作初筛检查。WB 是目前最特异、敏感的证实 HIV 感染的方法，仅用作确认试验。

2）判断病情严重程度和疗效的检查：多在 HIV 抗体检查阳性后才进行。包括 HIV 病毒定量检测，目前最常用的方法是血浆病毒 RNA 定量检测（又称血浆病毒载量），该法敏感、准确。T 淋巴细胞亚群检测，目前临床上用的方法是用流式细胞仪检测 T 淋巴细胞亚群。HIV 感染后，CD4$^+$T 淋巴细胞数进行性减少，CD8$^+$T 淋巴细胞数在 HIV 感染的早期增多，艾滋病期减少。测定 CD4$^+$ 和 CD8$^+$ 淋巴细胞亚群，即纯真细胞和记忆 CD4$^+$ 细胞亚群、激活亚群、功能亚群、凋亡亚群、记忆和纯真亚群，能进一步判断病情和预后。

（4）辅助检查：患者如出现各种临床表现或机会性感染，应进行相关的检查，如无任何表现，也要进行胸部 X 线和心电图等检查。

（5）临床处理：保密和谈话。

临床病例

患者，男性，35 岁，因"发热伴呼吸困难 2 个月"来门诊就诊。患者 2013 年 12 月初无诱因出现发热，最高体温 39.0℃，伴胸闷及憋气，偶有咳黏痰，同时伴有头痛、膝关节及腰部疼痛，无其他不适，就诊于当地医院，查血常规：WBC $12.33×10^9$/L，中性粒细胞百分比 82.7%，Hb 149g/L，PLT $162×10^9$/L。肝肾功能、尿常规均（−）。肺 CT 示双肺弥漫性病变（图 2-2-1）。考虑肺部感染，予抗炎治疗（不详），无好转。既往体健。查体：呼吸急促，呼吸 30 次/min，SpO₂ 90%，双肺呼吸音粗，未闻及干湿啰音，心腹查体（−）。

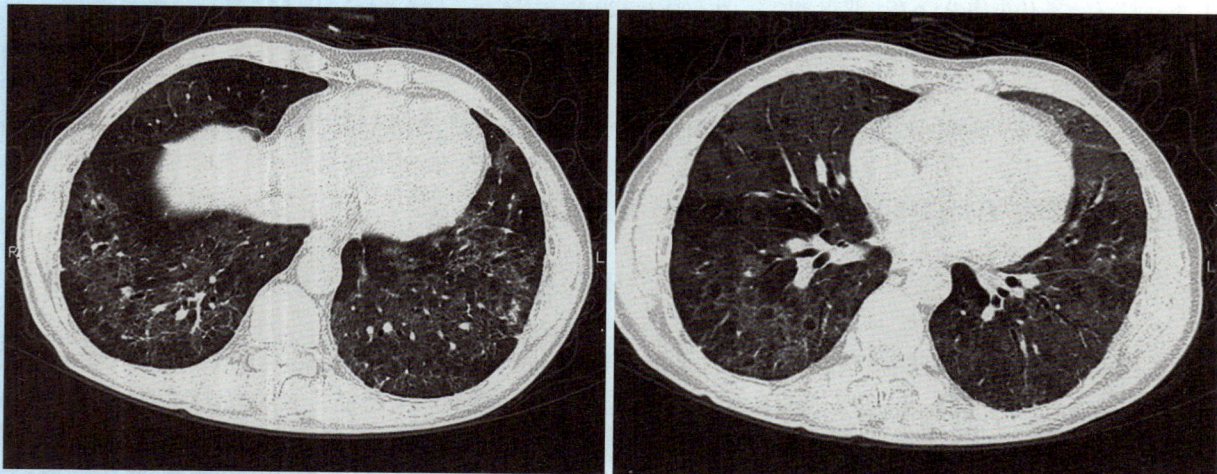

图 2-2-1 肺部 CT 图像

【问题1】 通过上述问诊,该患者可能的诊断是什么?

思路 该患者存在发热、胸闷、憋气、咳嗽,白细胞及中性粒细胞增多,胸部CT示双肺病变,考虑肺部感染诊断明确。患者发病地点在社区,而非医疗机构,所以考虑社区获得性肺炎。

知识点

肺炎的诊断标准

1. 症状　咳嗽、咳痰,伴或不伴胸痛。
2. 发热。
3. 查体　肺部啰音或肺实变体征。
4. 血白细胞计数升高或降低。
5. X线胸片示片状、斑片状或间质状。

上述1~4条具备一项联合5可诊断肺炎。

【问题2】 该患者肺炎的可能病原体是什么?

思路 肺炎可由细菌、真菌、支原体、衣原体、病毒、寄生虫等病原微生物引起。

患者肺部感染经抗生素治疗效果不佳,考虑以下原因:①治疗不足,为治疗方案未覆盖的细菌感染或细菌耐药;②少见病原体(结核分枝杆菌、真菌、卡氏肺孢菌、肺吸虫等);③出现并发症(感染性或非感染性);④非感染性疾病。

【问题3】 下一步应做哪些检查?

思路 进一步完善以下检查:

1. 痰标本采集及送检。需给患者宣教如何留取痰标本,清晨,嘱其先漱口,并深咳嗽,留取脓性痰送检。无痰患者可用高渗盐水雾化导痰。

合格痰:鳞状上皮细胞<10个/低倍视野,多核白细胞>25个/低倍视野,或两者比例<1:2.5。

痰送检:痰细菌涂片、痰真菌涂片、痰抗酸染色及痰细菌培养、痰真菌培养、痰结核培养、痰六胺银染色。

2. 血培养。宜在寒战前30~60分钟和高热发作时采血,并于24~48小时内进行培养。分别抽血3次,成人每次采血量不应少于10ml。

3. 血清支原体抗体、衣原体抗体、军团菌抗体、CMV IgM、CMV pp65、CMV DNA、EBV DNA。

4. 复查胸部CT。

5. 注意患者目前呼吸急促,存在低氧血症,可能为重症肺炎,建议患者急诊就诊。

知识点

衣原体抗体:单份血清IgM抗体效价≥1:16,IgG抗体效价≥1:512或双份血清(急性期和恢复期)衣原体抗体效价升高4倍以上对诊断衣原体肺炎有辅助意义。

支原体抗体:单次血清抗体效价≥1:64或双份血清的抗体效价升高4倍或以上对诊断支原本肺炎有辅助意义。

军团菌抗体:单份血清的抗体效价达到1:128或急性期恢复期双份血清的抗体效价增高4倍以上提示军团菌感染。

CMV pp65抗原检测:巨细胞病毒感染后36~48小时可阳性。

CMV IgM:阳性表明新近CMV感染、潜伏的病毒被激活或新生儿先天性感染。

CMV DNA:阳性提示CMV感染,有该病毒复制,但不一定是显性感染。

EBV DNA:阳性提示EBV感染。

痰六胺银染色:阳性提示肺孢子菌肺炎。

结果回报：痰六胺银染色可见较多肺孢子菌包囊，痰细菌培养、真菌培养、结核培养、支原体抗体、衣原体抗体、军团菌抗体均（一）。肺孢子菌包囊的姬氏染色和痰六胺银染色结果见图2-2-2。

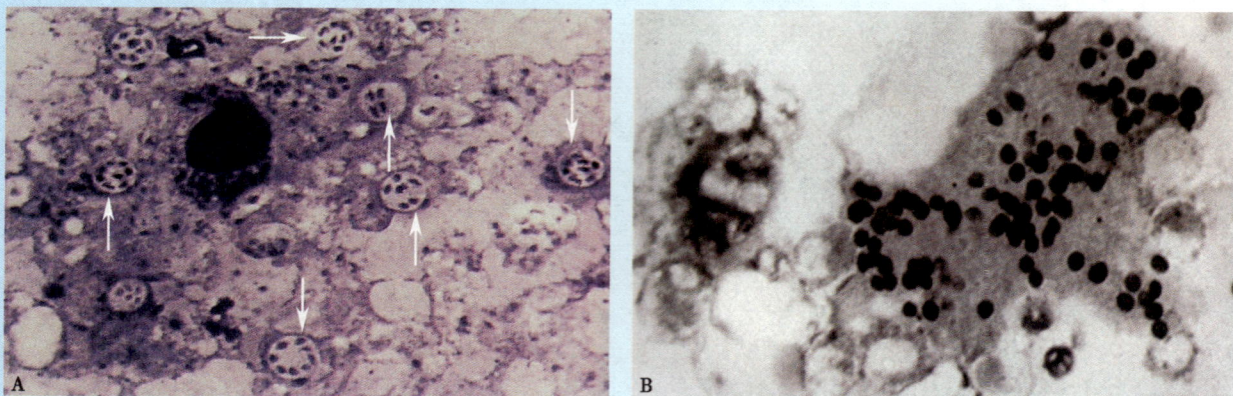

图 2-2-2　肺孢子菌染色图
A. 包囊姬氏染色；B. 痰六胺银染色。

【问题4】 痰六胺银染色阳性，提示什么疾病？

思路　本患者痰六胺银染色阳性，肺孢子菌肺炎诊断明确。

肺孢子菌病是由卡氏肺孢菌引起的呼吸系统机会性感染。卡氏肺孢菌长期以来被认为属于原虫孢子菌纲，但目前已明确将其归为真菌。卡氏肺孢菌体寄生在肺泡内，感染后临床特征为发热、干咳、呼吸急促、呼吸困难和发绀等，症状呈进行性加重，病死率高。

肺孢子菌病为机会性感染，多见于免疫功能低下的患者：①早产儿或营养不良的婴幼儿；②先天性免疫缺陷；③获得性免疫缺陷，包括艾滋病、白血病、淋巴瘤和其他恶性肿瘤，结缔组织病或器官移植而大量使用激素、细胞毒性药物和放疗，均可引起免疫抑制。

知识点

肺孢子菌肺炎（pneumocystis pneumonia, PCP）的诊断

1. 起病隐匿或亚急性，干咳，气短和活动后加重，可有发热、发绀，严重者发生呼吸窘迫。
2. 肺部阳性体征少，或可闻及少量散在的干湿啰音。体征与疾病症状的严重程度往往不成比例。
3. 胸部 X 线检查可见双肺从肺门开始的弥漫性网状结节样间质浸润，有时呈毛玻璃状阴影。
4. 血气分析呈现低氧血症，严重病例动脉血氧分压（PaO_2）明显降低，常在 60mmHg 以下。
5. 血乳酸脱氢酶常升高。
6. 确诊依靠病原学检查如痰液或支气管肺泡灌洗/肺组织活检等发现肺孢子菌的包囊或滋养体。

本患者开始给予治疗：泼尼松，15mg，3 次/d，口服治疗。患者体温逐渐降至正常，胸闷、憋气症状好转。

【问题5】 肺孢子菌肺炎是机会性感染，那患者原发病是什么？

思路　患者为成年患者，无激素及免疫抑制剂使用史，需进一步检查患者的免疫功能，包括体液免疫功能（B 淋巴细胞数量和免疫球蛋白）、细胞免疫功能（T 淋巴细胞亚群），并进一步询问个人史，是否有非婚性生活史，是否患艾滋病。

【问题6】 需询问既往史、个人史及流行病学史。

思路　进一步追问患者，从事建筑行业工作，有非婚双性性行为。患者存在非婚性行为，需警惕艾滋病。注意：多数患者会隐瞒非婚性行为个人史，故即使患者否认，亦需警惕艾滋病。

艾滋病病原学

HIV 属于逆转录病毒科慢病毒属中的人类慢病毒组，为直径 100～120nm 的球形颗粒，由核心和包膜两部分组成（图 2-2-3）。核心包括两条单股 RNA 链、核心结构蛋白和病毒复制所必需的酶类，含有逆转录酶（RT，P51/P66），整合酶（INT，P32）和蛋白酶（PI，P10）。核心外面为病毒衣壳蛋白（P24，P17）。病毒的最外层为包膜，其中嵌有外膜糖蛋白 GP120 和跨膜糖蛋白 GP41。

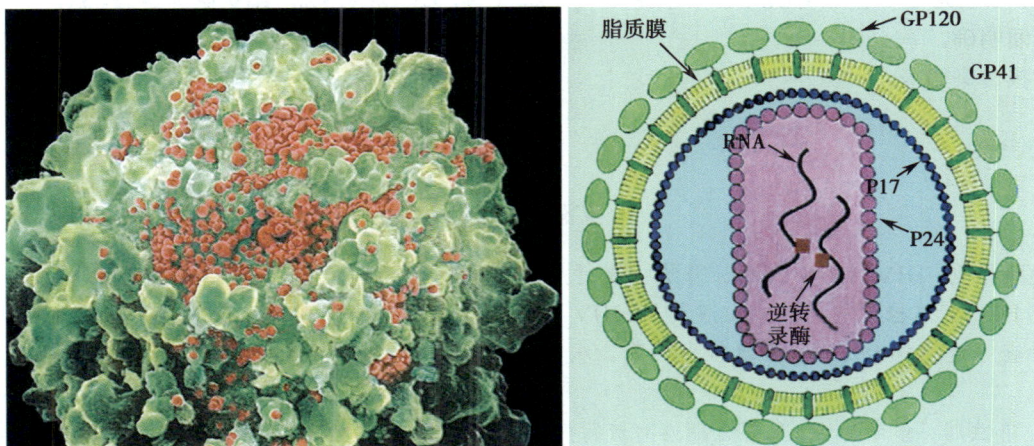

图 2-2-3 HIV 模式图
RNA. 核糖核酸；GP. 膜糖蛋白。

根据 HIV 基因差异，分为 HIV-1 型和 HIV-2 型，两型间氨基酸序列的同源性为 40%～60%。目前全球流行的主要是 HIV-1 型。抵抗力弱，对乙肝病毒有效的消毒剂均可杀死 HIV。变异性强。靶细胞结合，形成互补 DNA，整合，产生病毒 RNA，形成新的病毒。

艾滋病流行病学

HIV 主要存在于感染者和患者的血液、精液、阴道分泌物、胸腹水、脑脊液和乳汁中。经以下三种途径传播：性接触（包括同性、异性和双性性接触）、血液及血制品（包括共用针具静脉吸毒、介入性医疗操作等）和母婴传播（包括经胎盘、分娩时和哺乳传播）。握手、拥抱、礼节性亲吻、同吃同饮等日常生活接触不会传播艾滋病。HIV 感染高危人群有：男同性恋者、静脉药物依赖者、与 HIV 携带者经常有性接触者。

HIV Ag/Ab 结果：待确认。免疫球蛋白、补体均（−）。

【问题 7】 该患者下一步应做什么检查？

思路 由于大多数 HIV 感染者在病毒进入身体的 3 个月内血清抗体转为阳性，因此，测定血清抗体是目前确定有无 HIV 感染的最简便、快速而有效的方法。常用方法有酶联免疫吸附试验（ELISA）和蛋白印迹法（WB）。ELISA 敏感性好，且操作简便，但有一定的假阳性，故目前用作初筛检查。WB 是目前最特异、敏感的证实 HIV 感染的方法，但操作较 ELISA 稍复杂，仅用作确认试验。一般若初筛检查为阳性，多记录为待确认，血液标本送到疾病控制预防中心进一步做确认试验。本患者 HIV 抗体初筛阳性，目前高度怀疑本患者为艾滋病。

【问题 8】 临床高度怀疑艾滋病，下一步应做什么？

思路 HIV/AIDS 的实验室检测主要包括 HIV 抗体、HIV 核酸、T 淋巴细胞亚群等。HIV-1/2 抗体检测是 HIV 感染诊断的金标准；HIV 核酸定量（病毒载量）检测和 CD4$^+$ T 淋巴细胞计数是判断疾病进展、临床用药、疗效和预后的两项重要指标。

病毒载量测定的临床意义包括预测疾病进程、提供开始抗病毒治疗的依据、评估治疗效果、指导治疗方案调整，也可作为 HIV 感染早期诊断的参考指标。

CD4$^+$ T 淋巴细胞是 HIV 感染最主要的靶细胞，HIV 感染人体后，出现 CD4$^+$ T 淋巴细胞进行性减少，CD4$^+$/CD8$^+$ T 淋巴细胞比值倒置现象，细胞免疫功能受损。CD4$^+$ T 淋巴细胞计数的临床意义是：了解机体的免疫状态和病程进展、确定疾病分期和治疗时机、判断治疗效果和 HIV 感染者的临床合并症。

检查结果回报：HIV-1 病毒载量 191 679copies/ml。T、B 淋巴细胞亚群：CD4$^+$T 50/μl，CD8$^+$T 980/μl，CD8$^+$CD38$^+$T/CD8$^+$T 97.7%，CD8$^+$DR$^+$T/CD8$^+$T 76.7%。CD4$^+$T/CD8$^+$T 5%。HIV 确证试验：阳性。本例患者艾滋病诊断明确。

注意报传染病卡。

知识点

艾滋病的诊断

诊断原则：HIV/AIDS 的诊断需结合流行病学史（包括不安全性生活史、静脉注射毒品史、输入未经抗 HIV 抗体检测的血液或血液制品、HIV 抗体阳性者所生子女或职业暴露史等）、临床表现和实验室检查等进行综合分析，慎重作出诊断。根据 2018 年中华医学会制定的我国《艾滋病诊疗指南》规定：

1. 急性期　诊断标准：患者近期内有流行病学史和临床表现，结合实验室 HIV 抗体由阴性转为阳性即可诊断，或仅实验室检查 HIV 抗体由阴性转为阳性即可诊断。

2. 无症状期　诊断标准：有流行病学史，结合 HIV 抗体阳性即可诊断，或仅实验室检查 HIV 抗体阳性即可诊断。

3. 艾滋病期　原因不明的持续不规则发热 38℃以上，>1 个月；腹泻（大便次数多于 3 次/d），>1 个月；6 个月之内体重下降 10%以上；反复发作的口腔白念珠菌感染；反复发作的单纯疱疹病毒感染或带状疱疹病毒感染；肺孢子菌肺炎（PCP）；反复发生的细菌性肺炎；活动性结核或非结核分枝杆菌病；深部真菌感染；中枢神经系统病变；中青年人出现痴呆；活动性巨细胞病毒感染；弓形虫脑病；青霉菌感染；反复发生的败血症；皮肤黏膜或内脏的卡波西肉瘤、淋巴瘤。

诊断标准：有流行病学史、实验室检查 HIV 抗体阳性，加上述各项中的任何一项，即可诊为艾滋病。或者 HIV 抗体阳性，而 CD4$^+$ T 淋巴细胞数<200/mm^3，也可诊断为艾滋病。

【问题 9】　本患者艾滋病诊断明确，目前肺部感染的病原学最可能是什么？

思路　艾滋病常见的肺部机会性感染有肺孢子菌肺炎、巨细胞病毒肺炎、反复发生的细菌性肺炎、活动性结核或非结核分枝杆菌病、肺部真菌感染等。

结果回报：CMV DNA 6 000copies/ml，EBV DNA、梅毒螺旋体颗粒凝集试验（TPPA）、快速血浆反应素试验（RPR）均（−）。

注意：患者巨细胞病毒感染诊断明确。需请眼科会诊。

巨细胞病毒（CMV）感染是艾滋病患者最常见的疱疹病毒感染。巨细胞病毒可侵犯艾滋病患者的多个器官系统，包括眼睛、肺、消化系统、中枢神经系统等，其中巨细胞病毒视网膜脉络膜炎是艾滋病患者最常见的巨细胞病毒感染。

【问题 10】　肺孢子菌肺炎需要预防性治疗吗？

思路　CD4$^+$ T 淋巴细胞计数<200/mm^3 的成人和青少年，包括孕妇及接受 HAART 者需要进行预防性治疗。

药物选择：首选复方磺胺甲噁唑（SMZ-TMP），1 片/d。若患者对该药不能耐受，替代药品有氨苯砜。肺孢子菌肺炎患者经 HAART 使 CD4$^+$T 淋巴细胞增加到>200/mm^3 并持续≥6 个月时,可停止预防用药。如果 CD4$^+$T 淋巴细胞计数又降低到<200/mm^3 时,应重新开始预防用药。

【问题 11】　艾滋病还有哪些机会性感染?

思路

1．结核病　艾滋病合并结核病的诊断需要结合临床表现、辅助检查、病理学检查及影像学检查结果来进行综合判断,尤其要注意发生于 HIV 感染者的结核病在临床表现及诊断方面有其自身特点,不能将一般结核病的诊断方法简单地套用于艾滋病合并结核病的诊断中,在进行诊断时应注意患者的免疫功能状态,因为患者细胞缺陷程度对患者的临床表现及诊断方法的敏感性与特异性等方面存在一定影响。

2．弓形虫脑病　临床表现为局灶或弥漫性中枢神经系统损害。头颅 CT 呈单个或多个低密度病灶,增强扫描呈环状或结节样增强,周围一般有水肿带。MRI 表现为颅内多发长 T$_1$ 和长 T$_2$ 信号。确诊依赖脑活检。

3．真菌感染　临床上常见的是念珠菌感染和新生隐球菌感染。诊断依靠临床表现或感染部位发现病原体。

【问题 12】　什么时候开始抗 HIV 治疗?

思路　发现感染时就建议治疗,在开始 HAART 前,如果患者存在严重的机会性感染和处于既往慢性疾病急性发作期,应控制病情稳定后,再开始治疗。

【问题 13】　如何做好患者的随访?

思路　在抗病毒治疗过程中要定期(每 3~6 个月)门诊随访,进行临床评估和实验室检测,以评价治疗的效果,及时发现抗病毒药物的副反应,以及病毒耐药性是否产生等,必要时更换药物以保证抗病毒治疗的成功。

1．疗效评估　抗病毒治疗的有效性主要通过以下三方面进行评估:病毒学指标、免疫学指标和临床症状,病毒学指标的改变是最重要的指标。

(1)病毒学指标:大多数患者抗病毒治疗后血浆病毒载量 4 周内应下降 1 个数量级以上,在治疗后的 3~6 个月病毒载量应达到检测不到的水平。

(2)免疫学指标:在实施 HAART 3 个月后,CD4$^+$T 淋巴细胞数与治疗前相比增加了 30% 或在治疗后 1 年 CD4$^+$T 淋巴细胞数增长 100/mm^3,提示治疗有效。

(3)临床症状:反映抗病毒治疗效果的最敏感的一个指标是体重增加,对于儿童可观察身高、营养及发育改善情况。体重增加后机会性感染的发病率和艾滋病的死亡率可以大大降低。在开始抗病毒治疗后最初的 3 个月出现的机会性感染应与免疫重建综合征相鉴别。

2．病毒耐药性检测　病毒耐药是导致抗病毒治疗失败的主要原因之一,对抗病毒疗效不佳或失败者可行耐药性检测。

3．药物副作用观察　抗病毒药物的副作用及耐受性影响患者的服药依从性,进而影响抗病毒治疗的成败,所以适时监测并及时处理药物的副作用对于治疗效果至关重要。轻微的药物副作用可通过对症处理得到缓解,对于比较严重的副反应则需替换药物和调整方案。

【问题 14】　怎样预防艾滋病?

思路　由于缺乏根除 HIV 的药物和预防性疫苗,HIV/AIDS 的预防在防止艾滋病传播中就显得尤其重要。目前 HIV/AIDS 的预防主要是采取以切断传染途径为主的综合性预防措施:关键是洁身自爱,提倡安全的性生活,远离毒品,加强血制品管理,切断母婴传播。

临床工作者在救治艾滋病患者时应注意:采血和输液时应戴手套;艾滋病患者用过的空针、针头、输液器等物品应单独存放在密闭、不易被刺破的容器内,一次性处理。如果不慎被污染针头刺破,注意事项及应急处理如下:

(1)意外损伤的感染率不到 1%(有报道为 0.33%)。

(2)立即将受伤局部血液挤出,并以酒精进行局部消毒。

(3)在伤后的 48 小时内(最好在 1~2 小时)进行预防用药。

(4)在伤后的 6 周、12 周、6 个月时分别进行有关血清学检查。

(李太生)

推荐阅读资料

[1] 李兰娟,任红. 传染病学. 9 版. 北京:人民卫生出版社,2018.

[2] 中华医学会感染病学分会艾滋病学组. 中国艾滋病诊疗指南(2021 版). 中国艾滋病性病杂志,2021,27(11):1182.

第三节　流行性乙型脑炎

流行性乙型脑炎(简称乙脑),是由乙脑病毒引起的以脑实质病变为主的急性中枢神经系统传染病,为国家法定乙类传染病。人和许多动物(猪、马、牛、羊、鸡、鸭等家畜或家禽)均可感染乙脑病毒,发生病毒血症而成为传染源。在动物中猪为主要的传染源。人感染后病毒血症持续时间短,病毒数量少,不是主要的传染源。传播媒介为蚊虫。发病有严格的季节性,绝大多数发生于 7—9 月份。由于乙脑病毒的嗜神经性,能通过血-脑脊液屏障,侵入中枢神经系统,造成脑实质病变。临床表现以高热、意识障碍、抽搐、呼吸衰竭及脑膜刺激征等症状体征为特点。病死率高,部分留有严重后遗症。

乙脑的诊疗经过通常包括以下环节:

(1)详细询问流行病学史。

(2)详细询问发热及相关伴随症状和其他相关病史。

(3)仔细检查生命体征和神经系统体征。

(4)针对疑似的患者进行血常规、脑脊液、血清学及神经系统影像学检查,以尽早明确诊断。

(5)对确诊乙脑患者选择住院治疗的地点,隔离,防蚊降温。

(6)结合患者的病情进行早期治疗和综合治疗。

(7)注意病情观察,积极防治高热、抽搐、呼吸衰竭等严重症状。

(8)在适当的时间段判断初始治疗是否成功,若成功,确定下一步治疗方案。

(9)对于初始治疗失败的患者,分析可能原因,并进行相应的处理。

(10)确定治疗结束的时间、出院随访日期,以及出院后的注意事项。

【临床关键点】

1.乙脑临床诊断的最初依据是血常规提示白细胞计数及中性粒细胞比例增高、脑脊液化验提示白细胞计数增多及多核细胞比例增加。

2.仔细询问流行病学史,为开展临床意向诊断提供良好依据。

3.仔细询问发热的热程、热型、最高体温,仔细询问伴随症状,尤其是神经系统症状等。

4.仔细查体很重要,可以很好地寻找诊断和鉴别诊断的依据,同时可以了解有无其他系统的并发症。

5.血清学检查是确诊本病的重要依据,包括特异性 IgM 抗体、反向血凝抑制试验等。

6.治疗原则是早期治疗和综合治疗。

7.初始治疗方案的选择应基于当地流行病学特点和患者实际情况。

8.初始治疗效果评价标准为 72 小时的体温、临床症状体征的变化。

9.初始治疗失败需考虑多种原因。

临床病例

患者,女性,36 岁,因"发热、头痛"来门诊就诊。初步的病史采集:2 日前无明显诱因自觉头痛、额部及双颞部胀痛,进行性加重,伴全身发冷,测体温 39.6℃,恶心、呕吐 4 次,为胃内容物,喷射性呕吐。在此期间发作抽搐 1 次,神志丧失,四肢肌肉强直抽搐,口吐白沫,双眼上翻,无大小便失禁,约 5 分钟后自行缓解,未去医院就诊。后头痛逐渐加重,体温 40.1℃,遂来门诊。发病以来一直感头痛、乏力、精神差,伴恶心、呕吐,睡眠欠佳。无鼻塞、流涕,无咽干、咽痛,无咳嗽、咳痰,无胸闷、胸痛、气促,无心悸。无皮疹,无明显关节肿痛,无口干、眼干。无手抖、多饮、多食、消瘦。无鼻及牙龈出血。无腹痛、腹泻。无尿频、尿急、尿痛,无肉眼血尿。无明显大汗及寒战。无明显体重减轻。

初步采集病史后,患者有高热(热程2日)、神经系统症状(头痛、抽搐、乏力)、消化道症状(恶心、呕吐)。对于此类患者,临床上随之需要考虑以下几个相关问题。

【问题1】　该患者发热为感染性还是非感染性发热?

思路1　如为感染性发热,感染的病原体是什么?感染部位在哪里?如为非感染性发热,病因是什么?是血液病、肿瘤、结缔组织病?还是其他原因?

思路2　该患者为短程发热,持续高热。而且该患者神经系统症状明显,考虑感染性发热可能性较大,但需排除非感染性发热。

知识点

热程、热型

热程是指发热的持续时间。常见的热型包括稽留热、弛张热、间歇热、回归热、不规则热等。根据热程、热型与临床特点,发热可分为三类:①急性发热,热程小于2周;②长期发热,热程超过2周,且多次体温在38℃以上;③反复发热。

热程、热型可作为考虑发热病因诊断的重要线索,急性发热绝大多数见于感染性疾病。

知识点

抽搐

抽搐是指全身或局部的骨骼肌非自主的抽动或强烈收缩,常可引起关节的运动和强直。分为全身性抽搐和局部性抽搐。可伴随发热、血压升高、脑膜刺激征等症状。多种疾病可发生抽搐,比如脑部疾病(感染、外伤、肿瘤、血管病变等)、全身性疾病(感染、心血管疾病、中毒、代谢障碍等)和神经官能症。

【问题2】　该患者有无流行病学史?

思路　流行病学史对于具有传染性的感染性疾病的诊断非常重要,明确的流行病学史是疑似诊断的重要依据。不同感染性疾病对于流行病学史询问的侧重点不同,对于该患者需询问:①发病季节,当地是否有类似病例;②所在地是否为疫区或病前1个月内是否到过疫区;③是否有蚊虫叮咬史。

注意:在询问病史过程中,需要详细询问流行病学史。该患者的病史采集存在类似的缺陷,应警惕。

流行病学史:农民,夏季来诊,居住地蚊子多,村庄旁有猪场,周围是否有类似患者尚不清楚。无明确不洁饮食和饮生水史,无动物接触史。否认有乙脑疫苗接种史。既往体健。

【问题3】　病史采集结束后,下一步查体应重点做哪些方面?

思路1　对发热患者而言,细致的系统查体至关重要,对于该患者查体重点应包括:①神志是否清晰;②浅表淋巴结有无肿大;③神经系统,包括精神、意识状态、反射、脑膜刺激征、病理征、肌力、肌张力等;④呼吸系统,包括呼吸速率、节律及幅度有无异常;⑤心脏查体,包括心率、心律、杂音等;⑥腹部查体,包括检查腹部压痛、反跳痛等情况及墨菲征是否阳性;⑦肾,如肾区叩痛情况等。

思路2　上述这些体征是否有利于判定病情严重程度?这些重点查体不仅利于判断病变部位和性质,对病情严重程度估计有较大的帮助。如果患者的临床情况较差,需要关注患者的生命体征(体温、呼吸频率、脉搏和血压)外,同时要注意观察患者的意识状态、呼吸困难的程度等情况。

门诊查体记录

体温40.1℃,神志清,面红,皮肤未见皮疹,全身浅表淋巴结未触及肿大。呼吸浅快,双肺呼吸音清晰,未闻及干湿啰音。心界不大,心律齐,各瓣膜听诊区未闻及病理性杂音。腹软,无压痛、反跳痛和肌紧张,墨菲征阴性。双肾叩击痛阴性。颈轻度抵抗,双侧克尼格征、布鲁津斯基征阴性。

【问题4】 上述门诊记录是否准确反映了患者的体征?

思路 从问题3的分析可以得知,该查体记录存在以下问题:①该患者存在高热、呼吸浅快等表现,必须对患者进行生命体征的检查并记录,比如呼吸浅快的描述不够清晰,需要有准确的呼吸次数;②在重点查体时,神经系统检查只描述了颈部抵抗、克尼格征及布鲁津斯基征等脑膜刺激征,未描述神经反射、四肢肌力和肌张力等神经系统体征。

该患者补充相关检查后的查体结果为:体温40.1℃,脉搏102次/min,呼吸22次/min,血压150/95mmHg,发育营养良好,无贫血貌,神志清,面红,皮肤未见皮疹、出血点及黄疸。全身浅表淋巴结未触及肿大。呼吸浅快,双肺未闻及干湿啰音。心界不大,心律齐,各瓣膜听诊区未闻及病理性杂音。腹软,无压痛、反跳痛和肌紧张,墨菲征阴性。双肾叩击痛阴性。颈轻度抵抗,双侧克尼格征、布鲁津斯基征阴性。腹壁反射正常,双侧膝腱反射、跟腱反射、肱二头肌及肱三头肌肌腱反射正常。四肢肌力、肌张力正常,右侧巴宾斯基征阳性,左侧巴宾斯基征阴性。

【问题5】 结合上述查体结果,为明确诊断应进一步实施哪些检查?

思路 通过上述查体结果可以发现患者有如下异常体征:高热、抽搐、颈轻度抵抗,右侧巴宾斯基征阳性。结合患者的症状、流行病学史,应首先考虑乙脑的诊断。为进一步明确诊断,该患者应进行血常规、尿常规、大便常规、红细胞沉降率、生化(肝肾功能、电解质、血糖、心肌酶)、血清学(特异性IgM抗体)以及脑脊液常规、生化的检查。

> **知识点**
>
> ### 高热伴神经系统症状的疾病
>
> 1. 急性化脓性脑膜炎
> 2. 非特异性脑炎
> 3. 乙脑
> 4. 感染中毒性脑病
> 5. 多发性神经根神经炎

门诊辅助检查

血常规检查:WBC $11.02×10^9$/L,中性粒细胞百分比78.4%,Hb 123g/L,PLT $130×10^9$/L。

尿常规、大便常规正常。

ESR 9mm/h。

肝功能:ALT 31U/L,AST 45U/L,GGT 55U/L,ALP 40U/L,总蛋白71.0g/L,ALB 43.2g/L,总胆红素22.8μmol/L,直接胆红素2.9μmol/L。

肾功能:正常。

电解质:正常。

血糖:正常。

心肌酶:正常。

乙脑特异性IgM抗体:阳性。

脑脊液常规:外观无色透明,压力$200mmH_2O$,潘氏试验阳性,细胞总数460/mm³,有核细胞220/mm³,多核细胞比例85%;生化:总蛋白0.60g/L,葡萄糖3.38mmol/L,氯119mmol/L。

【问题6】 如何判读该患者的脑脊液结果?

思路 该患者脑脊液检查的特点是无色透明,压力高,多核细胞比例增高,蛋白轻度升高,糖及氯化物正常。符合乙脑早期脑脊液特点。2~3日后则为单核细胞增高。

【问题7】 如何判读其他的检验和检查结果?

思路1 如何判读乙脑特异性抗体结果?

(1)该患者尽管血常规提示白细胞计数、中性粒细胞比例稍高,但乙脑早期白细胞计数、中性粒细胞比例轻度升高,随后以淋巴细胞为主。

(2)该患者乙脑特异性 IgM 抗体阳性,该项目是最常用的诊断方法,病程第3日即可检出,2周达高峰,可用于早期诊断。轻型患者检出率高达95%。重型和极重型患者由于免疫力低下,抗体出现较迟,检出率较低。

思路2 目前根据临床症状体征及检验结果可以作出乙脑诊断吗?

本例患者诊断为乙脑的依据:①患者为农民,居住地蚊虫多,村庄旁有猪场。②患者发热、头痛2日,伴恶心、呕吐,为胃内容物,喷射性呕吐,抽搐1次。查体示颈部轻度抵抗,右侧巴宾斯基征阳性。③检验结果提示白细胞计数升高、中性粒细胞比例升高,脑脊液压力高,多核细胞比例增高,蛋白轻度升高,糖及氯化物正常。④乙脑特异性 IgM 抗体阳性。

知识点

乙脑诊断标准

1. 流行病学 在乙脑流行地区居住,在蚊虫叮咬季节发病或发病前25日内在蚊虫叮咬季节到过乙脑流行地区旅行。

2. 症状体征

(1)急性起病,发热头痛,喷射性呕吐,嗜睡,可伴有脑膜刺激征。

(2)急性起病,发热2~3日后出现不同程度的意识障碍,如昏迷、惊厥、抽搐、肢体痉挛性麻痹等中枢神经症状,或发展至中枢性呼吸循环衰竭。

(3)脑脊液:压力增高,呈非化脓性炎症改变,外观清亮,蛋白轻度增高,糖与氯化物正常,白细胞增高,多为$(50\sim500)\times10^6$/L,早期多核细胞为主,后期单核细胞为主。

(4)1个月内未接种过乙脑疫苗者,血或脑脊液中乙脑特异性 IgM 抗体阳性。

(5)恢复期血清中乙脑 IgG 抗体或中和抗体效价比急性期升高4倍以上者,或急性期乙脑 IgG 抗体阴性,恢复期阳性者。

(6)脑脊液、脑组织、血清分离到乙脑病毒。

3. 病例分类

(1)疑似病例:1+2(1)或2(2)。

(2)临床诊断病例:疑似病例+2(3)。

(3)确诊病例:临床诊断病例+2(4)或2(5)或2(6)。

思路3 该患者诊断后还需要与哪些疾病作鉴别?

主要鉴别的疾病:①中毒性菌痢。本病多见于夏、秋季,起病急骤,数小时内出现高热、惊厥、昏迷、休克,甚至呼吸衰竭。一般不出现颈强直及脑膜刺激征。大便呈脓血便样,镜检和大便培养可明确诊断。脑脊液无改变。②化脓性脑膜炎。本病多发生在冬、春季,脑脊液混浊,其中白细胞数以万计,中性粒细胞比例在80%以上,糖降低,蛋白质升高。脑脊液涂片及培养有细菌生长。③其他病毒所致脑炎。腮腺炎脑炎在病毒性脑炎中较常见,好发于冬、春季,大多有腮腺炎接触史或腮腺肿大情况,血清及脑脊液腮腺炎病毒抗体升高;肠道病毒脑膜脑炎中埃克病毒或柯萨奇病毒所致脑膜脑炎一般发生在上呼吸道感染后,婴幼儿可发生在腹泻之后。临床症状轻,无明显脑水肿及惊厥等症状,恢复快;单纯疱疹病毒脑炎病情重,发展迅速,常有额叶及颞叶受损的症状,脑电图显示局限性慢波,脑脊液疱疹病毒抗体升高。

【问题8】 该患者目前处于乙脑的哪一个临床分期?

思路 该患者发热、头痛2日,体温最高为40.1℃,伴恶心、呕吐,抽搐1次,持续约5分钟后自行缓解。查体示颈轻度抵抗,右侧巴宾斯基征阳性。根据患者症状、体征,考虑其病程2日,目前无意识障碍,无呼吸衰竭,故为初期。

知识点

乙脑临床分期

1. 初期　起病后第1～3日，起病急，高热，体温高达39～40℃，伴头痛、恶心、呕吐，可有精神萎靡或嗜睡。

2. 极期　病程第4～10日，此期病情最严重，高热、持续抽搐及呼吸衰竭是其严重症状。以脑实质损害（包括脑炎和脑水肿）症状突出，有如下表现：

（1）高热：体温可高达40℃以上，一般持续4～10日，少数患者病程可更长。

（2）意识障碍：患者多出现程度不等的神经系统表现，可有精神萎靡、嗜睡、躁狂、谵妄、昏迷等。

（3）抽搐：可由于高热、脑炎或脑水肿引起。轻者有短暂的手、足或面部抽搐，严重者则多为肢体以至全身的抽搐，亦是病情严重的表现。

（4）呼吸衰竭：多见于重症患者，主要为中枢性呼吸衰竭，表现为呼吸节律不规则，如呼吸表浅、双吸气、叹息样呼吸、潮氏呼吸等，最后呼吸停止。亦可发生外周性呼吸衰竭，表现为呼吸先快后慢，胸式或腹式呼吸减弱，发绀，呼吸节律整齐。

（5）其他神经系统表现：可有浅反射减弱或消失，腱反射先亢进后消失。出现病理性锥体征如巴宾斯基征阳性、脑膜刺激征，大小便失禁或潴留，并可出现肌张力增高及肢体强直性瘫痪。

3. 恢复期　体温逐渐下降，精神神经症状逐日好转，多于2～4周恢复正常。重型患者的神志障碍、痴呆、失语、吞咽困难、瘫痪或精神失常等症状恢复较慢。

4. 后遗症期　上述精神神经症状6个月仍未恢复则称为后遗症，发生率为5%～20%，有的持续终身。

【问题9】　接下来对该患者该如何护理？

思路　该患者应收住院，入住虫媒病隔离病房，做好床边隔离，室内防蚊、灭蚊，避免蚊虫叮咬。同时对患者进行乙脑相关知识的健康教育。

【问题10】　该患者应如何治疗？

思路　目前临床诊断考虑乙脑，根据乙脑治疗原则和方案进行治疗。

知识点

乙脑治疗原则

1. 用物理和药物控制体温于38℃左右，抗惊厥、抗抽搐、抗脑水肿，保持呼吸道通畅，有呼吸衰竭时及早气管切开，必要时应用人工呼吸机。

2. 保持水和电解质平衡。

3. 预防继发感染，早期发现感染早期治疗。

4. 恢复期有神经肌肉的遗留症状者，加强主动、被动运动，或针灸或物理康复治疗。

5. 有条件者必要时可应用高压氧舱治疗。

住院后治疗

该患者住院后使用甘露醇250ml静脉滴注，每日3次，脱水治疗。2日后检测报告示乙脑特异性IgM抗体阳性，继续此方案治疗。3日后体温下降至38.5℃，头痛减轻，无恶心、呕吐，无抽搐。复查血常规：WBC $5.6×10^9$/L，中性粒细胞百分比63%。脑脊液常规：外观无色透明，压力150mmH$_2$O，潘氏试验阴性，有核细胞80/mm³，单核细胞比例50%；生化：总蛋白0.60g/L，葡萄糖3.03mmol/L，氯120mmol/L。

【问题11】 该患者入院后的治疗是否有效?

思路 患者开始进行脱水、对症、支持等治疗,需要对治疗效果进行及时准确的评价,以便选择更敏感的治疗措施。对病情好转的评价指标包括发热程度、症状、体征、脑脊液等检查。

如果出现体温显著下降或恢复正常,神经系统症状好转,则判断治疗有效。反之,则应判断治疗不理想。该患者经脱水、对症、支持治疗后,体温下降,症状好转,感染指标下降,故可判断为治疗有效。

该患者住院第7日后体温降至正常,头痛消失,无恶心、呕吐,无抽搐。查体示颈软,无抵抗,双侧巴宾斯基征阴性。病情痊愈出院。

【问题12】 该患者属于哪型乙脑?

思路 该患者体温最高为40.1℃,伴头痛、恶心、呕吐,抽搐1次。查体示颈轻度抵抗,右侧巴宾斯基征阳性。入院经治疗后,体温逐渐降至正常,症状消失,神经系统查体恢复正常。病程9日,无后遗症。根据临床症状、体征及诊治恢复情况,应为普通型乙脑。

知识点

乙脑分型

轻型:体温38～39℃,神志清楚,可有轻度的嗜睡,一般无抽搐、头痛,呕吐不严重,可有轻度脑膜刺激征,多数在1周左右恢复。

普通型:体温39～40℃,有意识障碍如嗜睡或浅昏迷,偶有抽搐,病理反射可阳性,脑膜刺激征明显。病程为7～14日,无后遗症。

重型:体温40℃以上,昏迷,反复或持续抽搐,浅反射消失,深反射先亢进后消失。病理反射阳性。常有神经定位症状和体征。可有肢体瘫痪或呼吸衰竭。病程多在2周以上,恢复期常有精神异常、瘫痪、失语等症状,少数患者留有不同程度后遗症。

极重型(暴发型):起病急骤,体温迅速升至40℃以上,反复或持续性强烈抽搐,伴深度昏迷,临床上有重度脑水肿的各种表现,进一步发展呈循环衰竭、呼吸衰竭甚至脑疝。多在此期死亡,幸存者常有严重后遗症。

【问题13】 乙脑误诊原因及常见的误诊现象有哪些?

思路

(1)误诊原因:主要原因是临床表现不典型;对乙脑病毒所致的感染认识不足;过分依赖实验室检查而不能很好地结合临床分析;分析资料时不够全面等。

(2)常见误诊现象:乙脑主要的临床表现有高热、剧烈头痛、意识障碍、抽搐等,脑脊液检查呈无菌性脑膜炎变化。容易误诊为其他病毒性(肠道病毒、单纯疱疹病毒等)脑膜炎和脑炎、中毒性菌痢脑型、结核性脑膜炎等疾病。

(3)解决策略:①掌握流行病学史;②检查血常规、脑脊液等指标;③尽早进行乙脑特异性IgM抗体检测;④掌握各种病毒性脑膜炎、脑炎的区别。

(徐小元)

推荐阅读资料

[1] 徐小元,段钟平. 传染病学. 4版. 北京:北京大学医学出版社,2018.

[2] 林小田,周赤龙,孙剑. 传染病诊治新概念. 北京:军事医学科学出版社,2011.

[3] BLECK P T. Arboviruses affecting the CNS //GOLDMAN L, SCHAFER I A.Cecil textbook of medicine. 25th ed. Philadelphia: Elsevier,2015: 2265-2266.

[4] TYLER K L. Acute viral encephalitis. N Engl J Med, 2018, 379(6): 557-566.

第四节　肾综合征出血热

肾综合征出血热（hemorrhagic fever with renal syndrome，HFRS），又称流行性出血热。是由汉坦病毒（Hantavirus，HV）引起的，以鼠类为主要传染源的一种自然疫源性疾病。本病的主要病理变化是全身小血管和毛细血管广泛损害，临床上以发热、低血压休克、充血、出血和肾损害为主要表现。典型病程包括发热期、低血压休克期、少尿期、多尿期和恢复期五期经过。该病广泛流行于亚欧地区国家，我国为疫情最严重的国家，表现为流行范围广，发病人数多，病死率较高。肾综合征出血热的传染源和宿主动物种类多，传播途径多样，主要危害青壮年，临床上尚无特效的治疗药物，因此早期诊治是降低病死率的关键。

肾综合征出血热的诊疗经过通常包括以下环节：

（1）详细询问病史，认真查体，全面分析病史资料。

（2）详细询问流行病学史，尤其是发病前两个月内的居住、工作环境。

（3）对疑诊患者进行血、尿、大便常规及血生化、凝血功能检测，针对患者病情，对可能出现的脏器损害进一步行相关检查。

（4）免疫学检查（肾综合征出血热抗体/抗原）是确诊的依据。

（5）肾综合征出血热的治疗应遵循"三早一就"的原则，即早发现、早期休息、早期治疗和就近治疗。

（6）密切监测患者病情变化，针对患者所处病期采取相应的诊疗措施。

（7）预防和治疗可能出现的严重并发症。

【临床关键点】

1. 在肾综合征出血热流行季节，对于来自疫区的短期发热患者要进行相关抗体的筛查。

2. 仔细询问流行病学史对于疾病的早期诊断具有重要意义。

3. 肾综合征出血热早期（发热期）血常规白细胞总数升高，可见异型淋巴细胞，血小板下降；尿常规检查蛋白多为（+++）～（++++），可见红细胞及各种管型。

4. 典型患者热退病情反而加重，为肾综合征出血热区别于其他感染性疾病的重要特征。

5. 低血压休克期的治疗应积极补充血容量，纠正酸中毒和改善微循环。

6. 少尿期为本病极期，治疗原则为"稳、促、导、透"，即稳定机体内环境，促进利尿，导泻和透析治疗。应密切监测患者病情及生化学指标变化，严格掌握透析治疗指征。

7. 多尿移行期、多尿早期病情尚未好转，应遵循少尿期治疗原则；多尿后期注意维持水、电解质平衡，防治继发休克和继发感染。

临床病例

患者，男性，35岁，因"发热、全身酸痛、头痛4日"于11月20日来门诊就诊。初步的病史采集如下：患者4日前无明显诱因开始出现畏寒发热，体温波动于38.5～40℃，伴全身酸痛、头痛，自认为"感冒"，口服"感冒药"2日无好转，出现恶心，呕吐数次，非喷射性，呕吐物为胃内容物，伴腹部不适、腹痛、腰痛，每日排褐色稀便2～3次，无里急后重感。2日前到当地卫生院检查血常规"白细胞升高、血小板降低"，尿常规"可见尿蛋白及尿潜血"（具体不详），疑似"细菌感染"，静脉滴注"头孢曲松钠、清开灵注射液"，体温有下降趋势，但恶心呕吐症状有所加重，遂来就诊。自发病以来食欲及体力差。无鼻塞、流涕，无咳喘。无尿频、尿急、尿痛，就诊当日尿量减少（具体不详）。

初步采集病史后，因为患者有短程发热（热程4日，热型为弛张热，就诊当日体温有下降趋势）、毒血症症状（乏力、全身酸痛、头痛）、消化道症状（恶心、呕吐、腹痛、腹泻）、泌尿系统异常表现（腰痛、尿潜血及蛋白尿）、血常规"白细胞升高、血小板降低"，对于此类患者，临床上随之需要考虑以下几个相关问题。

【问题1】　该患者发热原因为感染性还是非感染性？

思路1　如为感染性发热，需初步判断感染部位及病原体种类；如为非感染性发热，常见原因包括血液系统疾病、变态反应及结缔组织病、实体肿瘤、理化损伤、神经源性发热及其他原因（甲亢、内脏血管梗死、组织坏死、痛风等）。

思路 2　一般感染性疾病起病较急，尤其是细菌、病毒感染。该患者为短程发热，伴毒血症症状，考虑感染性发热可能性较大。

思路 3　如为感染性发热，最有可能的疾病是什么？患者除发热及毒血症症状外，有多器官系统损害表现（消化系统、泌尿系统），发病第 3 日出现血常规"白细胞升高、血小板降低"及尿常规"可见尿潜血及尿蛋白"，需考虑肾综合征出血热的可能。

思路 4　需要与哪些疾病相鉴别？

该患者主要表现为急性发热、全身中毒症状、消化道症状，临床上需与急性上呼吸道感染、流感、急性胃肠炎、外科急腹症、其他感染性发热、血液系统疾病及急性肾脏疾病鉴别。

（1）急性上呼吸道感染、流感：起病较急，也可出现颜面潮红、结膜充血等热性病容和全身关节肌肉酸痛等中毒症状，但早期多有咽痛、咳嗽等上呼吸道症状，而无皮肤黏膜充血水肿、腰痛、肾区叩击痛，尿蛋白一般在（+）以下，血常规的白细胞数病初即升高，分类以中性粒细胞为主，无异型淋巴细胞，血小板下降少见。

（2）急性胃肠炎：多发生在夏秋季节，且有暴饮暴食或不洁饮食史。除发热、恶心、呕吐、腹泻、腹痛外，不具有肾综合征出血热的充血、出血、渗出水肿体征，无尿常规及血液生化的特殊改变，也无肾功能障碍。

（3）外科急腹症：部分出血热病例腹痛较明显，可表现为局限性腹痛，甚至全腹痛，常伴有恶心、呕吐等消化道症状。查体时可有腹肌紧张、压痛及反跳痛，叩诊可有移动性浊音，临床常误诊为急腹症。如急性阑尾炎、腹膜炎、肠梗阻、急性胆囊炎、急性胰腺炎等。以上疾病不具有肾综合征出血热的充血、出血、渗出水肿体征。血常规血小板计数正常，多无异型淋巴细胞，尿常规无明显异常。

（4）其他感染性发热：需要与急性发热性疾病相鉴别，尤其是可引起发热、多脏器损害合并血小板减少的疾病。例如登革热、伤寒、钩端螺旋体病和发热伴血小板减少综合征等。

（5）血液系统疾病：肾综合征出血热早期外周血白细胞升高，可见异型淋巴细胞，血小板明显下降，部分病例白细胞明显升高，呈类白血病反应，易误诊为血液系统疾病。肾综合征出血热发病同时伴有明显肾脏损害的表现，尿量减少，甚至无尿，伴有大量蛋白尿，血尿素氮和肌酐明显升高，血液系统疾病罕见。骨髓涂片检查有助于鉴别诊断。

（6）急性肾脏疾病：急性肾小球肾炎早期出现发热，可有血尿伴中等量蛋白尿，一般无低血压表现，尿中无膜状物，多无出血倾向，血常规无血小板减少，无异型淋巴细胞。急性肾盂肾炎表现为急起寒战、发热、腰背痛（双肾区有明显的叩击痛），部分病例伴有腹部绞痛、恶心、呕吐，与肾综合征出血热发热期表现相似。但该病常有尿频、尿急、尿痛等膀胱刺激症状，尿中蛋白量少而脓细胞较多，尿细菌培养阳性，抗生素治疗有效。

知识点

肾综合征出血热病原学概述

汉坦病毒属布尼亚病毒科，为负链 RNA 病毒，其基因 RNA 可分为大（L）、中（M）、小（S）三个片段，其中 L 基因编码聚合酶，M 基因编码膜蛋白，S 基因编码核衣壳蛋白。

由于抗原结构不同，汉坦病毒至少有 20 个血清型。不同鼠类携带不同血清型病毒，临床表现轻重程度不同。其中汉滩病毒、汉城病毒、普马拉病毒、多布拉伐病毒能引起人类肾综合征出血热。

我国流行的汉坦病毒主要有两型，即汉滩病毒（病情较重）和汉城病毒（病情较轻）。

【问题 2】　尚需补充哪些病史资料？

思路　对于急性发热性疾病的诊断，需尽量获取详细完整的病史，除热型、热程及伴随症状外，流行病学资料亦不能忽视。尤其对传染性疾病而言，流行病学资料在诊断中占有重要地位。针对该患者需询问：①居住地/发病地是否为肾综合征出血热疫区，当地近期是否有类似病例；②发病季节；③是否有动物（尤其是鼠类）接触史；④人群易感性，包括性别、年龄、职业；⑤疫苗接种史。

注意：针对该患者采集病史时，对于疾病的发生、发展询问较为详尽，但忽视了流行病学资料，这是导致传染病早期误诊、漏诊的常见原因。

补充流行病学史：农民，黑龙江省虎林市人，既往健康。常年从事田间劳动，发病前两个月内未到外地，家中有粮仓，老鼠较多。无明确不洁饮食和饮生水史。无肾综合征出血热疫苗接种史。

> **知识点**
>
> **肾综合征出血热流行病学**
>
> 1. 传染源　主要宿主动物是啮齿类，我国以黑线姬鼠、褐家鼠及大林姬鼠等多见。
> 2. 传播途径
> (1) 呼吸道传播：吸入被病毒污染的尘埃形成的气溶胶最常见。
> (2) 消化道传播：进食鼠排泄物污染的食物。
> (3) 接触传播：鼠咬伤或皮肤黏膜接触带病毒动物或其排泄物。
> (4) 母婴传播：妊娠妇女经宫内或分娩时传播。
> (5) 虫媒传播：从恙螨和柏氏禽刺螨中可分离到病毒，传播作用待证实。
> 3. 易感人群　人群普遍易感。
> 4. 流行特征
> (1) 地区性：主要分布于亚洲，我国是重疫区。
> (2) 季节性和周期性：有较明显的季节高峰，姬鼠传播以 11 月—次年 1 月为高峰，5—7 月为小高峰；家鼠传播 3—5 月为高峰；大林姬鼠传播以夏季为流行高峰。
> (3) 人群分布：主要与人群活动场所、活动范围、接触传染源（或其排泄物）的概率不同有关，男性青壮年农民和从事野外作业的工人为高危人群。

【问题 3】　完善病史后，下一步查体重点有哪些方面？

思路　详尽的查体是作出正确临床诊断的关键，尤其是一些具有重要诊断意义的体征。对于该患者查体重点应包括：

①充血征：是否有皮肤充血（颜面潮红，状如酒醉貌，颈、胸部潮红）的表现，是否有黏膜充血（眼结膜、软腭和咽部）的表现；②出血征：是否有皮肤出血（多见于腋下及胸背部，呈搔抓样、条索状瘀点），是否有黏膜出血（软腭部针尖样出血点，眼结膜片状出血斑，皮肤注射、采血部位片状瘀斑）；③渗出水肿征：是否有球结膜水肿，眼睑和颜面水肿；④胸部：双肺呼吸音是否减弱，是否可闻及干湿啰音；⑤心脏：包括心率、心律、杂音等，以了解有无心包积液、心肌损害表现；⑥腹部：肠鸣音是否活跃，腹部压痛部位，有无反跳痛、肾区叩击痛等；⑦双下肢是否可见皮肤瘀斑、水肿。

门诊查体记录

体温 37.8℃，脉搏 96 次 /min，呼吸 20 次 /min，血压 110/80mmHg。一般状态差，急性病容，神志清。双上肢皮肤注射部位可见瘀斑，颜面轻度水肿，面部、颈部潮红，球结膜充血，可见片状出血斑，球结膜轻度水肿，巩膜无黄染；浅表淋巴结未触及肿大；心肺听诊无异常；腹部平坦，未见胃肠型及蠕动波，腹软，脐周轻度压痛，肝脾肋下未触及，双侧肾区叩痛(+)；双下肢无水肿；神经系统查体无异常。

【问题 4】　上述门诊查体记录是否全面？

思路　从问题 3 的分析可以得知，该查体记录存在以下问题：

1. 皮肤、黏膜充血和 / 或出血是肾综合征出血热常见体征，针对该患者查体只描述皮肤、睑结膜充血、出血体征，未描述咽部、软腭部是否存在充血、点状出血，这是临床查体常常遗漏的部分，也恰恰是肾综合征出血热发热期常见的体征。

2. 腋下及胸背部搔抓样、条索状瘀点是肾综合征出血热发热期较典型的体征，该查体记录没有具体描述。

3. 腹部有压痛，未描述是否有反跳痛，肾综合征出血热患者因肠系膜局部极度充血和水肿，可出现腹部局部甚至全腹部压痛、反跳痛，临床上易误诊为急腹症。

4.该患者有腹泻表现,未描写肠鸣音情况。部分肾综合征出血热患者可有腹泻症状,甚至出现黏液血便或黑便,查体肠鸣音活跃或亢进。

5.其他一些有鉴别意义的阴性体征也应摇写,如睑结膜是否苍白,浅表淋巴结是否肿大,甲状腺是否可触及肿大、结节。

该患者补充相关检查后的查体结果为:体温37.8℃,脉搏96次/min,呼吸20次/min,血压110/80mmHg。一般状态差,急性病容,神志清。双侧腋下可见条索状出血点,双上肢皮肤注射部位可见瘀斑,颜面轻度水肿,面部、颈部潮红,睑结膜无苍白,球结膜充血、轻度水肿(图2-4-1),可见片状出血斑,巩膜无黄染,咽部、软腭部充血,可见针尖样出血点(图2-4-2);浅表淋巴结未触及肿大;双侧甲状腺未触及肿大及结节;心肺听诊无异常;腹部平坦,未见胃肠型及蠕动波,腹软,脐周轻度压痛,无反跳痛,肝脾肋下未触及,双肾区叩痛(+),肠鸣音8次/min,未闻及气过水声;双下肢无水肿;神经系统查体无异常。

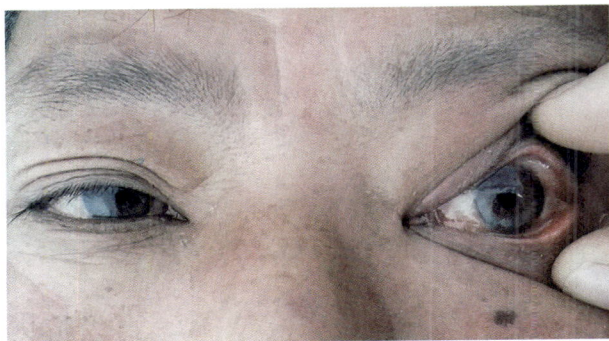

图2-4-1 肾综合征出血热患者球结膜充血、水肿

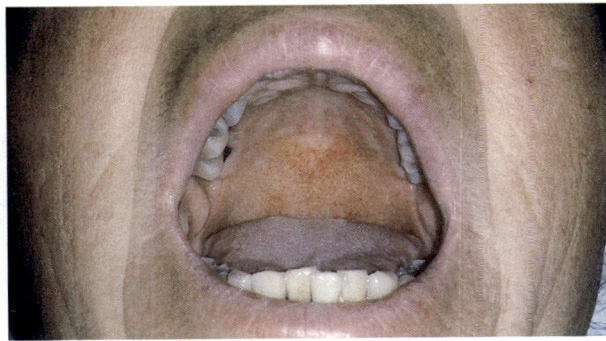

图2-4-2 肾综合征出血热患者软腭可见针尖样出血点

【问题5】 结合上述查体结果,为明确诊断应进一步实施哪些检查?

思路 为进一步明确诊断,该患者应进行血常规、血涂片、尿常规、大便常规、感染指标(CRP、ESR、PCT)、生化系列、凝血功能、肾综合征出血热抗体检查,以及其他辅助检查(包括腹部彩超和胸部X线)。

门诊辅助检查

血常规:WBC 21×10^9/L,中性粒细胞百分比55%,淋巴细胞百分比40%,RBC 5.5×10^{12}/L,Hb 165g/L,血细胞比容(Hct)55.2%,PLT 52×10^9/L。

血涂片:异型淋巴细胞15%,未见原始细胞。

尿常规:外观浑浊,尿蛋白(+++),潜血(++),白细胞(-),可见各种管型。

大便常规:外观为褐色稀便,潜血(++)。

感染指标:CRP 15mg/L;ESR 12mm/h;PCT 0.1μg/L。

生化分析:ALT 82U/L,AST 94U/L,GGT 106U/L,LDH 771U/L,ALB 25g/L,尿素 10.1mmol/L,肌酐153μmol/L,二氧化碳结合力 18mmol/L,K^+ 5.0mmol/L,Na^+ 128mmol/L,Cl^- 96mmol/L。心肌酶:肌酸激酶(CK)801U/L,肌酸激酶同工酶(CK-MB)34.9U/L。

凝血酶原活动度:68%。

肾综合征出血热抗体检测:IgM抗体(+),IgG抗体(-)。

腹部彩超:肝脾轻度增大,双肾肿大,双肾弥漫性病变,双肾周少量渗出。

【问题6】 上述辅助检查结果有哪些异常,是否可作出明确诊断?

思路1 患者发病第4日,感染相关指标(CRP、ESR、PCT)升高不明显,细菌感染可能性较小。血常规白细胞总数升高,虽常见于细菌感染,但血小板明显下降,血涂片可见大量异型淋巴细胞,均少见于细菌感染;尿常规可见大量蛋白、潜血及管型,生化指标肝功能、肾功能、心肌酶均有异常,表现为多器官损害;彩超检查结果与生化学异常指标较一致,符合汉坦病毒泛嗜性感染的特点。肾综合征出血热IgM抗体阳性,结合前述流行病学史及临床表现,可作出明确诊断。

知识点

肾综合征出血热血常规变化特点

1. 白细胞　病程第 1～2 日白细胞计数多正常，第 3 日开始逐渐升高，可达（15～30）×10^9/L，少数重型患者可达（50～100）×10^9/L，早期中性粒细胞增多，核左移，有中毒颗粒，重症患者可见幼稚细胞，呈类白血病反应。第 4～5 日后，淋巴细胞增多，并出现较多异型淋巴细胞。

2. 红细胞及血红蛋白
(1) 发热后期、低血压休克期：升高（因血浆外渗，血液浓缩）。
(2) 少尿期：降低（血液稀释）。

3. 血小板　从第 2 日开始减少，可见异型血小板。

知识点

尿中膜状物

1. 部分肾综合征出血热患者尿中可出现膜状物（图 2-4-3），为该病较特异的表现。

2. 外观呈胶冻样、碎肉样、丝状、块状；呈白色或粉红色。大块膜状物可阻塞尿路，造成排尿困难。

3. 形成原因　大量蛋白尿与红细胞和肾组织脱落上皮细胞相混合的凝聚物。

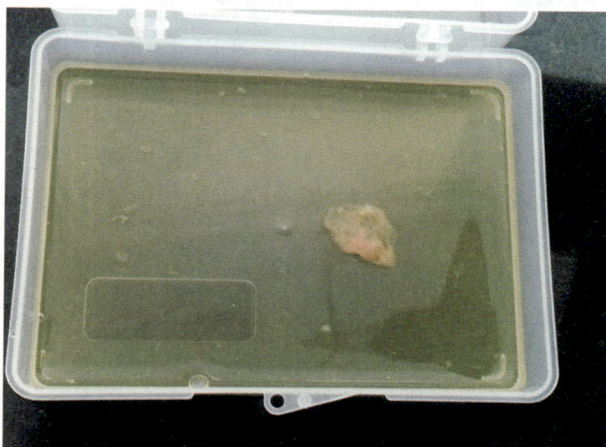

图 2-4-3　肾综合征出血热患者尿中膜状物

思路 2　对于肾综合征出血热患者，早期诊断、早期治疗是减少并发症、降低病死率的关键。总结肾综合征出血热早期临床表现及辅助检查特点，哪些情况可作出疑似诊断？

在该病流行季节，来自出血热疫区的患者，在发热基础上出现以下情况时要想到本病的可能：

(1) 明显的消化道症状，如恶心、呕吐、腹痛、腹泻。
(2) 明显的头痛、腰痛、眼眶痛或腹痛。
(3) 颜面、颈、胸部潮红，球结膜充血、水肿。
(4) 皮肤（腋下、胸背部）特征性出血点，或咽部、软腭部有细小出血点。
(5) 白细胞升高，可见异型淋巴细胞，血小板减少。
(6) 尿蛋白、血尿或尿中出现膜状物。
(7) 无明确出血及感染病灶，但出现低血压休克。
(8) 多脏器受损的表现。
(9) 急性肾功能不全或肾衰竭。

知识点

肾综合征出血热诊断标准

1．流行病学史

（1）发病前2个月内有疫区旅居史。

（2）发病前2个月内与鼠类或其排泄物（粪、尿）、分泌物等有直接或间接接触史或可疑接触史。

2．临床表现

（1）发热，可伴有乏力、恶心、呕吐、腹痛及腹泻等消化道症状。

（2）充血、渗出和出血等毛细血管损害表现，如面潮红、颈潮红和胸部潮红（三红），酒醉貌，头痛、腰痛和眼眶痛（三痛），球结膜充血、水肿，皮肤出血点，重者可有腔道出血。

（3）低血压休克。

（4）肾脏损害：尿蛋白、镜下或肉眼血尿，尿中膜状物，少尿或多尿。

（5）典型病程分为发热期、低血压休克期、少尿期、多尿期和恢复期（五期经过）。

3．实验室检测

（1）血常规：发热期外周血白细胞计数增高和血小板减少，出现异型淋巴细胞；血液浓缩（低血压休克期）或血液稀释（少尿期）。

（2）尿常规：尿蛋白阳性，可出现镜下血尿、管型尿。可有肉眼血尿和尿中膜状物；尿沉渣中可发现巨大的融合细胞。

（3）血生化检查：血肌酐、尿素氮升高。

（4）血清特异性IgM抗体阳性。

（5）恢复期血清特异性IgG抗体效价比急性期增高4倍以上。

（6）从患者标本中检出汉坦病毒RNA。

（7）从患者标本中分离到汉坦病毒。

疑似病例：1（1）和/或1（2）同时具备2（1）和/或2（2）者，且不支持其他发热性疾病诊断者。

临床诊断病例：疑似病例，同时具备2（3）、2（4）、2（5）、3（1）、3（2）、3（3）中至少一项者。

确诊病例：临床诊断病例或疑似病列，同时具备3（4）、3（5）、3（6）、3（7）中至少一项者。

思路3　患者目前处于疾病哪一期，治疗原则是什么？

该患者诊断肾综合征出血热，按照"三早一就"的治疗原则应立即住院治疗。患者处于发热期，发热期的治疗原则为抗病毒、减轻外渗、改善中毒症状和预防弥散性血管内凝血（DIC）。抗病毒治疗可在发热早期应用利巴韦林，也可选用α干扰素。

知识点

肾综合征出血热治疗原则

肾综合征出血热的治疗应遵循"三早一就"的原则，即：早发现、早期休息、早期治疗、就近治疗。

患者入院后当日体温降至正常，当晚明显头晕，并出现一过性意识障碍，测体温36.8℃，脉搏106次/min，呼吸25次/min，血压85/60mmHg。一般状态差，神志清，精神萎靡，脉搏细弱，皮肤湿冷。

【问题7】　根据目前临床症状，如何考虑？

思路1　典型肾综合征出血热病程分五期：发热期、低血压休克期、少尿期、多尿期和恢复期。该患者现发热期末出现低血压休克，考虑进入低血压休克期，较为符合典型肾综合征出血热病情进展特点。轻型病例可出现越期现象，重型病例可出现发热期、休克期和少尿期之间的互相重叠。

思路2　肾综合征出血热早期发生低血压休克的原因是什么？

主要是由于病毒及免疫反应广泛损伤全身小血管与毛细血管，加上血管活性物质的作用，导致血管扩张、血管通透性增加，血浆外渗使血容量下降。此外，由于血浆外渗使血液浓缩，血液黏稠度升高，促进 DIC 的发生，导致血液循环淤滞，血流受阻，因而使有效循环血量进一步降低。

【问题8】　肾综合征出血热低血压休克期需与哪些常见疾病相鉴别？

思路　低血压休克期需与其他原因所致感染性休克相鉴别，如急性中毒性菌痢，好发于夏秋季，儿童多发，多有不洁饮食史。起病急骤，以高热、畏寒、精神萎靡或惊厥为主，可迅速出现中毒性休克、呼吸衰竭或昏迷。肛拭子或诊断性灌肠采集粪便标本检测有助于诊断。

【问题9】　接下来该患者该如何处理？

思路1　患者处于低血压状态，如不及时纠正可能因血压进行性下降导致难治性休克，目前应给予抗休克治疗。

思路2　患者目前低血压状态是因血管通透性增加、血浆外渗导致的失血浆性低血容量，应积极补充血容量，同时注意纠正酸中毒、改善微循环。处置如下：①补充血容量，应遵循早期、快速、适量的原则，先快后慢，先晶（体）后胶（体），争取 4 小时内使血压稳定。晶体液以平衡盐为主，如休克进一步加重，可应用双渗平衡盐液以达到快速补充血容量的目的；胶体溶液常用低分子右旋糖酐、血浆和白蛋白。因此期发生的低血压休克为失血浆性低血容量性休克，存在血液浓缩，不宜应用全血。②纠正酸中毒，根据二氧化碳结合力结果补充 5% 碳酸氢钠。③改善微循环，经积极补液、纠酸后，血红蛋白已恢复正常、血压仍不稳定者，可应用血管活性药物如多巴胺。山莨菪碱具有扩张微血管、解除血管痉挛的作用，可酌情应用。也可同时用地塞米松。

思路3　针对患者目前状态治疗中需注意哪些问题？

低血压休克发生率差异较大，轻型病例可不出现，短者仅持续数小时，呈一过性血压下降；重者可长达 6 日，一般为 1~3 日。根据典型肾综合征出血热病情变化，患者低血压休克期结束后将进入少尿期，因此抗休克治疗应避免盲目大量补液，甚至血压已经基本稳定仍大量输液，造成少尿早期难以处理的急性肺水肿、急性呼吸窘迫综合征（ARDS）、高血容量综合征和心力衰竭。应加强低血压休克患者血流动力学的监测，酌情调整补液量。

经上述治疗后，患者血压于 10 小时后恢复正常。次日腰痛明显，时有恶心、呕吐，尿量减少，24 小时约 350ml。复查血常规：WBC $9.6×10^9$/L，中性粒细胞百分比 45%，淋巴细胞百分比 47%，RBC $4.3×10^{12}$/L，Hb 126g/L，Hct 45.2%，PLT $30×10^9$/L。生化分析：ALT 82U/L，AST 94U/L，GGT 106U/L，LDH 771U/L，ALB 28g/L，尿素氮 15.5mmol/L，肌酐 227μmol/L，二氧化碳结合力 16mmol/L，K^+ 5.2mmol/L，Na^+ 126mmol/L，Cl^- 92mmol/L。

【问题10】　患者目前病情处于哪一病期？下一步应如何治疗？

思路1　患者体温正常，经积极抗休克治疗后血压恢复正常，但尿量进一步减少，24 小时尿量不足 400ml，符合少尿诊断；生化学检查显示肾功损害进一步加重，仍存在酸中毒及电解质紊乱，病情进入少尿期。

注意：肾综合征出血热进入少尿期，因汉坦病毒直接作用及继发免疫损伤，导致全身多器官系统损害，尤其是小血管和肾脏病变最为明显，肾损害及出血症状达高峰，是该病最凶险的阶段。与其他感染发热性疾病不同，热退后症状反而加重，是该病的特征性表现。

知识点

肾综合征出血热少尿期临床特征

进入少尿期的标志：血压回升，尿量骤减，血液稀释。

突出表现："三高"症状，即高氮质血症、高血容量、高血钾。

1. 少尿（<400ml/24h），甚至无尿（<50ml/24h）。

2. 尿毒症。

3. 酸中毒。

4. 水、电解质紊乱　高血钾、低血钠、低钙血症。

5. 高血容量综合征和肺水肿　体静脉充盈、脉搏洪大、心率增快、进行性高血压、血液稀释、颜面水肿、脑水肿等。

6. 出血症状加重　鼻出血、呕血、便血，可有内脏出血、腔道大出血。

思路2 针对患者病情治疗如下：①因患者尿量明显减少，应严格控制液体入量，每日补液量为前一日尿量和呕吐量加 500～700ml（生理需要量）。②纠正酸中毒：根据二氧化碳结合力检测结果补充碳酸氢钠溶液。③减少蛋白分解，控制氮质血症：给予高碳水化合物、高维生素、低蛋白饮食，不能进食者每日输入葡萄糖 200～300g。④利尿：可应用呋塞米，自小剂量开始应用，必要时可增加剂量；应用血管扩张剂酚妥拉明 10mg 或山莨菪碱 10～20mg 静脉滴注，每日 2～3 次。此外，如患者尿量继续减少，为预防高血容量综合征和严重高血钾，可应用甘露醇、硫酸镁、大黄等导泻；放血疗法过去常用于已出现心力衰竭、肺水肿患者，目前已逐渐为透析治疗所取代。

> **知识点**
>
> ### 肾综合征出血热少尿期治疗原则
>
> 少尿期应遵循"稳、促、导、透"的治疗原则，即：稳定机体内环境，促进利尿，导泻，透析治疗。

住院第 4 日，患者周身不适，恶心、呕吐症状加重，腹胀较明显，平卧位呼吸不畅，时有心慌、头晕、头痛，腰痛无缓解，尿量持续减少，24 小时约 40ml。查体：体温 36.6℃，脉搏 108 次/min，呼吸 26 次/min，血压 165/92mmHg。一般状态差，脉搏洪大，面部胀满，皮肤采血、注射部位见大片状瘀斑，球结膜充血、水肿明显，可见大片状出血斑；颈静脉充盈；双肺听诊呼吸音粗；心律齐，心音亢进；腹平软，双肾区叩击痛（+）。

血常规：WBC $5.2×10^9$/L，中性粒细胞百分比 32%，淋巴细胞百分比 57%，RBC $3.1×10^{12}$/L，Hb 112g/L，Hct 38.1%，PLT $60×10^9$/L。生化分析：ALT 61U/L，AST 102U/L，GGT 88U/L，LDH 632U/L，ALB 33.1g/L，尿素 29.1mmol/L，肌酐 874μmol/L，二氧化碳结合力 17mmol/L，K^+ 5.8mmol/L，Na^+ 122mmol/L，Cl^- 90mmol/L。

【问题 11】 针对上述临床资料及实验室检查结果，对患者病情作何评估？下一步应如何处理？

思路1 患者消化道症状加重，24 小时尿量不足 50ml，为无尿状态，肾功能尿素氮、肌酐较 2 日前明显升高，符合急性肾衰竭诊断。尿毒症导致水、电解质紊乱及酸中毒；出血倾向进一步加重；因水钠潴留加重导致高血容量综合征。

注意： 进入少尿期后，由于水钠潴留、血容量明显增高，出现血液稀释，红细胞计数、血红蛋白含量及红细胞比容均有一定程度的下降。

> **知识点**
>
> ### 肾综合征出血热临床分型
>
> 根据发热高低、中毒症状轻重、休克和肾功能损害严重程度不同，临床上可分为五型：
>
> 1. 轻型 体温 39℃ 以下，中毒症状轻，除出血点外无其他出血现象，肾损害轻，无休克和少尿。
>
> 2. 中型 体温 39～40℃，中毒症状较重，有明显球结膜水肿，病程中收缩压低于 90mmHg 或脉压小于 30mmHg，有明显出血和少尿期，尿蛋白（+++）。
>
> 3. 重型 体温 >40℃，中毒症状及渗出体征严重，可出现中毒性精神症状，并出现休克，有皮肤瘀斑和腔道出血，休克和肾损害严重，少尿持续 5 日以内或无尿 2 日以内。
>
> 4. 危重型 在重型基础上合并出现以下情况之一者：难治性休克；有重要脏器出血；少尿超出 5 日或无尿 2 日以上，尿素超过 42.84mmol/L（120mg/dl）；出现心力衰竭、肺水肿；出现脑水肿、脑出血或脑疝等中枢神经合并症；严重继发感染。
>
> 5. 非典型 发热体温 38℃ 以下，皮肤黏膜可有散在出血点，尿蛋白（±），血、尿特异性抗原或抗体阳性。

思路2 患者目前处于无尿状态，尿素氮、肌酐迅速上升，离子紊乱严重，血钾升高明显，尤其出现了高血容量综合征,易导致急性心力衰竭、肺水肿、脑水肿等严重并发症,需即刻行透析治疗(血液透析或腹膜透析);此外,应按照前述补液原则严格控制液体入量,以免因输液过多加重高血容量综合征。

> **知识点**
>
> ### 肾综合征出血热透析适应证
>
> 少尿持续 4 日以上或无尿 24 小时以上,或出现下列情况者:
> 1. 明显氮质血症,血尿素氮>28.56mmol/L,有严重尿毒症表现者。
> 2. 高分解状态,每日血尿素氮升高>7.14mmol/L。
> 3. 血钾>6mmol/L,心电图有高耸 T 波的高钾表现。
> 4. 高血容量综合征经保守治疗无效。

入院第 10 日,患者经四次血液透析治疗后,24 小时尿量增加至 800ml,周身不适及消化道症状无明显缓解,心慌、气促、头痛症状有所好转。复查尿素氮 30.1mmol/L,肌酐 882μmol/L,K^+ 5.5mmol/L。

【问题 12】 患者目前处于哪一病期?下一步应如何处理?

思路 患者尿量增多至 800ml/d,复查肾功能无好转,处于多尿移行期,此期随尿量增加,氮质血症未见改善,病情仍重,需按少尿期处理原则积极治疗。

入院第 11 日,患者尿量 2 200ml/d,心慌、气促、头痛缓解,未进行血液透析治疗。入院第 12 日,尿量增至 3 500ml/d,食欲及体力有所好转,周身不适及消化道症状有所缓解。复查生化分析:ALT 48U/L,AST 85U/L,GGT 56U/L,LDH 342U/L,α- 羟丁酸脱氢酶(HBD)252U/L,ALB 35.5g/L,尿素 18.1mmol/L,肌酐 452μmol/L,K^+ 3.6mmol/L,Na^+ 130mmol/L,Cl^- 94mmol/L。

【问题 13】 患者目前处于哪一病期?下一步应如何处理?

思路 1 患者尿量增多,大于 3 000ml/d,肾功损害有所好转,处于多尿后期。

> **知识点**
>
> ### 肾综合征出血热多尿期临床分期
>
> 根据尿量和氮质血症情况可以分以下三期:
> 1. 多尿移行期 24 小时尿量 400~2 000ml,尿素氮、肌酐仍升高,症状加重。
> 2. 多尿早期 24 小时尿量>2 000ml,氮质血症未见改善,症状仍重。
> 3. 多尿后期 24 小时尿量>3 000ml,病情逐渐好转。

思路 2 此期肾脏组织逐渐恢复,肾小球滤过率(GFR)增加,但新生的肾小管重吸收功能尚未完善,加上尿素氮等潴留物质引起的高渗性利尿作用,使尿量明显增加。多尿后期仍需密切监测病情变化,根据尿量及离子变化积极补液治疗。

住院第 14 日,患者尿量达 6 600ml/d,自述食欲缺乏,仍觉乏力、四肢无力,腹胀不适、排气少。复查尿素 11.4mmol/L,肌酐 252μmol/L,K^+ 3.1mmol/L,Na^+ 122mmol/L,Cl^- 90mmol/L。

【问题 14】 患者不适症状未缓解的原因是什么?应如何处理?

思路 1 随患者尿量逐渐增加,大量 K^+、Na^+ 随尿液排出,而食欲尚未恢复正常,口服液体量难以与尿液排出量相当,此时如静脉补液量不足,往往导致水、电解质紊乱加重,出现低血钾、低血钠症状。

思路 2 此期应嘱患者进食半流质和含钾食物,尽量口服补充水分。如口服补液量不足,需根据尿量给予静脉补液,密切监测离子变化情况,酌情调整补液成分。

经补液对症治疗,患者食欲及体力均好转,尿量逐日减少。住院第 20 日,患者尿量减少至 1 900ml/d,复查血常规:WBC 5.6×10^9/L,中性粒细胞百分比 65%,淋巴细胞百分比 35%,RBC 4.2×10^{12}/L,Hb 121g/L,Hct 46%,PLT 160×10^9/L。尿常规:尿蛋白(-),尿潜血(-)。生化分析:ALT 28U/L,AST 36U/L,ALB 39g/L,尿素 6.5mmol/L,肌酐 92μmol/L,K^+ 4.3mmol/L,Na^+ 140mmol/L,Cl^- 99mmol/L。

【问题 15】 患者是否可以出院？需注意哪些问题？

思路 患者尿量减少至正常水平，实验室各项检查指标基本正常，病情进入恢复期，可办理出院。嘱患者回家中应休息 1~2 个月，注意补充营养，定期复查肾功能、血压和垂体功能，如有异常应及时治疗。

知识点

肾综合征出血热治疗注意事项

1. 发热期忌用强烈发汗退热药，以防大汗而进一步丧失血容量。
2. 低血压休克期补液要适量，不宜用全血纠正休克。
3. 严格记录 24 小时出入量，"量出为入"，根据离子变化情况补液。
4. 各期加强消毒隔离，预防继发感染。
5. 密切监测病情变化，注意一些严重并发症（腔道大出血、中枢神经系统并发症、心力衰竭、肺水肿、ARDS、自发性肾破裂等）的预防和治疗。
6. 禁用可能导致肾损害的药物。

(李用国)

第五节 狂 犬 病

狂犬病是由狂犬病毒引起的一种以侵犯中枢神经系统为主的人兽共患传染病，为国家法定乙类传染病。传染源是带狂犬病毒的动物（特别是犬，其次是猫、狼及蝙蝠），狂犬病毒主要通过破损的皮肤或黏膜侵入人体。本病在世界各地均有发生，全世界每年报告的狂犬病死亡人数高达 5 万例之多，主要流行于一些发展中国家，我国是受狂犬病危害最为严重的国家之一，近年来，狂犬病报告死亡数一直位居我国法定报告传染病前列，90% 以上病例来自农村。被病畜咬伤后是否发病与以下因素有关：①咬伤部位，头、面、颈或手指被咬伤，尤其伴出血者发病率高；②咬伤程度，伤口深而大者发病率高；③被唾液中病毒浓度高的病畜咬伤发病率高；④免疫功能低下或缺陷患者发病率高；⑤若咬伤后迅速彻底清洗伤口，及时、全程、足量注射狂犬病疫苗，则发病风险显著下降；⑥被咬伤时衣着厚者发病机会少。典型的临床表现为恐水、怕风、恐惧不安、咽肌痉挛、进行性瘫痪等。确诊有赖病原学检测或尸检发现脑组织内氏小体；未接受过免疫接种者，检测血清、脑脊液抗狂犬病毒抗体有助于诊断。狂犬病患者通常在症状出现后的 3~10 日死亡，病死率几乎 100%，暴露后处置是暴露后预防狂犬病的唯一有效手段。世界卫生组织认为，及时、科学和彻底的暴露后预防处置能够避免狂犬病的发生。

狂犬病的诊疗经过通常包括以下环节：

（1）详细询问流行病学史，特别是有无犬或其他病兽咬伤、抓伤或舔舐史，既往预防接种史。

（2）详细询问被咬伤后伤口有无处理，处理是否正确，有无用狂犬病毒免疫球蛋白局部封闭，有无及时、全程、足量注射狂犬病疫苗。

（3）详细询问患者的症状学特征，特别是对水、风、声、光刺激的反应。

（4）仔细检查各系统体征，尤其是生命体征和神经系统体征。

（5）针对疑似的患者进一步采集其唾液、脑脊液、血清及颈后带毛囊的小块皮肤检测病毒抗原或病毒抗体，以尽早明确诊断；头颅 MRI 检查有辅助诊断意义。

（6）对确诊狂犬病患者进行单间隔离，防止唾液污染，尽量保持患者安静，避免水、风、光、声等刺激。

（7）注意病情观察，加强监护，及时处理并发症。

（8）目前狂犬病缺乏有效的特异性治疗，主要为对症支持治疗。

（9）对烦躁、痉挛的患者予以镇静剂，保持呼吸道通畅，必要时气管切开，进行机械通气。

【临床关键点】

1. 仔细询问流行病学相关病史。患者被咬伤史、暴露后预防处置、既往接种狂犬病疫苗情况等，以及致伤的动物是否接种过狂犬病疫苗，均有助于临床意向性诊断。

2．仔细询问咬伤部位有无出现麻、痒、痛等异常感觉，尤其是出现恐水、怕风、恐惧不安、咽肌痉挛、进行性瘫痪等临床表现的，即可作出临床诊断。

3．患者唾液、脑脊液或脑组织混悬液接种动物或组织培养，分离病毒，可确诊，但阳性率不高。

4．应用 PCR 检测唾液、脑脊液、皮肤活检标本中的病毒核酸，阳性率可达 100%。但临床上应用较少。

5．未接种过疫苗的患者，发病早期几乎没有中和抗体产生，到发病晚期（在临床症状出现后 7～8 日），病毒在脑内大量增殖后突破血-脑屏障进入血液，刺激机体产生低水平的中和抗体。可通过病毒中和试验检测患者血清或脑脊液中的中和抗体，作为狂犬病诊断的依据之一。

6．及时、科学和彻底的暴露后预防处置能够避免狂犬病的发生。

7．狂犬病的治疗目前无有效的特异性治疗，主要进行单间严格隔离，对症支持治疗。

临床病例

患者，男性，37 岁，农民，因"发热，头痛 1 周，恐水、怕光、流涎 2 日"收入院。

一周前，患者开始感全身乏力不适，发热（38.3℃），头痛，按"感冒"处理，效果不佳，并出现皮肤瘙痒，右上肢麻木、蚁走感。2 日前，喝水时出现呛咳，流涎，不可控制地乱吐，言语增多，有时出现紧张、恐惧的感觉，怕光，怕风，随后出现全身肌肉阵发性抽搐，出现下肢无力，不能站立。因而家人急送医院。门诊查体：体温 37.3℃，神志清楚，精神欠佳，有恐惧感，闻水声、饮水后出现咽肌痉挛，双肺呼吸音清。心界不大，心率 88 次/min，心律齐，各瓣膜听诊区未闻及病理性杂音。腹平，无压痛及反跳痛，肝上界位于右锁骨中线第 5 肋间，肝、脾肋下未触及，脑膜刺激征（-）。

初步采集病史和查体后，根据患者有全身症状（乏力、发热、头痛）、感觉异常（皮肤瘙痒、左下肢刺痛）、神经系统症状（言语增多、紧张、恐惧、抽搐、下肢无力、不能站立）、消化道症状（乱吐）以及怕光、怕风等不适，首先应该考虑为中枢神经系统的疾患，对于此类患者，临床上随之需要考虑以下相关问题。

【问题 1】　该患者有发热、中枢神经系统症状，是否考虑有中枢神经系统感染？

思路 1　所有疑诊中枢神经系统疾患的患者都需要判断病变的部位，是脑实质、脑膜或是脊髓？如部位在脑实质，是感染、肿瘤，还是寄生虫？感染病原是病毒、细菌，还是真菌？如部位在脑膜，常见病有真菌性脑膜炎、结核性脑膜炎和化脓性脑膜炎等。脊髓病变的患者往往有瘫痪，如狂犬病、脊髓灰质炎、吉兰巴雷综合征等。

思路 2　该患者病程短，开始有发热，全身乏力不适，很快出现紧张、恐惧、全身肌肉阵发性抽搐、下肢无力，不能站立，疑似有瘫痪，考虑中枢神经系统疾患的部位在脊髓。而怕光、怕风痉挛性抽搐等症状，与破伤风、狂犬病相似，需要进一步采集流行病学资料加以鉴别。

【问题 2】　患者是否有创伤史？是否被犬或其他动物咬伤？伤口处理否？有无狂犬病疫苗接种史？致伤的动物是否接种过狂犬病疫苗？

思路　追问病史。

家属代述病史：患者 1 个月前曾经被一流浪狗咬伤右拇指，深若 0.5cm，当时流血少量，仅用自来水冲洗，没有对伤口进行消毒，也没有注射狂犬病免疫球蛋白；既往也从未接种过狂犬病疫苗。

提示：患者以往没接种过狂犬病疫苗，对狂犬病无免疫力；被没有接种过疫苗的狗（流浪狗不除外是病犬）咬伤；伤口有流血，伤及真皮层和血管，达到Ⅲ级暴露，但又未正确处置伤口，未用狂犬病免疫球蛋白在伤口周围浸润注射，未接种狂犬病疫苗，流行病学调查情况符合狂犬病。

知识点

犬咬伤后暴露等级的评估

Ⅰ级暴露：符合以下情况之一者。

（1）接触或喂养动物。

（2）完好的皮肤被舔。

（3）完好的皮肤接触狂犬病动物或人狂犬病病例的分泌物或排泄物。

Ⅱ级暴露：符合以下情况之一者。

（1）裸露的皮肤被轻咬。

（2）无出血的轻微抓伤或擦伤。

首先用肉眼仔细观察暴露处皮肤有无破损；当肉眼难以判断时，可用酒精擦拭暴露处，如有疼痛感，则表明皮肤存在破损（此法仅适于致伤当时测试使用）。

Ⅲ级暴露：符合以下情况之一者。

（1）单处或多处贯穿皮肤的咬伤或抓伤（"贯穿"表示至少已伤及真皮层和血管，临床表现为肉眼可见出血或皮下组织）。

（2）破损皮肤被舔舐（应注意皮肤皲裂、抓挠等各种原因导致的微小皮肤破损）。

（3）黏膜被动物唾液污染（如被舔舐）。

（4）暴露于蝙蝠（当人与蝙蝠之间发生接触时应考虑进行暴露后预防，除非暴露者排除咬伤、抓伤或黏膜的暴露）。

知识点

犬咬伤的处理

被犬咬伤后应立即用20%肥皂水或0.1%新洁尔灭和一定压力的流动清水交替清洗咬伤和抓伤的每处伤口至少15分钟。最后用生理盐水冲洗伤口以避免肥皂液或其他清洗剂残留。用稀碘伏（0.45%~0.5%）、苯扎氯铵（0.005%~0.01%）或其他具有病毒灭活效力的皮肤黏膜消毒剂涂擦或消毒伤口内部。并根据需要使用狂犬病免疫球蛋白，按照20U/kg在伤口周围浸润注射至少2小时后，再根据致伤动物种类、部位、伤口类型、伤者基础健康状况等诸多因素进行后续外科处置。除非伤及大血管需紧急止血外，一般不主张缝合伤口。不推荐对所有的Ⅲ级咬伤病例预防性使用抗菌药物，对存在感染高危因素或已出现伤口感染的病例可预防性或治疗性使用抗菌药物。及时有效正确地处理伤口，是最有效的预防狂犬病措施之一。

【问题3】 病史采集结束后，下一步查体重点检查哪些方面？

思路　检查步骤：对有抽搐的患者而言，除一般的查体外，重点是神经系统的检查。对于该患者，重点应检查：①生命体征。②神经系统，精神、意识状态、瞳孔，有无恐惧感、反射、脑膜刺激征、病理征、肌力肌张力等，检查右上肢有无烧灼、麻木、发痒、刺痛或蚁走感等神经感觉异常。注意区分病变可能发生在脑膜还是脑实质。③观察患者见水、闻水声、饮水后是否出现咽肌痉挛，以了解有无恐水，或是朝患者面部轻轻吹风可否引起咽肌痉挛，以了解有无怕风；与破伤风、类狂犬病性癔症作鉴别。④呼吸系统，有无发绀、呼吸困难，了解有无呼吸肌痉挛。⑤心脏，包括心率、心律、杂音等。

入院后全身查体

体温36.7℃，血压100/60mmHg，呼吸22次/min，脉搏88次/min；神志清楚，精神欠佳，口唇无发绀，双侧瞳孔等大等圆，直径3mm，光反射好，但声、光刺激后有恐惧感和肢体痉挛，闻水声、饮水后出现咽肌痉挛；双肺呼吸音清，心界不大，心率80次/min，心律齐，各瓣膜听诊区未闻及病理性杂音。腹平，无压痛及反跳痛，肝上界位于右锁骨中线第5肋间，肝、脾肋下未触及，右上肢有刺痛及蚁走感，脑膜刺激征（-），病理征未引出。

查体结果提示：对声、光刺激有痉挛性抽搐，右上肢有刺痛及蚁走感，但神志清醒、瞳孔正常，无脑膜刺激征和病理征，结合上述流行病学史、临床表现等资料应该临床诊断狂犬病。

知识点

狂犬病的临床分型和分期

1. 分型

（1）躁狂型：以意识模糊、恐惧痉挛，以及自主神经功能障碍（如瞳孔散大和唾液分泌过多等）为主要特点。

（2）麻痹型：患者意识清楚，主要表现为进行性、上升性、对称性麻痹，四肢瘫软，以及不同程度的感觉障碍。

2. 病程分期

（1）潜伏期：一般为 1～3 个月，极少数 2 周以内或长至 1 年以上。

（2）前驱期：以不适、厌食、疲劳、头痛和发热等不典型症状开始，暴露部位出现神经性疼痛或感觉异常（如痒、麻及蚁行感等），出现无端的恐惧、焦虑、激动、易怒、神经过敏、失眠或抑郁等症状。通常持续 2～4 日。

（3）兴奋期：发热伴明显的神经系统体征，如定向障碍、幻觉、痉挛发作、颈项强直等。极度恐惧、恐水、怕风、发作性咽肌痉挛、呼吸困难、排尿排便困难及多汗流涎等。神志大多清楚，可出现精神异常、幻觉、幻听。本期持续 1～3 日。

（4）麻痹期：痉挛停止，渐趋安静，出现弛缓性瘫痪，尤以肢体瘫软多见，对称性或非对称性麻痹，以被咬肢体侧更为严重；或者呈上升性，眼肌、颜面部肌肉及咀嚼肌可受累，表现为斜视、眼球运动失调、下颌下坠、口不能闭、面部缺少表情等。进而呼吸渐趋微弱或不规则，出现潮式呼吸；脉搏细数、血压下降、反射消失、瞳孔散大。最后呼吸、循环衰竭死亡。本期持续 6～18 小时。

患者入院后的辅助检查

血常规检查：WBC $11.6×10^9$/L，中性粒细胞百分比 82%，RBC $4.8×10^{12}$/L，Hb 120g/L，PLT $179×10^9$/L。

脑脊液：潘氏试验（－），细胞数 $300×10^6$/L，以单个核细胞为主，脑脊液蛋白正常，糖和氯化物正常。头颅 MRI：脑炎。

【问题4】　为确诊应进一步实施哪些检查？

思路　该患者白细胞计数稍高，脑脊液及生化均无明显异常，仅细胞数轻度升高，头颅 MRI 显示脑炎，与病毒性脑炎相似，但要确诊狂犬病尚需进行免疫学（抗原、抗体）、病原学（病毒、核酸、内氏小体）检查，实际临床上很难开展，头颅 MRI 也仅具有辅助诊断的意义，因此狂犬病的诊断主要还是以临床诊断为主。

知识点

狂犬病病原学检测常用的方法

1. 抗原检查　取脑脊液或唾液直接涂片，或角膜印片，或咬伤部位皮肤组织或脑组织，通过免疫荧光抗体法检测病毒抗原，阳性率可达 98%。也可使用快速狂犬病酶联免疫吸附试验（ELISA）检测抗原。

2. 抗体检查　抗体仅在疾病晚期出现。未接收过免疫接种者，若血清及脑脊液的中和抗体或补体结合抗体效价上升，有助于诊断。ELISA 检测血清特异性中和抗体是评价疫苗免疫力的指标。

3. 病毒分离　取唾液、脑脊液、皮肤或脑组织进行细胞培养或接种乳小白鼠分离病毒。

4. 核酸测定　采用逆转录 - 聚合酶链反应（RT-PCR）法测定脑脊液、组织狂犬病毒 RNA，阳性率达 100%，可用于早期诊断。

5. 内氏小体检查　用免疫荧光法检测动物或死者脑组织的内氏小体，阳性率 70%～80%。

知识点

狂犬病的诊断标准

根据患者的流行病学、临床表现和实验室检查结果进行综合判断，病例确诊需要实验室证据。

1. 临床诊断病例，符合下列任一项即可诊断。

(1) 典型的躁狂型狂犬病临床表现。

(2) 明确的动物致伤史+典型的麻痹型狂犬病临床表现。

2. 确诊病例，临床诊断病例加下列任一项，即可确诊。

(1) 直接荧光抗体法（或 ELISA 法）：检测患者唾液、脑脊液或颈后带毛囊的皮肤组织标本中狂犬病毒抗原阳性，或用 RT-PCR 检测狂犬病毒核酸阳性。

(2) 细胞培养方法：从患者唾液或脑脊液等标本中分离出狂犬病毒。

(3) 脑组织检测：尸检脑组织标本，用直接荧光抗体法或 ELISA 检测狂犬病毒抗原阳性、RT-FCR 检测狂犬病毒核酸阳性、细胞培养方法分离出狂犬病毒。

【问题5】　该患者还需要与哪些疾病作鉴别？

思路　某些病例由于咬伤史不明确，发病后被阵发性的痉挛性发作、流涎、惊叫，有时易被误诊为精神病、破伤风、病毒性脑炎。安静型肢体瘫痪病例可被误诊为脊髓灰质炎或吉兰巴雷综合征。主要的鉴别疾病包括：

1. 破伤风　破伤风是破伤风梭菌经皮肤或黏膜伤口侵入人体，在厌氧环境下生长繁殖，产生毒素而引起角弓反张、肢体肌痉挛的一种特异性感染。潜伏期较短，多为6～14日，发生于各种创伤创口受污染后，尤其是深部创伤，创口小，甚至伤口闭合，且未及时处理伤口和注射破伤风毒素的情况。常见症状为牙关紧闭，苦笑面容，全身性肌肉痉挛持续较久，常伴有角弓反张，无高度兴奋及恐水现象，积极治疗多可治愈。而该患者没有创伤史，肌肉痉挛呈间歇性发作，主要发生在咽肌，恐水、怕风，因此不考虑破伤风。

2. 其他病毒性脑炎　常有明显的神志改变，无恐水、怕风、流涎和惧光等表现，免疫学及病毒分离有助于鉴别。

3. 吉兰巴雷综合征　主要与麻痹型狂犬病鉴别，多有病毒感染史，起病急，表现为四肢对称性弛缓性瘫痪，神志清楚，脑脊液检查可见蛋白细胞分离现象。

4. 类狂犬病性癔症　这类患者有被犬且多确定为狂犬咬伤史，或有与患病动物接触的历史，经数小时或数日即发生类似狂犬病的症状，如咽喉部有紧缩感、能饮水、精神兴奋等症状，但不发热，不流涎，不怕风，或示以饮水，可不引起咽喉肌肉痉挛。这类患者经暗示、说服、对症治疗，可很快恢复健康。

5. 脑膜脑炎　由于该患者脑脊液生化正常，蛋白阴性，细胞数轻度升高（细胞数 $300 \times 10^6/L$），不符合细菌性脑膜炎、结核性和隐球菌性脑膜炎。

【问题6】　该患者入院后应采取怎样的隔离措施？

思路　患者单室严格隔离，防止唾液污染。尽量保持患者安静，避免水、风、光、声等刺激。医护人员接触患者时要戴口罩和手套。患者的分泌物和排泄物要严格消毒。

【问题7】　该患者入院后如何治疗？

思路　该患者入院后加强监护，给予对症支持处理。恐惧时用镇静药，解除痉挛；补充营养，给氧；维持水、电解质及酸碱平衡；患者出现呼吸衰竭时行气管切开，稳定血压。痉挛频繁时给予脱水剂。

但患者病情继续进展，入院第2日出现昏迷，继而出现呼吸和循环衰竭，经抢救无效死亡。

知识点

狂犬病的治疗

狂犬病病死率极高，目前狂犬病尚缺乏有效的特异性治疗，一旦病情发作，即使注射疫苗和狂犬病免疫球蛋白也不能改善预后，病死率可达100%，因此狂犬病重在预防。对于已经发作的患者，主要给予对症支持处理。

【知识扩展】

【问题 1】 该患者被咬伤后已进行自来水冲洗，为什么还会出现狂犬病发作？

解答： 该患者被咬伤部位的伤口约有 0.5cm 深，并且有出血，仅用自来水冲洗 1～2 分钟，未用 20% 肥皂水或 0.1% 新洁尔灭反复、彻底清洗伤口，咬伤后没有用狂犬病免疫球蛋白对伤口环封注射，也未进行狂犬病疫苗接种，是导致患者发病的原因。因此对于被可疑病兽咬伤、抓伤或舔舐的，除应按要求处理伤口外，还应到医疗机构进行狂犬病疫苗的接种。

【问题 2】 何为狂犬病暴露？

解答： 凡被狂犬、疑似狂犬或者不确定健康的狂犬病宿主动物（如狗、猫、蝙蝠等哺乳动物）咬伤、抓伤、舔黏膜或破损皮肤处称为狂犬病暴露。

【问题 3】 狂犬病暴露后如何接种狂犬病疫苗？

解答： 目前广泛使用疫苗有 Vero 细胞纯化疫苗、人二倍体细胞疫苗、纯化鸡胚细胞疫苗和原代地鼠肾细胞疫苗。我国批准上市的狂犬病疫苗的暴露后免疫程序包括"5 针法"（第 0、3、7、14、28 日）和"2-1-1"程序（0 日左右上臂三角肌各接种 1 剂，第 7、21 日再分别接种 1 剂）两种方法。各疫苗的免疫程序以国家市场监督管理总局批准的疫苗使用说明书为准。严重咬伤者：第 0、1、2、3、4、5、6、10、14、30、90 日各 1 次；既往接种过疫苗或有足够抗体者：第 0、3 日各 1 次。不良反应主要有局部红、肿、痛、痒，少数有头痛、眩晕、腹痛、发热、关节痛等。

【狂犬病暴露后预防处置流程图】（图 2-5-1）

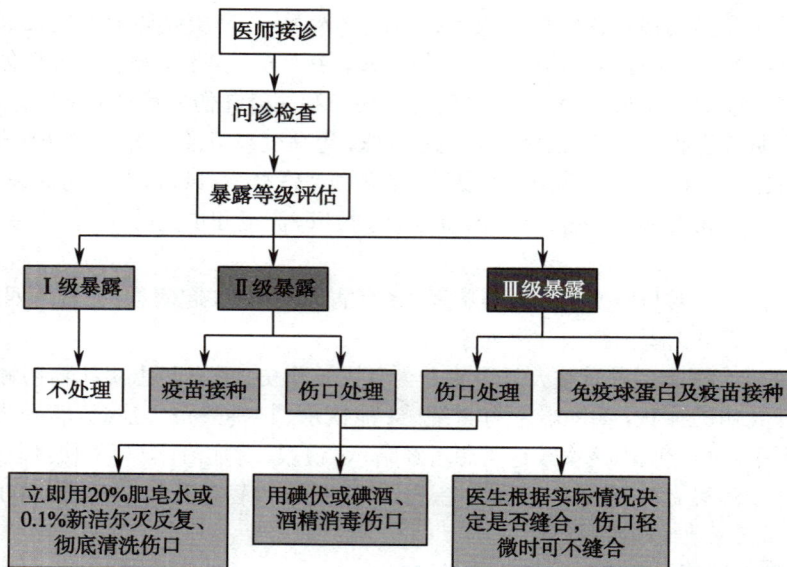

图 2-5-1　狂犬病暴露后预防处置流程图

推荐阅读资料

[1] 中国疾病预防控制中心. 狂犬病预防控制技术指南（2016 版）.（2016-01-29）[2020-10-29].https://www.chinacdc.cn/jkzt/crb/gjfd/zl/kqb/kqbjc/201602/P020160421460105996775.pdf.

[2] 李兰娟，任红. 传染病学. 9 版. 北京：人民卫生出版社，2018.

（江建宁）

第六节　传染性单核细胞增多症

传染性单核细胞增多症（infectious mononucleosis，IM）主要是由 EB 病毒（EBV）原发感染所致的一种单核吞噬细胞系统增生性传染病。由于 B 淋巴细胞表面有 EBV 受体，故 EBV 可感染 B 淋巴细胞，从而激活 T

淋巴细胞增殖，累及全身系统，其临床特征为发热、咽喉炎、淋巴结肿大，可合并肝脾大，还与多种自身免疫性疾病有关，因而临床表现多样。由于症状多样性及不典型性，临床上易漏诊、误诊。IM 患者外周血淋巴细胞显著增多并出现异常淋巴细胞，嗜异性凝集试验阳性，急性期血中可以检测出 EBV DNA，感染后体内出现 EBV 抗体。病程常呈自限性，多数预后良好，少数可出现噬血细胞综合征、淋巴瘤、弥散性血管内凝血（DIC）、肝衰竭等严重并发症。EBV 感染后可出现慢性或复发性 IM 样症状，伴随 EBV 抗体的异常改变，称为慢性活动性 EBV 感染（chronic active Epstein-Barr virus infection，CAEBV）。

IM 的诊疗经过通常包括以下环节：

（1）详细询问流行病学史，以便与其他传染病相鉴别。

（2）详细询问发热及相关伴随症状和其他相关病史。

（3）仔细检查各系统体征，包括有无皮疹、浅表淋巴结及口咽部体征。

（4）针对疑似的患者进行血、尿、大便三大常规检查，外周血涂片观察，检测生化、感染指标。

（5）确诊需要进行相应的病原学检测，包括 EBV 抗体及 EBV DNA 检测。

（6）对于出现外周淋巴结肿大的患者，行腹部超声或 CT 等检查，明确深部淋巴结是否肿大。

（7）对于确诊病例早期可以采取抗病毒治疗，但疗效不确定。

（8）注意观察病情，预防和及早发现并发症并及时处理。

（9）治疗结束后定期门诊随访，尤其注意血液系统指标的定期检测。

【临床关键点】

1．仔细询问热程、热型、最高体温、热退情况及发热的伴随症状，尤其是有无皮疹、咽痛。

2．EBV 感染的血常规特点是白细胞正常或偏低、后期增高及外周血异常淋巴细胞增多。

3．临床表现多样，引起短程发热时，需与其他病毒如巨细胞病毒（CMV）、甲型肝炎病毒（HAV）及腺病毒感染相鉴别。

4．发热、淋巴结及肝脾大者，通常需要骨髓细胞学检查，以排除血液系统疾病。

5．EBV 诊断主要依据临床表现、特异血象、EBV 核酸及 EBV 抗体的检测。

6．目前 EBV 感染无特异性治疗，早期运用更昔洛韦、阿昔洛韦和干扰素有一定的疗效。

7．对于重症患者尤其伴有咽喉病变或水肿，以及有神经系统并发症及心肌炎、溶血性贫血及血小板减少性紫癜的患者，及早运用短疗程的皮质激素。

临床病例

患者，男性，21 岁，学生，因"发热 10 日，呕吐 2 日"入院。

10 日前在无诱因下开始出现发热，发热前有畏寒，无寒战，体温最高 38.2℃，发热时伴有头痛、皮疹、咽痛。患者自服"感冒颗粒"3 日体温未下降，最高体温反而升至 39.8℃，咽痛较前加重，吞咽时疼痛明显。后至校医院查血常规提示"白细胞正常"，考虑"化脓性扁桃体炎"，予以"头孢呋辛"输液 4 日，发热及咽痛症状无改善，2 日前出现频繁呕吐，每日 10 余次，呕吐物为胃内容物。外院今日查血常规示：WBC 16.12×10^9/L，中性粒细胞百分比 16.34%，淋巴细胞百分比 75.84%，可见异常淋巴细胞。肝功能示：ALT 544U/L，AST 383U/L，总胆红素 44.3μmol/L，直接胆红素 37.1μmol/L。发病以来一直感畏寒、头痛、乏力、轻度肌肉关节疼痛，食欲减退，近 4 日出现尿黄，渐加深，近 2 日感厌油，伴中上腹不适。无鼻塞流涕，无咳痰，无胸闷、胸痛、气促，无心悸。无尿频、尿急、尿痛，无肉眼血尿。自述在发热早期出现过皮疹，无明显关节肿痛，无口干、眼干。无鼻及牙龈出血。无明显大汗及寒战。自发病以来体重无明显减轻。睡眠欠佳。

初步采集病史后，患者有发热（热程 10 日），伴随一定的毒血症症状（畏寒、头痛、乏力、肌肉关节酸痛）、咽痛、消化道症状（频繁呕吐、食欲减退、厌油、中上腹不适）及尿黄。对于此类患者，临床上随之需要考虑以下几个相关问题。

【问题 1】　该患者发热为感染性还是非感染性发热？

思路 1　该患者为短程发热，开始为低热，后体温逐渐升高，且该患者具有一定的毒血症症状，考虑感染性发热可能性较大，但需排除非感染性发热。

思路 2　最有可能的感染性疾病是什么？

该患者发病初期有一定的毒血症症状和消化道症状，发热、咽痛明显，早期出现皮疹后频繁呕吐，伴食欲缺乏、厌油、尿黄，结合初期白细胞正常，后期白细胞增高，以淋巴细胞升高为主，并可见异常淋巴细胞，且肝生化学指标明显异常，需要考虑病毒感染中 EBV 感染引起的 IM 的可能，但需要排除其他一些常见短程发热并伴有皮疹、咽痛及肝功能异常的疾病，常见的有 CMV、腺病毒、肠道病毒感染等。

【问题2】 肝生化学指标异常是常见的病毒性肝炎引起的还是其他原因引起的？

思路 常见的病毒性肝炎，如甲～戊型肝炎，尤其是甲、戊型肝炎病初可以有发热，但持续时间相对较短，通常 1 周，发热消退后消化道症状加重，而患者病程 10 日，体温进行性升高，临床演变不符合常见的病毒性肝炎。可以通过进一步仔细询问病史和检查加以明确。

【问题3】 病史采集结束后，下一步查体应重点检查哪些方面？

思路 对发热患者而言，全面细致的全身检查非常重要。对该患者查体重点应包括：①有无皮疹，形态、部位；②全身的浅表淋巴结有无肿大；③呼吸道，包括咽部和扁桃体及肺部体征，以了解有无呼吸道感染；④心脏，包括心率、心律、杂音等；⑤腹部，肝脾区有无叩痛、有无肿大，墨菲征是否阳性等。

入院查体记录

体温 37.8℃，血压 118/74mmHg，呼吸 20 次/min，脉搏 82 次/min，神志清楚，精神一般，反应灵敏，无贫血貌，巩膜轻度黄染，颈部、腋下及腹股沟可触及多个大小不等的浅表淋巴结，最大直径约为 2.5cm，呈中等硬度，无明显粘连及明显压痛，全身皮肤未见皮疹，甲状腺未触及肿大。咽部充血肿胀，右侧扁桃体Ⅱ度肿大，左侧扁桃体Ⅲ度肿大，被覆大量白色膜样分泌物。双肺呼吸音粗，未闻及干、湿啰音。心界不大，心率82 次/min，心律齐，各瓣膜听诊区未闻及病理性杂音。腹平坦，无腹壁静脉曲张，肠鸣音 5 次/min，腹部无压痛，无反跳痛和肌紧张，未触及包块，移动性浊音阴性，肝上界位于右锁骨中线第 5 肋间，肝肋下可触及，质软边锐，轻触痛，肝区叩痛阳性，脾肋下可触及 2cm，质软，边锐，无压痛。墨菲征阴性。双肾区无叩痛。双下肢不肿。颈软，克尼格征、布鲁津斯基征阴性，双膝腱反射对称存在，双侧巴宾斯基征阴性，四肢肌力正常。关节无肿痛，脊柱无压痛。

【问题4】 结合上述查体结果，为明确诊断应进一步实施哪些检查？

思路 患者有如下异常体征：发热，咽充血，扁桃体肿大、表面覆盖大量分泌物，浅表淋巴结肿大、肝脾大，结合血常规特点白细胞增高，以淋巴细胞升高为主，并有异常淋巴细胞，且肝生化学指标明显异常，考虑 EBV 感染引起的 IM。为明确诊断，该患者应进行 EBV 病原学检测。

知识点

可以引起单核细胞增多的病原体

包括 EBV、CMV、腺病毒、HAV、风疹病毒，其中 CMV 所致者最常见，尤其在应用免疫抑制剂的患者中更为常见。

EB 病毒病原学检测的方法

1. **EBV 抗体检测** EBV 感染人体后可以产生衣壳抗原（VCA）抗体、早期抗原（EA）抗体、抗核抗原（NA）抗体、补体结合抗体、中和抗体等，抗 VCA IgM 在起病后即开始升高，可持续 2～3 个月，故对急性 IM 有很好的诊断价值。抗 NA IgG 出现较晚，但可持续终身，因此抗 NA IgG 由阴性转为阳性也提示急性 IM。临床常检测的抗体出现时间及临床评价见表 2-6-1。

2. **嗜异性凝集试验** 患者血清中含有属于 IgM 的嗜异性抗体，可和绵羊或马红细胞凝集，而不被豚鼠肾细胞吸附。检测效价高于 1:64 有诊断意义，如效价逐渐增高>4 倍则意义更大。

3. **EBV DNA 检测** 实时 PCR 检测标本中 EBV DNA 有较高的特异性和敏感性，但阳性只能提示机体内存在活动性 EBV 感染，不能判断原发感染还是既往感染再活动。但对于年幼的、不典型者，以及有免疫抑制的 IM 患者更具有意义。

表2-6-1　E3病毒抗体出现时间及其评价

抗体	出现时间	持续时间	评价
衣壳抗原（VCA）抗体			
IgM 型	出现临床症状时	4～8 周	原发 EB 病毒感染
IgG 型	出现临床症状时	终身	宜用于流行病学调查
早期抗原（EA）抗体 IgG			
抗 D 抗体	发病 3～4 周达高峰	3～6 个月	与病情严重程度有关
抗 R 抗体	发病后 2 周至数月	2 个月至 >3 年	见于伯基特（Burkitt）淋巴瘤
抗核抗原（NA）抗体 IgG	发病后 3～4 质	终身	有助于嗜异性抗体阴性病例的诊断

入院辅助检查

血常规检查：WBC $16.5×10^9$/L，中性粒细胞百分比 13.1%，淋巴细胞百分比 76.7%，嗜酸性粒细胞百分比 2%，Hb 130g/L，PLT $177×10^9$/L。

血涂片：异常淋巴细胞 16%，未见原始细胞。

感染指标：CRP 130mg/L，ESR 11mm/h，PCT 0.24μg/L。

尿常规：潜血（-），尿蛋白（-），尿胆原（+），尿胆红素（+）；镜下：RBC 150 个 /HP，WBC 3 个 /HP。

大便常规：黄色软便，红细胞（-），脓细胞（-），真菌（-），寄生虫卵（-），潜血（-）。

肝功能：ALT 454U/L，AST 378U/L，GGT 129U/L，ALP 89U/L，总胆红素 48.6μmol/L，直接胆红素 45.2μmol/L。

肾功能：尿素 5.27mmol/L，肌酐 61.8μmol/L，尿酸 342μmol/L，胱抑素 C 0.49mg/L。

血糖：6.8mmol/L。

心肌酶谱：AST 117U/L，LDH 1 230U/L，CK 126U/L，超敏肌钙蛋白 <0.01μg/L。

EBV DNA（血液）$2.18×10^3$copies/ml，EBV DNA（淋巴细胞）$2.32×10^4$copies/ml，EBV DNA（咽拭子）$2.13×10^7$ copies/ml，EBV 抗核抗原抗体 IgG<3.0U/ml，EBV 衣壳抗体 IgG 73.9U/ml，EBV 衣壳抗体 IgM> 160U/ml，EBV 早期抗原抗体 IgG 107U/ml，嗜异性凝集试验 1:128。

抗 -CMV IgM（-），CMV DNA PCR（-）；单纯疱疹病毒抗体 IgM（-）；风疹病毒抗体 IgM（-）；腺病毒抗体 IgM（-）。

肥达试验：伤寒 O 抗原阴性；伤寒 H 抗原阴性；甲、乙、丙副伤寒抗原均阴性。

X 线胸片：正常。

腹部超声：肝轻度增大，未见肝内占位，脾大（5.1cm×15.0cm），腹腔内可见淋巴结增大。

【问题 5】　该患者的血常规特点有哪些？

思路　白细胞计数增高，以淋巴细胞增高为主，外周血中异常淋巴细胞比例 16%，异常淋巴细胞绝对数达到 $16.5×10^9$/L，符合 EBV 感染引起的 IM 的血常规特点。

知识点

传染性单核细胞增多症患者血常规特点

早期白细胞总数可正常或偏低，以后逐渐升高，一般为 $(10～20)×10^9$/L，高者可达 $(30～60)×10^9$/L，异常淋巴细胞增多可达 10%～30% 或者绝对数超过 $1.0×10^9$/L，异常淋巴细胞多在病后数 E 出现，通常持续 2 周，其他病毒性疾病也可出现异常淋巴细胞，但百分比一般低于 10%，此外，常见血小板减少。

【问题6】　如何判读嗜异性凝集试验的结果？

思路　该患者嗜异性凝集试验检测结果为1：128，为阳性，检测效价高于1：64则有诊断意义，如果检测效价低于1：64，还可动态观察。

知识点

嗜异性凝集试验

嗜异性凝集试验：患者血清中含有属于 IgM 的嗜异性抗体（凝集素），可和绵羊或马红细胞凝集。

特点：抗体在病程第1～2周出现，持续6个月。

如何解读嗜异性凝集试验：①检测效价高于1：64有诊断意义；②如逐周检测，效价升高>4倍则意义更大。

注意：

1）本病的嗜异性凝集素可被牛红细胞吸附，而不被豚鼠肾细胞吸附，而正常人及其他疾病时血中嗜异性凝集素均可被牛红细胞和豚鼠肾细胞吸附，可做吸附试验加以鉴别。

2）在青少年原发 EBV 感染中其阳性率可达80%～90%，小于5岁的儿童嗜异性抗体水平不高，多为阴性。

【问题7】　如何判读其他的检验和检查结果？

思路1　根据临床症状体征及检验检查结果可以排除某些疾病的诊断。

（1）患者白细胞增高，以淋巴细胞增高为主，并可见异型淋巴细胞，血小板计数正常，虽查体时存在相对缓脉，但白细胞计数增高，外周血嗜酸性粒细胞没有减少，肥达试验阴性，可以排除伤寒及斑疹伤寒。

（2）外周血细胞增多，以淋巴细胞为主，可见异型淋巴细胞，但外周血涂片未见原始血细胞，故可以进行骨髓细胞学检查，进一步排除急性淋巴细胞白血病。

（3）风湿性疾病：短程发热，红细胞沉降率正常，无贫血，尿常规无异常，无明显关节痛，故暂不考虑。

（4）其他病毒感染：如腺病毒、CMV 感染或肠道病毒感染也可以引起 IM，但 CMV 抗体及 CMV DNA 检测、腺病毒抗体检测阴性，不支持。

思路2　根据临床症状体征及检验检查结果可以作出 IM 诊断吗？

依据：①患者发热10日伴明显的消化道症状、扁桃体肿大伴表面假膜、浅表淋巴结肿大、肝脾大。②血常规提示白细胞增高、淋巴细胞比例增高、异常淋巴细胞增高；肝功能提示转氨酶明显升高，胆红素轻度升高。③EBV DNA 阳性，EBV 衣壳抗原抗体 IgM 阳性，嗜异性凝集试验阳性1：128。可以考虑 IM。

知识点

成人传染性单核细胞增多症诊断标准

1. 临床三联症，即发热、咽峡炎、淋巴结肿大。
2. 外周血淋巴细胞比例≥50%和异型淋巴细胞比例≥10%。
3. 血清嗜异性凝集试验阳性。

对于嗜异性凝集试验阴性的可疑患者，EBV 特异性抗体有助于诊断，如：①衣壳抗原抗体 IgM 阳性；②双份血清衣壳抗原抗体 IgG 效价升高4倍以上；③衣壳抗原抗体 IgG 初期阳性，核抗原抗体 IgG 由阴性转为阳性。

【问题8】　接下来该患者该如何处理？

思路1　该患者收住院，因本病主要为经口密切接触而传播，飞沫传播并不重要，偶可通过输血传播，可以入住消化道隔离病房，但患者仍属于急性期，如条件许可，也可入住呼吸道隔离病房，做好隔离，其呼吸道分泌物用漂白粉或煮沸消毒。

思路2　住院治疗过程中应注意肝功能的变化，防止重症肝炎的发生，同时需注意 IM 其他并发症的发生，如溶血性链球菌感染、肾炎、心肌炎；神经系统的并发症，如无菌性脑膜炎、脑膜脑炎、周围神经炎；血液系统并发症，如溶血性贫血、血小板减少性紫癜。

注意：部分 EBV 感染可以引起重型肝炎，极少数患者 EBV 感染后可以引起噬血细胞综合征。

【问题9】 该患者应如何治疗？

思路 目前临床诊断考虑 IM，则根据 IM 治疗原则和方案进行治疗。

原则：

（1）抗病毒治疗及对症治疗。抗病毒治疗：早期可运用更昔洛韦、阿昔洛韦、干扰素，但疗效均不肯定。

（2）抗感染治疗：仅用于咽或扁桃体继发链球菌感染时，一般用青霉素 G，避免使用氨苄西林或阿莫西林，可显著增加多形性皮疹的发生。

（3）重型患者，如咽喉部严重病变或水肿时，有神经系统并发症及心肌炎、溶血性贫血、血小板减少性紫癜等并发症，可短程使用肾上腺皮质激素。

后续治疗

该患者住院后行咽拭子培养、血培养及骨髓细胞学检查及培养，均为阴性，骨髓细胞学显示感染性骨髓象，增生活跃，异型淋巴细胞占 15%，抗 -HAV、HBV M、抗 -HCV 及抗 -HEV 均阴性，使用更昔洛韦静脉滴注及保肝治疗。4 日后体温渐降，咽喉部疼痛减轻，全身淋巴结及扁桃体明显缩小，8 日后体温正常。10 日后复查血常规：WBC $8.25×10^9$/L，中性粒细胞百分比 47.2%，淋巴细胞百分比 42.6%，Hb 118g/L，异常淋巴细胞约占 5%，PLT $226×10^9$/L。肝功能：ALT 126U/L，AST 56U/L，总胆红素 23.2μmol/L，直接胆红素 13.6μmol/L。出院后 3 个月随访：WBC $5.05×10^9$/L，中性粒细胞百分比 66.2%，淋巴细胞百分比 23.5%，Hb 136g/L，PLT $249×10^9$/L，未见异常淋巴细胞。

【问题10】 IM 误诊原因及常见的误诊现象有哪些？

思路

（1）误诊原因：因 IM 症状多样化及不典型性，即临床表现无特异性，故易致漏诊、误诊，IM 的实验室诊断主要依靠外周血细胞形态分析、EBV 抗体检测和嗜异性凝集试验。误诊原因包括对不典型临床表现掌握不够；对复杂而众多的并发症不够熟悉；过分依赖实验室而不能很好地结合临床分析；分析资料时不够全面等。

（2）常见误诊现象：①IM 初起有发热和咽痛、呼吸道症状，严重者可有肺部症状和体征，极易误诊为呼吸道感染；②伴有肝脾大、黄疸时常误诊为病毒性肝炎；③因发热、皮疹、淋巴结炎误诊为川崎病；④因发热和皮肤瘀斑误诊为血小板减少性紫癜；⑤早期因发热、血常规白细胞正常或偏低而误诊为病毒感染；⑥因发热、全身酸痛症状突出、血小板减少而误诊为出血热；⑦以发热、皮疹、浅表淋巴结肿大、肝脾大及黄疸，误诊为血液系统的恶性肿瘤，如淋巴瘤、白血病。

（3）解决策略：①掌握 IM 血常规的特点；②尽早进行 EBV 相关病原学检测；③了解 IM 多而杂的并发症。

【问题11】 何为慢性活动性 EBV 感染？

思路 EBV 感染多为急性感染，可无症状或表现为 IM，但是在免疫力低下的患儿，EBV 感染后可出现慢性或复发性 IM 样症状，伴随 EBV 抗体的异常改变，称为慢性活动性 EBV 感染（CAEBV）。一类为慢性 EBV 感染（CEBV），即由 EBV 引起的具有持续性或复发性 IM 样的临床表现，但不伴有异常升高的与 EBV 复制抗原相关的抗体效价，预后良好；另一类为严重的 CAEBV（SCAEBV），具有更严重的多系统并发症和血液学异常表现，以及异常升高的 EBV 相关抗原的抗体效价，预后差。具体内容可参见下一节。

【IM 诊断和治疗流程图】（图 2-6-1）

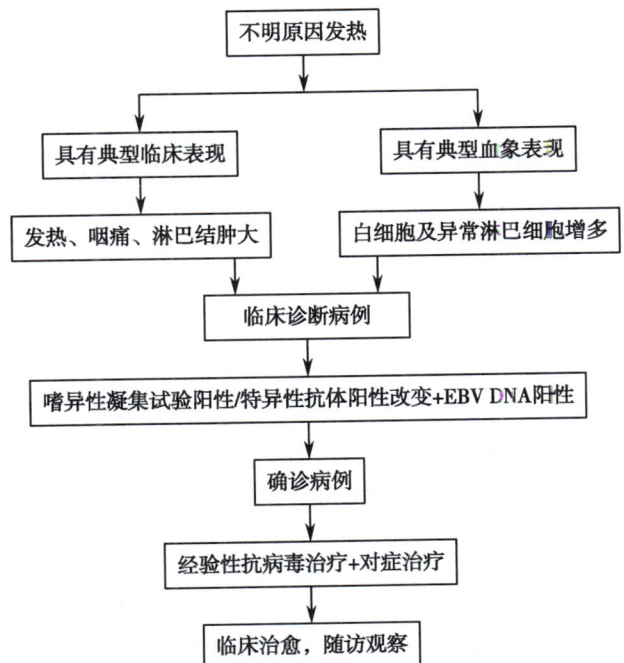

图 2-6-1 传染性单核细胞增多症诊断和治疗流程图
EBV DNA. EB 病毒脱氧核糖核酸。

（胡 鹏）

第七节　慢性活动性 EB 病毒感染

慢性活动性 EBV 感染（chronic active Epstein-Barr virus infection，CAEBV）是一种少见的发生在无明确免疫缺陷个体的严重综合征，以 12 岁以下儿童和青少年多见，成人感染相对少见。患者病程 3 个月以上，主要表现为 EBV 感染后出现慢性或复发性传染性单核细胞增多症（infectious mononucleosis，IM）样症状，以慢性疲劳、发热、淋巴结病和 / 或肝脾大为特征，并伴随 EBV 抗体的异常改变，病程中可出现严重的或致死的并发症。EBV 感染细胞可侵入全身多器官包括肝、脾、骨髓、肺、心血管系统及中枢神经系统等，其病理改变几乎可涉及全身各个器官。无论成人或儿童，CAEBV 预后均差，50% 以上患者从首发症状出现后 5 年内因严重并发症死亡，主要死于肝衰竭、心力衰竭、机会性感染及噬血细胞综合征等。

CAEBV 的诊疗经过通常包括以下环节：

（1）详细询问流行病学史，以便与其他传染病相鉴别。

（2）详细询问发热及相关伴随症状和其他相关病史。

（3）仔细检查各系统体征，包括有无皮疹及浅表淋巴结肿大等体征。

（4）针对疑似的患者完善血、尿、大便（包括潜血）三大常规，生化、感染相关指标，外周血 EBV 抗体、EBV DNA 等检查。

（5）对于外周淋巴结肿大的患者，行腹部超声或 CT 检查，必要时行正电子发射计算机体层显像仪（PET/CT）检查，明确有无深部淋巴结肿大。

（6）受累组织的病理标本进行组织学及病毒学方面的检查可有助于明确诊断。

（7）抗 EBV 治疗通常无效；激素或其他免疫抑制剂或可减轻症状，短暂控制炎症反应，但随着时间的推移，患者的病情呈进行性进展，出现机会性感染或淋巴增殖性疾病；异基因造血干细胞移植（allogeneic hematopoietic stem cell transplantation，allo-HSCT）是目前治疗 CAEBV 的有效方法。

（8）注意观察病情变化，预防和及早发现并发症并及时处理。

【临床关键点】

1. 仔细询问热程、热型、最高体温、热退情况及发热的伴随症状，尤其是有无皮疹、咽痛。

2. 临床表现形式多样，要注意除外其他感染如巨细胞病毒、单纯疱疹病毒、腺病毒和利什曼原虫、真菌、细菌等感染所致疾病。

3. CAEBV 患者的血常规特点是外周血细胞一系或多系减少，其中以血红蛋白和血小板减少多见。

4. CAEBV 可能为淋巴瘤的前期表现，骨髓细胞学检查和组织病理检查很重要。在受累组织中进行原位杂交，检测含 EBV 编码的小 RNA（EBV-encoded RNA，EBER）有助于明确诊断。

5. CAEBV 的诊断主要依据临床表现、EBV 抗体、EBV 病毒载量及组织病理损害等。

6. 某些自身免疫性疾病、肿瘤性疾病及免疫缺陷性疾病具有与 CAEBV 相似的临床表现，应注意鉴别。

7. 目前 CAEBV 尚无标准的治疗手段，allo-HSCT 是目前最有效的治疗方法。

临床病例

患者，男性，15 岁，学生，因"反复发热 6 个月"入院。

6 个月前患者无明显诱因出现畏寒、发热，最高体温 39.8℃，于当地医院发现脾脏及全身多处淋巴结肿大，EBV DNA $6.15×10^6$copies/ml，骨髓涂片：异常淋巴细胞 4%。转入某三甲医院小儿外科，行脾脏切除，腹腔内淋巴结活检术，术后活检诊断为传染性单核细胞增多症，给予更昔洛韦抗病毒治疗，体温及血液学各项指标恢复正常后出院。入院 2 个月前，患者受凉后出现发热，最高体温 40℃，伴咳嗽、咳少量黄色脓痰及全身淋巴结肿大，于某三甲医院查 EBV DNA $1.3×10^2$copies/ml，痰培养示铜绿假单胞菌，诊断为传染性单核细胞增多症并发肺部感染，遂给予更昔洛韦、哌拉西林 / 他唑巴坦、甲泼尼龙治疗 3 周后好转出院，出院前复查 EBV DNA（－）。入院 20 余日前，患者再次出现畏寒、发热，体温最高达 39.5℃，热型不规则，伴头痛、乏力，无咳嗽、咳痰等，于当地医院给予抗生素（具体不详）及更昔洛韦抗病毒治疗无明显好转，为进一步诊治再次入院。自发病以来，患者精神状态尚可，食欲减退，睡眠欠佳，二便如常，体重无明显减轻。

既往史：否认肝炎、结核或其他病史。

查体：体温 38.4℃，脉搏 88 次/min，呼吸 21 次/min，血压 114/68mmHg，神志清楚，急性热病容，反肤巩膜无黄染，右侧下颌下、右侧颈部、左侧腋下、双侧腹股沟扪及多个淋巴结，直径 1～2cm，质韧，无明显压痛，与周围组织无明显粘连，活动度较好。胸廓未见异常，双肺呼吸音低，未闻及干湿啰音。心率 88 次/min，律齐，各瓣膜区未闻及杂音。腹部饱满，软，无压痛及反跳痛。左上腹见一长约 10cm 手术瘢痕，肝肋缘下未触及，移动性浊音阴性。

初步采集病史及查体后，得出患者的临床表现为长期反复发热（病程 6 个月），有一定的毒血症症状（畏寒、头痛、乏力）及多处浅表淋巴结肿大。对于此类患者，临床上随之需要考虑以下几个相关问题。

【问题 1】　通过上述问诊及查体，该患者可疑的诊断是什么？

思路　该患者发热、淋巴结肿大考虑哪些疾病？

知识点

常见的有发热、淋巴结肿大表现的疾病

以发热、淋巴结肿大为主要表现的疾病很多，临床工作中需要结合临床症状、查体和其他辅助检查综合分析，进行诊断和鉴别诊断。常见的疾病大致可分为：

1. 感染性疾病　如细菌感染（结核、布鲁氏菌病），病毒感染（EBV、巨细胞病毒、HIV、风疹病毒等）及螺旋体病、黑热病、弓形虫病、猫抓病、组织胞浆菌病等。

2. 肿瘤性疾病　淋巴瘤、白血病、转移癌等。

3. 结缔组织疾病及其他　系统性红斑狼疮、成人斯蒂尔病、药物热、卡斯尔曼病、免疫母细胞淋巴结病、坏死性淋巴结炎等。

【问题 2】　下一步应先进行哪些检查？

思路　根据以上考虑到的疾病，需进一步完善以下检查：

（1）常规检查：血常规、尿常规、大便常规、生化、凝血功能、降钙素原。

（2）免疫学检查。

（3）病原学检查：呼吸道病毒核酸检测、EBV 抗体、EBV DNA、TORCH（弓形体、风疹病毒、巨细胞病毒及单纯疱疹病毒抗体）、结核感染 T 细胞检测（T-SPOT.TB）、输血前全套（乙肝五项、丙肝抗体、HIV 抗体、梅毒抗体）、血培养。

（4）影像学检查：胸部 CT、淋巴结彩超、心脏彩超、腹部彩超。

（5）骨髓检查。

知识点

1. 降钙素原为降钙素前体，由 116 个氨基酸组成，甲状腺滤泡旁细胞 C 细胞、肺和小肠的内分泌细胞分泌，是细菌感染的有效标志物，可用于诊断和监测细菌感染性疾病、指导临床抗生素合理应用。

2. 免疫学检查　包括体液免疫和细胞免疫相关指标、抗中性粒细胞胞质抗体（anti-neutrophil cytoplasmic antibodies，ANCA）和自身免疫性肝病相关抗体，有助于排查结缔组织疾病。

3. 呼吸道病毒　如甲型流感病毒、乙型流感病毒、呼吸道合胞病毒、腺病毒等。

4. EBV 抗体检测　包括衣壳抗原（VCA）抗体 IgM 和 IgG、早期抗原（EA）抗体 IgG 和核抗原（NA）抗体 IgG。抗 VCA IgG 和抗 NA IgG 可持续终身，抗 VCA IgM 阳性是原发 EBV 感染的诊断依据，而抗 EA IgG 阳性是新近感染或 EBV 活跃复制的示志。血清特异性抗体检测通常常用来判断 EBV 感染状态，但是 EBV 感染后血清学反应复杂多样，有的机体感染 EBV 后抗 VCA IgM 产生延迟，有的则不产生或长期存在；有的机体感染 EBV 不产生抗 NA IgG 或含量很低；有的既往感染 EBV 的患者抗 VCA IgG 检测却是阴性。因此，临床应用中推荐进行多指标的联合检测，以提高诊断准确率。

5. EBV DNA 检测　实时 PCR 检测标本中 EBV DNA 有较高的特异性和敏感性，但阳性只能提示机体内存在活动性 EBV 感染，不能判断原发感染还是既往感染再活动。

6. TORCH 抗体检测　如 IgM 抗体阳性，对诊断有帮助；如进一步检查病毒核酸阳性，提示病毒存在复制。

7. 影像学检查　胸部 CT、心脏彩超、腹部彩超及淋巴结彩超检查，有助于进一步排查及明确病变部位。

8. 骨髓检查　有助于排查血液系统疾病。

结果回报：

血常规：WBC $2.13×10^9$/L，中性粒细胞百分比 49.4%，淋巴细胞百分比 48.8%，异型淋巴细胞百分比 2%，Hb 106g/L，PLT $88×10^9$/L。

生化：总胆红素 8.2μmol/L，直接胆红素 2.8μmol/L，ALT 86U/L，AST 125U/L，ALB 28.9g/L，ALP 195U/L，GGT 136U/L，LDH 554U/L，α-羟丁酸脱氢酶 2358U/L。

凝血功能检查：未见异常。

免疫学检查：IgG 2.95g/L，IgA 117.00mg/L，IgM 47.80mg/L，CD3 88.40%，CD4 53.30%，ANCA（−），自身免疫性肝病相关抗体（−）。

病原学检查：TORCH（−），抗 VCA IgG（−），EBV DNA（−），血培养阴性。

影像学检查：腹部彩超提示肝脏体积增大，腹腔淋巴结肿大；心脏彩超正常；淋巴结彩超提示颈部、腋下、腹股沟淋巴结肿大；胸部 CT 提示双肺纹理增多增粗，右肺上叶后段见直径 0.5cm 小结节影，怀疑炎性结节或其他。

骨髓检查：骨髓细胞学可见少量泪滴形红细胞，目前骨髓增生活跃，巨核细胞产板差；骨髓培养未见细菌生长；骨髓病理示目前骨髓造血细胞增生活跃，粒系、红系、巨核系均有。

【问题3】 结合以上辅助检查结果，考虑诊断是什么？

思路　青少年男性，病程迁延；无特殊流行病学史；长期反复发热、淋巴结肿大；三系减少，肝功能异常；抗核抗体谱均为阴性；长期 EBV DNA 阳性，此次外周血 EBV 抗体及 EBV DNA 均阴性。考虑诊断：发热、淋巴结肿大原因待查，慢性活动性 EB 病毒感染（CAEBV）？血液系统肿瘤？其他？

知识点

慢性活动性 EB 病毒感染的诊断标准

同时满足下列 1、2 和 3 条者，可以诊断 CAEBV。

1. 传染性单核细胞增多症（IM）样症状持续或反复发作 3 个月以上。

IM 样症状：发热、淋巴结肿大和肝脾大。

IM 的其他系统并发症：血液系统（如血细胞减少）、消化道（如出血与溃疡）、肺（如间质性肺炎）、眼（如视网膜炎）、皮肤（如牛痘样水疱及蚊虫叮咬过敏）和心血管并发症（包括动脉瘤和心瓣膜病）等。

2. EBV 感染及引起组织病理损害的证据，满足下列条件中的 2 条：

（1）外周血单个核细胞（PBMC）中 EBV DNA 水平高于 $1×10^{2.5}$copies/μg DNA，或血清、血浆 EBV DNA 阳性。

（2）受累组织中 EBER 原位杂交或 EBV 潜伏期膜蛋白 1（EBV-LMP1）免疫组织化学染色阳性。

（3）Southern 杂交在组织或外周血细胞中检测出 EBV DNA。

3. 排除目前已知自身免疫性疾病、肿瘤性疾病以及免疫缺陷性疾病所致的上述临床表现。

【问题4】 下一步怎么办？

思路 原因未明的长期发热伴淋巴结肿大是淋巴结活检的适应证。

进一步行颈部淋巴结活检，颈部淋巴结病理报告：在成片增生中等大小淋巴样细胞背景中，查见散在CD30（+）、CD15（−）、LCA（+）、CD20（+）、EBER（+）、EBV（+）的双核或多核大细胞，IgH基因重排提示存在克隆性重排，TCR-γ基因重排阴性，病理学诊断为EBV（+）儿童淋巴增生性疾病，已从传染性单核细胞增多症进展为大B细胞淋巴瘤（侵袭性）（图2-7-1）。患者遂自动出院，一周后死亡。

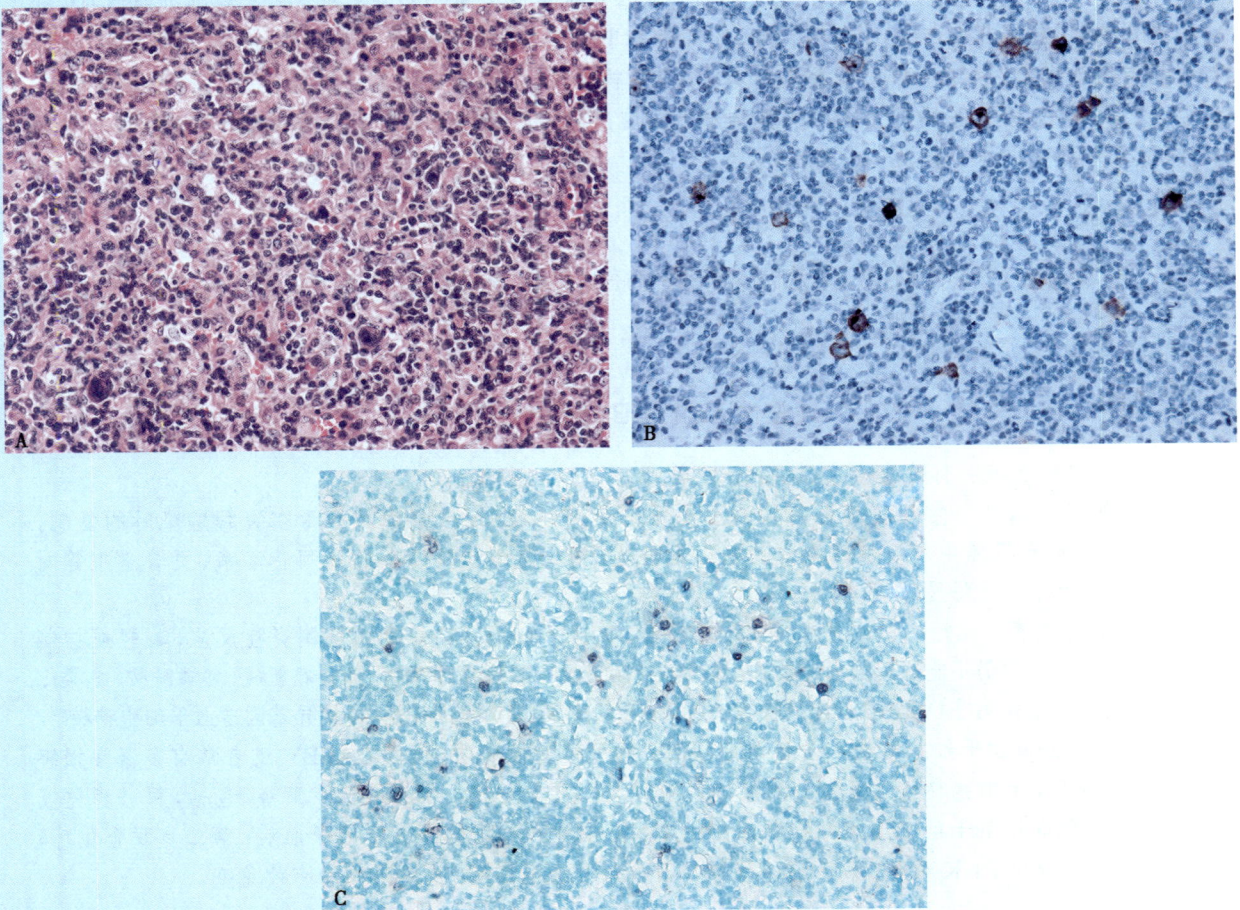

图2-7-1 颈部淋巴结病理

A. 双核或多核大细胞（肿瘤细胞）；B. EB病毒阳性大细胞；C. EB病毒编码的小核糖核酸（RNA）阳性大细胞。

【问题5】 怎样避免CAEBV被误诊？

思路

（1）误诊原因：CAEBV的诊断主要依据临床表现、EBV抗体、EBV DNA检测及组织病理损害等。因IM症状多样化及不典型性，即临床表现无特异性，故易致漏诊、误诊。

（2）掌握CAEBV的临床表现及并发症，尽早进行EBV相关抗体及EBV DNA的检测，对了解体内病毒的存在状态及临床诊断具有重要意义。此外，EBER是病毒在宿主细胞内复制、表达的产物，EBER原位杂交检测目前被视为诊断EB病毒感染的最敏感的指标之一。该患者虽外周血EBV抗体及EBV DNA阴性，但其淋巴结中仍发现EBER阳性、EBV阳性的双核或多核大细胞。因此，对CAEBV患者应尽可能取得病理标本进行组织学及病毒学方面的检查以明确诊断。

（3）凡临床遇到如下情况应考虑CAEBV的可能：①诊断不明的发热合并多器官、多系统损伤；②临床找不到病原的慢性肝炎、心肌病、肾脏损害等；③有高度蚊虫叮咬过敏史并伴皮肤损害，外周血中出现大颗粒样淋巴细胞异常增多伴血浆IgE升高者；④部分诊断为自身免疫性肝炎的患者可能存在CAEBV。

【问题 6】 CAEBV 是如何发生的?

思路　EBV 感染机体后,在体内的发生发展过程如下:

> **知识点**
>
> 1. EBV 原发感染大多发生在学龄前或青少年,可无症状或表现为传染性单核细胞增多症(IM),常为自限性,预后良好,但病毒随后潜伏于 B 淋巴细胞中,使其成为静止期记忆 B 淋巴细胞,病毒基因由原来裂解感染时的线状环化成附加体,不再进行自主复制。
>
> 2. 在个别免疫功能正常个体,EBV 不能进入潜伏感染或由潜伏感染再次进入裂解感染期,EBV 开始大量复制,病毒不但感染 B 淋巴细胞,还可感染 T 淋巴细胞或自然杀伤(NK)细胞或其他类型细胞,并呈克隆性增生,临床上即出现慢性或复发性 IM 样表现,以及病毒复制活跃导致不同脏器组织损伤。由于 EBV 可使全身不同部位各种类型的淋巴细胞感染及克隆增生,使得 CAEBV 的临床表现多种多样,其病理改变几乎可涉及各个器官。

【问题 7】 CAEBV 如何治疗?

思路　CAEBV 治疗的根本在于重建机体对 EBV 的有效免疫,彻底消除被 EBV 感染或克隆增殖的淋巴细胞。

> **知识点**
>
> **慢性活动性 EB 病毒感染治疗**
>
> 1. 目前缺乏统一有效的治疗 CAEBV 方案。
>
> 2. 抗病毒治疗　常规抗病毒药物的主要作用是抑制 DNA 聚合酶及病毒在裂解感染时的复制,而 CAEBV 患者机体中与裂解感染有关基因无表达,因此常规抗病毒药物如阿昔洛韦、更昔洛韦等对 CAEBV 的治疗均无明显疗效。
>
> 3. 免疫调节及化疗　糖皮质激素、环孢霉素、硫唑嘌呤等可在短期内控制炎症反应,减轻或控制 CAEBV 的症状,但仍不能达到治愈的效果,病情会持续进展。某些化疗药物,如长春新碱、环磷酰胺、吡柔比星、长春新碱、依托泊苷(VP-16)和泼尼松等的应用,可以降低 EBV 病毒载量,桥接异基因造血干细胞移植。
>
> 4. 异基因造血干细胞移植　是目前 CAEBV 的可治愈性方法,但因 CAEBV 患者常有多器官损害及严重并发症,干细胞移植后发生并发症的风险较大。可参考日本学者的三步策略,包括,第一步免疫抑制治疗,靶向作用于巨噬细胞并抑制活化的 T/NK 细胞和相关的高细胞因子血症;第二步联合化疗,清除 EBV 感染的 T/NK 细胞;第三步进行异基因造血干细胞移植,重建机体的有效免疫。

【问题 8】 EBV 相关噬血细胞综合征是什么?

思路　噬血细胞综合征(hemophagocytic syndrome)又称噬血细胞性淋巴组织细胞增多症(hemophagocytic lymphohistiocytosis, HLH),是一类由各种原因导致淋巴细胞、单核细胞和吞噬细胞系统异常激活、增殖,产生大量炎性细胞因子而引起的炎症反应综合征。临床以持续发热、肝脾大、全血细胞减少及骨髓、肝、脾、淋巴结组织发现噬血现象为主要特征。EBV 相关噬血细胞综合征是继发性噬血细胞综合征中最重要的类型。

> **知识点**
>
> **EB 病毒相关噬血细胞综合征诊断标准**
>
> 需同时满足下列两条:
>
> 1. HLH 诊断标准　依据 HLH-2004 方案,符合以下 8 条指标中的 5 条:
>
> ①发热:体温>38.5℃,持续>7 日;②脾大;③血细胞减少(累及外周血两系或三系):血红蛋白<90g/L,血小板计数<100×10^9/L,中性粒细胞计数<1.0×10^9/L 且非骨髓造血功能降低所致;④高甘油三

酯血症和/或低纤维蛋白原血症：空腹甘油三酯>3.0mmol/L 或高于同年龄的 3 个标准差，纤维蛋白原<1.5g/L 或低于同年龄的 3 个标准差；⑤在骨髓、脾脏、肝脏或淋巴结里找到噬血细胞；⑥血清铁蛋白升高：铁蛋白≥500μg/L；⑦NK 细胞活性降低或缺如；⑧可溶性白细胞介素-2 受体（sCD25）升高。

2. EBV 感染的证据需满足下列 2 项之一：

①血清学抗体检测提示原发性急性 EBV 感染；②分子生物学方法包括 PCR、原位杂交和 Southern 杂交从患者血清、骨髓、淋巴结等受累组织中检测 EBV 阳性，如血清或血浆 EBV DNA 阳性，受累组织中 EBER 原位杂交或 EBV-LMP1 免疫组织化学染色阳性。

（卢家桀）

推荐阅读资料

[1] 中华医学会儿科学分会感染学组，全国儿童 EB 病毒感染协作组. 儿童 EB 病毒感染相关疾病的诊断和治疗原则专家共识. 中华儿科杂志，2021，59（11）：905-911.

[2] SAWADA A，INOUE M，KAWA K. How we treat chronic active Epstein-Barr virus infection. Int J Hematol，2017，105（4）：406-418.

[3] 噬血细胞综合征中国专家联盟，中华医学会儿科学分会血液学组. 噬血细胞综合征诊治中国专家共识. 中华医学杂志，2018，98（2）：91-95.

第八节 麻 疹

麻疹是由麻疹病毒引起的急性呼吸道传染病，以发热、上呼吸道症状（咳嗽、流涕等）、结膜炎、口腔麻疹黏膜斑及皮肤斑丘疹为主要临床表现。本病主要通过呼吸道飞沫直接传播，患者是唯一传染源。病后可获得持久免疫力。

麻疹的诊疗经过通常包括以下环节：

（1）仔细询问流行病学史。

（2）详细询问患者的症状特点，如发热及其伴随症状、出疹时间、出疹顺序及其他相关病史。

（3）查体时重点关注皮疹形态及分布部位、口腔黏膜斑、结膜炎、生命体征及有助于判断病情严重程度的其他体征。

（4）针对疑似的患者进一步行特异性抗体或病毒分离等检测，以尽早明确诊断；根据病情选择进行血常规、心肌酶谱等生化检查以及胸部 X 线、CT 平扫、心电图等相关检查。

（5）对确诊麻疹患者选择呼吸道隔离病房进行隔离治疗。

（6）结合患者病情选择合适的治疗方案。

（7）注意监测病情变化，在适当的时间段判断治疗是否有效，及早发现并发症并及时处理。

（8）确定治疗结束的时间、出院日期及出院后的注意事项。

【临床关键点】

1. 麻疹的初步诊断多为临床诊断。

2. 了解流行病学史，可以为临床诊断提供帮助。

3. 仔细询问热程、热型、最高体温、热退情况、出疹时间、出疹与发热的时间关系、出疹部位及顺序、皮疹的变化；仔细询问伴随症状，尤其是呼吸道卡他症状及毒血症症状等。

4. 仔细查体，特别关注皮疹特点、口腔黏膜斑等，为诊断和鉴别诊断提供依据，同时可以全面了解有无其他系统的并发症。

5. 麻疹临床诊断之初需与其他发热伴出疹性疾病进行鉴别。

6. 尽快行血清特异性抗体检测，麻疹特异性 IgM 抗体阳性即可确定诊断。

7. 麻疹治疗以对症治疗为主，注意加强护理，密切病情观察，及早发现并发症。

8. 根据是否出现并发症及其严重程度,选择合理的治疗方案。

临床病例

患者,女性,4岁,以"发热6日,皮疹2日"之代诉就诊。初步的病史采集:6日前无明显诱因出现发热,体温38.5℃,无寒战,伴鼻塞、咳嗽、流涕、流泪、畏光,无恶心、呕吐及腹痛、腹泻,体温高时感头痛,自服中成药治疗无效,3日前体温升至39.8℃,咳嗽较前加重,无痰,在当地医院按"感冒"给予对症治疗,体温稍有下降后又复升,2日前发现耳后及颜面部出现皮疹,在当地医院就诊,查血常规示白细胞计数偏低(具体不详),给予抗菌药物(具体不详)及退热治疗,体温仍无明显下降,皮疹较前增多,逐渐蔓延至胸背部,皮疹无瘙痒,为求进一步诊治,来院就诊。自发病以来,精神较差,食欲减退,睡眠欠佳,大便秘结,小便量稍有减少,体重无明显减轻。

初步采集病史后,因为患者有发热、皮疹、上呼吸道卡他症状,对于此类患者,临床上随之需要考虑以下几个相关问题。

【问题1】 依据上述病史,该患者有哪些疾病的可能?

思路 发热伴全身或局部皮疹是很多疾病都可能出现的症状,大致可分为5大类:①病毒和细菌感染性疾病,如水痘、猩红热、风疹、麻疹、手足口病、伤寒、斑疹伤寒、败血症、传染性单核细胞增多症等;②变态反应性皮肤病,如药物性皮炎、急性荨麻疹、多形红斑等;③自身免疫性疾病,如系统性红斑狼疮、皮肌炎、血管炎性疾病等;④某些特殊性皮肤病,如脓疱型或红皮病型银屑病、红皮病等;⑤恶性肿瘤,如淋巴瘤、恶性组织细胞病等。

【问题2】 患者最有可能是哪种疾病?

思路1 患者哪类疾病的可能性大?该患者系儿童,短程发热,有毒血症症状,伴有皮疹,考虑感染所致出疹性传染病可能性较大,但仍需排除其他发热伴皮疹的疾病。

知识点

常见出疹性传染病

发热、皮疹是许多传染病共有的临床特征。传染病在发热的同时伴有出疹,称为出疹性传染病。

常见的出疹性传染病有:水痘、手足口病、风疹、猩红热、麻疹、伤寒、斑疹伤寒、登革热等。

思路2 患者最有可能是哪种出疹性传染病?

该患者发热,随病程进展体温逐渐升高达39℃以上,伴明显的上呼吸道卡他症状(鼻塞、咳嗽、流涕、流泪、畏光等),于病程第4日开始出现皮疹,并按一定顺序出疹,始于耳后、颜面部,后渐增多及胸背部,血常规曾提示"白细胞偏低",故考虑"麻疹"可能性大。

知识点

常见出疹性传染病的出疹时间

出疹性传染病中皮疹出现时间和先后顺序对诊断和鉴别诊断有重要参考价值。

常见的出疹性传染病出疹时间:水痘、风疹、手足口病多发生在起病第1日,猩红热于第2日,天花于第3日,麻疹于第4日,斑疹伤寒于第5日,伤寒于第6日,登革热多于病程第3~6日出疹等。幼儿急疹,热退后出疹。

麻疹出疹通常按一定顺序,皮疹先见于耳后、发际,渐及额、面、颈部,自上而下蔓延到胸、背、腹及四肢,最后达手掌与足底,一般3~5日出齐。

【问题3】 根据疑似诊断,重点询问哪些病史?

思路 流行病学史对传染性疾病的诊断非常重要,有些疾病明确的流行病学史是疑似诊断的重要依据。

流行病学史询问根据不同疾病而定，对于该患者需询问：①发病时周边是否有类似病例；②发病前1~3周是否有类似患者接触史；③既往是否患过麻疹；④既往免疫接种情况（有无麻疹疫苗接种史）；⑤关注发病季节。

注意：传染性疾病，流行病学史至关重要，每位患者都必须仔细询问。

> 流行病学史：散居儿童（儿童多见），2月份来诊，冬春季为呼吸道传染病的高发季节，发病前10日有明确麻疹患者接触史（2周前其堂姐曾患麻疹，曾一起玩耍）。免疫接种对传染病预防起关键性作用，该患者半岁后未注射任何疫苗（在我国计划免疫中麻疹疫苗及麻腮风疫苗均在6月龄后接种），因此该患者是麻疹的易感人群，且易感者接触麻疹患者（传染源）后90%以上发病。

【问题4】　病史采集结束后，下一步查体应重点关注哪些方面？

思路　在疾病的诊断中，全面细致的全身检查至关重要，任何部位的阳性体征均可能是疾病诊断的线索。对于该患者查体重点应包括：①皮疹，皮疹的形态、分布部位、疹间皮肤颜色，皮疹有无脱屑及色素沉着、是出血性皮疹还是充血性皮疹等；②有无卡他面容（喷嚏、流涕、眼结膜充血、畏光、流泪、眼睑水肿、分泌物多等）；③浅表淋巴结有无肿大；④口咽部检查，了解咽部有无充血，扁桃体有无肿大及脓性分泌物，特别注意有无口腔黏膜斑；⑤心脏，包括心脏大小、心率、心律、杂音等，以了解有无心肌炎及心力衰竭等并发症；⑥肺部体征，呼吸频率、呼吸音及有无啰音，以了解有无合并肺炎及肺水肿；⑦神经系统，意识状态、反射、脑膜刺激征、病理征、肌力、肌张力等，以了解有无中枢神经系统并发症和中毒性脑病等。

> **门诊查体记录**
>
> 体温38.9℃，精神欠佳，急性热病容，全身皮肤可见红色斑丘疹，以颜面部及胸背部为著，四肢较少，全身浅表淋巴结未触及肿大，咽红，扁桃体不大，未见脓性分泌物，可见口腔黏膜斑。双肺呼吸音粗，未闻及干湿啰音及胸膜摩擦音。心界不大，心律齐，各瓣膜听诊区未闻及病理性杂音。腹平坦，无腹壁静脉曲张，全腹无压痛、反跳痛和肌紧张，未触及包块，移动性浊音阴性，肝、脾肋下未触及，肝区叩痛阴性。颈软，四肢肌力及肌张力正常，双下肢无水肿。

【问题5】　上述门诊记录是否准确反映了患者的体征？

思路　该查体记录存在以下问题：①该患者存在高热、精神欠佳等表现，必须对患者进行生命体征的检查并记录；②该患者只描写精神欠佳，未准确描写其对答和反应情况，有无意识改变；③只描写有口腔黏膜斑，未描写其形态、大小及分布的部位；④只描写皮疹的大致分布情况，未描写皮疹大小、疹间皮肤是否正常，皮疹是充血性还是出血性；⑤未描写有无眼结膜充血、流泪、眼睑水肿及眼分泌物等情况；⑥未提及患者有无缺氧的情况，如有无发绀；⑦神经系统检查记录不全面，未提及脑膜刺激征及其他病理征。

> 该患者补充相关检查后的查体结果为：
>
> 血压90/60mmHg，呼吸24次/min，脉搏100次/min，神志清，问答切题。口唇无发绀，颜面、胸部、腹部、背部、双上肢肘关节以上部位及双下肢膝关节以上部位均可见红色充血性斑丘疹，大小不等，高出皮面，部分融合，压之褪色，疹间皮肤正常。双眼结膜充血，眼分泌物多，眼睑水肿。双侧颊黏膜上（近第一白齿部位）可见直径约0.5mm的白色小点，部分融合，周围有红晕。心界不大，心率100次/min，心律齐，各瓣膜听诊区未闻及病理性杂音。颈软，无抵抗，克尼格征及布鲁津斯基征均阴性，双侧巴宾斯基征阴性。

知识点

麻疹黏膜斑

也叫科氏斑（Koplik spot），于病程第2~3日出现，见于口腔双侧近第一白齿颊黏膜上，为0.5~1.0mm针尖大小白色小点，周围有红晕，初起时可只有数个，在1~2日内迅速增多，有时融合扩大成片,似鹅口疮,2～3日内消失。见于90%以上的麻疹患者。对发热伴有上呼吸道卡他症状尚未出现皮疹的患者,如果查体发现麻疹黏膜斑,具有早期诊断价值。

麻疹的皮疹见图2-8-1,麻疹黏膜斑见图2-8-2。

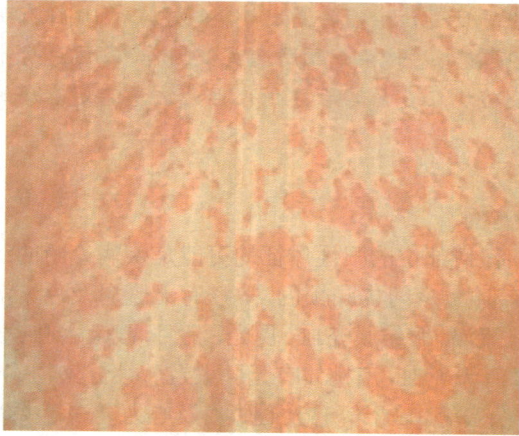

图2-8-1　麻疹的皮疹
红色充血性斑丘疹,大小不等,高出皮面,部分融合,压之褪色,疹间皮肤正常。

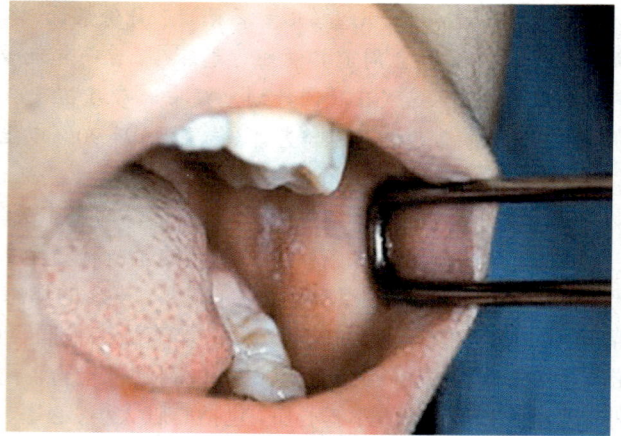

图2-8-2　麻疹黏膜斑
颊黏膜上(近第一白齿部位)可见0.5mm左右大小的白色小点,部分融合,周围有红晕。

【问题6】　结合上述症状及体征,应实施哪些检查?

思路　查体可见全身皮肤大小不等红色充血性斑丘,咽红、双眼结膜充血,眼分泌物多,眼睑水肿,口腔可见麻疹黏膜斑。结合患者发热伴呼吸道卡他症状,皮疹特点及出现的时间、顺序和流行病学史应首先考虑麻疹诊断。为进一步诊断及评估病情,该患者应进行血常规、心肌酶谱等检查。

门诊辅助检查

血常规检查:WBC $3.86×10^9$/L,中性粒细胞百分比46.3%,淋巴细胞百分比50.1%,Hb 136g/L,PLT $149×10^9$/L。

心肌酶:LDH 202.4U/L,α-羟丁酸脱氢酶178.3U/L,CK 64.5U/L,CK-MB 20U/L。

【问题7】　目前根据临床症状体征及检验结果可以作出麻疹诊断吗?

思路　依据:①患者急起发热,伴上呼吸道卡他症状;②皮疹于病程第4日出现,先见于耳后、发际,渐及颜面部,逐渐增多蔓延到胸、背部等,皮疹为大小不等斑丘疹,疹间皮肤正常;③口腔黏膜有麻疹黏膜斑;④流行病学史,发病前10日有麻疹患者接触史;⑤血常规提示白细胞计数偏低,淋巴细胞比例增高,符合病毒感染特点。因此麻疹临床诊断成立。确诊可行血清麻疹病毒抗体IgM检测或取患者眼、鼻咽分泌物分离麻疹病毒或行麻疹病毒核酸检测。

知识点

麻疹诊断依据

1. 流行病学史　在出疹前7～21日有麻疹患者接触史或有麻疹流行地区居住、旅行史。
2. 临床症状
(1)发热,体温一般≥38℃。
(2)皮疹:在病程第3～4日开始出现红色斑丘疹,疹间皮肤正常。出疹一般自耳后、面部开始,自上而下向全身扩展,并可累及黏膜。出疹时间一般持续3～5日。
(3)咳嗽、流涕、喷嚏等上呼吸道卡他症状,并有畏光、流泪、眼结膜炎症状。

(4) 起病早期(一般在病程第2~3日)在口腔颊黏膜见到麻疹黏膜斑。

3. 实验室诊断

(1) 一个月内未接种过麻疹减毒活疫苗而在血清中查到麻疹 IgM 抗体。

(2) 恢复期患者血清中麻疹 IgG 抗体效价比急性期升高 4 倍或 4 倍以上,或急性期抗体阴性而恢复期抗体转为阳性。

(3) 从鼻咽部分泌物或血液中分离到麻疹病毒,或检测到麻疹病毒核酸。

符合实验室诊断的任何一条即为实验室确诊病例。

诊断原则:典型麻疹病例可根据临床表现结合流行病学作出临床诊断,轻型麻疹病例需根据血清麻疹抗体的检测结果或麻疹病毒分离阳性或麻疹病毒核酸检测阳性作出诊断。

【问题8】 接下来患者该如何处理?

思路1 患者的隔离。

麻疹主要经呼吸道飞沫直接传播,该患者应收住院,入住呼吸道隔离病房,做好隔离,防止与其他患者接触,防止交叉感染。同时对患者进行相关传染病知识的健康教育,并行血清麻疹病毒抗体检测,以进一步确定诊断。

思路2 该患者应如何治疗?

目前临床诊断麻疹,则根据麻疹治疗原则进行治疗。主要为对症治疗,加强护理,预防和治疗并发症。①一般治疗:卧床休息,保持室内安静、通风,温度适宜,眼、鼻、口腔保持清洁,给予易消化、营养丰富的饮食;②对症治疗:高热以物理降温为主,可酌情使用小剂量退热剂,避免急骤退热,咳嗽用祛痰止咳药;③可使用利巴韦林抗病毒治疗;④及时发现和处理并发症。

住院后治疗

住院后给予该患者利巴韦林抗病毒及退热对症处理。入院第2日,患者仍发热,皮疹蔓延至手腕及脚踝处,口腔麻疹黏膜斑消退,继续原治疗方案。入院第3日,患者皮疹已出至手心及足底,但仍高热不退,体温39.8℃,呼吸28次/min,咳嗽较前加重,有痰但不易咳出。查体双下肺可闻及细小湿啰音,复查血常规示WBC $8.2×10^9$/L,中性粒细胞百分比87.4%,胸部CT提示双肺下叶炎症。入院第3日血清麻疹病毒抗体检测结果回报:IgM 抗体阳性。

【问题9】 对上述临床症状体征及检查结果如何分析?下一步应如何处理?

思路1 该患者血清麻疹病毒特异性 IgM 抗体阳性,为麻疹确诊病例。患者病程已9日,出疹5日,皮疹已出齐。通常出疹3~5日后,发热开始减退,全身症状明显减轻。但该患者仍高热不退,咳嗽加重且有咳痰,听诊双下肺可闻及湿啰音,血常规示中性粒细胞百分比明显升高,查胸部CT示双肺炎症,考虑合并支气管肺炎可能。下一步应积极治疗支气管肺炎,同时按乙类传染病报告。

知识点

麻疹的主要并发症

1. 支气管肺炎 以出疹期一周内常见,占麻疹患儿死因的90%以上。多见于5岁以下儿童,由麻疹病毒引起的肺炎多不严重,主要为继发肺部感染,病原体有金黄色葡萄球菌、肺炎球菌、流感嗜血杆菌、腺病毒等,也可为多种菌混合感染。表现为高热持续、咳嗽、脓性痰、气急、发绀、肺部啰音,易并发急性心力衰竭等。

2. 心肌炎 多见于2岁以下患重症麻疹或并发肺炎和营养不良的小儿,致心肌缺氧、心力衰竭,表现为气促、烦躁、面色苍白、发绀,心音低钝、心率快、疹发不透或突然隐退,心电图示T波和ST段改变。

3. 喉炎 2~3岁以下儿童多见,继发细菌感染时喉部组织水肿,分泌物增多,极易造成喉梗阻。

表现为犬吠样咳嗽、声音嘶哑、缺氧、吸气性呼吸困难，不及时抢救可因窒息而死亡。

4．脑炎 多发生于出疹后 2～6 日，也可发生于出疹后 3 周内，与麻疹病情轻重无关。临床表现与其他病毒性脑炎相似。部分患者有智力减退、强直性瘫痪、癫痫等后遗症。

5．亚急性硬化性全脑炎 是麻疹病毒所致远期并发症，属亚急性进行性脑炎，少见。病理变化主要为脑组织退行性病变，患者多患过麻疹，其潜伏期为 2～17 年，表现为进行性智力减退，性格改变，肌痉挛，视听障碍，脑脊液麻疹病毒抗体持续强阳性，最后因昏迷、强直性瘫痪而死亡。

思路 2 目前患者合并支气管肺炎，中性粒细胞百分比明显升高，考虑继发细菌感染可能性大，应予以抗菌药物治疗。高热中毒症状严重者可短程用糖皮质激素。

入院第 5 日患者体温较前下降，精神、食欲好转，咳嗽咳痰减轻。颜面皮疹开始消退，伴有糠麸样细小脱屑。第 7 日体温恢复正常，咳嗽明显减轻，已无咳痰，躯干四肢皮疹消退，听诊两肺呼吸音稍粗，未闻及明显干湿啰音，复查血常规白细胞 WBC $4.6×10^9$/L，中性粒细胞百分比 67%，Hb 110g/L，PLT $135×10^9$/L。

【问题 10】 该患者何时能出院解除隔离？

思路 隔离时间是依据传染期的长短决定。麻疹患者自发病前 2 日（潜伏期末）至出疹后 5 日，具有传染性，合并肺炎者延长至出疹后 10 日。

患者经上述治疗后，体温恢复正常，症状减轻，精神、食欲好转，皮疹明显消退，咳嗽明显减轻，肺部啰音消失，血常规恢复正常，说明治疗效果良好。该患者应隔离至出疹后 10 日（即应住院治疗至少 8 日），方可出院解除隔离。出院 2～3 周后门诊随诊，复查血常规、胸部 CT 平扫等。

【问题 11】 如何预防麻疹？

思路 采用预防接种为主的综合性措施（包括管理传染源，切断传播途径，保护易感人群），预防的关键是对易感者接种麻疹减毒活疫苗。我国计划免疫定于 8 月龄初种，7 岁时复种。每次皮下注射 0.2ml，各年龄剂量相同。应急接种时最好于麻疹流行季节前 1 个月。易感者在接触患者后 2 日内，若接种疫苗仍可防止发病或减轻病情。

（蔺淑梅）

第九节 流行性腮腺炎

流行性腮腺炎是由腮腺炎病毒经飞沫传播引起的急性呼吸道传染病，为我国法定丙类传染病。本病全年均可发病，但以冬、春季为主，人群普遍易感，多发于儿童，呈散发或流行，在集体儿童机构中可形成暴发流行。感染腮腺炎病毒后无论发病与否都能产生免疫反应，再次感染发病者很少见。

流行性腮腺炎的诊疗经过通常包括以下环节：

（1）详细询问流行病学史。

（2）详细询问腮腺肿大及相关伴随症状和其他相关病史。

（3）仔细检查各系统体征。

（4）针对疑似的患者进行三大常规（血、尿、大便）、生化、血淀粉酶、尿淀粉酶、抗体和抗原检测以及病毒分离等检查，以尽早明确诊断。

（5）对确诊流行性腮腺炎的患者选择治疗地点，呼吸道感染隔离病房。

（6）结合患者病情选择合适的治疗方案。

（7）注意监测病情变化，预防和及早发现并发症并及时处理。

【临床关键点】

1．仔细询问流行病学史，可以为临床诊断提供很好的依据。

2．仔细询问有无发热、腮腺肿痛及相关伴随症状。

3．仔细查体，寻找诊断和鉴别诊断的依据，同时可以全面了解有无其他系统的并发症。

4．流行性腮腺炎的临床诊断之初，需注意与化脓性腮腺炎、慢性疾病引起的非特异性腮腺肿大等相鉴别。

5．部分患者病程中并不出现腮腺肿大或并发症发生在腮腺肿大之前，需结合实验室检查尽早明确诊断。

6．血、尿淀粉酶联合脂肪酶检测很有意义，单纯腮腺炎即可引起血、尿淀粉酶的增高，且淀粉酶增高的程度往往与腮腺肿胀程度成正比，血脂肪酶的增高有助于胰腺炎的诊断。

临床病例

患者，男性，18 岁，因"发热 3 日，右侧耳垂下肿痛伴左侧睾丸胀痛 1 日"来门诊就诊。3 日前无诱因下出现发热，热前无畏寒及寒战，伴有乏力、食欲减退，体温最高达 40℃，自服退热药后体温可降至正常，但 2～3 小时后体温再次上升，就诊于社区内小诊所予以左氧氟沙星抗感染治疗 2 日后体温无下降，不适症状无明显缓解，且就诊当日清晨自觉右侧耳垂下方有肿胀感，触痛明显，进食酸硬食物后疼痛加剧，同时左侧睾丸肿胀、疼痛，遂就诊于门诊。病程中饮食睡眠欠佳，无头晕、头痛，无恶心、呕吐，无鼻塞、流涕，无咳嗽、咳痰，无腹痛、腹泻，无尿频、尿急、尿痛，二便正常，无明显体重减轻。

初步采集病史后，得出患者有发热（热程 3 日），右侧腮腺肿胀（触痛明显），左侧睾丸胀痛（无排尿困难）。对于此类患者，临床上随之需要考虑以下几个相关问题。

【问题1】　该患者发热为感染性还是非感染性发热？

思路 1　如为感染性发热，感染部位在哪里？感染的病原体是什么？如为非感染性发热，病因是什么？是血液系统疾病、结缔组织病、肿瘤，还是其他？

思路 2　该患者为短程发热，体温高峰达 40℃，无明显的毒血症症状，考虑非细菌感染性发热可能性较大，如何排除细菌感染性发热？

思路 3　耳垂下方肿胀是什么原因？能否明确为腮腺肿大？患者的肿胀感以耳垂为中心，局部皮肤紧绷发亮，触诊边界不清，有触痛，考虑为腮腺肿大。

知识点

腮腺肿大鉴别诊断

1．急性化脓性腮腺炎　腮腺局部皮肤红肿疼痛明显，质较硬，界限清楚，常为一侧性，脓肿形成后有波动感，挤压时有脓液自腮腺导管溢出，血常规白细胞总数和中性粒细胞明显增高，抗菌药物治疗有效。

2．症状性腮腺肿大　糖尿病、慢性肝炎、干燥综合征等慢性疾病也可引起腮腺肿大，但多为对称性，无肿痛感，腮腺缓慢肿大，无发热但有原发疾病的相应表现。此外，腮腺导管阻塞、营养不良、结节病、药物引起的腮腺肿大统称为症状性腮腺肿大。

3．其他病毒所致的腮腺肿大　已知 I 型和Ⅲ型副流感病毒、甲型流感病毒、A 型柯萨奇病毒、淋巴脉络丛脑膜炎病毒、巨细胞病毒均可引起腮腺肿大，但以上各种病毒所致疾病除可出现发热、腮腺肿大外，还具有其自身疾病的临床表现，也可通过血清学作病原学诊断。

思路 4　最有可能的非细菌感染性疾病是什么？该患者发病初期有发热症状，后出现右侧腮腺肿大及左侧睾丸胀痛，故需考虑"流行性腮腺炎合并睾丸炎"可能，同时需明确有无并发其他系统感染可能。

【问题2】　有无流行病学史？

思路　流行病学史在传染性疾病的诊断中，有非常重要的作用。流行病学史询问内容应根据不同疾病而定，对于该患者需询问：①发病季节；②既往是否有流行性腮腺炎病史；③发病前 2～3 周是否有流行性腮腺炎患者接触史。

补充流行病学史：冬季（11 月份）来诊，既往体健，无流行性腮腺炎病史，发病前 2 周有明确流行性腮腺炎患者接触史。

【问题3】 病史采集结束后,下一步查体应重点检查哪些方面?

思路　对于该患者查体重点应包括:①腮腺、舌下腺、颌下腺(位置,大小,有无红肿、触痛,皮温);②腮腺管口有无脓液流出;③浅表淋巴结有无肿大;④神经系统,包括精神、意识状态、反射、脑膜刺激征、病理征、肌力、肌张力等,以了解有无中枢神经系统感染;⑤生殖系统,患者为男性,包括有无睾丸肿胀、疼痛,以了解有无合并生殖系统感染;⑥腹部,应全面仔细(包括视、触、叩、听),注意中上腹部有无压痛或反跳痛;⑦其余部位也应检查,以了解有无并发症及为鉴别诊断提供依据。

门诊查体记录

神志清楚,精神欠佳,全身浅表淋巴结未触及肿大,右侧腮腺肿大,咽红,扁桃体未见肿大,双肺呼吸音粗,未闻及干湿啰音。心率118次/min,律齐,各瓣膜听诊区未闻及病理性杂音。腹平软,无腹壁静脉曲张,未触及包块,移动性浊音阴性,肝脾肋下未触及,肝区叩痛(-)。左侧睾丸肿大,触痛(+)。颈软,四肢肌力肌张力正常,双下肢无水肿。

【问题4】 上述门诊记录是否准确反映了患者的体征?

思路　从问题3的分析可以得知,该查体记录存在以下问题:①该患者存在高热、精神欠佳等表现,应对患者进行生命体征的检查并记录;②该患者只描写精神欠佳,未准确描写其对答和反应情况;③未具体描写腮腺及腮腺管口情况,对诊断及鉴别诊断有重要价值的查体应详细描述;④神经系统检查、腹部体征等对鉴别诊断和评估有无并发症提供依据的阴性体征,也应详细描写。

该患者补充相关检查后的查体结果如下:

体温38.4℃,脉搏89次/min,呼吸19次/min,血压110/78mmHg,对答切题,查体配合,全身未见皮疹及出血点,右侧腮腺以耳垂为中心肿大,约为4cm×5cm,局部皮肤紧绷发亮,边界不清,质软,触痛(+),舌下腺及下颌下腺未触及,腮腺管口可见红肿,无脓性分泌物,咽红,左侧睾丸肿大,约为6cm×7cm,触痛(+)。颈软,克尼格征、布鲁津斯基征阴性,双膝腱反射对称存在,双侧巴宾斯基征阴性。

【问题5】 结合上述查体结果,为明确诊断应进一步实施哪些检查?

思路　通过上述查体结果可以发现患者有如下异常体征:中度发热、右侧腮腺肿大且触痛(+)、腮腺管口红肿、咽红、左侧睾丸肿大且触痛(+)。结合患者的症状、流行病学史,首先考虑流行性腮腺炎合并睾丸炎的诊断。为进一步明确诊断,该患者应进行血常规、尿常规、尿淀粉酶、大便常规、生化(肝肾功能、电解质、血糖、心肌酶)、血清学(淀粉酶、脂肪酶)、心电图、腹部及泌尿系统超声的检查。

知识点

睾丸炎鉴别诊断

1. **急性附睾炎**　常有留置尿管及尿道内器械操作史,起病急,可有突发性的阴囊肿大、疼痛伴明显的触痛。但最初仅附睾肿大,睾丸可正常或稍硬;当附睾炎症波及睾丸时,睾丸与附睾之间的边界不清,均有触痛。

2. **急性化脓性睾丸炎**　也可表现为突发性的阴囊疼痛、肿大,但无腮腺炎病史,通常睾丸、附睾肿大且界限不清,应用抗菌药物治疗有效。

门诊辅助检查

血常规检查:WBC $10.32\times10^9/L$,中性粒细胞百分比79.5%,Hb 121g/L,PLT $110\times10^9/L$。尿常规:正常。大便常规+潜血:正常。肝肾功能:正常。血糖:正常。心肌酶:正常。PCT 0.084μg/L;CRP 16mg/L;ESR 11mm/h。血淀粉酶:231U/L。尿淀粉酶:1 250U/L。血脂肪酶:96U/L。心电图:未见异常。腹部+泌尿系统超声:左侧睾丸弥漫性肿大。

【问题6】　如何判读、分析该患者的检查指标？

思路　患者的 PCT、CRP、ESR 均正常，提示该患者细菌感染可能性不大。血常规结果显示白细胞计数及中性粒细胞绝对值轻度升高，符合流行性腮腺炎的血常规特点。血清和尿淀粉酶均增高，且脂肪酶未见增高，也符合流行性腮腺炎的血清学特点。

【问题7】　接下来该患者该如何处理？

思路　流行性腮腺炎主要经呼吸道传播，腮腺肿胀前 7 日至肿胀出现后 9 日均有传染性，该患者应收住院，入住呼吸道隔离病房，做好床边隔离，加隔离标记，防止患者间互相接触，防止交叉感染。同时对患者进行相关传染病知识的健康教育。

【问题8】　对于该患者，应如何治疗？

思路　目前临床诊断考虑流行性腮腺炎合并睾丸炎，则根据流行性腮腺炎治疗原则进行治疗。

1. 一般治疗　卧床休息至腮腺肿胀完全消退，注意口腔清洁，饮食以流质、软食为主，避免酸、硬、甜等刺激性饮食，餐后用生理盐水漱口，保证液体摄入量。

2. 抗病毒治疗　该病为自限性疾病，无特效药，可使用利巴韦林 $10\sim15mg/(kg\cdot d)$ 静脉注射抗病毒治疗，有加速消肿、缩短热程的效果。

3. 对症治疗　高热以物理降温为主，必要时可使用解热镇痛药；可用棉花垫和丁字带托起阴囊减轻坠胀感，若红肿明显可局部间歇进行冷敷；可短期使用肾上腺皮质激素（肾上腺皮质激素同样适用于重症腮腺炎或并发脑膜脑炎、心肌炎等）。

住院后治疗

该患者住院后使用利巴韦林 1g 静脉注射 1 日 1 次抗病毒治疗，住院第 3 日最高体温下降至 37.5℃，自觉乏力、食欲减退明显好转，腮腺及睾丸肿痛感减轻，睾丸缩至约 3cm×4cm 大小，复查血淀粉酶 167U/L，尿淀粉酶 660U/L，血常规示 WBC 6.7×10^9/L，中性粒细胞百分比 69%，Hb 111g/L，PLT 98×10^9/L。

【问题9】　对该检验结果应该如何判读？下一步应如何处理？

思路　此结果和临床治疗效果相吻合，治疗有效，继续目前治疗方案不变，继续观察体温、临床症状体征（尤其腮腺及睾丸肿胀为重点），定期复查血常规、血清淀粉酶、尿淀粉酶等。同时按丙类传染病报告。

【问题10】　何时能出院解除隔离？

思路　患者体温恢复正常 3 日以上，症状体征缓解，腮腺肿大时间达 9 日方可出院解除隔离。出院 1～2 周后门诊随诊，复查血常规、血淀粉酶、尿淀粉酶、泌尿系统超声等。

【问题11】　除睾丸炎外，流行性腮腺炎还有哪些并发症？

思路　由于腮腺炎病毒有嗜腺体和嗜神经性，常侵入中枢神经系统和其他腺体、器官引起并发症。

1. 脑膜脑炎　较常见，常在腮腺炎高峰时出现，也可出现在腮腺肿大之前或腮腺肿大消失以后，表现为发热、头痛、呕吐、颈项强直、克尼格征阳性等，脑脊液的改变与其他病毒性脑炎相似，主要是淋巴细胞增高，脑电图不似其他病毒性脑炎明显，以脑膜受累为主，预后大多良好，常在 2 周内恢复正常，如侵及脑实质，可出现嗜睡甚至昏迷等，并可能有神经系统后遗症甚至死亡。

2. 卵巢炎　5%～7% 的青春期后女性患者可并发卵巢炎，症状多较轻，可出现下腹痛及压痛、月经不调等，一般不影响生育功能。

3. 胰腺炎　严重的急性胰腺炎较少见，常发生于腮腺肿大数日后，表现为上腹部剧痛和触痛，伴发热、寒战、反复呕吐等。由于单纯腮腺炎即可引起血、尿淀粉酶升高，因此淀粉酶升高不能作为诊断胰腺炎的证据，补做脂肪酶检查有助于诊断。

4. 耳聋　为听神经受累所致，发病率不高，大多为单侧性，不易及时发现，治疗困难，可成为永久性耳聋。

5. 肾炎　病程早期可有一过性轻微肾功能损伤，主要表现为一过性肌酐清除率异常，少数有镜检血尿和蛋白尿，但很少有水肿和高血压。

6. 其他并发症　心肌炎较常见，而乳腺炎、胸腺炎、甲状腺炎、泪腺炎、关节炎等偶可发生。

【问题12】　流行性腮腺炎的常见误诊原因。

思路　多数流行性腮腺炎患者流行病学史明确，症状体征典型，误诊率较低，但其并发症较多，误诊情况多发生在无腮腺肿大患者或并发症出现在腮腺肿大之前者，另外还有其他原因导致的腮腺肿大被误诊为流行性腮腺炎。因此在临床工作中应重视流行病学史的询问，掌握好鉴别诊断，全面、综合地分析症状、体征及实验室检查结果。

知识点

流行性腮腺炎的预防接种

妊娠早期易感孕妇应避免接触患者，以免造成胎儿感染。腮腺炎减毒活疫苗接种后产生的抗体至少可维持 20 年。应用麻疹 - 腮腺炎 - 风疹（MMR）三联疫苗抗体阳转率可达 95% 以上，推荐对大于 12 月龄小儿、青春期和成年无自然感染史者普遍接种。12 月龄以内婴儿因存在来自母亲的相应保护性抗体，故不用接种。妊娠期、严重发热性疾病、过敏、近期接受过免疫球蛋白和免疫抑制患者暂缓接种。

（李家斌）

第十节　新型冠状病毒感染

新型冠状病毒感染（coronavirus disease 2019,COVID-19），是由新型冠状病毒 SARS-CoV-2（2019-nCoV）引起的一种呼吸道传染病。2019 年 12 月以来，在我国湖北省武汉市出现了新型冠状病毒感染疫情，此后，我国其他地区及境外多个国家也相继出现病例，形成了全球大流行的态势。新型冠状病毒（简称"新冠病毒"）属于 β 属冠状病毒，经呼吸道飞沫和密切接触传播，人群普遍易感。新冠病毒感染者为主要传染源。病毒入侵人体呼吸道后，主要依靠其表面 S 蛋白上的受体结合域（RBD），识别宿主细胞血管紧张素转化酶 2（ACE2）受体，并与之结合感染宿主细胞。新冠病毒具有在上呼吸道尤其是咽部组织内活跃复制和释放的能力，并可进一步引起肺组织的感染及破坏。部分患者起病后可进展至重症或危重症，出现严重的肺部毁损、显著的全身炎症及凝血异常等病毒直接作用或间接免疫损伤，进而引起多脏器受累甚至死亡。与既往高致病性冠状病毒如严重急性呼吸综合征病毒（SARS-CoV）及中东呼吸综合征病毒（MERS-CoV）感染相比，新冠病毒传染性强，临床类型更为多样化，且重症患者病程后期常合并全身系统广泛受累。

新冠病毒在人群中流行和传播过程中基因可频繁发生突变，突变和重组会影响病毒的生物学特性。其中，奥密克戎变异株（Omicron）2021 年 11 月在人群中出现，相比此前的变异株，其传播力和免疫逃逸能力显著增强，自 2022 年开始已成为全球绝对优势流行株。当前，新的奥密克戎亚分支仍在不断出现。国内外证据显示奥密克戎变异株肺部致病力明显减弱，临床表现已由肺炎为主衍变为以上呼吸道感染为主。

目前，针对新冠病毒的特异性抗病毒药物疗效仍是有限的。全球已上市了多种不同技术路线的新冠病毒疫苗，接种新冠病毒疫苗是预防新冠病毒感染、降低发病率和重症率的有效手段，但疫苗的长期效力仍有待进一步证实。因而，当前该病临床诊治的重点主要在于支持性治疗，以及早期识别具有重症化倾向的患者并及时阻断其病程发展。

新冠病毒感染的诊疗经过通常包括以下环节：

1. 详细询问流行病学史。

2. 全面了解临床症状。

3. 生命体征评估及详细的体格检查。

4. 针对疑似患者进行血常规、肝功能、肾功能、新冠病毒抗体及核酸检测、肺部影像学评估的检查及复查。

5. 确定临床分期，综合支持治疗。

6. 观察病情变化，及早发现向危重症转化趋势并进行干预。

7. 明确出院及随访计划。

【临床关键点】

1. 详细询问流行病学史及临床症状，有助于早期鉴别诊断。

2. 及时的病原学检测及影像学检查为诊断关键。

3．应密切监测，早期识别高危人群及病情重症化倾向。

4．一旦病情出现重症化趋势，除氧疗及一般对症治疗外，抗凝治疗和免疫炎症控制有助于改善预后。

临床病例

患者，男性，66岁，河北人，已婚，因"咽痛4日、发热3日"来发热门诊就诊。患者2023年1月19日无诱因出现咽部疼痛，次日出现发热，最高体温38.2℃，伴畏寒，无寒战、头痛、咳嗽、咳痰、胸闷、憋气、腹痛及腹泻。社区医院就诊，查血常规：WBC $5.16×10^9$/L，中性粒细胞百分比80.6%，淋巴细胞计数$0.67×10^9$/L，Hb 144g/L，PLT $147×10^9$/L。予退热药物及阿奇霉素口服，症状缓解不明显，1月21日至当地医院门诊查肺CT示"双肺间质性改变，右侧胸膜增厚粘连"（图2-10-1）。既往：高血压10年，服用"氨氯地平"5mg每日一次控制血压可。个人史：无吸烟饮酒史；近1周内司办公室同事及家人均有确诊新冠病毒感染病例。查体：体温38.3℃，心率96次/min，呼吸20次/min，血压125/80mmHg，血氧饱和度96%（不吸氧）；浅表淋巴结未及肿大，双肺呼吸音粗，未闻及干湿啰音，心腹查体（-）。

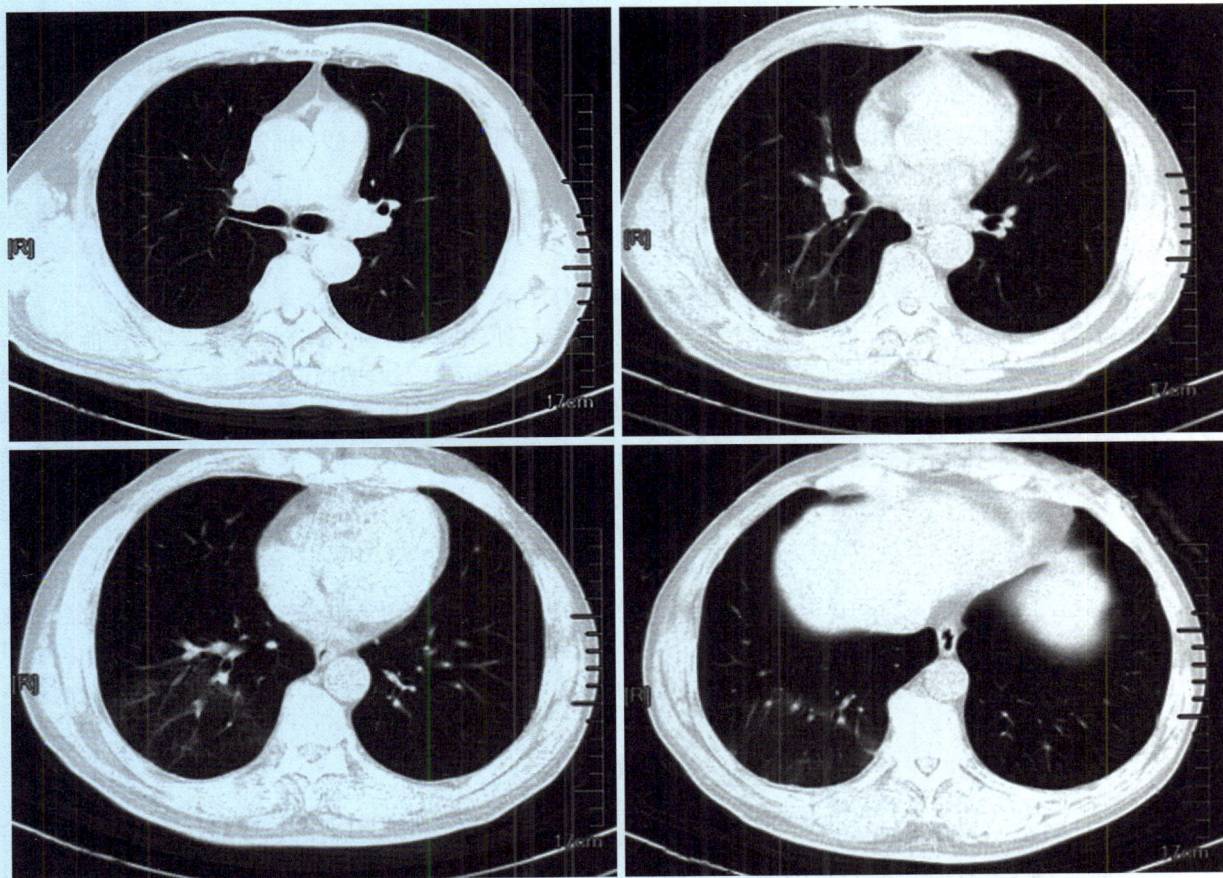

图2-10-1　患者胸部CT图像

【问题1】 通过上述病史采集，该患者首先考虑的诊断是什么？

思路　该患者以上呼吸道症状起病，发热，白细胞不高，淋巴细胞正常偏低，胸部CT示双肺间质性渗出，右肺为著，考虑肺部感染明确，病毒性可能性大。患者感染及发病地点在社区，与确诊新冠病毒感染患者有明确密切接触史，需高度疑诊新冠病毒感染。

新冠病毒早期毒株感染的潜伏期为1～14日，奥密克戎变异株流行以来，潜伏期多为2～4日。临床以发热、干咳、乏力为主要表现，少数伴有鼻塞、流涕、咽痛、嗅觉改变、肌痛、腹部不适及腹泻等症状。轻型患者仅表现为低热、轻微乏力等，可无肺炎表现。儿童病例症状较轻，部分儿童及新生儿病例症状可不典型，表现为呕吐、腹泻等消化道症状或仅表现为精神差、呼吸急促。

知识点

新冠病毒流行病学特点

1. **传染源** 目前所见传染源主要是新冠病毒感染的患者和无症状感染者。在潜伏期即有传染性，发病 3 日内传染性较强。

2. **传播途径** 经呼吸道飞沫和密切接触传播是主要的传播途径。在相对封闭的环境中长时间暴露于高浓度气溶胶情况下存在经气溶胶传播的可能。接触被病毒污染的物品后也可造成感染。在密集场所保持社交距离、佩戴外科口罩、规范手卫生，能够有效降低感染风险。

3. **易感人群** 人群普遍易感。感染后或接种新冠病毒疫苗后可获得一定的免疫力，但持续时间尚不明确。

【问题2】 下一步应如何处理？

思路

1. 咽拭子标本采集及送检。采集深部鼻咽／口咽拭子，行新冠病毒核酸检测；也可留取合格痰标本送检。

2. 如有条件行血清学检测新冠病毒抗体；同时行甲型／乙型流感病毒核酸／抗体检测、支原体抗体、呼吸道合胞病毒等其他呼吸道病原检测。

3. 完善血常规、肝功能、肾功能、肌酸激酶、肌红蛋白、肌钙蛋白、凝血（纤维蛋白原、D- 二聚体）、降钙素原、炎症指标（C 反应蛋白、红细胞沉降率）检查。

4. 氧疗，监测临床症状变化，必要时复查肺部影像学（CT）。

新冠病毒感染，尤其是临床表现较轻者需与其他病毒或病原引起的上呼吸道感染相鉴别，包括流感病毒、腺病毒、呼吸道合胞病毒等其他已知病毒及肺炎支原体、军团菌等不典型病原体感染，尤其是对疑似病例要尽可能采取包括快速抗原检测和多重 PCR 核酸检测等方法，对常见呼吸道病原体进行检测。对于非典型病例还要与非感染性疾病，如血管炎、皮肌炎和机化性肺炎等鉴别。在儿童患者中，当出现皮疹、黏膜损害时，需与川崎病鉴别。

结果回报：

全血细胞计数：WBC $4.22×10^9$/L, Hb 140g/L, PLT $132×10^9$/L, 中性粒细胞百分比 81%, 淋巴细胞计数 $0.48×10^9$/L。

血生化：ALT 20U/L, AST 36U/L, ALB 39.3g/L；肌酐 88.8μmol/L, CK 267U/L, LDH 308U/L；电解质水平基本正常。

血清铁蛋白 459.57μg/L；超敏 C 反应蛋白 57.8mg/L。

肌红蛋白 96.3μg/L；超敏肌钙蛋白 1.1ng/L。

红细胞沉降率 49mm/h。

凝血功能：PT 10.6 秒, APTT 24.0 秒, INR 0.90, 纤维蛋白原 4.1g/L；D- 二聚体 0.37mg/L。

鼻咽拭子新冠病毒核酸检测阳性。

甲乙型流感病毒抗原及人感染 H7 亚型禽流感病毒抗原检测均阴性。

【问题3】 新冠病毒的病原检测有哪些手段，如何选择？

思路 新冠病毒病原学检查一般采用核酸检测，临床常用检测标本为鼻咽拭子、咽拭子、痰或其他下呼吸道分泌物／气管抽取物，部分患者在血液及粪便等标本中也可检测出新冠病毒核酸。检测下呼吸道标本（痰或气道抽取物）更加准确。最常用的手段为荧光定量 PCR。此外，采用胶体金法和免疫荧光法检测呼吸道标本中的病毒抗原，检测速度快，其灵敏度与感染者病毒载量呈正相关，但阴性不能排除。核酸和抗原检测都会受到病程、标本采集、检测过程、检测试剂等因素的影响，为提高检测阳性率，应规范采集标本，标本采集后尽快送检。新冠病毒具有在上呼吸道尤其是咽部组织活跃复制的能力，咽部病毒复制释放在感染后短期内即可出现，随着时间的推移呼吸道标本行核酸及抗原检测的阳性率会显著下降。

呼吸道标本、粪便标本等也可行病毒分离培养，但较少应用于临床诊断。

对于起病一定时间后的患者可以考虑同时行血清学检查。感染者可呈现新冠病毒特异性 IgM 抗体、IgG 抗体阳性，但发病 1 周内阳性率均较低。由于试剂本身阳性判断值原因，或者体内存在干扰物质（类风湿因子、嗜异性抗体、补体、溶菌酶等），或者标本原因（标本溶血、被细菌污染、贮存时间过长或凝固不全等），抗体检测可能会出现假阳性。一般不单独以血清学检测结果作为诊断依据，需结合流行病学史、临床表现和基础疾病等情况进行判断。对临床怀疑新冠感染且核酸检测阴性的患者，或病情处于恢复期且核酸检测阴性的患者，可以通过恢复期 IgG 抗体水平为急性期 4 倍或以上升高进行回顾性诊断。接种新冠病毒疫苗者和既往感染新冠病毒者，原则上抗体不作为诊断依据。

知识点

鼻咽拭子标本采集方法

1. 以拭子测量鼻孔到耳根的距离并以手指做标记。

2. 让被采集者头部自然放松，将拭子贴鼻孔壁慢慢进入其一侧鼻孔内，至手指触及鼻子，使拭子在鼻内停留 15～30 秒，然后轻轻旋转擦拭鼻颚部位 3 次。

3. 将拭子投入病毒运送培养基中，折断拭杆，使其完全置于管中。

4. 旋紧管盖，做好标记，放入塑料袋密封好。

5. 若需从两个鼻孔采集，应该分别使用一个拭子。

6. 保存于 4℃（短期保存）。

参见图 2-10-2。

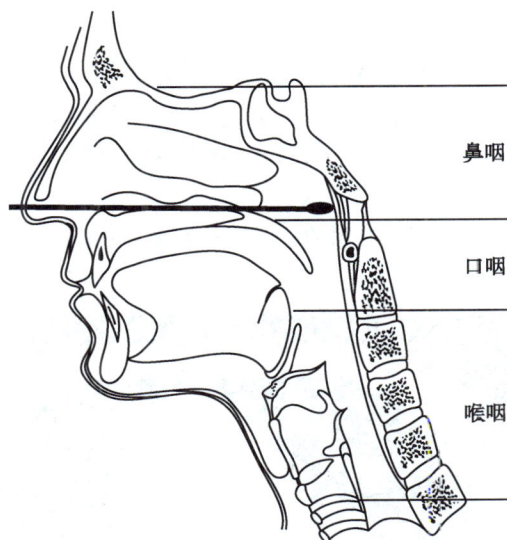

图 2-10-2　鼻咽拭子标本采集方法

口咽拭子标本采集方法

1. 请被采集者先用生理盐水漱口。

2. 采集者用压舌板辅助，将咽拭子越过舌根，让被采集者头部微仰，嘴张大，并发"啊"的长音，使得鄂垂上提露出两侧咽扁桃体，手持拭子在两侧咽扁桃体稍微用力来回擦拭至少 3 次，然后再在咽后壁上下擦拭至少 3 次，取出时避免接触舌及口腔黏膜等处。

3. 将拭子投入病毒运送培养基中，折断拭杆，使其完全置于管中。

4. 旋紧管盖，做好标记，放入塑料袋密封好。

5. 保存于 4℃（短期保存）。

注意：为患者采集核酸标本时，必须采取三级防护。

【问题 4】　新冠病毒感染者的其他检查有何特点？

思路　一般检查方面，新冠病毒感染者发病早期外周血白细胞总数正常或减少，淋巴细胞计数可减少，部分患者可出现转氨酶、乳酸脱氢酶、肌酶和肌红蛋白增高；部分危重者可见肌钙蛋白增高。多数患者 C 反应蛋白和红细胞沉降率升高，降钙素原正常。严重者 D- 二聚体升高、外周血淋巴细胞进行性减少。重型、危重型患者常有炎症因子升高。

胸部影像学方面，早期呈现多发小斑片影及间质改变，以肺外带明显。进而发展为双肺多发磨玻璃影、浸润影，严重者可出现肺实变，胸腔积液少见。

知识点

新型冠状病毒感染诊断要点

根据流行病学史、临床表现、实验室检查等综合分析,新冠病毒核酸检测阳性为确诊的首要标准。

诊断标准:

1. 具有新冠病毒感染的相关临床表现。

2. 具有以下一种或以上病原学、血清学检查结果:

(1) 新冠病毒核酸检测阳性。

(2) 新冠病毒抗原检测阳性。

(3) 新冠病毒分离、培养阳性。

(4) 恢复期新冠病毒特异性 IgG 抗体水平为急性期 4 倍或以上升高。

　　入院后予对症退热治疗,监测体温及血氧饱和度变化。患者仍有发热,最高体温 38.1～38.5℃,1 月 26 日开始逐渐出现咳嗽、咳痰,气短,吸氧状态下血氧饱和度 95%,无吸氧状态下血氧饱和度 91%～92%。1 月 27 日复查:淋巴细胞计数 $0.31×10^9$/L;肝肾功能未见明显异常;超敏 C 反应蛋白 106.2mg/L;降钙素原 <0.05μg/L。

　　考虑目前诊断为:新冠病毒感染(重型)。复查肺部 CT:示双肺感染性病变范围较前明显增多、渗出加重(图 2-10-3)。

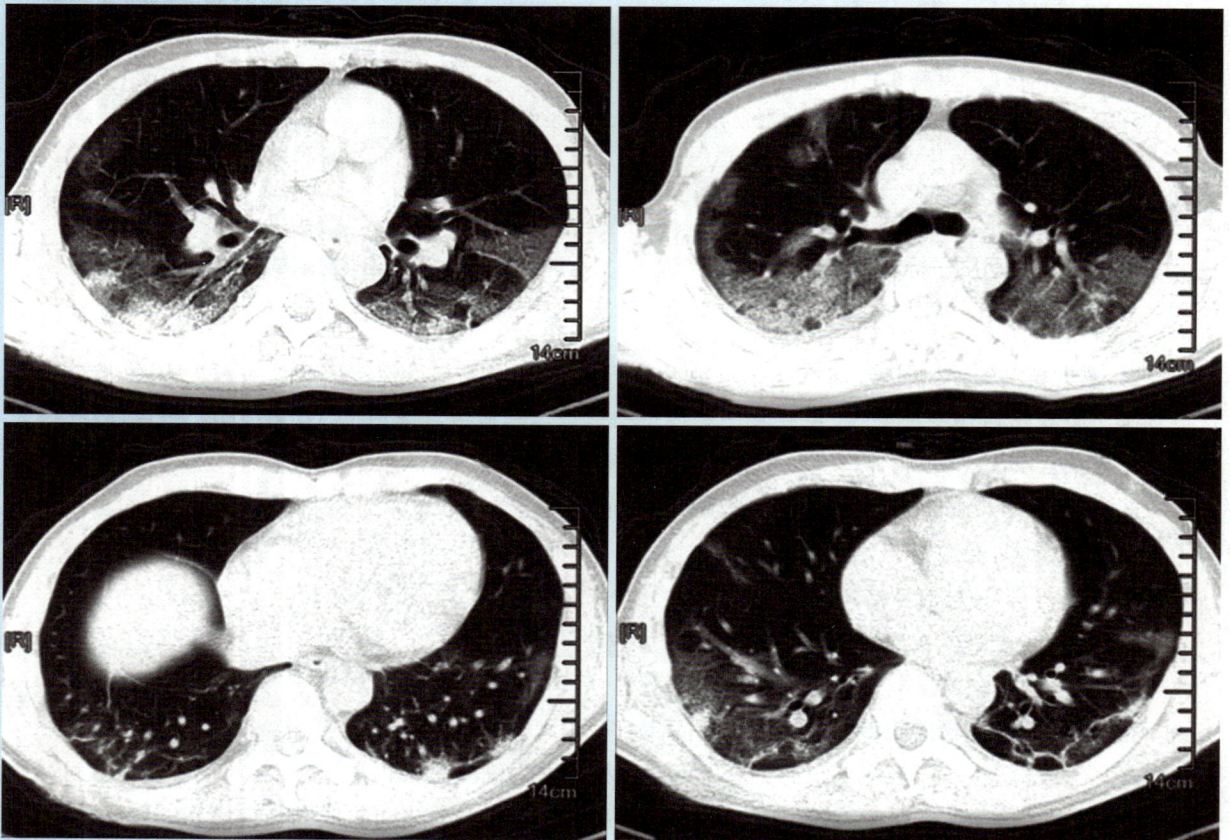

图 2-10-3　患者胸部 CT 图像

【问题 5】　新冠病毒感染分为哪些临床类型?

　　思路　新冠病毒感染分为 4 个临床类型,轻型、中型、重型及危重型。此外,部分个体可出现无症状感染,表现为无明显临床症状,而核酸检测为阳性。

80% 以上的新冠病毒感染者临床呈现轻型、中型或仅为无症状亚临床感染，表现为咽部症状或肺部受累而不伴有明显低氧血症或呼吸窘迫。而少部分患者在起病后会逐渐进展至重症或危重症，出现严重的肺部毁损、显著的全身炎症及凝血异常等病毒直接或间接损伤，进而引起多脏器受累甚至死亡。重症患者的加重多发生在起病后一周之内，临床出现呼吸困难和低氧血症，严重者可快速进展为急性呼吸窘迫综合征、脓毒症休克、难以纠正的代谢性酸中毒和出凝血功能障碍及多器官功能衰竭等。极少数患者还可有中枢神经系统受累及肢端缺血性坏死等表现。除了病毒直接损伤外，感染后继发的免疫炎症损伤是导致病情重的重要原因之一。

重症及危重症患者是发生新冠病毒感染相关死亡及不良预后的主要人群。患者一旦进入重症或危重症阶段，其死亡风险将显著上升。

知识点

新型冠状病毒感染分型

1. 轻型　以上呼吸道感染为主要表现，如咽干、咽痛、咳嗽、发热等。

2. 中型　持续高热 >3 日和 / 或咳嗽、气促等，但呼吸频率 <30 次 /min、静息状态下吸空气时指氧饱和度 >93%。影像学可见特征性新冠病毒感染肺炎表现。

3. 重型

（1）成人符合下列任何一条且不能以新冠病毒感染以外其他原因解释：

1）出现气促，呼吸频率 ≥30 次 /min。

2）静息状态下，吸空气时指氧饱和度 ≤93%。

3）动脉血氧分压（PaO_2）/ 吸入气氧浓度（FiO_2）≤300mmHg（1mmHg=0.133kPa）。高海拔（海拔超过 1 000m）地区根据以下公式校正：$PaO_2/FiO_2 \times [760/$ 大气压（mmHg）]。

4）临床症状进行性加重，肺部影像学显示 24～48 小时内病灶明显进展 >50%。

（2）儿童符合下列任何一条：

1）超高热或持续高热超过 3 日。

2）出现气促（<2 月龄，呼吸频率 ≥60 次 /min；2～12 月龄，呼吸频率 ≥50 次 /min；1～5 岁，呼吸频率 ≥40 次 /min；>5 岁，呼吸频率 ≥30 次 /min），除外发热和哭闹的影响。

3）静息状态下，吸空气时指氧饱和度 ≤93%。

4）出现鼻翼扇动、三凹征、喘鸣或喘息。

5）出现意识障碍或惊厥。

6）拒食或喂养困难，有脱水征。

4. 危重型　符合以下情况之一者：

（1）出现呼吸衰竭，且需要机械通气。

（2）出现休克。

（3）合并其他器官功能衰竭需 ICU 监护治疗。

【问题6】　新冠病毒的重型 / 危重型预警因素包括那些？

思路　绝大多数新冠病毒感染者预后良好，少数患者可病情危重。目前研究已明确了部分与死亡风险明确相关的人口学特征，包括高龄（年龄 ≥65 岁）、男性、具有一种或多种基础疾病（如高血压、糖尿病、恶性肿瘤等）等。除此之外，与轻型及中型患者相比，多数危重患者在病程发展中具有明显进展阶段，这一临床加重往往发生在起病后的第 2 周，同时伴有外周血淋巴细胞数值的进一步下降、炎症指标显著升高，以及肺内病变的迅速进展和临床症状的恶化。具体而言，病情进展中以下指标变化提示有可能进展为重症 / 危重症。

1. 成人

（1）低氧血症或呼吸窘迫进行性加重。

（2）组织氧合指标（PaO_2/FiO_2）恶化或乳酸进行性升高。

（3）外周血淋巴细胞计数进行性降低或外周血炎症标记物如白细胞介素 6、C 反应蛋白、铁蛋白等进行性上升。

（4）D-二聚体等凝血功能相关指标明显升高。

（5）胸部影像学显示肺部病变明显进展。

2.儿童

（1）呼吸频率增快。

（2）精神反应差、嗜睡、惊厥。

（3）外周血淋巴细胞计数降低和/或血小板减少。

（4）低（高）血糖和/或乳酸进行性升高。

（5）C反应蛋白、降钙素原、铁蛋白等炎症标记物明显升高。

（6）AST、ALT、CK明显增高。

（7）D-二聚体等凝血功能相关指标明显升高。

（8）头颅影像学有脑水肿等改变或胸部影像学显示肺部病变明显进展。

（9）有基础疾病。

不论是在成人还是儿童中，在抗病毒治疗选择有限的情况下，除了加强防控降低新发感染，早期识别具有重症化倾向的患者并积极阻断其进程，是降低新冠病毒感染病死率的关键环节，也是临床干预的重要病程节点。

知识点

新型冠状病毒感染重型/危重型高危因素

1.年龄大于65岁；尤其是未全程接种新冠病毒疫苗者。

2.有心脑血管疾病（含高血压）、慢性肺部疾病、糖尿病、慢性肝脏、肾脏疾病、肿瘤等基础疾病者以及维持性透析患者。

3.免疫功能缺陷（如艾滋病患者、长期使用皮质类固醇或其他免疫抑制药物导致免疫功能减退状态）。

4.肥胖（体重指数 $\geqslant 30kg/m^2$）。

5.晚期妊娠和围产期女性。

6.重度吸烟者。

患者入院后即予口服奈玛特韦片/利托那韦片。1月28日开始甲泼尼龙40mg/d静脉治疗×5日。次日体温降至正常，但仍诉咳嗽、咳痰，偶有气喘，指氧饱和度94%（鼻导管吸氧2L/min）。此后指氧饱和度缓慢上升，至2月1日患者体温正常，偶有气短，不吸氧条件下指氧饱和度96%。2月4日不吸氧指氧饱和度98%。

【问题7】 如何治疗新冠病毒感染？

思路

（一）一般治疗

1.按呼吸道传染病要求隔离治疗。保证充分热量和营养摄入；注意水、电解质平衡，维持内环境稳定；高热者可进行物理降温、应用解热药物。咳嗽咳痰严重者给予止咳祛痰药物。

2.对重症高危人群应进行生命体征监测，特别是静息和活动后的指氧饱和度等。同时对基础疾病相关指标进行监测。

3.根据病情进行必要的检查，如血常规、尿常规、C反应蛋白、生化指标（转氨酶、心肌酶、肾功能等）、凝血功能、动脉血气分析、胸部影像学等。有条件者可行淋巴细胞亚群和细胞因子检测。

4.根据病情给予规范有效氧疗措施，包括鼻导管、面罩给氧和经鼻高流量氧疗。

5.抗菌药物治疗。轻型病例避免盲目或不恰当使用抗菌药物，尤其是联合使用广谱抗菌药物。

6.有基础疾病者给予相应治疗。

7. 患者常存在紧张焦虑情绪，应当加强心理疏导，必要时辅以药物治疗。

（二）抗病毒治疗

具有潜在抗病毒作用的药物应在新冠感染病程早期使用，建议重点应用于有重症高危因素及有重症倾向的患者。

1. 抗病毒药物　奈玛特韦/利托那韦片，适用于发病 5 日以内的轻、中型且伴有进展为重症高风险因素的成年患者。用法为奈玛特韦 300mg 与利托那韦 100mg 同时服用，每 12 小时 1 次，连续 5 日。本药经由肝脏 CYP3A 清除，应格外关注其与其他药物间的相互作用。中度肾功能损伤者应将奈玛特韦减半服用，重度肝、肾功能损伤者不应使用；妊娠期及哺乳期慎用。可及情况下，也可试用莫诺拉韦、阿兹夫定、瑞德西韦等其他抗病毒药物，使用前应详细阅读说明书，注意药物的不良反应、禁忌证以及与其他药物的相互作用等问题（参见《新型冠状病毒感染诊疗方案（试行第十版）》）。

2. 单克隆抗体　安巴韦单抗/罗米司韦单抗注射液。联合用于治疗轻、中型且伴有进展为重症高风险因素的成人和青少年（12～17 岁，体重≥40kg）患者。二药的剂量分别为 1 000mg。在病毒快速变异的情况下，应关注单克隆抗体的有效性变化。

3. 静脉输注 COVID-19 人免疫球蛋白　可在病程早期用于有重症高风险因素、病毒载量较高、病情进展较快的患者。推荐剂量为轻型 100mg/kg，中型 200mg/kg，重型 400mg/kg，静脉输注，根据患者病情改善情况，次日可再次输注，总次数不超过 5 次。

4. 康复者恢复期血浆　可在病程早期用于有重症高风险因素、病毒载量较高、病情进展较快的患者。输注剂量为 200～500ml（4～5ml/kg），可根据患者个体情况及病毒载量等决定是否再次输注。

（三）免疫治疗

1. 糖皮质激素　对于氧合指标进行性恶化、影像学进展迅速、机体炎症反应过度激活状态的患者，如无禁忌证可酌情短期内（一般不超过 10 日）使用糖皮质激素，建议剂量相当于地塞米松 5mg/d 或甲泼尼龙 40mg/d，避免长时间、大剂量使用糖皮质激素，以减少副作用。

2. 白细胞介素 6（IL-6）抑制剂：托珠单抗　对于重型、危重型且实验室检测 IL-6 水平明显升高者可试用。需注意过敏反应，有结核等活动性感染者禁用。

（四）抗凝治疗

用于具有重症高风险因素、病情进展较快的中型病例，以及重型和危重型病例，无禁忌证情况下可给予治疗剂量的低分子肝素或普通肝素。发生血栓栓塞事件时，按照相应指南进行治疗。

（五）俯卧位治疗

具有重症高风险因素、病情进展较快的中型、重型和危重型病例，应当给予规范的俯卧位治疗，建议每天不少于 12 小时。

（六）重型、危重型病例的治疗

1. 治疗原则　在上述治疗的基础上，积极防治并发症，治疗基础疾病，预防继发感染，及时进行器官功能支持。

2. 呼吸支持

（1）鼻导管或面罩吸氧：PaO_2/FiO_2 低于 300mmHg 的重型患者均应立即给予氧疗。接受鼻导管或面罩吸氧后，短时间（1～2 小时）密切观察，若呼吸窘迫和/或低氧血症无改善，应使用经鼻高流量氧疗（HFNC）或无创机械通气（NIV）。

（2）经鼻高流量氧疗或无创通气：PaO_2/FiO_2 低于 200mmHg 应给予 HFNC 或 NIV。接受 HFNC 或 NIV 的患者，无禁忌证的情况下，建议同时实施俯卧位通气，即清醒俯卧位通气，俯卧位治疗时间应大于 12 小时。使用 HFNC 或 NIV 后应密切观察患者症状和体征，若短时间（1～2 小时）治疗后病情无改善，特别是接受俯卧位治疗后仍无改善，往往提示 HFNC 或 NIV 治疗疗效不佳，应及时进行有创机械通气治疗。

（3）有创机械通气：一般情况下，PaO_2/FiO_2 低于 150mmHg，应考虑气管插管，实施有创机械通气。但鉴于某些重型、危重型患者低氧血症的临床表现不典型，不应单纯把 PaO_2/FiO_2 是否达标作为气管插管和有创机械通气的指征，而应结合临床表现和器官功能情况实时进行评估。早期恰当的有创机械通气治疗是危重型患者重要的治疗手段。实施肺保护性机械通气策略。

（4）气道管理：加强气道湿化，使用密闭式吸痰，必要时气管镜吸痰；积极进行气道廓清治疗，如振动排痰、高频胸廓振荡、体位引流等。在氧合及血流动力学稳定的情况下,尽早开展被动及主动活动,促进痰液引流及肺康复。

(5)体外膜肺氧合(ECMO):在最优的机械通气条件下 [FiO$_2$≥80%,潮气量为 6ml/kg 理想体重,呼气末正压通气(PEEP)≥5cmH$_2$O,且无禁忌证],且保护性通气和俯卧位通气效果不佳,需考虑评估实施 ECMO(参见《新型冠状病毒感染诊疗方案(试行第十版)》)。

3.循环支持　危重型患者可合并休克,应在充分液体复苏的基础上,合理使用血管活性药物,密切监测患者血压、心率和尿量的变化,以及乳酸和碱剩余。必要时进行血流动力学监测,指导输液和血管活性药物使用,改善组织灌注。

4.急性肾损伤和肾替代治疗　危重型患者可合并急性肾损伤,应积极寻找病因,如低灌注和药物等因素。在积极纠正病因的同时,注意维持水、电解质、酸碱平衡。连续性肾脏替代治疗(CRRT)的指征包括:①高钾血症;②严重酸中毒;③利尿剂无效的肺水肿或水负荷过多。

5.血液净化治疗　包括血浆置换、吸附、灌流、血液 / 血浆滤过等,能清除炎症因子,阻断"细胞因子风暴",从而减轻炎症反应对机体的损伤,可试用于重型、危重型患者早中期的救治。

6.妊娠合并重型或危重型患者　应积极终止妊娠,剖宫产为首选。

患者一般情况较前逐渐恢复,未再出现发热、咳嗽、气短等症状。2 月 4 日复查肺部 CT:双肺病变较前吸收(图 2-10-4)。2 月 5 日复查各项指标:

血常规:WBC 8.74×10^9/L, Hb 128g/L, PLT 241×10^9/L,淋巴细胞计数 1.63×10^9/L。

红细胞沉降率 31mm/h;C 反应蛋白 4.3mg/L。

血生化:ALT 60U/L, AST 40U/L, ALB 39.6g/L,肌酐 63.0μmol/L, CK 51U/L, LDH 296U/L。

血清铁蛋白 563.02μg/L。

凝血功能:PT 10.2 秒, INR 0.87, APTT 23.7 秒,纤维蛋白原 3.7g/L。

2 月 12 日病情稳定,检测鼻咽拭子新冠核酸为阴性,予以出院。

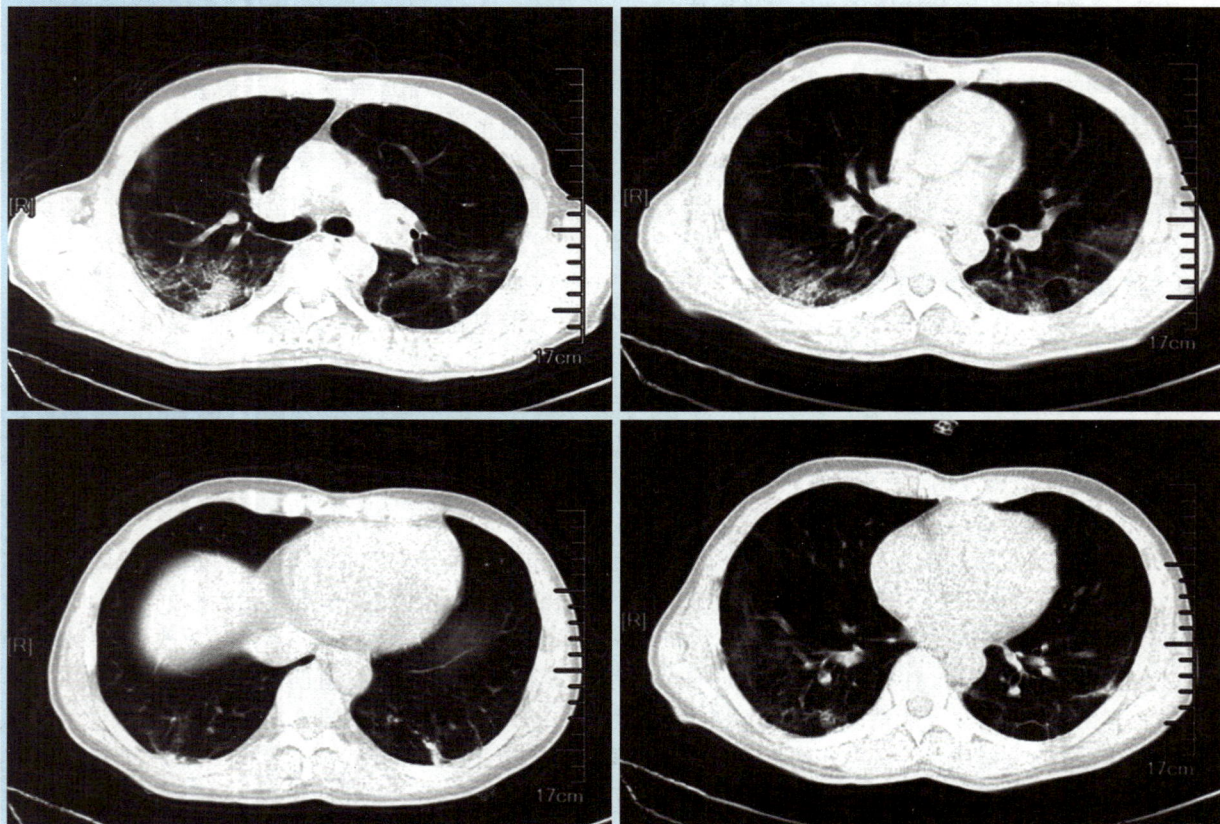

图 2-10-4　患者胸部 CT 图像

【问题8】 新冠病毒感染患者何时可考虑出院？

思路　患者经过治疗后，病情明显好转，生命体征平稳，体温正常超过24小时，肺部影像学显示急性渗出性病变明显改善，可以转为口服药物治疗，没有需要进一步处理的并发症等情况时，可考虑出院。

【问题9】 如何做好医疗机构内的感染预防与控制？

思路

1．落实门急诊预检分诊制度，做好患者分流。有呼吸道症状的患者及陪同人员应当佩戴医用外科口罩或医用防护口罩。

2．加强病房通风，并做好诊室、病房、办公室和值班室等区域物体表面的清洁和消毒。

3．医务人员按照标准预防原则，根据暴露风险进行适当的个人防护。在工作期间佩戴医用外科口罩或医用防护口罩，并严格执行手卫生。

4．按照要求处理医疗废物，患者转出或离院后进行终末消毒。

（李太生）

推荐阅读资料

[1] 国家卫生健康委办公厅，国家中医药局综合司．关于印发新型冠状病毒感染诊疗方案（试行第十版）的通知．（2023-01-06）[2023-11-20].http://www.nhc.gov.cn/ylyjs/pqt/202301/32de5b2ff9bf4eaa88e75bdf7223a65a.shtml.

[2] WIERSINGA W J, RHODES A, CHENG A C, et al.Pathophysiology, transmission, diagnosis, and treatment of coronavirus disease 2019 (COVID-19): a review. JAMA, 2020, 324(8):782-793.

[3] BARTOLETTI M, AZAP O, BARAC A, et al. ESCMID COVID-19 living guidelines: drug treatment and clinical management. Clin Microbiol Infect,2022,28(2):222-238.

第三章　细菌感染性疾病

第一节　流行性脑脊髓膜炎

流行性脑脊髓膜炎（meningococcal meningitis）简称流脑，是由脑膜炎奈瑟菌引起的急性化脓性脑膜炎，主要表现为突发高热、剧烈头痛、频繁呕吐、脑膜刺激征，皮肤瘀点、瘀斑是特征性体征，严重者可出现休克、脑实质损害而危及生命。带菌者和患者是流脑的传染源，脑膜炎奈瑟菌可定植于人体鼻咽部，通过飞沫由呼吸道直接传播（咳嗽、喷嚏），多为隐性感染，5 岁以下（尤其 6 个月至 2 岁）婴幼儿发病率高。有效的 A 群疫苗使其发病明显减少，现在多在冬春季节散发，但 B 群和 C 群感染有增多趋势。

流脑诊疗经过通常包括以下环节：

（1）在前驱期易误诊，仔细采集病史很重要，注意高发季节和高发年龄段。

（2）仔细查体，查找特征性体征：皮肤瘀点、瘀斑。

（3）暴发型可表现为休克型和脑膜脑炎型，起病急剧、进展迅速、病死率高。

（4）白细胞和中性粒细胞明显升高；脑脊液符合化脓性脑膜炎改变，曾给予短期抗生素治疗者（治疗不全）则可能导致脑脊液改变不典型，应予以注意。

（5）脑脊液、皮肤瘀点处组织液涂片和培养是确诊手段。

（6）病原治疗以大剂量青霉素 G 和三代头孢为主，强调早期、足量用药。对症支持治疗以降低颅内高压、退热、营养支持为主。

（7）暴发型需防治休克、弥散性血管内凝血（DIC）、脑水肿、脑疝、呼吸衰竭等，必要时在有效抗生素支持下可短程使用糖皮质激素缓解脑水肿及减轻毒血症的症状。

（8）预防以早期诊断、治疗患者，呼吸道隔离，以及接种流脑疫苗为主。

【临床关键点】

1. 高发季节　冬春季，3—4 月；高发年龄：5 岁以下（尤其 6 月～2 岁），其他年龄也可发病。

2. 发现皮肤瘀点瘀斑对诊断很有帮助。

3. 典型表现包括寒战、高热、全身中毒症状、皮肤瘀点瘀斑、头痛、呕吐、脑膜刺激征，重者出现抽搐和意识障碍。

4. 血常规和脑脊液常规改变符合细菌化脓性感染改变。

5. 脑膜炎奈瑟菌在外界容易自溶，涂片标本需尽早送检。

6. 大剂量青霉素 G 和三代头孢是一线治疗药物，早期、足量使用非常重要。

临床病例

患者，男性，16 岁，因"发热，头痛 3 日，神志改变 8 小时"被家人送到发热门诊就诊。

【问题 1】　接诊该患者，首先要做什么？

思路　一般接诊时的顺序是，先向患者或家属询问病史，然后进行查体、书写病历、开出医嘱等。但对于神志改变的危重症患者，简单询问重要的病史（如前面列出的主诉）的同时，应首先检查患者的重要生命体征。如果患者出现瞳孔不等大、对光反射不灵敏、血压偏低等表现时，应在简单询问重要病史，对生命体征及最相关的关键部位进行查体的同时，立即进行抢救治疗。因为此时花费太多时间问诊，可能错过抢救时机。

初次查体

体温 38.6℃，呼吸 23 次/min，脉搏 108 次/min，血压 105/57mmHg；神志不清，烦躁，查体不配合，双侧瞳孔等大等圆，直径为 3mm，对光反射灵敏。

患者生命体征基本平稳，没有脑疝、痉挛、休克等表现，此时可向患者家属详细询问病史。

【问题2】 病史询问应注重哪些方面的内容？

思路 该患者主要表现为发热、头痛、意识改变，病史应主要围绕这三个症状来展开。

（1）发热：发热是否有诱因，发热的热度、热型、变化过程、能否自行消退、退热后自觉症状能否好转。

（2）头痛：头痛的部位、性质、程度、持续时间、加重或缓解因素，与发热的先后关系，热退后是否能好转或消失。

（3）意识改变：与发热、头痛的时间关系，有无诱因，持续时间，有无抽搐、大小便失禁等。

（4）伴随症状：如发热是否伴畏寒、寒战、咽痛、咳嗽、皮疹等，头痛、意识障碍是否伴有恶心、喷射性呕吐、行为异常、幻觉等。

（5）既往史和个人史：健康情况、居住环境、工作性质。

（6）流行病学史：是否有类似患者接触史，外出旅游、疫区、疫水接触史等。这对于急性发热性疾病尤其重要。

病史记录

患者 3 日前从湖南坐火车来广州后出现发热，初为低热（具体不详），伴畏寒，偶有寒战，同时有咽痛，无咳嗽、咳痰、鼻塞流涕。次日体温升至 39℃，伴有头痛，为弥漫性钝痛，枕部、前额部明显，并逐渐加重，发热时明显。自服"感冒"药及退热药后体温可降至正常，但数小时后复升，热退后头痛能稍缓解但不能消失。1 日前出现频繁呕吐胃内容物 10 余次，非喷射性，量多，在当地医院输液治疗无效，发热、头痛反复且加重。2 小时前出现神志不清，烦躁不安，胡言乱语，被家人送来本院。起病来精神差，乏力，食欲差，无胸闷、胸痛，无心悸、气促，无关节肿痛，无口角歪斜、肢体抽搐或无力，大小便基本正常，睡眠差。

流行病学史：春节期间回湖南老家过年，3 日前返回广州，无发热或类似疾病患者接触史，无禽鸟类及排泄物接触史，无明确蚊虫叮咬史，无进食未煮熟的螺类、贝类，无不洁或生冷饮食史，无明确疫区居留史、疫水接触史，预防接种史不详。

既往体健，无烟酒嗜好，无静脉吸毒史；未婚；家族史无特殊。

【问题3】 病史采集结束后，查体应重点关注哪些内容？

思路 对于发热、头痛、意识障碍的患者，查体除注意前述的重要生命体征外，还应重点检查：意识状态，脑膜刺激征，肢体肌力和肌张力，生理和病理反射，是否有皮疹、皮下出血、皮下结节，是否有淋巴结肿大，呼吸节律、心律、心音有何变化，同时尤其注意寻找感染灶（皮肤、软组织、口咽部、鼻腔、鼻窦、腹腔、胸腔、关节等）。

门诊查体记录（一）

神志不清，时有乱语，躁动不安，急性病容，被动体位，查体欠合作，不能对答，定时定向力检查不能配合。皮肤黏膜无黄染，全身有散在暗红色皮疹，双腋下、腹股沟可触及肿大淋巴结。瞳孔等大等圆，直径为 3mm，对光反射灵敏，咽充血（++），双侧扁桃体Ⅰ度肿大。颈抵抗。双肺呼吸音稍粗，无干湿啰音。心界不大，心率为 108 次/min，心律齐，各瓣膜听诊区未闻及病理性杂音。腹平软，全腹无压痛、无反跳痛，未触及包块，移动性浊音阴性，肠鸣音 3 次/min，肝脾肋下未触及。双下肢无水肿，双侧腓肠肌轻度压痛，四肢肌力 5 级，肌张力、感觉正常，生理反射对称、无减弱或亢进，克尼格征、布鲁津斯基征阳性，双侧巴宾斯基征、奥本海姆征阴性。

【问题4】 上述查体结果是否足够详细，是否反映了患者的重要体征？

思路 上述查体结果详细记录了意识状态、脑膜刺激征和病理征等神经系统检查，但存在以下问题：

①发现患者全身有皮疹，但未对皮疹形态进行详细描述，是丘疹、疱疹，或是荨麻疹、出血疹等均不明确；②发现淋巴结肿大，但没有详细描述大小；③发现颈抵抗，但没有具体量化（用颏胸距量化）。补充后的查体记录如下。

门诊查体记录（二）

体温 38.8℃，呼吸 23 次/min，脉搏 108 次/min，血压 105/57mmHg。

神志不清，时有乱语，躁动不安，急性病容，被动体位，查体欠合作，不能对答，定时定向力检查不能配合。皮肤黏膜无黄染，全身有散在暗红色瘀点、瘀斑，直径为 0.5～1cm，压之不褪色。球结膜散在小出血点，轻度充血，无水肿，双腋下、腹股沟可触及黄豆大小淋巴结，轻度压痛，活动性好，无粘连。瞳孔等大等圆，直径为 3mm，对光反射灵敏，唇红，上颚可见散在小出血点，咽充血（++），双侧扁桃体Ⅰ度肿大。颈抵抗，颏胸距 4 横指。余查体结果同上。

【问题 5】 患者疾病的定位和定性？

思路 1 定位。患者所患为呼吸、消化系统还是中枢神经系统疾病？患者主要表现为急性发热，体温渐升，随后头痛，伴有呕吐，并出现意识改变、急性病容、脑膜刺激征，呼吸系统或消化系统疾病的表现不突出，且不能解释整个起病过程，中枢神经系统的疾病导致颅内高压可能性大，脑膜和脑实质均受累及。

思路 2 定性。患者所患疾病是感染性，还是非感染性？以急性发热为首发表现的中枢神经系统疾病，多为感染性。但是风湿免疫性疾病在发热同时也可出现消化道症状，头痛、乏力可能是发热的伴随症状，而颅内肿瘤在出现颅内高压后可有头痛、呕吐、意识障碍，但进展多缓慢，且多无发热或仅为中低热，可能性小。总之，中枢神经系统感染可能性大。

【问题 6】 下一步应如何处理？诊断思路如何？

思路 1 首先要决定患者的治疗场所，该例患者出现颅内高压、意识改变，可能很快发生意识障碍加深，甚至脑疝、危及生命，应立即住院，甚至收住重症监护病房（ICU）治疗。

思路 2 目前患者诊断尚不明确，目前中枢神经系统感染可能性大，从病原学方面有细菌、病毒、真菌、寄生虫、螺旋体感染可能，此外，还应注意虚性脑膜炎、中毒性菌痢、颅内占位（如肿瘤和脓肿），应尽快安排相关检查明确诊断，并给予积极治疗。

【问题 7】 应尽快安排哪些辅助检查？

思路 应尽快完善血常规、血培养（应在抗生素治疗前进行，必要时可多次），初步判断病原体类型；由于患者有皮下出血，应查凝血功能。为排除中毒性菌痢，应完善大便常规、肛拭子涂片及细菌培养等检查。为排除结核分枝杆菌、钩端螺旋体感染，可根据需要送检血液进行结核分枝杆菌抗体、红细胞沉降率、钩体凝溶试验，以及行结核菌素试验等。由于患者病情较重，不宜过多搬动，可根据初步判断，暂缓头颅 CT 检查；但如条件允许，最好先行急诊头颅 CT 检查，排除颅内占位可能，了解脑组织是否水肿、受压、移位，脑室是否有扩张，是否有脑疝等。然后送至病房进一步治疗。

入院第 1 日辅助检查

血常规：WBC 35.38×10^9/L，淋巴细胞百分比 6%，中性粒细胞百分比 89%，嗜酸性粒细胞百分比 2%，单核巨细胞百分比 3%，Hb 115g/L，Hct 31.7%，PLT 87×10^9/L。

大便常规、尿常规未见明显异常。

血生化：ALT 46U/L，AST 90U/L，总胆红素 37.6μmol/L，直接胆红素 8.8μmol/L，Na^+ 128.6mmol/L，Cl^- 95.6mmol/L，K^+ 3.4mmol/L，葡萄糖 9.3mmol/L，HCO_3^- 26.3mmol/L，尿素 9.14mmol/L，肌酐 78μmol/L。

凝血功能：PT 18 秒，纤维蛋白原 5.8g/L，3P 试验阴性。

肛拭子涂片未见明显细菌；血液和大便细菌、真菌培养结果未回报。

急诊头颅 CT 未见明确颅内占位，见脑组织轻度水肿，未见脑室扩张。

【问题 8】 上述检查结果有何提示？还应如何进一步检查？

思路 1 患者目前生化学提示：①轻度肝功能损害，急性感染往往出现中毒性肝炎表现；②电解质紊乱

（低钾、低钠、低氯、轻度代谢性碱中毒），应与患者近期频繁呕吐导致胃酸及消化液大量丢失有关；③血常规提示白细胞明显升高，中性粒细胞升高为主，符合细菌感染表现，但也应注意钩端螺旋体感染，以及少数白细胞升高的病毒（如乙型脑炎病毒、汉坦病毒、EB病毒）感染，而血小板下降，与皮下出血导致血小板消耗增多有关；④凝血功能正常，3P试验阴性提示无纤溶亢进表现；⑤肛拭子未见明显细菌，中毒性菌痢有待大便细菌培养排除；⑥头颅CT基本排除颅内占位、出血等，存在脑组织水肿。

思路2　综合以上改变，目前仍然是中枢神经系统感染可能性大，应立即进行腰椎穿刺术，了解颅内压，行脑脊液常规、生化、病原学及相关免疫学检查。

入院第1日脑脊液检查

脑脊液压力：400mmH$_2$O。

脑脊液常规：颜色浅灰，透明度呈浑浊，球蛋白定性（Pandy test）(++++)，无凝块；WBC 6 010×10^6/L，中性粒细胞百分比92%，淋巴细胞百分比8%，RBC 50×10^6/L。

脑脊液生化：葡萄糖2.51mmol/L（参考值：2.5～3.9mmol/L），总蛋白5.7g/L（参考值：0.15～0.4g/L），Cl$^-$ 109.1mmol/L（参考值：110～129mmol/L）。

脑脊液涂片未见明确细菌，抗酸染色未见分枝杆菌，墨汁染色未见隐球菌。

脑脊液结核分枝杆菌抗体阴性，细菌、真菌培养结果未回。

【问题9】　腰椎穿刺术检查有何提示？诊断思路为何？

思路　腰椎穿刺测得脑脊液压力明显升高，呈浅灰色，浑浊外观，白细胞计数明显升高，以中性粒细胞为主，嗜酸性粒细胞不高，糖和氯化物明显下降，蛋白明显升高，符合化脓性脑膜炎改变。

结合患者春季发病，起病急，以发热、头痛、意识障碍、脑膜刺激征、皮肤瘀点瘀斑为主要表现，脑脊液改变符合细菌性脑膜炎改变，考虑奈瑟菌感染所致的流行性脑脊髓膜炎可能性最大，临床分型为普通型，目前处于脑膜脑炎期。

此时，应谨记上报乙类传染病报卡（可先上报疑诊，待确诊后订正为确诊病例）。

知识点

流行性脑脊髓膜炎鉴别诊断

1. 其他血流感染继发化脓性脑膜炎　除少见有瘀点、瘀斑，以及未见明确原发感染灶外，符合度较高，有待病原学检查明确。

2. 病毒性脑炎（尤其流行性乙型脑炎）　患者多为青少年，在亚热带地区发病，有脑膜炎表现，外周血白细胞升高，但乙型脑炎由库蚊叮咬传播，应为夏秋季节发病而非3月份，脑脊液不应呈化脓性改变。基本排除。

3. 钩端螺旋体病（脑膜脑炎型）　有发热、畏寒、乏力、结膜出血、腓肠肌轻度压痛，腹股沟和腋窝淋巴结肿大症状时，支持该病的诊断，但血常规和脑脊液改变不支持（本病白细胞轻～中度升高），且无明确流行病学史，流行季节也不符合，排除。

4. 中毒性菌痢　多为婴幼儿、夏秋季发病，脑脊液改变轻微，大便常规可见白细胞，涂片可见志贺菌，可基本排除。

5. 其他

（1）结核性脑膜炎：常有结核中毒症状，外周血及脑脊液白细胞正常或轻度升高，起病较缓慢，不符合本例表现，基本排除。

（2）寄生虫感染（广州管圆线虫）：脑脊液细胞数可升高，嗜酸性粒细胞明显增多，多有进食福寿螺史，基本排除。

（3）隐球菌性脑膜炎：脑脊液改变也较为轻微，外周血白细胞罕见如此明显升高，墨汁染色有透亮厚壁荚膜的真菌，基本排除。

【问题10】 患者脑脊液葡萄糖在参考值范围内，为什么还诊断为下降呢？

思路 脑脊液糖的正常值约为血糖的 60%，受血糖浓度影响，没有明确的参考值，要明确脑脊液糖升高或降低，应在腰椎穿刺时同步采血测静脉血糖，退而求其次也应该测指尖血糖。患者前面的血液生化提示血糖为 9.3mmol/L，而脑脊液中仅为 2.51mmol/L，明显低于前者 60%，因此尽管患者脑脊液葡萄糖在参考值范围内，仍判读为明显降低。

【问题11】 下一步是立即开始治疗还是等待病原学结果？

思路 目前诊断考虑为化脓性脑膜炎，以流脑可能性最大，尽管未获得病原学结果，但已经留取相关标本，在等待结果过程中，应尽快（最好 30 分钟内）给予经验性抗感染治疗，否则患者的病情可能会迅速进展。

知识点

流行性脑脊髓膜炎的病原体

脑膜炎奈瑟菌（或脑膜炎双球菌），肾形，多成对排列，或四个相连，革兰氏阴性菌（图 3-1-1）。主要寄居在鼻咽部，通常由患者或带菌者的飞沫传播。共有 13 个血清型，为细菌性脑膜炎和败血症等疾病的主要致病因素。

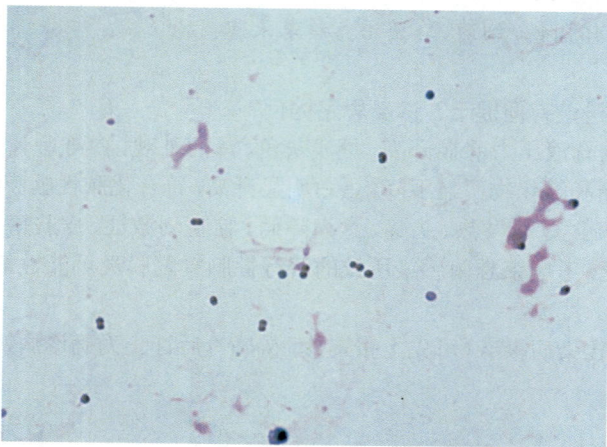

图 3-1-1 脑膜炎奈瑟菌。呈肾形、成对排列的革兰氏阴性球菌（脑脊液革兰氏染色）

【问题12】 在此之前，是否忽略了什么检查？

思路 目前诊断指向流脑，其特点是在脑膜炎表现基础上，往往有明显的皮下瘀点、瘀斑，为了早期诊断，可以取瘀点、瘀斑处的组织液涂片染色，如能找到肾形、成对排列的革兰氏阴性球菌，则基本可以确诊。

瘀点、瘀斑涂片结果

瘀点、瘀斑组织液涂片革兰氏染色：未见明确细菌。

知识点

流行性脑脊髓膜炎瘀点、瘀斑的发生机制

脑膜炎奈瑟菌自鼻咽部侵入人体后，进入血流，形成败血症，由于奈瑟菌的大量繁殖，形成菌团，堵塞皮肤毛细血管，以及造成毛细血管内皮损伤，导致局部的小血栓和血管外出血，在皮肤、黏膜上就形成了可见的瘀点和瘀斑。

瘀点、瘀斑初为鲜红色，随后增多、扩大，常见于四肢、臀部、软腭、眼结膜等部位。该患者全身有散在瘀点、瘀斑，包括球结膜和软腭的出血，更支持流脑诊断。

瘀点、瘀斑内的组织液往往含有大量脑膜炎奈瑟菌，因此可涂片检查以早期诊断流脑。

【问题 13】　应如何治疗？

思路　病原学治疗的原则是尽早、足量应用敏感且能透过血-脑脊液屏障的抗生素，常用大剂量青霉素 G（PG）和三代头孢菌素，任选一种均可。

> **知识点**
>
> ### 流行性脑脊髓膜炎的首选病原学治疗
>
> 1. 青霉素 G　原本不易透过血-脑脊液屏障，在脑膜有炎症时浓度也仅为血中的 10%～30%，但加大剂量可达到有效治疗浓度。成人 800 万 U，每 8 小时 1 次，儿童则 20 万～40 万 U/（kg·d），分 3 次；静脉滴注，疗程为 5～7 日。
>
> 2. 三代头孢菌素类　常用头孢曲松，成人 2g，儿童 50～100mg/kg，每 12 小时 1 次，疗程为 7 日。
>
> 青霉素和头孢菌素都是时间依赖性抗生素，往往需要多次给药才能达到杀菌效果。头孢曲松半衰期长，一般每日给药 1 次即可，而在脑膜炎的治疗中，为求更高和更稳定的脑脊液药物浓度，往往采取每 12 小时 1 次的给药方式。

【问题 14】　除病原治疗外，对患者次关键的治疗是什么？

思路　对于中枢神经系统感染患者，由于有颅内炎症反应，脑脊液产生增多，回流障碍，以及脑水肿等，往往出现明显的颅内高压。病原治疗外，最关键的治疗就是降低颅内压，尤其在抗生素起效之前，可以说是维持患者生命最重要的治疗。

【问题 15】　除上述治疗外，还应给予哪些支持治疗？

思路　一般而言，对于流脑的对症支持治疗，应注意以下几个问题：

（1）隔离：流脑的传染源是患者及带菌者，主要通过飞沫传播，在婴幼儿中可发生接触传播，所以应对患者进行呼吸道和接触隔离。

（2）护理：呼吸道护理，避免痰液误吸，防治压疮。

（3）对症处理：高热，应首先考虑物理降温，必要时药物降温，否则脑耗氧量增加，易诱发惊厥、加重脑损伤。

（4）营养支持：为免误吸，意识不清期间应给予禁食，但患者入院前反复发热、呕吐，体液丢失明显，同时生化提示明显电解质紊乱，应给予积极营养支持，维持水、电解质平衡，维持一定的液体输入量（尤其患者在进行甘露醇等药物脱水、降颅内压期间，电解质紊乱是其常见并发症）。

> **知识点**
>
> ### 降低颅内压的方法
>
> 1. 药物治疗
> （1）高渗药物：①20% 甘露醇，临床最常用，1～2g/（kg·次），需快速滴注或推注，每次 125ml 或 250ml，根据病情每 4～8 小时用 1 次，但过于频繁可能影响肾功能，需监测肾功能；②25% 山梨醇溶液，用法同甘露醇；③甘油果糖溶液，成人一般 250～500ml/次，每 500ml 需滴注 2～3 小时，根据年龄、症状可适当增减量、次；④50% 葡萄糖 40～60ml/次；⑤血清白蛋白，提高胶体渗透压脱水。
> （2）利尿剂：最常使用的利尿剂是呋塞米，20mg 静脉注射，也可联合甘露醇或白蛋白使用。
> （3）糖皮质激素：缓解脑水肿，降低颅内压，如地塞米松和甲泼尼龙。
> 2. 外科治疗　包括脑室外引流、脑室-腹腔分流、腰大池引流、去骨瓣开窗减压等，由于流脑的病原治疗效果较好，很少需要使用外科方法，常用于严重脑炎、隐球菌性脑膜炎、颅脑外伤或颅内占位等。
> 3. 其他　常用的有抬高床头 15°～30° 加强颈静脉回流而降低颅内压，其他如低温疗法（控制体温 32～34℃）、过度通气（控制 $PaCO_2$ 30～35mmHg）等方法则较少使用。

知识点

流行性脑脊髓膜炎的流行病学

1. 传染源　带菌者和患者是本病传染源,人是脑膜炎奈瑟菌的唯一天然宿主。
2. 传播途径　主要经过咳嗽、喷嚏借飞沫通过呼吸道传播。由于该菌在外界极易发生菌体自溶而失去传染性,故接触传播机会少,但对2岁以下婴幼儿而言,亲密接触,如亲吻、怀抱、同睡等可能导致流脑的传播。
3. 易感人群　普遍易感,但5岁以下儿童,尤其6个月至2岁婴幼儿发病率最高。病后有持久免疫力。
4. 流行特征　全球分布,温带流行,冬春季节为高峰,可全年散发。

入院后治疗

由于患者症状较为严重,采用两种抗生素相对低剂量的联合治疗:青霉素G 480万U静脉滴注,每8小时1次,联合氯霉素1.5g静脉滴注,一日1次;同时使用20%甘露醇250ml,静脉滴注,每6小时1次,降低颅内压,监测血压、呼吸频率和心率,每2小时观察1次瞳孔,记录24小时出入量,停留尿管,口腔护理。另外患者的毒血症症状严重,给予地塞米松6mg静脉推注一次。同时给予物理降温。由于患者意识不清,给予禁食,避免误吸,同时给予氨基酸、脂肪乳、生理盐水、氯化钾、葡萄糖溶液补液及营养支持。

【问题16】　使用地塞米松的目的和指征为何?

思路　①使用目的:减轻毒血症症状,减轻脑水肿,降低颅内压。使用前提是有强有力的抗感染治疗。②使用指征:严重毒血症症状、严重脑水肿、突发脑疝等;一般不应剂量过大和过长时间使用,一般3日左右。但对于结核性脑膜炎患者,为了减轻脑膜炎症粘连,可适当延长使用时间。

【问题17】　在治疗的同时,还应该注意哪些问题?

思路　治疗过程中要观察患者的病情变化、治疗反应等,患者血小板下降,应注意监测血小板、凝血功能,注意皮肤瘀点、瘀斑变化,是否有新发或扩大,警惕出现DIC;注意血压变化,警惕患者进展至休克型流脑可能;注意神志、瞳孔、肢体肌力、肌张力、病理征等,患者颅内压可能继续升高,发生脑疝、出现脑炎改变;注意呼吸节律改变,警惕其发生呼吸衰竭,注意口腔护理、保持气道通畅;大量脱水剂加重肾脏负担,注意监测肾功能,适当补液,尤其是补钾,维持水电解质平衡,尤其在禁食期间。

入院第2日查房

患者神志转清,能对答,呕吐基本缓解,仍有头痛,程度较前有好转,精神差,大便硬结,尿量5 800ml,入量3 200ml,查体:体温37.3℃,未见新发皮肤瘀点、瘀斑,颈抵抗,颏胸距3横指,心率降至86次/min,余查体基本同前。

血生化:Na^+ 134.6mmol/L, Cl^- 102.6mmol/L, K^+ 3.2mmol/L,葡萄糖5.33mmol/L。

血常规:WBC $19.5×10^9$/L,淋巴细胞百分比4.6%,中性粒细胞百分比94%,RBC $4.86×10^{12}$/L, Hb 136g/L, Hct 39.4%, PLT $41×10^9$/L。

【问题18】　目前的情况有何提示?

思路1　从患者神志转清、体温下降、头痛好转、颏胸距减至3横指、血白细胞下降来看,颅内压有所下降,治疗有效,应该继续目前抗感染及脱水治疗。但也应该考虑到可能是地塞米松减轻了感染中毒症状及脑水肿。在症状明显改善的情况下,可早日停用。

思路2　生化提示钠、氯较前升高,但在呕吐缓解的情况下,低钾更加明显,且在发热丢失大量体液的情况下,入量仍明显少于出量,说明在大剂量脱水情况下,血液浓缩,同时血钾丢失较多,入院第1日补钾补液均不够,应适当增加补液;入院第2日患者神志转清,可改为流质饮食,并通过静脉和口服加强补钾,适当增加液体输入。如头痛继续改善,可逐步减少甘露醇用量和频次。同时大便硬结,应及时给予通便治疗,避免患者用力排便导致颅内压升高而诱发（脑疝）风险。

按照上述方案，继续治疗 3 日后，入院第 5 日查房情况如下：

患者偶有头痛，无呕吐、咳嗽，大小便基本正常，体温 37.1℃，颈软，瘀斑消退，脑膜刺激征阴性，心肺腹查体无明显异常。

脑脊液、血液真菌及厌氧菌培养阴性，脑脊液培养到脑膜炎奈瑟菌。

结核菌素纯蛋白衍生物（PPD）试验阴性，大便细菌、真菌、厌氧菌培养阴性。

【问题 19】　诊断是否明确？治疗有效，是否可以出院？

思路　种种症状、体征、脑脊液改变、细菌培养结果及治疗应答等，都支持流脑的诊断，为确诊病例。患者目前各方面情况基本好转，但抗生素治疗疗程不够，应继续治疗至 1 周，如无特殊，可给予出院。出院前，最好能再次复查腰椎穿刺。

入院第 6 日查房

患者头痛基本消失，无发热、呕吐等不适。

停用甘露醇 1 日，复查腰椎穿刺：压力 120mmH$_2$O，脑脊液颜色为淡黄，透明度为清亮，球蛋白定性（Pandy test）（+++），无凝块；WBC 2×10^6/L，RBC 28×10^6/L；葡萄糖 3.65mmol/L，总蛋白 0.2g/L，Cl$^-$ 99.6mmol/L。

血常规：WBC 8.3×10^9/L，淋巴细胞百分比 18.3%，中性粒细胞百分比 75.9%，RBC 4.3×10^{12}/L，Hb 121g/L，Hct 35.7%，PLT 241×10^9/L。

患者基本痊愈，于入院后第 8 日出院。

【问题 20】　为什么之前的脑脊液和瘀点、瘀斑组织液涂片均未找到细菌？

思路　脑膜炎奈瑟菌抵抗力差，菌体在外界极易发生自溶，而使得涂片检查难以获得阳性结果。因此提示临床医师在送检标本时，应取材后尽快送检，并与检验科医师沟通。

【问题 21】　如何预防流脑？患者的家属是否应该给予相关处理？

思路　流脑已有成熟的脑膜炎奈瑟菌 A 群多糖疫苗，主要用于 15 岁以下儿童。此外，密切接触者也可用磺胺甲噁唑、头孢曲松、氧氟沙星等药物预防。因此在入院时，与其有密切接触史，且疫苗接种史不详的弟弟服用了磺胺甲噁唑，且在家进行医学观察。

流行性脑脊髓膜炎（病例）

（高志良）

第二节　霍　乱

霍乱是由霍乱弧菌引起的烈性肠道传染病，发病急、传播快，属国际检疫传染病；在我国，霍乱属于甲类传染病。霍乱的主要传染源是患者和带菌者，主要经水和食物传播。本病的流行地区主要是沿海一带，流行季节为夏秋季，以 7—10 月份为多。霍乱的发病机制主要是由霍乱弧菌肠毒素引起的分泌性腹泻，主要病理变化为严重脱水。霍乱典型的临床表现为急性起病，剧烈的水样腹泻和呕吐，可引起脱水、肌肉痉挛等，最常见的严重并发症是急性肾衰竭。

霍乱自诊治经过（拓展知识）

【临床关键点】

1. 在霍乱流行地区、流行季节，任何有腹泻和呕吐的患者，均应疑及霍乱可能，需做排除霍乱的大便细菌学检查。凡有典型症状者，应先按霍乱处理。

2. 仔细询问腹泻、呕吐的次数及排泄物、呕吐物的颜色、性状、量等情况，仔细询问伴随症状，尤其是生命体征、尿量等变化。注意本病应与其他弧菌（非 O1、非 O139）感染、急性细菌性胃肠炎、病毒性胃肠炎及急性细菌性痢疾相鉴别。

3. 仔细查体很重要，可以很好地寻找诊断和鉴别诊断的依据，同时可以全面了解有无其他系统的并发症。

4. 血常规和生化检测很有意义，失水可引起血液浓缩，红细胞计数和白细胞计数均升高，尿素氮、肌酐升高，而碳酸氢根离子下降。

5. 大便病原学检测为确诊的"金标准"，除常规涂片染色、细菌培养外，对于怀疑病例，要做增菌培养和分离培养、动力试验和制动试验，必要时行核酸检测。

6. 血清免疫学检查主要用于流行病学的追溯诊断和大便培养阴性的可疑患者的诊断。抗凝集素抗体双份血清效价升高4倍以上有诊断意义。

7. 治疗本病的关键是及时、足量补液，纠正脱水、酸中毒及电解质失衡，以及改善心功能。

8. 抗菌药物的选择和治疗疗程视疾病谱、病情严重程度及患者情况而定。

9. 积极纠正低血压、心功能不全、肾功能不全、肺水肿等并发症。

临床病例

患者，男性，28岁，因"腹泻10小时"来门诊就诊。初步病史采集：10小时前开始解黄色稀水样便，次数达10余次，量多，无粪臭，排便后自觉轻快感，无腹痛、无里急后重感。腹泻后曾呕吐1次，呈喷射性，为胃内容物。有明显口渴感、四肢发冷，伴头痛、乏力，双下肢酸痛、声音轻度嘶哑、尿量减少。患者近期未服用药物，病来无发热，无鼻塞流涕，无咳痰，无胸闷胸痛气促，无出血、皮疹、关节肿痛，无烦躁不安。食欲减退，体重减轻1kg。睡眠欠佳。

患者有消化道症状（解稀便10余次、腹泻后呕吐1次）、脱水症状（有明显口渴感、四肢发冷、声音轻度嘶哑、尿量减少、体重减轻1kg）及毒血症症状（头痛、乏力、双下肢酸痛、食欲减退）。对于此类患者，临床上随之需要考虑以下几个相关问题。

【问题1】 该患者腹泻的特点是什么？

思路1 该患者腹泻的起病及病程如何？是急性还是慢性？该患者起病急，既往无腹泻病史，符合急性腹泻表现。患者病前一日与朋友聚餐，同时进餐的人员均无腹泻、呕吐等不适，可暂除外食物中毒所致，可能为感染性腹泻。

思路2 该患者腹泻及大便的性质如何？该患者腹泻次数频繁，量多，为黄色稀水样便，无粪臭，考虑感染性腹泻可能。

思路3 该患者腹泻伴随症状有哪些？该患者腹泻后伴呕吐、脱水症状明显、毒血症症状明显，而且无发热、出血、皮疹，暂不考虑全身性感染、变态反应性肠炎、过敏性紫癜等，首先考虑为感染性疾病所致分泌性腹泻。

腹泻的鉴别要点
（拓展知识）

思路4 最有可能的感染性病因是什么？该患者急性起病，发病初期有明显的消化道症状、脱水症状，而毒血症症状明显，故需考虑"霍乱"可能，同时需排除其他肠道感染可能（图3-2-1）。

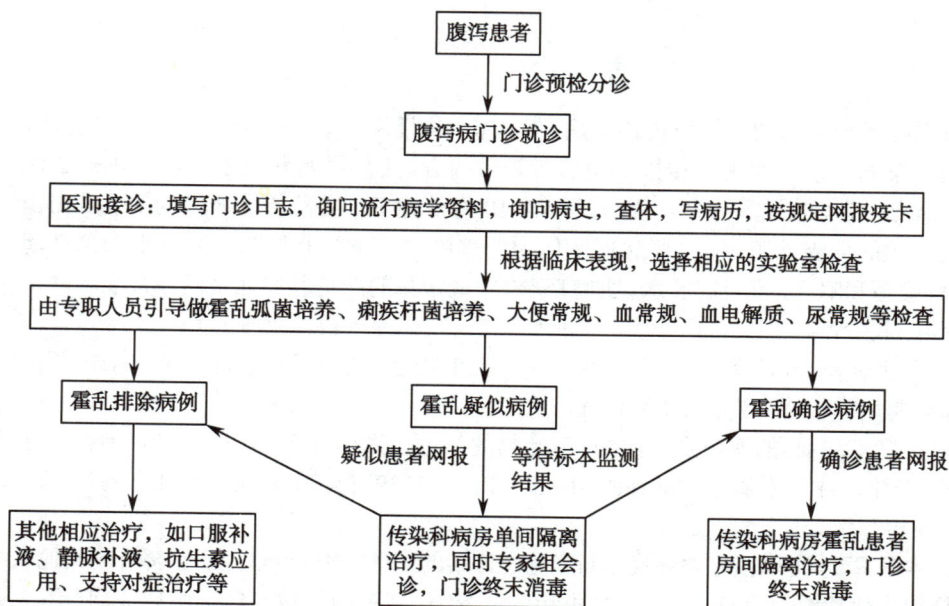

图 3-2-1 接诊腹泻患者流程图

【问题2】 有无流行病学史?

思路 对于感染性疾病,流行病学史至关重要。注意发病季节,当地是否有类似病例。对该患者需询问:①病前2~3周是否到过疫区;②是否进食不洁饮食或可疑污染水;③是否接触泻吐患者。追问病史发现:患者既往体健,在当地经商,夏季来诊,病前一日曾与朋友于大排档进食海鲜,发病期间同食者无群集发病,否认有霍乱疫苗接种史。该患者上述病史符合霍乱流行病学特征。

【问题3】 病史采集结束后,下一步查体应重点做哪些方面?

思路 对于吐泻患者而言,脱水所致的生命体征、内环境稳态及神经系统的变化是判断病情严重程度的重要因素。查体重点应包括体温、呼吸频率、脉搏和血压、面容、皮肤弹性、皮皱恢复时间、眼窝、指纹、声音、神志、四肢肌力、肌张力、膝腱反射、病理征等。此外,腹部体征如腹部压痛、反跳痛、肠鸣音等对鉴别诊断和评估疾病进展有很大帮助,也应详细检查。

门诊查体记录

体温37℃,脉搏116次/min,呼吸26次/min,血压87/56mmHg,神志清楚,表情自如,反应正常,精神欠佳,无贫血貌,皮肤弹性差,口唇干燥,眼窝凹陷。全身浅表淋巴结未触及肿大,全身皮肤未见皮疹,甲状腺未触及肿大。咽不赤,双肺呼吸音清,未闻及干湿啰音。心界不大,心率116次/min,心律齐,各瓣膜听诊区未闻及病理性杂音。腹平软,无腹壁静脉曲张,肠鸣音10次/min,全腹无压痛,无反跳痛和肌紧张,未触及包块,移动性浊音阴性,肝脾肋下未触及,墨菲征阴性。双肾区无叩痛。双下肢无水肿。颈软,克尼格征、布鲁津斯基征阴性,双膝腱反射对称存在,双侧巴宾斯基征阴性。四肢肌力、肌张力正常。

【问题4】 结合上述查体结果,为明确诊断应进一步完善哪些检查?

思路 为鉴别其他弧菌感染、急性胃肠炎、细菌性痢疾,该患者应进行血尿大便三大常规、生化、大便病原学、感染指标、腹部超声等检查。

辅助检查

血常规检查:RBC $5.15×10^{12}$/L,WBC $9.80×10^9$/L,中性粒细胞百分比80%,嗜酸性粒细胞百分比0.6%,Hb 161g/L,PLT $236×10^9$/L。

尿常规:正常。

大便常规:WBC 0~5个/HP,RBC 0~2个/HP,未见虫卵。

肝功能:正常。

肾功能:尿素8.4mmol/L,肌酐90μmol/L。

电解质:K^+ 3.5mmol/L,Na^+ 132mmol/L,Cl^- 118mmol/L。

血糖:正常。

心肌酶:正常。

感染指标:CRP 179mg/L;ESR 28mm/h;PCT 4.74μg/L。

大便直接涂片:可见革兰氏阴性稍弯曲的弧菌纵裂呈"鱼群"样。

大便增菌培养:可见大量弧菌生长,动力试验阳性,O1群抗血清制动试验阳性。

血清抗凝集素抗体:阴性。

X线胸片:正常。

腹部+泌尿系统彩超:正常。

【问题5】 如何判读该患者的血常规、生化及感染指标?

思路 患者的感染指标CRP、PCT均明显增高,ESR轻度增高,提示该患者可能存在细菌感染。血常规特点:红细胞、白细胞计数及中性粒细胞百分比轻度升高,血红蛋白升高,提示血液浓缩;尿素氮、肌酐升高;血清钾接近下限,提示钾离子逐渐转入细胞内,目前尚处于代偿期;血清钠、血清氯偏低,提示离子大量丢失;符合霍乱的血常规、生化特点。

霍乱患者血常规及生化变化
(拓展知识)

【问题6】 如何判读该患者的病原学结果?

思路 该患者大便直接涂片可见革兰氏阴性稍弯曲呈的弧菌纵裂呈"鱼群"样,首先考虑为霍乱。为进一步确诊,需进一步完善下列检查。

知识点

霍乱患者病原学检查

1. **大便涂片染色** 取大便或早期培养涂片做革兰氏染色镜检,可见革兰氏阴性稍弯曲的弧菌,无芽孢,无荚膜(O139霍乱弧菌可产生荚膜)。

2. **动力试验和制动试验** 将新鲜大便做悬滴或暗视野显微镜检查,可见运动活泼呈穿梭状的弧菌,即为动力试验阳性。随后加上1滴O1群抗血清,如细菌停止运动,提示标本中有O1群霍乱弧菌;如细菌仍活动,再加1滴O139抗血清,细菌活动消失,则证明为O139霍乱弧菌。上述检查可作为霍乱流行期间的快速诊断方法。

3. **增菌培养** 所有怀疑霍乱患者的大便,除做显微镜检查外,均应进行增菌培养。大便留取应在使用抗菌药物之前,且应尽快送到实验室做培养。增菌培养基一般用pH 8.4的碱性蛋白胨水,36～37℃培养6～8小时,表面形成菌膜。此时进一步做分离培养,并进行动力试验和制动试验。增菌培养能提高霍乱弧菌的检出率,有助于早期诊断。

4. **分离培养** 常用庆大霉素琼脂平皿或碱性琼脂平板。前者为强选择性培养基,36～37℃培养8～10小时后霍乱弧菌即可长成小菌落。后者则需培养10～20小时。选择可疑或典型菌落,应用霍乱弧菌"O"抗原的抗血清做玻片凝集试验,若阳性即可出报告。近年来国外亦有应用霍乱毒素基因的DNA探针,做菌落杂交,可迅速鉴定出产毒O1群霍乱弧菌。

5. **核酸检测** 通过PCR方法识别霍乱弧菌毒素基因亚单位(CTxA)和毒素协同菌毛基因(*TcpA*)来鉴别霍乱弧菌和非霍乱弧菌。然后根据*TcpA*基因上的序列差异,进一步鉴别古典生物型和埃尔托生物型霍乱弧菌。根据O139血清型的特异引物做PCR可检测O139霍乱弧菌。

【问题7】 如何判读该患者的血清学结果?

思路 该患者血清抗凝集素抗体阴性,考虑为霍乱抗凝集素抗体一般在发病第5日出现,病程8～21日达高峰,目前尚未产生抗体,建议1～2周以后复查。若抗凝集素抗体双份血清效价升高4倍以上有诊断意义。

霍乱患者血清学
检查(拓展知识)

【问题8】 如何判读其他的检验和检查结果?

思路1 根据临床症状体征及检验检查结果可以排除某些疾病的诊断。

(1)该患者起病急骤,化验血常规提示白细胞计数、中性粒细胞百分比升高,CRP、PCT明显增高,ESR轻度增高,均提示存在细菌感染的证据,需考虑急性细菌性胃肠炎可能,但该病同食者常集体发病,先吐后泻,排便前有阵发性腹痛,不符合本病例特点,故暂不考虑急性细菌性胃肠炎。

(2)该患者无发热,无腹痛,化验血常规提示白细胞计数、中性粒细胞百分比升高,CRP、PCT明显增高,ESR轻度增高,且感染毒血症症状较重,故病毒性胃肠炎可以排除。

(3)该患者虽为夏季发病,但无发热,无腹痛,无里急后重,无黏液脓血便,且大便细菌学检查未见痢疾杆菌,故细菌性痢疾可除外。

霍乱临床分型
(拓展知识)

思路2 目前根据临床症状体征及检查结果可以作出霍乱诊断吗?可诊断为霍乱,诊断依据为在霍乱疫区,流行期间有腹泻症状,便培养霍乱弧菌阳性。

知识点

霍乱诊断标准

1. **疑似病例** 具有下列三项之一者:

（1）凡有典型临床症状，如剧烈腹泻，水样便（黄水样、清水样、米泔样或血水样），伴有呕吐，迅速出现脱水或严重脱水，循环衰竭及肌肉痉挛（特别是腓肠肌）的病例。

（2）霍乱流行期间，与霍乱患者或带菌者有密切接触史，并发生泻吐症状者。

（3）出现无痛性腹泻或伴有呕吐，且大便或呕吐物霍乱弧菌快速辅助诊断检测试验阳性的病例。

2．临床诊断病例　具有下列三项之一者：

（1）疑似病例的日常生活用品或家居环境中检出 O1 群和／或 O139 群霍乱弧菌者。

（2）疑似病例的大便、呕吐物或肛拭子标本霍乱弧菌毒素基因 PCR 检测阳性者。

（3）在一起确认的霍乱暴发疫情中，具有直接暴露史且在同一潜伏期内出现无痛性腹泻或伴呕吐症状者。

3．实验室确诊病例

（1）凡有腹泻症状，大便、呕吐物或肛拭子样品培养 O1 群和／或 O139 群霍乱弧菌阳性者。

（2）在疫源检索中，大便或肛拭子样品检出 O1 群和／或 O139 群霍乱弧菌前后各 6 日内有腹泻症状者。

4．带菌者　指无腹泻或呕吐等临床症状，但大便中检出 O1 群和／或 O139 群霍乱弧菌者。

【问题9】　霍乱有哪些并发症？

思路　根据临床症状体征及检验检查结果分析该患者可能存在哪些并发症？

（1）急性肾衰竭：发病初期由于剧烈吐泻导致脱水，可出现肾前性少尿，经及时补液可不发生肾衰竭。如得不到及时纠正，可由于肾脏供血不足，肾小管缺血性坏死，出现氮质血症，严重者可出现尿毒症而死亡。该患者现尿素氮、肌酐轻度升高，需警惕急性肾衰竭的发生。

（2）急性肺水肿：代谢性酸中毒可导致肺循环高压，后者又可因补充大量不含碱的盐水而加重。该患者入院时呼吸急促，完善血气分析判断有无代谢性酸中毒，注意有无急性肺水肿的早期表现。

【问题10】　该患者应如何治疗？

思路　目前临床诊断考虑霍乱，则根据霍乱治疗原则和方案进行治疗。

原则：严格隔离，及时补液，对症及抗感染治疗。

（1）严格隔离：该患者应立即按甲类传染病上报，收住院，入住肠道隔离病房，做好床边隔离，加隔离标记，防止患者间互相接触，防止交叉感染。患者自己固定食具和便器，其排泄物、呕吐物均须彻底消毒。同时对患者进行相关传染病知识的健康教育。

（2）补液疗法：是治疗霍乱的最重要措施，以纠正水电解质酸碱平衡紊乱，包括静脉补液和口服补液。静脉输液原则是早期、迅速、足量，先盐后糖，先快后慢，纠正补钙，见尿补钾。

知识点

静脉补液

1．液体的选择　目前国内广泛应用与患者丢失的电解质浓度相近的 541 液，即每升溶液中含氯化钠 5g、碳酸氢钠 4g、氯化钾 1g，另加 50% 葡萄糖 20ml，以防低血糖。可按照 0.9% 氯化钠 550ml、1.4% 碳酸氢钠 300ml、10% 氯化钾 10ml 和 10% 葡萄糖 140ml 的比例配制。

2．输液的量和速度　最初 24 小时，轻型脱水者应输入 3 000～4 000ml，儿童 120～150ml/kg，含钠液量 60～80ml/kg；中型脱水者应输入 4 000～8 000ml，儿童 150～200ml/kg，含钠液量 80～100ml/kg；重型脱水者应输入 8 000～12 000ml，儿童 200～250ml/kg，含钠液量 100～120ml/kg。最初 1～2 小时宜快速滴入，中型脱水者输液速度为每分钟 5～10ml，重型脱水者开始按每分钟 40～80ml 的速度快速输入，以后按每分钟 20～30ml 的速度滴入。在脱水纠正且有排尿时，应注意补充氯化钾，剂量按 0.1～0.3g/kg 计算，浓度不超过 0.3%。因大便含钾量高，儿童病例补钾尤为重要。开始治疗 24 小时后的补液量和补液速度应根据病情进行调整，输液过快易致急性心力衰竭。

知识点

口服补液

　　霍乱肠毒素虽能抑制肠黏膜对 Na^+ 和 Cl^- 的吸收，但霍乱患者肠道对葡萄糖的吸收能力仍然完好，葡萄糖的吸收能带动 Na^+ 的配对吸收和 K^+、碳酸氢盐的吸收，而且葡萄糖还能增进水的吸收。口服补液不仅适用于轻、中度脱水患者，而且适用于重度脱水患者，因其能减少重度脱水患者的静脉补液量，从而减少静脉输液引起的心肺功能紊乱及医源性低血钾的发生，这对年老体弱患者、心肺功能不良患者及需要及时补钾的患者尤为重要。WHO 推荐的口服补液盐（ORS）配方为葡萄糖 20g、氯化钠 3.5g、碳酸氢钠 2.5g、氯化钾 1.5g，溶于 1 000ml 可饮用水内，使各电解质浓度均与患者排泄液的浓度相当。在最初 6 小时内，ORS 用量成人每小时 750ml，儿童（<20kg）每小时 250ml，以后的用量约为腹泻量的 1.5 倍。

　　（3）抗感染治疗：仅为辅助治疗，可减少腹泻量，缩短泻吐期及排菌期，常用药物为环丙沙星、诺氟沙星、多西环素。

　　（4）对症治疗：重症患者在补足血容量后，血压仍较低，可加用肾上腺皮质激素及血管活性药物。如出现心力衰竭、肺水肿，应暂停输液，给予镇静剂、利尿剂及强心剂。出现低血钾者应静脉滴入氯化钾。如出现高血容量、高血钾、严重酸中毒，可酌情采取透析治疗。氯丙嗪和小檗碱有抗肠毒素作用，临床应用可减轻症状。

住院后治疗

　　该患者住院后 24 小时内使用口服补液盐 2 000ml 加静脉输注 541 液 5 000ml 迅速纠正脱水；见尿补钾，剂量按 0.1～0.3g/kg 计算，浓度不超过 0.3%，纠正电解质紊乱；结合大便培养药敏试验结果应用左氧氟沙星 0.4g 静脉滴注，1 次 /d，抗感染治疗。入院后患者腹泻次数与量逐渐减少，24 小时后降至 2～3 次 /d，口干等症状明显好转，复查 CRP 90mg/L，血常规：WBC $4.1×10^9$/L，中性粒细胞百分比 72%，嗜酸性粒细胞百分比 0.2%，Hb 132g/L，PLT $228×10^9$/L。

【问题 11】　该患者入院后治疗是否有效？下一步应如何处理？

　　思路　该患者经补液、纠正电解质紊乱、抗感染等对症治疗后，腹泻缓解，口干等症状好转，查体血压正常、神志清楚、皮肤黏膜稍干燥、皮肤弹性略差、声音恢复正常、尿量正常，感染指标下降，故可判断为初始治疗有效。下一步需继续观察血压、临床症状体征（尤其腹泻为重点）；继续补液，补液的量和速度应根据病情调整，注意防范因输液过快、过量所致的急性左心衰竭；定期复查血常规、感染指标、心肝肾功能、尿常规、大便常规等。

　　该患者入院第 4 日，腹泻完全停止，解 1 次不成形便。复查大便常规：潜血阴性，镜下 WBC 0/HP，RBC 0/HP；尿常规：潜血（-），尿蛋白（-），尿胆原（+），镜下 RBC 0/HP，WBC 0/HP；肾功能：尿素 5.4mmol/L，肌酐 70μmol/L；电解质：K^+ 4.2mmol/L，Na^+ 138mmol/L，Cl^- 125mmol/L；BNP 10μg/L；CRP 59mg/L，ESR 18mm/h；PCT 1.74μg/L。

【问题 12】　何时能出院解除隔离？

　　思路　患者症状消失后 6 日，并隔日大便培养 1 次，连续 3 次阴性。对接触者要严密检疫 5 日，留大便培养并服药预防。一般应用多西环素 200mg 顿服，次日口服 100mg，儿童 6mg/（kg•d），连服 2 日。成人患者亦可应用诺氟沙星，每次 200mg，每日 3 次，连服 2 日。

（陈永平）

第三节　细菌性痢疾

细菌性痢疾简称菌痢，是由志贺菌属引起的肠道传染病，为国家法定乙类传染病。菌痢主要通过消化道传播，急、慢性菌痢患者和带菌者均可成为传染源。本病终年散发，夏秋季可引起流行。人群普遍易感。其主要病理变化为直肠、乙状结肠的炎症和溃疡。临床表现为腹痛、腹泻、排黏液脓血便，以及里急后重等，可伴有发热及全身毒血症症状；严重者可出现感染性休克、弥散性血管内凝血及重要脏器衰竭。一般为急性，少数迁延成慢性。菌痢通常根据流行病学史、症状体征及实验室检查进行综合诊断。实验室检查主要为大便检查。大便外观多为黏液脓血便，镜检可见白细胞（≥15 个 /HP）、脓细胞和少数红细胞，如有巨噬细胞则有助于诊断，大便培养出痢疾杆菌可以确诊。急性菌痢的治疗主要是抗感染治疗和一般对症支持治疗；中毒性菌痢应采取综合急救措施，力争早期治疗；慢性菌痢可采用全身与局部治疗相结合的原则。

菌痢的诊疗经过通常包括以下环节：

（1）注意询问流行病学史。

（2）详细询问腹泻及相关伴随症状。

（3）仔细检查相关体征，尤其是生命体征和腹部体征。

（4）对疑似患者进行血常规、大便常规、血生化（肝肾功能、电解质）、大便培养，以尽早明确诊断。

（5）对确诊的患者进行肠道感染隔离治疗。

（6）结合患者及当地流行情况选择初始的经验性抗感染治疗方案。

【临床关键点】

1. 仔细询问流行病学史，包括流行季节、流行地区、不洁饮食史、菌痢患者接触史和同食者发病史，为临床意向诊断提供支持依据。

2. 对于腹泻患者应注意鉴别腹泻类型（主要明确是感染性腹泻还是非感染性腹泻，是分泌性腹泻还是渗出性腹泻等），应详细询问大便量、大便性状和伴随症状。若患者有黏液脓血便、伴里急后重、左下腹压痛等表现，应注意菌痢的诊断和鉴别诊断。

3. 注意询问起病情况，有助于区分急、慢性菌痢。

4. 中毒性菌痢以 2～7 岁儿童为多见。起病急骤，临床以严重毒血症症状、休克和 / 或中毒性脑病为主，而局部肠道症状很轻微或缺如，临床易误诊和漏诊。

5. 仔细查体很重要，应重视腹部的检查，有助于寻找诊断和鉴别诊断的依据。

6. 大便检查对诊断有重要意义。大便常规有助于初步诊断，大便培养出痢疾杆菌可以确诊。

7. 对于菌痢抗生素的选择，应根据当地流行菌株药敏试验或大便培养的结果进行选择，避免无针对性地滥用。

临床病例（一）

患者，男性，36 岁，职员，因"发热伴腹泻脓血便 2 日"来门诊就诊。初步的病史采集：患者 2 日前无明显诱因出现发热，为间断低热，体温在 38.5℃以下；伴左下腹部隐痛和腹泻，初为黄色稀水样便，后为黏液脓血便，大便每日 10 余次，每次量不多，有里急后重感。无恶心、呕吐、咽痛、咳嗽等不适。自服感冒退热药和盐酸小檗碱片无好转。发病以来精神差，进食少，体重稍下降，体力下降、小便正常。

既往平素体健，无慢性腹痛、腹泻史，无药物过敏史。否认疫水接触史。

【问题 1】　该患者腹泻是感染性腹泻还是非感染性腹泻？

思路 1　该患者的急性腹泻伴有发热等全身中毒症状，加之大便为黏液脓血便，考虑感染性腹泻可能性较大。

思路 2　引起患者腹泻最可能的病原体是什么？患者起病前先有毒血症症状（畏寒、发热、全身不适），继之腹部症状（腹泻初为黄色稀水样便，后为黏液脓血便，每日 10 余次至数十次，每次量不多，有里急后重感，伴左下腹腹痛），需要考虑主要病变在左半结肠的菌痢。

知识点

腹泻的定义

　　腹泻是指排便次数增多，粪质稀薄，或带有黏液、脓血或未消化的食物。其诊断依据主要为两点：①大便性状有改变，呈稀便、水样便、黏脓便或脓血便；②大便次数比平时增多。

　　根据腹泻的病程分类分为三类：①急性腹泻，病程在 2 周以内；②迁延性腹泻，病程在 2 周至 2 个月；③慢性腹泻，病程在 2 个月以上。

知识点

感染性腹泻

　　腹泻是一组多病原多因素引起的疾病，根据腹泻病因的不同分为两类：感染性和非感染性腹泻。感染性腹泻是指各种急性、慢性的细菌、病毒、真菌、寄生虫感染引起肠道炎症所致的腹泻，常见的感染性腹泻如菌痢、阿米巴痢疾、霍乱、鼠伤寒沙门菌肠炎、轮状病毒肠炎等。根据发病机制感染性腹泻主要分为两类。

　　1. 分泌性腹泻　指病原体或其产物作用于肠上皮细胞，引起肠液分泌增多和/或吸收障碍而导致的腹泻。患者多不伴有发热，大便性状为稀便或水样便，大便显微镜检查多无细胞，或可见少许红、白细胞。属于此类腹泻的除霍乱外，还有肠产毒性大肠埃希菌肠炎、致泻性弧菌肠炎、非 O1/ 非 O139 霍乱弧菌肠炎、轮状病毒肠炎、隐孢子虫肠炎，以及常以食物中毒形式出现的蜡样芽孢杆菌腹泻、金黄色葡萄球菌腹泻等。

　　2. 渗出性腹泻　病原体侵袭上皮细胞，引起炎症而致的腹泻，常伴有发热。大便多为黏液便或黏液血便，大便显微镜检查见有较多的红、白细胞。属于此类感染性腹泻的除菌痢外，还有侵袭性大肠埃希菌肠炎、肠出血性大肠埃希菌肠炎、弯曲菌肠炎、小肠结肠炎耶尔森菌肠炎等。

【问题2】　该患者有无流行病学接触史？

　　思路　对于传染性疾病的诊断，流行病学史非常重要，明确的流行病学史是疑似诊断的重要依据。对于流行病学史的询问应根据不同疾病而定。该患者发病时间为 8 月份，是胃肠道感染性疾病流行的高峰季节。病史中尚需询问：①病前患者是否到过疫区；②是否进食不洁饮食或可疑污染水；③是否接触类似腹泻的患者。

补充流行病学史

患者起病前 2 日外出出差，当地卫生条件较差，患者多次在外进餐，有进食可疑不洁饮食史。

【问题3】　病史采集结束后，下一步查体应重点做哪些方面的检查？

　　思路　对于该患者查体重点应包括：①测体温、脉搏、呼吸、血压，这些体征是提示患者中毒症状轻重和液体平衡的重要指标，如患者脉搏细数、搏动无力、血压低，提示严重脱水；②观察患者面色、神志、皮肤，如面色苍白、四肢厥冷、皮肤弹性差，提示严重脱水或循环衰竭；③全面仔细进行腹部查体，典型的急性菌痢患者可有左下腹压痛，严重的可有轻度反跳痛，肠鸣音亢进；慢性菌痢患者左下腹可有轻压痛，或可触及增厚的乙状结肠。

知识点

急性细菌性痢疾的临床表现

　　潜伏期一般为 1～4 日，短者可为数小时，长者可达 7 日。菌痢患者潜伏期长短和临床症状的轻重取决于患者的年龄、抵抗力以及感染细菌的数量、毒力和菌型等因素。

根据毒血症及肠道症状轻重，可以分为4型：

1. 普通型（典型） 起病急，有畏寒、发热，体温可达39℃，伴头痛、乏力、食欲减退，并出现腹痛、腹泻，多先为稀水样便，1~2日后转为黏液脓血便，每日十余次至数十次，便量少，有时为脓血便，此时里急后重明显。常伴肠鸣音亢进，左下腹压痛。自然病程为1~2周，多数可自行恢复，少数转为慢性。

2. 轻型（非典型） 全身毒血症症状轻微，可无发热或仅低热。表现为急性腹泻，每日便10次以内，稀便有黏液但无脓血。有轻微腹痛及左下腹压痛，里急后重较轻或缺如，易误诊为肠炎，大便培养有志贺菌生长则可确诊。几日至一周后可自愈，少数也可转为慢性。

3. 重型 多见于老年、体弱、营养不良患者，急起发热，腹泻每日30次以上，为稀水脓血便，偶尔排出片状假膜，甚至大便失禁，腹痛、里急后重明显。后期可出现严重腹胀及中毒性肠麻痹，常伴呕吐，严重失水可引起外周循环衰竭。部分病例表现为中毒性休克，体温不升，常有酸中毒和水、电解质平衡失调，少数患者可出现心、肾功能不全。

4. 中毒性菌痢 以2~7岁儿童为多见，成人偶有发生。起病急骤，突起畏寒、高热，病势凶险，全身中毒症状严重，可有嗜睡、昏迷及抽搐，迅速发生循环和呼吸衰竭。临床以严重毒血症症状、休克和/或中毒性脑病为主，而局部肠道症状很轻或缺如。开始时可无腹痛及腹泻症状，但发病24小时内可出现痢疾样大便。按临床表现可分为以下三型：①休克型（周围循环衰竭型）；②脑型（呼吸衰竭型）；③混合型。随着中毒症状加重，患者体温高而脉率相对缓慢，体温高达40℃，脉搏低于每分钟100次。

知识点

慢性细菌性痢疾的临床表现和分型

菌痢病程反复发作或迁延不愈达2个月以上者，即为慢性菌痢。菌痢慢性化的原因大致包括两方面：①宿主因素，如原有营养不良、胃肠道慢性疾病、肠道分泌型IgA减少导致的抵抗力下降或急性期未获有效治疗；②细菌因素，如福氏志贺菌易致慢性感染；有些耐药性菌株感染也可引起慢性痢疾。根据临床表现可以分为3型：

1. 慢性迁延型 急性菌痢发作后，迁延不愈，时轻时重。长期腹泻可导致营养不良、贫血、乏力等。大便常间歇排菌。

2. 急性发作型 有慢性菌痢史，间隔一段时间又出现急性菌痢的表现，但发热等全身毒血症症状不明显。

3. 慢性隐匿型 有急性菌痢史，无明显临床症状，但大便培养可检出志贺菌，结肠镜检查可发现黏膜炎症或溃疡等病变。

慢性菌痢中以慢性迁延型最为多见，急性发作型次之，慢性隐匿型最少。

门诊查体记录

体温38.3℃，脉搏92次/min，呼吸20次/min，血压110/60mmHg。急性病容，神志清楚，皮肤未见皮疹和出血点，皮肤弹性可，浅表淋巴结未触及，颈软，巩膜无黄染；双肺呼吸音清，未闻及干湿啰音，心率92次/min，律齐，各瓣膜听诊区未闻及病理性杂音；腹平软，左下腹有轻微压痛，无肌紧张和反跳痛，未触及肿块，肝脾肋下未触及，移动性浊音（−），肠鸣音6次/min。

【问题4】 结合上述结果，为明确诊断应进一步实施哪些检查？

思路 通过上述结果可以发现患者有如下异常体征：发热、左下腹有轻微压痛、肠鸣音稍活跃。结合患者的症状、流行病学史及查体结果,应首先考虑急性菌痢的诊断。为进一步明确诊断,该患者应进行血常规、大便常规、大便培养、血生化(肝肾功能、电解质)等检查。

知识点

细菌性痢疾的实验室检查

1. 一般检查

(1)血常规:急性菌痢白细胞总数可轻至中度增多,以中性粒细胞为主,可达$(10\sim20)\times10^9$/L。慢性患者可有贫血表现。

(2)大便常规:大便外观多为黏液脓血便,镜检可见白细胞(≥15个/HP)、脓细胞和少数红细胞,如有巨噬细胞则有助于诊断。

2. 病原学检查

(1)细菌培养:大便培养出痢疾杆菌可以确诊。在抗菌药物使用前采集新鲜标本,取脓血部分及时送检和早期多次送检均有助于提高细菌培养阳性率。

(2)特异性核酸检测:采用核酸杂交或聚合酶链反应(PCR)可直接检查大便中的痢疾杆菌核酸,具有敏感性高、特异性强、快速简便、对标本要求低等优点,但临床较少使用。

3. 免疫学检查　采用免疫学方法检测细菌或抗原具有早期、快速的优点,对菌痢的早期诊断有一定帮助,但由于大便中抗原成分复杂,易出现假阳性,推广应用少。

门诊辅助检查

实验室检查:血常规 WBC 12.4×10^9/L,中性粒细胞百分比 88%,淋巴细胞百分比 12%,Hb 120g/L,PLT 180×10^9/L;大便常规:黏液脓性便,WBC 多数/HP,RBC 3~5个/HP,可见巨噬细胞。

【问题5】　应与哪些疾病相鉴别?

思路　急性菌痢应与下列疾病相鉴别:

(1)急性阿米巴痢疾:阿米巴痢疾常起病缓慢,多不发热,少有毒血症症状,腹痛轻,无里急后重,腹泻每日数次,多为右下腹压痛;大便检查便量多,暗红色果酱样便,腥臭味浓,镜检白细胞少,红细胞多,可找到溶组织内阿米巴滋养体(表3-3-1)。

(2)其他细菌性肠道感染:如肠侵袭性大肠埃希菌、空肠弯曲菌及气单胞菌等细菌引起的肠道感染也可出现痢疾样症状,鉴别有赖于大便培养检出不同的病原菌。

(3)细菌性胃肠型食物中毒:因进食被沙门菌、金黄色葡萄球菌、副溶血弧菌、大肠埃希菌等病原菌或它们产生的毒素污染的食物引起。有进食同一食物集体发病病史,大便镜检通常白细胞不超过5个/HP。确诊有赖于从可疑食物及患者呕吐物、大便中检出同一细菌或毒素。

(4)其他:急性菌痢还需与急性肠套叠及急性坏死出血性小肠炎相鉴别。

知识点

表 3-3-1　急性菌痢与急性阿米巴痢疾的鉴别诊断

鉴别要点	急性菌痢	急性阿米巴痢疾
病原体	志贺菌	溶组织内阿米巴滋养体
流行病学	散发性,可流行	散发性
潜伏期	数小时至7d	数周至数月
临床表现	多有发热及毒血症症状,腹痛重,有里急后重,腹泻每日十多次或数十次,多为左下腹压痛	多不发热,少有毒血症症状,腹痛轻,无里急后重,腹泻每日数次,多为右下腹压痛

续表

鉴别要点	急性菌痢	急性阿米巴痢疾
大便检查	便量少,黏液脓血便,镜检有大量白细胞及红细胞,可见吞噬细胞。大便培养有志贺菌生长	便量多,暗红色果酱样便,腥臭味浓,镜检白细胞少,红细胞多,有夏科 - 莱登结晶。可找到溶组织内阿米巴滋养体
血白细胞	总数及中性粒细胞明显增多	早期略增多
结肠镜检查	肠黏膜弥漫性充血、水肿及浅表溃疡,病变以直肠、乙状结肠为主	肠黏膜大多正常,其中有散在深切溃疡,其周围有红晕,病变主要在盲肠、升结肠,其次为乙状结肠和直肠

【问题6】 患者病情严重评估如何? 下一步该患者应如何处理?

思路 该患者应收住院。入住消化道隔离病房,做好床边隔离,加隔离标记,防止患者间互相接触,防止交叉感染。患者自己固定食具和便器,其排泄物、呕吐物均须彻底消毒。同时对患者进行相关传染病知识的健康教育。如确诊,需6小时内进行疫情上报。

知识点

腹泻患者的严重程度评估

临床上腹泻患者根据有无全身中毒症状、脱水、电解质紊乱、酸碱平衡紊乱等情况将急性腹泻的严重程度分为轻度、中度和重度。轻度急性腹泻患者无全身中毒症状,无脱水、电解质紊乱、酸碱平衡紊乱,一般呈自限性。重度患者除有较重的胃肠道症状外,还有较明显的脱水、电解质紊乱和全身中毒症状,如发热、精神烦躁或萎靡、嗜睡,甚至昏迷、休克。中度急性腹泻介于轻型和重型之间。若患者存在以下情况,需立即入院诊治:①炎症性血性腹泻;②严重脱水;③高热;④严重腹痛;⑤病程>3 日;⑥宿主免疫力低下。

【问题7】 该患者应如何治疗?

思路 目前临床诊断考虑急性菌痢(普通型),应根据急性菌痢的治疗原则和方案进行治疗。

(1)一般治疗:消化道隔离。饮食以流食为主,忌食生冷、油腻及刺激性食物。

(2)抗感染治疗:对于菌痢抗生素的选择,应根据当地流行菌株药敏试验或大便培养的结果进行选择,避免无针对性地滥用,在一定地区内注意轮换用药。抗生素治疗的疗程一般为3~5日。

(3)对症治疗:补液治疗;发热以物理降温为主,必要时适当使用退热药;毒血症症状严重者,在强有力抗感染治疗基础上,可以给予小剂量肾上腺皮质激素。腹痛剧烈者可用颠茄片或阿托品。

住院后治疗

该患者住院后使用左氧氟沙星 0.4g 静脉滴注,一日 1 次,小檗碱 0.3g,一日 3 次,以及补液对症支持治疗,患者体温恢复正常,腹泻症状缓解。2 日后大便培养结果回报:痢疾杆菌。继续此方案治疗,3 日后腹泻消失。复查血常规:WBC $8.2×10^9$/L,中性粒细胞百分比 68%,淋巴细胞百分比 32%;大便常规:黄软 WBC 0/HP,RBC 0/HP;连续 2 次大便培养均阴性。患者出院。

知识点

急性细菌性痢疾的抗感染治疗

轻型菌痢患者在充分休息、对症处理和医学观察的条件下可不用抗生素;严重病例如出血性腹泻等则需应用抗生素,因其既可缩短病程,又可减少带菌时间。但近年来志贺菌对各种药物及抗生素的耐药性逐年增长，并呈多重耐药性，因此，对于菌痢抗生素的选择，应根据当地流行菌株药敏试验或大便培养的结果进行选择，避免无针对性地滥用，在一定地区内注意轮换用药。抗生素治疗的疗程一般为3~5日。

常用药物包括以下几种：

1. 喹诺酮类药物　抗菌谱广，口服吸收好，副作用小，耐药菌株相对较少，可作为首选药物。首选环丙沙星，其他喹诺酮类如左旋氧氟沙星等也可酌情选用，不能口服者尚可静脉滴注。

2. 其他　匹美西林和头孢曲松可应用于任何年龄组，同时对多重耐药菌株有效。阿奇霉素也可用于成人患者治疗。

2005年世界卫生组织（WHO）推荐的菌痢抗感染治疗方案见表3-3-2。

表3-3-2　世界胃肠病学组织推荐志贺氏菌抗菌治疗方案

药物	用法及用量
环丙沙星	成人：500mg, 2 次 /d, 3d, 或单次剂量2g且仅使用一次
匹美西林	成人：400mg, 3~4 次 /d, 5d
	儿童：20mg/kg, 4 次 /d, 5d
头孢曲松	成人：2~4g 作为每日单次剂量
	儿童：50~100mg/kg, 1 次 /d, 肌内注射, 2~5d

【问题8】　何时能出院解除隔离？

思路　患者应隔离至临床消化道症状消失，大便培养连续2次阴性。

临床病例（二）

患儿，女性，5岁半，因"发热伴腹泻1日，2小时前发作惊厥1次"入院。

1日前患儿无明显诱因出现发热，为持续性发热，体温最高达39.6℃，无咳嗽、呕吐、腹痛、腹泻等不适。于当地医院就诊，查血常规 WBC 18.4×10^9/L，予以青霉素及氨苄西林静脉滴注治疗（具体剂量不详）。体温不降，并出现腹泻，十余次，为黄色黏液便，有脓血，每次量少，伴呕吐胃内容物1次。门诊查大便常规：WBC 10~15 个 /HP，RBC 0~1 个 /HP，予以口服头孢拉啶、庆大霉素口服液及口服补液盐，病情仍无好转。入院前2小时发作惊厥1次，表现为双目上翻、四肢强直、抖动、意识丧失，持续10分钟左右，急转来院，门诊以"发热、抽搐原因待查"收入院。患儿发病前无不洁饮食史，既往无高热惊厥史。

入院查体：体温38℃，血压80/50mmHg，急性病容，昏睡，神志不清，压眶有反应，不能应答。口腔黏膜光滑，咽部充血，四肢末端发凉，发绀。双肺呼吸音清，未闻及干湿啰音，心率160 次 /min，律齐，心音尚有力，腹平软，肝脾未触及，肠鸣音活跃。膝腱、跟腱反射未引出，颈无抵抗，克尼格征（－），布鲁津斯基征（－），双侧巴宾斯基征（＋）。

血常规：WBC 23.4×10^9/L，Hb 109g/L，中性粒细胞百分比82%，淋巴细胞百分比18%，PLT 110×10^9/L。大便常规：黄色黏液便，WBC 30~40 个 /HP，RBC 3~8 个 /HP。

【问题1】　该患者最可能的诊断是什么？

思路　①起病急，高热伴腹泻脓血便；1日内发作惊厥1次，抽搐后昏睡；②查体：心率160 次 /min，血压80/50mmHg，神志不清，肠鸣音活跃，深浅反射未引出，双侧巴宾斯基征（＋）；③实验室检查：大便常规发现红细胞30~40 个 /HP，外周血白细胞增高伴核左移。考虑患者最有可能的诊断为中毒性菌痢（混合型）。

知识点

中毒性细菌性痢疾的临床表现

中毒性菌痢以2~7岁儿童为多见，成人偶有发生。起病急骤，突起畏寒、高热，病势凶险，全身中毒症状严重,可有嗜睡、昏迷及抽搐,迅速发生循环和呼吸衰竭。临床以严重毒血症症状、休克和/或中毒性脑病为主,而局部肠道症状很轻或缺如。开始时可无腹痛及腹泻症状,但发病 24 小时内可出现痢疾样大便。按临床表现可分为三型:

1. 休克型(周围循环衰竭型) 较为常见,以感染性休克为主要表现。表现为面色苍白、四肢厥冷、皮肤出现花斑、发绀、心率加快、脉细数甚至不能触及,血压逐渐下降甚至测不出,并可出现心、肾功能不全及意识障碍等症状。重型病例不易逆转,可致多脏器功能损伤与衰竭,危及生命。

2. 脑型(呼吸衰竭型) 中枢神经系统症状为其主要临床表现。由于脑血管痉挛,引起脑缺血、缺氧,导致脑水肿、颅内压增高,甚至脑疝。患者可出现剧烈头痛、频繁呕吐、烦躁、惊厥、昏迷、瞳孔不等大、对光反射消失等,严重者可出现中枢性呼吸衰竭等临床表现。此型较为严重,病死率高。

3. 混合型 此型兼有上述两型的表现,病情最为凶险,病死率很高(90% 以上)。该型实质上包括循环系统、呼吸系统及中枢神经系统等多脏器功能损害与衰竭。

【问题2】 应与哪些疾病鉴别诊断?

思路 患者夏秋季发生发热伴腹泻、惊厥,应与流行性乙型脑炎和钩端螺旋体病脑膜脑炎型鉴别。

知识点

中毒性细菌性痢疾与流行性乙型脑炎的鉴别诊断

流行性乙型脑炎(乙脑)多发于夏秋季,且有高热、惊厥、昏迷,因此需与中毒性菌痢(脑型)相鉴别。乙脑起病后进展相对较缓,循环衰竭少见,意识障碍及脑膜刺激征明显,脑脊液可有蛋白及白细胞增高,乙脑病毒特异性 IgM 阳性可作鉴别。与乙脑相比中毒性菌痢起病更急,早期出现休克和/或呼吸衰竭,肠道症状可不明显或缺如,此时需行肛拭子检查或盐水灌肠大便检查,以明确诊断。

【问题3】 如何治疗该患者?

思路 应采取综合急救措施,力争早期治疗。主要措施:①抗生素治疗;②抗休克治疗,扩容、纠酸、血管活性药物,保护重要脏器;③降颅内压治疗,甘露醇脱水;④糖皮质激素应用;⑤对症治疗,降温、控制惊厥、吸氧、保持呼吸道通畅等。

知识点

中毒性细菌性痢疾的治疗

中毒性菌痢的治疗应采取综合急救措施,力争早期治疗。

1. 对症治疗

(1)降温止惊:高热可引起惊厥而加重脑缺氧及脑水肿,故应积极给予物理降温,必要时给予退热药,将体温降至 38.5℃ 以下;高热伴烦躁、惊厥者,可采用亚冬眠疗法,予氯丙嗪和异丙嗪各 1～2mg/kg 肌内注射;反复惊厥者可用地西泮、苯巴比妥钠肌内注射或水合氯醛灌肠。

(2)休克型:①迅速扩充血容量纠正酸中毒。快速给予葡萄糖盐水、5% 碳酸氢钠及低分子右旋糖酐等液体,补液量及成分视脱水情况而定,休克好转后则继续静脉输液维持。②改善微循环障碍。本病主要为低排高阻型休克,可予抗胆碱类药物如山莨菪碱(654-2)成人每次 20～60mg、儿童 0.5～2mg/kg,每 5～15 分钟静脉注射 1 次,直至面色红润、肢体转暖、尿量增多及血压回升,即可减量渐停。如经上述治疗效果不佳,可改用酚妥拉明、多巴胺或间羟胺等,以改善重要脏器血流灌注。③保护重要脏器功能,主要是心、脑、肾等重要脏器的功能。④其他。可使用肾上腺皮质激素,有早期弥散性血管内凝血表现者可给予肝素抗凝等治疗。

（3）脑型：可给予 20% 甘露醇每次 1～2g/kg 快速静脉滴注，每 4～6 小时注射 1 次，以减轻脑水肿。应用血管活性药物以改善脑部微循环，同时给予肾上腺皮质激素有助于改善病情。防治呼吸衰竭需保持呼吸道通畅、吸氧，如出现呼吸衰竭可使用洛贝林（lobeline）等药物，必要时可应用人工呼吸机。

2. 抗感染治疗　药物选择基本与急性菌痢相同，但应先采用静脉给药，可采用环丙沙星、左旋氧氟沙星等喹诺酮类或三代头孢菌素类抗生素。病情好转后改为口服，剂量和疗程同急性菌痢。

（宁 琴）

推荐阅读资料

[1] World Health Organization. Guideline for the control of shigellosis, including epidemics due to shigellosis dysenteriae type 1［2021-11-12］. https://www.who.int/publications/i/item/9241592330.

[2] 李兰娟, 任红. 传染病学. 9 版. 北京: 人民卫生出版社, 2018.

第四节　细菌性食物中毒

细菌性食物中毒是指由于进食被细菌或细菌毒素所污染的食物而引起的急性感染中毒性疾病。根据临床表现不同，分为胃肠型食物中毒和神经型食物中毒（肉毒中毒）。本病常由食物不新鲜、食物保存与烹调不当引起。多发于夏秋季，病例可散发，有时集体发病，发病与食入同一污染食物有明显关系。细菌性食物中毒的典型临床特征为潜伏期短，突然发病，胃肠型以急性胃肠炎为主要表现，神经型则以眼肌、咽肌瘫痪为主，病程较短，多数患者在 2～3 日内自愈。收集可疑食物、吐泻物进行细菌培养，行血清学试验及动物实验检测细菌毒素均有诊断价值。感染中毒性休克为最严重的并发症。

细菌性食物中毒的诊疗经过通常包括以下环节：

（1）详细询问流行病学史。

（2）详细询问患者症状学特征及其他相关病史。

（3）仔细检查各系统体征，尤其是生命体征。

（4）针对疑诊患者进行血尿便三大常规、血生化、细菌培养、血清学检查及细菌毒素检测等以明确诊断。

（5）暴发流行时应做好思想工作和组织工作，将患者进行分类，轻者在原单位集中治疗，重症患者送往医院治疗。

（6）结合患者情况予以适当的对症治疗，伴有高热的严重患者应按疑似病原菌给予经验性抗感染治疗。

（7）注意观察病情，预防和及早发现并发症并及时处理。

（8）在适当的时间内判断初始治疗是否成功，若成功，确定下一步治疗方案。

（9）对于初始治疗失败的患者，分析可能原因，并进行相应的处理。

（10）确定治疗结束的时间、出院随访日期，以及出院后的注意事项。

【临床关键点】

1. 细菌性食物中毒在集体用餐单位常呈暴发起病，发病与食入同一污染食物有明显关系，因此仔细询问流行病学史，可以为开展临床意向诊断提供重要依据。

2. 仔细询问患者起病的症状，包括恶心、呕吐、腹泻、腹痛及有无眼肌、咽肌瘫痪等，观察大便的性状。

3. 仔细查体很重要，可以很好地寻找诊断和鉴别诊断的依据，同时可以全面了解有无其他系统的并发症。

4. 血常规、大便常规检查有临床意义。副溶血弧菌及金黄色葡萄球菌感染者血白细胞可增高达 10×10^9/L 以上，中性粒细胞百分比增高；细菌性食物中毒患者大便可呈稀水样、血水样便或血性黏液便。

5. 将患者呕吐、排泄物及进食的可疑食物做细菌培养，重症患者做血培养，如能获得相同病原菌有利于确诊，必要时可行血清学检查及细菌毒素检测。

6. 本病病程较短，应以对症治疗为主，必要时可予以抗生素或抗毒素治疗。

患者，男性，34岁，因"腹痛、腹泻5小时"来门诊就诊。初步的病史采集：5小时前于单位进食"海鲜炒饭"，随后开始出现腹痛，呈中上腹阵发性绞痛，改变体位不可缓解，伴恶心、乏力、食欲减退、头晕，病程中呕吐2次，为胃内容物，解稀水便2次，自诉无黏液脓血便，无里急后重，无发热、畏寒及头痛、咽痛、咳嗽、咳痰、尿频、尿急等伴随症状，自以为"胃肠炎"，自服药物，上述症状无明显改善，现为求进一步诊治入院，病程中食欲减退，体重无明显变化，睡眠质量差。

初步采集病史后，可明确该患者为急性起病，以消化道症状为最突出表现（腹痛、恶心、呕吐）。对于此类患者，临床上随之需要考虑以下几个相关问题。

【问题1】 引起腹痛的常见原因有哪些？

思路1 腹痛是临床常见的症状之一，多数由腹部脏器疾病引起，但腹腔外疾病及全身性疾病也可引起。临床上一般可将腹痛按起病缓急、病程长短分为急性腹痛与慢性腹痛。若为急性腹痛，该患者是否存在发病诱因？患者自诉为中上腹阵发性绞痛，可能的疼痛部位在哪里？

知识点

腹痛的部位

一般腹痛部位多位于病变所在部位。如胃、十二指肠疾病和急性胰腺炎，疼痛多在中上腹；胆囊炎、胆石症、肝脓肿等，疼痛多在右上腹；急性阑尾炎疼痛在右下腹麦氏点；小肠疾病疼痛多在脐部或脐周；结肠疾病、膀胱炎、盆腔炎及异位妊娠破裂疼痛多在下腹。弥漫性或部位不定的疼痛见于急性弥漫性腹膜炎、机械性肠梗阻、急性出血性肠炎、过敏性紫癜等。

思路2 患者急性起病，起病前曾进食"海鲜炒饭"，腹痛表现为中上腹绞痛，结合患者合并恶心、呕吐、食欲减退等，需考虑急性胃肠炎可能，且疾病发生与进食可能存在相关性。

【问题2】 该患者流行病学史是否详细？

思路1 对于具有传染性的感染性疾病，流行病学资料非常重要，明确的流行病学史是诊断的重要依据。该患者虽有进食"海鲜炒饭"病史，但流行病学资料不够详细。对于该患者尚需询问：①进食食品是否有变质或未煮熟可能；②共同进餐者在短期内有无集体发病。

补充流行病学史

夏季（8月份）来诊，和其一起进餐者的同事共3人，在进食后皆出现类似消化道症状。患者病程中无饮生奶史，无动物接触史。既往体健。

思路2 通过该患者流行病学史得知该病表现为短时间内集体发病，且与进食有明显关系，临床症状表现类似急性胃肠炎，夏季发病，故拟诊细菌性食物中毒（胃肠型）。

细菌性食物中毒的发生与不同区域人群的饮食习惯有密切关系。进食肉、蛋和糕点，金黄色葡萄球菌食物中毒最多；喜食生鱼片，副溶血性弧菌食物中毒最多；我国食用畜禽肉、禽蛋类较多，以沙门菌食物中毒居首位。此外变形杆菌在带鱼、黄鱼、乌贼、梭子蟹等海产品带菌率极高；金黄色葡萄球菌在乳类、肉类食物中极易繁殖，在剩饭菜中亦易生长，30℃经1小时后即可以产生耐热性很强的外毒素（肠毒素），此种毒素属于一种可溶性蛋白质，此毒素对热的抵抗力较强，经加热煮沸30分钟仍能致病；肉毒杆菌多存在于变质的肉食品、豆制品及动物肠道中；蜡样芽孢杆菌在自然界分布较广，污水、垃圾、土壤、人和动物的粪便、昆虫和食品中均可检出；大肠埃希菌是人和动物肠道的正常寄居菌，特殊条件下可致病。

【问题3】 病史采集结束后，下一步查体应该如何进行？

思路1 对腹痛的患者而言，全面细致的查体对于疾病的诊断，尤其是鉴别诊断非常重要。对于该患者，查体的重点应包括：①有无贫血、巩膜黄染；②浅表淋巴结有无肿大；③神经系统，精神、意识状态、反射、脑膜刺激征、病理征、肌力、肌张力等，了解有无神经系统受累；④呼吸道，包括咽部和扁桃体及肺部体征，了解有无呼吸道感染；⑤心脏，包括心率、心律、杂音等，了解有无器质性心脏病；⑥腹部，应全面仔细（包括视、触、叩、听），视诊观察有无包块、胃肠型、腹壁静脉，听诊肠鸣音有无活跃、亢进，有无血管杂音，触诊肝脾有无肿大，腹肌是否紧张，腹部压痛部位，有无反跳痛、墨菲征是否阳性等，叩诊肝、脾、肾区观察有无叩痛，移动性浊音是否阳性等；⑦其余部位（双下肢、阴囊是否存在水肿）等。为鉴别诊断提供依据。

思路2　除上述内容外，还应监测患者生命体征，因腹痛的可能原因包括急腹症，其中腹腔脏器破裂出血可引起低血容量性休克，消化道穿孔可诱发弥漫性腹膜炎引起感染性休克，即便为食物中毒或急性胃肠炎患者，也可因大量丢失液体引起脱水，导致休克。

门诊查体记录

体温36.7℃，神志清楚，精神欠佳，无贫血貌，皮肤巩膜无黄染，未见皮疹及出血点，全身浅表淋巴结未触及肿大，咽红，扁桃体不大，双肺呼吸音清，未闻及干湿啰音。心率80次/min，心律齐，各瓣膜听诊区未闻及病理性杂音。腹稍隆，无腹壁静脉曲张，全腹无明显压痛及反跳痛，墨菲征阴性，未触及包块，肝上界位于右锁骨中线第5肋间，肝脾肋下未及，肝、脾、肾区叩击痛阴性。颈软，双膝腱反射对称存在，四肢肌力肌张力正常。双下肢无明显水肿。

【问题4】　上述门诊查体记录，对于该患者是否详细？

思路　对于该患者，此查体记录存在以下问题：①未详细检查并记录生命体征；②未检查皮肤弹性、眼眶凹陷情况以判断患者有无脱水；③未嘱患者睁眼、闭眼及伸舌、吞咽，无法判断是否存在眼肌、咽肌瘫痪；④腹部查体未叩诊移动性浊音，无法判断是否存在腹水。

该患者补充相关检查后查体结果：血压80/55mmHg，呼吸21次/min，脉搏80次/min，皮肤弹性一般，眼眶稍凹陷，眼睑、眼球活动正常，伸舌居中，吞咽正常，移动性浊音阴性。

【问题5】　结合上述病史、症状及查体结果，为明确诊断应进一步实施哪些检查？

思路　通过上述查体结果可以发现患者无特殊阳性体征，结合患者流行病学史及症状，考虑诊断细菌性食物中毒。为进一步明确诊断，该患者应进行血常规、尿常规、大便常规、生化（肝肾功能、电解质、血糖、心肌酶、肌钙蛋白、血淀粉酶、脂肪酶）、感染指标（降钙素原、C反应蛋白、血沉）、病原学检查（呕吐物培养、大便培养、血培养）、X线胸片、腹部立位平片、心电图、腹部超声检查。

> **知识点**
>
> ### 急性腹痛常见病因
>
> 1. 腹腔器官急性炎症　如急性胃炎、急性肠炎、急性胰腺炎、急性出血性坏死性肠炎、急性胆囊炎、急性阑尾炎等。
>
> 2. 空腔脏器阻塞或扩张　如肠梗阻、肠套叠、胆道结石、胆道蛔虫症、泌尿系统结石梗阻等。
>
> 3. 脏器扭转或破裂　如肠扭转、肠绞窄、肠系膜或大动脉扭转、卵巢扭转、肝破裂、脾破裂、异位妊娠破裂等。
>
> 4. 腹膜炎症　多由胃肠穿孔引起，少部分为自发性腹膜炎。
>
> 5. 腹腔内血管阻塞　如缺血性肠病、夹层腹主动脉瘤和门静脉血栓形成。
>
> 6. 腹壁疾病　如腹壁挫伤、脓肿及腹壁皮肤带状疱疹。
>
> 7. 胸腔疾病所致的腹部牵涉痛　如肺炎、肺梗死、心绞痛、心肌梗死、急性心包炎、胸膜炎、食管裂孔疝、胸椎结核。
>
> 8. 全身性疾病所致的腹痛　如腹型过敏性紫癜、糖尿病酮症酸中毒、尿毒症、铅中毒等。

门诊辅助检查

血常规检查：WBC $13.6×10^9$/L，中性粒细胞百分比 64%，Hb 144g/L，PLT $221×10^9$/L。

感染指标：PCT 0.2μg/L；CRP 56mg/L；ESR 18mm/h。

尿常规：潜血（－），尿蛋白（－）。

大便常规：白细胞 2～5 个 /HP，潜血（－）。

肝功能：ALT 25U/L，AST 62U/L，LDH 400U/L。

肾功能：未见异常。

电解质：K^+ 3.14mmol/L，余正常。

血糖：正常。

心肌酶：正常。

肌钙蛋白：正常。

血淀粉酶、脂肪酶：正常。

X 线胸片：未见异常。

心电图：未见异常。

腹部立位平片：未见异常。

腹部超声：未见异常。

【问题 6】 如何判读该患者的血常规及感染指标？

思路　患者感染指标中血白细胞计数、C 反应蛋白、降钙素原增高，血沉轻度增高，提示该患者可能存在细菌感染。血常规白细胞计数升高未必一定为细菌感染，需排除应激、脱水等因素引起的血白细胞计数升高，该患者血常规白细胞计数升高伴随血红蛋白含量、血小板计数升高，但中性粒细胞比例不高，结合患者反复呕吐、解稀便，入院前 5 小时未饮水、进食，该血常规改变可能为脱水致血液浓缩引起，入院后需监测血常规及上述感染指标。

【问题 7】 如何判读其他的检验和检查结果？

思路 1　对于临床中以腹痛起病就诊的患者，鉴别诊断显得尤为重要。根据该患者病史、临床症状、体征并结合实验室检查结果，可以排除包括急腹症在内的多种器质性疾病，也为进一步明确诊断提供了线索。

思路 2　根据目前所掌握的病史、症状、体征及实验室检查结果，是否可以作出细菌性食物中毒的诊断？

依据：①患者进食后急性起病，且共同进食者均出现类似症状；②临床症状以腹痛、恶心、呕吐等类似急性胃肠炎表现为主；③实验室检查感染指标均上升，其余检查基本排除了引起腹痛的其他病因。可以考虑临床诊断细菌性食物中毒（胃肠型），确诊要等待细菌学培养结果。

知识点

细菌性食物中毒的诊断依据

1. 流行病学资料　患者有特殊饮食史，特别是变质食物、海产品、腌制食品、未煮熟的肉类、蛋制品、火腿、腊肠、罐头等。同餐者短期内集体发病，有重要参考价值。

2. 临床表现　主要为急性胃肠炎症状，病程较短，恢复较快。神经型食物中毒（肉毒中毒）则引起特殊的神经系统症状与体征，如复视、斜视、眼睑下垂、吞咽困难、呼吸困难等。

3. 实验室检查　收集吐泻物及可疑残存食物进行细菌培养（肉毒杆菌需行厌氧培养），重症患者做血培养，留取早期及病后两周的双份血清与培养分离所得可疑细菌进行血清凝集试验，双份血清凝集效价递增者有诊断价值。对于怀疑细菌毒素中毒者，可做动物实验，以检测细菌毒素的存在。

思路 3　根据临床症状体征及检验检查结果，分析该患者存在哪些细菌性食物中毒的并发症可能？

（1）急性肾衰竭：其中大部分为肾前性衰竭，与肾血流急剧障碍有关；小部分为肾性衰竭，是由肾单位损害所致,主要是肾小管上皮损害。该患者入院时肾功能正常,尿量基本正常,暂无出现该并发症依据,入院后尚需监测肾功能。

(2)肺炎:其中80%以上为坠积性肺炎,75%肺炎定位于肺底后段,75%为老年人,若延误治疗可导致死亡。该患者无明显发热及咳嗽、咳痰等呼吸道症状,门诊X线胸片正常,暂无此并发症依据。

(3)急性血-脑循环障碍:均有不同程度脱水,绝大部分为老年人,超过50%有高血压病史。将近50%患者发生出血性脑卒中,缺血性脑卒中占小部分,另外约1/3患者为短暂性血-脑循环障碍。该患者为中年男性,既往体健,入院时测血压偏低,主诉食欲减退、乏力、口渴,查体皮肤弹性一般,眼眶凹陷,实验室检查提示血液浓缩可能伴低钾血症,可能存在脱水,故入院后应在补液同时监测血压、尿量。

(4)心肌梗死:老年人占大多数,其中85%以上有冠状动脉粥样硬化性心脏病史。发病隐匿。有血流动力学障碍及水、电解质代谢紊乱和酸碱失衡背景。患者既往体健,入院时心电图、心肌酶、肌钙蛋白正常,暂无此病依据。

(5)肠系膜血管血栓形成:发生肠坏死,病死率高达90%以上。患者无持续性腹痛及解血便,腹部彩超未见明显异常,暂无依据。

(6)休克:感染中毒性休克预后差,病死率高;血容量减少性休克预后较好。患者无明显发热、心率增快、血压下降及循环衰竭表现,无休克依据,但需监测生命体征及尿量,谨防发展为休克。

【问题8】 接下来该患者该如何处理?

思路 该患者应收住院,入住消化道隔离病房,做好床边隔离,加隔离标记,防止交叉感染。患者自己固定食具和便器,其排泄物、呕吐物均须彻底消毒。同时对患者进行相关传染病知识的健康教育。

【问题9】 该患者应如何治疗?

思路 患者临床诊断考虑细菌性食物中毒(胃肠型),则根据细菌性食物中毒(胃肠型)治疗原则和方案进行治疗。

(1)一般治疗:卧床休息,早期饮食应为易消化的流质或半流质饮食,病情好转后可恢复正常饮食。

(2)对症治疗:呕吐、腹痛明显的患者可皮下注射山莨菪碱10mg,亦可注射阿托品0.5mg。对于能进食者,应给予口服补液盐补液治疗。对于剧烈呕吐不能进食或腹泻频繁者,给予葡萄糖生理盐水滴注。对于出现酸中毒的患者,应酌情补充5%碳酸氢钠注射液。脱水严重甚至休克者,应积极补充液体,保持电解质平衡并给予抗休克处理。

(3)病原治疗:肠毒素引起食物中毒时,抗菌药物对治疗和预防的作用很小,所以一般可不用抗菌药物。对于伴有高热的严重患者,可按不同病原菌选用抗菌药物。如沙门菌、副溶血弧菌等可选用喹诺酮类抗菌药物。对于孕妇、儿童可选用三代头孢菌素。

住院后治疗

该患者住院后临时予以山莨菪碱10mg肌内注射,并予以口服补液盐,5%葡萄糖氯化钠注射液500ml+10%KCl 15ml静脉注射等对症处理。入院第2日监测患者血压、尿量正常,自觉腹痛、恶心好转,但腹泻2次,大便为黏液样改变,且于夜间出现发热,最高体温达38.3℃,热前伴畏寒,无明显咳嗽、咳痰等伴随症状。入院第3日复查血常规示WBC $11.5×10^9$/L,中性粒细胞百分比82%,Hb、PLT基本正常,CRP 42mg/L,PCT 1.1μg/L,复查电解质正常,呕吐物培养结果为有革兰氏阴性杆菌生长。

【问题10】 该患者入院后治疗是否有效?下一步应如何处理?

思路1 患者入院后予以解痉、补液等对症处理,其腹痛、恶心、呕吐等消化道症状有所好转,复查电解质正常,治疗有一定效果。病程中出现发热、解黏液便,需考虑以下几个原因:①本身疾病细菌引起侵袭性损害并释放内毒素引起腹泻、发热;②合并其他原因引起的感染性发热;③非感染因素引起发热。

思路2 结合患者病史、症状、体征及入院后检查不难发现,其暂无其他系统感染及相关基础疾病依据。结合其发热、腹泻,以及复查血常规白细胞计数及感染相关指标较入院有所上升,因此,下一步治疗措施应该是复查大便常规、大便培养及血培养,同时经验性加用抗菌药物,观察体温高峰及腹泻情况,择日复查血常规及感染指标。

病情转归

入院第 3 日，复查大便常规提示 WBC（+），再次行血培养、大便培养，加用环丙沙星注射液 0.4g 静脉注射，一日 1 次，每 4 小时测 1 次体温。入院第 4 日，患者体温高峰较前一日下降，最高 37.5℃，第 5 日体温正常，大便性状正常，第 6 日复查血常规、CRP、PCT 及大便常规均无明显异常，呕吐物培养及药敏试验结果回报肠炎沙门菌，对喹诺酮类、头孢三代、氨基糖苷类及碳青霉烯类敏感。

知识点

细菌性食物中毒的发病机制

1. 胃肠型食物中毒 细菌污染食品并在其内繁殖，产生大量毒素，毒素直接作用于胃肠而中毒；污染食品的细菌被食入后在体内繁殖产生毒素致病；污染食品的细菌侵袭机体而产生疾病。

2. 神经型食物中毒（肉毒中毒） 肉毒杆菌外毒素从消化道吸收进入血液，主要作用于中枢神经系统的脑神经核、神经肌肉连接处及自主神经末梢，通过抑制乙酰胆碱的释放，使肌肉运动障碍而发生麻痹。病理变化主要是神经核及脊髓前角退行性变，脑及脑膜充血、水肿，广泛点状出血及小血栓形成。

【问题 11】 病程多久？预后如何？

思路 胃肠型食物中毒病程一般较短，预后良好。针对该患者，使用抗菌药物疗程一般为 3～5 日。神经型食物中毒（肉毒中毒）病死率较高。存活者经积极治疗后逐渐恢复健康，一般无后遗症。

【问题 12】 该患者为什么未行血清学检查以进一步明确诊断？

思考：血清学检查需在患病早期及病后两周的双份血清特异性抗体 4 倍升高时方可明确诊断，由于患病数日即可痊愈，血清学检查较少应用。

【问题 13】 神经型食物中毒（肉毒中毒）。

思考：神经型食物中毒是因进食含有肉毒杆菌外毒素的食物而引起的中毒疾病。临床上以中枢神经系统症状如眼肌及咽肌瘫痪为主要表现。抢救不及时，死亡率高。该病通过进食被污染的食物传播，多见于腊肉、罐头等腌制品或发酵的豆、面制品。潜伏期一般为 12～36 小时，可短至 2 小时，最长可达 8～10 日。潜伏期越短，病情越重。起病急，以神经症状为主，早期症状为头痛、头晕及肢体乏力，继而出现视力模糊、复视、瞳孔不等大，常有咀嚼困难、吞咽困难、言语困难，甚至呼吸困难等。肢体瘫痪少见。体温正常，意识清楚。病程长短不一，大多于 5～9 日内恢复，个别长达数月。重症患者多死于中枢性呼吸衰竭。

该病初步诊断在于患者进食可疑食品后出现神经麻痹症状，但神志清楚，体温正常，感觉存在。大便及血清中查及毒素，或大便中分离到肉毒杆菌可确诊。治疗措施包括一般治疗、抗毒素治疗及其他治疗：对早期患者可予以 2% 碳酸氢钠或 1:4 000 高锰酸钾溶液洗胃及灌肠。对于无肠麻痹者，可服导泻剂或灌肠以清除未吸收毒素。对于吞咽困难者，可予以鼻饲或静脉补充营养，呼吸困难时可予以机械通气。早期用多价抗毒素血清对本病有明显效果，在起病后 24 小时内或瘫痪发生前注射最佳，剂量为每次 5 万～10 万 U，静脉或肌内注射（先做血清敏感试验，过敏者先行脱敏处理）。如已知毒素型别，可用单价抗毒素血清，每次 1 万～2 万 U。盐酸胍啶被认为对神经瘫痪和呼吸功能有改善作用，剂量为每日 15～50mg/kg，鼻饲给予，但需注意胃肠道反应、麻木感、心律不齐等。大剂量青霉素治疗可减少肠道内肉毒杆菌数量，防止外毒素继续产生及吸收。

【问题 14】 应如何预防细菌性食物中毒？

思路

（1）管理传染源：一旦发生可疑食物中毒后，应立即报告当地卫生防疫部门，及时进行调查、分析、制订防疫措施，及早控制疫情。

（2）切断传播途径：认真贯彻《中华人民共和国食品卫生法》，加强食品卫生管理。对广大群众进行卫生教育，不吃不洁、腐败、变质食物或未煮熟的肉类食物。

（3）保护易感人群：如果进食的食物已证明有肉毒杆菌或其他外毒素存在，或同进食者已发生肉毒中毒时，未发病者应立即皮下注射多价抗毒血清 1 000～2 000U，每周 1 次，共 3 次，以防止发病。

（李家斌）

第五节　伤寒与副伤寒

伤寒和副伤寒（甲、乙、丙）是由同属沙门菌属的伤寒沙门菌和副伤寒沙门菌（甲、乙、丙）经粪 - 口途径传播引起的急性肠道传染病。为国家法定乙类传染病。伤寒杆菌只感染人类，唯一的传染源是患者或带菌者。本病在世界各地终年可见，以温热带地区及夏秋季多见。我国伤寒和副伤寒的发病已得到较好控制，多为散发病例，但也有局部暴发流行，主要以农村地区的水源污染传播为主，兼具地区特点。近年来副伤寒有明显上升趋势，部分地区分离到的优势流行菌株已明显由伤寒沙门菌转向甲型副伤寒沙门菌。伤寒的基本特征是持续的菌血症与毒血症，因此是一种全身性疾病，并非仅局限于肠道，典型临床表现为持续发热、全身感染中毒症状、消化道症状、神经系统症状、相对脉缓、玫瑰疹、肝脾大、白细胞减少、嗜酸性粒细胞减少或消失等。副伤寒与伤寒临床表现相似，但是胃肠道症状相对明显，它们之间没有交叉免疫力。血、尿、便、骨髓及其他组织标本培养出伤寒或副伤寒沙门菌可以确诊。肠出血、肠穿孔为最严重并发症。

伤寒和副伤寒的诊疗经过通常包括以下环节：

（1）详细询问流行病学史。

（2）详细询问发热及相关伴随症状和其他相关病史。

（3）仔细检查各系统体征，尤其是生命体征和腹部体征。

（4）针对疑似的患者进行血尿便三大常规、生化、细菌培养、肥达试验、感染炎症指标、腹部超声等检查，以尽早明确诊断。

（5）对疑似或确诊伤寒或副伤寒患者应按肠道传染病进行消毒隔离。

（6）结合患者及当地流行情况、细菌耐药监测结果选择初始的经验性抗感染治疗方案，并根据治疗反应、细菌培养及抗微生物药物敏感试验结果进行调整。

（7）注意病情观察，预防和及早发现并发症并及时处理。

（8）在适当的时间点判断初始治疗是否有效，确定下一步治疗方案。

（9）对于初始治疗失败的患者，分析可能原因，并进行相应的处理。

（10）确定治疗疗程、出院随访日期，以及出院后注意事项。

【临床关键点】

1. 对于伤寒的临床诊断，最初是血常规提示白细胞正常或降低、嗜酸性粒细胞减少或消失的急性发热性疾病的鉴别诊断。

2. 仔细询问流行病学史，可以为开展临床意向诊断提供很好的依据。

3. 仔细询问发热的热程、热型、最高体温、热退情况，仔细询问伴随症状，尤其是毒血症症状、消化道症状等。

4. 仔细查体很重要，可以很好地寻找诊断和鉴别诊断的依据，同时可以全面了解有无其他系统的并发症。

5. 血常规联合 C 反应蛋白（CRP）检测很有意义，如血常规提示白细胞正常或降低，嗜酸性粒细胞减少或消失，CRP 升高，毒血症症状明显者应高度怀疑伤寒，需进一步检查以明确。

6. 各种标本的细菌培养为确诊的"金标准"，应尽可能在抗菌药物使用前，进行 2 套（1 套指需氧 + 厌氧共 2 瓶）血培养，或根据病情及病程选择其他适当的标本培养。

7. 肥达试验结果存在假阳性和假阴性，应结合临床参考其意义。

8. 初始治疗方案的选择应基于当地细菌耐药的流行病学监测和患者实际情况。

9. 初始治疗效果评价标准为 72 小时的体温、CRP、临床症状体征的变化，初始治疗失败需考虑耐药菌感染、并发症等多种原因。

10. 抗感染治疗疗程视病情严重程度、患者情况而定。

患者,男性,24岁,某公司新入职员工,因为"发热1周"来门诊就诊。初步的病史采集:1周前无诱因出现畏寒发热,体温最高37.8℃,伴咽干,偶干咳,腹胀不适,排中等量稀便2次,无黏液脓血,无明显腹痛及里急后重。以为"感冒",自行休息3日未见好转,于当地小诊所就诊,查血常规"白细胞偏低"(具体不详),考虑"呼吸道感染",予以输液"头孢呋辛+中成药静脉滴注"2日,体温逐渐升高达39.5～40℃,不能自退,遂来医院就诊。发病以来一直感畏寒、头痛、乏力、轻度肌肉关节疼痛,食欲减退伴恶心呕吐1次,为胃内容物,近5日未解大便,有排气。无鼻塞流涕,无咳痰,无胸闷、胸痛、气促,无心悸。无尿频、尿急、尿痛,无肉眼血尿。无皮疹、无明显关节肿痛,无口干、眼干。无手抖、多食、消瘦。无鼻及牙龈出血。无明显大汗及寒战。无明显体重减轻。睡眠欠佳。

初步采集病史后,可以明确患者有发热(热程1周,初始低热继之出现稽留高热)、毒血症症状(畏寒、头痛、乏力)、呼吸道症状(咽干、偶干咳)、消化道症状(腹胀不适、食欲减退、恶心、呕吐、先稀便后便秘)及白细胞减少。对于此类患者,临床上需要考虑以下几个相关问题。

【问题1】　该患者发热为感染性还是非感染性发热?

思路1　如为感染性发热,感染部位是什么?可能的病原体是什么?如为非感染性发热,病因是什么?是血液病、结缔组织病、肿瘤,还是其他病因?

思路2　该患者为短程发热,开始为低热,之后体温逐渐升高为稽留热。而且该患者毒血症症状较明显,考虑感染性发热可能性较大,但需排除非感染性发热。

知识点

热程、热型

热程是指发热的持续时间。一般可分为三类:①短程发热,持续时间<2周;②中程发热,持续时间2周至2个月;③长程发热,持续时间>2个月。热程长短可作为考虑发热病因诊断的重要线索,短程发热(急性发热)大多数见于感染性疾病。

热型:许多发热性疾病具有特殊热型,有时可起到提示诊断的作用。如伤寒初期体温呈阶梯式上升,约1周达高峰40℃,呈稽留热。稽留热多见于伤寒、斑疹伤寒及大叶性肺炎等。

毒血症症状

毒血症症状指各种病原体在机体内生长繁殖过程中产生的毒素和其代谢产物及细菌裂解时释放的内毒素等不断进入血液引起的一系列全身症状,如发热、头痛、肌肉酸痛、食欲减退、疲乏无力等,严重者可导致感染中毒性休克。

思路3　最可能的感染性疾病是什么?该患者发病初期有毒血症症状,同时伴轻度呼吸道症状,伴明显消化道症状,并随病程进展体温逐渐升高达39～40℃,呈稽留热状态,血常规提示白细胞偏低,故需考虑伤寒或副伤寒可能,同时需明确有无肺部感染及其他肠道感染可能。

【问题2】　有无流行病学史?

思路　对于具有传染性的感染性疾病,流行病学史非常重要,明确的流行病学史可以为诊断提供重要线索。对于流行病学史询问内容,应根据不同疾病而定。对于该患者,需询问:

(1)注意发病季节,当地是否有类似病例。

(2)病前2～3周是否到过疫区。

(3)是否进食不洁饮食或可疑污染水。

(4)是否接触发热伴腹泻患者。

注意:对于感染性疾病,流行病学史至关重要,每位患者都必须询问。该患者的病史采集存在类似的缺陷,应警惕。

补充流行病学史：年轻患者，夏季（7月份）来诊，发病期间无同事发热和腹泻，无明确不洁饮食和饮生水史，无饮生奶史，无动物接触史。半个月前从河南来京。既往体健。否认有伤寒副伤寒疫苗接种史。

【问题3】　病史采集结束后，下一步查体应重点做哪些方面？

思路 1　对发热患者而言，全面细致的全身查体至关重要，任何部位的阳性体征均可能是疾病诊断的线索。对于该患者，查体重点应包括：①有无皮疹（有无玫瑰疹等）；②浅表淋巴结有无肿大；③神经系统，精神、意识状态、反射、脑膜刺激征、病理征、肌力肌张力等，以了解有无中枢感染和中毒性脑病；④呼吸道，包括咽部和扁桃体及肺部体征，以了解有无呼吸道感染；⑤心脏，包括心率、心律、杂音等，以了解有无相对脉缓及心律失常、有无杂音；⑥腹部，应全面仔细（包括视、触、叩、听），检查肠鸣音是否活跃、肝脾区有无叩痛及肿大，注意腹部压痛部位、有无反跳痛、墨菲征是否阳性等；⑦肾，肾区有无叩痛等；⑧其余部位（如关节有无肿痛、脊柱有无叩痛等）也应检查，了解有无迁徙感染灶及为鉴别诊断提供依据。

思路 2　上述这些体征是否有助于判定病情严重程度？这些重点查体不仅有助于判断病变部位和性质，同时对病情严重程度评估有一定的帮助，至少可了解该病变是否涉及多个部位和脏器。如果患者的临床情况较差，特别要关注患者生命体征，如体温、呼吸频率、脉搏和血压等，同时要注意观察患者的意识状态，警惕感染性休克。

门诊查体记录

体温 39.7℃，神志清楚，精神欠佳，无贫血貌，全身浅表淋巴结未触及肿大，咽充血，双肺呼吸音粗。心界不大，心率 90 次/min，心律齐，各瓣膜听诊区未闻及病理性杂音。腹稍隆，无腹壁静脉曲张，肠鸣音 5 次/min，右下腹轻压痛，无反跳痛和肌紧张，未触及包块，移动性浊音阴性，肝上界位于右锁骨中线第 5 肋间，肝肋下可触及，质软边锐，无压痛，肝区叩痛阴性，脾肋下可触及 1cm，质软，边钝，无压痛。颈软，双膝腱反射对称存在，双侧巴宾斯基征阴性，四肢肌力肌张力正常。

【问题4】　上述门诊记录是否准确反映了患者的体征？

思路　从问题 3 的分析可以得知，该查体记录存在以下问题：①该患者存在高热、精神欠佳等表现，必须对患者进行生命体征的检查并记录；②该患者只描写精神欠佳，未准确描写其对答和反应情况；③未描写皮肤巩膜黄染情况；④未描写皮疹情况，查体有意义的阴性体征也应描写；⑤肺部有无干、湿啰音；⑥腹部体征中未提及胆囊墨菲征，未能很好反映有无胆囊炎情况；⑦关节及脊柱情况未描写。对鉴别诊断和评估有无并发症提供很好依据的阴性体征也应描写。

补充查体结果

体温 39.7℃，血压 90/60mmHg，呼吸 20 次/min，脉搏 90 次/min，神志清楚，表情淡漠，反应较迟钝，无贫血貌，全身皮肤无黄染，巩膜轻度黄疸，全身浅表淋巴结未触及肿大，全身皮肤未见皮疹，甲状腺未触及肿大。咽充血，双肺呼吸音粗，未闻及干、湿啰音。心界不大，心率 90 次/min，心律齐，各瓣膜听诊区未闻及病理性杂音。腹稍隆，无腹壁静脉曲张，肠鸣音 5 次/min，右下腹轻压痛，无反跳痛和肌紧张，未触及包块，移动性浊音阴性，肝上界位于右锁骨中线第 5 肋间，肝肋下可触及，质软边锐，肝区叩痛阴性。脾肋下可触及 1cm，质软，边锐，无压痛，墨菲征阴性。双肾区无叩痛。双下肢不肿。颈软，克尼格征、布鲁津斯基征阴性，双膝腱反射对称存在，双侧巴宾斯基征阴性，四肢肌力肌张力正常。关节无肿痛，脊柱无压痛叩痛。

【问题5】　结合上述查体结果，为明确诊断应进一步实施哪些检查？

思路　通过上述查体结果可以发现患者有如下异常体征：高热、相对脉缓、反应较迟钝、咽充血、呼吸音粗、肝脾大、右下腹轻压痛。结合患者的症状、流行病学史及血常规曾提示白细胞偏低，应首先考虑伤寒和副伤寒的诊断。为进一步明确诊断,该患者应进行血常规、外周血涂片、感染炎症指标(CRP、ESR、PCT)、尿常规、大便常规、生化(肝肾功能、电解质、血糖、心肌酶)、血清学(肥达试验、外斐反应、布鲁氏菌凝集试验)、病原学检查(血培养)、X线胸片、腹部超声的检查。

知识点

相对脉缓

随着中毒症状加重,患者体温高而脉率相对缓慢,体温高达40℃,脉搏低于100次/min。

发热伴肝脾大、白细胞正常或减少的疾病

1. 伤寒和副伤寒
2. 斑疹伤寒
3. 布鲁氏菌病
4. 粟粒性肺结核
5. 钩端螺旋体病(流感伤寒型)
6. 革兰氏阴性杆菌败血症
7. 人嗜粒细胞无形体病
8. 病毒感染
9. 疟疾
10. 淋巴瘤

根据伤寒病程选择细菌培养标本

1. 血培养　病程第1周阳性率为70%～80%,第3周约50%阳性,以后迅速降低。因此病程第1～2周,以血液及骨髓培养阳性率较高。
2. 骨髓培养　较血培养阳性率高,且受抗菌药物影响小。对血培养阴性者适用。
3. 大便培养　第3～4周阳性率高,可达75%。
4. 尿培养　第3～4周时可阳性,约占25%。
5. 玫瑰疹处组织液,有时可获得阳性结果,但阳性率不高。
6. 十二指肠引流胆汁培养对诊断和发现慢性带菌者有帮助。
7. 必要时可根据并发症选择其他组织或体液(如脑脊液、脓液等)培养。

门诊辅助检查

血常规检查:WBC 2.6×10^9/L,中性粒细胞百分比70%,嗜酸性粒细胞百分比0,Hb 111g/L,PLT 88×10^9/L。

血涂片:未见异常淋巴细胞,未见原始细胞。

感染炎症指标:CRP 179mg/L,ESR 28mm/h,PCT 4.74μg/L。

尿常规:潜血(+),尿蛋白(+),尿胆原(+)镜下:RBC 150个/HP,WBC 3个/HP。

大便常规:未解大便,未查。

肝功能:ALT 243U/L,AST 219U/L,GGT 202U/L,ALP 439U/L,LDH 600U/L,HBD 408U/L,总胆红素46.2μmol/L,直接胆红素28.7μmol/L。

肾功能:正常。

血糖:正常。

心肌酶:正常。

布鲁氏菌凝集试验:阴性。

外斐反应:阴性。

肥达试验:伤寒O抗原阴性;伤寒H抗原1:80(半定量,参考值1:160);甲、乙、丙副伤寒抗原均阴性。

X线胸片:未见异常。

腹部超声:肝轻度增大,脾大(4.9cm×16.8cm)。

【问题6】 如何判读该患者的血常规及感染指标?

思路 患者炎症指标CRP、PCT明显增高,ESR轻度增高,提示该患者可能存在细菌感染。血常规特点为白细胞计数偏低,中性粒细胞百分比偏低,嗜酸性粒细胞百分比为0,血小板减少,符合伤寒、副伤寒的血常规特点,严重患者可出现三系(白细胞、红细胞及血小板)减少,故需严密观察。

> **知识点**
>
> ### 伤寒患者血常规特点及机制
>
> 1. 特点 白细胞总数正常或降低,嗜酸性粒细胞减少或消失。如嗜酸性粒细胞百分比>2%,又无合并寄生虫病,则伤寒的诊断应十分谨慎。治疗有效时白细胞总数逐渐恢复,嗜酸性粒细胞又出现。但当伤寒复发时,嗜酸性粒细胞再次减少或消失,对伤寒的诊断有一定提示作用。红细胞一般无明显改变,并发肠出血时可有贫血表现。部分患者血小板可以降低。
>
> 2. 机制 由于内毒素对骨髓粒细胞系统的抑制作用,粒细胞破坏增多,加上骨髓内单核巨噬细胞增生的排挤作用,粒细胞系统严重受抑制,致使外周血中性粒细胞和嗜酸性粒细胞明显减少。此外与脾大、脾功能亢进、感染的免疫损伤作用对血细胞的破坏等有关。

【问题7】 如何判读肥达试验结果?

思路 该患者伤寒O抗原阴性;H抗原为1:80。考虑原因:患者检测时处于病程的第8日,产生抗体量少,未能被检出,故需1周后复查。

> **知识点**
>
> ### 肥达试验(血清凝集试验)
>
> 1. 肥达试验 利用伤寒沙门菌体抗原O、鞭毛抗原H及副伤寒甲、乙、丙三种沙门菌的鞭毛抗原H进行的凝集试验,检测患者血清中相应抗体,常作为伤寒的辅助诊断方法。
>
> 2. 特点
>
> (1)抗体一般于7~10日出现,故肥达试验于病程第2周开始出现阳性,其后逐周增高,第4周阳性率可达70%,并持续数月之久。但少数患者抗体升高较迟。
>
> (2)O抗体为共同菌体抗体,属于IgM抗体,出现早,持续时间短。各自不同的鞭毛抗体H可用于鉴别伤寒与副伤寒,属于IgG抗体,出现晚,持续时间较长。
>
> 3. 如何读解肥达试验结果 O抗体≥1:80,H抗体≥1:160时有诊断价值。肥达试验要动态观察,如每周复查,效价增高有意义。
>
> 4. 注意
>
> (1)仅有O抗体升高,而H抗体不高,可能是疾病早期。
>
> (2)仅有H抗体增高,而O抗体不高,可能曾患过伤寒或接种过伤寒菌苗。
>
> (3)早期使用有效抗菌药物,细菌较快被清除,抗体应答低。
>
> (4)肥达试验有假阳性和假阴性存在,故必须结合临床。

【问题8】 如何判读其他的检验和检查结果?

思路1 根据临床症状体征及检验检查结果可以排除某些疾病的诊断。

(1)该患者尽管血常规提示白细胞、血小板计数偏低,但其感染炎症指标均提示存在细菌感染的可能,同时该患者感染毒血症症状较重,故病毒感染可能性不大。

（2）该患者外斐反应阴性,无流行病学史支持,临床无特征性的皮疹等,斑疹伤寒可排除。

（3）该患者布鲁氏菌凝集试验阴性,无流行病学史支持,临床无明显全身关节疼痛、出汗多等特点,故布鲁氏菌病暂不考虑,等待血培养结果以排除。

（4）尽管查体发现右下腹压痛,超声未见阑尾肿大,血常规提示白细胞计数降低,故阑尾炎及阑尾脓肿可排除。

（5）外周血涂片未见原始及异常血细胞,故血液病暂可排除。

（6）该患者 ESR 仅轻度升高,尽管尿常规异常,但提示细菌感染的 CRP、PCT 明显增高,临床无明显系统性红斑狼疮等自身免疫性疾病的症状和体征,尤其患者发热为急性起病,故暂不考虑。

思路2　目前根据临床症状体征及检验检查结果可以作出伤寒诊断吗?

依据:①患者发热 1 周伴消化道症状、表情淡漠、反应迟钝、相对脉缓、肝脾大;②检验结果提示白细胞、血小板计数降低,嗜酸性粒细胞消失;③肥达试验提示 H 抗原为 1:80。临床诊断考虑伤寒可能性大。确诊要等待血培养结果。

知识点

伤寒诊断标准

1. 带菌者　无任何临床表现,大便中分离到伤寒或副伤寒沙门菌。

2. 疑似病例

（1）不明原因持续发热 + 以下流行病学史中任何一条(发病前 30 日到过或生活在伤寒或副伤寒疫区;有伤寒、副伤寒、带菌者密切接触史;有喝生水等不良卫生习惯)。

（2）不明原因持续发热 + 以下临床表现中任何一条(表情淡漠、相对脉缓、玫瑰疹、肝脾大)。

（3）不明原因持续发热 + 嗜酸性粒细胞减少或消失、白细胞正常或降低。

3. 临床诊断病例

（1）不明原因持续发热 + 以下临床表现中任何一条(表情淡漠、相对脉缓、玫瑰疹、肝脾大)+ 嗜酸性粒细胞减少或消失、白细胞正常或降低。

（2）不明原因持续发热 + 以下临床表现中任何一条(表情淡漠、相对脉缓、玫瑰疹、肝脾大)+ 肥达试验 O 抗体凝集效价≥1:80,H 抗体凝集效价≥1:160。

4. 确诊病例

（1）不明原因持续发热 + 血清特异性抗体效价恢复期较急性期增高 4 倍以上。

（2）不明原因持续发热 + 任何一种标本(血、骨髓、便、胆汁等)中分离到伤寒或副伤寒沙门菌。

思路3　根据临床症状体征及检验检查结果分析该患者存在哪些伤寒的并发症可能?因为并发症同样决定着病情严重程度及治疗策略。

（1）肠出血、肠穿孔:为伤寒最严重的并发症,多发生在病程第 2~3 周。该患者处于病程第 1 周末,近日未解大便,应复查大便常规 + 潜血,警惕该并发症的发生。

（2）中毒性肝炎:发生率为 30%~70%。该患者既往否认肝病史,目前肝功能检测结果明显异常,查体及超声均提示肝大。

（3）中毒性肾炎:该患者肾功能正常,肾区无叩痛,但其尿常规异常。

（4）该患者心脏听诊心率为 90 次/min、心肌酶正常提示目前无中毒性心肌炎;神经系统检查无脑膜刺激征提示目前无中毒性脑病;胆囊无压痛,墨菲征阴性,提示未并发胆囊炎;查体未发现并发迁徙感染灶证据。

【问题9】　接下来该如何处理?

思路　该患者应收住院,入住消化道隔离病房,做好床旁隔离,加隔离标记,防止患者间互相接触导致交叉感染。固定食具和便器,其排泄物、呕吐物均须消毒处理。同时对患者进行相关传染病知识的健康教育。

【问题 10】 该患者应如何治疗？

思路 目前临床诊断考虑伤寒，则根据伤寒治疗原则和方案进行经验性治疗。

1. 原则

（1）抗感染治疗前必须先抽血行血培养，规范留取 2 套（1 套为需氧 + 厌氧各 1 瓶）血培养，以提高培养阳性率。

（2）抗菌治疗方案：依据当地伤寒流行株药敏情况选择经验性抗感染治疗，获得药敏试验结果后再做调整，进行目标性治疗。

（3）及时发现和处理并发症，防止并发症的发生。

（4）宜进食流食或无渣软食，少食多餐，防止肠出血、肠穿孔等严重并发症的发生。

（5）对症支持治疗，高热以物理降温为主，慎用对胃肠道有明显刺激的退热药，便秘可用开塞露，禁用泻剂。腹泻患者忌用收敛止泻药。

2. 抗感染治疗方案　可经验性选择氟喹诺酮类、三代头孢菌素、阿奇霉素，成人首选氟喹诺酮类抗菌药物。

知识点

三类抗菌药物特点

1. 氟喹诺酮（环丙沙星、左氧氟沙星等）　有理想的药代动力学、良好的组织渗透性、抗菌谱广、干扰细菌的 DNA 复制、有抗菌药物后效应、胆汁浓度高，同时可用于治疗 L 型伤寒、副伤寒，治疗后基本无复发和带菌者，故为成人首选。

2. 三代头孢菌素　可用于儿童、孕妇、对氟喹诺酮耐药菌株及重症感染的治疗。

3. 阿奇霉素　可用于儿童和孕妇，对轻中度感染有效，不推荐用于重症患者。

住院后治疗

该患者住院后给予左氧氟沙星 0.4g 静脉滴注，1 次 /d，抗感染治疗，复方甘草酸二胺 40ml 静脉滴注，1 次 /d，保肝治疗。20 小时后血培养结果报告为有革兰氏阴性杆菌生长，继续此方案治疗，3 日后最高体温下降至 38℃，自觉症状好转，腹胀好转，右下腹压痛减轻。复查 CRP 87mg/L；血常规示 WBC $4.6×10^9$/L，中性粒细胞百分比 67%，嗜酸性粒细胞百分比 0.2%，Hb 110g/L，PLT $98×10^9$/L。

【问题 11】 该患者入院后治疗是否有效？下一步应如何处理？

思路 由于在未获得药敏试验结果的情况下开始经验性治疗，因此需要对治疗效果进行及时准确的评价，以便选择更恰当的治疗措施。病情好转的评价指标包括发热程度、症状、体征、血常规、炎症指标等动态的监测。其中 48～72 小时的体温变化，尤其是发热开始时间是否推迟，发热持续时间是否缩短，最高体温是否下降，可以作为初始治疗效果判断的重要标准。

如果出现体温显著下降或恢复正常，则判断初始治疗有效。反之，则应判断初始治疗失败。该患者经左氧氟沙星抗感染治疗后，体温下降，症状好转，炎症指标下降，故可判断为初始治疗有效。

知识点

初始治疗失败需考虑：

1. 耐药菌株感染。
2. 出现迁徙性局灶感染的并发症。
3. 合并其他疾病可能。

该患者入院第 4 日血培养 + 药敏试验结果回报：伤寒沙门菌。对氟喹诺酮、三代头孢菌素、碳青霉烯类敏感，对二代头孢菌素、氨基糖苷类耐药。

【问题12】 对该检验结果应该如何判读？下一步应如何处理？

思路 此结果和临床治疗效果相吻合，治疗有效继续目前抗菌方案不变，继续观察体温、临床症状体征（尤其腹部症状体征为重点），定期复查血常规、炎症指标、肥达试验、肝肾功能、尿常规、大便常规等。同时按乙类传染病报告。

知识点

伤寒沙门菌耐药菌株

1. 耐氯霉素菌株 可选择氟喹诺酮类。
2. 多重耐药菌株 对氯霉素、氨苄西林、庆大霉素、磺胺甲噁唑/甲氧苄啶等耐药。可选择氟喹诺酮类。
3. 耐喹诺酮菌株 可选择三代头孢菌素或碳青霉烯类。
4. 耐三代头孢菌素菌株 可选择氟喹诺酮或碳青霉烯类。

不同地区耐药情况不同。

该患者入院第6日，体温降至正常。解1次不成形便，大便常规检查：潜血阳性，镜下WBC 5个/HP。复查尿常规：潜血阴性，尿蛋白阴性，尿胆原(−)，镜下：RBC 10个/HP，WBC 0/HP。

肝功能：ALT 104U/L，AST 68U/L，GGT 86U/L，ALP 293U/L，LDH 342U/L，α-羟丁酸脱氢酶244U/L，总胆红素25.5μmol/L，直接胆红素17.1μmol/L。

【问题13】 下一步应如何处理？

思路1 目前体温正常，能否口服序贯治疗？抗菌治疗的疗程为多长？由于伤寒患者成功治疗后其复发率可达5%～20%，慢性带菌者达2%～5%，故选择序贯口服方案时要根据患者病情而定，抗菌总疗程一般为10～14日，或体温正常后继续用药1周，以减少复发和再燃。对于免疫功能低下的感染者，治疗需延长至数周或数月。

知识点

伤寒复发与再燃

1. 复发 本病易复发。在患者热退后1～3周，发热等临床表现重又出现，但较初发时症状轻，病程较短，血培养可再获阳性。复发的原因与机体免疫功能低下，潜伏在体内的伤寒杆菌重新繁殖入血，或抗感染治疗不充分疗程过短有关。
2. 再燃 在病程的2～3周，体温于始渐波动下降但尚未恢复正常，体温又重新上升，血培养再获阳性。再燃的机制与复发相似。

思路2 该患者大便常规潜血阳性，提示有发生肠道溃疡的可能，应该严格卧床、禁食，要密切观察患者脉搏、血压、神志改变、腹部体征和便血情况，可使用一般止血药，严防和及时处理肠出血、肠穿孔等严重并发症。嘱患者热退2周后才能逐渐恢复正常饮食。

知识点

肠道溃疡形成

(1) 第1周：肠道的淋巴结增生肿胀呈纽扣样突起。
(2) 第2周：肿大的肠道淋巴结发生坏死，形成黄色结痂。

（3）第2～3周：坏死组织脱落形成溃疡，临床可出现肠出血、肠穿孔。

（4）第4～5周：肠道溃疡愈合，不留瘢痕。

【问题 14】 何时能出院解除隔离？

思路 患者体温恢复正常，症状体征缓解后连续进行大便培养 2 次（隔 5～7 日 1 次）均阴性方可出院解除隔离。出院 2～3 周后门诊随诊，复查血、尿、大便常规和肥达试验、肝功能、腹部超声等。

【问题 15】 该患者为什么没有玫瑰疹？

思路 约 20% 伤寒患者可出现淡红色充血性斑丘疹（玫瑰疹），数量多在 10 枚左右，直径为 2～4mm，压之褪色，略高于皮面，常分布于胸腹部，多见于病程第 7～13 日，持续 2～4 日后消退。该患者入院后一直未见皮疹，可能来诊时为第 1 周末，尚未出现皮疹，入院后经有效抗感染治疗可能影响皮疹的出现。

> **知识点**
>
>

慢性带菌者治疗

>
> 慢性带菌者可分类便带菌者和尿液带菌者，前者常合并胆囊疾病，后者常合并血吸虫病和肾结石。治疗根据药敏试验结果选用有效抗菌药物。如选用氟喹诺酮类药物，疗程至少 4 周。如合并胆囊炎、胆结石，药物治疗无效时，则可考虑手术切除胆囊。

【问题 16】 伤寒误诊原因及常见的误诊现象。

思路

（1）误诊原因：根据文献统计，伤寒误诊病种可达几十种。主要原因是对不典型临床表现不甚掌握；对复杂并发症不够熟悉；对耐药菌株和 L 型伤寒沙门菌所致的感染认识不足；过分依赖实验室检查而不能很好地结合临床进行分析；分析资料时不够全面等。

（2）常见误诊现象：①伤寒初起有发热和呼吸道症状，严重者可有肺部症状和体征，极易误诊为呼吸道感染；②伴有中毒性肝炎时常误诊为病毒性肝炎；③因发热、尿常规异常甚至有尿路刺激症状，易误诊为尿路感染、急性肾小球肾炎及肾盂肾炎；④因发热和消化道症状而误诊为肠炎和细菌性痢疾；⑤因发热、血常规白细胞正常或偏低而误诊为病毒感染；⑥因发热、全身酸痛症状突出、血小板减少而误诊为出血热；⑦以某一症状或并发症为主要症状时，易误诊，如阑尾炎、胆囊炎、心肌炎、脑膜炎、骨关节炎、脊柱脓肿、肝脾脓肿等。

（3）解决策略：①血常规联合 CRP、PCT 等感染炎症指标；②牢记伤寒的特征性血常规（白细胞正常或减少，嗜酸性粒细胞减少或消失，血小板可减少）；③尽早进行 2 套血培养；④了解伤寒多而杂的并发症。

【问题 17】 伤寒的预防。

思路 推荐去往发展中国家旅游或去往南方乡村旅游者接种伤寒疫苗，为减毒活疫苗，隔一日一次持续 4 剂；Vi 荚膜多糖疫苗，肌内注射一次。有效率为 50%～80%。

> **知识点**
>
>

副伤寒

>
> 副伤寒是由副伤寒甲、乙、丙三种沙门菌引起的急性传染病，我国成人副伤寒以副伤寒甲多见。副伤寒的临床表现与伤寒极为相似，但病情较轻、病程较短，并发肠出血、肠穿孔少见，但发疹者及皮疹数目较伤寒为多。副伤寒胃肠道症状腹痛、腹泻相对明显，特别是胃肠炎型，易误诊为急性胃肠炎。甲型副伤寒的复发与再燃相对多见，丙型副伤寒的临床表现较为特殊，可表现为伤寒型、急性胃肠炎型或脓毒血症型，脓毒血症型易并发迁徙性化脓病灶，以肺部、骨关节的局限性化脓灶常见。副伤寒凝集效价低，故诊断主要依据细菌培养。副伤寒治疗与伤寒相同，形成脓肿者，抗感染治疗同时，应尽早外科手术切开引流。

【伤寒与副伤寒诊断和治疗流程图】（图 3-5-1）

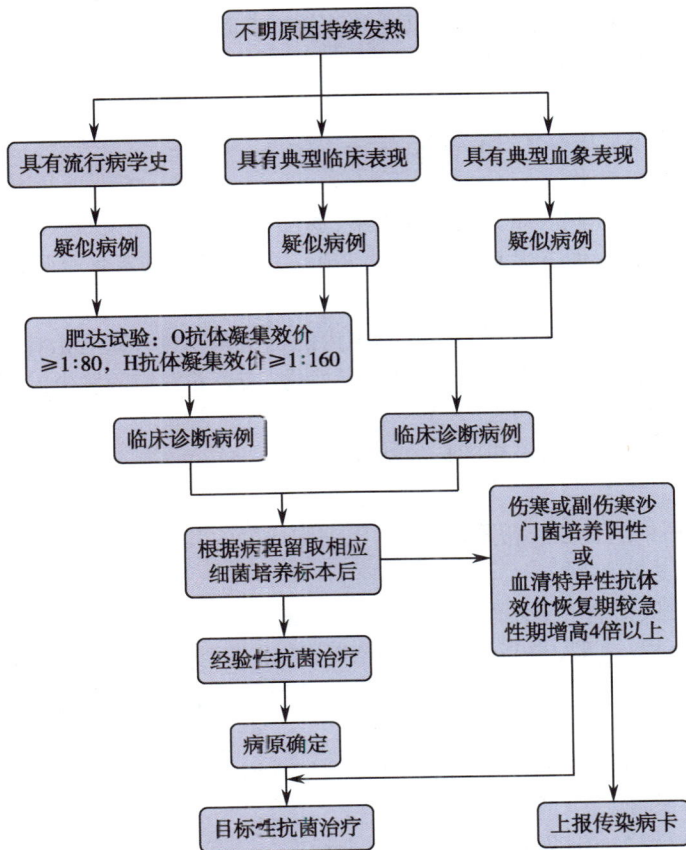

图 3-5-1　伤寒与副伤寒诊断和治疗流程图

（高　燕）

推荐阅读资料

[1] SHANE A L, MODY R K, CRUMP J A, et al. 2017 infectious diseases society of America clinical practice guidelines for the diagnosis and management of infectious diarrhea. Clin Infect Dis, 2017, 65（12）: e45-e80.

[2] World Health Organization. Typhoid vaccines: WHO position paper, March 2018-recommendations. Vaccine, 2018, 37 （2）: S0264410X18304912.

第六节　布鲁氏菌病

布鲁氏菌病（brucellosis）又称波浪热，是由布鲁氏菌引起的，以长期发热、关节疼痛、肝脾大和慢性化为特征的传染病。属国家法定乙类传染病。布鲁氏菌是一组球杆状的革兰氏阴性菌，根据储存宿主和生化反应的不同，布鲁氏菌属可分为 6 个种，即羊种菌、牛种菌、猪种菌、犬种菌、绵羊附睾种菌及沙林鼠种菌，主要为羊种菌，其次为牛种菌。其中羊种菌致病力最强，感染后临床症状重，猪种菌次之。布鲁氏菌病的传染源为病畜，通过皮肤黏膜接触、消化道及呼吸道等多种途径进行传播。本病为全球性疾病，我国布鲁氏菌病疫情以 20 世纪 50—60 年代最为严重，70—80 年代显著下降，而 90 年代中期至今疫情呈现持续快速上升趋势，成为报告发病率上升速度最快的传染病之一，报告病例最多的省（市、自治区）为新疆、内蒙古、山西和黑龙江，集中于北方。目前疫区分布广泛，变化趋势体现为由牧区向半牧半农区甚至农区转化，由聚集暴发向散在发病转化。每年该病高峰发生于春夏之间，与动物产仔季节有关。我国受布鲁氏菌病威胁的人口约

3.5亿,有1 200多个县是布鲁氏菌病疫区县,现有布鲁氏菌病患者30万～50万,年新发患者数为25 000～30 000。布鲁氏菌病急性期有发热、多汗、关节疼痛、神经痛和肝、脾、淋巴结肿大等。慢性期有神经、精神症状,以及骨、关节系统损害症状。血、骨髓或其他体液等培养阳性或PCR阳性可以确诊。血清试管法凝集试验阳性、结合病史和体征可作出诊断。

布鲁氏菌病的诊疗经过通常包括以下环节:

(1)询问相关流行病学史,是否有牛羊等流行病学史。

(2)询问发热及相关伴随症状。

(3)仔细查体,包括皮肤潮湿度、全身浅表淋巴结、腹部、关节及神经系统等的检查。

(4)针对疑似患者进行血尿便三大常规、生化、细菌培养、布鲁氏菌凝集试验、感染指标、腹部超声等检查,以尽早明确诊断。

(5)对确诊布鲁氏菌病的患者需采用能进入细胞内的抗菌药物进行联合治疗,治疗原则为早期、联合、规律、适量、全程用药,必要时延长疗程,防止复发和慢性化,减少并发症的发生。

(6)观察疗效,并定期复查肝肾功能。

(7)确定疗程、出院随访日期,以及出院后的注意事项。

【临床关键点】

1. 布鲁氏菌病需与白细胞计数正常或偏低、淋巴细胞增多的其他发热性疾病进行鉴别诊断,以及长期发热的结核分枝杆菌感染进行鉴别。

2. 流行病学史是布鲁氏菌病的重要诊断依据,需详尽细致地询问。

3. 详细询问发热的热程、热型、最高体温、热退情况,以及是否伴有多汗、关节痛、神经痛等伴随症状。

4. 仔细查体,尤其注意多汗及淋巴结、肝、脾、骨关节及神经系统的查体,可以很好地寻找诊断和鉴别诊断的依据。

5. 血常规提示白细胞计数正常或减少、淋巴或单核细胞增多,联合布鲁氏菌凝集试验效价≥1∶100,结合病史和体征可作出初步诊断。

6. 各种标本(如血、骨髓)的细菌培养为确诊的"金标准",应尽可能在抗菌药物使用前送检,最好进行2次,标注培养时间(3周)。

7. 疗程要足够,服药要规律。治疗前及治疗过程中需监测血常规和肝肾功能。

8. 对于合并心内膜炎、血管炎、脊椎炎、其他器官或组织脓肿病例,可在一线抗菌药物(多西环素联合利福平)应用的同时加用三代头孢菌素类药物;必要时给予外科治疗。

临床病例

患者,男性,45岁,主因"间断发热伴腰部疼痛1月余"入院。初步病史:患者1个多月前无明显诱因出现发冷、发热,当时未测体温,在当地诊所按照"感冒"给予静脉滴注"头孢呋辛、双黄连注射液"2日后症状缓解,但停药后发热再度出现,体温最高39.5～40.5℃,发热以下午和夜间为主,伴多汗、乏力,同时出现腰部及髋关节疼痛,在当地再输上述药物,第3日体温有所下降,但第4日开始体温再度升高至39.5℃,且腰部疼痛无缓解,当地诊所按照"腰椎间盘突出"进行治疗,并服用中草药10余副,体温仍间断升高,遂来院就诊。患者发病以来精神差、食欲尚可,夜间出汗较多,腰部疼痛严重至影响睡眠,近3日未排大便,小便尚可。无咳嗽、咳痰及胸闷、气急,无尿频、尿急及肉眼血尿,无腹痛、腹泻及黏液脓血便,无恶心、呕吐及神志改变,无皮疹及皮肤巩膜黄染。在门诊查血常规:WBC $3.4×10^9$/L,中性粒细胞绝对值$1.1×10^9$/L,中性粒细胞百分比31.5%,淋巴细胞绝对值$2.0×10^9$/L,淋巴细胞百分比58.2%。

根据以上病史,考虑患者间断发热病史较长(热程1个月,呈波状热型),发病过程中伴随多汗及腰部、髋关节等大关节的疼痛,无其他系统性表现,血细胞分析显示白细胞总数减少,淋巴细胞分类相对增多。对于此类患者,临床上随之需要考虑以下几个相关问题。

【问题1】　该患者发热是感染性发热还是非感染性发热?

思路1　对于病理性发热,需辨别是感染性发热还是非感染性发热,如为感染性发热,感染部位在哪里?感染的病原体是什么?如为非感染性发热,那么发热的病因是什么?是免疫性疾病还是肿瘤?

知识点

感染性发热与非感染性发热

1. **感染性发热**　是指感染性疾病病原体及其代谢产物作为外源性致热原作用于体温调节中枢,使其功能障碍引起的发热。病原体包括细菌、病毒、真菌、支原体、衣原体、螺旋体、立克次体、原虫、蠕虫等。发热是多数感染性疾病常见的表现。

2. **非感染性发热**　多见于无菌性组织损伤及坏死产物性发热,生物制剂或药物反应引起的发热,中枢性发热,产热或散热异常引起的发热,风湿免疫系统疾病、血液系统疾病甚至肿瘤等原因引起的发热。热程长,一般超过2个月;长期发热一般情况好,无明显中毒症状;往往伴随贫血、无痛性多部位淋巴结肿大、肝脾大及其原发病的特点。

思路2　该患者为中长程发热,体温上升达39℃或以上,数日后曾下降至正常,之后反复出现上述体温波动,似波状热型,但需排除期间使用抗菌药物对热型的干扰。

知识点

热程、热型

热程、热型可作为考虑发热病因诊断的重要线索。可以根据热型对感染类型作出初步判定。如稽留热多见于肺炎链球菌引起的大叶性肺炎、伤寒、副伤寒、斑疹伤寒等;弛张热多见于败血症、局部脓肿、感染性心内膜炎、粟粒性肺结核等;而波状热多见于布鲁氏菌病。

思路3　最有可能的感染性疾病或非感染性疾病是什么?该患者中长程发热,体温最高达39.5℃以上,且似呈波状热型,病程中伴随多汗、腰部及髋关节疼痛,血细胞分析提示白细胞总数偏低,淋巴细胞比例升高,故考虑感染性疾病中的"布鲁氏菌病"可能。但同时需除外其他发热伴随白细胞数下降的感染性疾病如伤寒、副伤寒及结核病,以及发热伴随骨关节疼痛的骨关节病、风湿免疫系统疾病、血液系统疾病。

【问题2】　有无流行病学史?

思路　流行病学史是传染性疾病诊断的重要依据之一,询问流行病学史要参照疑似诊断,具有针对性。对于该患者,询问包括:①发病有无季节性,是否居住于牧区或旅居过牧区,家中有无饲养牛羊牲畜等动物,当地是否有类似病例;②从事什么工作,是否接触牲畜,如接生羊羔、屠宰牲畜、剥皮、挤奶等;③是否有进食病畜乳、乳制品及被污染的肉类的可能;④其他不洁饮食史。

询问流行病学史:患者生活于山西大同农村,家中养羊100余只,羊群未进行过疫苗免疫,患者本人未曾接种过疫苗,曾听说村中有人患有布鲁氏菌病。

【问题3】　病史采集完成后,需进行细致的查体,包括哪些方面?

思路1　发热患者需进行细致的查体,尤其考虑感染性发热的患者,全面细致的查体可以为寻找感染来源提供线索。包括以下几方面:

(1) 对患者一般情况进行观察评估,如出汗、病容病貌、神志反应及精神状况。

(2) 有无皮疹及出血点。

(3) 全身浅表淋巴结有无肿大及压痛。

(4) 颈部甲状腺有无肿大、结节及压痛。

(5) 呼吸系统:咽部有无充血红肿,扁桃本有无肿大,肺部有无阳性体征,以除外呼吸道感染。

(6) 循环系统:心脏听诊有无杂音及异常心音,有无心律失常,有无相对缓脉及脉搏脱落、搏动减弱或消失,以除外感染性心内膜炎、伤寒、大动脉炎等相关疾病。

(7) 腹部:肝脾是否肿大,肝脾区有无叩痛,腹部有无压痛及反跳痛,肠鸣音是否活跃等。

（8）泌尿系统：双侧肾区有无叩痛等。

（9）神经系统：双侧瞳孔是否等大等圆，有无脑膜刺激征、病理征，肌力肌张力、深浅感觉、腹壁反射、提睾反射等情况，以了解有无中枢神经系统感染和中毒性脑病。

（10）其余部位：如骨关节有无畸形、有无红肿压痛、有无活动受限，以了解有无迁徙感染灶及相关疾病，为鉴别诊断提供依据。

思路 2 布鲁氏菌病是以长期发热、关节痛、肝脾大、淋巴结肿大和慢性化为特征的传染病。因此浅表淋巴结及腹部肝脾查体十分重要，可以对病变累及部位和脏器进行评估与判断。另外，约 90% 以上的布鲁氏菌病患者有关节病变，骨关节系统损害是慢性布鲁氏菌病最主要的临床表现。其中布鲁氏菌性脊柱炎是主要表现之一，2%～53% 的患者发生于胸椎和腰椎。因此脊柱四肢的查体结合影像学检查对判断布鲁氏菌病的病程及临床分期至关重要。

知识点

布鲁氏菌病的波状热型

布鲁氏菌自皮肤黏膜侵入人体，随淋巴液进入局部淋巴结后被吞噬细胞吞噬，如吞噬细胞未将细菌杀死，则在此大量繁殖成为原发病灶。当细菌在吞噬细胞内大量繁殖而导致细胞破裂，释放出内毒素等物质，导致毒血症，临床上出现发热、全身中毒症状。血流中的细菌又可到达肝、脾、骨髓、淋巴结等脏器形成新的感染灶，再次进入血液循环，如此反复形成临床典型的波状热型。

门诊查体记录

体温 39.8℃，脉搏 110 次/min，呼吸 20 次/min，血压 125/78mmHg。神志清楚，精神萎靡，强迫体位，皮肤潮湿，皮肤巩膜无黄染，无皮疹及出血点；颈软无抵抗，甲状腺无肿大。双侧颈部可触及数枚活动度较好的淋巴结，质韧、无触痛，较大者大小 1.5cm×0.8cm；咽部无明显充血，扁桃体不大；双肺呼吸音粗，未闻及明显干湿啰音；心率 110 次/min，律齐，各瓣膜听诊区未闻及杂音及异常心音；腹部平软，无腹壁静脉曲张，肝脏肋下及边，质软无触痛，脾脏肋下可触及约 2cm，质软无触痛，全腹无明显压痛及反跳痛，肝脾区均无明显叩击痛，肾区无叩击痛，肠鸣音正常。四肢肌张力正常，生理反射存在，病理反射未引出。

【问题 4】 上述门诊记录是否全面地反映了患者的体征？

思路 该患者的查体中与疑似诊断相关的部分体征包括：①发热伴精神萎靡，皮肤潮湿多汗；②对全身浅表淋巴结进行了详细检查，颈部有可触及的淋巴结；③腹部对肝脾查体较为具体，体现了发热伴肝脾增大的特点；④对心肺及甲状腺的查体证实了上述脏器未受累及；⑤患者有明显腰痛及髋关节的疼痛，查体时呈强迫体位，表明病变可能累及骨关节系统，需要加强骨关节及神经系统的查体。

补充骨关节及神经系统查体

患者呈被动体位，脊柱前凸征（Lordosis）阳性，表现为患者腹部向前突出，臀部明显向后突出。四肢关节对称无畸形，无红肿，无皮温升高；四肢肌张力正常，腱反射对称适中，双侧病理征未引出。腰椎双侧棘突旁肌肉紧张，L_4～L_5 棘突压痛（+）、深部叩击痛（+），L_3～L_5 棘突旁肌肉压痛（+）；腰椎活动度：前曲 15°、后伸 10°、左侧弯 10°、右侧弯 10°。骶髂关节分离试验（"4"字试验，Gaenslen 试验）阳性。

【问题 5】 结合上述查体结果，为明确诊断应进一步实施哪些检查？

思路 通过上述查体结果可以发现患者有如下异常体征：高热、多汗、浅表淋巴结可触及、肝脾大、腰椎及骶髂关节阳性体征。综合患者的症状、流行病学史及血常规曾提示"白细胞总数下降，淋巴细胞分类增加"，应首先考虑布鲁氏菌病的诊断。为进一步明确诊断，该患者应进行血常规、尿常规、大便常规、感染指标（CRP、ESR、PCT、D-二聚体）、生化指标（肝肾功能、电解质、血糖、心肌酶）、血清学指标（肥达试验、外斐反应、布鲁氏菌凝集试验）、病原学检查（血培养，必要时骨髓培养）、X 线胸片、腹部超声、腰椎磁共振的检查。

辅助检查

血常规检查：WBC $3.4×10^9/L$，中性粒细胞绝对值 $1.1×10^9/L$，中性粒细胞百分比 31.5%，淋巴细胞绝对值 $2.0×10^9/L$，淋巴细胞百分比 58.2%，PLT $113×10^9/L$。

尿常规：未见异常。

大便常规：未解大便，未查。

感染指标：CRP 161mg/L；ESR 30mm/h；PCT 3.97μg/L；D-二聚体 839ng/L。

肝功能：ALT 60U/L，AST 49U/L，GGT 52U/L，ALP 439U/L，LDH 600U/L，α-羟丁酸脱氢酶 408U/L，总胆红素 28.6μmol/L，直接胆红素 17.7μmol/L，间接胆红素 10.9μmol/L。

肾功能及电解质：正常。

布鲁氏菌凝集试验：1∶1 000。

外斐反应：阴性。

肥达试验：阴性。

心肌酶：正常。

风湿免疫指标：抗链球菌溶血素O阴性，HLA-B27及其他免疫指标均为阴性。

胸片：未见异常。

腹部超声：肝脏增大（肝右叶斜径 15.8cm），弥漫性欠均匀性改变；脾大（长径 12.4cm×厚径 6.0cm×解剖长径 15.8cm）。

腰椎磁共振：腰椎椎体序列整齐，生理曲度存在，腰 4、5 椎体局部可见片状长 T_1 长 T_2 信号，T_2 压脂像示为高信号，相应椎间盘向后方膨隆，硬膜囊受压，腰 5 椎体水平椎管内可见长 T_1 长 T_2 信号，DWI 扫描信号略高；余椎间盘形态、信号未见异常；后纵韧带及黄韧带未见增厚；脊髓圆锥、终丝、马尾形态、信号未见异常。提示：腰 4、5 椎体异常信号，并腰 5 椎体水平椎管内脓肿形成，考虑符合感染性病变，布鲁氏菌病可能性大。

【问题6】　如何判读该患者的血常规、血生化及感染指标？

思路　患者感染指标 ESR 增快、CRP 及 PCT 明显增高、D-二聚体升高，提示该患者可能存在细菌感染。血常规特点为白细胞计数偏低，淋巴细胞比例升高，符合布鲁氏菌病的血常规特点。病程长的患者可以出现血小板减少和贫血，需注意观察。血生化中出现肝功能的异常，考虑为布鲁氏菌被单核巨噬细胞吞噬后可在其中繁殖，并随血流播散至全身各部位（主要是肝、脾、骨髓和肾等部位）进一步繁殖，引起组织细胞的变性、坏死，其中包括肝功能的损伤。

知识点

有关布鲁氏菌病的细菌培养

主要取血或骨髓做培养，后者阳性率高于前者。淋巴腺组织、脓性物或脑膜炎患者的脑脊液培养亦常有阳性结果。布鲁氏菌生长缓慢，需 10 日以上方可获阳性结果。对于急性期患者未用抗菌药物前，血培养阳性率较高，慢性期阳性率低。如为低热、无发热或使用抗菌药物后的患者，可取骨髓培养，阳性率比血培养高。

血培养要尽量双管双抽，即入院后左、右上肢同时采血，每管采血量在 10ml 以上。

【问题7】　如何判读布鲁氏菌凝集试验结果？

思路　该患者布鲁氏菌凝集试验结果为 1∶1 000，效价明显升高。

知识点

常用布鲁氏菌血清学凝集试验的比较

1. 试管凝集反应（SAT）　国内作为确诊试验，效价为 1∶100 并出现显著凝集及以上或病程一年以上，效价 1:50 并出现显著凝集及以上；或半年内有布鲁氏菌疫苗接种史，效价达 1:100 并出现显著凝集及以上者。急性期阳性率高达 85%，慢性期阳性率约 30%。其效价 1:100 以上可以诊断布鲁氏菌病，效价随病程升高 4 倍以上更有诊断价值。

2. 平板凝集试验（PAT）　因其检测速度较快，成为 20 世纪初畜间检疫和人群中流行病学快速初筛的一种简易检测方法。所用抗原为高浓菌液，置于高浓盐水中，以结晶紫和孔雀绿染料染色菌体而成。较 SAT 敏感，且特异性较高，但也可出现非特异性凝集。

3. 虎红平板凝集试验（RBPT）　20 世纪 70 年代，兽医工作者研制了一种新的酸性缓冲玻片抗原取代旧玻片抗原。pH 3.8±0.2 的高浓菌液经标准血清标化，以虎红染料（四氯四碘荧光素钠盐）染色菌体，主要特点是抑制引起非特异性反应的 IgM 和 IgG 的活化，故具有较高特异性（97.1%）和敏感性（96%），结果可靠，方法简便易行，成本低廉，尤其适用于布鲁氏菌病大面积检疫及流行病学调查，但不能鉴别人工免疫和自然感染。

【问题8】　如何判读其他检验结果？

思路　根据临床症状体征及检验检查结果可以排除某些疾病的诊断。

（1）患者虽有高热、肝脾大，并且出现白细胞总数的低下，但是无表情淡漠、相对脉缓、皮肤玫瑰疹等表现，且血清肥达试验阴性，故伤寒、副伤寒可以排除。

（2）该患者外斐反应阴性，又无流行病学史支持，临床无特征性的皮疹等，斑疹伤寒可排除。

（3）患者无风湿性结节及红斑，心肌酶谱提示无心脏损害，实验室检查抗链球菌溶血素 O 为阴性，故风湿热及风湿性关节炎不考虑。HLA-B27 检查和骶髂关节及腰椎影像学变化可进一步除外脊柱关节病。

【问题9】　如何判读腰椎磁共振检查结果？

思路　布鲁氏菌病的病理变化广泛，受损的组织不仅包括肝、脾、骨髓、淋巴结，还可累及骨、关节及神经等。主要累及大关节，呈游走性，以负重关节为主，病程较长，易累及腰椎，通常表现为腰痛、肌肉痉挛及全身中毒症状，常侵犯单个椎体、间盘及相邻椎体，骨质破坏主要位于椎体前部，出现椎旁脓肿或腰大肌脓肿、椎间盘破坏、脊柱不稳、神经根及脊髓受压，而椎弓根、椎板、棘突等后部结构常不受累。该患者腰椎磁共振提示腰 4、5 椎体病变，并腰 5 椎体水平椎管内脓肿形成，符合布鲁氏菌性脊柱炎表现。

【问题10】　根据目前临床症状、体征及检验检查结果，能否作出布鲁氏菌病的诊断？

思路 1　依据流行病学史、临床表现及辅助检查可以对患者病情作出诊断。

（1）患者从事放羊工作，且羊群未进行过疫苗免疫，患者本人也未曾接种过疫苗。

（2）临床表现为高热、多汗、浅表淋巴结可触及、肝脾大、腰部及髋关节疼痛呈被动体位。

（3）患者检验结果提示白细胞总数下降，淋巴细胞分类增加；布鲁氏菌凝集试验：1:1 000 阳性。

（4）腰椎磁共振检查提示腰 4、5 椎体病变，并腰 5 椎体水平椎管脓肿。

以上表明患者可诊断为布鲁氏菌病。待血培养结果回报可进一步验证。

思路 2　该患者虽发热 1 个月就诊，腰椎影像学检查发现骨关节的器质性损害，应为布鲁氏菌病合并腰 4、5 椎体病变及椎管脓肿，因此确定诊断。

知识点

布鲁氏菌病临床分期

2017 年《布鲁菌病诊疗专家共识》中布鲁氏菌病临床分期：

1. 急性期　具有如下临床表现：病程在 6 个月以内，具有发热、多汗、肌肉和关节疼痛、乏力、肝脾及淋巴结肿大，男性病例可伴有睾丸炎，女性病例可见卵巢炎；少数病例可有心、肾及神经系统受累表现。

2. 慢性期　病程超过 6 个月仍未痊愈。可有脊柱（腰椎为主）受累，表现为疼痛、畸形和功能障碍等。

布鲁氏菌病诊断标准

根据 2017 年《布鲁菌病诊疗专家共识》中的诊断标准，应结合流行病学史、临床表现和实验室检查进行诊断。人布鲁氏菌病临床诊断标准：

1. 疑似诊断 符合临床表现（有发热、多汗、关节痛、头痛、乏力、厌食、肌痛、体重减轻、关节炎、脊椎炎、脑膜炎或局灶器官累及心内膜炎、肝脾大、睾丸炎/附睾炎等），且流行病学相关，如有疑似或确诊动物、患者或污染动物制品、培养物接触史，生活在布鲁氏菌病流行区，与菌苗的生产、使用和研究有密切关系等。

2. 临床诊断 疑似病例基础上有筛查试验阳性。

3. 确诊病例 疑似或临床诊断病例基础上有确诊试验阳性。

4. 隐性感染 有流行病学史，符合确诊病例免疫学和病原学检查标准，但无临床表现。

5. 血清学阴性病例 值得注意的是，犬型布鲁氏菌细胞膜表面的抗原不同于光滑脂多糖（smooth-lipopolysaccharide，S-LPS），普通血清学方法可能导致假阴性。因此临床强烈提示布鲁氏菌感染者，即使血清学阴性，也需排除犬型布鲁氏菌病的可能，此时可以通过培养或者 PCR 确诊。

知识点

布鲁氏菌病同骨关节损害疾病的鉴别诊断

布鲁氏菌性脊柱炎需要同脊柱结核、化脓性脊柱炎进行鉴别诊断。

1. 布鲁氏菌性脊柱炎 有布鲁氏菌病特定的流行病学史及临床表现。布鲁氏菌性脊柱炎病变范围局限，腰椎多见，常见的是相邻椎体边缘骨质破坏，并逐渐被不规则的新骨代替，椎体边缘产生大量的骨赘，椎体形态较完整或只有轻度楔变，并伴有明显的增生性反应。磁共振检查可早期发现骨周围软组织和骨髓内炎性的改变，炎性病变显示为壁厚、不规则强化。

2. 脊柱结核 多由身体其他部位的结核分枝杆菌感染所致，是一种慢性炎症病变，无明显流行病学特点。临床表现为全身慢性中毒症状，如低热、乏力、盗汗等。磁共振检查脊柱结核椎间盘在相当长的一段时间内即使椎体出现明显的骨质破坏或发生塌陷，仍可保持完整。炎性病变显示为脓肿壁薄、与周围组织界限清晰。

3. 化脓性脊柱炎 多由金黄色葡萄球菌或大肠埃希菌感染引起。起病急，高热不呈间歇性，全身中毒症状重；白细胞总数可达 $2\times10^4/mm^3$ 以上及中性粒细胞数增加；血培养多为阳性；椎旁脓肿或髂窝脓肿出现较早，将抽出的脓液进行细菌学的检查即能明确诊断。化脓性脊柱炎椎体病变可发生在椎体边缘或中心部，起初为溶骨性破坏，进展迅速，继而出现骨硬化增生。磁共振检查可在明显的骨质破坏之前发现脊髓和椎间盘的炎性病变，可作出早期诊断。

【问题 11】 该患者应如何治疗？

思路 有关布鲁氏菌病的治疗，应按照治疗原则及治疗方案进行。

1. 治疗原则 早期、联合、足量、足疗程（6周）用药，必要时延长疗程，防止复发及慢性化。

2. 治疗方案 常用多西环素、利福霉素类药物，亦可使用喹诺酮类、磺胺类、氨基糖苷类及三代头孢类药物。治疗过程中注意监测血常规、肝肾功能等。

知识点

布鲁氏菌病的治疗

1. 无合并症的非复杂性感染（成人以及8岁以上儿童）者。一线药物：首选多西环素（6周）+庆大霉素（1周），多西环素（6周）+链霉素（2～3周）或多西环素（6周）+利福平（6周）。二线药物：多西环素（6周）+复方新诺明（6周），多西环素（6周）+妥布霉素（1～2周），利福平（6周）+左氧氟沙星（6周），利福平（6周）+环丙沙星（6周）。

2. 有合并脊柱炎、骶髂关节炎者，脊椎病引起的难以控制的疼痛，局灶脓肿形成等，建议外科手术；抗菌治疗建议三联治疗，可以采用：①多西环素（至少3个月）+庆大霉素（1周）+利福平（至少3个月）；②多西环素（至少3个月）+利福平（至少3个月）+头孢曲松（1个月）。二线药物：可选用环丙沙星（至少3个月）+利福平（至少3个月）。

住院后治疗

该患者住院后考虑其临床症状重，腰部疼痛合并腰椎脓肿形成，同时存在肝功能的异常，遂给予多西环素片0.1g每日2次口服，同时联合左氧氟沙星0.4g每日1次静脉滴注及头孢曲松钠2.0g每日1次静脉滴注抗布鲁氏菌治疗，并给予复方甘草酸苷注射液60ml和谷胱甘肽1.2g每日1次静脉滴注保肝治疗。患者腰痛明显，给予依托考昔每日1片口服对症处理。5日后体温降至37℃，6日后血培养结果回报布鲁氏菌阳性，8日时复查患者肝功能恢复正常，遂将左氧氟沙星换为利福平0.6g/次，每日1次口服，继续治疗，患者精神食欲好转，但腰部疼痛无明显改善，并有加重趋势。

【问题12】 经治疗，该患者体温下降，但腰痛不缓解且加重，该怎样处理？

思路 对于初治的没有椎间盘损害的布鲁氏菌病患者，如病灶仅局限于椎体前上下缘，没有神经受损症状和椎旁软组织脓肿，用抗菌药物治疗即已足够，保守治疗预后较好。该患者经血培养验证了布鲁氏菌病诊断正确，目前合并布鲁氏菌性脊柱炎，有椎间盘破坏及脓肿形成，导致患者出现顽固性剧烈腰痛，应在药物治疗基础上联合手术治疗，可明显缩短治疗周期。

经骨科会诊后患者在治疗第10日转入骨科行手术治疗，术中彻底清除炎性肉芽组织、脓肿、坏死椎体及破坏的软骨面，并取自体髂骨条对骨质缺损区植骨形成支撑。术后1周患者腰痛逐渐缓解，两周后疼痛即消失，给予办理出院。上述治疗期间仍持续给予前述抗布鲁氏菌治疗。出院后给予多西环素片0.1g每日2次口服、利福平0.6g每日1次晨起口服，疗程3个月。治疗结束时患者精神食欲好，体温正常，腰部疼痛消失，肝功能正常，痊愈。

【问题13】 抗布鲁氏菌疗效判定标准。

1. 治愈 体温恢复正常，其他临床症状、体征消失，体力和劳动力恢复，影像学表现脓肿消失，椎间融合良好，布鲁氏菌凝集试验阴性，停药半年无复发。

2. 好转 体温恢复正常，其他临床症状、体征明显减轻，体力和劳动能力基本恢复，但劳累后腰痛，影像学表现病灶边缘轮廓模糊可见，椎间融合良好，但有轻度的侧弯或后突，布鲁氏菌凝集试验强度下降。改用其他药物治疗方案治疗1个疗程后达到治愈。

3. 无效 治疗前后临床症状、体征及影像学表现无显著变化或无改善者，影像学表现椎间融合不良，布鲁氏菌凝集试验阳性。或者治疗后有短时期的症状改善，但停药2周又复发者，改用其他药物治疗方案治疗2～3个疗程和/或结合别的外科方法治疗后达到治愈。

【布鲁氏菌病诊治流程图】 （图3-6-1）

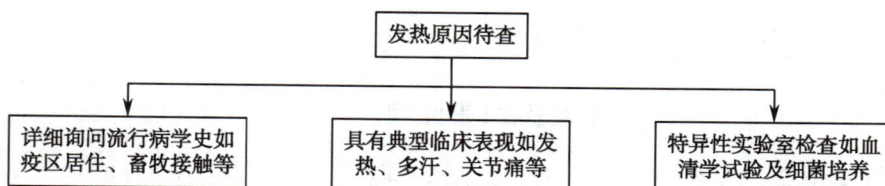

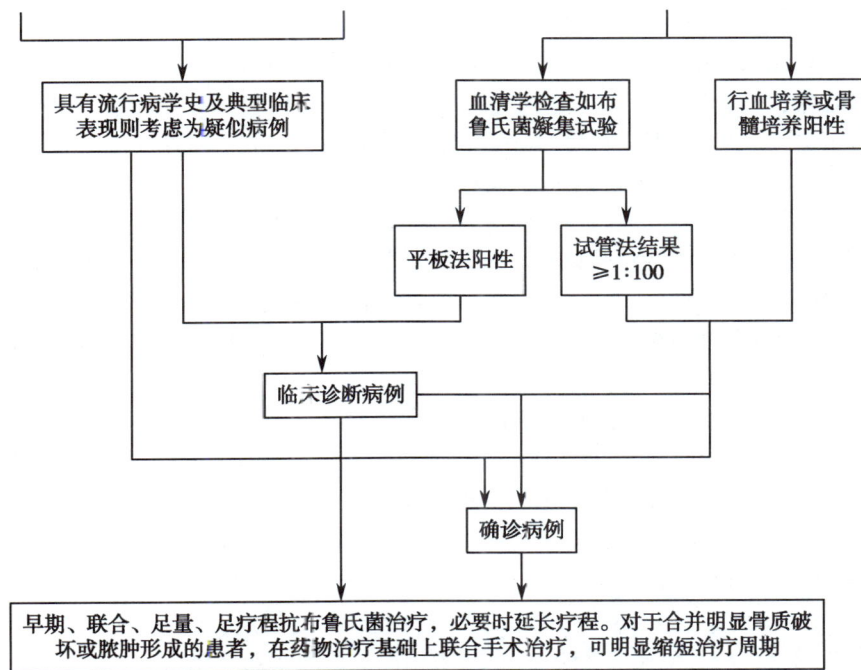

图 3-6-1　布鲁氏菌病诊治流程图

（张缭云）

推荐阅读资料

[1] 段毓姣，陈勇，孙华丽，等. 布鲁菌病研究进展. 中华实验和临床感染病杂志（电子版），2018，12（02）：105-109.

[2] 《中华传染病杂志》编辑委员会. 布鲁菌病诊疗专家共识. 中华传染病杂志，2017，35（12）：705-710.

[3] 葛瑛，刘晓清，张晟俞，等. 布鲁菌病 66 例临床分析. 中华全科医师杂志，2011，10（6）：421-422.

[4] 梁晨，魏伟，德恩金，等. 布鲁菌病性脊柱炎临床诊治进展. 中国实用内科杂志，2014，34（06），622-623.

第七节　细菌性肝脓肿

肝脓肿（liver abscess）是肝脏常见的感染性疾病，可分为阿米巴性、细菌（包括结核分枝杆菌）性、真菌性和寄生虫性肝脓肿，其中以细菌性肝脓肿最常见，占肝脓肿发病率的 80%。肝脏有肝动脉及门静脉双重血液供应，收集胃肠道的血液回流，存在发生肝脏感染的可能。近年来，胆源性感染已经成为细菌性肝脓肿的主要感染原因，包括急性胆囊炎、胆总管结石等。在我国，引起细菌性肝脓肿的最常见致病菌是革兰氏阴性杆菌，其中以肺炎克雷伯菌和大肠埃希菌为主。在存在开放性肝损害时，细菌也可随致伤异物或从创口直接侵入肝脏引起脓肿。随着影像学技术的进步和治疗方法的改进，肝脓肿的诊断率和治愈率较前均有明显增加，死亡率已降低至 10% 以下。

肝脓肿的诊疗经过通常包括以下环节：

（1）详细询问是否有典型的发热、寒战和腹痛三联症表现。

（2）详细询问和筛查是否存在引起免疫力低下的基础疾病，如糖尿病、艾滋病、肿瘤等疾病。

（3）详细询问病史，寻找可能的感染入侵途径，为经验性用药选择提供依据。

（4）仔细查体，尤其重视生命体征和腹部体征。

（5）针对疑似的患者进行血常规、肝功能、血糖、炎症指标、血培养、腹部超声等检验及检查，以尽早明确诊断。

（6）结合临床特点，在获取细菌性检测标本（如血培养）后实施初始经验性抗感染治疗。

（7）脓肿液化后应尽早穿刺引流，根据脓液培养结果调整用药方案，必要时进行外科手术。

（8）注意观察患者一般状况，及早发现感染性休克及肝外感染表现并及时处理。

（9）确定治疗结束的时间、出院随访日期，以及出院后的注意事项。

【临床关键点】

1．肝脓肿的主要临床表现是发热、寒战和腹痛，但是具有典型三联症表现的患者仅占约 30%。

2．肝区压痛、叩痛和肝大为最常见的体征。

3．80% 左右的患者可以表现为白细胞增高，尤其是中性粒细胞水平升高。

4．病原学检查对于初始治疗效果不好需调整用药者有重要指导意义。应在抗菌药物使用前，进行 3 套（1 套血培养包括需氧＋厌氧，共 2 瓶）血培养，并尽量留取脓液标本。

5．腹部超声检查是细菌性肝脓肿的首选诊断方法，超声引导下经皮穿刺引流已成为细菌性肝脓肿的主要治疗措施。

6．肝脓肿治疗的初始方案为经验性用药。

7．初始治疗效果评价标准为 72 小时的体温、血象及炎症指标、临床症状体征的变化，初始治疗失败需考虑耐药菌感染、非细菌性感染、合并症等多种原因。

8．合理积极的抗感染治疗为主，并可联合经皮穿刺引流，如效果不佳应选择外科治疗。

9．抗感染治疗疗程视病情严重程度、患者情况而定，一般疗程为 4～5 周，包括静脉用药 2～3 周，再口服序贯治疗 1～2 周。

10．肝脓肿是一个动态演变的疾病，因此患者出院后的随诊非常重要。

临床病例

患者，男性，62 岁，退休，以"发热伴畏寒、寒战、腹痛 10 日，加重伴食欲缺乏 5 日"为主诉入院。

患者 10 日前无明显诱因出现发热，最高体温达 39.6℃，伴畏寒、寒战，呈稽留热，伴右上腹胀痛，与进食无关，伴周身乏力，自行口服"布洛芬"体温可恢复正常，但随后仍有高热。8 日前患者于当地医院住院，查血常规示：WBC $14.7×10^9$/L，中性粒细胞百分比 87%，淋巴细胞百分比 9.2%，ESR 128mm/h，CRP 375.6mg/L，PCT 0.43μg/L。肝功能：ALT 698U/L，AST 278U/L，ALP 120U/L，GGT 89U/L，总胆红素 23μmol/L。上腹部彩超示：胆囊结石，胆囊壁增厚，脂肪肝（轻度），肝囊肿。肺部 CT 未见明显异常。当地医院考虑为胆道系统感染，予头孢哌酮/舒巴坦 1.5g 每 8 小时 1 次抗感染治疗 1 周，发热无明显好转。5 日前患者出现右上腹胀痛逐渐加重，为持续性疼痛，伴周身乏力，伴食欲缺乏，3 日前将抗菌药物改为美罗培南 0.5g 每 8 小时 1 次抗感染治疗，热峰较前有所下降，波动于 38～39℃，但腹痛症状进行性加重，为进一步诊治转来本院。患者病来精神不振，食欲减退，睡眠欠佳，大小便正常，近 10 日体重下降 1kg。

初步采集病史后，因为患者有发热（热程 10 日，持续高热），毒血症症状（畏寒、寒战、乏力），消化道症状（右上腹痛、食欲减退），以及白细胞水平升高，最高达 $14.7×10^9$/L，中性粒细胞比例达 87%，肝功能异常（ALT、AST、ALP、GGT 明显升高），炎症指标均升高。对于该患者，临床诊治思路如下。

【问题 1】　该患者的发热为感染性还是非感染性发热？

思路 1　该患者为急性起病，病程短，以高热为主，伴有畏寒、寒战，辅助检查提示白细胞水平升高，其中，中性粒细胞比例升高，考虑为感染性发热，特别是细菌感染可能性较大，但需排除非感染性发热的可能性。

思路 2　考虑本病可能系细菌感染所致后，需要进一步判断可能的感染部位在哪里。

患者在病程早期上腹超声检查提示胆囊结石及胆囊壁增厚，且病程中出现进行性加重的右上腹胀痛及 ALP 和 GGT 等肝功能异常，故仍需考虑胆道系统感染可能，同时需排除有无肝内胆管结石合并感染、肝脓肿、右膈下脓肿等疾病可能。

知识点

根据碱性磷酸酶和谷氨酰转肽酶等肝功能检测可以提示肝脏损害的基本类型

在肝功能变化中，ALP 和 GGT 属于反映胆汁淤积为主的酶类，在胆汁淤积（或肝内占位性病变）

时酶活力升高。其中以 ALP 反映胆汁淤积的特异性最高，但骨骼系统也可产生 ALP，因此，骨肿瘤患者、快速生长期的青少年、孕妇均可有 ALP 增高，需注意排除；GGT 特异性差，心、肺等脏器疾病，药物、酒精性肝病时均有不同程度的 GGT 升高，但结合 ALP 分析有助于胆汁淤积的判断。

知识点

常见发热伴肝功能异常的鉴别诊断

1. 肝脓肿（细菌性、阿米巴性、结核性、真菌性）
2. 沙门菌感染（包括伤寒、副伤寒）
3. 败血症
4. 胆道感染
5. 布鲁氏菌病
6. 病毒感染（急性甲、乙、戊型肝炎，EB 病毒感染、成人麻疹、发热伴血小板减少综合征等）
7. 立克次体感染（恙虫病、斑疹伤寒等）
8. 华支睾吸虫感染
9. 疟疾
10. 急性血吸虫病
11. 结缔组织病（皮肌炎、成人斯蒂尔病、系统性红斑狼疮）
12. 药物超敏反应综合征
13. 恶性肿瘤（肝细胞性肝癌、淋巴瘤）

【问题2】　现病史采集结束后，对患者的既往史和个人史需要重点采集哪些方面？

思路　对于发热伴肝功能损害的患者，采集既往病史及流行病学资料是非常重要的。采集的资料主要包括：患者有无高血压、心脑血管疾病、结缔组织病及糖尿病等慢性疾病病史，尤其是糖尿病病史，以及相关疾病的治疗方案；有无肝炎等传染病病史；有无生食海鲜、食用过期食物等不洁饮食史；职业特点及平日有无毒物、污染物等接触史；有无针灸、注射、刮痧等有创性操作史；家庭工作环境及有无接触老鼠、羊、蚊虫等可疑传染源史；吸烟、饮酒及冶游史等。

既往史及个人史

既往体质一般，发现空腹血糖升高10年，平素口服阿卡波糖50mg每日3次控制血糖，未规律监测血糖。5年前体检时发现胆囊结石，未在意。否认其他疾病史。否认肝炎、结核等传染病病史。否认近期不洁饮食史，否认毒物接触史，否认近期有针灸、注射等有创性操作史。除降糖药外否认其他药物服用史。家住城市，否认动物接触史。吸烟40年，每日10~20支，否认饮酒史。否认冶游史。

【问题3】　病史采集结束后，下一步查体应重点做哪些方面？

思路1　对发热患者而言，全面细致的全身检查至关重要，任何部位的阳性体征均可能是疾病诊断的线索。对于该患者，查体重点应包括：

①腹部：应全面仔细（注意腹部查体顺序为视、听、叩、触），肝脾区有无叩痛、肿大，右上腹部有无压痛，有无反跳痛及肌紧张，墨菲征是否阳性，肠鸣音是否活跃等；②皮肤黏膜：有无皮肤黏膜瘀点、瘀斑，有无皮肤巩膜黄染，有无皮肤感染、痔疮感染、婴儿脐部化脓、手术瘢痕等；③淋巴结：全身各部位浅表淋巴结是否触及肿大；④呼吸道：主要是肺部体征，有无啰音，以了解呼吸道感染；⑤心脏：包括心率、心律、杂音等，以了解有无中毒性心肌炎，有无杂音可以提示感染性心内膜炎；⑥其余部位（如关节有无红肿痛，脊柱有无压痛等）也应检查，以了解有无迁徙感染灶。

思路2　注意对病情严重程度进行判定。如果患者的临床情况较差，特别要关注患者生命体征：体温、呼吸频率、脉搏、血压和脉氧等，同时要注意观察患者的意识状态，警惕感染性休克的发生。

查体记录

体温 38.4℃，脉搏 92 次/min，呼吸 18 次/min，血压 118/75mmHg。步入病房，发育良好，神志清楚，精神不振，自动体位，查体合作。皮肤弹性一般，皮肤巩膜无黄染，无出血，无瘀点、瘀斑，无水肿，无疖肿。全身常见浅表淋巴结未及肿大，头颅无畸形，颈软，气管居中，甲状腺无肿大。两侧呼吸运动正常对称，两肺呼吸音清晰，未闻及干湿啰音。心率 92 次/min，心律齐，各瓣膜听诊区未闻及病理性杂音。腹部平坦，全腹柔软，右上腹压痛，无反跳痛及肌紧张，墨菲征阳性。肝脾肋下未及，未及异常包块，肝区叩击痛（+），无移动性浊音，肠鸣音正常，双下肢无水肿，膝反射对称存在，双侧巴宾斯基征阴性。关节无肿痛，脊柱无压痛。

【问题4】 结合上述查体结果，为明确诊断应进一步实施哪些检查？

思路 通过上述查体结果，可以发现患者有如下异常体征：高热、右上腹压痛、墨菲征阳性及肝区叩痛（+）。结合患者的症状及血常规提示白细胞总数和中性粒细胞比例升高，应首先考虑肝脏及胆道系统感染的诊断。为进一步明确诊断，该患者应进行血常规、炎症指标（CRP、ESR、PCT）、生化（肝肾功能、电解质、血糖、心肌酶）、病原学检查（血培养）、肺部 CT、上腹超声、上腹部增强 CT 检查。

辅助检查

血常规：WBC 13.4×10^9/L，中性粒细胞百分比 83.6%，淋巴细胞百分比 9.2%，嗜酸性粒细胞百分比 0.01%，单核巨细胞百分比 0.8%。

CRP 256.4mg/L，ESR 98mm/h，PCT 1.42μg/L。

肝功能：ALT 656U/L，AST 236U/L，总胆红素 19μmol/L，直接胆红素 9.2μmol/L，ALP 188U/L，GGT 135U/L，ALB 29g/L。

空腹血糖 11.6mmol/L；糖化血红蛋白 10.2%。

血培养（3次）均阴性。

肺部 CT 未见明显异常。

超声：肝右叶混合回声团块（64mm×58mm），可见厚壁形成，内见无回声液腔，结合病史考虑肝脓肿。

上腹部增强 CT：肝脏大小、形态如常，密度不均匀，肝右叶见片状混合密度影，直径约为 6cm，边界欠清，增强前后见边缘及内部分隔强化；脾脏体积无增大。胆囊多发结石，胆囊炎可能性大。诊断：肝右叶低密度灶，考虑肝脓肿可能性大。

【问题5】 发热伴肝脏占位需要考虑哪些诊断和鉴别诊断？

思路1 前面已经分析该患者胆道系统感染可能性大，结合肝脏占位情况，考虑肝脓肿可能性大。因为本例患者起病急，血象高，考虑细菌性感染可能性大。重点需要和阿米巴性肝脓肿进行鉴别，如有阿米巴肠病病史、起病缓、病情相对较轻、肝大显著、肝脓液呈棕褐色等特点可提示阿米巴肝脓肿的可能，肝脓液里查到阿米巴滋养体、血清学阳性、抗阿米巴治疗有效等可以支持阿米巴肝脓肿的诊断。

知识点

肝脏占位的鉴别诊断

1. 肝脓肿　包括细菌性、阿米巴性、结核性、真菌性。
2. 肝寄生虫疾病　棘球蚴病等。
3. 肝脏肿瘤　肝细胞性肝癌、胆管癌、转移性肝癌等。
4. 肝脏良性肿瘤　肝囊肿、肝血管瘤、肝腺瘤、局灶性结节性增生等。
5. 肝硬化再生结节合并感染。
6. 肝肉芽肿性病变。

思路2　糖尿病常合并肝脓肿。因此，在病史询问的过程中，尤其要重视糖尿病史的询问，即使患者否认有糖尿病史，也必须常规对糖尿病进行筛查。

思路3　该患者在病程早期（起病第8日）曾于外院行腹部超声检查未发现肝脏占位，4日后复查腹部超声和上腹部CT均发现肝脏占位，其中的原因在排除了人为的技术原因以后，考虑主要是因为肝脓肿的形成是一个动态演变的过程，在其急性炎症阶段，影像学常常难以诊断，但不代表可以排除肝脓肿的诊断，需要动态随访，复查影像学检查。

知识点

糖尿病史肝脓肿的高危因素

糖尿病患者易并发细菌性肝脓肿（8.3%～44%），这主要是由糖尿病患者自身免疫功能受损、血液高糖状态为细菌繁殖提供场所等导致。糖尿病患者往往更容易出现恶心、呕吐等症状，体温大于38.5℃的可能性更高，容易形成多发脓肿，而且形成产气脓肿的概率更高，肺炎克雷伯菌感染的概率更高，脓肿复发率、全身炎症反应综合征（systemic inflammatory response syndrome，SIRS）和多器官功能障碍综合征（multiple organ dysfunction syndrome，MODS）的发生率均高于非糖尿病患者。糖尿病的治疗和良好的血糖管理将有利于肝脓肿的治疗。

【问题6】　该患者为哪种病原体引起的肝脓肿？如何经验性选用抗菌药物？

思路1　细菌性肝脓肿的死亡原因主要是血流感染或感染性休克，静脉使用抗菌药物是一切治疗手段的基础和前提。

思路2　细菌性肝脓肿的治疗原则是早期诊断，早期给予抗菌药物治疗，加强全身支持疗法，通畅引流或切除病灶，防治并发症。

思路3　抗菌药物使用前留取标本进行病原学检查，为针对性治疗提供条件。

思路4　由于肝脓肿的致病菌以肺炎克雷伯菌、大肠埃希菌、厌氧菌为常见，在未确定病原菌之前，可首选对此类细菌有作用的抗菌药物进行经验性治疗。然后根据细菌培养和药敏试验结果来调整药物进行针对性治疗。

思路5　该患者的病史中没有发现有明确的入侵途径，但有糖尿病基础，且上腹部超声提示胆囊结石，所以首先考虑有胆道感染的因素存在，并且由此入侵导致肝脓肿。故考虑病原菌以肺炎克雷伯菌、大肠埃希菌等革兰氏阴性杆菌为主，相对应首先选用第三代与第四代头孢菌素或喹诺酮类抗菌药物联合具有抗厌氧菌活性的药物甲硝唑治疗，也可选用对革兰氏阴性菌和厌氧菌兼具活性的哌拉西林/他唑巴坦。重症患者（尤其是致病菌为肺炎克雷伯菌的患者）或者对头孢菌素类耐药而治疗效果不佳者亦可选用碳青霉烯类药物。选择用药时除了针对革兰氏阴性杆菌外，要注意合并厌氧菌的可能，抗菌谱注意对于厌氧菌的覆盖，必要时联合应用甲硝唑等针对厌氧菌的药物。

思路6　肝脓肿的治疗总疗程在4～6周，首先选择静脉用药，当体温逐渐恢复正常，且血常规提示白细胞水平下降及炎症指标水平逐渐下降时，可改为口服用药。

知识点

根据入侵途径，经验性判断细菌性肝脓肿的病原菌

引起细菌性肝脓肿的病原菌种类较多，多菌种混合感染多于单一菌种感染。致病菌的种类与感染途径和机体状况有关：从胆道和门静脉侵入的多为肺炎克雷伯菌、大肠埃希菌等革兰氏阴性杆菌和厌氧菌；经肝动脉侵入的多为革兰氏阳性球菌，特别是金黄色葡萄球菌；创伤后和处于免疫抑制状态患者的致病菌以链球菌和葡萄球菌较为多见；变形杆菌和铜绿假单胞菌是长期住院和使用抗菌药物治疗的患者发生肝脓肿的重要致病菌。

该患者住院并完善相关检查后,给予哌拉西林/他唑巴坦持续抗感染治疗,热峰略下降,但仍有反复发热,后在超声引导下行经皮肝脓肿穿刺引流术,引流出脓液约150ml。引流液培养提示肺炎克雷伯菌生长(药敏试验提示哌拉西林/他唑巴坦敏感)。继续应用哌拉西林/他唑巴坦4.5g静脉滴注,每8小时1次,体温高峰逐渐下降,1周左右恢复正常。复查超声示肝脏脓肿较前缩小(复查上腹超声提示肝脓肿术后改变,大小为33mm×28mm)。

【问题7】 除使用抗菌药物以外,肝脓肿的治疗注意事项有哪些?

思路 除了病因治疗,对症支持疗法也很重要。要加强营养支持治疗,纠正酸碱失衡和水、电解质紊乱,间断输血浆或白蛋白,监测体温及复查血常规,糖尿病患者要给予胰岛素严格控制血糖。

【问题8】 肝脓肿患者中腹部超声的应用。

思路1 目前在临床上对于肝脓肿的诊断,腹部超声仍为首选检查。肝脓肿是一个动态演变的疾病,一般将其病理演变过程分为:脓肿早期、脓肿形成期及脓肿吸收期。其中对于脓肿形成期,超声诊断的确诊率非常高,几乎为100%,但对于其他阶段的肝脓肿,需要结合临床表现、其他影像学检查以明确,并动态监测。

思路2 对于典型的肝脓肿(图3-7-1),超声表现一般为无回声区,边界清楚,多数有厚壁,厚3~5mm,薄厚不均,通常为高回声,内壁通常不光滑。脓汁内部可见稀疏的点状回声,并且可见散在分布的片状高回声影,随体位改变而更加明显。如脓汁液化不明显时,内可见高回声分隔。

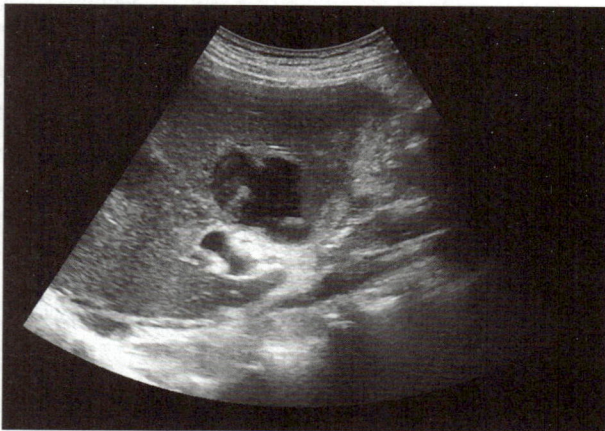

图3-7-1 典型肝脓肿超声表现

思路3 在脓肿形成期,脓肿内部出现坏死液化时,可采用超声引导下经皮穿刺并置管引流,该方法因成功率高、并发症少的优点目前在临床上使用率较高,既可完善病原菌培养以明确诊断,又可引出脓液进行治疗。

【问题9】 肝脓肿患者中CT及MRI检查的应用。

思路 CT诊断肝脓肿比超声更敏感,敏感性可达到98%。在肝脓肿的急性炎症期,CT平扫主要表现为肝内低密度灶,增强后可以出现不均匀强化,但缺乏特征性,诊断比较困难。在脓肿形成期,CT平扫可以发现肝内圆形或类圆形低密度灶,CT值介于水与肝组织之间,环绕脓腔的环形脓肿壁密度低于肝组织,高于脓腔,脓肿壁周围可有环形水肿带,边界不清。增强后90%肝脓肿壁明显强化,脓腔及周围水肿无强化,呈不同密度的环形强化带,即呈环靶征(也称环征)。另有一部分产气的肝脓肿可以发现脓腔内出现小气泡或气液平面,可能是脓肿坏死液化伴产气菌感染。花瓣征和簇形征及胆道间接征象有助于诊断不典型肝脓肿。典型肝脓肿CT图像见图3-7-2。

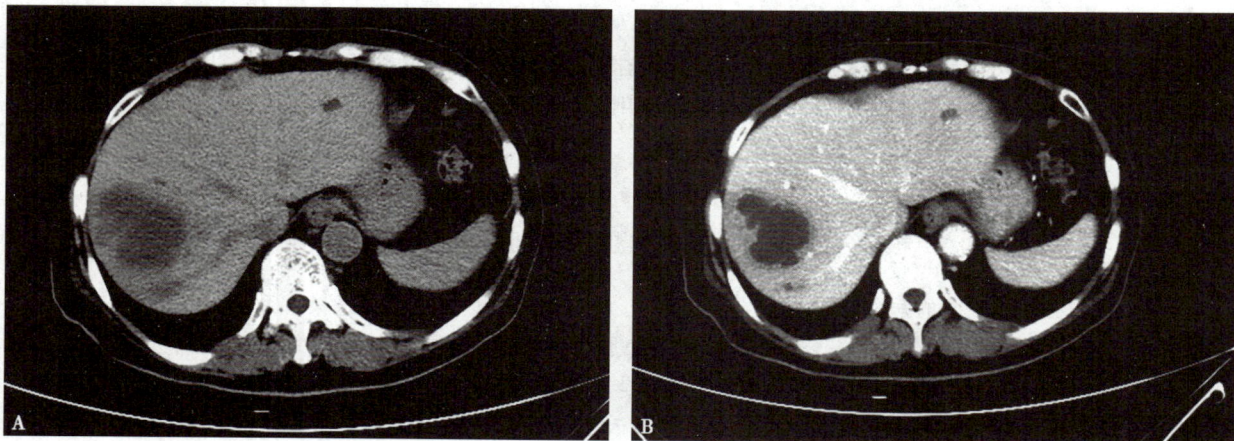

图3-7-2 典型肝脓肿CT图像
A. 平扫;B. 增强扫描。

MRI 诊断肝脓肿的敏感性不如 CT 和超声，但是可以作为辅助分析的一种方法。脓腔在 T_1WI 上呈类圆形或分叶状低信号区，T_2WI 呈不均匀高信号，扩散加权成像因脓液黏稠而呈明显高信号；脓肿壁因炎症充血带及纤维肉芽组织而呈等信号或者稍高信号及环靶征。增强 MRI 扫描在动脉期脓肿壁即可出现强化，但程度较轻，而脓肿周围肝实质因充血可见明显片状强化，脓腔不强化，呈晕环样，门静脉期及延迟期与肝实质呈等信号，脓肿壁仍有持续强化。

【问题 10】 肝脓肿误诊原因及常见的误诊现象。

思路

（1）常见误诊现象：①易误诊为右膈下脓肿，特别是肝膈面脓肿穿破形成膈下脓肿双重情况时，鉴别更加困难；②由于临床表现相似，肝脓肿也容易被误诊为肝内胆管结石合并感染；③阿米巴肝脓肿和细菌性肝脓肿有很多相似之处，特别是混合感染，更易混淆。

（2）鉴别诊断避免误诊的策略：应详细了解病史，右膈下脓肿常发生于腹腔化脓性感染如急性阑尾炎穿孔、胃十二指肠溃疡穿孔和腹部手术后，有右季肋部疼痛和叩痛，肝大不常见，也无触痛。超声检查肝内无液性暗区，但于横膈下方做顺序连续切面探查时显示不规则扁球形暗区。X 线示心膈角模糊多为肝脓肿，肋膈角模糊多为膈下脓肿。鉴别诊断时还需考虑肝内胆管结石合并感染，临床表现类似肝脓肿，肝大及触痛不明显，但可有叩击痛，影像学检查无肝脓肿表现，有助于肝内胆管结石的判断。阿米巴性肝脓肿的鉴别诊断详见第六章第二节阿米巴病。

【问题 11】 细菌性肝脓肿外科治疗的指征。

思路 对于急性期炎症尚未形成液化区的病变及多发性小脓肿，在治疗原发病的同时采用大剂量有效抗菌药物和全身性支持疗法，炎症多能得到控制。细菌性肝脓肿经过积极的抗感染治疗若能吸收，一般不需要手术治疗。

随着超声引导下经皮穿刺引流术的成熟，现对于脓肿较大、脓液量多及单纯应用抗菌药物难以控制病情的患者均可进行脓液引流，对于引流后病情得以控制的患者，不需要进行外科干预。

而对于脓液较为黏稠、脓腔分隔多难以引流、多个脓肿、脓肿破裂及应用经皮穿刺引流联合抗感染仍无法控制病情者，则需考虑进行手术干预。传统外科手术方式包括肝脓肿切开引流及肝叶切除术，但近年已逐渐被腹腔镜引流手术所替代。

此外，需手术处理原发病变者（如胆道性肝脓肿），也需要手术治疗，如有脓肿穿破至胸腹腔或胆道，应立即手术。

（李荣宽）

推荐阅读资料

[1] GUO Y, WANG S, ZHAN L, et al. Microbiological and clinical characteristics of hypermucoviscous klebsiella pneumoniae isolates associated with invasive infections in China. Front Cell Infect Microbiol, 2017, 7: 24.

[2] LARDIÈRE-DEGUELTE S, RAGOT E, et al. Hepatic abscess: diagnosis and management. J Visc Surg, 2015, 152(4): 231-243.

[3] TIAN LT, YAO K, ZHANG X Y, et al. Liver abscesses in adult patients with and without diabetes mellitus: an analysis of the clinical charactestics, features of the causative pathogens, outcomes and predictors of fatality: a report based on a large population, retrospective study in China. Clin Microbiol infect, 2012, 18(9): e314-e330.

[4] BAROSA R, PINTO J, CALDEIRA A, et al. Modern role of clinical ultrasound in liver abscess and echinococcosis. J Med Ultrason, 2016, 44(3): 1-7.

[5] 姚光弼. 临床肝脏病学. 2 版. 上海：上海科学技术出版社，2011.

第八节 败 血 症

败血症（septicemia）是指病原菌侵入血液循环并生长繁殖，其毒素及代谢产物所引起的全身炎症反应综合征（systemic inflammatory response syndrome, SIRS）。若病原菌侵入血流后迅速被人体防御功能所清除，无明显 SIRS 表现称为菌血症（bacteriemia）。当败血症伴有原发性/迁徙性化脓病灶则为脓毒血症（pyemia）。

> **知识点**
>
> ### 全身炎症反应综合征诊断标准
>
> SIRS 诊断标准包括：①体温>38℃ 或 <36℃；②脉搏>90 次/min；③呼吸>20 次/min 或动脉血氧分压（arterial partial pressure of oxygen，$PaCO_2$）<32mmHg（1mmHg=0.133kPa）；④白细胞计数>$12×10^9$/L 或 <$4×10^9$/L 或幼稚细胞>10%。

败血症的诊疗经过通常包括以下环节：

（1）详细询问流行病学史。

（2）详细询问发热及相关伴随症状和其他相关病史。

（3）仔细检查各系统体征，尤其注意生命体征。

（4）针对疑似的患者进行三大常规（血、尿、大便）、生化、感染指标、细菌培养、胸部 X 线、腹部超声等检查，以尽早明确诊断。

（5）对确诊败血症的患者选择一级护理。

（6）结合患者及当地流行情况选择初始的经验性抗感染治疗方案。

（7）注意观察病情，预防和及早发现感染性休克并及时处理。

（8）根据细菌培养及药敏试验结果，确定下一步治疗方案。

（9）确定病因治疗的疗程，及时去除原发疾病。

【临床关键点】

1. 败血症的临床表现最初是发热，血常规提示多为白细胞计数明显升高、中性粒细胞绝对值升高。

2. 仔细询问流行病学史，可以为临床意向诊断提供很好的依据。

3. 仔细询问发热的热程、热型、热度、热退情况、伴随症状，尤其是毒血症症状等。

4. 仔细查体很重要，可以很好地寻找诊断和鉴别诊断的依据，同时可以全面了解有无其他系统的并发症。

5. 血常规联合 PCT、CRP、ESR 检测很有意义，如血常规提示白细胞计数升高，中性粒细胞绝对值升高，CRP、ESR 增高，毒血症症状明显者应高度怀疑，PCT 升高进一步指向细菌感染，需进一步检查以明确。

6. 细菌培养为确诊的"金标准"，应尽可能在抗菌药物使用前，在不同部位分别采集静脉血进行 2 套（1 套指需氧＋厌氧共 2 瓶）血培养，如已应用抗菌药物治疗者应进行骨髓培养，以提高阳性率。

7. 初始治疗方案的选择应基于当地流行病学特点和患者实际情况。

8. 初始治疗效果评价标准为 72 小时的体温、症状、体征、PCT、CRP 的变化，初始治疗失败需考虑耐药菌感染、并发症等多种原因。

9. 根据细菌培养及药物敏感试验结果调整抗菌药物。

10. 抗感染治疗疗程视病情严重程度、患者情况而定。

> **临床病例**
>
> 患者，女性，73 岁，因寒战、发热 4 日入院。初步的病史采集：患者 4 日前突然出现畏寒，发热，腰部及双侧髂骨疼痛，次日清晨体温 38℃，口服退热药，体温降至 37℃，5 小时后再次出现寒战高热，伴肌肉酸痛，恶心，呕吐 200ml 咖啡样物一次，在当地医院检查，结果如下：
>
> 血常规：WBC $12.1×10^9$/L，中性粒细胞百分比 93%，RBC $4.59×10^{12}$/L，PLT $46×10^9$/L。PT 15.3 秒，PT-INR 1.3，CK 16U/L，葡萄糖 22.91mmol/L，K^+ 4.09mmol/L，CRP 239.22mg/L，ESR 35mm/h，尿蛋白（+），葡萄糖（+++），胸部 CT、肝胆脾及泌尿系统超声未见异常。住院给予三代头孢菌素治疗 2 日，体温未降，改用莫西沙星静脉滴注，因高热、寒战无好转，体温升至 39℃，尿量减少，化验 WBC $12.5×10^9$/L，PLT $21×10^9$/L 来诊。
>
> 患者病来偶有咳嗽，无咳痰，无头晕、头痛，无胸闷、气短，无腹胀、腹痛、腹泻，无尿频，无尿痛、尿急，尿量减少。

初步采集病史后，可以明确患者突然发热（热程 4 日），有毒血症症状（寒战、肌肉酸痛），消化道症状（恶心，呕吐咖啡样物 1 次），白细胞及中性粒细胞升高，血小板降低，CRP 升高，血糖升高，尿糖（+++）。对于此类患者,临床上随之需要考虑以下几个相关问题。

【问题1】 该患者的发热为感染性还是非感染性发热?

思路1 如为感染性发热,感染部位在哪里?感染的病原体是什么?如为非感染性发热,病因是什么?是血液病、结缔组织病、肿瘤,还是其他原因?

思路2 该患者为寒战高热,毒血症症状较重,呕吐咖啡样物,白细胞计数升高,血小板计数进行性降低,CRP升高,血糖升高,尿蛋白(+),应考虑感染引起的发热,但应确定全身感染还是局部感染,是细菌感染还是病毒感染。

注意:为鉴别细菌或病毒感染,还常需要检查CRP和PCT。CRP和PCT明显增加时提示细菌感染。

知识点

降钙素原

PCT是降钙素的前体,正常情况下只由甲状腺滤泡旁细胞分泌,但脓毒症时全身各组织都能分泌PCT,血液中的浓度会显著升高。血PCT浓度3小时内升高,6~24小时达高峰,7~14日降至正常,且不受激素和血液滤过的影响,在区分感染性和非感染性炎症方面比CRP、白细胞介素(IL)-6、血乳酸更可靠。

PCT可用于区分感染致病菌种类、感染类型,评估预后,指导抗菌药物治疗。

【问题2】 有无易患因素?

思路 对于感染性疾病,易患因素非常重要。对于易患因素的询问内容,根据不同疾病而定。对于该患者,需询问:①患者既往疾病史;②服用药物史;③是否进食不洁饮食或可疑污染水;④旅游史。

注意:感染性疾病,易患因素至关重要,每位患者都必须询问。该患者的病史采集存在类似的缺陷,应警惕。

既往史:20年前行"子宫切除",糖尿病病史13年,高血压病史4年,否认冠心病病史,否认其他手术外伤输血史。

个人史:否认吸烟饮酒史。

流行病学资料:患者为退休老年女性,在辽宁生活,近期无外地旅游史。既往间断性饮用羊奶5年余。

过敏史:否认食物及药物过敏史。

家族史:否认家族遗传性疾病史。否认外伤手术史。

知识点

败血症的易患因素

1. 有明显的原发病灶。
2. 有外伤、开放性诊疗操作史。
3. 各种原因引起的中性粒细胞减少或缺乏。
4. 免疫缺陷者。
5. 有严重的原发病。

【问题3】 病史采集结束后,下一步查体应重点做哪些方面?

思路1 对发热患者而言,全面细致的全身检查至关重要,任何部位的阳性体征均可能是疾病诊断的线索。对于该患者查体重点应包括:

(1)发热及感染中毒症状,热程及热型。

(2)鼻窦有无压痛,乳突有无压痛,浅表淋巴结有无肿大。

(3)皮肤、巩膜有无黄染,有无贫血体征,有无皮疹及出血点。

(4)呼吸道,包括咽部和扁桃体及肺部体征,以了解有无呼吸道感染。

（5）心脏，包括心率、心律、杂音等，提示有无感染性心内膜炎的可能。

（6）腹部，应全面仔细（包括视、触、叩、听），腹型，有无腹壁静脉曲张，有无腹部压痛部位，压痛部位，有无反跳痛，墨菲征是否阳性，肝脾区有无叩痛、有无肿大，肠鸣音有无活跃等。

（7）肾，肾区叩痛情况等。

（8）神经系统，精神、意识状态、反射、脑膜刺激征、病理征、肌力肌张力等，以了解有无中枢感染和中毒性脑病。

（9）其余部位（如关节有无红肿痛、脊柱有无压痛等）也应检查，以了解有无迁徙感染灶及为鉴别诊断提供依据。

思路2 上述这些体征是否有利于判定感染的部位及原因？这些重点查体不仅利于判断病变部位和性质，同样对病情严重程度估计有一定的帮助，可了解该病变是否涉及多个部位和脏器。如果患者的临床情况较差，特别要注意器官功能评估，警惕感染性休克。

门诊查体记录

查体：体温38.9℃，神志清楚，颜面、颈部轻度潮红，球结膜无水肿；双肺听诊呼吸音清，未闻及干湿啰音；心律齐，各瓣膜听诊未闻及病理性杂音；全腹平坦，软，无反跳痛及肌紧张，肝脾肋下未触及，移动性浊音阴性，双下肢无水肿。

【问题4】 上述门诊记录是否准确反映了患者的体征？

思路 从问题3的分析可以得知，该查体记录存在以下问题：

（1）该患者存在高热、寒战等表现，必须对患者进行生命体征的检查并记录。

（2）未描写该患者有无贫血情况。

（3）未描写皮肤巩膜黄染情况，未描写皮疹情况。

（4）腹部体征中未提及胆囊墨菲征，未能很好反映有无胆囊炎情况。

（5）未描述有无慢性肝病的体征。

（6）未描述泌尿系统查体情况。

（7）未描述关节及脊柱情况，对鉴别诊断提供很好依据的阴性体征也应描写。

补充查体记录

体温39.2℃，脉搏104次/min，呼吸24次/min，血压108/65mmHg。一般状态可，神志清楚，颜面、颈部轻度潮红，皮肤巩膜无黄染，无肝掌及蜘蛛痣，睑结膜无苍白，周身皮肤未见出血点及皮疹，双侧腮腺无肿大，双肺呼吸音粗，可闻及干鸣音，未闻及湿啰音；心率104次/min，心律齐，各瓣膜听诊未闻及病理性杂音；全腹平坦，软，无反跳痛及肌紧张，肝脾肋下未触及，肝区无叩痛，右侧肾区叩痛阳性，墨菲征阴性，移动性浊音阴性，双下肢无水肿。颈软，克尼格征、布鲁津斯基征阴性，双膝腱反射对称存在，双侧巴宾斯基征阴性，四肢肌力正常，关节无肿痛，棘突无压痛。

【问题5】 结合上述查体结果，为明确诊断应进一步进行哪些检查？

思路 通过上述查体结果可以发现患者有如下异常体征：患者高热，心率及呼吸增快，白细胞、中性粒细胞升高，应首先考虑败血症的诊断。双肺呼吸音粗，可闻及干鸣音，应考虑该患者存在肺部感染；排尿困难，右侧肾区叩痛阳性，应注意尿路感染。患者有饮用羊奶史，病后有腰部及双侧髋骨疼痛，白细胞下降，应注意布鲁氏菌病，为进一步明确诊断，该患者应进行血常规、感染指标（CRP、PCT、ESR）、尿常规、大便常规、生化（肝肾功能、电解质、血糖、心肌酶）、乳酸、病原学检查（血培养、尿培养；肾综合征出血热病毒、呼吸道病毒、布鲁氏菌病试管凝集等实验）以及胸部CT、腹部CT的检查。

细菌培养标本的选择：

1. 血培养 常用于血流感染的诊断。

2. 骨髓培养 较血培养阳性率高，持续时间长，且不受抗菌药物影响。对血培养阴性者适用。

3. 大便培养 常用于肠道感染的诊断。

4．尿培养　常用于泌尿道感染的诊断。

5．分泌物培养　常用于局灶感染的诊断。

6．十二指肠引流胆汁培养　常用于胆道感染的诊断。

7．脑脊液培养　常用于中枢神经系统感染的诊断。

门诊辅助检查

血常规检查：WBC $11.2×10^9$/L，中性粒细胞百分比 82.1%，RBC $4.52×10^{12}$/L，Hb 140g/L，PLT $26×10^9$/L。

血涂片：未见异常淋巴细胞，未见原始细胞。

感染指标：CRP 138.0mg/L，PCT 29.55μg/L。

尿常规：蛋白（+），葡萄糖（+++），RBC 0～2 个 /HP，WBC 4～6 个 /HP。

大便常规：未解大便，未查。

血生化：总蛋白 47.7g/L，ALB 30.1g/L，ALT 28U/L，AST 33U/L，GGT 51U/L，总胆红素 8.4μmol/L，直接胆红素 3.6μmol/L，尿素 6.03mmol/L，肌酐 61.3μmol/L，K^+ 3.64mmol/L，Na^+ 137.2mmol/L，Cl^- 104.4mmol/L，淀粉酶 12.1U/L，脂肪酶 14.5U/L。葡萄糖 9.95mmol/L，乳酸 1.44mmol/L。

凝血指标：PTA 71%，PT-INR 1.2，D- 二聚体 926μg/L。

布鲁氏菌试管凝集试验：阴性。

外斐反应：阴性。

胸部 CT 示（图 3-8-1）：双肺多叶、多段多发炎症。左肺下叶支气管局限扩张。右叶间裂及左侧胸腔少许积液。

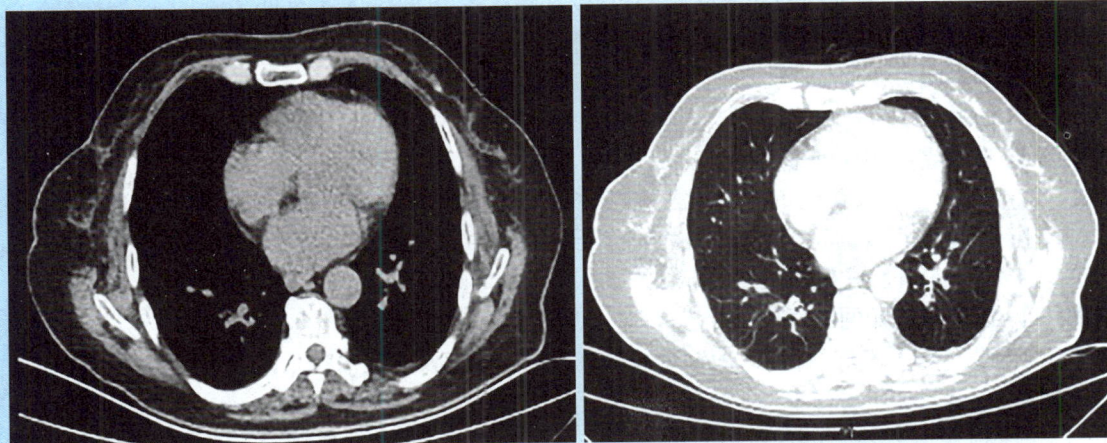

图 3-8-1　胸部 CT 图像

腹部 CT 示（图 3-8-2）：肝右叶稍低密度灶，性质待定。注意胆囊炎。肝下角周围少许渗出，邻近腹膜稍厚。不除外膀胱炎，结合实验室检查。双侧腹股沟区稍大淋巴结，左侧腹股沟区局限性渗出。

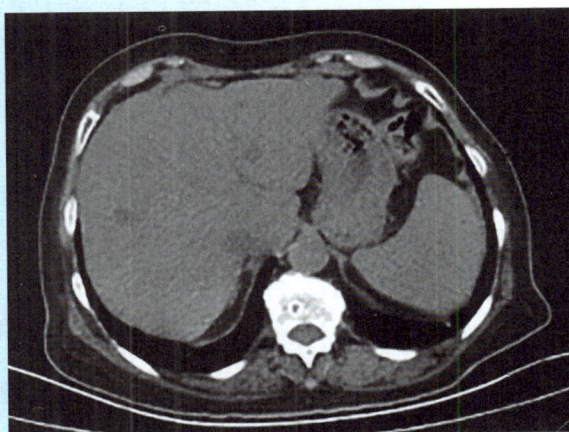

图 3-8-2　腹部 CT 图像

【问题6】　如何判读该患者的血常规、感染指标及影像结果?

思路1　患者的白细胞计数、中性粒细胞绝对值、PCT、CRP明显增高,提示该患者可能存在细菌感染。

思路2　该患者肺炎需鉴别是原发还是迁徙病灶。

思路3　该患者肝低密度灶的原因需鉴别是脓肿还是肿瘤。

【问题7】　该患者可以诊断败血症吗?

思路1　根据临床症状、体征及检验检查结果,可以作出细菌感染的诊断。

该患者的血常规提示白细胞计数升高、感染指标升高,提示存在细菌感染,需血培养证明是哪种细菌引起的感染及药敏情况。

思路2　目前根据临床症状、体征及检验检查结果,可以作出败血症诊断。

依据:①患者急性起病,体温39.2℃,寒战、高热、咳嗽,左肾区叩痛;②脉搏104次/min,呼吸>20次/min;③检验结果提示白细胞计数$11.2×10^9$/L,中性粒细胞百分比82.1%,血小板计数$26×10^9$/L,CRP 138.0mg/L,PCT 29.55μg/L。存在全身炎症反应综合征。可以临床诊断败血症,确定病原学诊断需等待血培养结果。

知识点

革兰氏阴性杆菌败血症的特点

病前患者一般情况多较差,多数伴有影响机体免疫防御功能的原发病,医院感染者较多。致病菌多从泌尿生殖道、肠道或胆道等入侵。肺炎克雷伯菌和铜绿假单胞菌常由呼吸道入侵。

临床上革兰氏阴性杆菌败血症双峰热、相对缓脉等较多见,部分患者体温可不升,迁徙性病灶较少见;约40%发生感染性休克,且发生早,持续时间长。低蛋白血症者更易发生。严重者可出现多脏器衰竭、弥散性血管内凝血等。

【问题8】　该患者应如何处理?

思路　该患者应急诊收住院,给予一级护理,密切观察体温、脉搏、呼吸、血压等生命指标,确定热型、热度;行血细菌培养及药敏试验,明确败血症的有无及细菌种类;尿常规及培养明确有无泌尿系统感染;行腹部增强CT检查明确肝脏占位病变性质部位。

【问题9】　该该者应如何治疗?

思路　目前临床诊断考虑败血症,应给予经验抗菌药物治疗及对症治疗。

1. 原则

(1)抗感染治疗前必须先进行血培养,最好在不同部位取2套进行血培养,以提高阳性率,排除污染因素。

(2)抗菌方案:在留取细菌检查标本后选择经验性抗感染治疗,获得细菌检查结果及药敏试验结果后再做调整,进行目标性治疗。

(3)评估器官功能。

(4)对症支持治疗,高热以物理降温为主,必要时服用退热药,维持热量、电解质及酸碱平衡。积极纠正低白蛋白血症,改善患者状态。

2. 抗菌治疗方案　可选择哌拉西林/他唑巴坦、碳青霉烯类、替加环素。

知识点

抗菌药物特点

1. 哌拉西林/他唑巴坦　适用于对哌拉西林/他唑巴坦敏感的产β-内酰胺酶的细菌引起的中、重度感染。

2. 碳青霉烯类(亚胺培南、美罗培南等)　为迄今抗菌谱最广、抗菌活性甚强的一类抗菌药物,对大多数革兰氏阳性、阴性需氧菌,厌氧菌及多重耐药菌均有较强的抗菌活性。

3．替加环素 适用于18岁以上患者由特定细菌的敏感菌株所致复杂性皮肤软组织感染、复杂性腹腔内感染的治疗。

住院后治疗

住院后使用亚胺培南西司他丁1.0g,每8小时一次,静脉滴注抗菌治疗,给予输注血小板等对症治疗。

【问题10】 该患者入院后如何评估治疗是否有效? 下一步应如何处理?

思路 由于在未获得药敏试验结果的情况下已开始经验性治疗,所以需要对治疗效果进行及时准确的评价,以便选择更敏感的治疗措施。病情好转的评价指标包括发热程度、症状、体征、血常规、感染指标等。其中48～72小时的体温变化,尤其是发热开始时间是否推迟,发热持续时间是否缩短,最高体温是否下降,可以作为初始治疗效果判断的重要标准。

初始治疗失败需考虑:

1．耐药菌感染。

2．易患因素未去除。

3．合并其他疾病。

如果出现体温显著下降或恢复正常,则判断初始治疗有效。反之,则应判断初始治疗失败。

入院3日,体温40℃。化验血常规:WBC 12.5×10^9/L,中性粒细胞百分比81.2%,淋巴细胞百分比11.1%,RBC 3.91×10^{12}/L, Hb 108g/L, PLT 37×10^9/L。CRP 132.0mg/L, PCT 3.77μg/L。肌钙蛋白 I 0.06μg/L,总蛋白46.8g/L, ALB 28.4g/L, ALT 18U/L, AST 15U/L,总胆红素7.8μmol/L,直接胆红素3.4μmol/L, CK 20.8U/L, CK-MB 11.5U/L,尿素2.35mmol/L,肌酐53.0μmol/L,葡萄糖13.05mmol/L, K^+ 3.24mmol/L, Na^+ 137.1mmol/L, Cl^- 102.4mmol/L,甲胎蛋白1.69μg/L,铁蛋白146.8μg/L,肝炎病毒、巨细胞病毒及EB病毒检测均阴性,尿蛋白(±), RBC 2.56个/HP, WBC 2.39个/HP。自身抗体、内毒素定量测定(仪器法)均阴性;血培养:大肠埃希菌生长。对头孢他啶、哌拉西林/他唑巴坦、头孢吡肟、碳青霉烯类敏感,对左氧氟沙星、环丙沙星耐药。腹部增强CT(图3-8-3)提示肾脏脓肿,肝脏多发低密度影。心脏超声:主动脉瓣退行性病变,静息状态下左心室整体收缩功能正常。

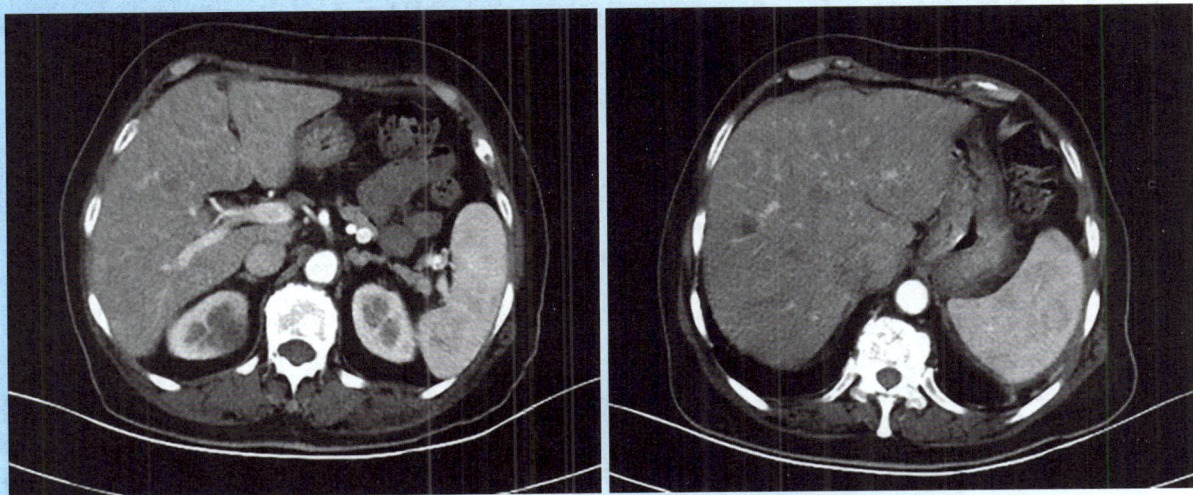

图 3-8-3 腹部 CT 增强扫描

【问题11】 对该结果应该如何判读? 下一步应如何处理?

思路 此结果和临床诊断相吻合,诊断大肠埃希菌败血症、肺炎、肾脓肿。尽管药敏试验结果显示对亚胺培南西司他丁敏感，但治疗 3 日 PCT、CRP 明显下降，体温进一步上升，白细胞计数上升，说明疗效欠佳，结合患者有糖尿病史，病后先后应用三代头孢菌素、莫西沙星治疗，且 CT 发现肾脏脓肿灶，肝内多发低密度灶，应调整抗菌药物治疗，并加用免疫支持治疗。

【问题 12】 如何调整治疗方案？

思路 继续采用亚胺培南西司他丁 1.0g，每 8 小时 1 次静脉滴注治疗，加用替加环素 100mg，静脉滴注一次，后改为替加环素 50mg，每 12 小时 1 次，静脉滴注联合治疗。加用静脉注射免疫球蛋白（IVIg）10g，每日 1 次静脉滴注，连用 5 日。

调整治疗 1 日，患者体温正常，症状改善。5 日后化验血常规：WBC $5.2×10^9$/L，中性粒细胞百分比 59.2%，淋巴细胞百分比 31.7%，RBC $4.72×10^{12}$/L，Hb 129g/L，PLT $257×10^9$/L。CRP 17.2mg/L，PCT 0.07μg/L。总蛋白 66.3g/L，ALB 30.1g/L，ALT 11U/L，AST 16U/L，GGT 23U/L，ALP 79.1U/L，总胆红素 8.5μmol/L，间接胆红素 3.5μmol/L，CK 16.6U/L，CK-MB 16U/L。尿素 4.83mmol/L，肌酐 51.8μmol/L，K^+ 4.09mmol/L，Na^+ 132.6mmol/L，Cl^- 100.3mmol/L，血及尿培养阴性。

心脏超声示：主动脉硬化，左心室舒张功能减低，静息状态下左心室整体收缩功能正常。

上腹部 CT 增强示（图 3-8-4）：右肾稍低密度灶略缩小，注意脓肿，右侧盂管交界部未见扩张、壁不厚，渗出较前减少。肝右叶及左内叶稍低密度灶同前，无明显强化。胆囊壁稍厚同前。肝下角周围少许渗出同前，邻近腹膜稍厚同前。余上腹所见基本同前。

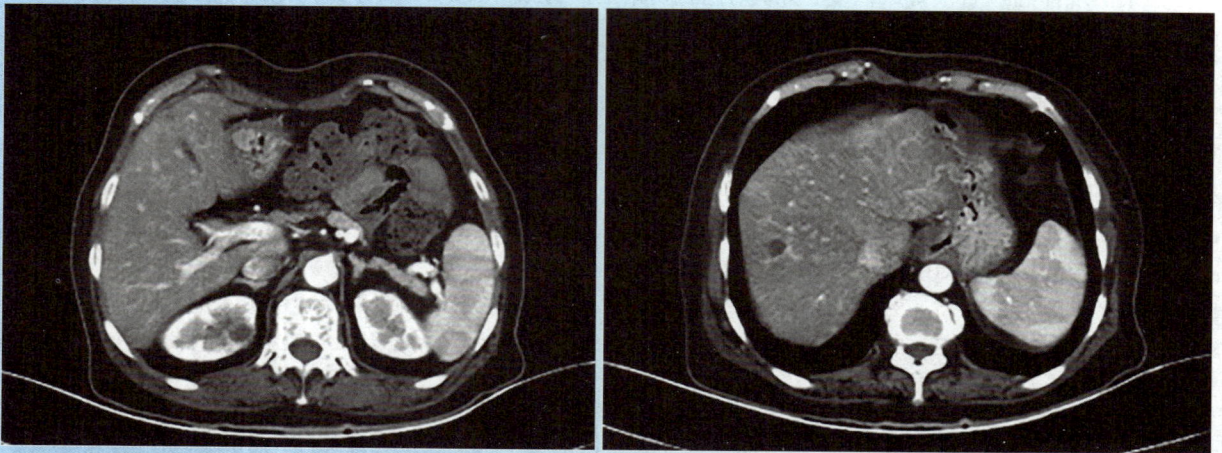

图 3-8-4　上腹部 CT 增强图像

【问题 13】 下一步如何治疗？

思路 患者经联合治疗，体温正常，化验指标正常，细菌培养阴性，影像脓肿灶缩小，提示治疗有效，因联合治疗 5 日，故降阶梯改用头孢他啶 2.0g，每 8 小时 1 次静脉滴注治疗。

【问题 14】 何时停用抗菌药物？

思路 根据患者体温、血常规、炎症指标、肝功能、影像学表现等来评估何时停药。

继续应用头孢他啶 10 日，体温正常。化验血常规：WBC $5.0×10^9$/L，中性粒细胞百分比 59.7%，淋巴细胞百分比 32.9%，RBC $4.06×10^{12}$/L，Hb 110g/L，PLT $149×10^9$/L。CRP 3.13mg/L，PCT 0.04μg/L。总蛋白 63.6g/L，ALB 33.8g/L，ALT25U/L，AST26U/L，GGT 19U/L，ALP 75.8U/L，总胆红素 5.0μmol/L，直接胆红素 1.2μmol/L，CK 18.5U/L，CK-MB 18.2U/L。尿素 3.06mmol/L，肌酐 50.3μmol/L，K^+ 3.83mmol/L，Na^+ 144.8mmol/L，Cl^- 104.8mmol/L。血培养阴性。腹部 CT 增强示（图 3-8-5）：右肾脓肿，脓腔明显缩小，右侧盂管交界部未见扩张、壁不厚，渗出较前减少。肝右叶及左内叶稍低密度灶同前。故停用抗菌药物，出院观察。

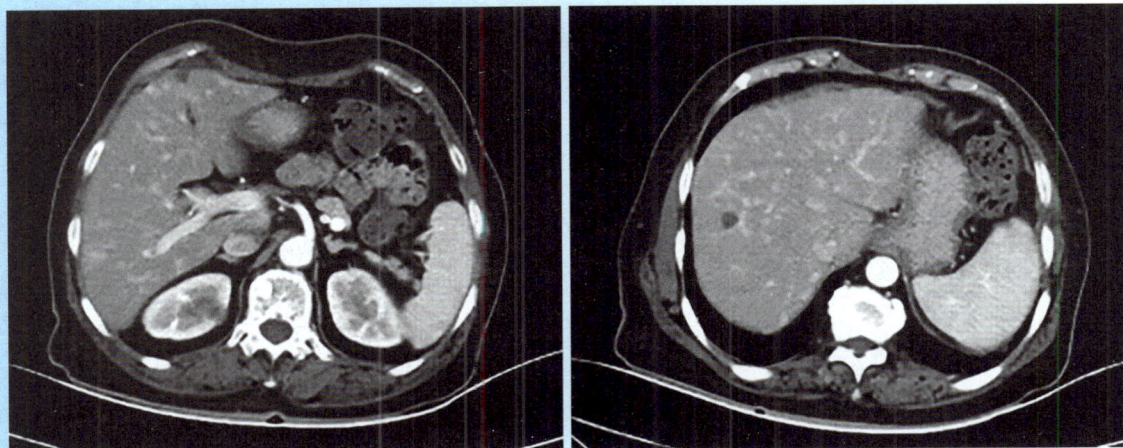

图 3-8-5　腹部 CT 增强图像

（李智伟）

推荐阅读资料

[1] CHRISTOPHER W S，FOSTER G，HALLIE C P，et al. Time to treatment and mortality during mandated emergency care for sepsis. N Engl J Med，2017，376（23）：2235-2244.

[2] SINGER M，DEUTSCHMAN C S，SEYMOUR C W，et al. The third international consensus definitions for sepsis and septic shock（sepsis-3）. JAMA，2016，315（8）：801-810.

[3] KEELEY A，HINE P，NSUTEBU E. The recognition and management of sepsis and septic shock：a guide for non-intensivists. Postgrad Med J，2017，93：626-634.

[4] HAYK M. Sepsis：mechanisms of bacterial injury to the patient. Scand J Trauma Resusc Emerg Med，2019，27（1）：19.

第九节　感染性休克

感染性休克（septic shock）是指病原菌于血液循环内繁殖，其毒素、胞壁产物等激活宿主免疫系统，产生细胞因子和炎症介质，引起全身炎症反应综合征（SIRS），出现危及生命的器官功能障碍的临床综合征（即脓毒症，sepsis），导致以休克为突出表现的综合征。

> **知识点**
>
> 脓毒症（sepsis 3.0）诊断标准，对确诊感染或可能感染患者进行诊断，若序贯性器官功能衰竭评价（SOFA）（表 3-9-1）评分大于或等于 2 分可确诊为脓毒症；同时为其进行快速 SOFA（qSOFA）评分，收缩压小于或等于 100mmHg，呼吸频率大于或等于 22 次/min，评分出现以上两项或两项以上均可确诊为脓毒症。

> **知识点**
>
> 表 3-9-1　序贯性器官功能衰竭评价（SOFA）评分标准
>
> | 系统 | 评分/分 | | | | |
> | --- | --- | --- | --- | --- | --- |
> | | 1 | 2 | 3 | 4 | 5 |
> | 呼吸系统
氧合指数 | ≥400mmHg
（53.3kPa） | <400mmHg
（53.3kPa） | <300mmHg
（40.0kPa） | <200mmHg
（26.7kPa）+
机械通气 | <100mmHg（13.3kPa）+
机械通气 |

续表

系统	评分/分				
	1	2	3	4	5
凝血系统 血小板/$(10^3 \cdot \mu l^{-1})$	≥150	<150	<100	<50	<20
肝脏 胆红素/$[mg \cdot dl^{-1}(\mu mol \cdot L^{-1})]$	<1.2(20)	1.2~1.9 (20~32)	2.0~5.9 (33~101)	6.0~11.9 (102~204)	≥12.0(204)
心血管系统	平均动脉压 ≥70mmHg	平均动脉压 <70mmHg	多巴胺<5 或多巴酚丁 胺（任何剂 量）[1]	多巴胺5.0~ 15.0或肾上 腺素≤0.1或 去甲肾上腺 素>0.11）[1]	多巴胺15.0或肾上腺 素≤0.1或去甲肾上腺 素>0.11）[1]
格拉斯哥昏迷量表评分[2]/分	15	13~14	10~12	6~9	<6
肾脏 肌酐/$[mg \cdot dl^{-1}(\mu mol \cdot L^{-1})]$	<1.2(110)	1.2~1.9 (110~170)	2.0~3.4 (171~299)	3.5~4.9 (300~440)	>4.9(440)
尿量/$(ml \cdot d^{-1})$	正常	正常	正常	<500	<200

①儿茶酚胺类药物给药剂量单位为 μg/(kg·min)，给药至少 1 小时。

②格拉斯哥昏迷量表评分范围为 3~15 分，分数越高代表神经功能越好。

感染性休克的诊疗经过通常包括以下环节：

（1）详细询问发热、伴随症状和其他相关病史，寻找休克的原因。

（2）仔细检查脉搏、呼吸、血压等生命指标，明确休克状态。

（3）仔细检查各系统体征，尤其是生命体征，寻找原发灶部位，明确重要器官功能状态。

（4）进行三大常规（血、尿、大便）、血生化、感染指标、弥散性血管内凝血（DIC）指标、血气分析、细菌及其他病原体的血液或体液涂片镜检、培养或血清学检查以及胸部 CT、腹部超声等检查，以尽早明确诊断。

（5）对确诊感染性休克的患者在抗感染治疗同时给予抗休克及对症治疗。

（6）结合患者及当地细菌谱情况选择初始的经验性抗感染治疗方案。

（7）注意病情观察，去除病因，预防和及早发现器官衰竭并及时处理。

（8）在适当的时间段判断初始治疗是否成功，若成功，确定下一步治疗方案。

（9）对于初始治疗失败的患者，分析可能原因，并进行相应的处理。

（10）确定原发病灶的治疗方法、治疗结束的时间和出院随访日期，以及出院后的注意事项。

【临床关键点】

1. 感染性休克的临床表现最初是发热、感染中毒症状、休克及血常规提示白细胞升高或偏低、中性粒细胞升高，应与 CRP 升高的发热性疾病进行鉴别诊断。

2. 仔细询问发热的热程、热型、热度、热退情况，毒血症症状、休克的表现、伴随症状等病史，可以为开展临床意向诊断提供很好的依据。

3. 全面系统的查体很重要，可以很好地寻找诊断和鉴别诊断的依据，同时可以结合序贯性器官功能衰竭评价（SOFA）评分全面了解器官功能状态及有无其他系统的并发症。

4. 血常规结合 CRP、PCT、ESR 等感染指标及 DIC 指标很重要，毒血症症状明显者应高度怀疑感染性休克，应进一步检查以明确诊断。

5. 各种标本的细菌培养为确定细菌种类及药物敏感性的重要依据，应尽可能在抗菌药物使用前进行 2 套（1 套指需氧＋厌氧共 2 瓶）血培养，或根据病情及病程选择其他标本的培养。同时应进行其他病原体的血液或体液涂片镜检、培养、核酸或血清学检查。

6. 寻找感染病灶并及早处理，以去除病因。在临床微生物标本送检的同时，基于当地细菌谱、药物敏感性和患者实际情况给予经验性抗菌药物治疗。

7. 在"初始集束化治疗"策略治疗的同时，及时发现及治疗器官衰竭。

8. 初始治疗效果评价标准为 72 小时的体温、CRP、PCT、临床症状体征的变化。初始治疗失败需考虑耐药菌感染、经验性治疗药物抗菌谱的覆盖范围及原发病灶等多种原因。

9. 抗感染治疗的疗程视病情严重程度、患者情况而定。

临床病例

患者，男性，63 岁，退休工人，以"发热、呕吐、腹泻 2 日"为主诉入院。

患者 2 日前无明显诱因出现畏寒，发热，头痛，腰痛，咳嗽，无咳痰，体温 39.3℃，无寒战，食欲差，恶心，呕吐 3 次，非喷射性，呕吐物为胃内容物，混有胆汁，腹泻水样便 4～5 次，无里急后重。血常规：WBC 10.43×10⁹/L，中性粒细胞百分比 88.3%，RBC 3.63×10¹²/L，Hb 124g/L，PLT 62×10⁹/L，CRP 205.00mg/L。总蛋白 59.7g/L，ALB 28.6g/L，ALT 136U/L，AST 525U/L，总胆红素 51.0μmol/L，直接胆红素 41.6μmol/L，尿素 6.32mmol/L，肌酐 266.7μmol/L，PTA 36%，INR 2.2，纤维蛋白原 1.7g/L，D- 二聚体 10 735μg/L，以"感染性发热可能"为诊断收入院。

初步采集病史后，可以明确患者有发热（热程 2 日）、毒血症症状（畏寒、头痛）、呼吸道症状（咳嗽）、消化道症状（恶心、呕吐，腹泻），以及白细胞升高、中性粒细胞升高、血小板减少、CRP 升高，肝功能异常（ALB 降低，ALT 升高，总胆红素升高），凝血功能异常（PTA 降低，INR 升高，纤维蛋白原降低，D- 二聚体升高）。对于此类患者，临床上随之需要考虑以下几个相关问题。

【问题 1】　该患者的发热为感染性还是非感染性发热？

思路 1　如为感染性发热，易患因素是什么？感染部位在哪里？感染的病原体是什么？如为非感染性发热，病因是什么？是血液病、风湿免疫病、肿瘤，还是其他病因？

思路 2　该患者为短程发热，毒血症症状较重，白细胞计数、CRP 升高，考虑感染性发热可能性较大，需明确是全身感染还是局灶感染，还应排除非感染性发热。

思路 3　最有可能的感染性疾病是什么？该患者突然发病，体温升高达 39℃，有头痛等明显毒血症症状，同时伴尿少和呕吐、腹痛、腹泻等消化道症状，血常规提示白细胞计数升高，中性粒细胞计数升高，血小板计数降低，凝血功能指标异常，肝功能异常，肾功能指标异常，故需考虑多器官功能障碍综合征的诊断。

【问题 2】　有无流行病学史？

思路　对于具有感染性的疾病，流行病学史非常重要，明确的流行病学史是疑似诊断的重要依据。对于流行病学史询问内容，应根据不同疾病而定。对于该患者需询问：①发病季节，当地是否有类似病例；②病前旅游史；③是否进食不洁饮食或可疑污染水；④是否有感染性疾病的易患因素；⑤是否有蚊虫叮咬或鼠类接触史。

注意：对于感染性疾病，流行病学史至关重要，每位患者都必须仔细询问。该患者的病史采集存在类似的缺陷，应警惕。

补充病史

患者有胰十二指肠吻合术史，无经常在外就餐史及旅游史。否认食物及药物过敏史。吸烟 40 余年，每日 2～3 支，饮酒 40 余年，每日酒精摄入量 40g。

【问题 3】　病史采集结束后，下一步查体应重点关注哪些方面？

思路 1　对发热患者而言，全面细致的全身检查至关重要，任何部位的阳性体征均可能是疾病诊断的线索。对于该患者，查体首先应检查血压、脉搏、呼吸等生命指标，同时查体重点应包括：①发热及感染中毒症状，热程及热型；②鼻窦有无压痛，乳突有无压痛，浅表淋巴结有无肿大；③皮肤、巩膜有无黄染及程度，有无贫血体征，有无皮疹；④呼吸道，包括咽部和扁桃体及肺部体征，以了解有无呼吸道感染；⑤心脏，包括心率、心律、杂音等，提示有无感染性心内膜炎的可能；⑥腹部，应全面仔细（包括视、触、叩、听），腹型，有无腹壁静脉曲张，有无腹部压痛部位，压痛部位，有无反跳痛，墨菲征是否阳性，肝脾区有无叩痛、有无肿大，肠鸣音有无活跃等；⑦肾，肾区叩痛情况等；⑧神经系统，精神、意识状态、反射、脑膜刺激征、病理征、肌力、肌张力等，以了解有无中枢感染和中毒性脑病；⑨其余部位（如关节有无红肿痛、脊柱有无压痛等）也应检

149

查,以了解有无迁徙感染灶以及为鉴别诊断提供依据。

思路 2 上述这些体征是否有利于判定病情严重程度?这些重点查体不仅利于判断病变部位和性质,同样对病情严重程度估计有一定的帮助,至少可了解该病变是否涉及多个部位和脏器。如果患者的临床情况较差,特别要关注患者生命体征,如体温、呼吸、脉搏和血压等,同时要注意观察患者的意识状态,警惕感染性休克。

门诊查体记录

体温 37.1℃,脉搏 90 次/min,呼吸 20 次/min,血压 132/78mmHg。一般状态差,急性病容,神志清楚,呼吸平稳,巩膜黄染,颜面及颈部、前胸皮肤潮红,左侧肩背部及腋下有少许散在分布出血点,球结膜略充血及水肿,咽部充血,颈软,双肺呼吸音粗,心率 90 次/min,心音低钝,心律齐,各瓣膜听诊区未及病理性杂音;全腹散在压痛及反跳痛,肝脾肋下未触及,肝区叩痛阴性,双肾区叩痛阳性,移动性浊音阴性,双下肢无水肿。

【问题4】 上述门诊记录是否准确反映了患者的体征?

思路 从问题 3 的分析可以得知,该查体记录存在以下问题:①该患者存在高热、精神欠佳等表现,未准确描写其对答和反应情况;②未描写皮疹情况,查体有意义的阴性体征也应描写;③未记录肺部有无干、湿啰音;④腹部体征中未提及胆囊墨菲征,未能很好反映有无胆囊炎情况;⑤未描写布鲁津斯基征及克尼格征情况;⑥关节及脊柱情况未描写,对鉴别诊断和评估有无并发症提供很好依据的阴性体征也应描写。

该患者入院后补充的查体结果为:体温 36.5℃,脉搏 120 次/min,呼吸 28 次/min,血压 75/50mmHg。急性病容,一般状态差,四肢末梢凉。烦躁不安,问话能正确回答,查体合作,呼吸急促,脉搏细数,颜面及颈部充血潮红,有散在出血点。巩膜黄染,皮肤无黄染,球结膜略充血及水肿,瞳孔等大正圆,对光反射灵敏。咽部充血,颈软,双肺呼吸音粗,未闻及干湿啰音;心率 120 次/min,心音低钝,心律齐,各瓣膜听诊区未及病理性杂音,全腹散在压痛及反跳痛,无肌紧张,肝脾肋下未触及,肝区叩痛阳性,肾区叩痛阳性,移动性浊音阴性,双下肢轻度水肿,双侧巴宾斯基征阴性,克尼格征及布鲁津斯基征阴性,四肢肌力及肌张力正常。关节无肿痛,脊柱无压痛。

知识点

感染性休克的诊断依据

必须具备感染及休克综合征这两个条件。

1. **感染依据** 大多数可找到感染病灶,感染患者一般有肺炎、急性化脓性胆管炎、细菌性肝脓肿、泌尿系统感染、腹腔感染、肠道感染、暴发型流脑、中毒性菌痢及重症肝病并发原发性腹膜炎等。

2. **休克的临床表现** 血压下降,脉压小,心率加快,呼吸急促,面色苍白,皮肤湿冷或花斑,唇指发绀,尿量减少,烦躁不安,意识障碍时可以诊断为休克综合征。

知识点

感染性休克的诊断标准

严重感染伴脏器功能障碍的脓毒症患者出现持续性低血压,在充分容量复苏后仍需血管活性药来维持平均动脉压(mean arterial pressure,MAP),以及血乳酸浓度 >2mmol/L,诊断感染性休克。

【问题5】 为明确诊断应进一步实施哪些检查?

思路 1 上述查体发现如下异常体征:心率快、血压降低、烦躁不安、四肢末梢凉、巩膜黄染、颜面潮红、咽充血、呼吸音粗、腹部散在压痛及反跳痛。结合患者的症状、流行病学史、既往手术史，以及血白细胞及中性粒细胞升高、血小板降低，应首先考虑感染性休克的诊断。为明确诊断，该患者应进行血常规、血涂片、感染指标（CRP、ESR、PCT）、尿常规、大便常规、生化（肝肾功能、电解质、血糖、心肌酶）、血气分析，血氨、血清学（肾综合征出血热抗体、登革热抗体等）、病原学检查（血培养）以及胸部、腹部超声或 CT 的检查。

思路 2　对于感染性休克的患者，应注意寻找病因，并与其他休克的原因进行鉴别。

思路 3　该患者曾有胆囊切除、胰十二指肠吻合术史，高热、呕吐、腹泻、血压降低、巩膜黄染、全腹散在压痛及反跳痛，应注意是否为胰腺感染或胆道感染所致的感染性休克。

思路 4　患者有高热、呕吐、腹泻、血压降低、腹部散在压痛及反跳痛，应注意与腹腔脏器感染或穿孔等腹腔感染所致的感染性休克相鉴别。

思路 5　患者发热，腰痛，肾区叩痛，白细胞升高，应注意是否存在泌尿系统感染。

入院辅助检查

血常规检查：WBC 10.0×10^9/L，中性粒细胞百分比 77.4%，RBC 3.28×10^{12}/L，Hb 108g/L，PLT 498×10^9/L。

血涂片：未见异常淋巴细胞，未见原始细胞；未见疟原虫。

感染指标：CRP 198mg/L，PCT 28.54μg/L。

尿常规：潜血（+），尿蛋白（++），RBC 9.5 个 /HP，WBC 189.3 个 /HP。

大便常规：白细胞（-），红细胞（-），未找到虫卵，潜血（-）。

血生化检查：总蛋白 46.5g/L，ALB 23.5g/L，ALT 109U/L，AST 290U/L，GGT 220U/L，CK 705U/L，CK-MB 37.0U/L，葡萄糖 6.06mmol/L，总胆红素 40.2μmol/L，直接胆红素 32.92μmol/L，肌酐 325μmol/L，尿素 11.08μmol/L。

血氨：147μmol/L。

乳酸：2.13mmol/L。

肌红蛋白：1 470.8μg/L。

脑利尿钠肽：13 749μg/L。

DIC 指标：PT 23.20 秒，PTA 41%，INR 2.1，APTT 48.6 秒，纤维蛋白原 2.09g/L，D- 二聚体 5 734μg/L。

血气分析：pH 7.442，PaO$_2$ 87.1mmHg，PaCO$_2$ 34.2mmHg，HCO$_3^-$ 23.0mmol/L，标准碳酸氢盐 24.1mmol/L，实际碱剩余 -0.3mmol/L，标准碱剩余 -0.6mmol/L，二氧化碳结合力 6.4mmol/L。

肾综合征出血热病毒抗体阴性，登革热病毒抗体阴性。

胸部 CT 平扫：双肺多发炎症。双侧胸腔积液。纵隔内多发增大淋巴结（图 3-9-1A）。

全腹 CT 平扫：胰十二指肠吻合术后，胰周渗出及积液较前增多，胰尾部粘连。腹盆腔渗出及积液。肝门及肝内积气（图 3-9-1B）。

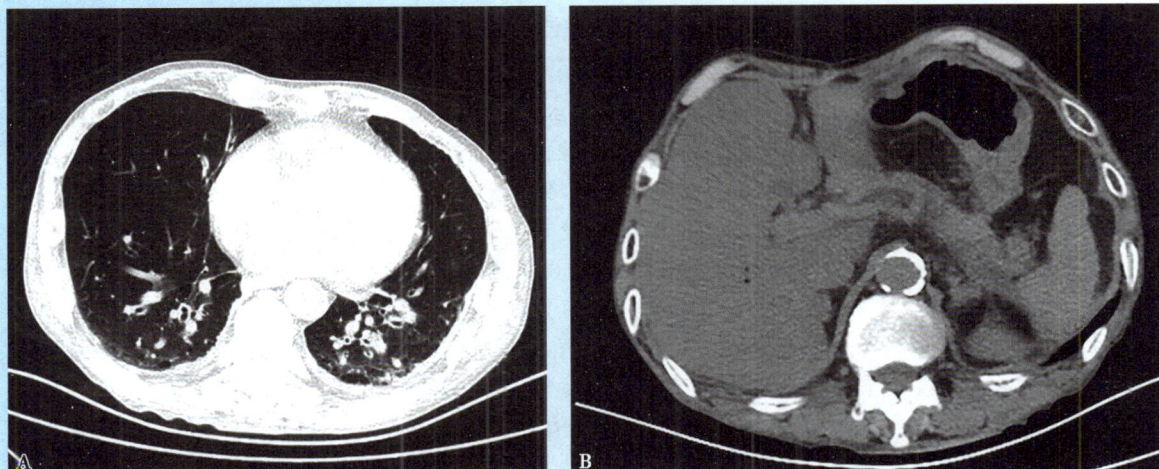

图 3-9-1　CT 胸部影像（A）和全腹影像（B）

【问题6】　如何判读该患者的血常规及感染指标？

思路　患者血常规特点：白细胞计数升高，中性粒细胞百分比明显升高，血小板计数降低，符合感染性休克的血常规特点；CRP、PCT等感染指标增高，提示该患者可能存在细菌感染。故需严密观察。

【问题7】　目前根据临床症状体征及检验检查结果，可以作出感染性休克的诊断吗？

思路1

（1）患者突然高热2日、呕吐、腹泻、尿少、明显毒血症症状，烦躁不安、四肢末梢凉、血压降低、呼吸急促、心率加快、脉搏细数、全腹散在压痛及反跳痛，提示有感染性休克可能。

（2）化验白细胞计数升高、中性粒细胞百分比升高、血小板计数降低，尿白细胞计数升高，肝功能、肾功能、心肌酶异常，乳酸升高，提示脏器功能障碍。

（3）PCT、CRP明显增高，提示细菌感染可能性大。

综上所述，该患者可以作出感染性休克、多器官功能障碍临床诊断，何种细菌感染要等待血培养结果。

思路2　根据临床症状体征及检验检查结果，分析该患者存在哪些原发感染的可能？因为原发灶的情况决定着治疗方案。

（1）泌尿系统感染：患者病程2日，高热，腰痛，血白细胞计数升高，CRP及PCT升高，尿白细胞计数明显升高。说明可能存在泌尿系统感染，应当进行尿细菌培养检查，以明确细菌种类。

（2）肺炎：该患者咳嗽，无咳痰，但呼吸28次/min，呼吸急促，双肺呼吸音粗，未闻及干湿啰音；血白细胞计数升高，CRP及PCT升高，胸部CT平扫示双肺多发炎症、双侧胸腔积液、纵隔内多发肿大淋巴结。说明存在肺部感染，可诊断肺炎。

【问题8】　该患者接下来应如何处理？

思路　应急诊收住院，给予一级护理，密切观察生命指标及病情变化，记录24小时出入液量，心电、血氧、脉搏监护。向患者及家属交代病情的严重性及疾病可能出现的病情变化。迅速开始抗菌治疗的同时，进行3小时集束化抗休克及脏器功能支持治疗。

【问题9】　该患者应如何治疗？

思路　根据感染性休克、多器官功能障碍诊治原则和方案进行治疗。

（1）原则：①抗感染治疗前必须先进行血培养，最好在不同部位取2套血样进行血培养，以提高阳性率；②抗菌方案，先依据当地感染性休克流行菌株，尽早针对最有可能的病原菌进行经验性抗感染治疗，获得药敏试验结果后再调整为目标性治疗；③在抗菌药物治疗的同时，立即进行3小时集束化抗休克及脏器功能支持治疗。

（2）抗菌治疗方案：根据可疑感染部位可经验选择第三代头孢菌素、碳青霉烯类、第四代头孢菌素或喹诺酮类。

知识点

常见感染部位/疾病的病原菌见表3-9-2。

表3-9-2　常见感染部位/疾病的病原菌

感染部位/疾病	病原菌
感染性心内膜炎	主要为革兰氏阳性菌，依次为金黄色葡萄球菌、草绿色链球菌、肠球菌、凝固酶阴性葡萄球菌、牛链球菌、其他链球菌，革兰氏阴性杆菌及真菌少见
皮肤蜂窝组织炎	A组链球菌、金黄色葡萄球菌、铜绿假单胞菌
急性肾盂肾炎	大肠埃希菌、腐生葡萄球菌、变形杆菌
急性细菌性胰腺炎	支原体、分枝杆菌、军团菌、钩端螺旋体、沙门菌
胆管炎	多为混合感染，大肠埃希菌、克雷伯菌、肠杆菌、肠球菌、厌氧菌
细菌性腹膜炎	大肠埃希菌、克雷伯菌、肠杆菌、肺炎链球菌、链球菌及肠球菌、厌氧菌，混合感染
社区获得性肺炎	肺炎链球菌、流感嗜血杆菌、卡他莫拉菌、肺炎支原体
医院获得性肺炎	金黄色葡萄球菌、革兰氏阴性杆菌（肺炎克雷伯菌、肠杆菌、大肠埃希菌、铜绿假单胞菌、不动杆菌）、军团菌、厌氧菌
血管内导管相关性感染	凝固酶阴性葡萄球菌、金黄色葡萄球菌、肠球菌、革兰氏阴性杆菌、念珠菌

知识点

3小时集束化治疗

1. 检测乳酸水平,如初始乳酸>2mmol/L重复检测。
2. 在给予抗菌药物前获取血样行血培养。
3. 给予广谱抗菌药物。
4. 低血压或乳酸≥4mmol/L,开始快速给予30ml/kg晶体液。
5. 如患者在液体复苏时或液体复苏后仍存在低血压,给予血管升压药以维持平均动脉压(≥65mmHg)。

住院后治疗

入院后使用头孢曲松2.0g每日1次静脉滴注,同时3小时内给予快速静脉补液1 600ml扩充血容量,碳酸氢钠纠正酸中毒,补充白蛋白纠正低白蛋白血症,提高胶体渗透压。但休克未能改善,血压60/40mmHg,8小时尿量60ml,加用去甲肾上腺素8mg+0.9%氯化钠注射液17ml,以2ml/h静脉泵入以升高血压。白蛋白10g每2小时1次静脉滴注,以提高胶体渗透压,纠正低白蛋白血症。

【问题10】 该患者入院后治疗是否有效?下一步应如何处理?

思路 由于在未获得药敏试验结果的情况下开始经验性治疗,所以需要对治疗效果进行及时准确的评价,以便选择更敏感的治疗措施。病情好转的平价指标包括发热程度、生命指标、症状、体征、血常规、感染指标、重要脏器功能等。其中体温变化,尤其是发热开始时间是否推迟、发热持续时间是否缩短、最高体温是否下降,以及血压是否恢复、重要脏器功能障碍是否恢复、症状是否改善可以作为初始治疗效果判断的重要标准。

如果出现体温显著下降或恢复正常,白细胞、感染指标下降则判断初始治疗有效。反之,则应判断初始治疗失败。该患者经头孢曲松抗菌治疗后,症状加重,休克无改善,血常规无好转,感染指标下降,故可判断为初始治疗疗效不佳。

初始治疗失败需考虑:
(1)经验性治疗药物抗菌谱未覆盖的细菌感染。
(2)出现迁徙性局灶感染。
(3)合并其他疾病的可能。

入院1日,患者仍处于休克状态,体温36.9℃,脉搏102次/min,呼吸24次/min,血压85/56mmHg。化验中性粒细胞百分比82.8%,PLT 37.8×10^9/L,CRP 216.0mg/L,PCT 11.45μg/L,乳酸2.13mmol/L,肌钙蛋白3.39μg/L,肌红蛋白1 470.8μg/L,脑利尿钠肽13 749μg/L。

综合上述结果,患者同时存在肺部及泌尿系统感染,应用头孢曲松治疗后,尽管PCT下降,但中性粒细胞百分比升高,CRP升高,血小板下降,且血压应用血管活性药来维持仍未恢复正常,说明初始治疗感染控制不佳,在给予继续扩充血容量的同时,调整治疗改用亚胺培南西司他丁钠1.0g静脉滴注,每8小时1次治疗,去甲肾上腺素8mg+0.9%氯化钠注射液17ml以3ml/h静脉泵入活化血管升压治疗。

入院2日,患者无发热,偶有咳嗽,腰痛,脉搏100次/min,血压108/62mmHg,呼吸18次/min。WBC 6.0×10^9/L,中性粒细胞百分比67.1%,RBC 2.38×10^{12}/L,Hb 94g/L,PLT 20×10^9/L。pH 7.492,二氧化碳分压33.7mmHg,氧分压79.0mmHg,尿素2.14mmol/L,肌酐47.0μmol/L,K^+ 2.80mmol/L,Na^+ 139.3mmol/L,Cl^- 104.1mmol/L,CRP 125.0mg/L,PCT 1.23μg/L,PTA 85%,肌红蛋白495.5μg/L,肌钙蛋白3.08μg/L,脑利尿

钠肽 1 153.2μg/L，乳酸 0.78mmol/L。血细菌培养回报：大肠埃希菌生长；药敏试验对头孢他啶、美洛培南、亚胺培南、头孢吡肟、头孢噻肟、哌拉西林 / 他唑巴坦等敏感；对复方新诺明、环丙沙星、左氧氟沙星等耐药。诊断大肠埃希菌败血症。

【问题 11】　对该检验结果应该如何判读？下一步应如何处理？

思路 1　此结果说明经验调整治疗抗菌药物选择正确，目前血压恢复正常，白细胞、中性粒细胞、CRP、PCT 均下降，说明治疗有效。故可继续应用亚胺培南西司他丁钠进行抗菌治疗。患者血压目前正常，尿量恢复正常，故停用静脉补液扩容及去甲肾上腺素治疗。

思路 2　下一步应继续观察体温、生命指标、临床症状体征（尤其是肺部、心脏、腹部、肾脏体征），复查血常规、尿常规、大便常规、感染指标、肝肾功能指标、细菌检查，以及胸部、腹部影像检查等。因患者血小板显著降低无明显改善，故行骨髓穿刺检查明确血小板降低原因。

患者入院第 6 日，病情好转，自觉无腹胀腹痛，体温 36.6℃，脉搏 68 次 /min，呼吸 20 次 /min，血压 110/60mmHg，神志清楚，双肺呼吸音清，未闻及干湿啰音，心音低钝，心律齐，各瓣膜区未闻及病理性杂音。全腹无压痛、反跳痛，无肌紧张，肝脾肋下未触及，墨菲征阴性，肝区无叩痛，移动性浊音阴性，双下肢无水肿。化验：WBC $4.2×10^9$/L，中性粒细胞百分比 29.3%，淋巴细胞百分比 59.6%，RBC $2.76×10^{12}$/L，Hb 88g/L，PLT $229×10^9$/L，CRP 36.9mg/L，肌钙蛋白 I 0.03μg/L，PCT 0.636μg/L，总蛋白 62.8g/L，ALB 36.8g/L，ALT 22U/L，AST 20U/L，GGT 122U/L，ALP 137.5U/L，总胆红素 19.7μmol/L，尿素 1.64mmol/L，肌酐 63.5μmol/L，脂肪酶 36.9U/L，K^+ 4.35mmol/L，Na^+ 135.4mmol/L，Cl^- 99.5mmol/L，淀粉酶 36.9U/L；血细菌培养阴性。

肝脏 CT：胰十二指肠吻合术后改变，肝左叶肝内胆管轻度扩张、积气。注意门静脉高压。

心脏超声：主动脉瓣退行性病变，左心室舒张功能减弱，静息状态下左心室整体收缩功能正常，未见瓣膜赘生物。心包膜未见增厚，心包腔未见液性暗区。

外科会诊意见：诊断胰腺周围包裹性积液，建议治疗原发病，暂不行外科治疗。

【问题 12】　患者下一步如何调整治疗？

思路 1　患者应用亚胺培南西司他丁钠治疗 6 日，患者休克纠正，生命指标恢复正常，化验白细胞恢复正常，尿常规恢复正常，PCT、CRP 明显下降，说明治疗有效，因初始经验性治疗疗效不佳，故应继续目前治疗。患者低白蛋白血症已纠正，应减量补充白蛋白，提高抗感染治疗效果。

思路 2　患者有大量饮酒史，本次病后 ALT、AST、总胆红素指标异常迅速恢复，但 ALB 明显降低，GGT 仍明显异常，且肝脏 CT 提示有门静脉高压可能，故应诊断酒精性肝病。应在本病治愈后进一步诊治。

思路 3　患者感染性休克并出现心肌损伤，心肌酶未恢复正常，但心脏听诊无异常，进一步行心脏超声提示：心脏超声示射血分数为 65%，各心腔内径在正常范围，左心室各壁向心运动良好，未见节段性运动异常。主动脉瓣局限性增厚，回声增强，开放不受限，关闭时未探及反流。余瓣膜未见异常。心包膜未见增厚，心包腔未见液性暗区。故可排除细菌性心内膜炎。

【问题 13】　患者后续应如何治疗及随访？

思路　患者应用抗菌药物及改用白蛋白 10g 每日 1次静脉滴注治疗 2 周，血压正常，血尿常规、CRP、PCT、白蛋白等血生化指标恢复正常，故停用抗菌药物及白蛋白，出院观察，1 周后复查。

【感染性休克诊疗流程图】（图 3-9-2）

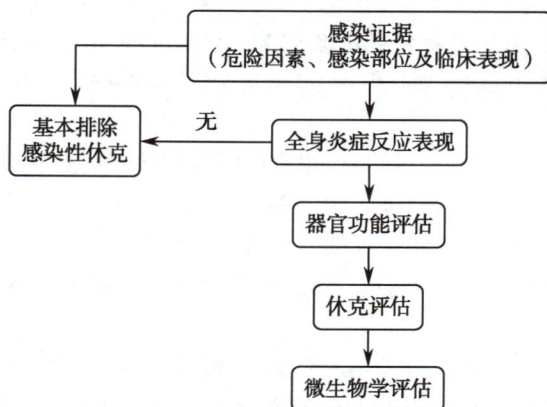

图 3-9-2　感染性休克诊疗流程图

（李智伟）

推荐阅读资料

[1] SHANKAR-HARI M, PHILLIPS G S, LEVY M L, et al. Developing a new definition and assessing new clinical criteria for septic shock: for the third international consensus definitions for sepsis and septic shock (sepsis-3). JAMA, 2016, 315 (8): 775-787.

[2] DE BACKER D, DORMAN T. Surviving sepsis guidelines: a continuous move toward better care of patients with sepsis. JAMA, 2017, 317 (8): 807-808.

[3] RAHMEL T. SSC International guideline 2016—management of sepsis and septic shock. Anasth Intensiv Notf, 2018, 53 (2): 142-148.

[4] RHODES A, EVANS L E, ALHAZZANI W, et al. Surviving sepsis campaign: international guidelines for management of sepsis and septic shock: 2016. Crit Care Med, 2017, 45 (3): 486-552.

第十节　厌氧菌感染

厌氧菌感染（anaerobic infection）是指由专性厌氧菌、微需氧厌氧菌及兼性厌氧菌所引起的各种感染。厌氧菌（anaerobe）是正常菌群的主要组成部分，它可引起人体任何组织和器官的感染。由厌氧梭状芽孢杆菌所致的特殊病症如气性坏疽、破伤风、肉毒中毒等早为临床医生所熟知和重视，而由无芽孢厌氧菌引起的感染则常被忽视和漏诊。近年来由于厌氧菌培养技术的改进，厌氧菌得以被及时分离和鉴定，其在细菌感染性疾病病原中的重要地位逐渐被认识，临床报道也逐渐增多。

厌氧菌的诊疗经过通常包括以下环节：

（1）感染部位的判断：厌氧菌可引起任何部位和脏器的感染，特别以胸腔、腹腔和盆腔感染为多见，但其中 1/3～2/3 为混合感染。

（2）感染类型的识别：临床常见的厌氧菌感染类型包括脑脓肿、脑膜炎、口腔与上呼吸道感染、吸入性肺炎、胸腔感染、肺脓肿、脓胸及其引起的支气管胸膜瘘、肝脓肿、胆道感染、阑尾炎，产气荚膜梭菌引起的急性食物中毒性感染，艰难梭菌引起的假膜性肠炎，非性传播造成的女性生殖道感染和盆腔感染，尿路感染，胸锁骨和骶髂关节化脓性关节炎，皮肤和软组织感染。

（3）感染途径的寻找：详细病史询问和查体，明确是否有提示厌氧菌感染的线索。

（4）标本处理：由于无芽孢厌氧菌为人体正常菌群，且在一定范围内为优势菌，远多于需氧菌，因此一切可能污染正常菌群的标本都不宜做厌氧菌检测；标本的采集和运送根据感染的部位、标本的类型有不同的处理和注意事项。

（5）经验性诊疗：由于培养困难，在取得病原学证据前，可依据临床表现、感染的部位等进行经验性治疗。

（6）内外科并重：厌氧菌治疗除了内科使用有抗厌氧菌活性的抗菌药物外，还包括采用外科治疗等措施建立不利于厌氧菌生长繁殖的环境。

（7）疗程把握：确定治疗结束的时间、出院随访日期，以及出院后的注意事项。

【临床关键点】

1. 感染部位　厌氧菌可引起任何部位和脏器的感染，但以胸腔、腹部和盆腔感染为多见。

2. 危险因素　拔牙后下颌蜂窝组织炎、牙髓感染、吸入性肺炎、肺脓肿、脑脓肿、腹膜炎、腹腔内脓肿、肠道或产道手术或创伤后伤口感染、宫颈炎、输卵管卵巢脓肿、产后感染、感染性流产、肛周脓肿、人或动物咬伤后感染，以及接近黏膜面的感染，以上病史均应高度怀疑为厌氧菌或混合感染。

3. 临床特征　脓液或渗出液有腐败性臭味或甜味；感染时有组织坏死、坏疽、气体形成、假膜形成或在恶性肿瘤坏死的基础上发生感染，或渗出物中有硫磺颗粒（放线菌），或血性渗出物呈黑色，在紫外光下显示荧光（产黑色素普雷沃菌可产生黑色素）。

4. 特殊体征　有脓毒性栓塞性静脉炎，易招致远处脏器单个或多发的迁徙性脓肿。一些特异的临床综合征如气性坏疽、放线菌病、破伤风、肉毒中毒和假膜性肠炎等均提示厌氧菌感染。

5. **标本采集与培养要点** 一切可能被正常菌群污染的标本都不宜做厌氧菌检测。标本采集后尽量不暴露在空气中。

6. **治疗原则** 破坏厌氧环境是治疗所有厌氧菌感染的首要原则，包括局部病灶的切开引流、坏死组织的清除、明显肿胀伴气体形成病变组织的减压，以及并存的恶性肿瘤、异物、梗阻、血栓的去除等。

7. **菌群分布与经验性治疗** 厌氧菌感染抗菌药物的选择可以根据感染部位作出初步推断：横膈以上（包括中枢神经系统、头颈部和胸膜、肺）的致病菌对青霉素大多敏感；横膈以下（包括腹腔内和女性生殖道）感染，脆弱拟杆菌为常见致病菌，首选甲硝唑或克林霉素。

8. **感染的预防** 应防止体内正常厌氧菌群或体外厌氧菌带入伤口、闭合空腔或其他可能引起感染的部位。

临床病例

患者，男性，93岁。因"右侧肢体无力2周，发热、咳嗽、咳痰1周"就诊。初步的病史采集：2周前因"右侧肢体无力伴失语1日"来本院急诊就诊。头颅CT提示"双侧侧脑室旁及基底节区腔梗"，诊断为"脑梗死"，收入神经内科给予活血化瘀、抗血小板等治疗。起病后有饮水呛咳。1周前出现发热，伴咳嗽，咳黄痰，体温最高38.5℃，查WBC $9.25×10^9$/L，中性粒细胞百分比67.6%。曾给予"头孢哌酮/舒巴坦"治疗5日，后因全身皮疹考虑"药物性皮疹"而停用。患病以来精神差，食欲减退，睡眠可，卧床，大小便正常，但不能自理，无体重明显下降。有严重骨质疏松症和脊柱侧弯病史20年。

初步采集病史后，可以明确患者有发热（热程1周，中等程度发热）、呼吸道症状（咳嗽，咳黄痰），以及血象轻度升高（白细胞接近正常上限），处在脑卒中急性期，住院治疗且生活不能自理，长期卧床，有饮水呛咳，住院期间发生感染（入院1周后），考虑肺部感染。对于此类患者，临床上随之需要考虑以下几个相关问题。

【问题1】 该患者肺部感染的病原体是什么？

思路 该患者的肺部感染，是社区获得性肺炎，还是院内感染肺炎？主要的病原体是什么？是革兰氏阳性菌、革兰氏阴性菌、厌氧菌，还是混合感染？

该患者在发生肺部感染前处于脑卒中急性期，伴有偏瘫、失语及呛咳，且在医院长期卧床。由于感染发生在入院48小时后，故应为院内获得性感染。呛咳是发生肺部感染的重要诱因，而吸入性肺炎绝大多数为需氧菌和厌氧菌的混合感染。吸入性肺炎患者中有90%以上可检测到厌氧菌。

知识点

吸入性肺炎

吸入性肺炎，系吸入酸性物质，如动物脂肪、食物、胃内容物及其他刺激性液体和挥发性的碳氢化合物后，引起的化学性肺炎，严重者可发生呼吸衰竭或呼吸窘迫综合征。临床上吸入胃内容物后由胃酸引起的肺炎较为多见。正常人由于喉保护性反射和吞咽的协同作用，一般食物和异物不易进入下呼吸道，即使误吸少量液体，也可通过咳嗽排除。发生脑血管意外后，由于脑卒中导致吞咽功能障碍，使得脑卒中合并吸入性肺炎的患病率高达60%～90%。

知识点

厌氧菌分类及常见致病性厌氧菌

1. 革兰氏阴性厌氧杆菌
(1) 拟杆菌：以脆弱拟杆菌（B. fragilis）最为多见。
(2) 梭形杆菌：以核梭形杆菌和产坏死梭形杆菌为多见。
(3) 卟啉单胞菌属。

（4）普雷沃菌属。

2. 革兰氏阳性球菌

（1）消化球菌属：如大消化球菌。

（2）消化链球菌属：如厌氧消化链球菌。

3. 革兰氏阴性球菌　如韦荣球菌、巨球型菌属、氨基酸球菌数。

4. 革兰氏阳性产芽孢杆菌　如梭状芽孢杆菌，其中以产气荚膜梭菌多见。

5. 革兰氏阳性非产芽孢杆菌

（1）放线菌属。

（2）丙酸杆菌属。

（3）真杆菌属。

（4）乳酸杆菌属。

（5）双歧杆菌属。

【问题2】　该患者的厌氧菌感染为外源性感染还是内源性感染？

思路　厌氧菌感染常为内源性感染，即自身正常定植菌群造成的感染。只有梭状芽孢杆菌所致组织毒性综合征，如肉毒中毒、产气荚膜梭菌的食物中毒及一些外源性细菌感染所致的气性坏疽属例外。

【问题3】　哪些病史采集线索提示厌氧菌感染？

思路1　通常提示厌氧菌感染的线索有：①脓液或渗出液有腐败性臭味或甜味，此为最重要的临床线索；②某些特殊部位的感染如拔牙后下颌蜂窝组织炎、牙髓感染、吸入性肺炎、肺脓肿、脑脓肿、腹膜炎、腹腔内脓肿、肠道或产道手术或创伤后伤口感染、宫颈炎、输卵管卵巢脓肿、产后感染、感染性流产、肛周脓肿、人或动物咬伤后感染，以及接近黏膜面的感染，均应高度怀疑为厌氧菌或混合感染；③感染时有组织坏死、坏疽、气体形成、假膜形成或在恶性肿瘤坏死的基础上发生感染，或在渗出物中有硫磺颗粒（放线菌），或血性渗出物呈黑色，在紫外光下显示荧光（产黑色素普雷沃菌可产生黑色素）；④伴有脓毒性栓塞性静脉炎，易引起远处脏器单个或多发的迁徙性脓肿；⑤某些特异的临床综合征如气性坏疽、放线菌病、破伤风、肉毒中毒和假膜性肠炎等。

思路2　吸入性肺炎可有急性肺炎的典型症状，难与一般细菌性肺炎鉴别，但病程相对慢性化，早期往往缺乏厌氧菌感染特征性症状如恶臭痰、组织坏死物的咳出。病程后期如有脓肿形成和多发性肺坏死，常有高热、腐臭脓痰、大量腐肉组织的脱落随痰咳出。

思路3　注意患者基础疾病和有无免疫缺陷，以及有无破坏组织结构的侵入性医疗操作。厌氧菌为人体正常菌群，在免疫力低下的情况下，更容易发生感染。且在人体的任何组织和器官均可引起感染，是医源性感染的重要病原。

查体记录

体温37.8℃，脉搏86次/min，呼吸20次/min，血压155/90mmHg。神志清，稍气促，对答切题。皮肤巩膜无黄染，锁骨上浅淋巴结未及肿大，未见皮肤黏膜瘀点、瘀斑，未见皮肤疖肿。头颅无畸形，颈软，气管居中，甲状腺无肿大。两侧呼吸运动正常对称，两肺呼吸音粗，双肺散在细湿啰音。心率86次/min，心律齐，各瓣膜区病理性杂音未闻及。腹平软，无腹壁静脉曲张，未见手术及外伤瘢痕，全腹无压痛、反跳痛，肝脾肋下未及，腹无移动性浊音，肠鸣音正常，双下肢无水肿，膝反射对称存在，双侧巴宾斯基征阴性。关节无肿痛，脊柱无压痛。

【问题4】　如何正确收集临床标本行厌氧菌培养？

思路　为排除或尽量减少正常菌群中厌氧菌的污染，最好进行床旁接种，同时用注射器抽取标本比用拭子取样更好，特别适用于下列临床情况：

（1）从未开放的脓肿抽取脓液。

（2）通过胸腔穿刺抽出的胸腔液。

（3）尿（从耻骨联合上方做膀胱穿刺吸出或从肾造口管收集）。

（4）肺分泌物（气管切开或纤维支气管镜吸取）。

（5）腹腔液（穿刺抽出）。

（6）脑脊液（通过腰椎穿刺获取）。

（7）窦道标本可插入小导管，用注射器吸出。也可自窦道损伤部位取材做活体组织检查。注射器和针头内的气体应全部排出，将其内容物直接注入一个已排出气体的无菌试管内。如果必须使用拭子，应尽快接种于适宜培养基中。将取材的拭子、塑料导管内的小量液体、吸入注射器的标本及时装入厌氧生物袋。

辅助检查

血常规检查：WBC $9.2×10^9$/L，RBC $4.55×10^{12}$/L，Hb 136g/L，中性粒细胞百分比 67.6%，淋巴细胞百分比 12.3%，PLT $237×10^9$/L。

血气分析：pH 7.39，$PaCO_2$ 46.5mmHg，PaO_2 92mmHg；SaO_2 96%；HCO_3^- 28.6mmol/L。

肝功能：ALT 31U/L，AST 22U/L，总胆红素 10.6μmol/L，直接胆红素 2.8μmol/L，ALP 75U/L，GGT 21U/L，总蛋白 64g/L，ALB 31g/L。

肾功能正常；血糖正常；心肌酶正常。

胸部CT：两肺透亮度增加，两肺纹理增多紊乱，两肺可见散在模糊影，右上肺见陈旧灶。结论：两肺慢性支气管炎表现，肺气肿，两肺散在炎症。

腹部超声：未见异常。

知识点

正确运送行厌氧菌培养的临床标本

标本采集后应尽量不接触空气，标本运送可采用下列方法：

1. 针筒运送法　用无菌针筒抽取标本后，排出多余的空气，针尖插入无菌橡皮塞，隔绝空气，运送至实验室，此法适用于运送各种液体标本。

2. 无氧小瓶运送法　以无菌青霉素小瓶采样，瓶内装培养基 0.5ml，加少量亚甲蓝或刃天青作为氧化还原指示剂，加盖密封，此法适用于运送小量脓液。

3. 大量液体标本运送法　装满标本瓶，即可驱除瓶中空气，加盖密封运送。

4. 组织块运送法　组织块置密闭厌氧罐中运送，罐内放入一团以酸化硫酸铜浸泡处理过的铜丝绒以吸氧。

5. 厌氧培养袋运送法　将标本床旁接种于预还原厌氧灭菌培养基，然后将平板放入厌氧袋中运送。

【问题5】如何经验性选用抗菌药物？

思路　由于厌氧菌培养需要一定的时间和条件，在得到阳性的培养结果前，医生根据临床情况判定有厌氧菌感染可能，可以首先经验性选用抗菌药物。针对上呼吸道、肺部等部位的厌氧菌感染，开始可用克林霉素、青霉素或青霉素加酶抑制剂类药物，如氨苄西林/舒巴坦、哌拉西林/他唑巴坦等。针对腹腔内和女性生殖系统厌氧菌感染，需要考虑脆弱拟杆菌等革兰氏阴性厌氧菌，可用甲硝唑或者克林霉素。考虑到厌氧菌常与需氧或微需氧菌混合感染，在选用甲硝唑时需要联合 β- 内酰胺类药物，重症患者可用碳青霉烯类或β- 内酰胺类药物与酶抑制剂复合制剂。

住院后治疗

该患者住院后完善相关检查，为了避免进一步呛咳，予以留置胃管。予有效拍背排痰，并雾化吸入化痰药物治疗。予"美罗培南"经验性抗感染治疗，病情缓解，咳嗽好转，3 日后体温恢复正常。留取痰培养、血培养，培养结果均提示"大肠埃希菌"，是一种兼性厌氧菌，对碳青霉烯类抗菌药物敏感。

【问题6】　对于患者入院后的治疗,除了应用抗菌药物,还需要采取其他什么措施?

思路　治疗原则首先为破坏厌氧环境,包括局部病灶的切开引流、坏死组织的清除、明显肿胀伴气体形成病变组织的减压,以及并存的恶性肿瘤、异物、梗阻、血栓的去除等。浅表感染局部可用过氧化氢溶液冲洗。高压氧适用于气性坏疽患者。对于该患者注意有效排痰,避免形成局部厌氧环境。

知识点

具有抗厌氧菌活性的抗菌药物

1. 厌氧菌敏感率98%以上
(1) 甲硝唑等咪唑类衍生物。
(2) 氯霉素。
(3) 亚胺培南等碳青霉烯类。
(4) 哌拉西林/他唑巴坦、替卡西林/克拉维酸或氨苄西林/舒巴坦。

2. 厌氧菌敏感率85%以上
(1) 克林霉素。
(2) 头孢西丁。
(3) 大剂量抗假单胞菌属青霉素类。

3. 敏感性不确定
(1) 青霉素。
(2) 其他头霉素类(头孢替坦等)、氧头孢烯类(拉氧头孢)。
(3) 四环素。
(4) 万古霉素。
(5) 红霉素。

4. 耐药
(1) 氨基糖苷类。
(2) 喹诺酮类。
(3) 单环 β- 内酰胺类。

【问题7】　厌氧菌感染的预防。

思路　应防止体内正常厌氧菌群或体外厌氧菌带入伤口、闭合空腔或其他可能招引感染的部位。对外伤伤口,最有效的预防感染措施是尽快彻底清创、去除异物与坏死腔、重建良好的血供。对于腹部贯穿性外伤,尤其是累及结肠时,有应用抗菌药物预防的指征。慢性病灶如慢性中耳炎、鼻窦炎、乳突炎的积极治疗可预防颅内厌氧菌感染。体弱、神志不清或有吞咽困难者进食时应注意防止吸入。对有瓣膜病变的心脏病者行外科手术或瓣膜修复术时应给予预防性抗感染治疗。为预防产后败血症,应注意胎膜早破、产程延长和产后出血的处理。

(佘祖江)

推荐阅读资料

[1] 林果为,王吉耀,葛均波. 实用内科学. 15版. 北京:人民卫生出版社,2017.

[2] BROOK I, WEXLER H M, GOLDSTEIN E J. Antianaerobic antimicrobials: spectrum and susceptibility testing. Clin Microbiol Rev, 2013, 26(3): 526-546.

[3] BARTLETT J G. How important are anaerobic bacteria in aspiration pneumonia: when should they be treated and what is optimal therapy.Infect Dis Clin North Am, 2013, 27(1): 149-155.

第十一节　分枝杆菌病

分枝杆菌属是一类具有特殊生物学性状的微生物。他们菌体细长略弯曲，有时呈分枝状或丝状；因细胞壁含有大量脂质，不易被一般染料着色，并能抵抗酸性乙醇的脱色，故又称抗酸杆菌（acid-fast bacilli）。

分枝杆菌属归属放线菌目、分枝杆菌科，可分为结核分枝杆菌复合群（M.tuberculosis complex）、麻风分枝杆菌（M.leprae）和非结核分枝杆菌（nontuberculous mycobacteria, NTM）三类。

分枝杆菌专性需氧，营养要求高、生长繁殖速度缓慢、抵抗力强，多数为广泛分布于环境的腐生菌。其中结核分枝杆菌毒力较强，致病性较强，其他分枝杆菌致病一般发生于机体免疫力下降的情况下。由于细菌的生物学特性和宿主免疫应答特性，分枝杆菌所致疾病通常发展缓慢，呈慢性过程，并形成肉芽肿。具体将在下文中讲解。

一、结核病

结核病（tuberculosis）是结核分枝杆菌引起的慢性感染性疾病，可累及全身多个脏器，以肺结核（pulmonary tuberculosis）最为常见，占各器官结核病总数的80%或更多，是最主要的结核病类型。此外还有15%的结核病例表现为肺外结核，可侵袭浆膜腔、淋巴结、泌尿生殖系统、肠道、肝脏、骨关节和皮肤等多种脏器和组织。大多数人在感染结核分枝杆菌后，机体的免疫系统能够控制其复制而不发展成为结核病，此时结核分枝杆菌处于潜伏状态，机体不表现出临床症状但又不能将其彻底清除。这种宿主感染结核分枝杆菌后尚未发病的特殊状态称为潜伏性结核感染。在免疫功能低下时，结核分枝杆菌能重新复制，发展成为活动性结核感染并导致相应的临床症状，即结核病。

【临床关键点】

1. 详细询问病史，对于各种原因引起的免疫低下及免疫抑制状态人群尤其要考虑结核感染或复发的可能性。

2. 典型临床症状表现为长期低热、乏力、盗汗和慢性咳嗽；播散性结核可表现为高热，呈稽留热或弛张热热型。临床上遇到有以上症状的患者应进一步检查明确是否存在结核感染。

3. X线片和胸部CT是常用于肺结核的影像学检查手段。

4. 结核感染的确诊需要对应部位临床标本涂片抗酸杆菌染色和结核分枝杆菌培养；近年发展的GeneXpert快速分子学诊断亦可作为确诊依据。结核菌素纯蛋白衍生物（PPD）试验及结核感染T细胞检测（T-SPOT.TB）阳性结果等可为诊断提供支持，但无法作为结核感染的确诊依据。

5. 早期、联合、适量、规则、全程为结核的治疗原则，利福平、异烟肼、吡嗪酰胺、乙胺丁醇为结核治疗的一线药物。

临床病例

患者，男性，30岁，因低热伴咳嗽咳痰1个月来诊。

患者于1个月前受凉后出现低热，下午明显，体温最高不超过38℃。咳嗽，咳少量白色黏痰，无咯血和胸痛，自行服用各种消炎药及止咳药，无明显好转，有时伴夜间盗汗。病后进食和睡眠稍差，体重稍有下降（具体未测量），大小便正常。

既往体健，无结核和支气管、肺疾患史，无药物过敏史。平时不吸烟。在外地务工，同宿工友曾因长期咳嗽咳痰诊断为肺结核。

查体：体温37.8℃，脉搏86次/min，呼吸20次/min，血压120/80mmHg。

神志清，精神可，无皮疹，浅表淋巴结无肿大，巩膜无黄染，咽（−）、气管居中。右上肺叩诊稍浊，语颤稍增强，可闻及支气管肺泡呼吸音和少量湿啰音，心腹检查未见异常。

【问题1】　根据上述病史，该患者的初步诊断是什么？

思路　青年男性，慢性病程，以持续低热和慢性咳嗽为主诉，有盗汗、体重下降等特点，应考虑低毒力病原体如结核感染的可能性。

结核的传播需具备以下因素：

1．传染源 活动性肺结核患者排菌是结核传播的主要来源。

2．传播途径 主要为患者与健康人之间经空气传播。

3．易感人群 生活贫困、居住拥挤、营养不良等是社会经济落后社会中人群结核病高发的原因。免疫低下及免疫抑制状态（如过度劳累、妊娠、糖尿病、恶性肿瘤、器官移植、艾滋病等）人群尤其好发结核病。

知识点

结核病的临床表现

原发结核感染后可将结核分枝杆菌向全身传播，可累及肺脏、胸膜及肺外器官。免疫功能正常的宿主往往将病灶局限在肺脏或其他单一的脏器，而免疫功能较弱的宿主往往造成播散性结核病或者多脏器的累及。结核病约80%的病例表现为肺结核，此外还有15%表现为肺外结核，剩余5%表现为两者均累及。

1．全身症状 发热为肺结核最常见的全身毒性症状，多数为长期低热，于午后或傍晚开始，次晨降至正常，可伴有倦怠、乏力、夜间盗汗，或无明显自觉不适。当病灶急剧进展扩散时则出现高热，呈稽留热或弛张热热型。

2．呼吸系统症状 浸润性病灶咳嗽轻微，干咳或仅有少量黏液痰。有空洞形成时痰量增加，若伴继发感染，痰呈脓性。合并支气管结核则咳嗽加剧，可出现刺激性呛咳，伴局限性哮鸣或喘鸣。1/3～1/2患者在不同病期有咯血，是由破坏性病灶或继发性支气管扩张引起的。

3．体征 取决于病变性质、部位、范围或程度。粟粒性肺结核偶可并发急性呼吸窘迫综合征，表现为严重呼吸困难和顽固性低氧血症。病灶以渗出型病变为主的肺实变且范围较广或干酪性肺炎时，叩诊浊音，听诊闻及支气管呼吸音和细湿啰音。继发型肺结核好发于肺上叶尖后段，故听诊于肩胛间区闻及细湿啰音有极大提示诊断价值。空洞性病变位置浅表而引流支气管通畅时有支气管呼吸音或伴湿啰音；巨大空洞可出现带金属调空瓮音，现已很少见。慢性纤维空洞性肺结核的体征有患侧胸廓塌陷、气管和纵隔移位、叩诊音浊、听诊呼吸音降低或闻及湿啰音，以及肺气肿体征。支气管结核有局限性哮鸣音，特别是于呼气或咳嗽末。

4．肺外结核的临床类型和表现 肺外结核如淋巴结结核、骨关节结核、消化系统结核、泌尿系统结核、生殖系统结核及中枢神经系统结核，与肺结核共同构成整个结核病的疾病谱。由于原发病灶部位与感染途径的不同，人体反应的差异及病理类型的区别，发病情况可缓急不一，起病症状轻重不等。除低热、盗汗、乏力、消瘦等全身症状外，各种肺外结核可有局部表现。例如：

（1）淋巴结结核：若淋巴结较为表浅，初期可表现为光滑可活动的孤立结节，后期表现为融合、形态不规则、活动度差的肿块，可伴稀薄含有干酪样物的分泌物，亦可形成脓肿。

（2）骨关节结核：常在发生病理性骨折、运动障碍时被发现。其中脊柱结核多呈放射性疼痛，僵直，畸形，或出现脊柱压迫征、局部脊柱压痛或叩击痛、拾物试验阳性等；髋、膝关节结核可见跛行、间歇性腿痛或关节肿胀等。

（3）消化系统结核：肠结核可表现为腹痛、不含脓血便的腹泻和右下腹固定、中等质地、伴有轻中度压痛的包块。

（4）泌尿系统结核：肾结核可表现为尿频、尿急、尿痛、血尿等症状。

（5）女性生殖系统结核：可表现为不明原因的月经异常、不育。

（6）中枢系统结核：根据累及部位不同可表现出头痛、喷射性呕吐等颅内压增高症状，脑膜刺激征，视力减退、复视和面神经麻痹等脑神经受损症状，意识障碍、部分性或全身性癫痫发作、偏瘫、交叉瘫等脑实质或脑血管累及症状等。

总之，结核病是一个全身性的疾病，肺结核仍是结核病的主要类型，但其他系统的结核病亦不能忽视。

【问题2】　为明确诊断，应给患者实施哪些检查？

知识点

结核病的实验室检查及辅助检查

1.病原学检查　从痰标本中获得结核分枝杆菌的病原学证据是确诊肺结核最具特异性的方法，是结核病诊断最重要的依据。

（1）抗酸染色涂片：分枝杆菌中的分枝菌酸与染料结合后很难被酸性脱色剂脱色，故名抗酸染色。涂片抗酸染色镜检特点是快速简便，抗酸杆菌涂片阳性者肺结核诊断即基本成立；但抗酸染色涂片无法区分结核分枝杆菌和非结核分枝杆菌。

（2）分枝杆菌培养与鉴定：分枝杆菌培养及对培养出的菌株进行菌型鉴定是目前确诊结核病最可靠的依据。目前常用的方法为罗氏培养基固体培养和液体培养基快速检测。培养出的菌株可通过分子生物学手段进行鉴定分型。

（3）Xpert MTB/RIF：Xpert检测技术是一种以聚合酶链反应（PCR）原理为基础的体外诊断技术，通过核酸提取、扩增和检测，将前处理后的待检标本放入密闭的反应盒中，自动检出痰标本细菌是否阳性、荷菌量多少，以及是否对利福平耐药。由于Xpert技术可在2小时内回报结果且能获得对抗结核一线药物利福平的耐药信息，目前已成为快速确诊结核病的最有效手段。

2.筛查及支持结核分枝杆菌感染诊断的检测　通过测定机体免疫反应，间接反应结核感染状态。

（1）结核菌素纯蛋白衍生物（PPD）试验：结核菌素是结核分枝杆菌的代谢产物，主要成分为结核蛋白。本试验将PPD注入左前臂内侧上中三分之一交界处皮内，72小时观察反应，结果判断以局部硬结直径为依据：<5mm为阴性反应，5～9mm为一般阳性反应，10～19mm为中度阳性反应，≥20mm或不足20mm但有水疱或坏死为强阳性反应。阳性反应表示感染，强阳性反应提示活动性结核病可能；阴性反应特别是较高浓度试验仍阴性则可排除结核病。PPD试验只能用于结核筛查或支持结核诊断，而不能作为确诊依据。

（2）特异性结核抗原多肽刺激后的全血或细胞γ干扰素（IFN-γ）测定：代表性的有T-SPOT.TB与QuantiFERON.TB。原理是被结核分枝杆菌抗原刺激而致敏的T淋巴细胞，再遇到同类抗原时能产生γ干扰素，对分离的全血或单个核细胞在特异性抗原刺激后产生的干扰素进行检测，可以反映机体是否存在结核感染。相比PPD试验能够较好地区分真性结核感染和卡介苗（BCG）接种诱导的反应。但仍只能用于支持结核诊断，而不能作为确诊依据。

3.影像学检查　X线和胸部CT是常用于肺结核的影像学检查手段。相对于X线，胸部CT有助于发现隐蔽区病灶和孤立性结节的鉴别诊断，在显示纵隔/肺门淋巴结、肺内空洞、钙化、支气管充气征和支气管扩张等方面较胸部X线敏感，对于诊断困难病例有重要参考价值。肺结核的影像表现取决于病变类型和性质。原发型肺结核的典型表现为肺内原发灶、淋巴管炎和肿大的肺门或纵隔淋巴结组成的哑铃状病灶，即原发复合征（图3-11-1）。急性血行播散型肺结核表现为散布于两肺野、分布较均匀、密度和大小相近的粟粒状阴影（图3-11-2）。继发性肺结核病变多发生在肺上叶尖后段、肺下叶背段，X线表现复杂多变，或云絮片状或斑点（片）结节状，干酪性病变密度偏高而不均匀，常有透亮区或空洞形成（图3-11-3）。结核空洞的中央多有活动的结核分枝杆菌，洞壁组织血管分布少，结构致密，不利于抗结核药物进入空洞中央部位杀灭结核分枝杆菌。

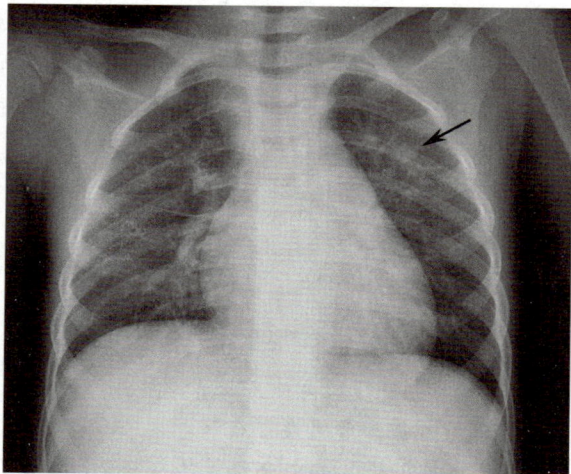

图3-11-1　原发复合征（箭头）X线表现

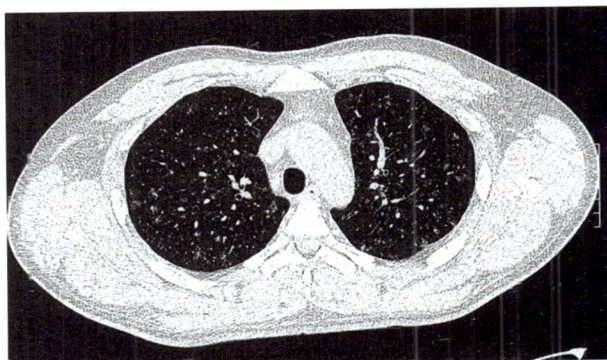

图 3-11-2 急性粟粒结核 CT 图像

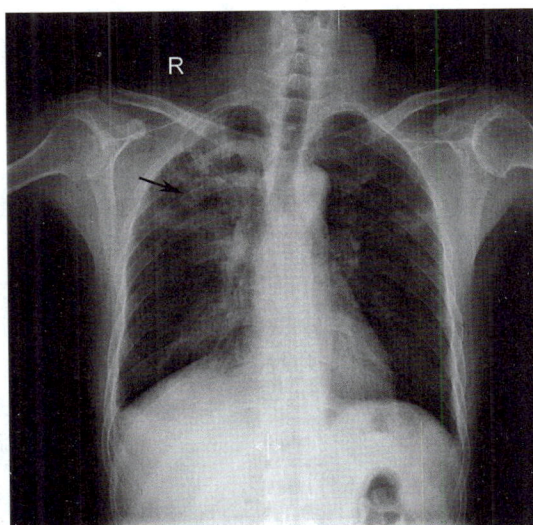

图 3-11-3 结核空洞（箭头）X 线表现

结果回报

ESR 40mm/h；血 WBC $10×10^9$/L，中性粒细胞百分比 71%。

PPD 试验：强阳性。

T-SPOT.TB：抗原 A 孔 80；抗原 B 孔 25；阴性对照孔 0 阳性对照孔 >200。

呼吸道九联病原体、免疫指标、血培养、肿瘤标志物等均阴性。

胸部 X 线：右肺上叶见云絮片状浸润阴影，有透亮区形成（图 3-11-4）。

痰标本（3 次）直接涂片抗酸杆菌镜检：阴性。

Xpert MTB/RIF 检测：结核分枝杆菌核酸阳性，利福平敏感。

（数周后）痰分枝杆菌培养阳性，一线药物敏感。

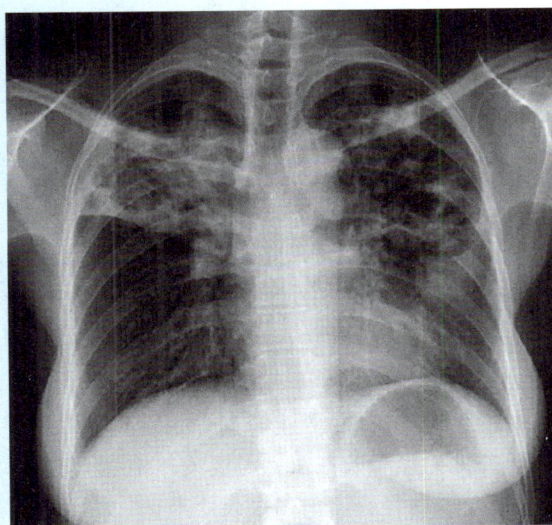

图 3-11-4 患者胸部 X 线图像

【问题3】 该患者的诊断是什么？

思路 肺结核如何诊断？需要和哪些疾病鉴别？

（一）结核病的诊断

一般综合咳嗽、咳痰、咯血等症状和胸部影像学检查显示与活动性肺结核相符的病变可行临床诊断，组织病变标本病理学、接触史、PPD 试验及 T-SPOT.TB 阳性结果等可为诊断提供支持。呼吸道标本涂片抗酸杆菌染色和结核分枝杆菌培养及指南推荐的 GeneXpert 快速分子学诊断可作为确诊依据。

肺外结核的确诊需要病变部位的浆膜腔积液及活检标本中获得细菌学证据，因上述标本获取过程困难，同时结核分枝杆菌阳性率较痰标本低，因此肺外结核较难实现病原学确诊。为提高早期诊断率，通常需结合病史、临床表现、实验室检查和辅助检查、诊断性抗结核治疗效果综合诊断。

本例患者诊断为肺结核。

（二）肺结核的鉴别诊断

1. 肺癌 中央型肺癌常用痰中带血，肺门附近有阴影，与肺门淋巴结结核相似。周围型肺癌可呈球状、分叶状块影,需与结核球鉴别。肺癌多见于40岁以上男性,多有刺激性咳嗽、胸痛和进行性消瘦。影像学上结核球周围可有卫星灶、钙化,而肺癌病灶边缘常有切迹、毛刺。结合痰结核分枝杆菌、脱落细胞检查及纤维支气管镜检查和活检等能及时鉴别。肺癌和肺结核可有并存,需注意发现。

2. 细菌性肺炎　原发复合征的肺门淋巴结结核不明显或原发灶周围存在大片渗出,以及继发性肺结核主要表现为渗出性病变或干酪性肺炎时,需与细菌性肺炎鉴别。细菌性肺炎起病急、高热、寒战、胸痛伴气急,X线胸片上病变常局限于一个肺叶或肺段,血白细胞总数和中性粒细胞增多,抗生素治疗有效可协助鉴别。呼吸道标本的培养结果是鉴别诊断的关键。

3. 肺脓肿　慢性纤维空洞合并感染时易与慢性肺脓肿混淆。肺脓肿空洞多见于肺下叶,脓肿周围的炎症浸润较严重,空洞内常有液平面;而肺结核空洞则多发生在肺上叶,空洞壁较薄,洞内很少有液平面或仅见浅液平。此外肺脓肿对常用抗生素治疗效果较好。

4. 支气管扩张　继发性肺结核慢性咳嗽、咳痰及反复咯血,需与支气管扩张鉴别。X线胸片多无异常发现或仅见局部肺纹理增粗或卷发状阴影,CT有助于确诊。应当警惕化脓性支气管扩张可以并发结核感染,细菌学检测时应考虑到。

5. 非结核分枝杆菌(NTM)肺病　NTM指结核和麻风分枝杆菌以外的所有分枝杆菌,可引起各组织器官病变,其中NTM肺病临床和X线表现类似肺结核。鉴别诊断依据菌种鉴定。

【问题4】　该患者的治疗原则和初步治疗方案是什么?

> 知识点
>
> ### 结核病抗结核治疗原则
>
> 当前国际公认的化疗原则是:早期、联合、适量、规则、全程。
>
> 化学治疗是现代结核病最主要的基础治疗,简称化疗。其他治疗方法,如对症治疗、手术治疗等均为辅助治疗。化疗的目标不仅是杀菌和防止耐药性的产生,而且在于最终灭菌,防止和杜绝复发。
>
> 主张早期化疗的依据是早期的结核性病变是活动性病变,抗结核药物对此期代谢、生长繁殖活跃的细菌能发挥最大的杀菌作用,清除病菌的效果好,停药后不易复发。联合用药是结核病治疗的重要原则,旨在发挥药物的协同作用,增强治疗效果,延缓和减少耐药性的产生。鉴于抗结核药物的副作用较大,故治疗中提倡适量原则,是指抗结核药物的用量能达到抑菌杀菌作用,发挥最大的治疗作用,患者能够耐受,又不产生毒副作用。规律用药可以减少耐药性、过敏反应和复发,提高疗效,是化疗成功的关键。疗程长短虽然与复发率有密切关系,但规律化疗与复发率也有重要关系,关键是坚持完成全疗程,否则将会增加化疗失败率、复发率和传染源的数量。

> 知识点
>
> ### 抗结核化疗药物
>
> 抗结核药物按效力和副作用大小分为两类:①一线(类)抗结核药物,指疗效好,副作用小,如异烟肼(isoniazid,INH、H)、利福平(rifampin,RFP、R)、吡嗪酰胺(pyrazinamide,PZA、Z)、乙胺丁醇(ethambatal,EMB、E);②二线(类)抗结核药物,效力或者安全性不如一线药物,在一线药物耐药或者副作用不能耐受时被选用,包括左氧氟沙星、莫西沙星、利奈唑胺、贝达喹啉、环丝氨酸、氯法齐明、阿米卡星等。
>
> 1. 异烟肼　异烟肼对于胞内、外代谢,活跃持续繁殖和近乎静止的结核分枝杆菌均有杀菌作用。具有强杀菌作用、价格低廉、副反应少、可口服的特点,是治疗肺结核病的基本药物之一。异烟肼常规剂量不良反应发生率低,主要包括周围神经炎、中枢神经系统中毒和肝脏损害。
>
> 2. 利福平及其他利福霉素衍生物　对胞内和胞外代谢旺盛和偶尔繁殖的结核分枝杆菌均有杀菌

作用。在组织中浓度高，能穿透干酪样病灶，进入巨噬细胞内。正常情况下不易通过血 - 脑屏障，但在脑膜炎症时可增加药物渗透能力。主要不良反应为胃肠道不适、肝功能损害（ALT 升高、黄疸）、皮疹和药物热。利福喷丁和利福布汀是 2 种与利福平作用机制相同的半合成的利福霉素衍生物，也用于抗结核治疗，与异烟肼联合用药疗效优于利福平，且不良反应较利福平轻微。因不易透过血 - 脑屏障，利福喷丁不用于结核性脑膜炎的治疗。

3. 吡嗪酰胺　吡嗪酰胺能杀灭巨噬细胞内，尤其是酸性环境中的结核分枝杆菌，成为结核病短程化疗中不可缺少的主要药物。胃肠道吸收好，全身各部位均可到达，易通过血 - 脑屏障，通透比例高达 95%～100%。常见的不良反应为药物性肝炎（ALT 升高和黄疸）、高尿酸血症，皮疹和胃肠道反应相对少见。

4. 乙胺丁醇　为抑菌药物，与异烟肼、利福平等杀菌药物联合使用。常见不良反应主要为球后视神经炎，另有过敏反应、药物性皮疹、皮肤黏膜损伤等。

> **知识点**
>
> ### 标准化的结核治疗方案
>
> 对于既往未接受抗结核治疗或接受抗结核治疗疗程短于 1 个月的患者采用标准化的抗结核治疗。分为 2 个月的强化期和 4 个月的巩固期。标准方案为 2HRZE/4HR（H 代表异烟肼，R 代表利福平，Z 代表吡嗪酰胺，E 代表乙胺丁醇；斜杠前的"2"代表强化期 2 个月，斜杠后的"4"代表巩固期 4 个月）。

结核病的预防如下：

1. 治疗活动性肺结核患者　早发现、早诊断和早治疗痰菌阳性的肺结核患者，控制活动性肺结核患病率是降低结核传染、控制结核疫情的主要手段。

2. 对新生儿和婴幼儿等未感染结核分枝杆菌者接种卡介苗（BCG）　目前比较普遍的看法是 BCG 尚不足以预防感染，但可以显著降低儿童发病及其严重性，特别是减少结核性脑膜炎等严重结核病，并可减少此后内源性恶化的可能性。

二、麻风病

麻风是由麻风杆菌引起的一种慢性传染病，传染源为未经治疗的麻风患者，可经飞沫传播或接触传播。主要侵犯皮肤和周围神经，抵抗力低下者，中晚期可累及多器官。本病在世界上流行甚广，我国则流行于广东、广西、四川、云南及青海等地。新中国成立后由于积极防治，本病已得到有效的控制，发病率显著下降。

【临床关键点】

1. 详细询问病史，流行病学史和接触史对麻风的诊断有重要提示作用。

2. 典型的临床表现为慢性皮损伴明显感觉异常和神经粗大，临床遇到有以上表现的患者，尤其是对常规抗菌治疗无效和有接触史的患者，应考虑到麻风的可能性。

3. 皮肤切刮涂片抗酸染色镜检、麻风菌素试验晚期反应、细菌免疫试验可以提供支持，但最终确诊依据为皮肤活检发现神经中的抗酸染色杆菌。

4. 麻风治疗原则为早期、及时、足量、足程、规则联合治疗，及时处理麻风反应。麻风的主要治疗药物有利福平、氨苯砜和氯法齐明等。

> **临床病例**
>
> 患者，男性，59 岁，因皮疹伴感觉异常 10 余年来诊。
>
> 患者 10 余年前无明显诱因下出现面部红斑，面部、前臂、小腿、大腿等处出现感觉异常，先后在当地多家医院皮肤科求治，均被诊断为"皮炎"或"荨麻疹"，予抗组胺药、皮质激素等不规则内服，外用炉甘石洗剂、

激素制剂等,症状均未能好转。病后进食可,睡眠稍差,体重稍有下降(具体未测量),大小便正常。

既往体健,无药物过敏史;祖父43年前诊断界线结核样型麻风,与患者共同生活10余年。

查体:体温36.8℃,脉搏70次/min,呼吸20次/min,血压140/86mmHg。

皮损呈弥漫性分布于面部及四肢,为红色及暗红色斑片或斑块,大小不等,边缘部分清楚,面部有少量结节。双下肢皮损融合成片,仅散见正常皮岛。皮损有明显浸润,大部温、痛、触觉消失。双侧眉毛脱落。双手及双足浅感觉丧失。右侧尺神经明显粗大伴轻微压痛,右手示指短缩,双下肢肿胀。

【问题1】 根据上述病史,该患者的初步诊断是什么?

思路:患者中年男性,慢性病程,以皮损与感觉异常为主诉,查体见毛发脱落和神经粗大,既往有麻风患者接触史。慢性皮损伴明显感觉异常和神经粗大,对常规抗菌治疗无效,并且有明确接触史的患者,应考虑到麻风可能性。

知识点

麻风的临床表现和分型

1. 麻风的皮肤损害 麻风皮损最显著的特点是:①伴浅感觉障碍;②伴明显出汗障碍。皮损形态多样,可表现为斑疹、丘疹、结节、斑块、水疱、溃疡等。部分分型毛发可脱落,汗腺和皮脂腺可被破坏,皮肤涂片可找到麻风杆菌。

2. 神经受累 是麻风特征性的和独特的表现。受累的周围神经可粗大,呈梭状、结节状或均匀性粗大,有痛感或压痛。神经受累导致:①浅感觉障碍,出现早晚依次为温觉、痛觉、触觉;②运动障碍,常见尺神经、正中神经、桡神经、腓总神经、面神经等受累,产生所支配肌肉的运动障碍;③营养障碍,皮肤干燥萎缩,易产生水疱或溃疡,指/趾甲增厚失去光泽易破裂,肌肉萎缩,手足骨质疏松或吸收形成畸形;④循环障碍,如手足发绀、温度降低、肿胀等。

3. 眼部受累 可出现角膜糜烂、暴露性角膜炎和溃疡形成。当虹膜睫状体受累时,可产生虹膜麻风瘤、虹膜炎,严重时可导致失明。

4. 黏膜受累 特别是鼻、口、喉部的黏膜,出现黏膜充血、结节。晚期患者可发生鼻中隔穿孔、鼻梁塌陷,呈现鞍鼻和上切齿脱落。

5. 内脏弥漫性受累 主要限于单核吞噬细胞系统,以淋巴结、骨髓、肝、脾和睾丸受累最为严重。

麻风杆菌侵入人体后发病与否及发病后临床表现类型均取决于人体对麻风杆菌的免疫力。麻风病根据临床表现、组织学特点等,共分为结核样型麻风、界线结核样型麻风、界线类麻风、界线瘤型麻风、瘤型麻风五型。结核样型传染性最低,疗效和预后较好,患者免疫力相对较强;瘤型传染性强,损害广泛,预后不良,患者免疫力相对较低下;中间的界线类型为不稳定型,可以从结核样型端向瘤型端演变(降级),或从瘤型端向结核样型端演变(升级)。未定类麻风为宿主产生最终免疫反应前的早期表现,依机体免疫功能的强弱可自然消退,或发展成其他类型的麻风。

【问题2】 下一步应做哪些检查?

知识点

麻风的诊断与鉴别诊断

根据病史、临床表现、细菌学及组织病理学检查等,综合分析后作出诊断。诊断依据:①皮损区或麻木区有浅感觉障碍及闭汗;②神经粗大;③皮损或组织切片内查到麻风杆菌;④病理组织中见到特异性病变。若具备2项或2项以上诊断可成立。如有局限性感觉障碍,伴周围神经粗大,无皮损,在排除其他疾病后可考虑纯神经炎型麻风。

皮肤切刮涂片抗酸染色镜检、麻风菌素试验晚期反应、细菌免疫试验可以提供支持,但最终确诊依据为皮肤活检发现神经中的抗酸染色杆菌。

麻风皮疹形态多种多样,易与其他皮肤病相混淆,但麻风皮损有不同程度的浅感觉障碍和不出汗,周围神经粗大,结合其他检查结果可资鉴别。早期瘤型皮损虽无明显浅感觉障碍,但细菌学检查常为阳性。缺乏皮损的麻风病例则须与其他神经疾病鉴别。

患者进一步检查结果回报:眶上皮肤涂片抗酸杆菌阳性(+++),病理检查见"麻风球",显示为符合麻风病(瘤型)的病理改变。

【问题3】　该患者治疗计划是什么?

知识点

麻风的治疗

麻风治疗原则:早期、及时、足量、足程、规则联合治疗。以减少畸形残废及出现复发,减少耐药性的产生。出现麻风反应时,一方面要及时抗炎对症,同时不能停用化疗药物。

1. 联合化疗　麻风治疗的主要药物包括利福平、氨苯砜和氯法齐明等,氧氟沙星、米诺环素等也是常用药物。

自1981年起,世界卫生组织(WHO)推荐对麻风患者给予多种作用机制不同的有效药物联合治疗(MDT),推荐对多菌型麻风患者联合化疗1年,目前全球绝大多数国家对多菌型麻风实施1年的治疗方案,复发率低于1%。

2. 麻风反应的处理　麻风反应是指在麻风的慢性过程中,部分患者在治疗的前、中后可出现因免疫状态的改变而突然发生的病情活跃或加剧,如原有皮损急剧红肿、扩展,骤然出现许多新皮损,或兼有剧烈的周围神经肿痛、虹膜睫状体炎、淋巴结炎、睾丸炎或发热等症状。①麻风反应的抗炎对症药物:沙利度胺、糖皮质激素、普鲁卡因静脉或局部封闭、雷公藤等。②外科神经减压术:如疼痛性神经炎经口服大剂量皮质激素后效果欠佳,应在神经损伤尚处可逆时(发病后2~3周内)采用神经减压术,以减少神经损伤。

三、非结核分枝杆菌感染

非结核分枝杆菌(nontuberculous mycobacteria,NTM)是指结核分枝杆菌和麻风分枝杆菌以外的所有分枝杆菌,大部分为腐生寄生菌,为条件致病菌,仅少部分对人体致病,免疫缺陷或抑制人群发病率较高。NTM可侵犯人体肺脏、淋巴结、骨骼、关节、皮肤、软组织等组织器官,并可引起全身播散性疾病。近年来,NTM病呈快速增多趋势,已成为威胁人类健康的重要公共卫生问题。

【临床关键点】

1. NTM感染表现和结核感染可非常相似。正规抗结核治疗无效的结核病患者应考虑NTM感染可能性。

2. NTM感染确诊需要临床标本NTM培养和鉴定,临床标本行结核分枝杆菌培养时应常规进行NTM筛选,培养阳性的NTM菌株可通过分子生物学方法予以菌种鉴定。

3. NTM感染治疗原则为联用、足量、足疗程。NTM多数对吡嗪酰胺及异烟肼耐药,对其他传统抗结核药物如利福平、乙胺丁醇等耐药率亦较高,应结合培养菌株药敏试验选择抗菌治疗方案。

临床病例

患者,男性,74岁,以"咳嗽、咳脓痰、咯血、低热9年,加重2周"入院。

9年前出现咳嗽、咳黄色脓痰,偶伴咳血痰,为痰中带血丝或血块,平均每月1到2口,偶有午后发热,体温达 37.5～38.5℃。胸部 CT 示"双肺支气管扩张伴感染，双肺陈旧性肺结核"，诊断"继发性肺结核，支气管扩张伴感染"，正规抗结核治疗 9 个月（具体不详）好转。但仍有咳嗽、痰中带血。

入院 2 周前受凉后出现咳嗽、咳黄色脓痰增多，咳鲜红色血丝痰，午后低热，体温升高达 37.3～37.8℃，伴活动气促。

入院查体：左肺呼吸音弱，右中下肺少许湿啰音。

【问题 1】 依据上述病史，该患者的初步诊断是什么？

思路 患者老年男性，慢性病程，以咳嗽、咳痰、咯血、低热为主诉。影像学以支气管扩张、小结节影为主，正规抗结核感染无效的患者，应考虑 NTM 感染可能性；但同时仍需与结核、肿瘤、社区获得性肺炎等鉴别。

> **知识点**
>
> ### 非结核分枝杆菌感染的临床表现
>
> NTM 主要侵犯肺部。不同菌种的好犯部位不尽相同，临床表现各异。
>
> 1. NTM 肺病　常见症状为咳嗽、咳痰或干咳，或有咯血、乏力、体重减轻、发热、胸痛等，无特征性。
>
> 2. NTM 淋巴结炎　以颈部淋巴结最常见，亦可累及耳部、腹股沟及腋下淋巴结。多为单侧无痛性淋巴结肿大，常有瘘管形成。
>
> 3. NTM 皮肤软组织病　可引起皮肤溃疡、播散性或多中心结节病灶等，以皮肤软组织结节和脓肿最常见。
>
> 4. NTM 骨病　可引起滑膜、滑囊、腱鞘、关节、手深部、腰椎、骨髓等骨关节炎症。
>
> 5. 播散性 NTM 病　主要表现为播散性骨病、肝病、心内膜炎、心包炎和脑膜炎等。多见于艾滋病和其他原因引起的严重免疫抑制患者。
>
> 6. 其他 NTM 病　如鸟分枝杆菌复合群（MAC）引起泌尿生殖系统疾病；偶然分枝杆菌引起眼部、人工瓣膜和手术部位感染；脓肿分枝杆菌、海分枝杆菌、MAC、龟分枝杆菌等可致中耳炎；偶然分枝杆菌、龟分枝杆菌可引起牙齿感染；偶然分枝杆菌、脓肿分枝杆菌和龟分枝杆菌所致导管相关性感染亦有报道。

【问题 2】 为明确诊断，应给患者实施哪些检查？

> **知识点**
>
> ### 非结核分枝杆菌感染的实验室检查及辅助检查
>
> 1. 细菌学检查
> (1) 抗酸染色阳性为分枝杆菌属的共性。
> (2) 临床标本培养：NTM 可在含对硝基苯甲酸（PNB）或噻吩 -2- 羧酸肼（TCH）的培养基上生长，在罗氏培养基上不生长，此特征可与结核分枝杆菌鉴别。
>
> 2. 病理学检查　对皮肤软组织 NTM 感染、NTM 淋巴结炎可进行活组织病理检查。NTM 淋巴结炎病理学特征为肉芽肿性炎症，而类上皮细胞及朗汉斯巨细胞形成的结核结节少见，不伴有中心干酪样坏死。
>
> 3. 分子生物学检查　选用 NTM 的 16S～23S 核糖体 DNA 基因间隔区序列（IGS）的 PCR- 限制性片段长度多态性（PCR-RFLP）分析，用于培养阳性的 NTM 菌种鉴定。
>
> 4. PPD-NTM 皮肤试验　结核分枝杆菌与 NTM 有共同抗原，虽然 PPD 皮试可产生交叉反应，但仍有区别之处。取结核分枝杆菌的 PPD-T 与 NTM 的 PPD-NTM 同时进行皮肤试验，NTM 患者 PPD-T 硬结直径一般不超过 15mm。如 PPD-NTM 皮试硬结直径比 PPD-T 皮试大 5mm 或 25% 以上，即可认

为是 NTM 感染。

5．其他实验室检查　部分 NTM 感染时 T-SPOT.TB 亦可呈阳性，T-SPOT.TB 无法作为区分 NTM 和结核分枝杆菌感染的依据。NTM 感染的其他实验室检查均缺乏特异性，常见白细胞轻度升高、红细胞沉降率加快等。

6．影像学检查　纤维空洞性肺病影像学上可见炎性病灶及单发和多发薄壁空洞、纤维硬结灶、球形病灶及胸膜渗出相对少见，病变多累及肺上叶尖段或前段。小结节性支气管扩张型影像学上可显示中、舌叶柱状支气管扩张、小叶中央性结节和树芽征。

知识点

非结核分枝杆菌感染的诊断

NTM 主要靠临床表现及治疗转归疑诊，重点是关注经正规抗结核治疗无效的结核病患者。逍通过临床标本 NTM 培养和鉴定确诊，临床标本行结核分枝杆菌培养时应常规进行 NTM 筛选，培养阳性的 NTM 菌株可通过分子生物学方法予以菌种鉴定。

患者实验室检查结果回报：血常规 WBC 11.16×10^9/L，中性粒细胞百分比 79.5%；ESR 75mm/h。T-SPOT.TB 阳性；痰涂片找抗酸杆菌、PPD 试验阴性。

进一步行纤维支气管镜检查：左主支气管、左肺舌叶及下叶各段支气管明显充血水肿，右下叶及中叶可见较多淡黄色脓性分泌物，予取分泌物培养。

20 日后脓液分枝杆菌培养结果回报：鸟分枝杆菌。

【问题3】　如何制订该患者的治疗方案？

知识点

非结核分枝杆菌感染的治疗

NTM 感染的治疗原则：①联用；②足量；③足疗程（抗酸杆菌阴转后继续治疗 18～24 个月）。

1．抗菌药物的选择　利福霉素衍生物、乙胺丁醇、克拉霉素、阿奇霉素、头孢西丁均为抗 NTM 的重要药物。其他药物包括氨基糖苷类、氟喹诺酮类、四环素类、磺胺类、碳青霉烯类、替加环素和利奈唑胺，均对 NTM 有抗菌效果。

病灶部位和范围是用药方案、给药途径和用药疗程的重要参考。不同 NTM 病用药种类和疗程均可不同，应根据菌种鉴定结果选择合适的药物；NTM 多数对吡嗪酰胺及异烟肼耐药，对其他传统抗结核药物如利福平、乙胺丁醇等耐药率亦较高，应结合培养菌株药敏试验选择抗菌治疗方案。

2．手术治疗　NTM 肺病患者应谨慎采用外科手术治疗；但难治性菌种和顽固性病灶如果符合手术指征应考虑手术治疗。

（张文宏）

第四章　侵袭性真菌感染

第一节　念珠菌病

念珠菌病（candidiasis）是由各种致病性念珠菌引起的局部或全身感染性疾病。是最常见的条件致病性真菌病，好发于机体免疫能力低下的患者。可累及人体皮肤、黏膜及全身各组织、器官，临床表现各异、轻重不一。侵袭性念珠菌病是与医学进展密切相关的疾病，是医疗环境中公认的引起疾病和死亡的主要原因。其主要危险因素包括念珠菌定植、广谱抗生素、免疫抑制剂的广泛应用、使用中央静脉导管、全胃肠外营养、胃肠道或心脏外科手术、住院时间延长、入住重症监护病房（intensive care unit, ICU）、烧伤、早产、中性粒细胞减少、人类免疫缺陷病毒（HIV）感染、糖尿病、肿瘤等。该病早期诊断、早期治疗，预后较好，延误治疗或播散性感染预后不佳。

念珠菌病的诊疗经过通常包括以下几个环节：

（1）详细询问发热及相关伴随症状，是否有无法用其他疾病解释的念珠菌感染的表现。

（2）详细询问和筛查是否存在引起免疫力低下的基础疾病，如糖尿病、肿瘤、艾滋病等。是否长期大量滥用广谱抗生素或细胞毒性免疫抑制剂，是否长期留置导管等。

（3）仔细检查各系统体征。

（4）对疑诊患者进行血常规、血清1, 3-β-D-葡聚糖检测（G试验）、标本镜检、真菌培养等，必要时行组织病理学检查，以尽早明确诊断。

（5）应根据菌种种类、病情严重程度、肝肾功能、药物不良反应与药物相互作用仔细选择抗真菌治疗药物。

（6）注意治疗效果的复查。

（7）根据真菌种类、感染部位、宿主危险因素有无消除及治疗反应等决定治疗疗程，确定治疗结束时间、出院随访日期，以及出院后的注意事项。

【临床关键点】

1. 念珠菌病的临床表现无特异性，需与细菌及其他真菌感染进行鉴别。在原发病的基础上出现病情波动，经抗生素治疗病情反而加重且无其他原因可解释，结合用药史及存在的诱因，应考虑真菌感染。

2. 念珠菌病诊断的"金标准"是组织活检标本经组织、细胞病理找到念珠菌的菌体或假菌丝以及体液、组织无菌培养有念珠菌生长。

3. 对确诊念珠菌病的患者，必须进行培养再根据菌落形态、生理、生化特征作出菌种鉴定。

4. 念珠菌病治疗策略包括对病原菌已明确的确诊和临床诊断病例，可进行针对病原菌的抗真菌治疗；对病原菌尚不明确的中性粒细胞减少和非中性粒细胞减少疑似侵袭性念珠菌病病例可予以经验性治疗；对某些有指征的高危患者则予以预防性抗真菌治疗。

临床病例

患者，女性，67岁，因乳腺癌行右乳根治术，术后行TAC（多西他赛＋阿霉素＋环磷酰胺）方案化疗，在第2次化疗间歇第10日出现发热，体温最高达38.9℃，伴畏寒、寒战，伴咳嗽、咳白色黏痰，偶有胸闷、喘憋，伴恶心、无呕吐，无尿频、尿急、尿痛，就诊于外院，查血常规：WBC 17.75×10⁹/L，中性粒细胞百分比93.51%，淋巴细胞百分比3.82%，肝肾功能、电解质、尿常规均（－），胸部CT提示双肺炎症（具体图像未见），相继予头孢地嗪、莫西沙星静脉滴注（具体用药量不详）长期抗感染治疗后，患者仍有反复发热、咳嗽、咳黄白色黏痰，并出现神志淡漠，喘憋症状加重，指脉氧饱和度进行性下降，未吸氧状态下血气示

PaO$_2$ 50mmHg，PaCO$_2$ 45mmHg，血压偏低，100/54mmHg，故为求进一步治疗转诊至本院 ICU。患病神志淡漠，食欲减退，大小便正常，体重无明显下降。

查体：体温 38.8℃，脉搏 106 次 /min，呼吸 32 次 /min，血压 98/54mmHg，神志淡漠，颈强（−），全身皮肤、黏膜无异常，双肺可闻及湿啰音，心脏、腹部查体未见异常，移动性浊音阴性，双下肢无水肿。

【问题 1】　通过上述问诊、查体，该患者可疑诊断是什么？

思路 1　该患者存在反复发热，伴咳嗽、咳痰，伴胸闷、喘憋，白细胞及中性粒细胞比例升高，外院胸部 CT 示双肺炎症改变，查体可闻及湿啰音，故肺部感染诊断明确。患者存在意识障碍，呼吸频率快，氧合指数 <250，痰液较多且自主排痰能力差，需要气管插管机械辅助通气，故诊断为重症肺炎。

知识点

重症肺炎诊断标准

主要标准：

1. 需要有创机械通气。
2. 感染性休克需要血管收缩剂治疗。

次要标准：

1. 呼吸频率≥30 次 /min。
2. 氧合指数（PaO$_2$/FiO$_2$）≤250。
3. 多肺叶浸润。
4. 意识障碍 / 定向障碍。
5. 氮质血症（尿素≥7mmol/L）。
6. 白细胞减少（<4.0×10^9/L）。
7. 血小板减少（<10.0×10^9/L）。
8. 低体温（<36℃）。
9. 低血压，需要强力的液体复苏。

符合 1 项主要标准或 3 项次要标准以上者可诊断为重症肺炎。

思路 2　患者查血气示 PaO$_2$ 50mmHg，PaCO$_2$ 45mmHg，可诊断为 I 型呼吸衰竭。

知识点

呼吸衰竭诊断标准

1. I 型呼吸衰竭　低氧性呼吸衰竭，血气分析特点是 PaO$_2$<60mmHg，PaCO$_2$ 降低或正常。
2. II 性呼吸衰竭　高碳酸血症型呼吸衰竭，血气分析特点是 PaO$_2$<60mmHg，同时伴有 PaCO$_2$>50mmHg。

【问题 2】　该患者肺炎的可能病原体是什么？

思路 1　老年人或有基础疾病患者常见病原体为肺炎链球菌、流感嗜血杆菌、需氧革兰氏阴性杆菌、金黄色葡萄球菌、卡他莫拉菌等。重症患者的常见病原菌常为肺炎链球菌、需氧革兰氏阴性杆菌、嗜肺军团菌、肺炎支原体、呼吸道病毒、流感嗜血杆菌等。年龄 >65 岁的老年患者，以及存在基础疾病和相关因素者常易致严重感染和混合感染。

思路 2　针对肺内感染，抗生素治疗后 48～72 小时应对病情进行评价，有效时表现为体温下降，症状改善，临床状态稳定，白细胞计数、CRP、PCT 逐渐降低或恢复正常，而影像学方面病灶吸收较迟。如 72 小时后症状无改善，可考虑以下原因：①药物未能覆盖致病菌，或细菌耐药；②特殊病原体感染，如结核分枝杆菌、真菌、病毒等；③出现并发症或存在影响疗效的宿主因素（如免疫抑制剂）；④非感染性疾病误诊为肺炎；⑤药物热。

【问题3】 下一步应怎么做？

思路　进一步完善以下检查：

（1）痰标本采集及送检：如清醒患者需要给患者宣教如何留取痰标本，嘱其先用清水漱口，做深呼吸数次后收腹用力咳出深部痰液，留取脓性或黏液样痰液。无痰患者可用浓盐水刺激排痰。机械辅助通气的患者，经气管插管内吸痰留取标本。多次留痰送检进行痰细菌涂片、真菌涂片、抗酸染色及痰细菌培养、真菌培养、结核分枝杆菌培养等。

（2）血培养：对怀疑菌血症、真菌血症的患者，推荐同时或短时间内（10分钟内）从不同部位（如双臂）采集2～3套血培养标本，做到"双瓶双侧"，采血后的2～5日内不需要重复采集。

（3）其他病原体的筛查：血清结核分枝杆菌抗体、衣原体抗体、支原体抗体、军团菌抗体、巨细胞病毒抗体、EB病毒抗体、单纯疱疹病毒抗体测定及G试验。

（4）完善腰椎穿刺术，留取脑脊液标本，明确是否存在中枢神经系统感染，完善颅脑CT检查。

（5）监测体温、脉搏、血压、指脉氧饱和度等生命体征及神志状态，监测血常规、血气、炎性指标、淋巴细胞亚群、肝肾功能、胸部CT。

知识点

1. 痰标本采集应强调必须是深部咳出的合格痰标本（显微镜细胞学筛选鳞状上皮细胞>10个/低倍视野或多核白细胞>25个/低倍视野，或两者比例<1∶2.5）。尽可能选择下呼吸道防污染采样技术或支气管肺泡灌洗技术直接采集下呼吸道分泌物标本。

2. 血培养采血注意事项　血培养建议从外周静脉采血，不建议采动脉血；常规血培养不宜从静脉导管或静脉留置装置取血；注射器采血，采好后注入血培养瓶之前不需要更换针头；从两侧上肢静脉采血"双瓶双侧"，必要时从下肢静脉采血做第三套血培养；采多种血液标本时一定最先采集血培养标本。

3. 凡肺炎患者在呼吸道标本检测的同时，应采血标本送真菌培养。如血培养分离出念珠菌，且与呼吸道分泌物培养结果相一致，则有助于念珠菌感染的诊断。

结果回报

痰真菌涂片可见多量假菌丝和孢子，多次痰真菌培养示白念珠菌（+），血培养（+），结果回报示：白念珠菌生长，氟康唑敏感。连续多次血清G试验（+）。血常规：WBC 9.65×10^9/L，中性粒细胞百分比75.20%，CRP 100.89mg/L，PCT 0.30μg/L。淋巴细胞亚群提示辅助/诱导T淋巴细胞计数降低。肝生化：ALT 49.00U/L，AST 94.00U/L，ALB 25g/L，肾功能未见明显异常。复查胸部CT：双肺纹理增强，可见多发斑片影，双下肺部分萎陷，双侧胸腔积液（图4-1-1）。血气：PaO_2 105mmHg，$PaCO_2$ 45mmHg。衣原体、支原体、军团菌、结核分枝杆菌抗体均（-），巨细胞病毒、EB病毒、单纯疱疹病毒抗体均IgG（+）、IgM（-）。腰椎穿刺结果：脑脊液常规和生化结果均无异常，颅脑CT未见明显异常。胸腔积液化验提示漏出液。

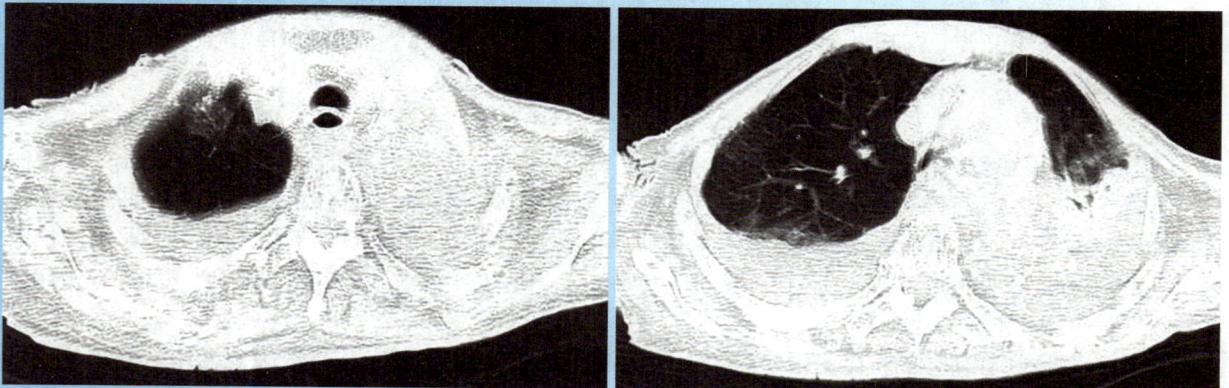

图4-1-1　入院后胸部CT图像

【问题4】 以上结果提示什么疾病?

思路1 该患者肿瘤术后进行化疗,机体免疫力低下,院外系统抗感染治疗后,体温仍控制不佳,并出现神志改变、血压下降、呼吸衰竭、肺内感染加重,痰病原学检查提示真菌感染可能,血培养提示白念珠菌、鲍曼不动杆菌,结合患者病史、临床症状、体征及以上检查结果诊断为念珠菌血症;临床诊断为侵袭性肺念珠菌病(invasive pulmonary candidiasis)。侵袭性肺念珠菌病分级诊断标准见表4-1-1。

知识点

表4-1-1 侵袭性肺念珠菌病分级诊断标准

诊断级别	危险因素	临床特征①	微生物学	组织病理学
确诊	+	+	+②	+
临床诊断	+	+	+③	−
拟诊	+	+	−	−

注:+表示有,−表示无。
① 包括影像学表现。
② 肺组织、胸腔积液、血液真菌培养阳性。
③ 除确诊标准外,也包括特异性真菌抗原检测阳性及合格的深部痰标本连续≥2次分离到同种真菌。

知识点

1. 发病危险因素
(1) 外周血白细胞计数<0.5×10⁹/L,中性粒细胞减少或缺乏,持续>10日。
(2) 体温>38℃或<36℃,并伴有下列情况之一:
1) 此前60日内出现过持续的中性粒细胞减少(≥10日)。
2) 此前30日内曾接受或正在接受免疫抑制剂治疗。
3) 有侵袭性真菌感染病史。
4) 患有艾滋病。
5) 存在移植物抗宿主病。
6) 持续应用糖皮质激素3周以上。
7) 有慢性基础疾病。
8) 创伤、大手术、长期住ICU、长时间机械通气、体内留置导管、全胃肠外营养和长期使用广谱抗生素等(任何一项)。
2. 临床特征
(1) 主要临床特征
1) 侵袭性肺曲霉菌病:感染早期,胸部X线和CT检查发现胸膜下密度增高的结节,病灶周围可出现晕轮征。发病10~15日后,肺实变区液化、坏死,胸部X线和CT检查发现空腔阴影或新月征。
2) 肺孢子菌肺炎:胸部CT检查发现毛玻璃样肺间质浸润,伴有低氧血症。
(2) 次要临床特征
1) 持续发热>96小时,经积极的抗生素治疗无效。
2) 具有肺部感染的症状及体征:咳嗽、咳痰、咯血、胸痛和呼吸困难等胸部症状,以及肺部啰音或胸膜摩擦音等体征。
3) 影像学检查发现除主要临床特征之外的新的非特异性肺部浸润影。
3. 微生物学检查
(1) 气管内吸引物或合格痰标本直接镜检发现菌丝,且培养连续2次分离到同种真菌。

（2）支气管肺泡灌洗液经直接镜检发现菌丝，真菌培养阳性。

（3）合格痰液或支气管肺泡灌洗液直接镜检或培养发现新生隐球菌。

（4）乳胶凝集法检测隐球菌荚膜多糖抗原呈阳性结果。

（5）血清1,3-β-D 葡聚糖检测（G 试验）连续 2 次阳性。

（6）血清半乳甘露聚糖检测（GM 试验）连续 2 次阳性。

思路 2　该患者符合发病危险因素≥1 项：患者乳腺癌根治术后，术后规律化疗，此次体温最高达38.9℃，长期使用广谱抗生素。符合 2 项次要临床特征：持续发热>96 小时，经积极的抗生素治疗未完全好转；具有肺部感染的症状及体征：咳嗽、咳痰等胸部症状，以及肺部啰音等体征。符合 2 项微生物学检查：合格痰标本直接镜检发现菌丝，且多次痰培养提示白念珠菌；血清 G 试验连续 3 次阳性。故可临床诊断为侵袭性肺念珠菌病。

【问题 5】　下一步应怎么治疗？

思路 1　病原治疗：卡泊芬净（首日 70mg，继以每日 50mg）抗感染治疗。

思路 2　对症治疗：接触隔离，气管插管呼吸机辅助呼吸，对症雾化、化痰、提高机体抵抗力并酌情选用免疫调节剂以增强免疫功能，监测并保护重要脏器功能。

知识点

念珠菌血症治疗

非中性粒细胞减少成人患者念珠菌血症治疗如下：

1. **首选治疗**　首选氟康唑或卡泊芬净等棘白菌素类。血流动力学稳定的非危重感染，先前未使用过唑类药物者首选氟康唑；血流动力学稳定的中重度感染，近期使用过唑类药物或存在克柔念珠菌、光滑念珠菌高危因素者宜首选棘白菌素类。对于分离菌可能对氟康唑敏感（如白念珠菌、近平滑念珠菌、热带念珠菌）且病情稳定的患者在棘白菌素类初治后可转换为氟康唑完成疗程。近平滑念珠菌对棘白菌素类体外敏感性较低，部分菌株耐药，建议选用氟康唑治疗近平滑念珠菌血症；对已用棘白菌素治疗病情改善，血培养转阴者也可继续完成全疗程。光滑念珠菌血症首选棘白菌素类，在缺乏药敏资料情况下不推荐用氟康唑或伏立康唑。对于已用氟康唑或伏立康唑治疗且临床症状改善，血培养转阴者也可继续使用唑类药物完成治疗。

2. **备选治疗**　不能耐受氟康唑或棘白菌素类者，或不能获得上述药物者可选用两性霉素 B 去氧胆酸盐（AmB-D）或含脂复合制剂（LFA-mB）；对于分离菌可能对氟康唑敏感者，在病情稳定后建议将 AmB-D 或LFA-mB 换为氟康唑。伏立康唑可作为克柔念珠菌或该药敏感的光滑念珠菌血症转为口服时的治疗药物。

知识点

抗真菌药物

目前抗真菌药物主要有以下 4 类：多烯类（两性霉素 B 及其含脂复方制剂）、三唑类、棘白菌素类和氟胞嘧啶。

1. **两性霉素 B**　包括沿用的 AmB-D 及 3 种 LFA-mB。AmB-D 用于敏感念珠菌侵袭性感染时，治疗剂量为每日 0.5～0.7mg/kg。对于出现严重不良反应及肾功能不全者，可考虑使用 LFA-mB，常用剂量为每日 3～5mg/kg。

2. **三唑类**　包括氟康唑、伊曲康唑、伏立康唑和泊沙康唑。在血流动力学稳定，未使用过唑类药物的轻、中度念珠菌血症中可作为首选。氟康唑口服吸收完全（95%），也是口咽部、食管、阴道念珠菌病的标准治疗药物。此外，由于氟康唑对脑脊液和眼玻璃体的高穿透性，可用于中枢神经系统念珠菌病和念珠菌眼内炎的治疗。该药主要经肾排出，可作为念珠菌尿路感染的治疗药物。

3. 棘白菌素类　卡泊芬净、米卡芬净和阿尼芬净对多数念珠菌属具杀菌活性。该类药物是中性粒细胞减少念珠菌血症近期有唑类药物使用史者的首选药物。本类药物不宜用于中枢神经系统及尿路的念珠菌属感染。

4. 氟胞嘧啶　该药对白念珠菌和非白念珠菌(除克柔念珠菌外)均有良好抗菌作用。由于单用该药易出现耐药性,该药常与 AmB-D 联合用于治疗侵袭性念珠菌病,如念珠菌心内膜炎和脑膜炎。

【问题6】　抗真菌疗程是多长?

思路　对于重症感染如念珠菌菌血症等,待症状、体征消失,培养转为阴性后 2 周停药,故一般疗程在 6~12 周。侵袭性念珠菌病疗程可视临床反应而定。对于分离菌可能对氟康唑敏感(如白念珠菌、近平滑念珠菌、热带念珠菌)且病情稳定的患者在棘白菌素类初治后可转换为氟康唑完成疗程。

该患者静脉抗真菌治疗 20 日后体温逐渐降至正常水平,神志恢复,生命体征稳定,撤离呼吸机、拔除气管插管,症状体征较前明显减轻,复查血清 1,3-β-D 葡聚糖抗原逐渐下降,血真菌培养阴性之后出院并改口服氟康唑 200mg 每日 1 次,继续服用 2 周停药。出院后 2 个月复查胸部 CT(图4-1-2)。

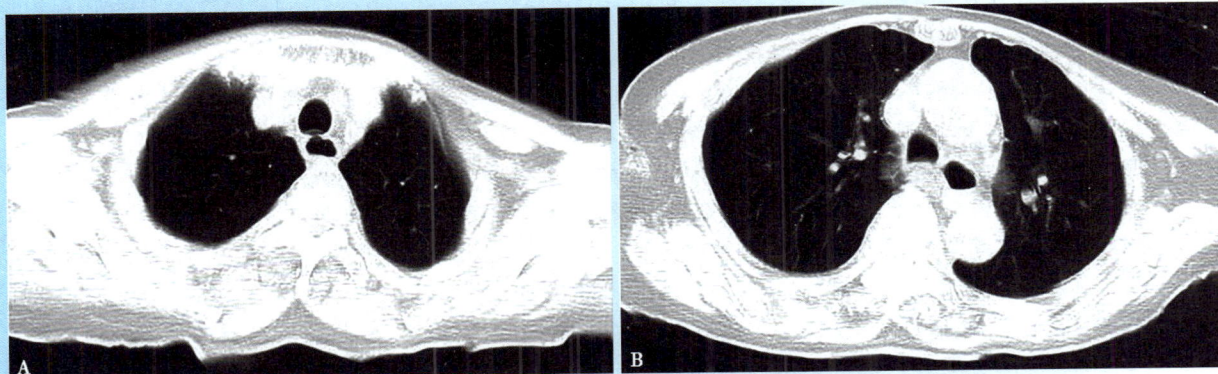

图4-1-2　出院后复查胸部 CT 影像

【问题7】　念珠菌病还可以累及人体哪些组织器官? 如何诊断?

思路　念珠菌累及人体各组织器官临床表现各异,可分为深部器官念珠菌病和皮肤黏膜念珠菌病。

(1)深部器官念珠菌病包括以下各系统的念珠菌病:①念珠菌血症;②心血管系统,心内膜炎、化脓性血栓性静脉炎等;③中枢神经系统,脑膜炎、脑脓肿;④骨关节感染,骨髓炎、关节炎;⑤腹膜、胆囊念珠菌病、腹腔脓肿;⑥泌尿道感染,尿道炎、膀胱炎、肾盂肾炎;⑦呼吸道感染,肺炎、肺脓肿;⑧慢性播散念珠菌病;⑨眼内炎。

(2)深部器官念珠菌病属于侵袭性真菌病,对侵袭性念珠菌病的诊断有 3 个级别,即确诊、临床诊断和疑似,分别诊断定义如下:

1)侵袭性念珠菌病确诊病例的诊断标准见表4-1-2。

表4-1-2　侵袭性念珠菌病确诊病例的诊断标准

检查方法及标本	结果判断
显微镜检查	
无菌组织	正常无菌部位(黏膜除外)穿刺或活检标本的组织病理学、细胞病理学或直接显微镜见酵母成分,例如念珠菌属见假菌丝或真菌丝
培养	
无菌组织	经无菌操作法自临床或影像学显示有感染证据的正常无菌部位取得的标本[包括新鲜留取(<24h)的引流标本]培养出念珠菌
血	血培养念珠菌阳性

2）侵袭性念珠菌病临床诊断和疑似诊断：患者存在引起免疫力低下的基础疾病，在原发病的基础上出现可能真菌感染部位的临床表现，经抗生素治疗病情反而加重且无其他原因可解释，伴有微生物学证据时可临床诊断，无微生物学证据时可疑似诊断。

（3）皮肤黏膜念珠菌病包括皮肤念珠菌病，外阴阴道念珠菌病，口腔念珠菌病，食管念珠菌病，胃、肠道念珠菌病。结合患者临床症状，病损部位白色稠厚、凝乳样分泌物及分泌物涂片、培养，可初步诊断为皮肤黏膜念珠菌病。确诊仍需病损部位组织病理学检查结果。

知识点

念珠菌病流行病学

1. 传染源 念珠菌病患者、带菌者及被念珠菌污染的食物、水等。
2. 传播途径
（1）内源性：多见，主要是定植体内的念珠菌在一定条件下大量增殖并侵袭周围组织引起自身感染，常见部位为消化道及肺部。
（2）外源性：主要通过直接接触感染，包括性传播、母婴传播、亲水性作业等；也可通过医护人员、医疗器械等间接接触感染；还可通过饮水、食物等方式传播。
3. 易感人群 好发于有严重基础疾病及免疫功能低下的患者，主要包括以下情况：
（1）有严重基础疾病，如糖尿病、肿瘤、艾滋病、系统性红斑狼疮、大面积烧伤、粒细胞减少症、腹腔疾病需要大手术治疗等，尤其是年老体弱者及幼儿。
（2）应用细胞毒性免疫抑制剂治疗者，如肿瘤化疗、器官移植、大剂量糖皮质激素应用等。
（3）广谱抗生素应用不当，如长期、大剂量、多种抗生素的使用，引起菌群失调。
（4）长期留置导管患者，如长期中央静脉导管、留置胃管、留置导尿管、介入性治疗等，各种类型的导管是念珠菌感染的主要入侵途径之一。
4. 流行特征 本病遍及全球，全年均可患病。免疫功能正常的患者，以皮肤黏膜感染为主。可发生于各年龄段，但最常见于婴幼儿，治疗效果好。免疫功能低下或缺陷的患者则好发系统性念珠菌病。近20年来深部念珠菌病的发病率呈明显上升趋势，且随着抗真菌药物的广泛应用，临床耐药菌株的产生也日益增多。

【问题8】 如何预防念珠菌感染？

思路 对易感人群应经常检查，并采取以下积极措施：

（1）尽量减少血管插管及监护设施的使用次数及时间，并加强导管插管的护理及定期更换，同时注意口腔卫生，保持皮肤黏膜完整及生理屏障的完善。
（2）合理应用抗生素及免疫抑制剂，长期大剂量使用者可予氟康唑等预防。
（3）加强医护人员、医用生物材料及周围环境的清洁，防止医院感染的发生。

（李荣宽）

推荐阅读资料

[1] 中华医学会呼吸病学分会感染学组，中华结核和呼吸杂志编辑委员会. 肺真菌病诊断和治疗专家共识. 中华结核和呼吸杂志，2007，30（2）：821-834.
[2] 张婴元，汪复. 念珠菌病诊断与治疗：专家共识. 中国感染与化疗杂志，2011，11（02）：81-95.
[3] 李兰娟，任红. 传染病学. 9版. 北京：人民卫生出版社，2018.

第二节 曲霉菌病

人类曲霉菌病（aspergillosis）由曲霉菌属的多种曲霉引起。常侵犯人体皮肤、黏膜、眼、外耳道、鼻、鼻窦、支气管、肺、胃肠道、神经系统和骨骼等，引起急性炎症和慢性肉芽肿等病理改变。严重者可发生曲霉败血症，甚至导致死亡。曲霉广泛分布于自然界，曲霉孢子主要存在于土壤、水和空气中，是主要的传染源。人类主要通过吸入大量曲霉孢子的尘埃受染。传播途径多样，外源性感染多通过呼吸道、消化道、皮肤、鼻窦等，见于家禽饲养者，经常接触发霉谷物、饮料或酿造车间的工作者；皮肤损伤，特别是烧伤患者暴露于空气或接触被曲霉污染的物品、用具易使创面感染致病。人群常常通过吸入呼吸道或接触发霉的稻谷、带有曲霉的家禽、鸟类等感染。内源性感染主要是血行播散，周围感染灶的直接扩散。人与人之间传染至今未见报道。受感染后发病主要见于免疫功能低下者，如有慢性疾患，长期大量使用抗生素、糖皮质激素、免疫抑制剂者，烧伤和器官移植患者等。本病世界散发，发病与季节有一定关系，无免疫功能异常的健康人患曲霉菌病主要见于秋季，可能与吸入的曲霉孢子有关。曲霉菌病中绝大多数为呼吸道曲霉菌病。

肺曲霉菌病的诊疗经过通常包括以下环节：

（1）详细询问流行病学史。

（2）详细询问发热及相关伴随症状和其他相关疾病史及用药史。

（3）详细询问既往史、生活史等。

（4）仔细检查各系统体征。

（5）针对疑似的患者进行血尿常规、曲霉抗原和抗体检测、镜检（痰、脓、痂皮、鼻窦引流物、气管冲洗液、尿、大便等标本）、真菌培养、曲霉基因检测、病理学检查（切片染色后可见放射状或树枝状分支分隔菌丝）。

（6）结合患者病例特点及已知的辅助检查，对于疑似患者给予经验性治疗。

（7）注意观察病情变化及生命体征。

（8）根据核酸检测、涂片、培养及病理结果，确定下一步治疗方案。

（9）确定病因治疗的时间，做好病情随访。

【临床关键点】

1．仔细询问热程、热型、最高体温、热退情况，咳嗽咳痰性质，呼吸困难及其他伴随症状。

2．详细询问病史，尤其是职业史、生活史、既往史，如严重免疫抑制、长期应用大剂量激素或细胞毒性药物、器官移植、中性粒细胞缺乏等，并结合临床典型症状。

3．胸部 X 线和肺部 CT 典型特征表现，包括不均一的密度或结节样改变，病灶可以是单一的，也可是多个的，可以形成空洞，也可呈实变影。

4．确诊有赖于多次真菌镜检及培养和活体组织检查，其他辅助检查如血、脑脊液、痰、尿、大便等培养有助于诊断。

5．侵袭性肺曲霉菌病最为常见，应与其他肺部疾病相鉴别。其他类型曲霉菌病应与毛霉菌病、假性阿利什菌病相鉴别。

6．曲霉菌病的治疗包括一般治疗和抗真菌治疗，明确抗真菌治疗方案及时间。

7．注意病情变化，定期随访。

临床病例

患者，男性，46 岁，以"咳嗽、气短 10 日、发热 5 日"来门诊就诊。初步的病史采集：10 日前无明显诱因出现咳嗽，为阵发性干咳，无痰，伴有活动后气短，无恶心呕吐，无腹痛腹泻，自以为上呼吸道感染，口服"阿奇霉素"，上述症状无明显好转，并于 5 日前出现发热，体温最高可达 39.8℃，无畏寒、寒战，就诊于当地医院，查血常规示白细胞计数正常（具体不详），X 线胸片提示双肺少许炎变（具体未见），给予"克林霉素、喜炎平"治疗 3 日，患者咳嗽、呼吸困难加重，体温无下降趋势，为求进一步诊治，来院就诊。病程中患者精神状态尚可，食欲减退，睡眠欠佳，大小便如常，无明显体重减轻。

既往史：患者 3 个月前诊断肾病综合征，一直口服泼尼松，目前每日口服 20mg。否认其他疾病史。

查体：体温 39℃，脉搏 110 次 /min，呼吸 36 次 /min，血压 135/75mmHg，呼吸急促，口唇无发绀，声音嘶哑，咽部充血，平卧位。双肺中下部可闻及中等量湿啰音，心率 110 次 /min，节律规整。心腹查体（-）。

初步采集病史后,得出患者有咳嗽、气短、发热等呼吸道症状。对于此类患者,临床上随之需要考虑以下几个相关问题。

【问题1】 通过上述问诊,该患者可疑的诊断是什么?

思路　该患者发热、咳嗽、呼吸困难考虑哪些疾病?

知识点

常见的发热、咳嗽、呼吸困难的疾病

以发热、咳嗽、呼吸困难为表现的疾病很多,可有肺源性疾病、心源性疾病等。临床工作中需要结合临床症状、查体和其他辅助检查综合分析,进行诊断和鉴别诊断。常见的疾病大致可分为:

1. 肺源性疾病　如肺炎(细菌、病毒、支原体、真菌等)、肺结核病、非结核性感染性肺病、支气管哮喘和慢性阻塞性肺疾病、肺癌、慢性间质性肺疾病、肺血管炎、环境和职业性肺病等。

2. 心源性疾病　当二尖瓣狭窄、左心衰竭导致肺淤血、肺水肿、肺梗死或呼吸道受压时均可发生。

3. 其他　肝硬化、肾病综合征和营养不良导致低蛋白血症时,会发生肺间质水肿,或有胸腔漏出液。一些免疫、自身免疫或代谢性的全身性疾病,如结节病、系统性红斑狼疮、类风湿关节炎、皮肌炎、硬皮病等都可累及肺部。

【问题2】 下一步应进行哪些检查?

思路　根据以上考虑到的疾病,需进一步完善以下检查:

(1)常规检查:血常规、尿常规、CRP、ESR、PCT。

(2)病原学检查:呼吸道病毒核酸检测、血清支原体抗体、衣原体抗体、军团菌抗体、EB病毒、巨细胞病毒、G试验、结核分枝杆菌涂片及培养、非结核分枝杆菌涂片和培养及抗原检测、痰涂片及培养、血培养、支气管镜检查(肺泡灌洗液涂片、培养、高通量测序等)。

(3)影像学检查:胸部X线或CT检查、心脏超声。

(4)注意:患者目前呼吸急促,监测血气分析。

知识点

各项辅助检查的意义

1. CRP在炎症开始数小时升高,48小时即可达到峰值,随着炎症得到控制,其数值逐渐下降。

2. 呼吸道病毒核酸检测,如甲型流感病毒、乙型流感病毒、呼吸道合胞病毒、腺病毒、Q热立克次体等核酸检测有助于明确病原体。

3. 支原体抗体　单次血清抗体效价≥1∶64或双份血清的抗体效价升高4倍或以上,对诊断支原体感染有辅助意义。

4. EB病毒和巨细胞病毒抗体及核酸检测,如EB病毒IgM、巨细胞病毒IgM抗体阳性,对诊断有帮助,如核酸阳性,提示病毒存在复制。

5. G试验　存在于多种真菌中,对假丝酵母菌特异性强,如发生侵袭性真菌感染,1,3-β-D葡聚糖升高也有一定的辅助诊断意义。

6. PCT　降钙素前体,116个氨基酸组成,由甲状腺滤泡旁细胞C细胞、肺和小肠的内分泌细胞分泌,感染3~4小时开始升高,6~24小时达高峰。

7. X线胸片或肺部CT及心脏超声检查,进一步明确病变部位。

8. 动脉血气分析是实时监测人体内环境的检查方法,可以快速明确人体内环境酸碱平衡情况,钾离子、钠离子、钙离子等微环境,乳酸、血糖的代谢情况,以及血氧及二氧化碳分压变化,尤其对于呼吸、循环系统发生变化的重症患者。

结果回报

血常规：WBC 16.3×10⁹/L，中性粒细胞百分比83%，余未见异常。尿常规：蛋白（++），比重1.015，潜血（+）。CRP 65mg/L，PCT 0.56μg/L，ESR 46mm/h，真菌1,3-β-D 葡聚糖 25ng/L，支原体抗体1:40。痰涂片、痰培养及血培养均阴性。军团菌抗体、EB病毒及巨细胞病毒抗体均阴性。心脏超声未见明显异常。胸部CT见图4-2-1。

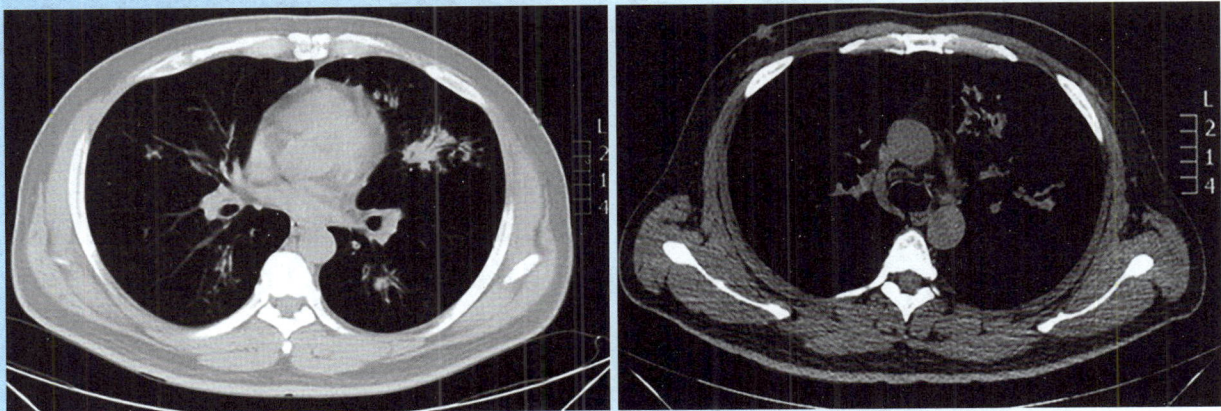

图4-2-1　患者入院后第二日（病程第11日）肺部CT结果

【问题3】　根据以上辅助检查结果，考虑哪些疾病？

思路　血常规提示白细胞及中性粒细胞百分比升高，CRP及ESR轻度升高，胸部CT变化明显。

本病例特点如下：

1. 患者发热、咳嗽、呼吸困难源于呼吸系统。

2. 考虑的疾病　双肺肺炎、间质性肺疾病、外源性过敏型肺泡炎、嗜酸细胞性肺炎、隐源性机化性肺炎、肺血管炎等。

如为双肺肺炎，按照社区获得性肺炎（CAP）的常见病原体，如病毒、支原体、肺炎链球菌、流感嗜血杆菌等感染进行下一步处理；如考虑患者有肾病综合征长期应用糖皮质激素的病史，考虑肺内感染的病原体时，要高度警惕侵袭性真菌肺炎，尤其侵袭性肺曲霉菌病，另外还有葡萄球菌、链球菌、肺炎克雷伯菌、鲍曼不动杆菌等感染。

【问题4】　下一步怎么办？

思路　考虑上述存在的情况，应给予患者哪些治疗？

知识点

初步治疗方案

1. 对症治疗　卧床休息，给予吸氧，注意稳定内环境。

2. 病原学治疗　因没有病原学证据，给予经验性治疗，莫西沙星0.4g，每日一次，静脉注射。

3. 再次痰涂片，痰一般细菌、真菌培养。合格的痰标本应在低倍镜视野中见鳞状上皮细胞≤10个，白细胞≥25个。

4. 根据既往史，患者存在肾病综合征，产长期服用糖皮质激素，再结合肺部CT结果，不能排除侵袭性肺真菌病，尤其曲霉感染，故于住院第3日，加用伏立康唑抗真菌治疗（覆盖曲霉），首剂6mg/kg，维持剂量4mg/kg，每12小时一次，静脉注射。

患者莫西沙星联合伏立康唑治疗7日后，体温逐渐下降，最高体温37.5℃左右，仍有咳嗽，咳少许白色泡沫痰，呼吸频率降至24次/min，活动后气短缓解。复查肺部CT见图4-2-2。

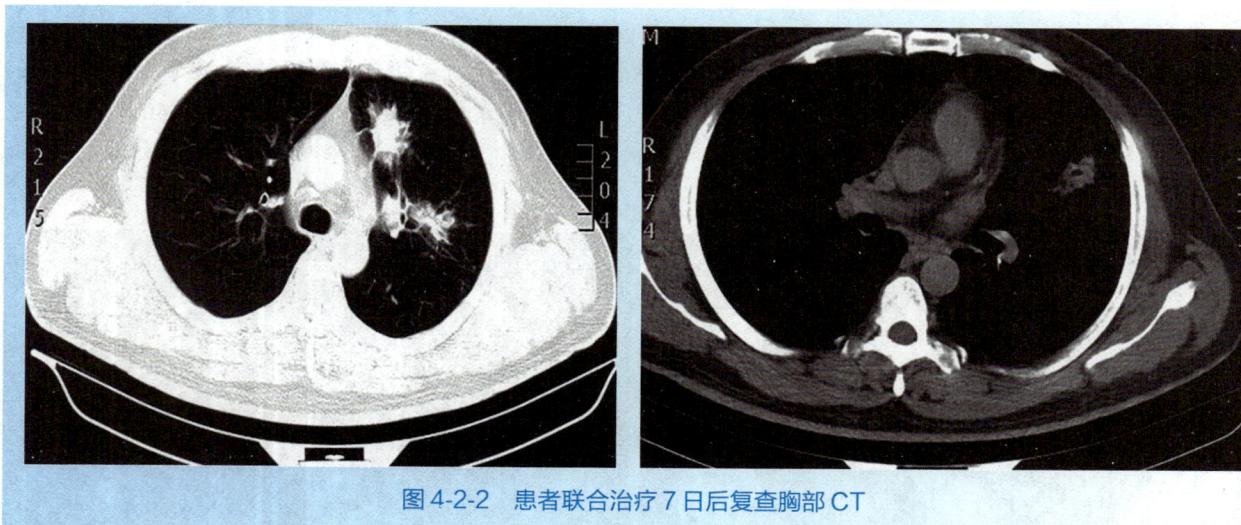

图 4-2-2 患者联合治疗 7 日后复查胸部 CT

【问题 5】 根据胸部 CT 表现，考虑哪些鉴别诊断？

思路 肺部 CT 呈现多个大小不一的结节影，周围有晕征，并可见空洞形成。

> **知识点**
>
> 影像学提示真菌性肺炎可能性大，主要有三种类型，即侵袭性、腐生性、过敏性曲霉菌病。
>
> 1. 侵袭性曲霉菌病
>
> （1）呼吸系统曲霉菌病最常涉及的部位是肺脏，可表现为发热、胸痛、气短、咳嗽和/或咯血。肺部影像学检查常可发现肺结节和/或渗入。肺曲霉菌病常表现为单个或多个结节，斑片状或节段性融合，或支气管浸润。其中，小结节（<1cm）病变最常见，还有一部分患者可出现毛玻璃样浸润及胸腔积液。曲霉性气管-支气管炎最常见于接受肺移植手术的受体，临床表现常有明显呼吸困难、咳嗽、喘息，偶尔可咳出气道腔内的黏液栓。胸部影像学检查可正常或呈现气道局限性增厚、斑片状浸润、融合，或小叶中心结节。慢性坏死性或空洞性肺曲霉菌病通常发生于有慢性基础型肺部疾病（如肺结核、非结核分枝杆菌感染、结节病、强直性脊柱炎、类风湿肺病、气胸、肺大疱或曾行肺部手术）的患者，最初常被误诊为肺结核。菌丝侵入组织，促进机体发生免疫反应，但不足以将其清除，呈现缓慢、渐进性病程经过。临床可表现为咳嗽、消瘦、乏力、胸痛等。
>
> （2）消化系统曲霉菌病：以肝脏受累为多见，可达 20%，其次为小肠、胃、食管、舌和胰脏，临床可表现为盲肠炎、结肠溃疡、腹痛和/或胃肠道出血等。其危险因素有中性粒细胞减少、长期使用糖皮质激素和黏膜破裂（黏膜炎）。
>
> （3）心血管系统曲霉菌病：曲霉性心内膜炎为曲霉通过血液循环或直接蔓延而累及心内膜、心肌或心包，引起化脓、坏死或肉芽肿病变。与其他细菌引起的心内膜炎症状相似。有心脏病手术史，术后可感染此病。静脉注射毒品可能也是诱因之一。如果血培养多次均为同类曲霉生长并伴上述症状者，可疑诊为此病。
>
> （4）泌尿生殖系统曲霉菌病：以肾为主，可达 40%，有时前列腺也可受累。
>
> （5）中枢神经系统曲霉菌病：较少见。大脑曲霉菌病可由眼或邻近组织如耳、鼻、鼻旁窦等病灶直接蔓延，或由肺原发灶经血液循环而引起。可有急性脑膜炎、脑脓肿，还可有广泛性脑部坏死灶。临床表现为癫痫发作或局灶性神经系统体征。脑脊液检查蛋白中等程度升高，糖正常，白细胞数目增加，多为多形核粒细胞，特别在脑膜炎时更为明显，预后极差。
>
> （6）五官曲霉菌病：耳曲霉菌病是曲霉菌病中最常见的一种，在耳癣中曲霉引起的约占 80%，大都为继发性曲霉侵犯外耳道，耳道阻塞引起听力下降、耳鸣及眩晕，如同时伴有细菌感染可出现疼痛及化脓。曲霉可由鼻腔进入鼻窦引起鼻窦、眼眶曲霉菌病。多数发生在鼻窦炎的基础上，引起化脓、坏死或肉芽肿，其中多数为非侵蚀性。曲霉在鼻窦内大量生长繁殖，可阻塞窦腔，引起鼻塞、局部酸胀以致头

痛等症状，窦腔穿刺可得暗褐色稠腻物质。病变可侵及眼眶、鼻腔或面颊部，并破坏骨质。X线摄片可发现额窦、上颌窦等被破坏，似肿瘤。此时常可有绿色黏性脓液排出。眼曲霉菌病以角膜损害为最常见，表现为深浸润溃疡或表浅结节，主要由外伤引起。眼眶曲霉菌病主要症状为一侧眼眶周围肿胀，眼球突出或视力丧失。镜检可发现大量曲霉，菌种以黄曲霉、烟曲霉或黑曲霉等为主，也可有其他曲霉菌种。常有糖皮质激素使用史。取材直接镜检及真菌培养即可确诊。

（7）皮肤黏膜曲霉菌病：较少见，主要感染途径为通过有创皮肤直接接种，如烧伤患者、新生儿、实体器官移植受者；其次为邻近组织或血源性播散，如恶性肿瘤、造血细胞移植受者等。原发性皮肤曲霉菌病可有一至几个，甚至许多结节。皮肤损害多为孤立性小丘疹，红色，以后形成脓疱。少数患者为原发性，其损害是多数皮下结节，表面紫红色，轻度水肿，病理改变是肉芽肿损害。

（8）播散性曲霉菌病：常有基础性疾病或相关性疾病，如白血病、淋巴瘤、肺炎、肝炎等，以及使用广谱抗生素、糖皮质激素、免疫抑制剂等。播散性损害可以侵犯脑、脑膜、肺、心、肝、肾、皮肤等处，严重者可侵犯内分泌系统、骨等，产生相应症状。曲霉败血症的临床表现与念珠菌病或革兰氏阴性败血症极为相似，多继发于肺曲霉菌病，主要发生于霍奇金病的晚期或心脏手术后的患者。

2. 过敏性曲霉菌病　长期、反复接触含有曲霉孢子的霉变谷物、干草及从事某些发酵工作者，可以发生过敏性曲霉菌病。多见于过敏性体质患者。包括过敏性支气管肺曲霉菌病（ABPA）和过敏性曲霉鼻窦炎（AAS）。过敏性支气管肺曲霉菌病为一种过敏性肺病，与曲霉引起的气道炎性破坏有关。可有哮喘、咳嗽、疲乏、胸痛等。查体可闻及哮鸣音。胸部X线检查可见节段性阴影。外周血及痰中嗜酸性粒细胞增加。长期接触者可发生过敏性肺炎、不可恢复的肺纤维化或肺组织肉芽肿。短期接触者病情差别较大，常在吸入霉变物质后6小时左右发病。可有咳嗽、呼吸困难，有时发热、寒战，胸部X线检查可见广泛间质性浸润，无痰及血中嗜酸性粒细胞增加。不再接触后可以恢复正常。

根据临床表现和辅助检查结果，诊断过敏性支气管肺曲霉菌病有7项主要标准：

（1）阵发性支气管梗阻（哮喘）。
（2）外周血嗜酸性粒细胞增多。
（3）曲霉抗原划痕试验即刻阳性反应。
（4）有曲霉抗原沉淀抗体。
（5）血清IgE水平升高。
（6）肺部渗出病史（游走性或固定渗出）。
（7）中央型支气管扩张。

此外，尚有数项次要诊断标准：

（1）多次痰涂片或培养曲霉阳性。
（2）咳褐色的斑块状物。
（3）特异性针对曲霉抗原的IgE水平升高。
（4）对曲霉抗原存在Ⅲ型过敏反应（皮肤延迟反应）。过敏性支气管肺曲霉菌病可逐渐从急性激素敏感性哮喘发展至激素依赖性哮喘，再发展至纤维性终末期肺病形成蜂窝肺。

3. 腐生性曲霉菌病　包括慢性空洞型曲霉菌病和曲霉球。曲霉球（aspergilloma）也称真菌球（fungus ball），是本病特有类型。可以由慢性过敏性曲霉菌病发展而来，也可以由曲霉栖生于其他疾病引起的空洞，或一些空腔而来。以肺部最为常见，也见于鼻窦。症状有咳嗽、咳痰咯血等。也见于泌尿系统病变，尿中可排出絮状物或块状物。肺曲霉球一般无明显全身症状，但曲霉球可缓慢增大，侵及血管，可有刺激性咳嗽，可引起反复大咯血而导致死亡。胸部X线检查可见圆形或椭圆形团块，常见于上肺叶，边缘有月牙形气影围绕或带有一透光的光晕。曲霉球可随体位变动而变动，呈"钟形阴影"，可帮助诊断。也可用免疫学方法检测。

【问题6】　根据以上病程经过，为了明确诊断，下一步应做什么？
思路　经过莫西沙星联合伏立康唑治疗，患者临床症状略有改善，但肺部影像加重，如何明确诊断？

181

> **知识点**
>
> 1. 除了反复痰涂片、痰培养外，支气管镜检（肺泡灌洗液涂片、培养及高通量测序）、组织病理检查非常重要。
>
> 2. 如疑诊肺曲霉菌病，需行免疫扩散法查血清中曲霉抗体。侵袭性曲霉菌病的诊断按确定程度分为：确诊（proven）、拟诊（probable）和疑诊（possible）。确诊病例需要组织病理学依据或来自正常无菌部位标本曲霉培养阳性。拟诊病例需有宿主因素、临床依据（症状、体征和影像学特征）和微生物学证据。由于曲霉可自正常人呼吸道及消化道分离，因此痰、尿、大便一次培养阳性不能诊断为曲霉菌病，必须多次分离出同一菌种方可确诊。血液、脑脊液一次培养阳性即有诊断意义。组织病理切片 HE 染色见菌丝分隔及分生孢子头可以确定诊断，必要时做 PAS 染色及银染色。

该患者行肺穿刺组织病理检查，HE 染色发现放射状和树枝状分支分隔菌丝，呈蓝色，同时结合呼吸道症状、既往病史及用药史，可确诊为侵袭性肺曲霉菌病。停用莫西沙星，将静脉注射伏立康唑改为 0.2g 每 12 小时一次口服。

【问题 7】 明确诊断侵袭性肺曲霉菌病后，下一步如何治疗？
思路 按照侵袭性曲霉菌病的治疗原则，如何根据患者病情选择药物，以及用药时间？

> **知识点**
>
> ### 肺曲霉菌病治疗
>
> 1. 侵袭性肺曲霉菌病治疗 如不进行适当治疗，几乎均发展为预后极差的致死性肺炎，在粒细胞缺乏患者特征性表现为出血性梗死或进行性坏死性肺炎。且可能播散至中枢神经系统或直接侵犯胸腔内组织，包括心脏和大血管。高度怀疑侵袭性肺曲霉菌病患者应在诊断检查同时及早进行抗真菌治疗。
>
> 伏立康唑初始治疗患者的存活率和有效率明显优于两性霉素 B。推荐初始治疗首选伏立康唑静脉滴注或口服。重症患者推荐静脉给药，可予治疗首日按 6mg/kg，静脉注射，每 12 小时一次，随后 4mg/kg 静脉注射，每 12 小时一次，病情稳定后改口服，按 200mg/ 次，每 12 小时一次。伏立康唑口服最大量为 4mg/kg。初始治疗的备选药物为两性霉素 B。补救治疗药物包括两性霉素 B 脂质体、泊沙康唑、伊曲康唑、卡泊芬净或米卡芬净。补救治疗需在明确诊断的情况下进行。伏立康唑初治失败的患者不推荐伊曲康唑作为补救治疗，因作用机制相同可能交叉耐药，而且伊曲康唑的生物利用度不稳定且有毒性。不推荐常规初始联合治疗。但在补救治疗时可联合其他抗真菌药，或联合应用其他类型的抗真菌药。
>
> 此外，应用吡咯类药物进行预防或抑菌治疗的患者如发生侵袭性曲霉菌病，建议改用其他类型的抗真菌药。逆转免疫缺陷状态（如减少糖皮质激素剂量）或粒细胞恢复对侵袭性肺曲霉菌病治疗成功至关重要。咯血是侵袭性肺曲霉菌病的严重并发症，外科切除为清除病灶的唯一方法。
>
> 侵袭性肺曲霉菌病的抗真菌疗程最短为 6～12 周；对免疫缺陷患者，应持续治疗直至病灶消散。其他侵袭性曲霉菌病，如侵袭性鼻窦曲霉菌病、支气管曲霉菌病、中枢神经系统曲霉菌病、心脏曲霉感染、曲霉骨髓炎、曲霉眼部感染等均与侵袭性肺曲霉菌病的抗真菌感染方案相似，某些情况下需辅助外科手术干预。在具有侵袭性曲霉菌病高危因素的患者中，推荐泊沙康唑预防应用。伊曲康唑可能有效，但因耐受性差应用受限。
>
> 2. 过敏性肺曲霉菌病治疗 过敏性支气管肺曲霉菌病的初始治疗为联合应用糖皮质激素和伊曲康唑。伊曲康唑 200mg/d 静脉注射，或 200mg/ 次、2 次 /d、口服。备选治疗包括伏立康唑 200mg/ 次、每 12 小时 1 次，或泊沙康唑 400mg/ 次、2 次 /d。过敏性曲霉菌鼻窦炎轻症患者无须药物治疗，应脱离

接触曲霉孢子环境。有阻塞症状者可内镜下引流。抗真菌治疗首选伊曲康唑。鼻腔局部或全身应用糖皮质激素对部分患者有效。

3. 曲霉球治疗　一般情况下危险性不大，可以不用药物治疗。但有些患者可发生大量或反复咯血。咯血是曲霉球的严重并发症，外科切除可能是清除病灶的唯一方法。建议手术切除，但有一定风险。如曲霉球周围有间质性或实质性损害时，手术死亡率可达 40% 以上。手术加抗真菌治疗，可降低死亡率。伊曲康唑或伏立康唑是补救治疗药物。可服用伊曲康唑，200mg/d，疗程视病情而定。

应用伏立康唑口服治疗 12 周后，患者体温正常，呼吸频率正常，复查血常规、CRP、ESR、真菌 1,3-β-D 葡聚糖均恢复正常，复查肺部 CT，病变部位吸收。

【问题8】　曲霉菌病是如何发生的？
思路　曲霉感染机体后，在体内的发生发展过程如何，发病机制和病理改变如何？

知识点

曲霉菌病发病机制

1. 曲霉是条件致病菌，宿主的免疫反应性与曲霉感染的发生和感染后的临床表现密切相关。曲霉主要通过呼吸道进入人体，以支气管、肺部感染多见。病原菌缓慢生长，仅在少数情况下侵入深部组织。烟曲霉是曲霉中最主要的致病菌，致病性与其分泌某些致病因子有关。烟曲霉可产生一些真菌毒素如烟曲霉素、粘帚霉毒素和烟曲霉酸及内毒素、C 物质等，可通过抑制免疫反应或破坏局部组织促进真菌繁殖。烟曲霉还产生多种胞外酶，包括核酶、磷酸酶、肽酶和蛋白酶，这些酶可以降解大分子物质，为真菌生长提供营养。这些致病因子主要通过扰乱黏膜防御功能、抑制吞噬细胞功能、降低调理作用、促进曲霉与组织黏附发挥作用。

2. 正常情况下，粒细胞和肺泡部巨噬细胞可以抑制曲霉生长并杀死孢子。曲霉孢子直径为 2~5μm，易在空气中悬浮。吸入孢子后可引起曲霉菌病，肺和鼻窦最易受累。依据宿主的免疫状态可产生多种不同的临床类型。在免疫功能正常个体，曲霉可成为过敏原或引起肺或鼻窦的局限性感染；在免疫功能严重受损患者，曲霉可在肺部或鼻窦处大量生长，然后播散至身体其他器官。曲霉孢子可激发宿主的变态反应。IgE 介导的过敏反应引起哮喘；局部的抗原抗体复合物可引起Ⅲ型变态反应，从而导致黏膜炎症；而在慢性病例中见到的肉芽肿性病变则是由Ⅳ型变态反应所致。侵袭性和播散性曲霉菌病仅见于机体免疫功能低下者，慢性肺病、肝病和慢性肾衰竭患者合并曲霉感染的情况较多。机体抗曲霉感染的免疫机制主要依靠吞噬细胞（中性粒细胞、单核细胞、巨噬细胞），任何削弱其功能的医源性措施，如应用糖皮质激素、免疫抑制剂等，都可诱发曲霉菌病。曲菌常存在于肺结核、肺癌等慢性肺部疾患形成的空洞中，菌丝可破坏洞壁及周围组织引起出血、炎症细胞浸润及小血管扩张发展为坏死出血性肺炎，亦可进入肺血管引起小动脉栓塞或血行播散，累及其他脏器。

3. 曲霉菌病的病理组织改变主要呈急性渗出性炎症、脓肿、坏死溃疡及肉芽肿。肺、心、肝、肾等器官充血肿胀、表面可有灰白色大小不等的结节，切面可见化脓性坏死灶，脓肿可见呈放射状或珊瑚状的曲菌菌丝。侵袭性病灶的病理特征是曲霉菌丝大量增生并侵及血管，引起血管梗死、水肿、坏死和出血。

【问题9】　如何预防曲霉菌病？
思路　疾病发生前如何预防至关重要，具体措施如何？
1. 减少曲霉暴露　减少接触曲霉污染的环境，工作场所应戴防护口罩，不吃霉变的花生等食品。
2. 严格消毒　病房空气定期消毒，清理有曲霉生长的日用品时，宜用湿布擦拭，以免曲霉孢子飞扬污染环境。手术器械必须严格消毒，防止霉菌污染。

3．减少各种诱因及预防性治疗　在患者病情允许的情况下，可适当减停免疫抑制剂。合理应用抗生素、糖皮质激素等药物。

（鲍万国）

第三节　隐　球　菌　病

隐球菌病（cryptococcosis）是由隐球菌（主要是新型隐球菌）引起的全身性真菌病。临床上主要侵犯中枢神经系统，也可累及肺、皮肤、骨骼系统和血液等其他器官和部位。中枢神经系统新型隐球菌病的临床特点为慢性或亚急性起病，剧烈头痛，脑膜刺激征阳性，脑脊液压力明显升高，呈浆液性改变。肺新型隐球菌病的临床特点为慢性咳嗽、黏液痰、胸痛等。

隐球菌病的诊疗经过包括以下几点：

（1）详细询问流行病学史，是否有鸽（粪）类接触史。

（2）免疫低下者，尤其是艾滋病患者，患有糖尿病、肾衰竭和肝硬化等基础疾病者易感；但也可发生于无明显免疫缺陷的人群。

（3）仔细询问发热，头痛性质、部位，是否伴随恶心、呕吐，视力、听力、肢体运动障碍。

（4）初诊和治疗过程中详细进行查体，评估是否存在脑膜刺激征、脑神经损害、病理征和神经定位体征很重要。

（5）临床上中枢神经系统隐球菌病最常见，脑脊液呈浆液性改变，涂片检查和培养最有诊断意义，荚膜抗原效价测定可作为诊断和疗效判断指标。

（6）治疗分为诱导期、巩固期和维持期，两性霉素 B 与氟胞嘧啶联合治疗为首选病原治疗方案，氟康唑是维持治疗的首选药物。

（7）要特别重视治疗过程中药物（尤其是两性霉素 B）不良反应的监测、预防和治疗。

【临床关键点】

1．隐球菌病包括浅白隐球菌和罗伦特隐球菌等感染，最重要的是新型隐球菌（cryptococcus neoformans）。新型隐球菌外周的厚壁荚膜是其特征，荚膜多糖为其主要毒力因子，也是重要的诊断分子。

2．有免疫低下因素者易感。有鸽（巢、粪）类接触史者风险增加，但大量患者无明显的免疫低下证据。

3．临床上分为中枢神经系统隐球菌病、肺隐球菌病和皮肤、前列腺、骨隐球菌病等。以中枢神经系统隐球菌性脑膜（脑）炎最常见。尽管隐球菌往往首先从肺侵入，但肺隐球菌病比中枢神经隐球菌病少见。

4．如果仅仅是肺隐球菌病，即使无中枢神经系统症状，也应完成腰椎穿刺术送检脑脊液排除中枢神经系统隐球菌感染。

5．肺隐球菌病多呈自限性经过，或症状轻微，但在艾滋病患者中表现较重，可出现急性呼吸窘迫综合征而死亡。

6．隐球菌性脑膜（脑）炎常亚急性或慢性起病，以头痛、发热、脑膜刺激征为主要表现。头痛最常见且多较剧烈，进行性加重，中至高度发热，颈项强直、布鲁津斯基征及克尼格征常阳性。当病变累及脑实质，可出现意识障碍、抽搐或偏瘫、病理反射。脑神经损害以视神经最常见，听神经、动眼神经、外展神经也常受累。

7．隐球菌性脑膜（脑）炎患者颅内压升高突出（常达 $300\sim600\text{mmH}_2\text{O}$），脑脊液呈浆液性改变，应注意与结核性脑膜（脑）炎鉴别。

8．隐球菌病治疗疗程较长，艾滋病患者可能需要维持治疗更久甚至终身。降低颅内压是减少后遗症、提高患者生活质量的重要环节。

临床病例

患者，男性，31 岁，因"头痛伴发热 18 日，加重 3 日"到急诊就诊。

【问题 1】　该患者病史采集、查体的要点有哪些？

思路　对于发热、头痛并逐渐加重的病例，应考虑到中枢神经系统感染，而且由于其可导致严重结局，

在临床工作中应首先考虑到,予以排除或明确。此时,应特别注意以下问题:

(1)退热后头痛能否消失:单纯高热即可引起头痛,但退热后头痛可明显缓解或消失,而中枢神经系统感染则不缓解或缓解程度小。

(2)起病缓急:中枢神经系统感染中细菌性、病毒性脑膜脑炎等往往起病急,病情进展快,而结核、隐球菌、寄生虫感染所致的往往起病较缓,但也可进展迅速。

(3)颅内高压、脑膜刺激征:有无恶心、呕吐,尤其是喷射性呕吐,有无颈强直及克尼格征、布鲁津斯基征情况等。

(4)脑实质、脑神经受损表现:意识状态改变、抽搐、痉挛、肢体无力、肌张力变化、病理征;视力、听力、眼球运动、是否复视等。

病史记录

患者18日前无明显诱因出现头痛,以前额、眼眶周围明显,伴有头晕,无恶心、呕吐。数日后出现发热并逐渐上升,体温最高约38℃,轻度畏寒,无寒战,发热时头痛加重,伴有视物模糊、重影。自行服用酚咖片可稍好转,但症状反复。12日前咯暗红色血块一次,4～5ml。头痛程度逐渐加重,来诊。

既往史:8个月前曾因"发热、咯血"就诊,当地医院胸部CT提示右肺团块影,考虑"肺部真菌感染"(未能获得病原学结果),经验性给予"氟康唑"静脉滴注抗真菌治疗,症状迅速改善,后改为口服维持,肺部团块影逐渐缩小,半年后复查胸部CT提示肺部病灶基本吸收,遂停药。

查体:体温37.8℃,呼吸17次/min,脉搏85次/min,血压125/78mmHg;神志清楚,对答切题,双侧瞳孔等大等圆,直径为3mm,对光反射灵敏,眼球运动正常,视力、听力粗测正常。全身皮肤、黏膜无皮疹,浅表淋巴结无肿大。颈抵抗,颔胸距1横指。双肺未闻及干湿啰音,心脏、腹部查体无异常。四肢肌力,肌张力正常,生理反射存在,克尼格征、布鲁津斯基征阴性,病理反射未引出。

【问题2】 以上病史和查体结果有何提示?

思路　患者亚急性发病,头痛、发热,进行性加重,伴有视物模糊等表现,支持中枢神经系统感染,而患者很重要的症状——咯血——引出其既往的肺部"真菌"感染病史,且氟康唑治疗有效,高度怀疑真菌中的隐球菌感染。

如果患者仅仅是咯血,而无氟康唑治疗有效这一条,还应特别考虑结核感染的可能。

【问题3】 此刻应想到哪些造成发病的宿主因素?

思路　既然高度怀疑隐球菌感染,首先应想到:①患者是否存在导致免疫力低下的基础疾病或状态,如艾滋病、糖尿病、肝硬化等基础疾病,风湿免疫病,免疫抑制剂使用史,器官移植,恶性肿瘤等;②是否有鸽子、鸽粪及其他鸟类密切接触史。因此,需要仔细询问其流行病学史。

补充病史

流行病学史:起病前饲养鸽子2～3年,否认冶游、静脉吸毒、共用注射器史。

既往史:除上述肺部感染史外,10余年前行阑尾切除术,7～8年前因胃溃疡穿孔行修补术,术中有输血。无其他慢性疾病史,无保健品、免疫抑制剂使用史。

【问题4】 下一步诊疗计划如何?

思路　患者发热、头痛、肺部真菌感染病史、有鸽子长期接触史,高度怀疑隐球菌性脑膜炎,应在完成常规血常规、生化、凝血功能、血细菌真菌培养、HIV抗体等检查的同时,预约头颅MRI、胸部CT(平扫+增强),尽快完成腰椎穿刺术。如果确定隐球菌感染,尽快启动病原治疗。

入院检查

血常规:WBC $8.25×10^9$/L,淋巴细胞百分比20%,中性粒细胞百分比72%,Hb 147g/L,PLT $312×10^9$/L;凝血功能正常;抗HIV抗体阴性。

　　血生化：ALT 32U/L，AST 24U/L，总胆红素 11.2μmol/L，直接胆红素 2.6μmol/L，Na$^+$ 136.5mmol/L，Cl$^-$ 98.7mmol/L，K$^+$ 3.68mmol/L，葡萄糖 5.2mmol/L，尿素 4.1mmol/L，肌酐 83.9μmol/L。

　　T 淋巴细胞亚群：CD4$^+$T 淋巴细胞、CD8$^+$T 淋巴细胞计数和比例均在正常范围内。

　　脑脊液：压力 210mmH$_2$O；脑脊液无色透明，球蛋白定性（Pandy test）（+），无凝块；WBC 56×10^6/L，淋巴细胞百分比 57%，葡萄糖 1.42mmol/L（同步测定指尖血糖：5.2mmol/L），总蛋白 0.55g/L（参考值 0.15～0.4g/L）。

　　脑脊液墨汁染色找隐球菌 38 000 个 /ml；隐球菌荚膜多糖抗原阳性；结核分枝杆菌抗体阴性。

　　脑脊液涂片革兰氏染色未见明确细菌；抗酸染色未见分枝杆菌；细菌、真菌培养结果未回报。

　　胸部 CT 平扫：右肺中叶可见多个类圆形低密度区，考虑炎症。

　　头颅 MRI（图 4-3-1）：双侧额叶可见少许斑片状长 T$_1$ 长 T$_2$ 异常信号影，T$_2$-FLAIR 呈稍高信号，边界尚清。增强扫描见脑沟、脑裂内血管影增多。双侧小脑幕增厚，增强扫描呈轻度强化。脑室不大，脑沟、脑裂、脑池未见异常，中线结构居中。考虑：脑膜炎；双侧额叶少许变性灶。

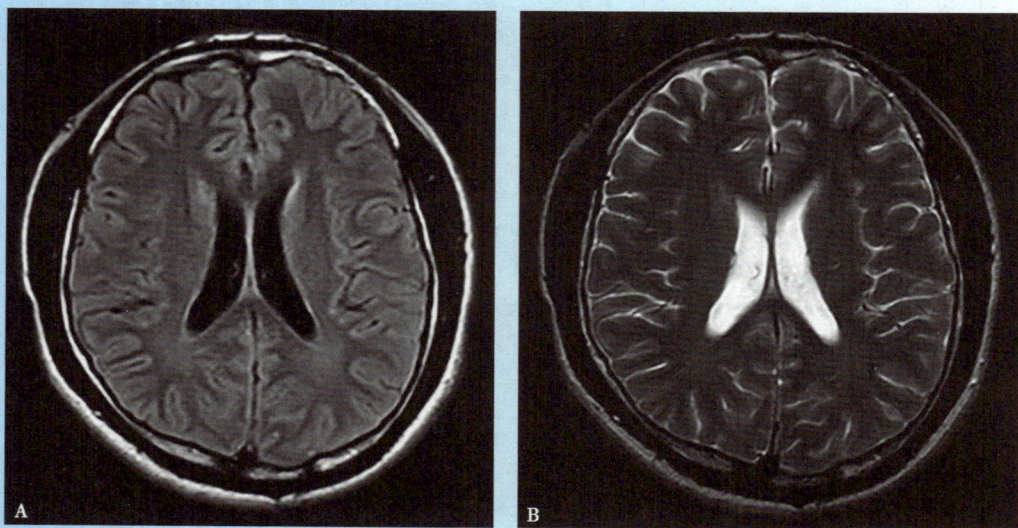

图 4-3-1　患者入院首次头颅 MRI
A. T$_1$ 加权；B. T$_2$ 加权。

【问题 5】　目前诊断如何？

　　思路　患者有发热、头痛、中枢神经系统表现，脑脊液压力明显升高，白细胞和蛋白轻度升高，糖降低，呈浆液性改变，而墨汁染色见到典型的隐球菌，隐球菌性脑膜炎诊断基本明确。最终确诊最好有血液或脑脊液培养结果支持。

　　知识点

　　尽管艾滋病患者更容易感染隐球菌，隐球菌患者感染艾滋病的比例较高，也常常合并基础疾病，或者有使用免疫抑制剂的病史，但临床中，仍然有大量的患者并无明显的免疫低下（至少常规方法未能检测到）。

　　尽管鸽子、鸽粪接触史对隐球菌感染非常重要，但临床中大量患者也无鸽子或鸽粪密切接触史。

　　因此，不能因为患者没有这些情况而排除隐球菌感染的可能性。

　　知识点

隐球菌的血清学诊断

　　临床上最常用的是检测隐球菌荚膜抗原，方法有乳胶凝集试验（latex agglutination test，LA）、酶联免疫分析法（enzyme immunoassay，EIA）及侧流免疫层析法（lateral flow immunoassay，LFA）等。

1. LA　可以检测血清、脑脊液、胸腔积液及肺泡灌洗液等体液标本中的隐球菌荚膜多糖抗原。其敏感性和特异性均高于墨汁染色和真菌培养，99%中枢神经系统隐球菌感染者为阳性，90%非中枢神经系统（肺、肾）隐球菌感染者为阳性。但其可在荚膜多糖抗原过高时出现前带现象，需稀释后再测。类风湿因子阳性、HIV感染、结核性脑膜炎、系统性红斑狼疮、毛孢子菌感染可出现假阳性。

2. LFA　又称"金标法""胶体金免疫层析法"，其可用于定性、半定量检测血清、脑脊液、中段尿中隐球菌荚膜多糖抗原，操作简单、报告快速。研究结果显示检测血液标本敏感性可达100%，检测尿液标本的敏感性也可达70.7%～92.0%。

隐球菌荚膜多糖抗原阳性提示感染，效价高低提示疾病严重程度，因此，其可作为诊断和疗效判断的重要指标。但其转阴与否不可作为治愈指标。

2018年WHO指南推荐在腰椎穿刺获得脑脊液后，应首选隐球菌抗原检测，其次是墨汁染色来诊断隐球菌性脑膜（脑）炎。

【问题6】　肺部病灶如何解释？如何与本次发病联系起来？

思路　患者8个月前有肺部团块影，伴有咯血，和本次症状相同，经氟康唑治疗后症状迅速好转，且病灶缩小，符合真菌感染，结合鸽子接触史及本次发病情况，考虑肺隐球菌病。

本次在停用氟康唑一月余后，出现中枢神经系统症状，并再次咯血，考虑患者治疗疗程不够，肺部病变治疗不彻底，停药后，潜伏在病灶中的隐球菌再次繁殖，侵入血流并进入中枢神经系统繁殖而致病。

因此患者的诊断为隐球菌病：隐球菌性脑膜炎、肺隐球菌病。

知识点

为何中枢神经系统隐球菌病比肺隐球菌病常见？

尽管新型隐球菌往往首先从肺侵入，但肺隐球菌病常常无明显症状，或症状较轻，尤其在免疫力"正常"（无可见的免疫缺陷）的患者中。而隐球菌通过血流或其他方式侵入中枢神经系统后，由于以下原因，似乎更易存于颅内并繁殖、致病。

（1）脑脊液中缺乏补体、可溶性抗隐球菌因子（在血清中则存在）。

（2）脑组织中缺乏对抗新型隐球菌的炎症细胞，同时具有高浓度的儿茶酚胺介质，通过酚氧化酶系统为新型隐球菌提供黑色素，促进新型隐球菌的生长。

因此，尽管新型隐球菌往往首先从肺侵入，但肺新型隐球菌病比中枢神经新型隐球菌病少见。

知识点

对于无任何中枢表现的肺隐球菌病患者，为何仍然要进行腰椎穿刺检查？

中枢神经系统隐球菌病起病较缓，但危害更大，且治疗疗程更长、强度更高。对于初次诊断的肺隐球菌病患者，隐球菌可能已经侵入颅内，但尚无症状，若不对其进行诊断和合理治疗，可导致严重后果。因此，对于肺隐球菌病患者，即使无中枢神经系统症状，也应行腰椎穿刺脑脊液检查以排除中枢神经系统隐球菌病。

【问题7】　治疗方案如何？

思路　鉴于两性霉素B副作用较多，患者之前氟康唑敏感，治疗方案如下：

（1）抗真菌，氟康唑（0.8g，静脉滴注，每日1次）联合5-氟胞嘧啶（5-FC，1.5g，口服，每日4次）。

（2）脱水、降颅内压，20%甘露醇250ml，静脉滴注，每8小时1次。

（3）支持治疗，补钾，适当补充营养，适当退热处理。

知识点

何时启动 HIV 感染者的抗逆转录病毒治疗？

确诊中枢神经系统隐球菌病后立即抗真菌治疗，并同时启动抗逆转录病毒治疗（ART），可能引起免疫重建炎症综合征，从而增加患者（包括成人、青少年、儿童）死亡率，因此，应该在抗真菌治疗开始后的 4～6 周才启动 ART。

知识点

两性霉素 B 用药注意事项

两性霉素 B 目前为治疗隐球菌病的首选药物。该药口服极少吸收，肌内注射局部刺激大，故必须采用静脉缓滴。该药易氧化，应新鲜配制和避光使用。成人开始的剂量每日为 0.5～1mg，加入 5%～10% 葡萄糖液 500ml 内静脉缓慢滴注，滴注时间 6～8 小时。逐渐加量至治疗量 [0.7mg～1mg/(kg·d)]。我国患者常难以耐受高剂量方案，而研究显示低剂量方案疗效和安全性良好，因此，对于非 HIV 感染患者，常使用 0.5～0.7mg/(kg·d) 的治疗剂量。疗程一般需 3 个月以上。

主要不良反应包括：寒战、发热、头痛，食欲不振、恶心、呕吐，静脉炎，顽固性低血钾，肾功能损害，贫血和肝、肾功能损害等，必须严密监测血清电解质、肝肾功能和骨髓功能。孕妇禁用。

此外，两性霉素 B 和氟康唑，如无禁忌证，都应联合 5-FC。

【问题8】 如何评估疗效？

思路 隐球菌性脑膜炎的疗效评估包括：

（1）症状、体征改善情况：体温变化，头痛程度、持续时间，呕吐频次，意识状态，颏胸距，脑膜刺激征，病理征等。

（2）脑脊液改变：压力变化、细胞、糖、氯化物、蛋白水平，尤其重要的是荚膜多糖抗原（效价），隐球菌计数，隐球菌培养等。

知识点

腰椎穿刺检查的时机、频次

为明确诊断：在排除禁忌证的情况下尽快完成。

为判断疗效：根据病情 1～3 周，病情变化或好转不如预期时，可提早安排。

为降低颅内压，行治疗性腰椎穿刺放液：放液降压目标为使颅内压降至 200mmH$_2$O 以下，如果治疗前颅内压太高，则降至基础颅内压的一半左右。每次放液量最好为 10～20ml。可每日进行，放液应缓慢，或行脑脊液引流，直至症状缓解或脑脊液压力至少连续两日以上处于正常水平。

治疗转归

入院第 3 日血培养和脑脊液培养：新型隐球菌，对氟康唑、两性霉素 B、5-FC、伏立康唑敏感。

继续上述方案治疗，患者体温在 10 日内降至正常，头痛逐渐缓解，但在增加脱水频次和剂量下，颅内压仍高（430～730mmH$_2$O）；脑脊液常规、生化结果逐渐好转，脑脊液白细胞、蛋白逐渐下降，脑脊液培养在治疗 1 个月后转为阴性，隐球菌计数逐渐下降（由 38 000 个/ml 降至 170 个/ml）。

入院 3 个月后，复查胸部 CT 提示：右肺中叶炎性实变影范围较前增大（图 4-3-2A、B、C），同时脑脊液隐球菌计数无进一步下降。治疗方案调整为氟康唑 0.8g 静脉滴注每日 1 次 +5-FC 1.5g 每日 4 次 + 两性霉素 B

（小剂量逐渐加量至 35mg 静脉滴注每日 1 次）。

　　该方案治疗过程中，患者症状基本消失，生活如常，颅内压压力较前降低（180～280mmH$_2$O），脑脊液常规、生化基本正常。但隐球菌计数无明显下降。

　　入院 6 个月后（三联方案治疗 3 个月后）脑脊液隐球菌计数出现进行性上升（6 825 个 /ml）。随后停用氟康唑，保留两性霉素 B+5-FC，前者逐渐加量至 45mg/d，脑脊液隐球菌计数在 2 个月后最低减少至 17～36 个 /ml，但随后 2 个月内仍波动于 2 500～3 500 个 /ml。治疗后 3 个月复查胸部 CT 提示：右肺中叶可见斑片状实变影，边缘模糊，范围较前扩大，增强扫描可见明显强化，见扩张支气管影（图 4-3-2D）。

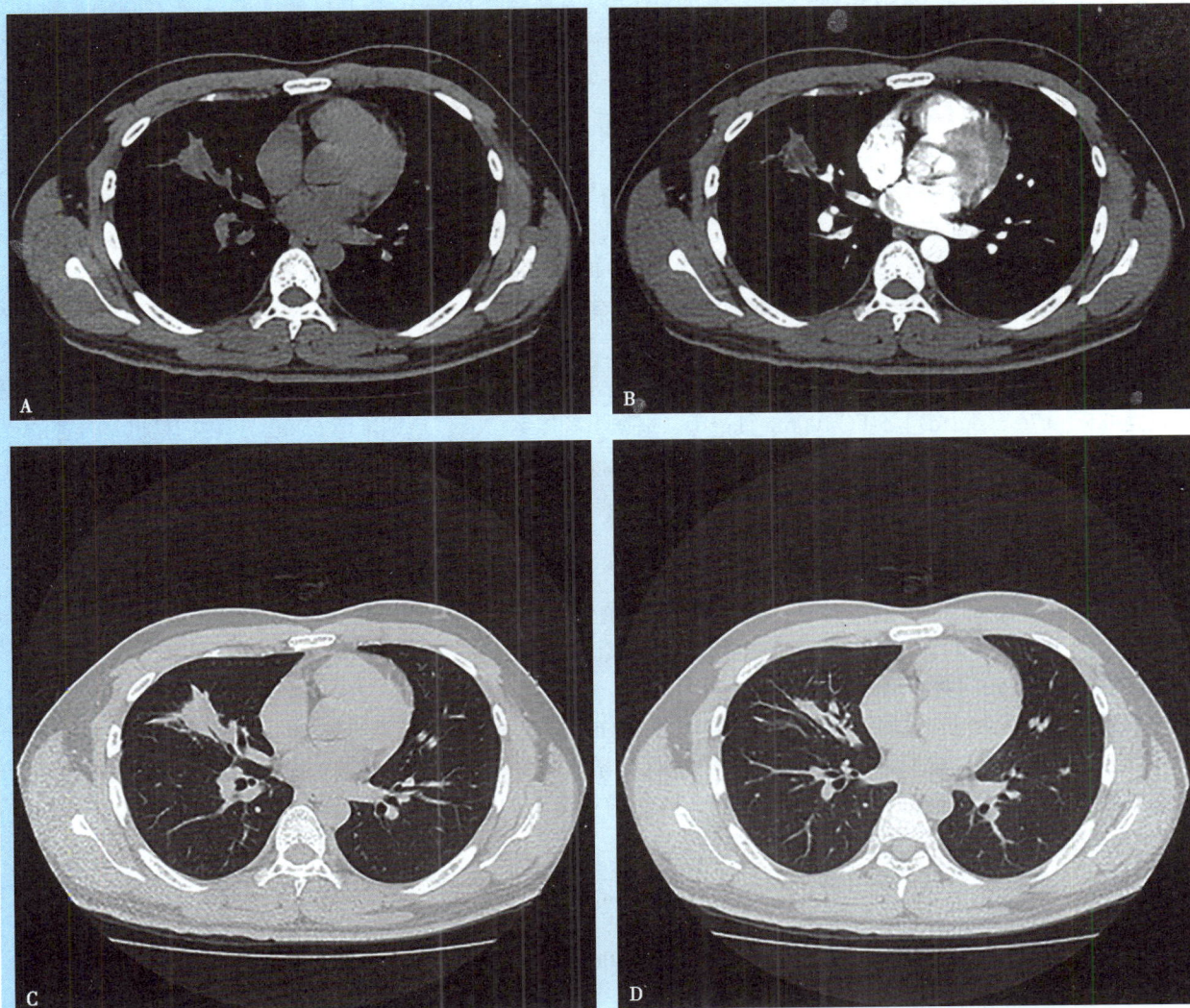

图 4-3-2　治疗 3 个月后复查胸部 CT 图像
A. 平扫；B. 增强扫描；C、D. 肺窗。

【问题 9】　此时应首先考虑哪些问题？

　　思路　隐球菌计数是否准确？

　　患者在临床症状明显好转至行动基本如常的情况下，脑脊液隐球菌计数反复波动，首先应确认隐球菌计数的准确性：检查标本处理流程是否改变（脑脊液是否都是经过离心、取沉渣、再定量至 1ml 进行涂片检查），检查者是否更换，是否有第二位检查者核实，计数方法是否更改或发生错误，有无可能将墨汁染色涂片中的气泡误认为隐球菌等。

　　经与实验室（细菌室）沟通，主管医师自己阅片、计数后，确认计数准确无误。

【问题 10】 抗真菌方案是否合理?

思路 抗真菌方案分阶段阐述如下:

第一阶段:氟康唑 0.8g 静脉滴注每日 1 次 +5-FC 1.5g 每日 4 次,疗程 12 周。患者曾经使用氟康唑治疗肺部隐球菌半年余,从患者的症状和病史中的肺部病变好转吸收来看,氟康唑应为敏感药物,且本次入院时的药敏试验也提示其敏感,联合不同作用靶点的 5-FC 是合理的,之所以不选择以两性霉素 B 为基础的联合方案是患者有安全且敏感的氟康唑可供选择。

第二阶段:氟康唑 0.8g 静脉滴注每日 1 次 + 两性霉素 B(小剂量逐渐加量至 35mg 静脉滴注每日 1 次)+5-FC 1.5g 每日 4 次,疗程 12 周。有学者认为氟康唑和两性霉素 B 可能存在拮抗作用。理由是前者通过高度选择性地抑制真菌细胞色素 P450 甾醇 C-14-α 脱甲基作用,使真菌内的 14-α- 甲基甾醇堆积,从而抑制真菌细胞膜上麦角固醇的生物合成,抑制真菌的繁殖和生长;而后者通过与真菌细胞的麦角固醇结合,导致细胞膜受损,通透性提高,细胞内物质外逸而杀菌。因此,似乎两者存在一定冲突,但临床实践中,并无证据显示两者存在干扰或拮抗作用。而且两者之一作用于麦角固醇生成,另一作用于已经生成的麦角固醇,似乎效果应该是相加而非拮抗或干扰。

第三阶段:两性霉素 B 45mg 静脉滴注每日 1 次 + 5-FC 1.5g 每日 4 次,疗程 16 周。患者之前的三联方案治疗效果欠佳,且随后隐球菌计数出现反跳,不排除患者长期使用氟康唑,出现耐药,停用氟康唑的理由合理。而两性霉素 B 耐药较少见(患者入院后一个月即无法再培养到隐球菌,无法做药敏试验),但不排除其敏感性下降,此时保留两性霉素 B 并增加剂量的方案合理。

【问题 11】 剂量、疗程是否足够?

思路 1 关于剂量。氟康唑治疗剂量 $0.6\sim0.8g/d$,普通两性霉素 B 治疗剂量为 $0.5\sim1mg/(kg\cdot d)$[我国常用剂量 $0.5\sim0.7mg/(kg\cdot d)$],5-FC $100mg/(kg\cdot d)$。根据患者体重(70kg,后期降至 65kg),药物剂量也是合理的。

思路 2 关于疗程。非艾滋病隐球菌性脑膜炎的标准治疗为诱导治疗 4 周以上,巩固治疗 8 周,随后维持治疗 $6\sim12$ 个月,但长者可达 $1\sim2$ 年甚至更长。本例患者三个阶段治疗时间均长达 $12\sim16$ 周,疗程足够,但均表现为早期效果尚可,随后效果减弱。

思路 3 关于耐药。理想状态下,此时应该进行药敏试验来指导用药。但该患者入院一个月后,尽管脑脊液能找到隐球菌,但脑脊液培养一直阴性(与使用抗生素有关),无法得到药敏试验结果。只能推论,其可能对氟康唑中介甚至耐药,如前所述,可能对两性霉素 B 敏感性也降低。

【问题 12】 如何调整治疗方案?

思路 本例应为难治性病例,其与美国感染病学会(IDSA)指南中持续感染的概念类似。可考虑的方案如下:

(1)进一步增加两性霉素 B 剂量。但普通两性霉素 B 不良反应多且较重,大多数患者无法耐受 40mg 以上的维持剂量,该患者能维持 45mg/d 的剂量,已颇为难得。本例曾经尝试进一步增加剂量,但患者无法耐受(出现顽固性低钾血症、ALT 和 AST 升高)。

(2)采用两性霉素 B 鞘内注射。但可能引起化学性脑膜炎、蛛网膜粘连、休克等严重不良反应,临床已经较少使用,患者本人也表示拒绝。

(3)改为两性霉素 B 脂质体。剂量可达 $120\sim180mg/d$[$3\sim4mg/(kg\cdot d)$],有望显效;但价格昂贵,且当时无法获得药物。

(4)更高剂量的氟康唑($800\sim1\,200mg/d$)。研究显示低剂量($<400mg/d$)氟康唑疗效欠佳,应采用高剂量($600\sim800mg/d$)治疗,甚至更高剂量($800\sim1\,200mg/d$)。但患者体内隐球菌可能已经对氟康唑耐药,治疗失败风险较高。

(5)改为伏立康唑 +5-FC。伏立康唑对隐球菌也有作用,可作为二线药物,且有口服制剂,尤其是患者一般情况很好,方便患者带药出院维持治疗。

知识点

隐球菌持续感染和感染复发

美国感染病学会(IDSA)指南中提到隐球菌持续感染和感染复发的概念。持续感染是指在有效抗

真菌药物及有效剂量、抗真菌治疗 4 周后脑脊液隐球菌培养持续阳性；感染复发是指治疗后脑脊液培养曾转阴，但再次出现培养阳性，且感染症状和体征消失后再现。

持续感染常见原因：初始治疗强度不足、氟康唑耐药、抗真菌药物不能有效到达感染部位（脑实质炎症、隐球菌瘤）。

感染复发常见原因：氟康唑耐药、患者依从性差（停药）、潜伏体内的菌体再次播散。

氟康唑耐药常见原因：诱导期单药方案、剂量偏低、隐球菌本身突变进化等，前二者最为重要；可导致持续感染和感染复发。

最终治疗方案及转归

抗真菌方案：伏立康唑 0.2g 每 12 小时 1 次 +5-FC 1.5g 每日 3 次口服带药出院，每月返院复查腰椎穿刺。

1 个月后复查：胸部 CT 显示，右肺中叶炎性实变影较前缩小，密度减低。脑脊液压力 175mmH$_2$O，常规生化基本正常，隐球菌计数 905 个 /ml。

2 个月后复查：脑脊液压力 130mmH$_2$O，常规生化基本正常，隐球菌计数 372 个 /ml。

3 个月后复查：脑脊液压力 150mmH$_2$O，常规生化基本正常，隐球菌计数 274 个 /ml。

4 个月后复查：脑脊液压力 100mmH$_2$O，常规生化基本正常，隐球菌计数 200 个 /ml。胸部 CT：右肺中叶结节较前进一步缩小。

12 个月后复查：脑脊液压力 110mmH$_2$O，常规生化基本正常，隐球菌计数 0 个 /ml。胸部 CT：右肺中叶炎性病变基本消失，少许纤维灶。头颅 MRI：双侧额叶可见少许斑点状长 T$_1$ 长 T$_2$ 信号影，T$_2$ 呈稍高信号，边界尚清，无强化，较前变化不大。余脑实质内未见异常信号影。增强扫描见脑沟、脑裂内血管影较前减少，脑膜强化较前减轻。双侧小脑幕稍增厚，增强扫描呈轻度强化，较前改善。脑室不大，脑沟、脑裂、脑池未见异常，中线结构居中。结论：脑膜炎，较前减轻；双侧额叶少许缺血变性灶，同前。

15 个月后复查：脑脊液压力 125mmH$_2$O，常规生化基本正常，隐球菌计数 0 个 /ml。

18 个月后复查：胸部 CT 显示，右肺中叶少许纤维灶。脑脊液压力 110mmH$_2$O，常规生化基本正常，隐球菌计数 0 个 /ml。

治疗前后头颅 MRI 对比（图 4-3-3）：治疗后脑膜增厚减轻，脑水肿减轻，沟回更清晰（图 4-3-3B、F），增强扫描脑膜强化减弱，血管影减少（图 4-3-3D）。

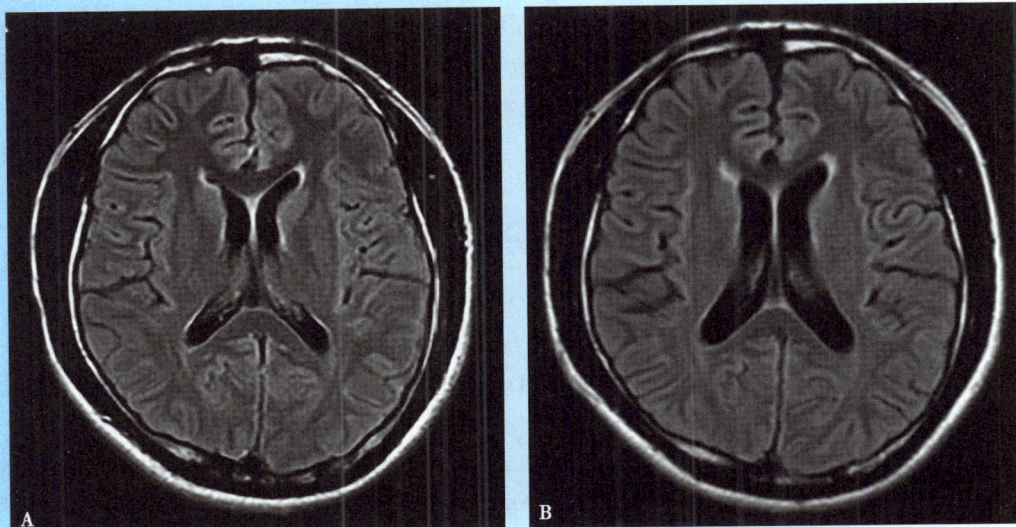

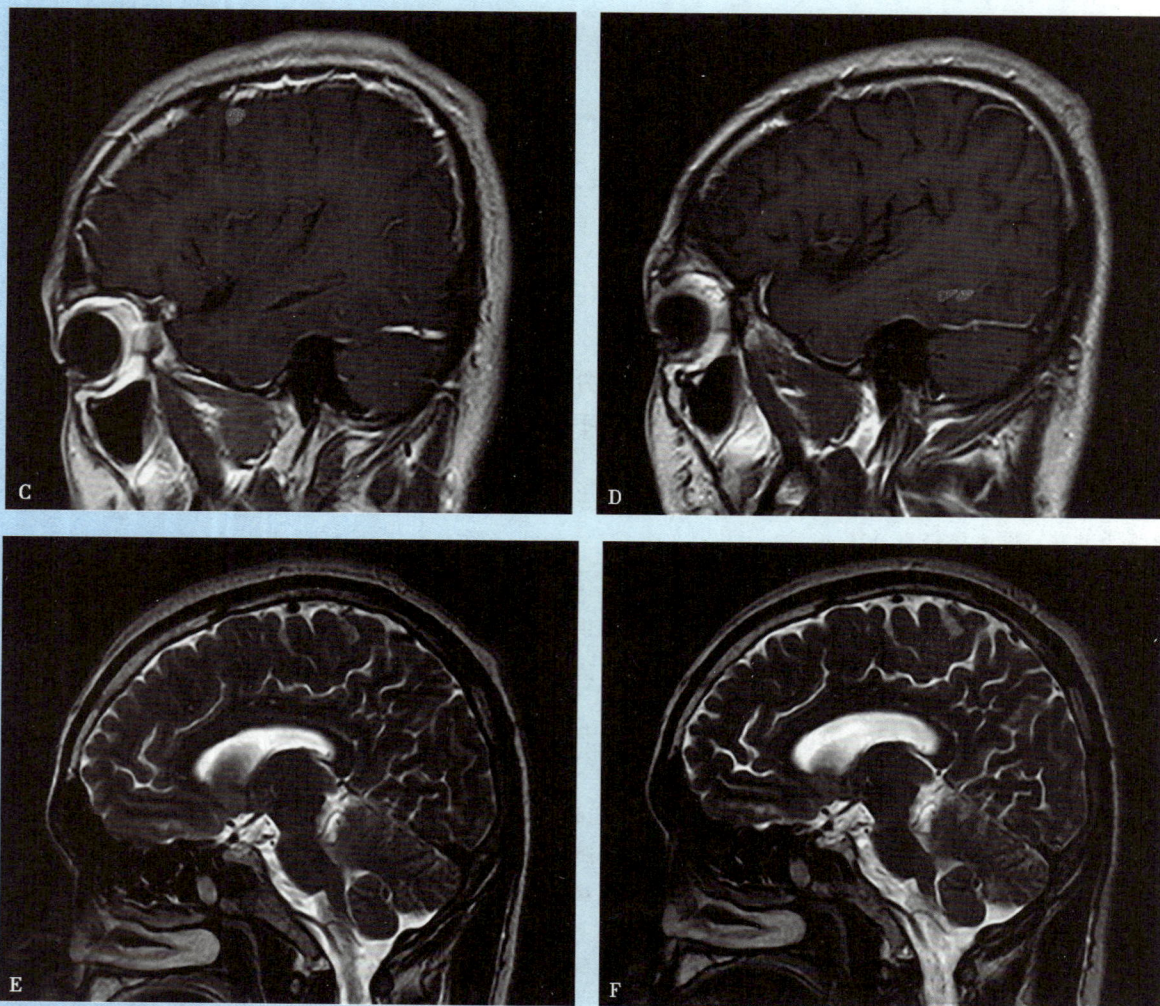

图 4-3-3　治疗前后头颅 MRI 对比
A、C、E. 入院时；B、D、F. 治疗后。

【问题 13】　隐球菌病患者的家属是否需要防护或处理以避免被感染？

思路　虽然隐球菌通过气溶胶（呼吸道）和接触（破损皮肤或黏膜）而传播，但正常人往往有一定抵抗力。尚未证实动物 - 人或人 - 人直接传播，患者作为传染源的意义不大，因此患者家属一般无须特殊防护或进行预防性治疗。目前也无隐球菌疫苗可供使用。

隐球菌性脑膜炎（病例）

（高志良）

推荐阅读资料

[1] 李兰娟，任红. 传染病学. 9 版. 北京：人民卫生出版社，2018.

[2] 刘正印，王贵强，朱利平，等. 隐球菌性脑膜炎诊治专家共识. 中华内科杂志，2018，57（5）：317-323.

[3] MANDELL G, BENNETT J, DOLIN R, et al. Mandell, Douglas & Bennett's principles & practice infectious diseases, 8th ed. Clinical Infectious Diseases, 2010, 51（5）：636-637.

[4] PERFECT J R, DISMUKES W E, DROMER F, et al. Clinical practice guidelines for the management of cryptococcal disease: 2010 update by the infectious diseases society of America. Clin Infect Dis, 2010, 50（3）：291-322.

第五章 钩端螺旋体病

钩端螺旋体病（leptospirosis，简称钩体病）是由致病性钩端螺旋体（leptospira，简称钩体）引起的一种急性全身感染性疾病，属自然疫源性疾病，鼠类和猪是主要传染源，经皮肤或黏膜接触含钩体的疫水而感染。主要临床表现有急起高热、全身酸痛、乏力、结膜充血、腓肠肌压痛、浅表淋巴结肿大等，轻型似感冒，重型病例可有明显的肝、肾、中枢神经系统损害和肺弥漫性出血，严重者可导致死亡。

> **知识点**
>
> 致病性钩体属密螺旋体，一般长 $6\sim10\mu m$，宽 $0.1\sim0.2\mu m$，其一端或两端常弯曲成钩状，圆柱形，螺旋盘绕，有 $12\sim18$ 个螺旋，规则而紧密，状如未拉开的弹簧表带样。钩体运动活泼，沿长轴旋转运动，菌体中央部分较僵直，两端柔软，有较强的穿透力。暗视野显微镜下钩体形状（图 5-0-1）。
>
>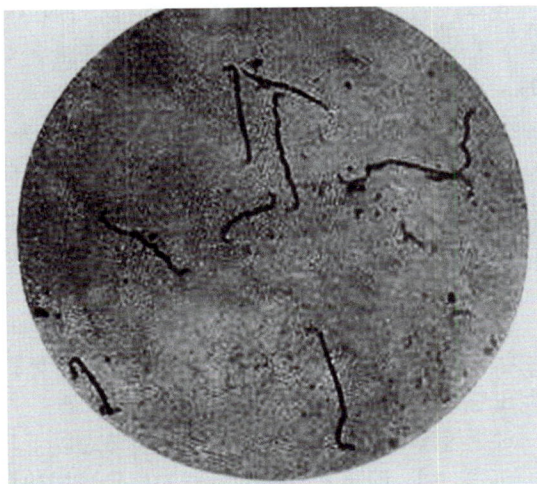
>
> 图 5-0-1 暗视野显微镜下钩体形状

钩体病的诊疗经过通常应包括以下环节：

（1）详细询问流行病学史，如当地有无钩体病流行，有无下田劳动史。

（2）详细询问发热及相关伴随症状和其他相关病史。

（3）查体时重点关注有无眼结膜充血、腓肠肌触痛、腹股沟淋巴结肿大，以及有助于判断病情严重程度的其他情况，如血压、脉搏、神志、肺部啰音等。

（4）针对疑似的患者检查血常规、尿常规及肝肾功能、电解质、心电图、X 线胸片、肝胆脾超声，及时了解各脏器的功能及病变情况，钩体特异性显微凝集试验有助于明确诊断。

（5）结合当地流行病学资料及患者的临床资料，尽早对本病的诊断及鉴别诊断作出临床判断。

（6）选择病原治疗及其他综合治疗方案。

（7）注意病情观察，预防和尽早发现并发症并及时处理。

【临床关键点】

1. 仔细询问流行病学史，如当地有无本病流行，患者病前 1 个月内有无下田劳动及其他野外活动史，患者日常生活及劳动范围内鼠类活动情况等，可以为临床医师提供有意义的诊断线索。

2. 仔细询问发热的热程、热型、最高体温、起病缓急及伴随症状，注意有无明显畏寒、寒战、肌肉酸痛、乏力尤其是双下肢软弱等，为钩体病临床诊断提供线索。了解患者有无咳嗽、咳血痰甚至咯血情况及有无心慌、气促，有无剧烈头痛、呕吐、神志意识障碍等情况，警惕各种钩体病并发症的发生。

3. 仔细查体，了解有无眼结膜充血、腹股沟淋巴结肿大、腓肠肌压痛等钩体病特征性的体征，对钩体病的临床诊断意义重大。监测体温、脉搏、呼吸、血压、尿量，注意心率、肺部啰音及其变化情况，注意有无黄疸、脑膜刺激征及病理征，有助于及时发现钩体病的各种严重并发症，如肺出血、肝肾衰竭及脑膜炎等。

4. 血常规、尿常规、肝肾功能、心肌酶学检测对钩体病临床诊断有重要价值，如血常规提示白细胞及中性粒细胞轻度升高，尿常规出现蛋白质（+～++）及红细胞、白细胞及管型等，同时出现不同程度的肝、肾功能损害，结合钩体血症症状需考虑钩体病的可能性。

5. 显微凝集试验如凝集效价≥1：400，或早、晚期两份血清比较，效价增加 4 倍及以上对钩体病有辅助诊断价值。

6. 钩体病治疗关键是早发现、早休息、早治疗。病原治疗首选青霉素，重症病例的治疗需根据并发症及其病情严重程度采取不同的综合治疗措施。

临床病例

患者，女性，34 岁，农民，突起畏寒发热 10 日，于 7 月 10 日来门诊就诊。

患者 10 日前不明原因突起发热，体温最高达 40.5℃，伴畏寒、寒战、头痛、食欲减退、全身肌肉酸痛，乏力明显，不能下地行走，近 2 日咳嗽、痰中带血，无腹痛、腹泻，大便正常，小便色黄，无尿频、尿急、尿痛等症状。

查体：体温 39.5℃，脉搏 118 次 /min，呼吸 35 次 /min，血压 128/86mmHg。面色苍白，轻度黄疸，双眼结膜明显充血。心率 118 次 /min，律齐，无杂音，双肺可闻及大量湿啰音。腹软，无压痛。双腹股沟可扪及数个肿大淋巴结，如核桃大小，压痛明显，双侧腓肠肌触痛。

检查结果：外周血 WBC $12×10^9$/L，中性粒细胞百分比 87%，Hb 125g/L，PLT $137×10^9$/L。尿常规：尿蛋白（++）/ml，WBC（+）/HP，RBC（++）/HP。肝功能：ALT 350U/L，AST 733U/L，总胆红素 64μmol/L，直接胆红素 32μmol/L。肾功能：尿素 16mmol/L，肌酐 162μmol/L。心肌酶学：LDH 1 250U/L，CK 470U/L，CK-MB 156U/L。X 线胸片：双肺中下肺野可见斑片状密度增高阴影。肝胆超声正常。

获得初步的临床资料后，可以明确患者有如下临床特征：①起病突然，短程发热（热程 10 日）；②毒血症症状明显（畏寒、寒战、头痛、食欲减退、全身肌肉酸痛、乏力）；③外周血白细胞及中性粒细胞轻度升高；④存在心、肺、肝、肾等多器官受损的表现。

对于该患者，临床医师下一步需要考虑以下几个相关问题。

【问题 1】 该患者发热的性质为感染性发热还是非感染性发热？

思路 如考虑感染性发热，是全身感染还是局灶感染？感染部位在哪里？感染的病原体是什么？如考虑非感染性发热，考虑是哪一类非感染性疾病？是血液系统疾病、结缔组织疾病，还是肿瘤？

该患者为短程发热，起病突然，毒血症症状明显，外周血白细胞及中性粒细胞均明显升高，考虑感染性发热可能性较大。

【问题 2】 全身感染还是局灶感染？

思路 1 一般来说，局灶感染患者全身毒血症症状较轻，通常存在某个局部器官或系统的特殊症状和体征，如肺部感染患者通常表现为咳嗽、咳痰、肺部干湿啰音；泌尿系统感染者多表现为尿频、尿急、尿痛；肠道感染常伴有腹痛、腹泻、里急后重；胆道感染者多出现阵发性腹痛、黄疸、墨菲征阳性等。

思路 2 全身感染者通常毒血症症状较重，并出现多个器官系统受累的表现。该患者起病后表现为严重的全身感染中毒症状，并出现了心、肺、肝、肾等多器官受损的表现，而不仅仅是局限于某一器官或系统受累。因此，考虑全身感染的可能性较大。

【问题 3】 该患者最有可能的感染性疾病是什么？

思路 该患者发病初期有畏寒、高热、全身肌肉酸痛，乏力明显甚至不能下地行走，查体时发现眼结膜明显充血、腓肠肌压痛、腹股沟淋巴结肿大。外周血白细胞明显升高，存在心、肺、肝、肾多器官受损的表现。需高度怀疑"钩体病"可能。

【问题 4】 流行病学资料对钩体病临床诊断的重要性。

思路 钩体病是具有传染性的感染性疾病，流行病学资料非常重要，明确的流行病学史是疑似诊断的重要依据。对于该患者需询问：①当地是否有类似病例；②病前 1 个月内有无下田劳动及其他野外活动史；③患者日常生活及劳动范围内鼠类活动情况等。

流行病学资料

患者生活在县郊,当地卫生条件较差,老鼠较多,病前20日曾下田参加"双抢"。同村3人患类似疾病,在县人民医院诊断为"钩体病"。

结合患者的临床资料及流行病学资料,临床诊断钩体病基本成立。

【问题5】 **还有哪些实验室检查有助于钩体病临床诊断?**

思路

(1)病原学检查

1)暗视野镜检法:第1周取患者血液,有脑膜炎者取脑脊液;第2周取尿。离心后收集菌液,行暗视野检查或用Fontana镀银法染色;或甲苯胺染色后,在暗视野显微镜下直接观察,可见明亮透明、纤细、两端弯曲成钩状的钩体。钩体以长轴为中心,作扭转运动。

2)分离培养:将标本接种到Korthodf培养基,pH 7.2～7.4,加入10%的灭活兔血清,28℃下培养2～4周,每隔1周暗视野显微镜检查1次。钩体生长缓慢,在暗视野显微镜下,1个月内能观察到钩体,说明标本阳性;继续观察1个半月左右,还不能培养出钩体,说明标本阴性。阳性标本还需继续用血清学方法鉴别其群和型。阳性率为30%～50%。

(2)血清学检查:取早、晚双份血清,分别查抗原、抗体。

1)显微镜凝集试验:显微凝集试验简称显凝试验,是指用钩端螺旋体标准株或者当地流行菌株的活体做特异性抗原,分别与患者不同稀释度的血清混合,然后在暗视野显微镜下检查,如血清中存在特异性抗体,即可见到钩体被凝集。一般在病后1周出现阳性,15～20日达高峰。1次凝集效价>1:400,或恢复期血清比早期抗体效价升高4倍或4倍以上,即有诊断意义。此方法是目前国内最常用的钩体血清学诊断方法。

2)补体结合试验:测定属特异性抗体。效价达1:20及以上有诊断价值。抗体在病后2～3日即可查出,可协助早期诊断。

3)间接凝集试验:检测特异性抗体,可用钩体抗原致敏绵羊红细胞、炭末、乳胶等载体进行凝集试验。近年用钩体抗体致敏乳胶进行反向乳胶凝集试验,于病初3日内可查出钩体抗原,有早期诊断价值。

(3)核酸检测:PCR检测是诊断钩体感染的快速、敏感、特异的方法,尤其是在发病开始的最初几日。

知识点

钩体病诊断标准

疑似病例:

1. 发热+流行病学史+肌痛。
2. 发热+流行病学史+乏力。

临床诊断病例:

1. 发热+流行病学史+肌痛+眼结膜充血。
2. 发热+流行病学史+肌痛+腓肠肌压痛。
3. 发热+流行病学史+肌痛+淋巴结肿大。
4. 发热+流行病学史+乏力+眼结膜充血。
5. 发热+流行病学史+乏力+腓肠肌压痛。
6. 发热+流行病学史+乏力+淋巴结肿大。

确诊病例:

1. 发热+流行病学史+肌痛+从血液或脑脊液或尿液分离到钩体。
2. 发热+流行病学史+肌痛+从血液或尿液或脑脊液检测到钩体核酸。
3. 发热+流行病学史+肌痛+患者恢复期血清比早期血清抗钩体抗体效价升高4倍或4倍以上。
4. 发热+流行病学史+乏力+从血液或脑脊液或尿液分离到钩体。
5. 发热+流行病学史+乏力+从血液或尿液或脑脊液检测到钩体核酸。
6. 发热+流行病学史+乏力+患者恢复期血清比早期血清抗钩体抗体效价升高4倍或4倍以上。

【问题 6】 根据患者的临床症状、体征及实验室检查结果，分析该患者属于钩体病的哪一型？目前处于该病的哪一期？

思路　钩体病的临床过程可分为早期、中期和后期三个不同阶段。

1. 早期（钩体血症期）　起病后 3 日内，为钩体败血症阶段，主要表现为急起发热，伴畏寒或寒战，体温达 39℃，头痛、全身乏力、眼结膜充血、腓肠肌压痛、全身表浅淋巴结肿大。

2. 中期（器官损伤期）　起病后 3~14 日，此期患者在经过了钩体败血症期之后，出现器官损伤表现，如咯血、肺弥漫性出血、黄疸、皮肤黏膜广泛出血、蛋白尿、血尿、管型尿和肾功能不全及脑膜炎等。此期的临床表现是钩体病临床分型的主要依据。

（1）流感伤寒型：多数患者以全身毒血症症状为特征。起病急骤，畏寒，发热（体温 38~39℃），头痛，眼结膜充血，全身肌痛尤以腓肠肌为显著，并有鼻塞、咽痛、咳嗽等。临床表现类似流行性感冒、上呼吸道感染等。无黄疸，无肾功能损害，也无中枢神经系统症状，肺无明显病变。是早期钩体血症的继续。

（2）肺出血型：在钩体血症基础上，出现咳嗽、血痰或咯血，根据胸部 X 线片病变的程度，以及心、肺功能表现，临床上可分普通肺出血型与弥漫性肺出血型。

1）普通肺出血型：临床表现与钩体血症类似，伴有不同程度咯血或血痰，胸部体征不明显，X 线片显示轻度肺部病变（肺部纹理增加），如不及时治疗，也可转为肺弥散性出血型。

2）弥漫性肺出血型（肺大出血型）：在钩体血症的基础上突然出现面色苍白、心率和呼吸增快、心慌、烦躁不安，最后进入循环与呼吸衰竭。双肺布满湿啰音，咯血进行性加剧。X 线片显示双肺广泛弥漫性点片状阴影。患者在临终时大量鲜血从口鼻涌出，直至死亡。根据病变进展情况，弥漫性肺出血型钩体病可分为三期。

①先兆期：患者面色苍白，心慌，烦躁逐渐加重，呼吸、心率进行性增快，肺部逐渐出现呼吸音增粗，继而出现干啰音或湿啰音，有时吐血痰或咯血。胸部 X 线片呈肺纹理增多，散在性点片状阴影或小片融合。

②极期：若未得到及时有效的治疗，先兆期患者在数小时内出现面色极度苍白、嘴唇发绀、心慌、烦躁迅速加重，呼吸、心率显著增快，第一心音减弱或呈奔马律，双肺布满湿啰音，咯血显著增多或连续不断。胸部 X 线片双肺呈广泛点片状阴影或大片融合。

③垂危期：若患者在极期仍未能及时有效地控制病情，可在 1~3 小时或略长时间内病情更为严重，表现极度烦躁不安，有濒死感，神志模糊，甚至昏迷。呼吸不规则或明显减慢，高度发绀；继而口鼻涌出不凝的血性泡沫液体，心跳减慢；最后呼吸心搏停止。

以上三个时期的演变短则数小时，长则 12~24 小时，有时三期不能截然分开。偶有暴发起病者，起病 24 小时内即迅速出现肺弥漫性出血，几个小时后因抢救无效死亡。

（3）黄疸出血型：多由黄疸出血型钩体引起，临床表现为黄疸、出血和肾损害。

1）肝损害：患者出现食欲减退、恶心、呕吐、肝脏轻至中度肿大。血清 ALT、AST 明显升高，于病后 3~7 日出现黄疸，一般总胆红素达正常值 5 倍以上，可出现肝性脑病，多伴明显出血和肾功能损害。

2）出血：80% 病例伴有不同程度的出血症状，常见有鼻出血、皮肤和黏膜瘀点瘀斑、咯血、尿血、阴道流血、呕血，严重者可因消化道大出血而休克甚至死亡，少数患者在黄疸高峰期出现肺弥漫性出血。

3）肾损害：70%~80% 的病例累及肾脏，肾脏变化轻重不一，轻者为蛋白尿、血尿、少量白细胞及管型，病期 10 日左右即趋正常。严重者发生肾功能不全、少尿或无尿、代谢性酸中毒、尿毒症，甚至死亡。肾衰竭是黄疸出血型钩体病常见的死因，占死亡病例的 60%~70%。

（4）肾衰竭型：各型钩体病均可有不同程度的肾损害表现，黄疸出血型钩体的肾脏损害最为突出。单纯肾衰竭型较少见。

（5）脑膜脑炎型：临床上以脑炎或脑膜炎症状为特征，可有剧烈头痛、全身酸痛、呕吐、烦躁不安、神志不清、颈项强直，以及克尼格征、布鲁津斯基征阳性。脑脊液压力增高，蛋白增加，白细胞计数在 $500 \times 10^6/L$ 以下，淋巴细胞为主，糖正常或稍低，氯化物正常。

3. 后期（恢复期或后发症期）　患者热退后各种症状逐渐消退，但也有少数患者退热后经几日到 3 个月左右，再次发热，出现相应临床症状，称后发症。

该患者目前处于病程第 8 日，临床表现为钩体血症及心、肝、肾等多器官损害，尤其肺部病变较为明显，如咳嗽、咳血痰，面色苍白，心率快，双肺大量湿啰音，X 线胸片提示双肺中下肺野可见斑片状密度增高阴影。考虑为钩体病中期、普通肺出血型，但需警惕其向弥漫性肺出血型转变。

【问题7】 钩体病需与哪些疾病鉴别？

思路

1．疾病鉴别

（1）钩体病初期有发热及全身毒血症症状、呼吸道症状，严重者可有肺部症状和体征，需与肺部感染相鉴别。

（2）黄疸出血型钩体病临床表现为发热、全身乏力、食欲下降、腹胀、黄疸、肝大、肝功能异常。需与急性黄疸型肝炎鉴别，尤其当出现肝衰竭及神经、精神症状时易误诊为急性重型肝炎。

（3）钩体病与流行性乙型脑炎流行季节相同，脑膜脑炎型钩体病临床可表现为高热、头痛、呕吐、神志意识障碍及脑膜刺激征，脑脊液呈病毒性脑炎特点，需与流行性乙型脑炎鉴别。

（4）因有发热，钩体病患者的全身酸痛症状突出，有外周血白细胞增高、血小板减少、肾衰竭，需与肾综合征出血热鉴别。

（5）钩体病早期临床特征与脓毒血症症状极为相似，均可表现为急起高热，伴畏寒或寒战、头痛、全身乏力等症状，外周血白细胞增高，中性粒细胞百分比增高，需与脓毒血症鉴别。

（6）肺出血型钩体病由于在钩体血症基础上出现咳嗽、咯血、肺部大量湿啰音，需与病毒性肺炎、肺结核或支气管扩张并感染相鉴别。

2．鉴别要点

（1）流行病学资料，如是否为钩体流行季节、当地有无钩体病流行、病前是否有下田劳作史、当地鼠类活动情况等。

（2）注意钩体病有诊断意义的临床特征，如乏力尤其是双下肢软弱无力、双眼结膜充血、腓肠肌压痛、腹股沟淋巴结肿大等。

（3）显微镜凝集试验，1次凝集效价>1∶400，或恢复期血清比早期抗体效价升高4倍或4倍以上，即有诊断意义。

【问题8】 该患者应如何治疗？

思路

1．治疗原则　早期发现、早期休息、早期治疗、就地或就近治疗。

2．治疗方案

（1）休息：绝对卧床休息，避免过度搬动。

（2）加强护理：监测体温、脉搏、呼吸、血压、尿量、神志等生命体征的变化情况。进食易消化饮食，注意热量供应及水、电解质的平衡。

（3）抗感染：钩体对青霉素高度敏感，迄今尚无耐药株出现，因此，钩体病的首选抗感染药物是青霉素。为尽可能避免出现赫氏反应而加重病情，一般主张青霉素从小剂量开始，通常首剂40万U，肌内注射，剂量逐渐增加至每日160万～240万U。对β-内酰胺类过敏者，临床可应用四环素类和氟喹诺酮类进行治疗。

（4）对症支持治疗

1）高热者需以物理降温为主，控制体温在38.5℃以下，也可酌情临时使用非甾体类解热镇痛药物及糖皮质激素等。

2）黄疸出血型钩体病患者常有肝、肾功能障碍及出血倾向，可给予维生素 K_1 注射，每日40mg，适当加用护肝、护肾的药物如还原型谷胱甘肽、前列腺素 E_1 等。重型病例加用糖皮质激素短程治疗，如泼尼松30～40mg/d，疗程2～4周，逐渐撤停。肾功能不全者除注意水电解质及酸碱平衡外，应及时行血液透析治疗。

3）肺弥漫性出血型患者需给予镇静剂、吸氧，早期使用大剂量氢化可的松有助于控制病情。开始可静脉推注氢化可的松100～200mg，然后以氢化可的松200mg加入100ml生理盐水中静脉滴注维持。如首次静脉推注后病情无改善，可于半小时到1小时内重复静脉推注，直至患者面色转红，全身出汗，逐渐安静，肺部啰音减少，则表示病情已获控制。对于心率>120次/min者，可酌情应用毛花苷C 0.2～0.4mg缓慢静脉推注。

4）脑膜脑炎型钩体病需静脉注射呋塞米，或以20%甘露醇快速静脉滴注等控制颅内高压，病情危重者也可用糖皮质激素如泼尼松、氢化可的松等治疗。

知识点

赫氏反应

赫氏反应（Jarisch-Herxheimer reaction）是一种抗生素治疗后加重反应，多在首剂青霉素（或其他抗生素）使用后半小时至 4 小时发生，因大量钩体被青霉素（或其他抗生素）快速杀灭后钩体毒素释放入血所致，当青霉素（或其他抗生素）剂量较大时，容易发生。主要表现为突然出现寒战、高热、头痛、全身痛、心率和呼吸加快，原有症状加重，部分患者出现体温骤降、四肢厥冷。一般持续半小时至 1 小时。可诱发肺弥漫性出血。

临床资料

患者住院治疗经过：该患者住院后使用青霉素 40 万 U 肌内注射抗感染治疗，40 分钟后患者突然出现寒战、高热，体温达 41℃，面色苍白，口唇发绀，咯鲜血 150ml，极度恐惧，烦躁不安。查体：血压降至 70/40mmHg，心率 135 次 /min，心音弱，呼吸 32 次 /min，双肺呼吸音粗。立即予以面罩给氧、地西泮 10mg 肌内注射镇静，氢化可的松 200mg 加入生理盐水 100ml 静脉滴注，同时予毛花苷 C 0.4mg 静脉注射及相应补液等对症治疗，经上述处理后患者寒战较前好转，心慌、烦躁不安等症状好转，咯血停止，心率较前减慢至 88 次 /min，血压 102/68mmHg，呼吸 26 次 /min。

第 2 日开始青霉素剂量为 80 万 U/ 次，肌内注射，每日 3 次，氢化可的松 200mg 加入生理盐水 100ml 静脉滴注，每日 1 次，并给予谷胱甘肽等护肝及其他对症支持治疗。

治疗 4 日后体温恢复正常，头痛、肌肉酸痛、乏力等症状好转，咳嗽、咳血痰等情况消失，血常规、尿常规恢复正常，停用氢化可的松，继续青霉素抗感染及其他护肝、对症支持治疗。

约 1 周后双眼结膜充血、腓肠肌压痛及淋巴结肿大等体征消失，肝肾功能、心肌酶学恢复正常。肺部 CT 复查：双肺未见明显主质性病变，停用青霉素及其他治疗措施，患者痊愈出院。

【问题 9】　该患者在治疗初期为什么突然病情加重？

思路　患者使用了首剂青霉素后出现了赫氏反应，诱发了肺弥漫性出血，系肺弥漫性出血型的先兆期。经镇静、吸氧、物理降温、强心及糖皮质激素等对症处理，病情得到控制。

【问题 10】　如何防范钩体病？

思路

1. 控制传染源、搞好环境卫生、灭鼠、加强家畜（主要为猪）粪尿的管理为主要措施。

2. 切断传播途径，主要措施包括个人防护用具的应用、流行环境的改造，以及减少和防止不必要的疫水接触。由于耕作方式的改进，以及大面积化肥的使用，南方稻田型钩体的发病明显减少。

3. 预防接种多价钩体菌苗。流行区域流行前 1 个月完成皮下注射，每年 2 次，第 1 次 1ml，第 2 次 2ml。意外接触可能感染钩体者，给予多西环素 200mg，每周 1 次，或注射青霉素 2～3 日，可预防发病。

（范学工）

推荐阅读资料

[1] HAAKE D A，LEVETT P N. Leptospirosis in humans. Curr Top Microbiol Immunol，2015，387：65-97.

[2] FEDERICO C，HAGAN JOSÉ E，JUAN C，et al. Global morbidity and mortality of leptospirosis: a systematic review. PLoS Negl Trop Dis，2015，9（9）：e0003898

[3] GUERRA M A. Leptospirosis: public health perspectives. Biologicals，2013，41（5）：295-297.

第六章 寄生虫病

第一节 疟 疾

疟疾（malaria）是虫媒传染病，通过携带有疟原虫（plasmodium）的雌性按蚊叮咬人体而感染的寄生虫病。为国家法定乙类传染病。感染人类的疟原虫有 4 种，即间日疟原虫（P. vivax）、卵形疟原虫（P. ovale）、三日疟原虫（P. malariae）和恶性疟原虫（P. falciparum）。疟疾主要流行于热带和亚热带，其次为温带。在高流行区常年有病例发现，在中流行区有明显的季节性（夏秋季），在低流行区呈散发流行。全球疟疾病例 86% 发生在非洲，以恶性疟为主；我国疟疾主要流行在南部地区（滇、黔、川、桂、琼），以间日疟为主，其次为恶性疟，三日疟、卵形疟少见。在同一地区同一个体可以感染 2 种或几种疟原虫。间日疟和卵形疟的潜伏期为 13～15，三日疟 24～30 日，恶性疟 7～12 日，输血感染者 7～14 日。随着国际交流、旅行、劳务输出增加，我国疟疾患者以输入性疟疾为主。典型临床表现为周期性发作寒战、高热，继而大汗淋漓而缓解；反复发作者伴有贫血、肝脾大；恶性疟发热不规则，易出现脑型疟等凶险发作和并发黑尿热、急性肾衰竭。疟疾复发仅见于间日疟及卵形疟，多出现在 1 年内。恶性疟易出现再燃，常出现于初次发作后 8 周内。外周血或偶骨髓涂片找到疟原虫是确诊的依据。间日疟、卵形疟、三日疟首选磷酸氯喹联合磷酸伯氨喹，恶性疟疾首选青蒿素类复合制剂。

疟疾诊疗的诊疗经过通常包括以下环节：

（1）病史采集：了解有无到流行区或居住史。关注国外旅行史和居住史。询问疫苗接种史、既往疟疾病史；关注发热特点、伴随症状、治疗经过。

（2）查体：全身系统检查，重点注意肝脾和神经系统。

（3）实验室检查：予以检查血尿大便三大常规、肾功能、肝功能、葡萄糖 -6- 磷酸脱氢酶、外周血或骨髓涂片找疟原虫。

（4）注意与其他发热疾病鉴别。

（5）对确诊疟疾患者防蚊隔离，甄别轻重病例，以便选择合适治疗方案。

（6）治疗期间密切观察病情：神志、生命体征、24 小时尿量、血常规、尿常规、肾功能、血糖，预防和及早发现并发症。

（7）判断初始治疗是否成功，对治疗失败的患者，分析可能原因，调整方案。

（8）确定结束治疗时间、出院时间、出院后回访时间及检查项目。

【临床关键点】

1. 流行病学史　尤其是 1～3 个月有无到过疟疾流行区，对诊断至关重要。近年来国外劳务返乡、旅行回国人员发病人数增多（输入性疟疾），因此不仅要关注本国流行区，还要重视从非洲或东南亚国家返回本国的居民，或者是来自疟疾流行国家（地区）的居民。

2. 关注发热及相关伴随症状，尤其是热型、发作间隔时间，有无抽搐、寒战、大汗；详细检查各系统体征，注意有无贫血、皮疹、肝脾大、淋巴结肿大；辅助检查：三大常规、胸部影像学检查结果有何异常，初步判断是感染性还是非感染性发热。

3. 进一步了解有无酱油尿、贫血、肝脾大、脑膜刺激征和病理征；进一步做肾功能、葡萄糖 -6- 磷酸脱氢酶、PCT 检查，进行外周血或骨髓涂片找疟原虫，以便确诊和判断感染的疟原虫种类和原虫密度；了解贫血程度，有无黑尿热、肾损害、脑型疟等并发症。

4. 注意与其他急性发热的传染病鉴别，如伤寒、败血症、流行性脑脑膜炎、乙型脑炎、结核病、钩端螺旋体病、恙虫病、斑疹伤寒等。如以上实验室检查尚不能确诊者可进一步做血和骨髓细菌培养、脑脊液生化和常规、钩体凝溶试验、立克次体抗体测定等加以鉴别。

5. 了解既往是否接种过疟疾疫苗,是否患过疟疾,是否规则抗疟治疗,判断患者是否为既往病例,是否是复发或复燃,以确定下一步治疗方案。对确诊病例进行防蚊隔离;轻、重症甄别;轻症患者予以青蒿素为主的复方口服抗疟药物,重症患者收入院,予以青蒿琥酯注射液治疗。对于有凶险发作的患者同时予以支持和对症治疗。间日疟、卵形疟同时予以伯氨喹口服抗复发治疗。

6. 治疗期间监控神志、生命体征、24 小时尿量、血常规、血糖、尿常规、肾功能,预防和及早发现并发症并及时处理。

7. 初始治疗 3～5 日根据体温、症状改善情况判断治疗是否成功,对治疗失败的患者,分析可能原因,调整治疗方案。

8. 确定治疗结束的时间、出院标准,以及出院后的注意事项。

临床病例

患者,男性,35 岁,广西上林农民。持续发热 4 日,意识模糊 1 日,于 2017 年 8 月 24 日急诊科就诊。

家属代述:8 月 20 日患者开始不适,发热,最高达 38℃,伴寒战、头痛、全身肌肉酸痛、食欲欠佳。在当地按"感冒"治疗,发热不退,24 日体温上升至 40℃伴头痛、呕吐,烦躁不安、意识模糊,因而被家人送到医院急诊科。病后大便正常,但尿深褐色。

查体:体温 40℃,呼吸 26 次 /min,脉搏 125 次 /min,血压 105/65mmHg,意识模糊,瞳孔等大等圆,面色苍白,皮肤灼热,咽部无红肿,扁桃体无肿大,肺呼吸音清,未闻及啰音,心率齐,未闻杂音;肝肋下 1cm 可触及,质软、无压痛,脾肋下 1cm 触及;颈部有抵抗,腱反射亢进,巴宾斯基征弱阳性,脑膜刺激征阴性。

【问题 1】 该患者下一步的诊疗计划如何?

思路 1 该患者为短期发热性疾病并伴有神经系统症状体征,首先予以检查血常规、尿常规、头颅 CT。

结果显示:WBC $11×10^9$/L,中性粒细胞百分比 65%,RBC $2.90×10^{12}$/L,Hb 80g/L,PLT $220×10^9$/L;尿胆红素(−)、尿胆原(++)、潜血(++)、尿蛋白(+)、WBC(−)。大便常规:镜检(−)、潜血(−)。头颅 CT:轻度脑水肿。

思路 2 患者外周血白细胞升高,发热时伴寒战、头痛、全身肌肉酸痛、食欲缺乏等毒血症症状,首先考虑感染性发热,有神经系统症状体征、头颅 CT 脑水肿,中枢神经系统感染的可能性大,由于患者目前处于高热状态、贫血、意识模糊,病情危重,应入院进一步诊治。于 24 日上午 11:00 入院。

知识点

中枢神经系统感染

指各种生物病原体侵犯脑或脊髓实质、被膜和血管等引起的急、慢性炎症(或非炎性)疾病。引起中枢神经系统感染的原因很多,最常见是细菌,包括化脓性(如脑膜炎双球菌、金黄色葡萄球菌、铜绿假单胞菌等)和非化脓性(如结核分枝杆菌、新型隐球菌、真菌等)。其次是病毒(乙型脑炎病毒、肠道病毒等),以及寄生虫(如阿米巴原虫、疟原虫等)。

【问题 2】 该患者住院后应该如何处置?

思路 首先应详细采集病史,尤其注意流行病学史、既往病史;详细进行系统的查体。因为感染性疾病往往与流行病学史有一定的关联,要注意发病的潜伏期内去过哪些地方,该地是否是某种疾病的流行区,有无传染病既往史和接触史(如结核、伤寒),有无做过疫苗接种,有无皮疹,皮疹出现的时间、部位,有无淋巴结肿大、肝脾大,这些是感染性疾病常见的体征,有助于诊断与鉴别诊断。

病史和查体补充

2016年10月到加纳淘金，在加纳曾有过反复发热、寒战病史，2017年8月11日刚从加纳返乡。除接种过乙肝疫苗外，未接种过其他疫苗，未接触过动物；否认有结核、伤寒等传染病病史和接触史，否认有慢性腹泻史。家族史无特殊。

全身未见皮疹、焦痂；浅表淋巴结无肿大；鼻窦、乳突无压痛，外耳道无流脓；巩膜可疑黄染，结膜无充血；心肺听诊无异常；腹软、无压痛、反跳痛，肝右肋下1cm处可及，质软、无压痛，脾肋下1cm可及，质软、无压痛；下肢无水肿，腓肠肌无压痛。

【问题3】 以上补充病史、查体结果有何提示？初步判断病变在何部位？感染还是非感染性疾病？需要哪些检查以鉴别诊断和获得确诊依据？

思路　感染性发热性疾病可以发生在各器官系统，常见：上呼吸道感染、扁桃体炎、鼻窦炎、中耳炎、脑炎或脑膜炎、肺部感染、心内膜炎、肝脓疡、泌尿系统感染、肠道感染。常见的感染性发热性疾病有：流感或禽流感、败血症、结核、伤寒、布鲁氏菌病、恙虫病、艾滋病、钩端螺旋体病、疟疾、细菌性痢疾、肾综合征出血热等。常见的中枢神经系统感染：流行性脑膜炎、金黄色葡萄球菌脑膜炎、乙型脑炎、结核性脑膜炎、新型隐球菌性脑膜炎、狂犬病、阿米巴脑病、疟疾脑病等。

患者大便常规正常、尿无脓球和白细胞、无动物接触史，基本不考虑泌尿系统感染、肠道感染、禽流感、布鲁氏菌病、狂犬病；肾综合征出血热好发于冬春季、有皮疹，而本地不是流行区，患者无皮疹，也不考虑。头颅CT和巴宾斯基征阳性，提示中枢神经系统感染可能性大，但尚需进一步检查心脏彩超、肝脏超声、肺CT以排除肝脓肿、细菌性心内膜炎、肺炎；患者有发热寒战等中毒症状，有贫血、肝脾大，尚需进行抗HIV、PCT、肝功能、抗PPD、细菌内毒素、G试验、GM试验、肥达反应、立克次体抗体、肝炎病毒标记物、布鲁氏菌凝集试验、血液和骨髓细菌培养等检查，以便进一步鉴别其他细菌、真菌、病毒等感染。考虑中枢神经系统感染需做腰椎穿刺脑脊液检查区分化脓性脑膜炎和非化脓性脑膜炎。发病在夏秋季节，职业农民，可做钩端螺旋体凝溶试验排除钩端螺旋体病。在潜伏期内从非洲疟疾流行区回来，有发热、贫血、肝脾大、中枢神经系统表现，需做血、骨髓涂片找疟原虫。

患者病情变化

24日上午8：00体温达40℃，时有胡言乱语，偶有抽搐，呼吸28次/min，脉搏130次/min，血压90/60mmHg，伴寒战，尿量减少（700ml/24h），尿色呈酱油样。

【问题4】 检查结果出来之前给患者做何处置？

思路

1. 观察体温、血压、尿量、神志。对于尚未明确诊断的发热患者，如果患者一般情况尚好，入院后暂停使用退热药，有利于观察体温，判断热型，避免退热药造成间歇热型或体温正常的假象；但该患者体温过高（>39℃），予以冰敷等物理降温；观察尿色，记录24小时尿量，判断有无急性肾功能损害；观察神志注意有无脑疝。

2. 该患者高热、昏迷，应给予静脉补液，以防虚脱。烦躁、抽搐提示颅内高压，予以20%甘露醇静脉滴注，每8小时一次；如果抽搐频繁可静脉推注地西泮10mg。

检查化验结果（24—25日）

肺CT、心脏和腹部彩超未见异常。

血常规：WBC $12×10^9$/L，RBC $2.6×10^{12}$/L，Hb 78g/L，PLT $230×10^9$/L，网织红细胞百分比2.2%；尿常规：尿胆红素（+）、尿胆原（++）、尿蛋白（+）、管型（+）、潜血（++）；大便常规：正常。

肝功能：总胆红素80μmol/L，间接胆红素56μmol/L，直接胆红素24μmol/L，白蛋白/球蛋白=37/35，ALT 90U/L，AST 80U/L；肾功能：尿素12mmol/L，肌酐210μmol/L，尿酸69μmol/L；Na^+ 135mmol/L，K^+ 4.3mmol/L，Cl^- 105.9mmol/L，Ca^{2+} 3mmol/L；空腹血糖3.6mmol/L。以上结果提示溶血性贫血，肝、肾功能损害，低血糖。

PCT<0.05μg/L；G试验和GM试验均阴性；肥达试验"O"1∶40，"H"1∶80；立克次体抗体（-）；钩端螺旋

体凝溶试验1∶200；布鲁氏菌凝集试验（－）；抗PPD（－）；抗HIV（－）；抗HAV IgM（－）、HBsAg（－），抗HCV（－），抗HEV IgM（－）。提示：无细菌、真菌、钩端螺旋体、结核分枝杆菌、布鲁氏菌、HIV、肝炎病毒感染依据。

腰椎穿刺：压力200mmH₂O，生化、常规正常，脑脊液找隐球菌（－）。排除化脓性细菌脑膜炎、结核性脑膜炎、隐球菌性脑膜炎。

血和骨髓涂片均找到恶性疟原虫环状体和滋养体（+++），可确诊疟疾。

【问题5】 根据检查化验结果，该患者应该诊断什么病？
思路

1. 根据检查化验结果，排除肺部感染、心内膜炎、肝脓肿、细菌和真菌感染、病毒性肝炎、艾滋病、布鲁氏菌病、伤寒、钩端螺旋体病、结核、化脓性和结核性脑膜炎、隐球菌性脑膜炎。

2. 患者既往未接种过疟疾疫苗，在疟疾流行区生活数月，回国时间尚在疟疾潜伏期时间内，有发热、寒战、意识障碍、贫血、肝脾大，头颅CT有脑水肿，血和骨髓涂片均找到恶性疟原虫，因此可以确诊为恶性疟。

3. 填写疫情卡报疫情。

4. 病室防蚊隔离。

知识点

疟原虫生活史与疟疾流行病学特征及其诊断要点

1. 疟疾流行的地理分布取决于相应按蚊的地理分布。疟疾发病情况与按蚊的滋生环境和气候密切相关，主要流行于热带和亚热带，其次为温带。在高流行区常年有病例发现，在中流行区有明显的季节性（夏秋季），在低流行区呈散发流行。根据世界卫生组织发布的数据，全球86%的疟疾病例发生在非洲，而且以恶性疟为主。我国疟疾流行主要在南部地区（滇、黔、川、桂、琼），以间日疟为主，其次为恶性疟，三日疟和卵形疟少见。随着国际交流、旅行、劳务输出增加，我国疟疾患者以输入性疟疾为主。疟原虫生活史见图6-1-1。

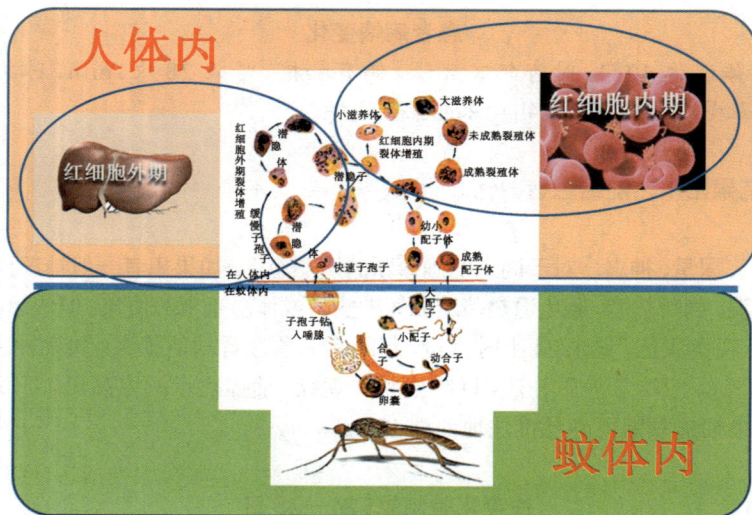

图6-1-1 疟原虫生活史

2. 诊断要点

（1）流行病学史：近2周～1个月在疟疾流行区生活或旅行史，或有输血史。

（2）临床有周期性发作的寒战、发热、大汗，伴贫血、肝脾大或肾功能损害等，应考虑疟疾可能。

（3）显微镜检查在血液或骨髓中找到疟原虫是确诊疟疾的金标准。原虫密度低者一次涂片未必能检出疟原虫，应在48～72小时，每隔12～24小时重复一次。如果血/骨髓涂片找不到疟原虫，有条件可做快速诊断试验(RDTS)检测特异性原虫抗原,或用间接免疫荧光(IFA)或酶联免疫吸附试验(ELISA)检测抗体以辅助诊断。

(4)对于临床表现酷似疟疾,反复检查血/骨髓涂片均阴性,在排除其他疾病后,可以氯喹或青蒿素类药物试验性抗疟治疗3日,若症状得到控制则有助于诊断。

(5)有神志不清、昏迷、抽搐等表现者,应考虑脑型疟疾。

【问题6】 该患者有哪些并发症及其依据?抗疟治疗前还应做哪些检查?

思路

1.脑型疟疾 有中枢神经系统症状和体征,头颅CT有脑水肿,腰椎穿刺出现脑压升高,血液、骨髓涂片找到恶性疟原虫。

2.继发性肝功能损害 肝大,轻度黄疸,转氨酶升高。

3.溶血性贫血 白细胞计数 $2.6×10^{12}/L$,血红蛋白72g/L,网织红细胞百分比2.2%,尿潜血(++)。

4.黑尿热 酱油尿;尿常规:潜血(++)。

5.急性肾功能损害 尿量减少,尿素12mmol/L,肌酐210μmol/L,尿蛋白(+),管型(+),潜血(++)。

6.抗原治疗前应该查葡萄糖-6-磷酸脱氢酶,如果缺乏不宜用伯氨喹,以免加重溶血。

知识点

典型疟疾发作与机制

当雌性按蚊叮吸人血时,感染性子孢子注入人体,进入肝细胞,经由裂殖体、裂殖子大量增殖胀破肝细胞,释放大量裂殖子,部分被巨噬细胞吞噬,部分侵入红细胞。疟原虫在肝细胞内、红细胞内繁殖时一般无症状,但当裂殖子胀破红细胞,红细胞碎片、裂殖子、疟色素及其他代谢产物侵入血循环,即可作用于体温调节中枢,引起寒战、高热等一系列临床表现。从红细胞释放出的裂殖子,未被单核吞噬细胞系统消灭的部分再侵入新的红细胞,继续发育、繁殖、胀破红细胞,不断循环,导致周期性临床发作。间日疟、卵形疟隔日发作1次,三日疟隔2日发作一次,间日疟及卵形疟主要侵犯网织红细胞和幼稚红细胞,一般不超过2%,故贫血较轻。三日疟主要侵犯衰老红细胞,一般不超过1%,故贫血较不明显。恶性疟发作不规则,恶性疟原虫能侵犯各期红细胞,被恶性疟红细胞感染的红细胞表面存在恶性疟红细胞膜蛋白-1(PfEMP-1),而血管内皮细胞表面存在细胞间黏附因子-1(ICAM-1)、细胞膜糖蛋白CD36、透明质酸(HA)等多种表面受体。当带有恶性疟原虫的红细胞流经毛细血管时,即与相应的毛细血管内皮细胞黏附,内皮细胞广泛损伤,红细胞凝聚,导致毛细血管床阻塞,引起组织缺血、缺氧、代谢紊乱,造成相应的器官严重病变和表现。因此,恶性疟患者发病凶险,数小时可发展为脑型疟、重症贫血、黑尿热、急性肾衰竭。

【问题7】 该患者应该如何进行抗疟治疗和并发症治疗?

思路

1.抗疟治疗 该患者确诊恶性疟,不宜用氯喹治疗,因为多数恶性疟耐氯喹,应首选青蒿素类复合制剂。另外,患者为脑型疟疾,昏迷、重症,应以静脉注射抗疟药效果更快。因此,24日上午9:00接到检验科报告找到恶性疟原虫,厚膜涂片原虫密度(+++),立即予以青蒿琥酯注射液稀释后静脉注射120mg,12小时和24小时分别再次静脉推注各120mg,以后每日静脉推注120mg,连续7日。由于患者葡萄糖-6-磷酸脱氢酶为0,存在葡萄糖-6-磷酸脱氢酶缺乏症,没有常规予以伯氨喹口服抗复发治疗,以免加重溶血。

2.黑尿热治疗 除监测尿量外,静脉输入5%碳酸氢钠125ml碱化尿液,防止血红蛋白堵塞肾小管;利尿剂:静脉注射呋塞米20~60mg/d;静脉注射地塞米松10mg/d,持续3日。

3.中度贫血可以暂时不输血,但配血型备用。

4.护肝 口服多烯磷脂酰胆碱2片(228mg/片),一日3次,因肾功能损害,为避免水钠潴留,不宜用甘草酸制剂。

5.对症 予以患者冰敷物理降温,地塞米松10mg静脉注射;抽搐频繁时予以甘露醇100~200ml,于

20 分钟内静脉注射，必要时隔 6～8 小时重复，静脉推注地西泮 10mg；控制每日总输液量 1 500ml 左右，该患者空腹血糖 3.6mmol/L，血糖偏低，是重症疟疾的表现，补液应以糖盐为主，避免单用盐水，维持血糖在 4.0mmol/L 以上。

6. 每日监测尿量、血常规、血糖、肾功能、电解质、血涂片评估疟原虫密度及疗效；3 日复查一次肝功能。

患者病情

经上述处理，26 日体温下降到 37.8℃，抽搐停止，嗜睡，尿量 1 100ml，颜色变浅，WBC $9.0×10^9$/L，RBC $3.0×10^{12}$/L，Hb 81g/L，网织红细胞百分比 1.5%；尿胆红素（+），尿胆原（+），尿蛋白（+），管型（+），潜血（+）；肝功能：总胆红素 50μmol/L，间接胆红素 25μmol/L，ALT 55U/L，AST 40U/L；肾功能：尿素 7mmol/L，肌酐 180μmol/L；电解质、空腹血糖正常，厚血膜涂片疟原虫密度（++）。

28 日体温正常，嗜睡，尿量 1 600ml，尿液淡黄，WBC $7.0×10^9$/L，RBC $3.20×10^{12}$/L，Hb 88g/L，网织红细胞百分比 0.5%；尿胆红素（+），尿胆原（+），尿蛋白（+），管型（-），潜血（+）。厚血膜涂片疟原虫密度（+）。

31 日体温正常，神志清醒，自觉各方面均好转，可进食，尿量 2 000ml，巩膜黄染消失，肝脾肋下刚触及，无压痛，尿量 1 900ml。WBC $5.8×10^9$/L，RBC $3.4×10^{12}$/L，Hb 90g/L，网织红细胞百分比 0.4%；尿胆红素（-），尿胆原（+），尿蛋白（-），管型（-），潜血（-）；总胆红素 28μmol/L，间接胆红素 18μmol/L，ALT 40U/L，AST 35U/L；肾功能：尿素 6mmol/L，肌酐 130μmol/L；厚血膜涂片疟原虫密度（-）。

因而停止青蒿琥酯注射液，改服青蒿琥酯片口服：首剂 100mg，第 2 日 50mg，一日 2 次，连服 5 日。

知识点

抗疟治疗方案

1. 间日疟、卵形疟、三日疟的治疗

（1）控制发作

①一线药物：磷酸氯喹。磷酸氯喹即服 1.0g，6 小时后 0.5g，第 2、3 日各服 0.5mg。②二线药物：耐氯喹者予以青蒿素类药物为基础的复方或联合用药，包括双氢青蒿素哌喹片、青蒿琥酯片加阿莫地喹（amodiaquine）片、复方磷酸萘酚喹片、复方青蒿素片（按说明书），同服伯氨喹（剂量同下）。

（2）抗复发：伯氨喹 22.5mg 每日 1 次连服 8 日，第 1 日与控制发作药物同步。

2. 一般恶性疟的治疗 青蒿琥酯片口服：首剂 100mg，第 2 日 50mg，每日 2 次，连服 5 日。

3. 凶险发作或超高热型 青蒿琥酯注射液稀释后静脉注射 120mg，12 小时和 24 小时分别再次静脉推注各 120mg，以后每日静脉推注 120mg，连续 7 日，患者清醒后继续口服青蒿琥酯片一个疗程（青蒿琥酯片口服：首剂 100mg，第 2 日 50mg，每日 2 次，连服 5 日）。

【问题 8】 该患者何时可以出院？出院注意事项？

思路

1. 患者抗疟治疗 7 日后体温、神志已恢复正常，血常规、尿常规、肝肾功能基本正常，厚血膜涂片疟原虫密度（-），近日可以带青蒿琥酯片出院。

2. 出院后注意避免劳累。2 周后再复查血常规、尿常规、肝肾功能、血涂片找疟原虫。

3. 因患者从非洲回来，未做抗复发治疗，如果再出现发热应及时到医院就诊检查，不除外可能发生再燃、复发。

知识点

复发和再燃

1. 肝细胞内间日疟和卵圆疟原虫的迟发型子孢子（休眠子）经 6 个月～1 年的休眠期后裂体增殖，

并进而引起疟疾复发，称为真性复发。恶性疟和三日疟原虫无休眠子，故无复发。输血引起的疟疾无肝细胞内繁殖阶段，输入的感染血液只含裂殖子，不含迟发型子孢子，故不存在复发。

2. 疟疾如果治疗不彻底或机体免疫应答不能彻底清除病原体，则残存在红细胞内期的原虫可再度增殖导致复燃。

【知识扩展】

【问题 1】 如何判断抗疟有效？

解答 1：一般抗疟治疗 48 小时后不再发作；治疗中或结束时血或骨髓涂片疟原虫密度下降或转阴性，一周后各方面指标基本恢复正常。

【问题 2】 输血疟疾有何特点？

解答 2：少数病例可因输入带有疟原虫的血液或经母婴传播感染。母婴传播的疟疾称为先天性疟疾或经胎盘传播的疟疾。输血疟疾潜伏期为输血后 7～14 日，没有复发。

【问题 3】 孕妇合并疟疾如何抗疟治疗？

解答 3：氯喹对孕妇是安全的，但伯氨喹是禁忌药物，妊娠 3 个月内也不宜用青蒿素，因动物实验证明有胚胎毒性。间日疟：可采用氯喹，剂量疗程与普通人群；恶性疟：妊娠在 3 个月以内的可选用磷酸哌喹片首剂 600mg，第 2、3 日每日 300mg 顿服；孕期在 3 个月以上可首选青蒿素类药物。

【疟疾诊断治疗流程图】（图 6-1-2）

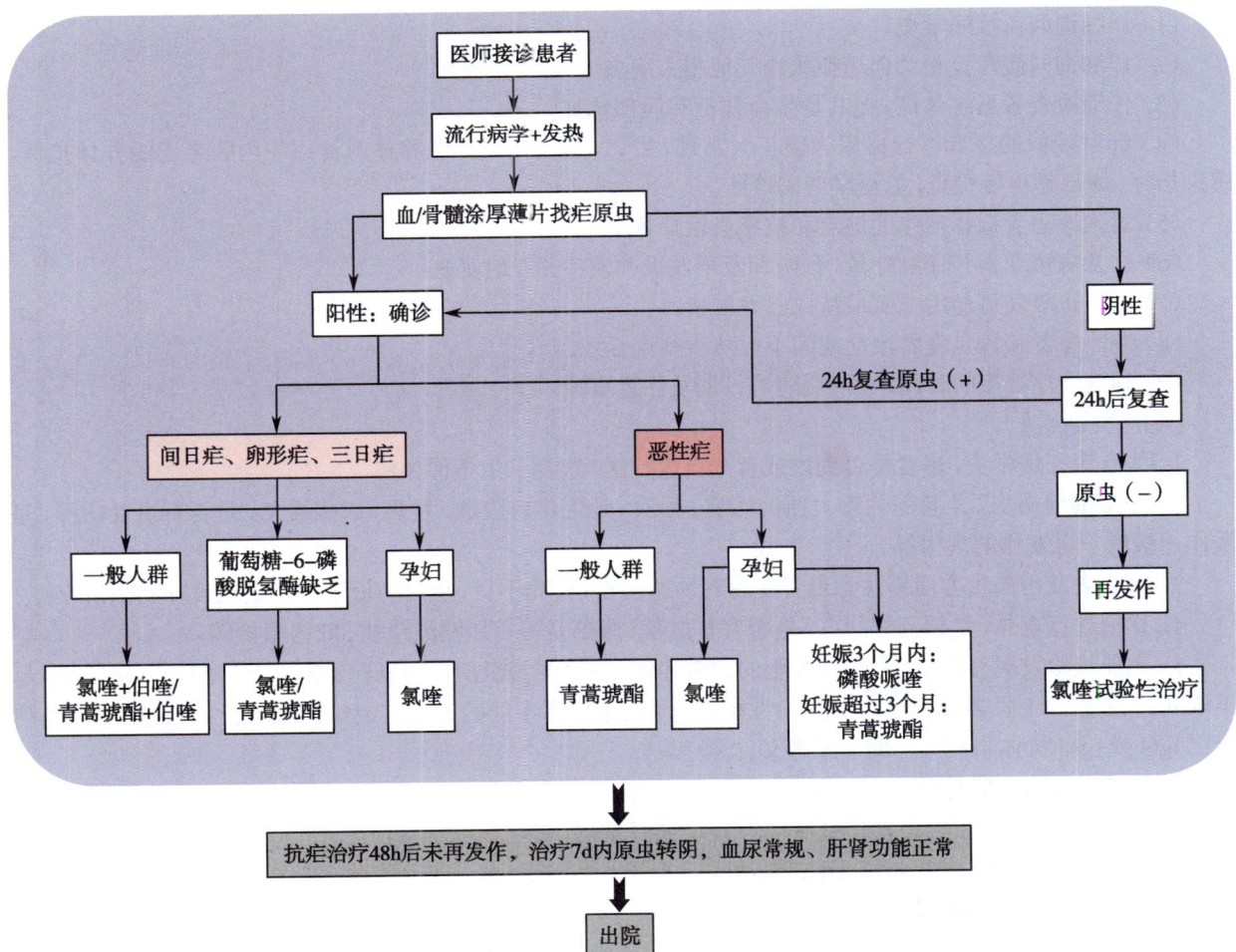

图 6-1-2 疟疾诊断治疗流程图

（江建宁）

205

国家卫生和计划生育委员会. 抗疟药使用规范：WS/T 485—2016.（2016-05-30）[2021-07-25]. http://www.nhc.gov.cn/ewebeditor/uploadfile/2016/05/20160530143429328.pdf.

第二节 阿 米 巴 病

阿米巴病（amebiasis）是由内阿米巴属下各种内阿米巴感染所引起的。肠道阿米巴原虫的种类虽多，但唯有溶组织内阿米巴具致病力，寄生于人体后在一定条件下可引起疾病。慢性患者、恢复期患者和无症状包囊携带者因大便中持续排出包囊，是主要传染源，经粪 - 口途径传播是主要传播途径，人摄入被溶组织内阿米巴包囊污染的食物和水而感染。水源污染可引起地方性流行，苍蝇、蟑螂也起传播作用。人群对溶组织内阿米巴包囊普遍易感，其中免疫力低下、营养不良及接受免疫抑制剂治疗者发病机会较多，病情也较重。肠阿米巴病又称阿米巴痢疾（amebic dysentery），主要病变在近端结肠和盲肠，典型表现为黏液血便呈果酱样，腹泻每日 3～10 次，可伴有腹胀、腹痛及发热。起病多缓慢，症状轻重与病变程度有关。肠外阿米巴病可发生于肝、脑或肺等脏器。本病未治疗或治疗不彻底常复发或慢性化。

阿米巴病的诊疗经过通常包括以下环节：

（1）详细询问流行病学史。

（2）详细询问腹泻及相关伴随症状和其他相关病史。

（3）仔细检查各系统体征，尤其是生命体征和腹部体征。

（4）针对疑似的患者进行血尿大便三大常规、生化、大便镜检大滋养体或溶组织内阿米巴滋养体抗原、感染指标、腹部超声等检查，以尽早明确诊断。

（5）对确诊患者选择治疗的地点和抗感染治疗方案。

（6）注意病情观察和评判疗效，预防和及早发现并发症并及时处理。

（7）为防止复发可加用二氯尼特或巴龙霉素。

（8）慢性患者和排包囊者治疗期间不可从事餐饮行业。

（9）确定治疗结束的时间、出院后随访日期及注意事项。

【临床关键点】

1. 注意流行病学史，患者是否到过或者来自流行区，饮食卫生条件如何。

2. 仔细询问病史，尤其需注意大便的性状、频次，是否伴有腹痛、发热，起病缓急，是否有慢性病程，呈发作—缓解—再发作的规律等。

3. 既往史及用药史方面需注意患者是否有易感因素（营养不良、免疫力低下或接受免疫抑制剂治疗）。

4. 详细进行查体，包括营养状态、是否有贫血貌、腹部是否有压痛或包块、肛门指检等。

5. 大便镜检发现有伪足、吞噬红细胞的大滋养体，或大便溶组织内阿米巴滋养体抗原阳性可确诊；需尽早取新鲜大便，及时、多次送检以提高阳性率；大便找到包囊不能确诊为溶组织内阿米巴；血清溶组织内阿米巴 IgG 或 IgM 抗体阳性有辅助诊断意义。

6. 注意其肠内和肠外并发症，应完善结肠镜、肝脏超声等检查。

7. 应注意与细菌性痢疾、食物中毒、肠结核、结直肠癌、炎性肠病等鉴别。

8. 最常见的肠外并发症是阿米巴肝脓肿，常表现为右肝、单个、薄壁脓肿，需注意与细菌性肝脓肿、肝癌等鉴别，必要时可采取经皮穿刺病理检查、引流。

9. 尽快开始病原学治疗，硝基咪唑类（甲硝唑、替硝唑等）是清除包囊的一线药物，为防止复发可应用二氯尼特或巴龙霉素，合并细菌感染需加用抗菌药物。

10. 预防、检查和治疗慢性患者和排包囊者，且两者治疗期间不可从事餐饮行业；易感者注意个人饮食卫生，阻断粪 - 口传播，改善营养状态和免疫低下状态。

临床病例

患者,女性,64 岁。因"反复腹泻、腹痛 5 月余,加重伴反复发热 10 日"入院。

5 个月前无明显诱因出现腹泻,褐色稀烂便每日 4～5 次,量中,间有便中带少量暗红色血性物伴右下腹隐痛,无恶心、呕吐,在当地医院诊断:急性肠炎,予诺氟沙星(0.4g 口服,每日 2 次,共 7 日)后腹痛缓解,大便减少至每日 2～3 次,性状同前。其后上述症状仍间断反复出现。10 日前,腹泻再度加重,排暗红色稀烂便达每日 6～9 次,量中,有腥臭味及少许黏液,并全身乏力、反复发热,体温最高达 39.9℃伴有畏寒,原右下腹痛渐扩至右上腹且呈持续钝胀痛,食欲缺乏,恶心、呕吐少量胃内容物,其中无咖啡样物。起病以来,体重下降约 3kg。

患者是农民,居住于华南乡村,无酗酒抽烟史,已婚已育 2 子,配偶健康,家族史无特殊。

【问题1】 对于腹泻患者,症状学上应该想到哪些问题?

思路 对于腹泻患者,应思考其是否有诱因,大便的量、频次、性状(稀烂便或水样便,颜色,气味,是否有黏液、脓或血),加重或缓解因素,是否有里急后重,慢性还是急性,是否伴有腹痛(部位、性质)、呕吐、发热等,以及其与腹泻的关系。

【问题2】 上述病史是否有待完善之处?

思路 对于腹泻患者,应询问其饮食习惯、生活环境、旅行史、身边是否有类似患者。

患者从事果蔬种植,卫生习惯一般,曾在果园吃刚收采的果蔬,很少外出旅游,无明确疫区居留、疫水接触史,否认结核、慢性腹泻患者密切接触史。

【问题3】 上述病史有何提示?

思路 慢性腹泻伴反复右下腹隐痛,近期暗红色稀烂便加重,有腥臭味,可能为阿米巴痢疾。患者在果园吃刚收采的果蔬可能是感染途径;5 个月前接受诺氟沙星治疗 7 日后腹泻曾好转,其后病情反复,提示病原体可能对诺氟沙星不敏感或疗程不够。近期出现发热,可能为原有感染复发加重或是与以往 5 个月不同的新发肠炎(但应尽量以一元论解释)。

【问题4】 对于该患者的查体,应注重哪些方面?

思路 腹部查体是重点,包括腹肌是否紧张,腹部是否有压痛、反跳痛、包块及其部位,肝脾是否肿大及叩痛、肠鸣音等。

查体记录

体温 38.5℃,呼吸 22 次/min,脉搏 96 次/min,血压 125/72mmHg。神清,营养欠佳,体型消瘦,未见皮疹、瘀点或瘀斑,浅表淋巴结未及肿大,轻度贫血貌,皮肤巩膜中度黄染,双肺呼吸音清,未闻及干湿啰音。心界不大,心率 96 次/min,心律齐,各瓣膜听诊区未闻及病理性杂音。腹部平坦,全腹肌稍紧张,右侧腹压痛阳性而右上腹尤明显。全腹无反跳痛,未触及包块。右锁骨中线上,肝脏上界位第 5 肋间,下界在肋缘下 3cm 可触及,质软,边钝,表面光滑,肝区叩击痛阳性,墨菲征阴性。脾左肋下未触及,移动性浊音阴性,肠鸣音活跃(7 次/min),双下肢无水肿。

【问题5】 根据目前资料,诊断思路是什么?

思路 病程超过 5 个月为慢性,故急性腹泻可以排除。大便中带血黏液等符合渗出性腹泻,而功能性腹泻如肠易激综合征、甲亢相关腹泻等可排除。结合反复腹泻少到中量果酱样大便伴腥臭,查体发现右下腹压痛,加之有不良的卫生习惯作为传播途径,考虑是以结肠病变为主的慢性感染性腹泻,阿米巴痢疾可能性大。近 10 日的病情加重是原有阿米巴痢疾或是其他病因所致尚待明确。慢性菌痢、结直肠癌、肠结核、炎性肠病等也待排除。

【问题6】 下一步应完善哪些检查?

思路 首先完善常规检查,如血、尿、大便常规及生化等;其次是与鉴别诊断相关的一些检查,如大便涂片找阿米巴滋养体和包囊,血和大便的需氧菌、厌氧菌、真菌培养(病原学检查应尽早进行,在病原学治疗开始前完成），ESR、CRP、PPD 皮试及肿瘤标志物检测。随后进行并发症的相关检查,如肠镜、超声。

知识点

阿米巴痢疾的临床特点

1. 一般起病缓慢,迁延数月或数年。
2. 腹泻次数不多,每日数次,严重时可 10～15 次,有时亦可便秘。
3. 大便性状为暗红色果酱样,粪质多,常伴腥臭味,量中等。
4. 病变主要在盲肠、升结肠,故常有右下腹压痛,若累及直肠、乙状结肠可出现里急后重。
5. 全身症状一般较轻微,较少发热,除非重型表现或合并细菌感染。

知识点

阿米巴痢疾的流行病学

阿米巴痢疾呈全球分布,以热带和亚热带发展中国家为主,流行率高低不一,本病占急性痢疾的比例:发展中国家(中、南美洲,非洲,亚洲)达到 1%～40%,在发达国家为 0.2%～10.8%。

主要传播途径:含阿米巴包囊的大便污染食物和水,经口摄入。

易感人群:人群普遍易感,营养不良、机体免疫状态低下者发病机会多且病情重。

主要危险因素:①欠发达地区,卫生条件差(尤其在人口拥挤的热带地区)导致大便污染食物和水源;②发达地区,原有免疫缺陷、口交或肛交、旅游或移民至流行区。

入院第 1 日辅助检查结果

大便常规:WBC(++)/HP,RBC(+++)/HP,寄生虫(−),潜血(+)。

大便涂片见夏科-雷登结晶,未见阿米巴滋养体和包囊。

血常规:WBC $16.97×10^9$/L,淋巴细胞百分比 10%,中性粒细胞百分比 80%,嗜酸性粒细胞百分比 0,单核巨细胞百分比 5%,RBC $2.54×10^{12}$/L,Hb 80g/L,PLT $290×10^9$/L。肝功能:AST 24U/L,ALT 41U/L,GGT 244U/L,ALB 33.4g/L,球蛋白(GLB)24.8g/L,总胆红素 134.63μmol/L。

知识点

夏科-莱登结晶（Charcot-Leyden crystals）

为菱形无色透明结晶,其两端尖长,大小不等,折光性强,是嗜酸性粒细胞破裂后嗜酸性颗粒相互融合而成。其出现往往提示过敏性疾病或寄生虫感染,多见于阿米巴痢疾、肺吸虫病、钩虫病、过敏性肠炎患者大便中,支气管哮喘患者气管腔内黏液栓或气管管壁中也常见。

【问题 7】　目前诊断如何考虑?

思路　尽管大便未找到阿米巴滋养体或包囊,但结合临床表现、血常规、大便常规及本病例应鉴别的疾病(表 6-2-1)进行分析,可能性最大的是慢性阿米巴痢疾急性加重,是否合并细菌感染有待明确。

【问题 8】　首先应采取哪些治疗?

思路

1. 病原治疗,抗阿米巴药按其作用分为 3 类:①硝基咪唑类(如甲硝唑、替硝唑,对组织内、肠腔内阿米巴滋养体均有杀灭作用),是目前治疗肠内、外各型阿米巴的首选药;②肠腔内抗阿米巴药(如双碘喹啉、二氯尼特,杀灭肠腔内的阿米巴包囊);③组织内抗阿米巴药(如依米丁,杀伤侵入组织的阿米巴滋养体)。

表6-2-1 阿米巴痢疾应鉴别的疾病及特点

	阿米巴痢疾	细菌性痢疾	伤寒	肠结核	血吸虫病	溃疡性结肠炎	克罗恩病
起病方式	缓慢或慢性	急或慢性反复	急或慢性反复	缓慢	急或缓慢	多缓慢	慢性反复
发热	多无	高热，畏寒	稽留高热	午后潮热到高热	急性有，慢性无	多无	间歇性低至中度
毒血症症状	轻	重	重	轻到重	无至中度	轻	轻
腹泻性状	每日3～10次，量中等，粪质多，暗红色果酱样	每日10至数十次，量少粪质少，黏液脓血便	轻度稀烂便；便秘更常见	黄色糊状，多无脓血或与羊粪样便秘交替	每日<10次，初稀薄后黏液血样或与便秘交替	每日4至十余次，量不等，糊状、稀水黏液脓血	间歇发作至持续性，黄色糊状，多无黏液脓血
里急后重	轻度	最明显	无	无	无	无	可有
腹痛压痛	右下腹多	左下腹多	右下腹	右下腹	不定	左下腹	右下腹或脐周
病变部位	近端结肠、盲肠、乙状结肠和直肠	乙状结肠、直肠	回肠下段	依次为回盲部、升结肠、直肠少	直肠、乙状结肠、降结肠为主	直肠、乙状结肠为主，"倒灌性"	回肠末段，右侧结肠
血常规	白细胞计数普通和重型升高；轻型、慢性正常，可伴有贫血	白细胞计数升高，中性粒细胞为主	白细胞计数下降，嗜酸性粒细胞减少或消失	多正常	急性期白细胞计数轻度高，嗜酸性粒细胞20%～90%	活动期白细胞计数可增高，否则多正常；重者可贫血	活动期白细胞计数可增高，否则多正常，常见贫血
大便常规	大量聚团红细胞，少量白细胞，夏科-莱登结晶	大量脓细胞、白细胞，少量红细胞	少许白细胞，肠出血时可见大量红细胞	少量脓细胞、红细胞	可有红、白细胞	可见脓细胞、红细胞，发作期有巨噬细胞	基本正常
大便病原学	有阿米巴滋养体或包囊	培养到痢疾杆菌	可培养到伤寒杆菌	可找到抗酸菌，少	有虫卵或孵出毛蚴	阴性	阴性
肠镜	大小不等、散在宽底口小溃疡，周围红晕，溃疡间黏膜正常	弥漫性充血、水肿和浅表溃疡	少做肠镜	回盲部环形溃疡，边缘呈鼠咬状，干酪样坏死	慢性者取肛门上8～10cm黏膜压片找虫卵	病变连续浅溃疡，黏膜充血水肿，呈颗粒状、隐窝脓肿	病变节段性纵行或匍行溃疡，鹅卵石样黏膜，裂隙状溃疡
有效治疗	硝基咪唑类	喹诺酮类	三代喹诺酮、三代头孢类	规范抗结核	吡喹酮	柳氮磺吡啶、糖皮质激素	柳氮磺吡啶、糖皮质激素

2. 由于不排除合并细菌感染，应联合使用抗菌药物。
3. 营养支持和补液治疗。患者长期腹泻，体型消瘦，应适当给予营养支持。
4. 对症处理。腹泻加重可给予蒙脱石散、小檗碱等止泻处理，并适当补充水、电解质。

入院第1日治疗方案

病原治疗：甲硝唑针剂（0.5g 静脉滴注，每日2次）和莫西沙星针剂（0.4g 静脉滴注，每日1次）。
止泻处理：小檗碱片（0.2g 口服，每日3次）。
护肝处理：还原型谷胱甘肽（1.2g 静脉滴注，每日1次）。

【问题9】 治疗过程中还应该注意哪些问题？
思路 首先是观察临床表现是否好转，是否发生肠出血、穿孔等并发症；其次监测大便性状及复查阿米巴滋养体、包囊和细菌、真菌培养等。同时，患者近 10 日出现发热、白细胞计数升高、肝大及肝区叩击痛，应注意并发阿米巴肝脓肿，可行肝胆超声、CT 检查；此外阿米巴还可能侵犯肺和脑等，引起相应部位的脓肿，应根据病情变化和回报结果调整治疗并补充适当检查。

入院第 3 日症状及检查结果

患者大便次数减少至每日 4～5 次，仍为果酱样大便，右下腹痛好转，但右上腹痛和发热基本同前，最高体温 38.5℃。

大便常规：WBC（+）/HP，RBC（+）/HP，寄生虫（－），潜血（+）。

再次送检新鲜大便：找到阿米巴滋养体，未见包囊，抗酸染色未见分枝杆菌。

血清结核分枝杆菌 IgG 阴性，溶组织内阿米巴 IgG 抗体阳性；PPD 皮试阴性，ESR 106mm/h；甲胎蛋白 5.50μg/L，癌胚抗原<0.5μg/L。

确诊溶组织内阿米巴痢疾，当日按乙类传染病填写疫卡并上报。

【问题 10】　为何之前大便找不到滋养体和包囊，现在找到了？

思路 1　溶组织内阿米巴的生活史有滋养体和包囊两期，前者是致病形态，但在被排出肠腔后半小时即丧失活动能力，形态发生改变，故大便镜检常常难以找到阿米巴滋养体。因此，怀疑阿米巴痢疾必须取新鲜大便且立即送检，并和检验科技师沟通，尽快镜检。

思路 2　溶组织内阿米巴的包囊是其繁殖和感染形态，抵抗力强，在外界可存活较久，大便镜检相对较易发现，但临床阳性率也不高。先经硫酸锌离心漂浮法浓集包囊后，再经碘染色镜检包囊，可提高包囊的检出率。

【问题 11】　患者可以确诊为阿米巴痢疾了吗？

思路　理论上，大便中找到滋养体或包囊并不能完全确诊，若见吞噬红细胞的滋养体方可确认为溶组织内阿米巴。本患者具有典型临床表现、大便中找到滋养体、溶组织内阿米巴 IgG 抗体阳性和治疗后症状好转，本例可以确诊溶组织内阿米巴痢疾。

知识点

溶组织内阿米巴的病原学诊断

1. 从新鲜大便标本中查到吞噬有红细胞的滋养体，或从肠壁活检组织中查到滋养体是本病确诊的可靠依据。

2. 从大便标本中查到 1～4 个核包囊或肠腔型滋养体，此时即使患者有症状亦不能立即确诊。而应根据流行病学史、血清抗体检测、大便抗原检测或 PCR 检测证实感染虫株确属溶组织内阿米巴后诊断才能确立。否则必须寻找引起腹泻的其他原因。

3. 在有症状患者的血清中溶组织内阿米巴抗体高效价阳性，亦是本病诊断的有力证据。IgG 抗体可长期存在，阳性可能为既往感染，高效价多为现症感染，阴性可排除；IgM 抗体仅在血清中存在 1～3 个月，故阳性提示近期或现症感染，而阴性却不能排除感染。

【问题 12】　为何患者既往接受诺氟沙星和中药治疗后仍然反复发作？

思路　原因有三个：①反复感染，患者是果农，常在果园里食用刚收采的生果蔬，有反复感染可能；②诺氟沙星不能杀灭阿米巴包囊；③急性阿米巴痢疾可历时数日或数周后自发缓解，未经治疗者易复发或转为慢性。

入院第 4 日临床表现及检查结果

患者腹泻、腹痛有缓解，体温最高 38.2℃。

MRI 平扫加增强：右肝 S6/7 段可见一个 131mm×80mm 不规则形状异常信号影，T_1WI 稍低、低信号混杂,T_2WI呈稍低、高信号混杂,DWI呈高信号,边界清楚,增强扫描动脉期可见病灶边缘强化明显,其内可见无强化的低回声区域,门脉期和静脉期呈等信号。

肝脏彩超:右肝 S6/7 段可见一个 134mm×85mm 不规则形状低回声,后方声影无明显增强或衰减。肝内血管走行正常、通畅。考虑肝脓肿可能性大。

胸部 CT、头颅 CT 未见明显异常。

结肠镜检:升结肠、横结肠黏膜可见大小不等的散在性溃疡,边缘整齐,周围有红晕,溃疡间黏膜正常。

【问题 13】 患者肝内占位考虑何诊断?

思路 结合患者病史、流行病学及辅助检查,应高度怀疑阿米巴肝脓肿。

知识点

阿米巴肝脓肿

侵入肠壁的溶组织阿米巴通过门静脉或淋巴管到达肝脏,在抵抗力弱的人群可发生阿米巴肝脓肿,由于盲肠和升结肠血液主要进入右肝,因此脓肿往往发生在右肝。

多数起病缓慢,可在感染后数月或数年后发生,也可发生在无阿米巴痢疾表现者中。常表现为弛张热,肝区胀痛,深呼吸或体位改变时加重,可伴有肝大、肝区叩痛、贫血和体重下降。通过超声等影像检查,可与肝癌、肝囊肿、血管瘤等鉴别。关键是病原鉴别。

阿米巴肝脓肿和细菌性肝脓肿的鉴别见表 6-2-2。

表 6-2-2 阿米巴肝脓肿和细菌性肝脓肿的鉴别

鉴别项目	阿米巴肝脓肿	细菌性肝脓肿
性别倾向	男性多见	不明显
流行病学史	常有疫区居留或旅游史	无
基础肝胆道疾病	少见	常见
流行病学史	常有疫区居留或旅游史	无
起病情况	缓慢、中低热	急骤、弛张高热
脓肿数量	常在右叶、单个、较大	常较小、多个
肝大	常见	不明显
右侧膈肌抬高	常见	少见
血白细胞	升高,后期可正常	明显升高
低蛋白血症、贫血	常见、明显	不明显
血细菌培养	阴性	阳性
脓肿穿刺培养	多阴性,继发细菌感染可阳性	阳性
阿米巴血清学	阳性	阴性

【问题 14】 对于阿米巴病的患者,应如何治疗?

思路 1 以内科治疗为主,并发肠外病变者的疗程可酌情延长以达到两个基本目标:①治愈肠内外的侵入性病变;②清除肠腔中的包囊。

思路 2 治疗措施主要有:

(1)一般治疗。急性期须卧床休息,必要时输液,根据病情给予流质或半流质饮食;慢性患者应加强营养,以增强体质。

（2）病原治疗。针对不同临床类型，具体方案为：①无症状型，首选二氯尼特（500mg，每日 3 次，口服 10 日）；次选双碘喹啉（650mg，每日 3 次，口服 21 日）。②急性型，首选硝基咪唑类（甲硝唑，750mg，每日 3 次，口服 10 日）；次选二氯尼特、双碘喹啉（剂量疗程同上），或巴龙霉素（20～30mg/kg，每日 3 次，口服 10～15 日），还可加用依米丁或去氢依米丁（0.5～1mg/kg，不超过 60mg/d，分两次深部肌内注射，10 日为 1 个疗程）。③暴发型，病原治疗同急性型者，当患者不能口服时可用甲硝唑 0.5g 静脉滴注，每日 2～3 次，病情好转后改为口服，疗程酌病情。有伴随的细菌感染同时加用其他抗生素治疗。④慢性或迁延型，首先查明长期不愈的原因，采取相应的治疗措施。在病原治疗上采用 2 种或 2 种以上药物的联合疗法及保留灌肠。

思路 3 如内科治疗效果不佳，应考虑：①是否合并细菌感染，可加用抗细菌药物；②若脓腔较大，吸收缓慢，临床症状缓解不明显且脓肿液化、局限较好时，可考虑超声引导下脓肿穿刺引流。典型脓液多为棕褐色、黏稠的巧克力样，多有腥臭味，若继发细菌感染则可为黄色或黄绿色，有臭味。

【问题 15】 阿米巴肝脓肿穿刺引流时，需注意哪些问题？

思路 1 抽取脓液时需在超声引导下进行，抽液需缓慢进行。抽取脓液后需做病原相关检查，包括涂片找阿米巴滋养体（但脓液中往往无法找到，因其常在脓肿壁附近活动，不易取得，此外脓腔不适宜阿米巴生活，因此往往不形成包囊）、需氧和厌氧菌甚至真菌培养，有条件者可行溶组织内阿米巴抗原检测。

思路 2 如脓液较为黏稠，可缓慢、低压注入少量无菌生理盐水，反复缓慢抽吸、冲洗脓腔，必要时可在脓液抽完后注入硝基咪唑类药物，可增强抗阿米巴效果，并有助于脓腔愈合。但对于脓腔距离包膜较近者，操作需小心、慎重，以免脓液破入腹腔。对于脓肿较大、一次不能抽尽者，可留置无菌软管，定期反复抽脓、冲洗脓腔。

入院第 7 日临床表现及检查结果

患者仍有发热，体温最高 38.0℃，肝区叩击痛明显，脓肿直径>130mm 且脓液化、局限较好且不能排除合并细菌感染可能性，予超声引导下肝脓肿穿刺留置无菌软管引流。术中共抽取出咖啡样黏稠脓液 50ml 后反复甲硝唑冲洗和注入脓腔。

脓液：暗红色，混浊，脓胶状凝固，WBC（++++）/HP，RBC（++）/HP，寄生虫（-），潜血（+）。血常规：WBC $13.51×10^9$/L，淋巴细胞百分比 8%，中性粒细胞百分比 83%，嗜酸性粒细胞百分比 2%，RBC $2.19×10^{12}$/L，Hb 65g/L，Hct 20%，PLT $273×10^9$/L。肝功能：AST 23U/L，ALT 20U/L，GGT 205U/L，ALB 37.1g/L，GLB 28.9g/L，总胆红素 144.63μmol/L。

入院第 14 日临床表现及检查结果

入院第 7 日至今，每日肝脓腔内注入甲硝唑冲洗并抽液，现腹泻、腹痛缓解，体温降至正常。今日体温最高 36.6℃，右腹部轻压痛，无反跳痛，肝区轻叩击痛。彩超显示：右肝 S5/6/7 段原病灶较入院时缩小，约 68mm×59mm。

入院后 3 次送检全血、大便标本细菌、厌氧菌、真菌培养结果均阴性。复查大便找阿米巴滋养体和包囊均阴性。血常规：WBC $9.84×10^9$/L，淋巴细胞百分比 22%，中性粒细胞百分比 67.0%，嗜酸性粒细胞百分比 6%，RBC $2.93×10^{12}$/L，Hb 86g/L，Hct 27%，PLT $280×10^9$/L。肝功能：AST 19U/L，ALT 20U/L，GGT 178.0U/L，ALB 34.7g/L，GLB 30.5g/L，总胆红素 10.60μmol/L。

【问题 16】 对接受抗生素治疗阿米巴病的患者饮食需注意什么？

思路 在饮酒后应用硝基咪唑类药物可出现双硫仑样反应。因此，用药前要询问患者是否近期有饮酒。至少在饮酒 12 小时后方可给药。要告知患者，用药期间及之后 14 日内，均应禁食所有含乙醇的饮料或食品（如酒心巧克力）。

出院及随访

经 3 周治疗，患者症状、体征消失，右肝病灶缩小为约 23mm×18mm，予以出院。出院后随访 6 个月，病情无复发。

【阿米巴痢疾诊疗流程图】（图 6-2-1）

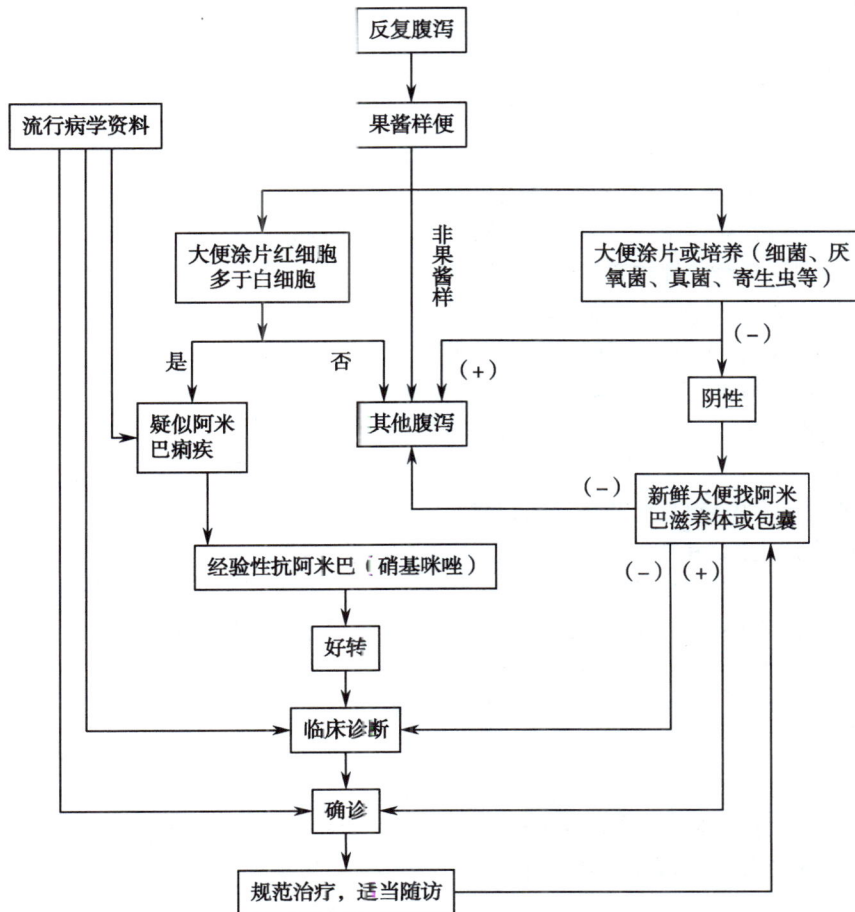

图 6-2-1 阿米巴痢疾诊疗流程图

（高志良）

推荐阅读资料

[1] 李兰娟,任红. 传染病学. 9 版. 北京：人民卫生出版社,2018.

[2] WOJCIK G L, MARIE C, ABHYANKAR M M et al. Genome-wide association study reveals genetic link between diarrhea-associated entamoeba histolytica infection and inflammatory bowel disease. Mbio,2018,9（5）：e01668-18.

[3] BEGUM S, QUACH J, CHADEE K1.Immune evasio mechanisms of entamoeba histolytica: progression to disease. Front Microbiol,2015,15（6）：1394.

[4] 宋太平,罗林山. 肠阿米巴病诊治现状. 中国肛肠病杂志,2016,36（4）：69-71.

第三节 弓 形 虫 病

弓形虫病又称弓形体病,是由刚地弓形虫所引起的人畜共患病。猫科动物为弓形虫的终宿主,中间宿主包括哺乳类动物和人等。弓形虫属机会致病的原虫,尤其在宿主免疫功能低下时,可造成严重后果,且与艾滋病死因有关。

弓形虫病一般分为先天性和后天获得性两类,后天急性感染多为隐性感染,常导致宿主慢性携带包囊状态。急性与慢性弓形虫病则指弓形虫引起的显性感染状态,可呈淋巴结病、脑病、心肌炎、肺炎等表现,但症状和体征常缺乏特异性,易造成误诊。孕妇感染后,病原可通过胎盘感染胎儿,胎儿出生时常呈隐性感染状态，其后可出现一系列显著的临床表现，包括脉络膜视网膜炎、斜视、癫痫、精神运动障碍与智力迟钝等，直接影响胎儿发育，其危险性较未感染孕妇高10倍，影响优生，成为人类先天性感染中最严重的疾病之一，已引起广泛重视。

弓形虫病的诊疗经过通常包括以下环节：

（1）详细询问流行病学史。

（2）详细询问临床症状和其他相关病史。

（3）仔细检查各系统体征，尤其神经系统体征。

（4）针对疑似患者进行病原学、免疫学等检查，以尽早明确诊断。

（5）结合患者情况选择经验性抗感染治疗方案。

（6）注意全面观察病情，判断感染部位并及时处理。

（7）判断治疗是否成功，若成功，确定下一步治疗方案。

（8）对于治疗失败的患者，分析可能原因，并进行相应的处理。

（9）确定治疗结束的时间、出院随访日期，以及出院后的注意事项。

【临床关键点】

1．仔细询问流行病学史，可以为临床诊断提供很好的依据。

2．仔细询问临床症状，尤其是神经系统症状、眼部症状等。

3．仔细查体很重要，可以很好地寻找诊断和鉴别诊断的依据，同时可以全面了解病原体侵犯范围。

4．病原体的病原学、免疫学检测很有意义，如果病原学检测阳性或免疫学检测中抗体、抗原阳性，则可确诊。

5．弓形虫病病原治疗的药物与疗程需根据患者的临床表现与免疫状态而定。

6．对于眼弓形虫病和弓形虫脑病患者，可应用肾上腺皮质激素，以防治脑水肿。

临床病例

患者，40岁，男性，因为"抽搐"来门诊就诊。初步的病史采集：患者就诊前无明显诱因出现抽搐2次，抽搐时意识丧失，四肢僵直，口吐白沫，每次持续2～3分钟，伴呕吐1次，无大小便失禁，可自行缓解，无头痛、头晕等症状。

初步采集病史后，可以明确患者因抽搐就诊，伴呕吐，无其他伴随症状。对于此类患者，临床上随之需要考虑以下相关问题。

【问题1】 该患者抽搐的病因？

思路1 患者抽搐为全身性，还是局部性？

思路2 患者为中年男性，无明显诱因出现抽搐，仅伴呕吐，无头痛，考虑抽搐的病因是脑部疾病、全身性疾病还是神经官能症？

知识点

抽搐的分类

抽搐是指全身或局部的骨骼肌非自主的抽动或强烈收缩，常可引起关节的运动和强直。可分为全身性抽搐和局部性抽搐。全身性抽搐以全身骨骼肌痉挛为主要表现，典型者为癫痫大发作，表现为患者突然意识模糊或丧失，全身强直、呼吸暂停，继而四肢发生阵挛性抽搐，呼吸不规则，发作约半分钟后自行停止；局限性抽搐以身体某一局部连续性肌肉收缩为主要表现，大多见于口角、眼睑、手足等。

抽搐病因一般分为：

1．脑部疾病

（1）感染：如脑炎、脑膜炎、脑脓肿、脑结核瘤等。

（2）外伤：如产伤、颅脑外伤等。

（3）肿瘤：包括原发性肿瘤、脑转移瘤。

（4）血管病变：如脑出血、高血压脑病、脑血栓形成等。

（5）寄生虫病：如脑型疟疾、脑血吸虫病、弓形虫病等。

2．全身性疾病

（1）感染：中毒性菌痢、链球菌败血症、百日咳、狂犬病等。

（2）心血管疾病：阿 - 斯综合征等。

（3）中毒：肝性脑病、尿毒症、酒精中毒等。

（4）代谢障碍：低血糖状态、低钙及低镁血症等。

3．神经症　如癔症性抽搐。

【问题2】 有无其他病史？

思路　该患者的病史采集存在缺陷，应该围绕"抽搐"可能病因仔细询问病史。对于该患者，需询问：①其他伴随症状，比如咽痛、咳嗽、咳痰、乏力等；②既往是否有肝炎、结核、疟疾、艾滋病等传染病；③既往是否有高血压、糖尿病、脑血栓等疾病；④是否有手术、外伤史等；⑤有无吸烟、饮酒史；⑥是否接触过猫、狗等动物；⑦是否有不洁饮食史。

患者发病前自觉疲乏无力，间断低热，无咽干、咽痛，无咳嗽、咳痰。2 年前诊断为艾滋病，未接受抗病毒治疗。近 2 个月体重下降 5kg。家中喂养猫。其他病史无特殊。

【问题3】 病史采集结束后，下一步查体应重点做哪些方面？

思路1　对艾滋病患者出现抽搐，全面细致的全身检查至关重要，尤其是神经系统。对于该患者，查体重点应包括：①全身浅表淋巴结有无肿大；②神经系统，精神、意识状态、反射、脑膜刺激征、病理征、肌力肌张力等，以了解有无合并脑部病变；③检查呼吸道、心脏、腹部各脏器是否存在病变。

思路2　上述这些体征是否有利于判定病情程度？这些重点查体不仅利于判断病变部位和性质，同样对病情严重程度的估计有一定的帮助，至少可了解该病变是否涉及多个部位和脏器。如果患者的临床情况较差，特别要关注患者生命体征，如体温、呼吸频率、脉搏和血压等。

门诊查体记录

体温 36.8℃，神志清楚，精神稍差，全身浅表淋巴结多处可触及肿大，咽无充血，双肺呼吸音清晰。心界不大，心率 80 次 /min，心律齐，各瓣膜听诊区未闻及病理性杂音。腹平软，无反跳痛和肌紧张，未触及包块，移动性浊音阴性，肝、脾肋下未触及，双膝腱反射对称存在，双侧巴宾斯基征阴性，四肢肌力肌张力正常。

【问题4】 上述门诊记录是否准确反映了患者的体征？

思路　从问题 3 的分析可以得知，该查体记录存在以下问题：①该患者只测体温，未对其他生命体征进行检查并记录；②未描写是否有贫血貌；③未描写皮肤巩膜黄染情况；④未描写双侧瞳孔对光反射情况；⑤肺部有无干、湿啰音；⑥腹部体征中未提及肝区、双肾区是否存在叩击痛，未提及胆囊墨菲征；⑦未描写关节及脊柱情况。

补充相关检查后的查体结果

体温 36.8℃，血压 130/90mmHg，呼吸 18 次 /min，脉搏 80 次 /min，神志清楚，精神稍差，贫血貌，全身皮肤、巩膜无黄染，全身浅表淋巴结多处可触及肿大，全身皮肤未见皮疹，眼球活动自如，双侧瞳孔等大等圆，对光反射灵敏，双侧额纹对称，伸舌居中，甲状腺未触及肿大。咽无充血，双肺呼吸音清晰，未闻及干、湿啰音。心界不大，心率 80 次 /min，心律齐，各瓣膜听诊区未闻及病理性杂音。腹平软，无腹壁静脉曲张，肠鸣音 5 次 /min，右下腹轻压痛，无反跳痛和肌紧张，未触及包块，移动性浊音阴性，肝上界位于右锁骨中线第 5 肋间，肝肋下可触及，质软边锐，肝区叩痛阴性。脾肋下未触及，墨菲征阴性。双肾区叩痛阴性。双下肢不肿。颈软，克尼格征、右鲁津斯征阴性，双膝腱反射对称存在，双侧巴宾斯基征阴性，四肢肌力肌张力正常。关节无肿痛，脊柱无压痛。

【问题5】 结合上述查体结果,为明确诊断应进一步实施哪些检查?

思路 通过上述查体结果,可以发现患者有如下异常体征:贫血貌、全身浅表淋巴结多处可触及肿大。结合患者的症状、传染病学及流行病学史,应首先考虑可能合并脑部感染。为进一步明确诊断,该患者应进行血常规、尿常规、大便常规、生化(肝肾功能、血糖、心肌酶)、心电图、X线胸片、腹部超声、头颅磁共振等检查。

门诊辅助检查

血常规:WBC $3.0×10^9$/L,RBC $2.25×10^{12}$/L,Hb 61g/L,中性粒细胞百分比74.4%,PLT $377×10^9$/L。

尿、大便常规:正常。

肝功能:ALT 21U/L,AST 35U/L,GGT 60U/L,ALP 48U/L,总蛋白70.0g/L,ALB 35.2g/L,总胆红素12.8μmol/L,直接胆红素3.58μmol/L。

肾功能、血糖、心肌酶、心电图、X线胸片均正常。

腹部超声:肝大小形态内部回声未见异常,胆囊及胆管未见异常,脾不厚,胰腺未见异常,双肾大小正常。

头颅MRI:右颅顶部可见多发病灶,T_1WI病灶呈低信号,T_2WI病灶呈不均匀高信号,周围有轻度水肿。

【问题6】 如何判读该患者的影像学检查?

思路 艾滋病患者在抗病毒治疗前,中枢神经系统占位性病变最常见的病因是弓形虫脑病和原发性淋巴瘤,而病灶的数目、位置、信号在区分两者方面都不可靠,即基于常规MRI是不能够区分弓形虫脑病和原发性淋巴瘤的。

【问题7】 接下来该患者应进行哪项检查?

思路 进行弓形虫免疫学检查以明确诊断,免疫学检查包括抗体和抗原检测。

知识点

抗体检测

抗原主要有滋养体可溶性抗原(胞质抗原)和胞膜抗原。前者的抗体出现较早(用染色试验、间接免疫荧光试验检测),而后者的抗体出现较晚(可用间接血凝集试验检测)。同时采用多种方法检测可起互补作用,从而提高检出率。

抗原检测:用免疫学方法检测宿主细胞内的病原(滋养体或包囊)及在血清等体液中的代谢或裂解产物(循环抗原),是早期诊断和确诊的可靠方法。

【问题8】 患者进一步化验弓形虫抗体:TOX IgG阳性,TOX IgM阳性。根据临床症状、体征、检验检查结果及既往病史,可以作出弓形虫脑病诊断吗?

思路 根据患者抽搐2次,既往艾滋病史2年,有猫接触史,化验弓形虫抗体阳性,检查头颅MRI示右颅顶部可见多发病灶,T_1WI病灶呈低信号,T_2WI病灶呈不均匀高信号,周围有轻度水肿,可以考虑诊断为弓形虫脑病。

知识点

弓形虫病诊断标准

具有临床症状和体征,且排除其他与之相混淆的疾病,疑似弓形虫病时需经实验室检查,获阳性结果后才能确诊。

1. 实验室诊断依据

(1)病原学检查

1)在送检材料包括病理切片中查见弓形虫滋养体或包囊,需用免疫酶或免疫荧光法确认。

2）分离到弓形虫株者需做鉴定。

3）PCR阳性者应同时做血清学检查。

（2）免疫学检查：可采用间接血凝、直接凝集、酶联免疫吸附试验、免疫荧光、金标等试验方法，检测IgG、IgM、IgA抗体。

1）IgG抗体阳性（间接血凝的血清稀释度不低于1∶64，酶联免疫吸附试验的血清稀释度不低于1∶100），2周后复查（第1份血清及2周后复查的血清应同时检测），效价有4倍以上增长。

2）IgM（或IgA）抗体阳性。

（3）下列情况者有助诊断或可确诊：①病原学检查阳性者可确诊；②免疫学三项检查中有两项阳性者。

2. 辅助诊断　对于免疫功能低下患者（如艾滋病患者、接受器官移植的患者、某些恶性肿瘤和血液病患者、长期大量应用肾上腺皮质激素或其他免疫抑制剂的患者等），除检测弓形虫抗体外，建议采用PCR方法以助诊断。

【问题9】　该患者诊断后还需要与哪些疾病相鉴别？

思路　需要与艾滋病及其他相关疾病鉴别：①HIV直接引起的神经系统损害，包括急性脑病、脑膜脑炎、亚急性脑炎、脊髓病及周围神经病等；②中枢神经系统的机会性感染，常见的有病毒感染，比如巨细胞病毒亚急性脑炎、单纯疱疹病毒脑炎、进行性多灶性脑白质病变等，其次真菌感染，还有结核分枝杆菌及非典型鸟分枝杆菌感染等；③中枢神经系统肿瘤，常见的为淋巴瘤，可分为原发性中枢神经系统淋巴瘤和全身淋巴瘤的脑转移；④脑卒中，较为少见。

与上述疾病进行鉴别诊断时，需要依据患者的临床症状、体征、实验室化验和神经系统影像学检查结果。

【问题10】　对于该患者，应如何治疗？

思路　目前临床诊断考虑艾滋病合并弓形虫脑病，根据HIV核酸定量（病毒载量）和CD4+T淋巴细胞计数进行抗HIV治疗，同时，亦应根据弓形虫病治疗原则和方案进行治疗。

原则：

1. 病原治疗　药物选择与疗程需根据患者的临床表现与免疫状态而定。乙胺嘧啶和磺胺嘧啶是主要药物，对滋养体有较强的活性，两者联合可以发挥协同作用，然而对包囊无效。阿奇霉素和阿托伐醌可能对包囊有一定的作用。

2. 支持治疗　可采用改善免疫力的措施，如给予白细胞介素-2或重组干扰素等。对眼弓形虫和弓形虫脑病等患者，可给予肾上腺皮质激素，以防治脑水肿。

知识点

各类抗弓形虫药物特点

1. 乙胺嘧啶和磺胺嘧啶联合治疗　对滋养体有协同作用，应用乙胺嘧啶应每周化验2次血常规，同时服用亚叶酸以减少剂量依赖性的骨髓抑制作用。乙胺嘧啶也可与克林霉素合用。

2. 螺旋霉素　适用于孕妇患者；因乙胺嘧啶有致畸可能，而孕妇在妊娠4个月内忌用。如产前发现胎儿感染弓形虫，则孕妇应接受乙胺嘧啶和磺胺嘧啶治疗弓形虫病。眼部弓形虫病亦可用螺旋霉素。

3. 克林霉素　该药物口服或注射均可吸收完全，并迅速分布至全身组织或体液。在眼组织可达有效抗弓形虫浓度，治疗眼部弓形虫病效果较好。但在肝、肾功能不良时慎用。

4. 其他　乙胺嘧啶与阿奇霉素、克拉霉素、氨苯砜、罗红霉素等合用均曾试用于治疗艾滋病合并弓形虫脑病，取得了一定的疗效。此外，不同的药物联合，包括克拉霉素与磺胺嘧啶、阿奇霉素与磺胺嘧啶、阿托伐醌与磺胺嘧啶、克拉霉素与米诺环素，以及青蒿素与喷他脒等用于动物实验性感染均显示满意效果，但对人体感染的作用尚有待确定。

住院后治疗

该患者住院后予以磺胺嘧啶片 1 000mg、每日 4 次、口服，克林霉素 600mg、每日 4 次、静脉滴注抗脑弓形虫，甘露醇 125ml、每 12 小时 1 次降颅内压治疗，卡马西平 200mg、每日 3 次口服抗癫痫治疗。

【问题 11】　该患者入院后治疗是否有效？治疗疗程应为多久？

思路　经治疗后，患者抽搐症状未再发作，症状好转，无不适，逐渐停脱水治疗，复查头颅 CT 病灶消失。

艾滋病合并弓形虫脑病的治疗原则：首选治疗为乙胺嘧啶（负荷量 100mg，口服，2 次/d，此后 50～75mg/d 维持）联合磺胺嘧啶（1～1.5g，口服，4 次/d）。不能耐受者或磺胺过敏者可以选用克林霉素 600mg/次，静脉给药，每 6 小时 1 次，联合乙胺嘧啶。为减少血液系统不良反应，合用亚叶酸钙 10～20mg/d。治疗应至少持续 6 周，如治疗 6 周后缓解不明显则需延长治疗时间。

本患者因已出现贫血，故未给予乙胺嘧啶，而选用磺胺嘧啶联合克林霉素。

【问题 12】　弓形虫的生活史。

思路　弓形虫属顶端复合物亚门、孢子虫纲、真球虫目，为细胞内寄生性原虫，其生活史中出现五种状态：即滋养体（速殖子）、包囊（呈圆形或椭圆形，包囊破裂后释放出缓殖子）、裂殖体、配子体和卵囊。滋养体、包囊、裂殖体 3 期为无性生殖，配子体和卵囊 2 期为有性生殖。

弓形虫生活史的完成需双宿主：在终宿主（猫与猫科动物）体内以上述五种形态俱存，在中间宿主（包括禽类、人及羊与猪等其他哺乳类动物）则仅有无性生殖，无有性生殖。无性生殖可造成全身感染，有性生殖则仅在终宿主肠黏膜上皮细胞内发育造成局部感染。

在整个生活史中卵囊由猫粪排出，发育成熟后含 2 个孢子囊，各含 4 个子孢子。在电镜下孢子的结构和滋养体相似。卵囊被猫吞食后，子孢子在肠内逸出，侵入回肠末端黏膜上皮细胞进行裂体增殖，细胞破裂后裂殖子逸出并侵入附近的细胞，继续裂体增殖，部分发育为雌雄配子体，进行配子增殖，形成卵囊，后者落入肠腔。在适宜温度和湿度环境中，经 2～4 日发育成熟，抵抗力强，可存活 1 年以上，如被中间宿主吞入，子孢子进入小肠后穿过肠壁，随血液或淋巴循环播散至全身各组织细胞内，以纵二裂法进行增殖。在细胞内可形成多个虫体的集合体，称假包囊，囊内的个体即滋养体，为急性期病例的常见状态。宿主的组织细胞破裂后，滋养体即散出再侵犯其他细胞，如此反复增殖，可致宿主死亡。但更常见的情况是宿主产生免疫力，使原虫增殖缓慢，在其外形成囊壁，称为包囊，囊内原虫称缓殖子。包囊可存在于中间宿主的各种器官中，但主要见于中枢神经系统与肌肉中，可存活数月、数年，甚至终身（呈隐性感染状态）。

知识点

弓形虫病的流行病学

流行病学包括传染源、传播途径和易感人群。

1. 传染源　几乎所有哺乳类动物和一些禽类均可作为弓形虫的储存宿主，但在流行病学上所起作用则有差别。据报道，世界各地的猫约有 1% 排卵囊，被确认为重要的传染源。其次为猪、羊、狗、鼠等。急性期患者的尿、大便、唾液和痰内虽可有弓形虫存在，但不能在外界久存，故除感染的孕妇可经胎盘传染胎儿外，患者作为传染源的意义甚小。

2. 传播途径

（1）先天性弓形虫病系通过胎盘传染，孕妇在妊娠期初次感染，无论显性还是隐性，均可传染胎儿，一般仅传染一次，胎儿受染的概率为 1/3 左右。

（2）后天获得性弓形虫病主要经口感染，食入被猫粪中卵囊污染的食物和水，或未煮熟的含有包囊和假包囊的肉、蛋或未消毒的奶等均可受染。猫、狗的痰和唾液中所含弓形虫可通过逗玩、被舐等密切接触、经黏膜及损伤的皮肤进入人体。

3. 易感人群　动物饲养员、屠宰场工作人员及医务工作人员等较易被感染。新感染孕妇的胎儿感染率较高。免疫功能低下者如接受免疫抑制剂治疗者、肿瘤、器官移植和艾滋病等患者易感染本病，且多呈显性感染。

艾滋病患者合并弓形虫脑病的影像学表现

艾滋病患者合并弓形虫脑病的典型颅内影像表现是脑实质内多个局灶性病变，周围伴有水肿，注入对比剂后呈环形强化，病灶通常位于皮髓质交接处、基底节及丘脑，其他的位置如脑干、胼胝体等较少见。

CT平扫显示病灶的密度往往低于脑实质，如果合并出血，则会表现高密度。增强CT的典型表现是实性或者多发结节状、环形强化，周围脑实质水肿更易区别。增强CT检查后的病灶内见到的环形强化影，往往是偏心性。

与头颅CT相比，MRI检查更加敏感，有些病例可以检出更小的病灶，并且在脑白质和后颅窝病变检测具有更高的敏感性。MRI平扫可见弓形虫脑病的病灶主要表现为T_1WI低信号，T_2WI高信号，周围伴有水肿。具有诊断意义的是T_1WI增强后的"靶征"，病灶的"靶征"通常至少由3个不同的层面组成，最内层是有强化的中心，中间是低信号的一层，最外层是高信号强化层。最内层的强化中心有时位于病灶正中心，但通常是偏心性，称为"偏心性靶征"。

(徐小元)

推荐阅读资料

[1] MONTOYA J G. Toxoplasmosis//GOLDMAN L, SCHAFER I A. Cecil textbook of medicine. 25th ed. Philadelphia：Elsevier，2015：2125-2132.

[2] 黄华，邓莹莹，陆普选，等. 艾滋病合并弓形虫脑病的影像学表现. 磁共振成像，2010，1(5)：353-358.

[3] GUANGXU M，HOLLAND C V，WANG T，et al. et al. Human toxocariasis. Lancet Infect Dis，2018，18(1)：e14-e24.

第四节 血 吸 虫 病

日本血吸虫主要流行于中国、菲律宾及印度尼西亚局部地区。中国的血吸虫病主要是日本血吸虫病。日本血吸虫病是日本血吸虫寄生在门静脉系统，由其虫卵沉积在肝和肠道引起的以肉芽肿为主要病变的人畜共患病。急性期有发热、腹痛、腹泻或排脓血便，肝大与压痛，以及血嗜酸性粒细胞增高。慢性期因门静脉周围纤维化引起肝、脾大。晚期逐渐进展为门静脉高压、巨脾与腹水。目前在我国主要分布在江苏、安徽、江西、湖北、湖南、四川及云南的湖沼、水网和山丘等地区。传染源是患者及牛、猪、犬、羊、马、猫、鼠等保虫宿主，传播必须具备粪便入水、钉螺滋生、接触疫水三个条件，人群普遍易感，多在夏、秋季感染发病。

诊疗环节：

(1) 仔细询问流行病学史中是否有疫水接触史。

(2) 仔细询问发热特点及其伴随症状。

(3) 对疑似患者进行血常规、血吸虫抗体、大便查找虫卵、肝胆脾超声等检查，以明确诊断。

(4) 对疑似患者，可行结肠镜观察有无典型直肠、结肠病变，并活检肠黏膜查找虫卵。

(5) 根据血吸虫病的临床分型选择不同驱虫治疗方案。

(6) 驱虫治疗过程中密切观察药物副作用。

【临床关键点】

1. 详细询问疫水接触史、居住史和既往史等，寻找重要诊断线索。

2. 急性血吸虫病均有发热，热型以间歇热、弛张热和不规则热多见。

3. 血吸虫感染后引起的过敏反应最常见的是尾蚴性皮炎。

4. 约90%的急性血吸虫病患者出现肝大。

5. 血常规嗜酸性粒细胞显著增高，大便中检查虫卵和孵出毛蚴是确诊血吸虫病的直接依据。

6. 免疫学检查血清血吸虫抗体不能区分现症感染或既往感染，不能作为确诊依据。

7. 对于诊断依据尚不充分的疑似患者，可考虑行肠镜及肠黏膜病理活检。

8. 急性血吸虫病驱虫治疗剂量为成人总剂量 120mg/kg,分 4~6 日服用,每日剂量分 2~3 次服用。

临床病例

患者,男性,40 岁,工人,因"发热十余日"前来就诊。患者于十余日前开始无明显诱因出现发热,体温高峰波动在 39~40℃,用退热药物(双氯芬酸钠栓 50mg 纳肛)伴大量出汗后可降至正常,每日发热 1~2 次,无显著规律。伴畏寒、轻微咳嗽,无咳痰;无头痛、呕吐;无腹痛、腹泻;无腰痛;无尿频、尿急、尿痛;无皮疹及关节、肌肉疼痛;精神、食欲稍差。在当地卫生院就诊,查血常规:白细胞增高(具体结果不详),诊断考虑"细菌性感染",予以头孢哌酮(2g,一日 2 次)静脉注射 5 日无好转,仍反复发热,为求进一步诊治来院。

起病以来,精神、食欲下降,睡眠差,大小便正常,体力、体重无明显改变。

既往史:平素身体健康,喜爱游泳。1 个月前曾到湖中游泳。

总结患者病史,有下列特点:

(1)青壮年男性患者,职业为工人。

(2)发热 10 日(热程较短、热型不规则)。

(3)有呼吸道症状(轻微咳嗽)。

(4)辅助检查白细胞增高。

(5)发病前 1 个月曾在当地湖中游泳。

对于该患者的诊断分析,临床上要考虑以下相关问题。

【问题 1】 如何从发热性疾病的常见病因来分析最可能的诊断?

思路 1 发热待查患者的原因复杂,可概括为感染性和非感染性两大类。

该患者起病较急伴有畏寒,伴有外周血象异常改变(白细胞计数增高)支持感染性发热的诊断。

思路 2 根据血常规的变化进一步分析该发热患者的可能诊断。

根据患者血常规的变化进一步确定何种病原体感染的可能性最大,白细胞增高见于大部分化脓性细菌感染引起的炎症、尿毒症、严重烧伤、传染性单核细胞增多症。

知识点

发热性疾病的常见原因

1. 感染性发热,包括病毒、细菌、支原体、衣原体、立克次体、螺旋体、真菌、原虫等病原微生物感染。

2. 非感染性发热

(1)肿瘤性疾病:血液系统肿瘤如恶性组织细胞病、恶性淋巴瘤、白血病、多发性骨髓瘤等;实体性肿瘤如原发性肝癌、肺癌、肾癌、结肠癌、胃癌、胰腺癌等。

(2)血管-结缔组织疾病:常见有系统性红斑狼疮、成人斯蒂尔病、类风湿关节炎、风湿热、混合性结缔组织病;少见的有皮肌炎、结节性多动脉炎、变应性肉芽肿性血管炎、韦格纳肉芽肿等。

(3)内分泌与代谢性疾病:甲状腺功能亢进、亚急性甲状腺炎、嗜铬细胞瘤、痛风等。

(4)其他疾病:如各种坏死组织吸收热、药物热、脱水热、中暑、功能热、伪热等。

思路 3 结合既往史进一步分析诊断。

患者在 1 个月前曾到湖中游泳,通过接触疫水可经皮肤或黏膜感染血吸虫、钩端螺旋体等。如果游泳时皮肤破损,可感染水流中各种细菌,如大肠埃希菌属、沙门菌属等。游泳时误喝入湖水还可能感染霍乱弧菌、伤寒杆菌、戊型肝炎病毒等。

【问题 2】 患者有无流行病学接触史?

思路 1 了解患者游泳地区是否为疫区。

患者自诉游泳所在地是血吸虫疫区。

思路2 追问患者在游泳之后有无出现皮疹。

经再次追问病史,患者在游泳后出现左小腿红色丘疹,伴瘙痒,但患者未予以重视,未行特殊处理2日后自行消退。

根据流行病学史,推断患者出现的皮疹为血吸虫尾蚴性皮炎可能性较大。

知识点

感染性发热的特点

1. 起病较急,伴有畏寒或寒战。
2. 常有感染中毒症状。
3. 常有感染的定位症状和体征。
4. 常伴有外周血象异常改变,白细胞计数增高或减低。
5. 降钙素原(PCT) 当严重细菌、真菌、寄生虫感染及脓毒症和多脏器衰竭时,它在血浆中的水平升高。自身免疫性疾病、过敏反应和病毒感染时PCT不会升高。
6. C反应蛋白(CRP)测定 阳性提示有细菌性感染及风湿类疾病;阴性多为病毒性感染或非感染性发热。
7. 中性粒细胞碱性磷酸酶(NAP)积分 急性化脓性感染时NAP活性明显升高;病毒性感染时,其活性在正常范围或略低。

我国血吸虫病的地理分布情况

日本血吸虫病在我国主要分布在江苏、浙江、安徽、江西、湖北、湖南、广东、广西、福建、四川、云南及上海12个省、市、自治区。流行区可分为湖沼、水网和山丘三种类型。疫情以湖沼区最为严重,因其有着大面积洲滩,钉螺呈片状分布,有螺面积最广。经过40余年的努力,截至2008年,广东、广西、福建、浙江和上海已达到了消灭血吸虫病(传播阻断)标准,全国454个流行县(市、区)中已有97个达到基本消灭血吸虫(传播控制)标准,265个达到传播阻断标准,现有血吸虫病总人数约为42.3万,取得了显著的成效,但急性感染病例仍时有发生。

入院后查体

体温39.0℃,脉搏116次/min,呼吸23次/min,血压120/60mmHg,皮肤、巩膜未见黄染,全身浅表淋巴结未触及肿大。甲状腺未触及肿大。气管居中。双肺呼吸音清,未闻及干湿啰音。心率96次/min,心音有力,各瓣膜区未闻及杂音。腹平软,无压痛。肝肋下3cm,质软,有压痛。脾肋下未及。移动性浊音(-)。双下肢不肿。生理反射存在,病理反射未引出。

知识点

血吸虫尾蚴性皮炎

血吸虫尾蚴钻入皮肤,其头腺分泌的溶组织酶和其死亡后的崩解产物可引起组织局部周围水肿,毛细血管扩张、充血,中性粒细胞和单核细胞浸润,局部发生红色丘疹,称"尾蚴性皮炎",持续1~3日消退。

因血吸虫尾蚴具有常在水面活动的习性,故尾蚴性皮炎多发生在与水面接触的皮肤部位。在稻田

221

劳动时,主要发生于两小腿、两前臂及手背、足背等部位。皮肤与含有尾蚴的疫水接触后,数分钟或数小时内即发生剧痒,继而出现红斑和较硬韧的丘疹,周围有明显的红晕;严重者,丘疹扩大融合成风团块,甚至形成水疱。然后,症状逐渐消退,脱痂。因患部奇痒被搔破可继发感染或糜烂。若反复多次接触疫水受尾蚴感染后,皮炎症状也愈加严重。

【问题3】 结合患者阳性体征,进一步分析可能的诊断。

思路 发热伴肝大,提示肝脏直接或间接受累,在很多不明原因发热的病因中均可出现,因此肝大是一个非特异性的结果,只要肝大不是患者在发热前已经长期存在的体征(如脂肪肝),那么肝大是提示发热性疾病患者诊断的重要线索。

知识点

发热伴肝大的常见病因

1. 肝脏感染性疾病 细菌性肝脓肿、阿米巴肝脓肿、胆道感染、肝结核。
2. 全身感染性疾病累及肝脏 细菌性败血症、布鲁氏菌病、播散性真菌病、人巨细胞病毒感染、EB病毒感染、恶性疟疾。
3. 肿瘤性疾病 原发性及继发性肝癌、恶性淋巴瘤。
4. 结缔组织疾病 成人斯蒂尔病、系统性红斑狼疮。
5. 其他 肉芽肿性肝炎、克罗恩病。

【问题4】 结合上述查体结果及补充病史,为明确诊断,应做哪些相关检验及检查?

思路 经过上述病史询问及查体发现,患者有如下异常体征:高热、热型不规则、肝大、血常规提示白细胞增高、曾到血吸虫病疫区游泳并出现一过性红色皮损(尾蚴性皮炎可能性大),应首先考虑"急性血吸虫病"的诊断。为明确诊断,应进行血常规、尿常规、大便常规、大便查找虫卵、血生化(肝肾功能、电解质)、感染指标(CRP、ESR、PCT)、血清学(血吸虫抗体)、病原学(血、骨髓细菌培养)、骨髓细胞学、X线胸片、腹部彩超等检查。

入院后辅助检查结果

血常规:WBC 12.9×10^9/L,中性粒细胞百分比45%,淋巴细胞百分比15%,嗜酸性粒细胞百分比34%,Hb 110g/L,PLT 120×10^9/L。

血生化:ALT 120U/L,AST 108U/L,总胆红素17.8μmol/L,直接胆红素6.8μmol/L。

肾功能正常,血电解质正常,凝血功能正常。

CRP 295mg/L,ESR 31mm/h,PCT 1.31μg/L。

血及骨髓培养:阴性。

骨髓细胞学提示:骨髓增生活跃,嗜酸性粒细胞增多。

乙型肝炎全套:阴性;甲、丙、戊型肝炎抗体均阴性。

尿、大便常规:阴性。

X线胸片:未见异常。

腹部超声:肝大。

【问题5】 如何判读该患者的血常规及感染指标结果?

思路 患者血常规特点为白细胞计数升高,嗜酸性粒细胞比例显著增高;感染指标CRP、PCT明显增高,ESR轻度增高;肝功能:转氨酶轻度升高;骨髓细胞学提示嗜酸性粒细胞增多。以上结果均支持寄生虫感染,综合分析病史,患者符合急性血吸虫病的诊断。

知识点

血细胞分析的临床意义

中性粒细胞增高见于急性化脓性感染、粒细胞性白血病、急性出血、溶血、手术后、尿毒症、酸中毒、急性汞和铅中毒。嗜酸性粒细胞增高见于变态反应、寄生虫病、术后、烧伤。嗜碱性粒细胞增高见于慢性粒细胞白血病、嗜碱性粒细胞白血病、霍奇金病、癌转移、铅中毒。淋巴细胞增高见于百日咳、传染性单核细胞增多症、腮腺炎、结核、肝炎。单核细胞增高见于结核、伤寒、亚急性心内膜炎、疟疾、黑热病、单核细胞白血病、急性传染病恢复期。

【问题6】　常规大便找虫卵结果为阴性，应考虑做何检查以进一步寻找诊断依据？

思路　大便内检查虫卵和孵出毛蚴是确诊血吸虫病的直接依据。一般急性期检出率较高，而慢性和晚期患者的检出阳性率不高。可改用尼龙袋集卵法、改良加藤厚涂片法或虫卵透明法检查虫卵。此外，直肠活组织检查有助于发现沉积于肠黏膜内的虫卵。

入院后进一步检查结果

血吸虫血清学检查：间接血凝试验（1∶10）强阳性，酶联免疫吸附试验强阳性，环卵沉淀试验阳性。

病原学检查：大便集卵试验结果为阳性，发现血吸虫卵。

知识点

血吸虫感染时肝细胞受损的原因

血吸虫成虫寄生于门静脉-肠系膜静脉系统，雌虫产卵中一部分沿门静脉系统流至肝门静脉并沉积在肝组织内，部分逐渐死亡、钙化，部分虫卵发育成熟后，卵内毛蚴释放的可溶性虫卵抗原经卵壳上的微孔渗到宿主组织中，通过巨噬细胞致敏 Th 细胞，致敏的 Th 细胞再次受到同种抗原刺激后产生各种淋巴因子，引起淋巴细胞、巨噬细胞、嗜酸性粒细胞、中性粒细胞及浆细胞趋向、集聚于虫卵周围，形成虫卵肉芽肿（Ⅳ型超敏反应），继而损害肝细胞，引起肝功能损害。

【问题7】　如何判读血吸虫血清学检查结果？

思路　由于血吸虫血清抗体在患者治愈后仍能存在较长时间，因此检测抗体的方法不能区分是现症感染还是既往感染。

知识点

血吸虫病的免疫学诊断

1. 检测抗体　常用方法有环卵沉淀试验（circumoval precipitin test，COPT）、间接血凝试验（indirect hemagglutination assay，IHA）、酶联免疫吸附试验（ELISA）、免疫印迹技术（immunoblotting）、间接荧光抗体试验（indirect fluorecent antibody test，IFT）、胶乳凝集试验（latex agglutination test，LA）和快速试纸法（dipstick assay），其中 COPT、IHA、ELISA 和快速试纸法具有操作简单、出结果快和经济等优点，适合现场查病时使用。

2. 循环抗原的检测　宿主体液中的循环抗原是由活虫产生的，感染一旦终止，宿主体液中的循环抗原也会很快消失，因此检测循环抗原无论在诊断上，还是在考核疗效方面都具有重要意义。

【问题8】　如何诊断血吸虫病？

思路　急性血吸虫病诊断依据：

1. 流行病史　有血吸虫疫水接触史是诊断的必要条件，应仔细追问。

2. 临床症状　具有急性血吸虫的症状和体征,如发热、皮炎、荨麻疹、腹痛、腹泻、肝脾大等。

3. 主要依赖病原学和免疫学实验室检查　①大便涂片检查:发现血吸虫卵或大便孵化阳性结合流行病学资料即可确诊。直肠黏膜活组织检查阳性也可确诊。②血清免疫学试验:如环卵沉淀试验、间接荧光抗体试验、酶联免疫吸附试验、尾蚴膜试验等敏感性与特异性均较高。

> **知识点**
>
> ### 急性血吸虫病需要和哪些疾病鉴别?
>
> 急性血吸虫病可误诊为伤寒、阿米巴肝脓肿、粟粒性结核等。肠道症状显著时,应与细菌性痢疾等感染性腹泻相鉴别。
>
> 血象中嗜酸性粒细胞显著增高有重要的鉴别价值。血吸虫病患者有腹泻,便血,大便孵化阳性,而且毛蚴数较多,易与阿米巴痢疾、菌痢等鉴别。

住院经过

入院后予以护肝、退热剂对症支持等治疗。予以吡喹酮口服治疗,总剂量为 120mg/kg,4 日为 1 个疗程。体温正常后出院。1 个月后复查,大便检查虫卵全部转阴,肝功能、WBC、嗜酸性粒细胞计数均恢复正常。

【问题 9】 对于该患者,应如何治疗?

思路　目前临床诊断考虑急性血吸虫病,则根据急性血吸虫病治疗原则和方案进行治疗。急性血吸虫病者应住院治疗,卧床休息。加强营养,调整水、电解质,加强护理工作。应用吡喹酮进行驱虫治疗。

> **知识点**
>
> ### 吡喹酮的作用机制
>
> 吡喹酮(praziquantel,embay 8440)系吡嗪并异喹啉化合物。药代动力学研究证明,吡喹酮口服后血药浓度于 2 小时左右达高峰,在门静脉血药浓度较外周血高 10 倍以上。吡喹酮主要在肝内迅速代谢,代谢产物经肾排泄,大部分于 24 小时内排出,在体内无积蓄作用。吡喹酮的作用机制:①吡喹酮导致虫体肌肉系统痉挛,不能固着血管壁而可被血流带入肝脏;②血吸虫的皮层经吡喹酮损害后,影响虫的吸收、排泌和离子通透功能,又导致虫的体表抗原暴露,宿主的免疫系统得以识别和施加攻击。

【问题 10】 驱虫治疗过程中有哪些注意事项?

思路　密切观察治疗过程中可能出现的药物不良反应:头昏、头痛、乏力、上腹不适、腹痛、恶心等较多见,部分患者可有心悸、胸闷、期前收缩等不适。晚期血吸虫病患者如果吡喹酮剂量偏大或过量有引起严重心律失常与加重肝功能损害的可能。

> **知识点**
>
> ### 吡喹酮的使用方法
>
> 吡喹酮治疗血吸虫病的剂量与疗程:
>
> 1. 急性血吸虫病　成人总剂量为 120mg/kg,儿童 140mg/kg。分 4～6 日服用,每日剂量分 2～3 次服用。亦可用 10mg/(kg·d),分 3 次服用,连用 4 日。
>
> 2. 慢性血吸虫病　成人总剂量为 60mg/kg,2 日疗法,分 2～3 次口服。儿童体重<30kg 者,总剂量为 70mg/kg。轻流行区亦可采用一剂疗法 40mg/kg,重流行区采用一日疗法 50mg/kg,分 2 次口服,也可取得满意效果。
>
> 3. 晚期血吸虫病　晚期血吸虫病患者的药物在肝脏首次通过效应差,以及药物由门静脉侧支循环直接进入体循环,故血药浓度急速升高,药物半衰期明显延长,故应适当减少总剂量或延长疗程为宜。

知识点

慢性血吸虫病的诊断标准

1. 居住在流行区或曾到过流行区，有疫水接触史。

2. 无症状，或间有腹痛、腹泻或脓血便。多数伴有以左叶为主的肝大，少数伴脾大。

3. 粪检查获血吸虫卵或毛蚴，或直肠活检无治疗史者发现血吸虫卵，有治疗史者发现活卵或近期变性虫卵。

4. 无血吸虫病治疗史或治疗 3 年以上的患者，环卵沉淀试验环沉率≥3％和 / 或间接血凝试验效价≥1∶10，酶联免疫吸附试验阳性，胶乳凝集试验效价≥1∶10；未治或治后 1 年以上的患者血清血吸虫循环抗原阳性。

疑似病例：具备 1 与 2。

确诊病例：疑似病例加 3。

临床诊断疑似病例加 4。

知识点

晚期血吸虫病的诊断标准

1. 长期或反复的疫水接触史，或有明确的血吸虫病治疗史。

2. 临床有门静脉高压症状、体征，或有侏儒或结肠肉芽肿表现。

3. 粪检找到虫卵或毛蚴，或直肠活检无治疗史者发现血吸虫卵，有治疗史者发现活卵或近期变性虫卵。

4. 无血吸虫病治疗史或治疗 3 年以上的患者，环卵沉淀试验环沉率≥3％和 / 或间接血凝试验效价≥1∶10，酶联免疫吸附试验阳性，胶乳凝集试验效价≥1∶10；未治或治后 1 年以上的患者血清血吸虫循环抗原阳性。

疑似病例：具备 1 与 2。

确诊病例：疑似病例加 3。

临床诊断：疑似病例加 4。

【血吸虫病诊疗流程图】（图 6-4-1）

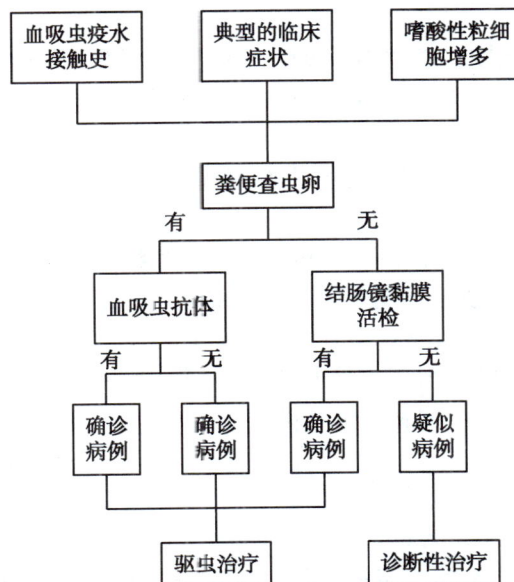

图 6-4-1 血吸虫病诊疗流程图

（宁 琴）

推荐阅读资料

[1] 齐俊英,田德英. 感染性疾病诊疗指南. 3版. 北京:科学出版社,2013.

[2] 《中华传染病杂志》编辑委员会. 发热待查诊治专家共识. 中华传染病杂志,2017,35(11):641-655.

[3] 中华医学会感染病学分会. 终末期肝病合并感染诊治专家共识. 中华传染病杂志,2018,36(8):449-460.

第五节　华支睾吸虫病

　　华支睾吸虫病(clonorchiasis sinensis),俗称肝吸虫病,是由华支睾吸虫(clonorchis sinensis)寄生在人体肝内胆管引起的寄生虫病。人类常因食用未经煮熟、含有华支睾吸虫囊蚴的淡水鱼或虾而被感染。轻度感染者可无症状,普通感染者表现为乏力、精神不振、上腹部隐痛、腹泻、肝大等,严重者可发生胆管炎、胆石症及肝硬化等并发症,感染严重的儿童常有营养不良和发育障碍。该病主要分布于东亚和东南亚地区,约85%病例在中国,尤以南方广东、广西及东北各省多见。2014—2016年第三次全国人体寄生虫分布调查结果显示,华支睾吸虫加权感染率为0.47%,推算感染人数约为598万(其中农村地区152万,城镇地区446万),主要分布在广东省、广西壮族自治区等华南地区和黑龙江省、吉林省等东北地区。

　　华支睾吸虫病的诊疗经过通常包括以下环节:

　　(1) 详细询问现病史,认真查体,全面分析病史资料。

　　(2) 详细询问患者既往史及个人史,尤其是居住、工作地(是否为华支睾吸虫病流行区)、患者饮食习惯(是否生食/半生食淡水鱼、虾)。

　　(3) 对疑诊患者进行血常规、肝功能、免疫球蛋白定量检测及肝胆系统影像学检查(超声、CT等),可为临床诊断提供依据。

　　(4) 免疫学检测(成虫抗体/抗原)具有一定诊断意义,但因有假阳性存在,不能排除既往感染或其他消化道寄生虫感染,不能作为确诊依据。

　　(5) 华支睾吸虫病的治疗应在支持对症治疗基础上行驱虫治疗。

　　(6) 预防和治疗可能出现的并发症,并发急性胆囊炎、胆石症或胆道梗阻时需外科手术治疗。

【临床关键点】

　　1. 对于既往曾有进食生鱼史、实验室检查表现为血常规中嗜酸性粒细胞升高伴肝功能异常的患者可作出华支睾吸虫病的疑似诊断。

　　2. 仔细询问患者既往史及个人史,可以为开展临床意向诊断提供很好的依据。

　　3. 血常规中嗜酸性粒细胞升高,肝功能异常,尤其是谷氨酰转肽酶(GGT)升高为主的患者需考虑感染华支睾吸虫的可能。

　　4. 轻度感染者常无症状,大便中可检出虫卵,临床易漏诊;重症患者急性起病,出现寒战高热、明显消化道症状。

　　5. 免疫学检查常应用酶联免疫吸附试验(ELISA)检测虫体抗体,因与其他寄生虫感染(尤以吸虫类感染)的交叉反应,不应仅根据抗体阳性进行现症感染诊断,需进一步检查以明确。

　　6. 确诊依据为大便或十二指肠引流液或手术中检出华支睾吸虫成虫或虫卵。

　　7. 吡喹酮是治疗首选药物,阿苯达唑对本病也有较好疗效。

　　8. 并发急性胆囊炎、胆石症或胆道梗阻时需外科治疗。

　　临床病例

　　患者,男性,43岁,个体经营业者,因为"乏力、食欲减退、间断腹泻一年余"来门诊就诊。初步的病史采集如下:一年多前无明显诱因出现乏力、食欲不振、上腹部不适,表现为时有胃部不适、肝区隐痛,间断出现腹泻,每日排稀便数次,未见脓血,无发热。曾于发病后到当地诊所就诊,初步诊断为"消化不良",口服"健胃消食片"治疗,未见好转。2个月前到当地医院就诊,检查发现肝功能异常,血常规示"白细胞及嗜酸性粒细胞稍高"，肝胆脾胰腺彩超提示"肝脏轻度弥漫性病变、胆囊炎、胆结石"，未进一步诊治，自行口服药物对症治疗，上述症状仍无明显缓解。遂来本院门诊。自发病以来尿量正常，睡眠欠佳，体重有所下降（具体未测量）。既往无慢性肝病史，无手术及输血史，无长期大量饮酒史。查体：皮肤巩膜无黄染，皮肤无皮疹，浅表淋巴结未触及肿大；心肺听诊无异常；腹平软，胆囊区压痛阳性，肝浊音界于右锁骨中线第 6 肋间，肋下 2cm 可触及，质软，边缘锐利，轻度触痛，移动性浊音（－），双下肢无水肿。

初步采集病史后，患者主要问题为长期存在消化道症状（食欲不振、上腹部不适、肝区隐痛、间断腹泻），辅助检查血常规、肝功能异常及肝脏胆道系统病变，对于此类患者，临床上随之需要考虑以下几个相关问题。

【问题 1】 患者肝功能异常需考虑哪些疾病？

思路 1　患者为慢性起病，肝功能异常，首先需考虑是否有慢性肝病，消化道症状可能为慢性肝病的表现，但不能排除是某种全身疾病的局部表现。

思路 2　引起肝脏疾病的原因包括感染因素、酒精、药物及毒物、自身免疫、遗传代谢，以及继发于其他疾病的肝损伤等。

> **知识点**
>
> **肝功能异常病因**
>
> 1. 感染　各型肝炎病毒（甲、乙、丙、丁、戊型肝炎病毒）感染最常见，其次为非肝炎病毒感染（EB 病毒、巨细胞病毒、单纯疱疹病毒、肠道病毒等）；部分细菌、真菌感染；寄生虫（如血吸虫、华支睾吸虫、肝片形吸虫、细粒棘球绦虫等）感染。
> 2. 脂肪肝　酒精性脂肪肝 / 非酒精性脂肪肝。
> 3. 药物及中毒　如解热镇痛药、抗癫痫药、某些抗生素及中药成分，食物中毒，工业制剂中毒等。
> 4. 缺血或充血性循环障碍　各种原因所致肝脏循环障碍或低灌注（充血性心力衰竭、动脉栓塞或血栓、布 - 加综合征等）可导致肝细胞损伤、坏死。
> 5. 免疫功能失调　自身免疫性肝病等。
> 6. 遗传代谢性疾病　多见于儿童，如肝豆状核变性、瑞氏综合征、遗传性高酪氨酸血症等，成人少见。
> 7. 其他　如胆道结石、先天性胆管畸形、肝脏肿瘤。
> 8. 不明原因肝功能异常。

【问题 2】 患者自述病史中曾有血常规"白细胞及嗜酸性粒细胞稍高"，需考虑哪些疾病？

思路　白细胞升高临床上涉及病因广泛，从该病例分析，白细胞总数升高可能为嗜酸性粒细胞计数升高所致，而临床上嗜酸性粒细胞升高的病因相对较局限，因此需从嗜酸性粒细胞升高这一线索进一步分析。

> **知识点**
>
> **导致嗜酸性粒细胞增多的病因**
>
> 1. 过敏性疾病　哮喘、药物 / 食物过敏、荨麻疹、血清病等。
> 2. 寄生虫病　多种蠕虫与某些原虫感染。
> 3. 血液病　如慢性粒细胞性白血病、嗜酸性粒细胞性白血病、淋巴瘤、多发性骨髓瘤、慢性粒细胞性肉芽肿等。
> 4. 某些恶性肿瘤　某些上皮性肿瘤如肺癌等。
> 5. 某些传染病　如猩红热等。
> 6. 其他原因　如风湿性疾病、脑垂体功能减低症、肾上腺皮质功能减低症、过敏性间质性肾炎等。

【问题3】 最有可能的疾病是什么?

思路1 作出临床疑似诊断需从常见病、多发病入手,逐一排查,综合患者病史资料——慢性过程,肝功能异常伴嗜酸性粒细胞增多,首先需考虑寄生虫感染。可能导致肝功能异常的寄生虫病包括血吸虫病、华支睾吸虫病、肝片形吸虫病、异形吸虫病等,不同类型寄生虫病具有特殊的流行病学特征,明确诊断依赖病原学检查发现虫体或虫卵。

思路2 需补充询问哪些病史?对于慢性传染性疾病,在获取初步的临床资料后,需根据初步判断,对可能存在的疾病进一步询问既往史及个人史。针对该患者需询问:①既往是否有慢性肝炎病史及家族史。②是否有药物/食物过敏史。③发病前是否曾口服可能导致肝损害的药物或不明成分药物。④出生地/居留地传染病流行史,发病前是否到过其他传染病流行地区及其接触情况。⑤饮食习惯:是否有生食/半生食淡水鱼、虾,是否有长期大量饮酒史。⑥职业工作条件:是否有工业毒物或其他毒物接触史等。

补充病史

黑龙江省宁安市人,既往无慢性肝炎病史,无慢性细菌性痢疾病史,否认家族性传染病史。无药物及食物过敏史,发病前及发病期间未口服可能导致肝损害药物。当地常年有"肝吸虫病"流行,平素喜食江鱼生鱼片,无长期大量饮酒史。从事服装加工生意,无不明毒物接触史。

思路3 由上述补充病史可初步排除哪些疾病?①患者无慢性肝炎病史及家族史,考虑慢性乙、丙肝可能性较小,但需血清学检测以明确;②无药物、毒物及过敏因素所致疾病;③无长期大量饮酒史,酒精性肝病可能性不大。患者喜食生鱼片,华支睾吸虫感染可能性极大,尤其黑龙江省为该病高发区。此外需排除异形吸虫病,因该病也是通过生食或未煮熟的淡水鱼而感染,该病在中国大陆较少见,黑龙江省无该病病例报道。

知识点

华支睾吸虫病流行区

华支睾吸虫病流行区指有华支睾吸虫的第一中间宿主(纹沼螺、长角涵螺、赤豆螺)和第二中间宿主(淡水鱼、虾)存在,同时,有本地的人和动物(猫、犬、猪等)发生感染的地区。

我国除西北地区尚未见报道外,已有24个省、市、自治区流行,以南方广东、广西及东北各省多见。

【问题4】 完善病史后,下一步查体应重点做哪些方面?

思路 全面细致的全身检查有助于进一步发现疾病诊断线索,该患者初步怀疑华支睾吸虫感染,主要临床表现为消化系统症状,查体重点应包括:①一般状态(发育、营养、面容)。②皮肤黏膜(黄染、贫血、水肿)。③心肺系统。④腹部,重点查体部位,应全面仔细。是否有腹部膨隆,腹部静脉是否可见;腹部压痛部位,有无反跳痛,墨菲征是否阳性,肝脾有无肿大;肝脾区有无叩痛等;肠鸣音是否正常。⑤关节是否有红肿热痛,双下肢是否存在水肿等。

门诊查体记录

发育正常,营养欠佳,体型消瘦,慢性病容;睑结膜无苍白,皮肤巩膜无黄染;周身皮肤未见皮疹、出血点及瘀斑,浅表淋巴结未触及肿大;心肺听诊无异常;腹部平坦,未见腹壁静脉,肠鸣音7～8次/min,未闻及气过水声,肝浊音界于右锁骨中线第6肋间,肋下2cm可触及,边缘锐利,质软,轻度触痛,墨菲征(+);双下肢无水肿。

【问题5】 上述门诊记录有哪些阳性体征?有何意义?为明确诊断应进一步实施哪些检查?

思路1 患者营养状态稍差,表现为消瘦及轻度贫血,可能与长期食欲不振、营养摄入不足有关;因长期有胃肠道症状(上腹部不适,间断慢性腹泻),导致吸收不良。腹部查体异常为主要阳性体征,表现为肝大伴触痛,墨菲征阳性,提示有肝胆系统病变。

思路2 结合患者的现病史、既往史、个人史及查体情况,应首先考虑华支睾吸虫病诊断。为进一步明确诊断,该患者应进行血常规、大便常规、肝功能、免疫球蛋白定量、血清学(病毒性肝炎血清标志物、华支睾吸虫抗体)、病原学(便虫卵检测)检测及腹部彩超检查。

门诊辅助检查结果

血常规:WBC $11×10^9$/L,中性粒细胞百分比 52%,淋巴细胞百分比 16%,嗜酸性粒细胞百分比 29%,RBC $3.2×10^{12}$/L,Hb 150g/L,PLT $152×10^9$/L。

大便常规:黄色稀便,白细胞(-),潜血(-)。

肝功:ALT 72U/L,AST 55U/L,GGT 258U/L,ALP 256U/L,ALB 37g/L,总胆红素 28μmol/L,直接胆红素 12.7μmol/L。

华支睾吸虫抗体(ELISA):(+)。

免疫球蛋白定量:IgE 985U/ml,余各项正常。

病毒性肝炎血清标志物:各项阴性。

大便沉淀集卵法检测:可见华支睾吸虫虫卵。

腹部彩超:肝轻度增大,肝实质回声增粗增强,肝内部分胆管节段性扩张;胆囊壁毛糙,胆囊内可见多个点状、絮状漂浮物;腹腔未见积液。

【问题6】 如何判读此患者检验和检查结果?

思路1　便虫卵检测可见华支睾吸虫虫卵,为确诊依据,可明确诊断为华支睾吸虫病。血常规嗜酸性粒细胞比例明显升高,为寄生虫病常见表现,免疫球蛋白 IgE 明显升高,亦支持寄生虫感染诊断;病毒性肝炎血清标志物阴性可排除原发病毒性肝炎诊断或病毒性肝炎重叠感染。

思路2　华支睾吸虫成虫在肝胆管内破坏胆管上皮及黏膜下血管,虫体在胆道寄生时的分泌物、代谢产物和机械刺激等因素可引起胆管内膜及胆管周围的超敏反应及炎性反应,出现胆管局限性的扩张及胆管上皮增生,慢性炎症导致肝细胞及胆管上皮细胞损伤,表现为肝功能检测转氨酶轻度升高,GGT、ALP 升高提示有胆道系统并发症,肝内胆汁淤积可出现胆红素升高,以直接胆红素升高为主。由于胆管壁增厚,管腔相对狭窄和虫体堵塞胆管,彩超检查表现为胆管炎、胆囊炎,严重者可出现梗阻性黄疸。

> ### 知识点
>
> #### 华支睾吸虫感染部位
>
> 1. 华支睾吸虫主要寄生在人肝内中小胆管,也可在胆总管、胆囊、胰腺管至十二指肠或胃内发现。
> 2. 华支睾吸虫所致病变以肝左叶较明显,可能与左叶胆管较平直、童虫易于侵入有关。

思路3　华支睾吸虫抗体检测阳性是否可作为确诊依据?不能,因华支睾吸虫虫体抗原成分复杂,与其他消化道寄生虫感染(尤以吸虫类感染)有较明显的交叉反应,可能存在假阳性、假阴性和交叉反应,不能用作确诊依据。

思路4　华支睾吸虫感染时常用的寄生虫学检查主要有哪些?找到华支睾吸虫虫体或虫卵可明确诊断。常用的主要是大便检查。直接涂片法操作简便,但虫卵体积小,易被粪渣遮盖,如患者为轻症感染,排卵数相对较少,容易漏诊,一般反复多次检测可得到阳性结果。沉淀集卵法可用清水沉淀后离心,也可用盐酸乙醚处理后再离心,使虫卵集中而易于检出。

思路5　如便沉淀集卵法阴性,为进一步确诊,可采取何种检查方法?可采用胃镜引导下十二指肠引流术检测胆汁中是否存在华支睾吸虫虫卵。在胃镜直视下协助引流管通过幽门进入十二指肠降部,可以更高效、快速、安全地获取胆汁标本。但该方法技术较复杂,且有损伤性,一般患者难以接受;此外,如外科手术中在胃、十二指肠中发现成虫或虫卵也是确诊的依据。

【问题7】 该患者可能出现哪些并发症?

思路

1. 因长期慢性炎症易继发细菌感染,引起急性胆管炎和胆囊炎,为最常见并发症;严重者可继发肝脓肿。

2．虫卵、死亡的虫体、脱落的胆管上皮细胞可成为结石的核心或诱发胆管结石和胆囊结石形成。

3．严重病例，肝细胞可有变性坏死，发展为肝硬化。

4．成虫阻塞胰管可引起胰管炎及胰腺炎，少数患者伴有糖尿病。

5．长期成虫寄生可诱发原发性肝细胞癌或胆管癌。WHO 于 2009 年 2 月确定华支睾吸虫为致胆管癌的Ⅰ类致癌因素。

【问题 8】　接下来该患者该如何处理？

思路　该患者应接受驱虫和对症治疗，排泄物须彻底消毒，防止交叉感染。同时对患者进行相关传染病知识的健康教育，改变不良饮食习惯，不食生的或未熟透的淡水鱼、虾。

【问题 9】　该患者应如何治疗？

思路　因患者为慢性华支睾吸虫感染，未及时诊治，营养状态欠佳，合并有肝功损害，应在支持对症治疗基础上给予驱虫治疗。

1．对症与支持治疗　加强营养、保肝治疗、改善全身状况。

2．病原治疗

（1）吡喹酮（praziquantel）：为首选药物，该药为广谱抗吸虫和绦虫药物，口服吸收后使虫体皮层受到破坏，影响虫体吸收与排泄功能；虫体体表抗原暴露，从而易遭受宿主的免疫攻击，大量嗜酸性粒细胞附着皮损处并侵入，促使虫体死亡。具有疗效高、毒性低、反应轻，在体内吸收、代谢、排泄快等优点。治疗剂量：每次 20mg/kg，每日 3 次，连服 2～3 日。

（2）阿苯达唑（albendazole）：每日 10～20mg/kg，分两次口服，7 日为一疗程。

注意：①驱虫治疗时，部分患者可能出现过敏反应，另外，如患者胆管内华支睾吸虫数量较大，有时可引起胆绞痛、胆道梗阻或慢性胆囊炎急性发作，需对症治疗；②如患者并发急性胆囊炎、胆石症或胆道梗阻时，应进行手术治疗；③继发细菌感染者，同时加用抗菌药物。

【问题 10】　患者长期反复感染华支睾吸虫如未及时诊治，会出现哪些情况？

思路　慢性重复感染的病例，如未及时诊治，晚期可形成肝硬化和门静脉高压，出现黄疸、腹水、腹壁静脉曲张、脾大等；患者也可因虫体及虫卵堵塞胆管引起反复胆道感染，出现梗阻性黄疸，诱发胆结石、胆管癌；成虫阻塞胰管可引起胰腺炎，甚至糖尿病；儿童可伴有明显的营养不良和生长发育障碍，甚至可引起侏儒症；肝功能失代偿是华支睾吸虫病死亡的主要原因。

【问题 11】　急性华支睾吸虫病有何表现？

思路　一次食入大量华支睾吸虫囊蚴可呈急性起病。潜伏期短，仅 15～26 日，感染越重，潜伏期越短。临床表现为：

1．发热　突发寒战及高热，体温最高可达 39℃ 以上，多呈弛张热。发热持续的时间长短不一，短者仅 3～4 日，未经治疗者反复发热可达数月。部分患者发热时伴有头痛。

2．腹痛、腹泻　多数患者以上腹痛为首发症状，进餐后加重，伴有食欲不振、厌油腻，似急性胆囊炎。可伴有胆道梗阻症状，如黄疸、白陶土样大便。多数患者伴有腹泻，排黄色稀水便，每日数次。

3．肝大伴压痛　因肝内胆管炎症导致肝大，以左叶肿大为主，一般有较明显的肝区触痛和叩击痛，少数可出现脾大。

急性华支睾吸虫感染如未及时诊治，数周后急性症状消失而进入慢性期，患者表现为疲乏、消化不良等。

（李用国）

推荐阅读资料

[1] 李兰娟，任红. 传染病学. 9 版. 北京：人民卫生出版社，2018.

[2] WU W，QIAN X，HUANG Y，et al. A review of the control of clonorchiasis sinensis and Taenia solium taeniasis/cysticercosis in China. Parasitol Res，2012，111（5）：1879-1884.

[3] HONG S T，FANG Y. Clonorchis sinensis and clonorchiasis, an update. Parasitol Int，2012，61（1）：17-24.

第六节 囊 尾 蚴 病

囊尾蚴病,又称囊虫病,是猪带绦虫幼虫(即囊尾蚴)寄生于人体各组织器官所致的疾病。人因吞食猪带绦虫卵而被感染,为常见的人畜共患病。人体寄生的囊尾蚴数目多少不等,寄生的部位很广,常见的部位为皮下、肌肉、脑和眼,其次为心脏、舌肌、口腔黏膜下、肝脏、肺脏、乳房、脊髓等。临床表现依据囊尾蚴寄生部位、数量及人体组织局部反应而不同。根据寄生部位不同分为脑囊尾蚴病、眼囊尾蚴病及皮下组织和肌肉囊尾蚴病等,其中脑囊尾蚴病最为严重。潜伏期为 3 个月至数年,5 年内居多。

囊尾蚴病的诊疗经过通常包括以下环节:

(1)详细询问主要症状、伴随症状和其他相关病史。

(2)仔细检查各系统体征,尤其神经系统、眼部和皮肤及皮下组织。

(3)详细询问相关的流行病学史。

(4)针对疑似的患者进行免疫学试验、影像学及病理检查,以尽早明确诊断。

(5)对确诊囊尾蚴病患者需住院隔离治疗,在严密监测下进行杀虫治疗。

(6)病原学治疗通常选用阿苯达唑或吡喹酮。

(7)根据患者不同临床类型及症状进行对症处理,必要时行手术治疗。

(8)确定治疗疗程、出院随访日期,以及出院后的注意事项。

(9)根据复诊结果确定下一步的治疗。

【临床关键点】

1.囊尾蚴病的初步意向诊断多依据其临床症状及症状学特点。

2.不同临床类型需要与不同疾病进行鉴别

(1)脑囊尾蚴病需与原发性癫痫、结核性脑膜炎、颅脑肿瘤、病毒性脑膜炎等中枢神经系统疾病进行鉴别诊断。

(2)皮下组织和肌肉囊尾蚴病需与皮脂腺囊肿、多发性神经纤维瘤、风湿结节、肺吸虫病皮下结节等进行鉴别诊断。

(3)眼囊尾蚴病需与眼内肿瘤、眼内异物、葡萄膜炎、视网膜炎等进行鉴别诊断。

3.仔细查体很重要,可以很好地寻找诊断和鉴别诊断的依据,同时可以全面了解有无其他系统的并发症。

4.仔细询问流行病学史,可以为临床意向诊断提供依据。

5.根据临床初步诊断选择相应检查,头颅 CT/MRI、免疫学试验、超声及病理检查、检眼镜等明确诊断及鉴别诊断。CT 或 MRI 检查可协助脑囊尾蚴病的临床诊断。皮下结节活检或脑手术病理组织检查证实发现囊尾蚴可确诊。

6.治疗包括病原治疗及对症治疗。

临床病例

患者,女性,26 岁,以"间断性抽搐 6 个月"于神经内科门诊就诊。6 个月前做饭时突发左手麻木,随即晕倒在地伴抽搐,双眼上翻及口吐白沫,意识不清,持续数十秒后神志转清,此后又间断发作 2 次。神志转清后感疲劳,四肢无力,后逐渐恢复正常,别无其他不适,无发热及盗汗,无头痛、恶心及呕吐,无胸闷气短等不适,食纳正常,睡眠欠佳,体重无明显增减。

初步采集病史后,患者病史特点:主要表现为间断性抽搐(病程 6 个月),无明显毒血症症状(发热、畏寒、肌痛及食欲缺乏等),无颅内高压的表现(头痛、恶心及呕吐),无呼吸道症状(咳嗽、咳痰),无明显消化道症状(腹部不适、腹胀、腹泻)。对于此类患者,临床上需要考虑以下几个相关问题。

【问题1】 该患者抽搐可能的原因是什么?

思路1 患者以抽搐症状为主,首先应该考虑为中枢神经系统的疾病,是颅内占位病变(肿瘤或寄生虫等)、脑血管疾病、癫痫,还是其他中枢神经系统感染(病毒、细菌、真菌或结核等)?

思路2 患者病史较长,抽搐后神志转清且无明显不适,病史中无发热及毒血症症状,无头痛、呕吐等颅内压增高表现,故一般中枢神经系统感染可能性相对较小,可行脑脊液等检查进一步排除及鉴别。至于颅内占位病变、脑血管病或癫痫等其他中枢神经系统的疾病,则需通过查体和辅助检查,进一步提供线索,进行鉴别诊断。

【问题2】 病史采集结束后,下一步查体应重点检查哪些方面?

思路 对有抽搐的患者而言,除一般的查体外,重点是神经系统的检查。对于该患者,查体重点应包括:①生命体征;②神经系统,精神、意识状态、脑膜刺激征、感觉、肌力肌张力及病理征等;③其他系统部位也应检查,进一步为诊断和鉴别诊断提供依据。

门诊查体记录

体温 36.7℃,神志清楚,对答切题,精神可,无贫血貌,口唇无发绀,全身浅表淋巴结未触及肿大。咽不红,双肺呼吸音清。心界不大,心率 72 次/min,心律齐,各瓣膜听诊区未闻及病理性杂音。腹平软,无腹壁静脉曲张,全腹无压痛及反跳痛,未触及包块,肠鸣音 5 次/min,移动性浊音阴性,肝上界位于右锁骨中线第 5 肋间,肝脾肋下未及。神经系统查体:神志清楚,对答切题,颈软,无抵抗,四肢肌张力正常,双侧腱反射正常,克尼格征及布鲁津斯基征阴性,双侧巴宾斯基征阴性。

【问题3】 上述门诊病历,患者的病史及体征记录是否全面准确?

思路 从上述的分析可以得知,病史及查体记录存在的主要问题:①神经系统查体记录不全面,未提及有无感觉异常、颜面及口角是否对称、伸舌居中与否;仅提及肌张力正常,未记录肌力;②生命体征记录不全面;③病史中未记录有无高血压、糖尿病史,有无头颅外伤及药物毒物接触等病史,家族中是否存在癫痫病史等。

该患者补充相关病史及检查后的结果为:血压 130/80mmHg,呼吸 22 次/min,回答问题口齿流利,无感觉异常,无大小便潴留,颜面及口角对称,伸舌居中,口角无流涎。四肢肌力正常。追问病史患者无高血压、糖尿病及心脏病等重要疾病史,无特殊用药及毒物接触史,无外伤史,家族中无癫痫病史。

【问题4】 结合上述病史及查体结果,为明确诊断应进一步实施哪些检查?

思路 患者神经系统查体无明确定位体征及其他阳性体征,病史中也无发热及毒血症症状,患者既往无高血压等病史,考虑颅内占位病变可能性大,故建议首先行头颅 CT 或头颅 MRI 检查,同时行血常规检查,必要时行脑电图及脑脊液等检查。

门诊辅助检查

血常规检查:WBC $5.86×10^9$/L,中性粒细胞百分比 60.3%,淋巴细胞百分比 29.2%,嗜酸性粒细胞百分比 6.21%,Hb 145g/L,PLT $157×10^9$/L。

头颅 MRI 结果(图6-6-1):双侧大脑半球及小脑可见多发囊性病灶,病灶周围可见水肿带,增强扫描示病灶边缘局部强化,右侧脑室、左侧丘脑及延髓可见环形强化病灶,符合脑囊尾蚴病。

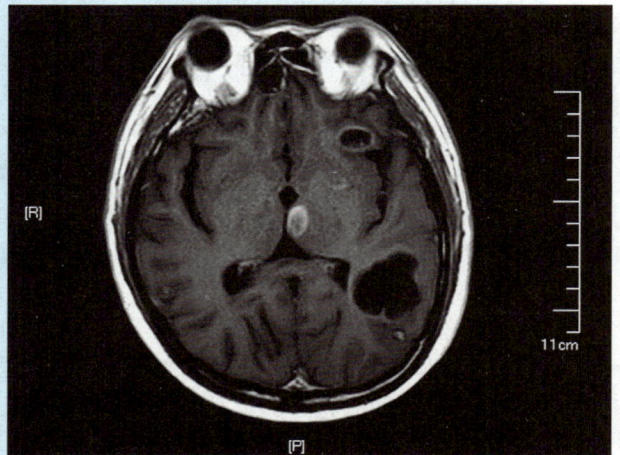

图6-6-1 治疗前患者头颅 MRI 增强扫描

【问题5】 如何判读该患者的检验和检查结果？

思路 该患者血常规提示嗜酸性粒细胞百分比稍高，提示寄生虫感染可能，头颅 MRI 结果符合脑囊尾蚴病特点。

【问题6】 有无流行病学史？

思路 对于寄生虫病的诊断，流行病学史非常重要。需详细询问患者是否有进食生的或未熟透猪肉史，既往有无肠绦虫病史，是否在大便中发现过带节片等。

流行病学史

患者家住农村，当地有绦虫病、囊虫病发生，家中有养猪，不确定是否有食用"米猪肉"史，未在大便中发现过带状节片，但平时有食用未经清洗的蔬菜、瓜果等。

知识点

囊尾蚴病的流行病学

猪带绦虫患者是囊尾蚴病的唯一传染源。人既是猪带绦虫的唯一终末宿主，又是其中间宿主。猪带绦虫成虫寄生在人的小肠上段，成熟孕节包含大量虫卵随大便排出，人误食虫卵后，可患囊尾蚴病。当其虫卵或孕节被猪、野猪等中间宿主吞食后引起猪囊尾蚴病。

人通过进食生或未熟的含有囊尾蚴的猪肉（俗称"米猪肉"）而感染猪带绦虫病，人误食猪带绦虫虫卵而感染囊尾蚴病。人体感染囊尾蚴病的方式有三种：①自体内感染，即患者体内已经有成虫感染，当遇到恶心、呕吐时，肠道的逆蠕动可将孕节反推入胃中引起自身感染；②自体外感染，患者误食自己排出的虫卵而引起再感染；③异体感染，误食他人排出的虫卵引起感染。

人群普遍易感，以青壮年男性多见。全世界广泛分布，在我国凡有猪带绦虫病的地区均有囊尾蚴病发生，以东北、西北、华北地区较多。

【问题7】 目前根据临床症状体征及辅助检查结果，可以作出脑囊尾蚴病的诊断吗？

思路 追问病史，患者2个月前曾到当地县医院诊治，脑脊液检查无异常，医师按"癫痫"给予丙戊酸钠片口服治疗，病情无明显变化，结合头颅 MRI 结果，原发性癫痫及脑血管病诊断证据不足，可排除。根据患者临床表现，血常规示嗜酸性粒细胞比例升高及头颅 MRI 结果，目前考虑脑囊尾蚴病可能性大。

【问题8】 患者现疑诊为脑囊尾蚴病，需进一步了解哪些相关症状、体征？

思路 囊尾蚴病包括多种临床类型，故需要了解患者是否有皮下结节、眼部有无异常症状（如视力减退、视物异常）等。对疑似脑囊尾蚴病的患者而言，全面细致的全身检查至关重要，查体应包括皮下结节的部位及数量、眼部查体（有无眼部结节，以及有无视力下降、视野改变、结膜损害及角膜炎）等，以进一步明确患者是否伴有皮下组织和肌肉囊尾蚴病及眼囊尾蚴病等其他部位病变。

补充病史

患者1年前即发现双上臂、大腿及腹部有数枚皮下结节，无疼痛及瘙痒。视力正常，视物无异常，无角膜炎、流泪、发痒及视野改变等眼部疾患的表现。

补充后的查体结果

双上臂、双下肢、腹部均可触及数枚黄豆大小结节，活动度可，无明显触痛。双眼未见异常突起，视力正常，双侧眼裂等大，双眼闭目紧，双侧瞳孔等大等圆，直接及间接对光反射灵敏。心肺查体未发现异常体征。

知识点

囊尾蚴病的临床类型及表现

囊尾蚴病临床表现和病理变化因囊尾蚴寄生的部位、数目、是否存活及局部组织的反应程度而不同,主要有以下几种临床类型:

1. 皮下组织和肌肉囊尾蚴病　位于皮下、黏膜下、肌肉 0.5～1.5cm 的结节,数目可由 1 个至数百个。结节多为椭圆形或圆形,与周围组织无粘连,无压痛,硬度近似软骨。结节以躯干、头、颈部、上肢和下肢上部较多,常分批出现,可逐渐自行消失。约 2/3 的囊尾蚴病患者有皮下囊尾蚴结节。肌肉内寄生数量多时,可出现肌酸痛无力、发胀、麻木或假性肌肥大症等。

2. 脑囊尾蚴病　临床症状复杂多样,多数病程缓慢,少数病例发病急,甚至可引起猝死。神经损害的程度通常取决于囊尾蚴数目和寄生部位所致的机械性损伤、炎性和中毒反应。临床表现可有颅内压增高、神经系统定位体征、癫痫、精神障碍及记忆力下降等。癫痫发作约占脑囊尾蚴病的 80%。如囊尾蚴堵塞脑脊液循环通路,可引起急性颅内压增高,导致脑疝,危及生命。

3. 眼囊尾蚴病　囊尾蚴可寄生在眼内任何部位,多单眼受累。最常寄生的部位在玻璃体和视网膜下。囊尾蚴寄生于视网膜者可引起视力障碍乃至失明,常为视网膜脱落的缘由。寄生于玻璃体或前房时,可有飞蚊症或黑影飘动感,用裂隙灯检查时,可见灰蓝色或灰白色圆形囊泡,周围有金黄色反射圈,用电刺激可见虫体蠕动。寄生于眼结膜下、眼睑及眼外肌者可出现局部充血、瞬目反应增多、流泪、发痒等,并可发现囊尾蚴。当虫体死亡后,虫体分解物的刺激可导致眼球血管膜、视网膜和脉络膜炎症,玻璃体混浊,或并发白内障、青光眼而失明。

4. 其他部位囊尾蚴病　囊尾蚴寄生于椎管内者由于脊髓受压迫而发生截瘫、感觉障碍、大小便失禁或尿潴留等。寄生于心脏、舌、口腔黏膜下、声带及膈肌、肝、肺等器官时,引起相应的功能障碍。但均罕见。

5. 混合型囊尾蚴病　具备以上任意两种类型囊尾蚴病的症状、体征。

【问题 9】 结合上述临床表现及检查结果,为进一步确定诊断和判断病情应实施哪些检查?

思路 1　通过上述查体发现患者确有多发皮下结节,结合患者的症状、流行病学史及头颅 MRI 所见,符合囊尾蚴的临床诊断。该患者应进一步行腰椎穿刺脑脊液检查、血囊虫抗体检测、皮下结节超声或拍摄尺桡骨及腓肠肌正侧位 X 线片,以了解有无肌肉囊尾蚴,请眼科会诊行检眼镜检查排除眼囊尾蚴病。同时尽可能行皮下结节活检组织病理检查以确定诊断。

知识点

囊尾蚴病常用辅助检查

1. 血象　大多正常,少数患者可有轻度嗜酸性粒细胞增多。

2. 免疫学检查　血或脑脊液检出囊尾蚴特异性抗体,有辅助诊断价值。可有假阳性和假阴性。

3. 脑脊液　软脑膜型及弥漫性病变者脑脊液压力可增高。囊尾蚴性脑膜炎的脑脊液改变为细胞数和蛋白质轻度增加,糖和氯化物多正常。

4. 影像学检查　颅脑 CT 或 MRI 检查可协助脑囊尾蚴病的临床诊断。囊尾蚴病患者病程长者,X线检查可发现头部及肢体软组织内椭圆形囊尾蚴钙化阴影。

5. 检眼镜及眼裂隙灯检查　可协助眼囊尾蚴病的临床诊断。

6. 皮下结节活检组织病理检查　证实有囊尾蚴则可确诊。

辅助检查

眼科会诊:视乳头无水肿,检眼镜检查未见明显异常。

血清抗猪囊虫抗体阳性。

脑脊液常规及生化检查无异常。

脑脊液抗猪囊虫抗体弱阳性。

尺桡骨及腓肠肌正侧位 X 线片（图 6-6-2）：左侧桡骨旁软组织及双侧腓肠肌区散在小片状高密度影，结合病史，考虑囊虫侵犯。

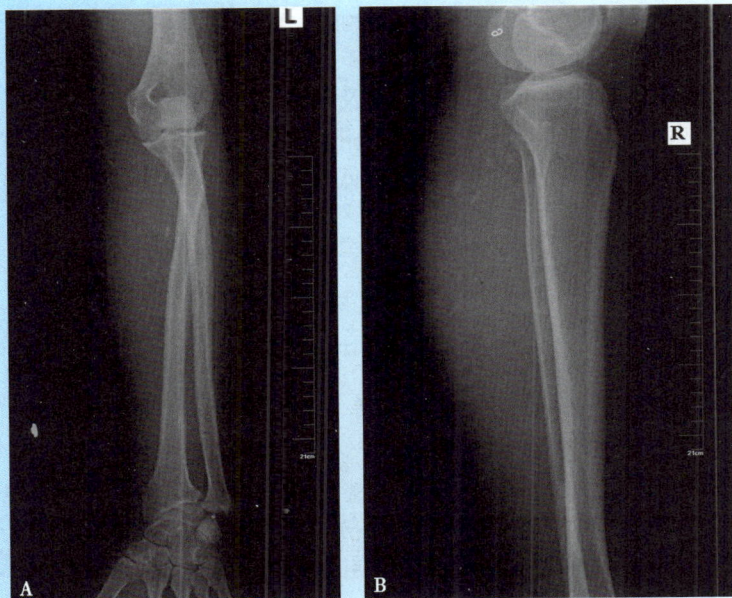

图 6-6-2 治疗前左侧尺桡骨正位图及右侧腓肠肌侧位图
A. 左侧桡骨旁软组织可见小片状高密度影；B. 右侧腓肠肌区可见散在小片状高密度影。

思路 2 根据患者流行病学史（居住地有该病流行）、临床表现（抽搐、皮下结节）、辅助检查（嗜酸性粒细胞比例稍高，头颅 MRI 结果符合脑囊尾蚴病特点，血清及脑脊液抗猪囊尾蚴抗体阳性，左侧桡骨旁软组织及双侧腓肠肌区散在小片状高密度影，考虑囊虫侵犯等），囊尾蚴病混合型（皮下组织和肌肉囊尾蚴病及脑囊尾蚴病）临床诊断成立。确诊需进一步行皮下结节活检（活检结果回报可见囊尾蚴头节），故该患者为囊尾蚴病确诊病例。

知识点

囊尾蚴病的诊断依据

1. 流行病学史 有带绦虫病、囊尾蚴病流行区旅居史，或有带绦虫病（大便中有白色节片）史，或有与带绦虫病患者密切接触史。

2. 临床表现 囊尾蚴病临床表现复杂多样，且无特异性，尤其是脑囊尾蚴病易漏诊、误诊。因此凡有皮下或肌肉结节者，出现头痛、头晕、癫痫发作等神经系统症状与精神障碍者及视力障碍，失明（单眼损害较多见）者，在排除其他病因所致损害后，均应考虑本病可能。

3. 影像学表现 皮下或肌肉超声检查可显示囊尾蚴病典型影像，颅脑 CT、MRI 检查对脑囊尾蚴病诊断与定位有重要价值，眼囊尾蚴病的诊断有赖于检眼镜及眼裂隙灯检查。

4. 免疫学检测 血清或脑脊液囊尾蚴免疫学检测特异性抗体阳性。

5. 病原学检查 皮下结节或脑手术病灶脑组织病理活检发现囊尾蚴，可确定诊断。

6. 诊断性治疗有效或有病原治疗反应。

诊断原则：综合流行病学史、临床表现、实验室检查、影像学检查及诊断性治疗结果等予以诊断。病原学检查阳性为确诊病例。

【问题 10】　该患者下一步应如何处理？

思路　该患者脑囊尾蚴病及皮肤组织和肌肉囊尾蚴病诊断明确，收入感染病科，入住消化道隔离病房，做好床边隔离，加隔离标记，防止交叉感染。患者自己固定食具和便器，其排泄物、呕吐物均须彻底消毒。同时对患者进行相关传染病知识的健康教育。

【问题 11】　对于该患者，应如何治疗？

思路　根据囊尾蚴病治疗原则和方案进行治疗。该患者囊尾蚴病混合型（皮下组织和肌肉囊尾蚴病及脑囊尾蚴病）诊断明确，并已行检眼镜检排除了眼囊尾蚴病。

对本病例的治疗措施包括病原治疗、对症治疗。

（1）病原治疗：首选阿苯达唑，对皮下组织和肌肉及脑囊尾蚴病疗效确切。按 20mg/(kg•d)，分 2 次口服，疗程 10 日。脑囊尾蚴病患者需 2~3 个疗程，每疗程间隔 2~3 周。

（2）对症治疗：用 20% 甘露醇、七叶皂苷钠脱水降低颅内压，地塞米松静脉滴注抗炎减轻脑水肿等。治疗过程中口服卡马西平或异戊巴比妥预防癫痫发作。

知识点

囊尾蚴病治疗中注意事项

1. 必需住院治疗，皮肤组织和肌肉囊尾蚴病患者因亦有潜在的脑囊尾蚴病之可能，治疗中亦可能出现较剧烈的不良反应或脑疝症状，故亦应住院治疗。

2. 临床上发作频繁的癫痫或颅内压增高者，须先降低颅内压（每日静脉滴注 20% 甘露醇 250ml，加地塞米松 5~10mg，连续 3 日）治疗后再开始病原治疗，治疗期间也应常规使用降颅内压药物。

3. 眼囊尾蚴病禁止杀虫治疗，因活虫被杀死后引起的炎症反应会加重视力障碍，甚至失明，必须手术摘除。

4. 疑有囊尾蚴致脑室孔堵塞者，药物治疗时，局部的炎症反应会加重脑室孔堵塞，故宜手术治疗。

5. 有痴呆、幻觉和性格改变的晚期患者，疗效差，且易发生严重反应，尤其主张用阿苯达唑治疗。

囊尾蚴病以药物治疗为主，但用药治疗前需除外眼囊尾蚴病，并行头颅 CT 或 MRI 检查以明确脑内囊尾蚴的数量、部位，制订合适的治疗方案。由于在进行药物杀虫治疗的过程中会引起剧烈的过敏、炎症反应，具有一定危险性。即使对于没有症状的皮肤、肌肉囊尾蚴病患者，也不能绝对排除脑组织中囊尾蚴的存在，因此，对囊尾蚴病患者应行头颅 CT 或 MRI 检查，患者必须住院在严密监测下进行杀虫治疗。

【问题 12】　何时能出院？

思路 1　患者经上述治疗 10 日后，无头痛及发热等不适，未发生抽搐，可出院观察。建议出院 3 周后随诊复查，并计划进行第 2 疗程阿苯达唑治疗。

思路 2　患者为混合型囊尾蚴病（脑囊尾蚴病及皮肤组织和肌肉囊尾蚴病），且颅内多发囊尾蚴病灶，故一般需 2~3 个疗程，每疗程间隔 14~21 日。

该患者经过共 3 个疗程的治疗，皮下结节消失，复查头颅 MRI 显示（图 6-6-3、图 6-6-4）：脑囊尾蚴病灶明显缩小，数目减少。

【问题 13】　囊尾蚴病的病原治疗药物有哪些？

思路

1. 阿苯达唑　由于其疗效确切，疗程中副作用轻，故目前为治疗囊尾蚴病的首选药物。该药在体内代谢为亚砜类和砜类，通过抑制寄生虫肠壁细胞质微管系统的聚合，导致虫体糖原耗竭，抑制延胡索酸还原酶系统，使寄生虫无法生存和繁殖，导致虫体死亡。剂量按每日 15~20mg/kg，分 2 次口服，疗程 10 日，脑型患者需 2~3 个疗程，每疗程间隔 14~21 日。不良反应主要有头痛、低热，少数有视力障碍、癫痫等。个别患者反应较重，可发生过敏性休克或脑疝，原有癫痫发作者尤应注意，也可加重脑水肿，此主要是虫体死亡后产生炎症性脑水肿，引起颅内压增高及过敏反应所致。这些反应多发生于服药后 2~7 日，持续 2~3 日。亦有少数患者于第 1 疗程结束后 7~10 日才出现反应。第 2 疗程的副作用明显少而轻。

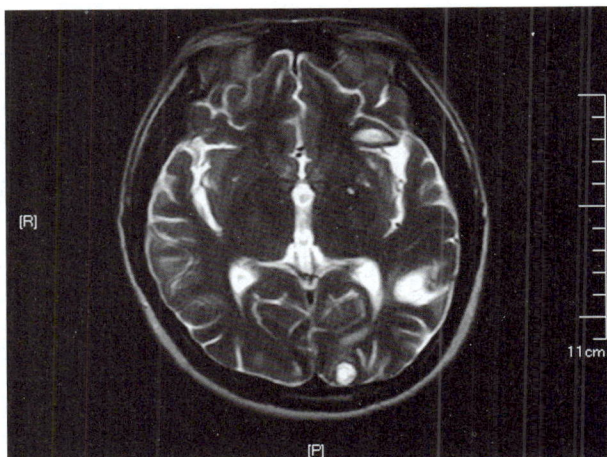

图 6-6-3　第 1 疗程结束后 27 日患者头颅 MRI 结果
左侧额叶、颞叶、枕叶、侧脑室内可见数个类圆形病灶,周围有较明显的占位效应,可见水肿带,左丘脑及脑干内可见斑片状异常信号,与治疗前片比较,脑囊尾蚴病灶明显好转。

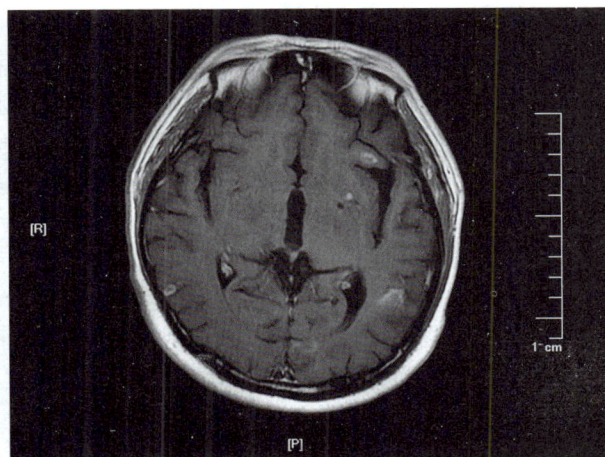

图 6-6-4　第 3 疗程结束后 5 个月患者头颅 MRI 增强扫描结果
两侧大脑半球、小脑、脑干脑实质及侧脑室、脑膜可见多发结节状强化灶,多呈环形强化,部分病灶内可见强化头节,病灶周围未见明显水肿。与治疗前片比较,脑囊尾蚴病灶缩小,数目减少。

2. 吡喹酮　治疗囊尾蚴病也有良好的效果,疗效较阿苯达唑强而迅速,但不良反应发生率高且严重。该药主要通过增加虫体外膜的通透性,增加钙离子内流,引起虫体痉挛,使虫体空泡化并导致虫体外膜崩解,虫体抗原暴露,增加宿主对虫体的识别和清除。治疗皮下组织和肌肉囊尾蚴病总剂量为 120～180mg/kg,分3～5 日应用,每日量分 3 次口服。治疗脑囊尾蚴病,每日 20mg/kg,分 3 次口服,连用 10 日为 1 个疗程,每疗程总剂量 200mg/kg,一般需用 2～3 个疗程,每个疗程间隔 14～21 日。不良反应有头痛、恶心、呕吐、皮疹、精神异常等。少数出现心悸、胸闷等症状,心电图显示 T 波改变,偶见室上性心动过速、心房纤颤及一过性转氨酶升高等。个别患者也可发生过敏性休克或脑疝。由于不良反应发生发生率高且严重,故目前多应用阿苯达唑。

(蔺淑梅)

推荐阅读资料

[1] 李兰娟,王宇明. 感染病学. 3 版. 北京:人民卫生出版社,2015.
[2] 中华人民共和国卫生部. 囊尾蚴病的诊断:WS 381—2012.(2012-06-13)[2021-06-15]. http://www.nhc.gov.cn/wjw/s9499/201206/55091/files/038cd9a562484ec882dc048c020beed3.PDF.

第七节　棘球蚴病

棘球蚴病(echinococcosis)又称包虫病(hydatid disease,hydatidosis),是由棘球属虫种的幼虫侵犯并寄生机体所导致的疾病,是一种人畜共患性寄生虫病。棘球属虫种的幼虫包括 6 种:细粒棘球蚴、多房棘球蚴、少节棘球蚴、福氏棘球蚴、狮棘球绦虫、石渠棘球绦虫。能使机体致病的包括前 3 种,分别导致囊性病变、泡性病变及多囊性病变。棘球绦虫幼虫可以寄生于人体多个脏器,如肺、脾、脑等,尤以肝脏受累最常见。国内将肝棘球蚴病分为两种类型:一种是由细粒棘球绦虫(echinococcus granulosus,Eg)的虫卵感染所致的细粒棘球蚴病(cystic echinococcosis,CE),又称囊型棘球蚴病;另一种是由多房棘球绦虫(echinococcus multilocularis,Em)的虫卵感染引起多房棘球蚴病(echinococcosis multilocularis),又称泡型棘球蚴病。棘球蚴病为国家法定丙类传染病。人因误食虫卵经口感染,主要传染源是狗。本病在世界范围内均有分布,主要流行于畜牧地区。中间宿主误食虫卵后,虫卵在中间宿主的小肠内孵出六钩蚴,六钩蚴钻入肠壁,经肠血管进门静脉后入肝,经体循环到达机体各个组织器官,六钩蚴在器官内发育为棘球蚴。其中肝脏占首位

（75％～78％），肺次之（10％～15％），也可侵及脑、心包、肾脏、骨骼、肠系膜、乳腺、女性生殖系统、肌肉、眼眶、甲状腺等器官、系统。棘球蚴再次被终末宿主吞食后，在终末宿主体内发育为成虫产卵，从而完成一个完整的生活史周期。细粒棘球绦虫的虫卵经门静脉系统到达肝脏发育成细粒棘球蚴，在肝脏形成囊性占位性病变，即为细粒棘球蚴病（囊型棘球蚴病）。多房棘球绦虫的虫卵经门静脉系统到达肝脏发育成多房棘球蚴，在肝脏形成实性占位性病变，肿块坚硬，即为多房棘球蚴病（泡型棘球蚴病）。病原学诊断困难，在手术后标本中，或从痰、胸腔积液、腹水、尿液中偶然检到原头节可以确诊，血清免疫检查和影像学检查如X线、超声、CT、MRI等有一定诊断价值。

棘球蚴病的诊疗经过通常包括以下环节：

（1）早期无症状，体检发现，或出现受累部位胀痛、相邻部位压迫症状和其他症状。

（2）详细询问流行病学史，如患者是否来自疫区，是否与犬、牛、羊有密切接触史，以及是否有不洁饮食史。

（3）针对疑似患者，进行影像学X线、彩超、CT、MRI等检查符合囊性占位表现，进行血清免疫试验阳性，病原学诊断困难，手术摘除棘球蚴，或从痰、胸腔积液、腹水、尿液中偶然检到原头节可以确诊。

（4）囊性占位性病变应注意与肝脏非寄生虫性良性囊肿、肝脓肿、肠系膜囊肿、巨型肾积水、肺脓肿、肺结核球、脑瘤、骨肿瘤等鉴别；实性占位性病变应注意与原发性肝癌、结节性肝硬化、肝结核、肺结核及其他良恶性肿瘤相鉴别。

（5）对确诊棘球蚴病患者选择治疗方法，即手术治疗或药物治疗，以及其他辅助治疗。

（6）注意病情观察，预防和及早发现并发症并及时处理。

> **临床病例**
>
> 患者，男性，50岁，牧民。因"间断上腹部疼痛不适1年余"来门诊就诊。初步的病史采集：患者于1年前无诱因出现腹部胀痛，呈间断性，以右上腹为著，无肩背部放射痛，伴恶心，无呕吐、反酸、嗳气。当地市医院彩超提示肝右叶不均质回声包块，边界模糊，考虑肝内占位性病变，遂来就诊。病程中，无头痛、头晕，无咳嗽、咳痰，无胸痛、胸闷，无心悸、气短，无尿频、尿急、尿痛，无肉眼血尿，无腹痛、腹泻、便秘，无黑便。近期无明显体重减轻。睡眠欠佳。既往：健康。否认肝炎病史及家族史，无饮酒史。

初步病史采集后，可以明确患者有乏力、腹胀、食欲减退等消化道症状，首先考虑为消化道疾病。对于此类患者，临床上随之考虑以下几个相关问题。

【问题1】 通过上述问诊，对于该患者，可疑的诊断是什么？

思路1 根据患者消化道症状，当地医院彩超提示肝占位性病变，考虑存在肝癌、肝脓肿、肝血管瘤、肝棘球蚴病等肝内占位性病变，根据患者慢性病程，长期居住牧区，有"牛、羊、犬"密切接触史，应怀疑肝棘球蚴病，其病原体为细粒棘球绦虫或多房棘球绦虫，但患者居住区亦是慢性乙型肝炎的高发区，故肝癌的诊断待排除。

思路2 目前已明确棘球绦虫有6种，在我国流行的主要是细粒棘球绦虫、多房棘球绦虫两种，两种绦虫有哪些差别？具体可见表6-7-1。

表6-7-1 细粒棘球绦虫、多房棘球绦虫的区别

项目		细粒棘球绦虫	多房棘球绦虫
成虫	体长	3.36mm（2～7mm）	2.13mm（1.2～3.7mm）
	节片数	多为3节	多为4～5节
	顶突小钩数	28～46	14～34
	结构内容	清亮	胶冻状物
	囊壁	完整	芽生蔓延，壁薄不完整，界限不清
	原头节	多	人体感染偶见原头节
所致疾病		细粒棘球蚴病	泡型棘球蚴病
寄生部位		主要肝，其次肺、脑、骨等	几乎100%原发于肝脏

项目	细粒棘球绦虫	多房棘球绦虫
主要终宿主	犬、狼等犬属动物	主要狐,其次犬、狼、猫等
分布	世界性分布,中国主要分布西北畜牧区	主要分布于中欧、阿拉斯加、加拿大等地区,中国局限于西北少数地区
外观	囊状,表面光滑	结节状,表面凹凸不平
与周围组织关系	囊壁完整,易分开	界限不清
结构组成	由单一囊泡形成,基本病变为炎症	由无数不规则小囊泡组成,基本病变为肉芽肿
病理切片	角质层均匀致密,与生发膜相贴,偶有脱落,原头蚴、子囊多见	角质层卷曲,内生发膜多已脱落,原头蚴、子囊少见
囊液	透明样液体,可见原头蚴、子囊	呈胶状物,偶见子囊、原头蚴
生长方式	膨胀式生长	出芽外生性和内生性浸润

思路 3　有无流行病学史?对于具有传染性的寄生虫疾病,流行病学史非常重要,明确的流行病学史是疑似诊断的重要依据。对于流行病学史询问内容,根据不同疾病而定。对于该患者,需询问:①有无犬类接触史;②饮食、饮水卫生否。

流行病学史
长期居住牧区,有"牛、羊、犬"密切接触史,牧区饮食、饮水卫生欠佳。既往体健。

知识点

棘球蚴病流行病学

本病流行于畜牧地区,多见于地中海、中东、南非洲和南美洲及澳大利亚和新西兰的牧羊区,在加拿大、美国阿拉斯加和加利福尼亚的其些地区也存在流行。在我国新疆、内蒙古、甘肃、宁夏、青海、西藏、四川、陕西多见。调查估计,在西藏、西藏和四川的交界处、青海,棘球蚴病的患病率分别为2.76%、2.33% 和 1.91%。受威胁人口约为 5 600 万。

传染源:本病主要传染源为作为终末宿主的犬。在流行区,以羊或其他家畜内脏喂犬,使犬感染,人作为中间宿主与其密切接触则易感染。

传播途径:①与狗密切接触,虫卵污染手后经口感染;②食用或饮用虫卵污染的食物或水源造成间接感染;③也可经呼吸道感染。

易感人群:农、牧民为多。男女发病率无明显差别。

思路 4　棘球蚴病的发病机制是怎样的?在人体棘球蚴所产生的损害主要是机械性的,即自六钩蚴发育成为棘球蚴,随着病变体积逐渐增大,压迫周围组织和细胞,逐渐引起病变,影响其功能或压迫邻近脏器产生相应症状。但由于棘球蚴生长缓慢,往往在感染后 5～20 年才出现临床症状。

细粒棘球六钩蚴在肝脏沉着后,第 4 日发育至 40μm 大小;第 3 周直径约为 250μm,可见囊泡;第 5 个月直径达至约 1cm,分化为角质层与生发膜,形成棘球蚴囊(包虫囊),通常呈球形,以后每年增大约 1cm。一般达 10cm 才出现症状,20cm 才出现囊状包块。原发的棘球蚴多为单个,继发感染多为多个囊肿,可同时累及多个器官。由于棘球蚴的不断生长压迫周围组织和器官,引起组织细胞的萎缩或坏死,器官功能由此受到影响。若囊肿寄生在空间限制小的部位,则囊肿会长的很大,据报道,腹腔包虫可长到 10kg。大的囊肿可含有几升抗原性很强的棘球蚴液体和数百万个头节。有时在原发性囊肿内或外部形成子囊。一旦棘球蚴囊破裂囊液溢出,则会造成严重的后果,可发生过敏性休克,甚至死亡。

肝细粒棘球蚴囊(包虫囊)逐渐长大时,压迫肝内胆小管,并将其包入外囊之中,有时胆小管因压迫坏死,胆汁进入囊腔,使子囊与囊液呈黄色,并可继发感染。

泡型棘球蚴寄生肝脏发育为泡球蚴，病变为单个大块型或几个坚硬肿块，界限不清。严重者可破坏整个肝叶，中心形成假腔。病变向邻近器官组织扩散，可侵及下腔静脉、门静脉、胆总管；生发膜细胞从泡球蚴脱落入血液循环，至肺、脑等远处器官，引起相应脏器病理改变。

思路5　细粒棘球蚴、泡型棘球蚴分别所致的棘球蚴（细粒棘球蚴病）、泡球蚴（泡型棘球蚴病）的区别见表6-7-2。

表6-7-2　棘球蚴与泡球蚴的区别

项目	棘球蚴（细粒棘球蚴病）	泡球蚴（泡型棘球蚴病）
外观	囊状，表面光滑	结节状，表面凹凸不平
与周围组织关系	囊壁完整，易分开	界限不清
结构组成	由单一囊泡形成，基本病变为炎症	由无数不规则小囊泡组成，基本病变为肉芽肿
病理切片	角质层均匀致密，与生发膜相贴，偶有脱落，原头蚴、子囊多见	角质层卷曲，内生发膜多已脱落，原头蚴、子囊少见
囊液	透明样液体，可见原头蚴、子囊	呈胶状物，偶见子囊、原头蚴
生长方式	膨胀式生长	出芽外生性和内生性浸润

【问题2】　病史采集结束后，查体应重点检查哪些方面？

思路　应重视专科检查。重点检查有无体表肿块。对于体表形成肿块的患者，细致的全身检查至关重要，棘球绦虫的虫卵可随血液循环至肺、心包、肾脏、骨骼等器官，并寄生发育成棘球蚴，导致寄生部位囊性占位性病变。泡型棘球蚴呈浸润性增殖，经淋巴或血液循环转移，继发肺、脑泡型棘球蚴病，所以任何部位的阳性体征均可能是疾病诊断的线索。

对于该患者，查体重点应包括：①腹部情况，早期细粒棘球蚴病患者多无明显体征，晚期患者可出现腹部包块，表面平滑囊肿感，少数病例叩诊囊肿后可触及震颤；晚期泡型棘球蚴患者亦可出现腹部包块，触之质硬。②其他部位占位体征，如肺、脑、骨骼等。

知识点

棘球蚴病临床表现

棘球蚴可寄生在人体任何部位，其临床症状因寄生部位、体积、数量、机体反应性及有无合并症不同而异，早期无症状，常于体检时发现。往往是儿童期感染，至青壮年期才出现明显症状。晚期表现为：

1. 占位　棘球蚴寄生位置浅表，体表形成肿块，细粒棘球蚴所致囊性占位触之坚韧，叩诊时棘球蚴震颤，多房棘球蚴所致实性占位触之坚硬。

2. 局部压迫

（1）细粒棘球蚴病：早期无症状，常在影像检查中发现。

1）肝、腹腔棘球蚴病：肝脏病变多位于肝右叶，可有腹部包块，肝区隐痛、腹胀、消瘦、贫血；棘球蚴破入肠道，在大便中可见囊壁或子囊；肝外或肝内胆管受压或破入胆管，病灶向上压迫胸腔引起胸腔积液、肺不张；向下向前发展则突向腹腔，上腹部可触到包块，呈囊性感。肝门附近的棘球蚴可致阻塞性黄疸，也可压迫门静脉而发生门静脉高压。

2）肺细粒棘球蚴病：多位于右肺，下、中叶较上叶多，常无症状，因肺组织松弛，棘球蚴囊生长较快，出现胸部隐痛、刺痛、胸闷、咳嗽、气短、咯血，压迫支气管出现支气管扩张、肺不张、肺气肿等；如压迫心脏，引起心悸、气喘等。如破裂，囊内容物进入支气管，出现剧烈咳嗽或呛咳，同时咳出囊液及粉皮样子囊和囊壁碎片，出现呼吸困难、发绀甚至窒息。继发感染时可有高热、胸痛、咳嗽及咳脓痰。如大量囊液溢出，有阻塞气管导致窒息可能。

3）脑细粒棘球蚴病：多见于儿童，以顶叶为常见，表现为癫痫发作与颅内压增高症状。包囊多为单个，多数位于皮层下，病变广泛者，可累及侧脑室，并可压迫、侵蚀颅骨，出现颅骨隆凸。

4）骨骼细粒棘球蚴病：少见，国外占全身棘球蚴病的1%～2%，国内仅占0.2%。按发生率由高至低依次为骨盆、脊椎、四肢、颅骨、肩胛骨、肋骨等。

（2）泡型棘球蚴病：有"虫癌"之称，泡球蚴以芽生增殖，像"癌肿"一样，常寄生于肝脏产生浸润增殖性病变，并可通过血液循环向其他器官和周围组织浸润和转移，常见肺部及脑转移。肝泡型棘球蚴病最常见，主要症状为右上腹肿块、腹痛和黄疸，也可有食欲减退和腹胀，几乎都有肝功能损害；主要体征为肝大，可有脾大、腹水等门静脉高压症状；肿块质地坚硬，表面呈结节感；病变中央常发生无菌性坏死、液化，形成坏死腔，称之为假囊肿。泡球蚴外生性出芽生殖的特点，除在局部浸润生长，还能侵入淋巴管和血管，发生邻近组织或远处脏器转移，发生转移时出现转移病灶所在脏器产生的症状。

3. 过敏和毒性症状　棘球蚴在生长的过程中不断释放囊液和渗出棘球蚴液，囊液含有大量的抗原性物质，对人体具有毒性作用，机体易发生过敏反应，从而产生一系列中毒症状。常见荨麻疹、哮喘、嗜酸性粒细胞增多、血管神经性水肿等过敏症状，可产生过敏性休克，甚至死亡。

门诊查体记录

查体：一般状态好，皮肤及巩膜无黄染，未见肝掌、蜘蛛痣，心、肺未见异常，腹软，剑突下、右上腹压痛阳性，无反跳痛，肝、脾肋下未触及，肝区叩痛阳性，移动性浊音阴性，双下肢无水肿。颈软，双膝腱反射对称存在，双侧巴宾斯基征阴性，四肢肌力肌张力正常。

【问题3】　结合上述查体结果，为明确诊断需要进行哪些检查？

思路　通过上述查体结果，发现患者无明显异常体征，结合患者的症状、流行病学史及当地医院彩超提示肝脏不均质回声包块，应首先考虑肝棘球蚴病（泡型棘球蚴病）的诊断，但肝癌的诊断待排除。为进一步明确诊断，该患者应进行血常规、肝功能、血清中特异性抗体、血清中特异性循环抗原、病原学、肝炎病毒学检查及影像学检查，如X线、超声、CT和MRI检查等，以及临床标本的病理组织学检查。

棘球蚴病实验室检查及影像学特点：

1. 血常规　半数病例嗜酸性粒细胞增多，一般<10%，偶可达70%。

2. 肝功能　多数正常。

3. 免疫学检查

（1）血清中特异性抗体（用间接血凝试验、酶联免疫吸附试验、酶联免疫转印技术等方法）：10%～40%手术确诊棘球蚴病患者用目前已知抗原测不到特异性抗体。

（2）血清中特异性抗原或免疫复合物。

4. 病原学检查　从痰、咳出物、胸腔积液、腹水、尿液中检查出原头蚴。

5. 临床标本的病理组织学检查　术后组织标本。

6. 影像学检查

（1）彩超影像学的基本特征

1）肝细粒棘球蚴病：早期或单囊型呈圆或卵圆形的液性暗区，内容物回声均匀，特异性影像为"双壁征"。囊后壁呈增强效应，用探头震动囊肿时，暗区内可见浮动的小光点，称为"囊沙"，可见有"落雪征"。内囊破裂时可见"水百合花征"，多子囊的包囊显示囊内厚薄不均分隔，呈蜂窝状或车轮状。实变包囊为强回声实性肿块，无后壁增强影，不易与肿瘤鉴别。钙化包囊壁呈强回声，有声影，呈环齿形、点片状或多数环形小圈。

2）肝泡型棘球蚴病：肝内实质性占位性病变异常回声区，回声不均匀，密集强光点或光团，有中央坏死时，显示液性暗区。

（2）X线影像的基本特征

1）肺细粒棘球蚴病：直径<2cm，肺包囊为密度较低、边缘粗糙、模糊不清的球形阴影。较大的包囊轮廓清晰，边缘整齐，界限锐利，密度均匀，圆形、卵圆形或有切迹呈分叶状、单发或多发的孤立实影。由于包囊的挤压可出现气管、心脏的移位。肺下叶的包囊可出现随呼吸而变形的特征（棘球蚴呼吸征）。

2）肝细粒棘球蚴病：腹部 X 线片显示肝脏轮廓增大，肝顶部包囊使右膈隆起或突入胸腔。较大的包囊可使膈肌升高，呼吸动度减弱，甚至挤压心脏左移。肝中下部的包囊膈肌抬高不明显，在肝下缘可见密度较高的半球形阴影。包囊钙化时可见钙化影。

（3）CT 影像的基本特征

1）肝细粒棘球蚴病：较大的棘球蚴囊肝脏轮廓扩大，在肝实质内显示大小不等的类球形囊状阴影，位于顶部或边缘的棘球蚴囊呈现球形或半弧形凸出的边缘。内囊壁光滑，厚度 1～3mm，CT 值 30～40Hu。囊内充满液体呈水样密度，CT 值 10～20Hu。外囊壁较厚，3～8mm，可显示双壁征，CT 值 30～50Hu，界限清楚，加强扫描时肝组织密度增加而棘球蚴囊密度不增加，显示边界明显，可与血管瘤、肝癌相鉴别。子囊液的密度低于母囊液，含有子囊时，显示密度略低的多个小的圆形低密度影。过多的子囊可充满母囊，相互挤压成方形、菱形，呈蜂窝状。钙化的外囊呈不规则的"蛋壳"样结构，亦可呈斑块状、条状或整个棘球蚴囊全部钙化，CT 值>60Hu。内囊破裂后，囊壁塌陷形成各种不规则图形。由于棘球蚴死亡，囊液吸收浓缩，类似干酪样变并含有变性的子囊，CT 值增高而不均匀，近似实质性肿瘤影像，但 CT 增强扫描时不强化。

2）肝泡型棘球蚴病：CT 扫描可见形态不规整、不均匀低密度阴影，密度低于正常肝组织，增强扫描病灶无强化效应，可与血管瘤、肝癌相鉴别；向边缘扩张而形成的低密度的"浸润带"，退行性渐变过程中有钙沉积，呈现高密度钙化带，钙化灶内出现低密度液化，大小不一，形态不规整，形成"岩洞征"，若钙化影伸入液化区内则呈现"半岛征"或"孤岛征"。泡型棘球蚴病持续向周边肝组织侵蚀繁衍，形成"小泡征"，提示为新鲜病灶，增强扫描病灶无强化。病灶内出现多个同心圆状细颗粒钙化影是泡型棘球蚴病的特征性 CT 表现。

（4）磁共振成像（MRI）棘球蚴病的特征影像：T_1、T_2 加权像均呈低信号的不规则病灶，内部坏死形成液化灶，病灶周边的新生小囊仍生存繁衍扩展，侵蚀肝组织，呈现"晕带征"。由于腔壁是由肥厚的纤维组织构成边界，形态不规整，MRI 检查可显示腔壁呈 T_1WI 和 T_2WI 均呈较低信号、外周浸润带呈低信号的"地图征"。

门诊辅助检查

血常规检查：WBC $7.34×10^9$/L，中性粒细胞百分比 42.3%，淋巴细胞百分比 47.4%，嗜酸性粒细胞百分比 2.7%，嗜碱性粒细胞百分比 0.4%，Hb 142g/L，PLT $301×10^9$/L。

尿常规：酮体阴性，尿蛋白阴性，尿胆原阴性；镜下：RBC 0/μl，WBC 0/μl。

大便常规：未见异常。

肝功能：ALT 18U/L，AST 25U/L，GGT 36U/L，ALP 98U/L，总胆红素 16.0μmol/L，间接胆红素 3.80μmol/，直接胆红素 12.2μmol/L。

肾功能：正常。

血糖：4.70mmol/L。

病毒性肝炎血清学标志物、HIV 抗体、梅毒特异性抗体均阴性。

X 线胸片：未见异常。

腹部超声：肝右叶探及 40mm×29mm 的混合回声包块，边界不清，内部回声不均。

肝脏 CT：肝右叶可见团片状稍低密度影，其内可见斑点状高密度影，直径约 4.5cm×3.2cm，病灶边界较清晰，呈地图状浸润改变，动态增强病灶中央未见明显强化，周边浸润带部分呈轻度强化，肝动脉分支走行于病灶边缘，门脉右支分支走行于病灶边缘，下腔静脉显示清晰，肝静脉未见受侵。肝内胆管及胆总管未见扩张。影像诊断：肝右叶占位性病变，考虑肝泡型棘球蚴病。

【问题4】 根据本例患者的病史及辅助检查，应考虑哪些疾病？

思路1 根据临床症状体征及检验检查结果，可以排除某些疾病的诊断：①该患者尽管有乏力、腹胀、食欲下降，腹部彩超发现肝内占位性病变，但其病程长、肝功能正常，肝炎病毒学均阴性，提示存在良性占位性病变的证据，故肝癌可以排除；②该患者有"牛、羊、犬"密切接触史，且饮食、饮水卫生状况欠佳，彩超提示不均匀回声包块，肝 CT 示肝右叶实性占位性病变，增强扫描后病灶未见明显强化，棘球蚴病免疫学检查阳性，亦可除外肝癌及肝囊肿、肝血管瘤等；③该患者 CT 扫描虽提示动态增强病灶中央未见明显强化，周边浸润带部分呈轻度强化，但临床无发热、寒战等特点，故细菌性肝脓肿暂不考虑，待血常规、CRP、ESR、PCT、血培养或抽吸物培养结果以进一步排除（表 6-7-3）。

表6-7-3　棘球蚴病鉴别诊断

疾病名称	症状/体征鉴别	辅助检查鉴别
肝囊肿	局部占位、压迫症状	影像学囊壁较薄，无"双层壁"囊特征
细菌性肝脓肿	高热、寒战、肝区疼痛等全身中毒症状＋局部占位	棘球蚴病免疫学检查阴性，无"双层壁"囊特征
巨型肾积水和胆囊积液	压迫症状、局部占位；无"双层壁"囊特征；棘球蚴病免疫学检查阴性	棘球蚴病免疫学检查阴性，血白细胞数明显升高
肝癌	多有肝炎病史，病变进展快，病程相对短	影像学检查：病灶周边多为"富血"供区；棘球蚴病免疫学检查阴性；甲胎蛋白升高，肿瘤相关标记物阳性
肝血管瘤	生长较缓慢，早起多无症状，较大者可出现周围脏器压迫症状，如腹胀、腹痛、嗳气等	影像学检查：增强CT于动脉期可见病灶周围结节样强化，静脉期、延迟期病灶持续强化，呈现"快进慢出"的特征
肝结核	有结核病的全身表现，如发热、畏寒、盗汗、乏力、消瘦、恶心及肝区不适等症状	影像检查可见肝内病灶，多不规则，伴有钙化，肝活检有助于诊断
肝转移癌	消瘦、乏力、肝区疼痛，肝区肿块，甚至有腹水、黄疸等症状	甲胎蛋白多为阴性，增强CT可见肝内单发或多发结节，结节呈环形强化，称"牛眼征"

思路2　目前根据临床症状体征及检验检查结果可以作出棘球蚴病诊断吗？

依据：

（1）患者间断上腹胀痛不适1年余，以右上腹为著。

（2）检验结果提示白细胞、血小板、肝功能正常。

（3）腹部彩超：肝右叶探及40mm×29mm的混合回声包块，边界不清，内部回声不均。

（4）肝脏CT：肝右叶可见团片状稍低密度影，其内可见斑点状高密度影，直径约4.5cm×3.2cm，病灶边界较清晰，呈地图状浸润改变，动态增强病灶中央未见明显强化，周边浸润带部分呈轻度强化（图6-7-1）。

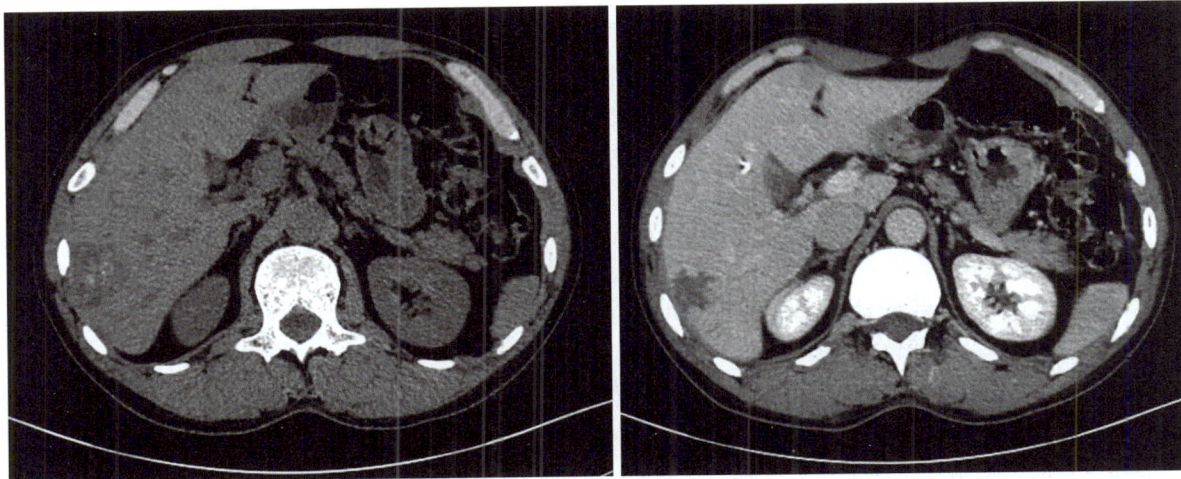

图6-7-1　肝泡型棘球蚴病CT图像

知识点

棘球蚴病诊断标准

临床诊断：具备以下条件者。

1. 在流行区有与犬、牛、羊、狐、狼等野生动物接触史；或从事来自流行区的家畜运输、宰杀、畜产品和皮毛产品加工等。

2. 有缓起的受累部位无痛性肿块（坚韧、光滑、囊样）或咳嗽、咯血等症状应疑及本病，并进一步作

X 线、超声检查、CT 和放射性核素等检查。

3．超声扫描、X 线检查、CT 或 MRI 检查发现棘球蚴病的特征性影像；或发现占位性病变。

4．排除其他原因所致肝、肺等器官的占位性疾病。

确定诊断：除具备临床诊断的依据外，还具有下列条件之一者。

1．血清中反复检出特异性循环抗原或免疫复合物。

2．病原学检查痰液或咳出物发现棘球蚴囊壁、囊膜、子囊或头钩等。

3．临床活检材料病理组织学检查证实。

4．手术探查证实为细粒棘球蚴病或泡型棘球蚴病。

思路 3 该患者属于棘球蚴病的哪一时期？根据患者彩超特征，考虑该患者为泡型棘球蚴病（$P_1N_0M_0$）。棘球蚴病分期：泡型棘球蚴病基于影像学检查的分期见表 6-7-4。

表 6-7-4 泡型棘球蚴病分期

类别	世界卫生组织国际包虫病工作组 PNM 分型（$P_{0\sim4}N_{0\sim1}M_{0\sim1}$）
病灶	P_0 肝脏无可见病灶
	P_1 周围病灶，无血管和胆道累及
	P_2 中央病灶，局限在半肝内，有血管和胆道累及
	P_3 中央病灶侵及左右肝脏，并有肝门部血管和胆道累及
	P_4 肝脏病灶伴有肝血管和胆道树的扩张
邻近器官	N_0 无邻近器官和组织累及
	N_1 有邻近器官和组织累及
转移病灶	M_0 无远处转移
	M_1 单个病灶远处转移

细粒棘球蚴病分期：

（1）囊型病灶（CL 型）：活动的，不繁殖，圆形或椭圆形，没有包囊壁，含回声均匀内容物。

（2）单囊型（Ⅰ型）：活动的，繁殖的，可见包囊壁，单房，无回声或雪花样信号。

（3）多子囊型（Ⅱ型）：活动的，繁殖的，可见包囊壁，多分隔的，多囊的，出现子代包囊，呈"车轮征"或者"蜂房征"。

（4）内囊破裂型（Ⅲ型）：过渡期的，繁殖的，可见包囊壁，远离薄膜的无回声区（"水百合花征"），细胞内压减低，包囊开始退化。

（5）实变型（Ⅳ型）：不活动的，繁殖的，不可见包囊壁，异质性强回声或强回声内容物，不可见子代包囊（需要进行其他检测以诊断包囊棘球蚴病）。

（6）钙化型（Ⅴ型）：不活动的，繁殖的，包囊壁钙化，厚的可变的钙化壁形成圆锥形阴影，通常不可见原头蚴（需要进行其他检测以诊断包囊棘球蚴病）。

思路 4 根据临床症状体征及检验检查结果，分析该患者有无并发症。因为并发症同样决定着病情严重程度及治疗方案。

该患者无皮肤及巩膜症状，提示目前泡型棘球蚴未侵犯肝胆管；患者无发热、寒战等症状，查体未发现并发感染灶证据，提示目前无合并感染。

泡型棘球蚴并发症：

（1）泡型棘球蚴病变中央常发生无菌性坏死，崩解液化后形成坏死腔，或称之为假囊肿，也可像细粒棘球蚴病一样并发感染或破裂。

（2）病灶侵犯脉管系统可出现肝脾大、门静脉高压、腹水、黄疸等并发症。

【问题 5】 如何进行治疗？

思路 1 目前临床诊断考虑肝棘球蚴病，其治疗采取多学科综合治疗，根据患者具体病情及患者体质进行个体化治疗，那么棘球蚴病治疗原则是什么？

（1）细粒棘球蚴病

1）手术治疗：为本病首选治疗方法，采用内囊摘除术或肝叶切除术。适应证：对单个肝棘球蚴病、棘球蚴囊肿较大、有药物禁忌证或严重副作用者。为防止复发，术前 3～7 日及术后 3 个月服用抗棘球蚴药如阿苯达唑，10～15mg/(kg·d)，分两次口服（一般 400mg，分 2 次口服）。

2）经皮穿刺引流吸刮术（puncture，aspiration，injection，reaspiration，PAIR）：禁忌证为经皮难到达的包囊、浅表包囊（有破裂的风险）、复杂的多房包囊、包囊内容物包含大量不能被抽吸的固体、包囊与腹腔和 / 或胆道相通、不活跃的和钙化包囊。超声引导下经皮穿刺，95% 乙醇或 25% 氯化钠注药，15 分钟后再抽吸，配合以下药物治疗，此法简单、安全、有效，但不适用于泡型棘球蚴病。

3）药物治疗：适用于手术后复发且不能再手术者；配合手术前、后治疗；无禁忌证的肝细粒棘球蚴病Ⅰ～Ⅲ型；多器官或肝外棘球蚴病患者和不宜采取外科手术根治的泡型棘球蚴病患者。①阿苯达唑：首选，10～15mg/(kg·d)，分两次口服（一般 400mg，分 2 次口服），餐后 1 小时口服，连续服用 4 周，间隔 14 日，再进行下一周期，连续 3～6 个周期。联合手术或引流最有效，联合针吸时，针吸前治疗 7 日，针吸后治疗 28日。长时间治疗毒性少见，应同时监测肝功能，每 2 周检测血细胞计数。治疗过程中出现明显毒性反应时，可降低剂量服用。②甲苯达唑：40～50mg/(kg·d)，分 3 次，随脂类食物服用，作用稍逊于阿苯达唑，副作用较阿苯达唑大。③吡喹酮：作为辅助治疗，可能对棘球蚴囊破裂患者防止子代包囊在腹腔或胸腔播散有作用。与阿苯达唑联合治疗可能有效。一般 50mg/kg，1 周 1 次或 2 周 1 次口服。

（2）泡型棘球蚴病：目前，手术是治疗肝泡型棘球病的主要手段，随着外科技术的不断发展和进步，对肝泡型棘球蚴病手术治疗可以做到精准肝切除，肝叶、肝段切除，肝移植及自体肝移植，此外药物及介入是该病的辅助手段。对肝或其他感染器官行手术治疗，术后使用阿苯达唑。不能切除者，长期使用阿苯达唑加强治疗。

思路 2　该患者入院后的常规检查应关注哪些项目？

该患者入院后需进行系统检查，以了解患者的一般情况，做好术前准备。全方位、系统的肝功能评价是肝泡型棘球蚴手术的重中之重，包括肝功评级（Child 分级），肝储备功能测定（ICG15），以及肝体积、标准肝体积、残肝体积的测算等。血常规应注意有无贫血，如血红蛋白<90g/L，术前输血以改善贫血。通过血清白蛋白水平了解患者的营养状况，血清白蛋白过低，术前应补充。纠正电解质紊乱。

思路 3　该患者应选择何种治疗方法？

该患者属于泡型棘球蚴病（$P_1N_0M_0$），没有其他器官棘球蚴病，能耐受手术，采用择期手术。

住院后治疗

入院后完善相关检查及肝功能综合评估后确定手术方案，病灶位于肝右叶的 S6、S7，全麻下行肝右叶 S6、S7 段切除术，术后组织标本送病理检查。肠道功能恢复后，继续阿苯达唑治疗 3 个月。术后恢复良好。

思路 4　该患术后 1 周，病理结果怎样？

该患病理回报泡型棘球蚴病，见图 6-7-2。

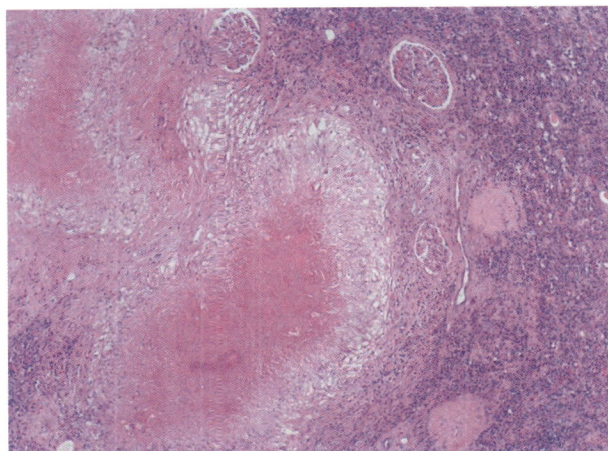

图 6-7-2　肝泡型棘球蚴病病理图片

知识点

棘球蚴病疗效判定

以超声为主,对腹部各脏器及腹腔棘球蚴病进行疗效判定。

1. 治愈　临床症状和体征消失,且超声检查具有以下特征之一。

(1) 细粒棘球蚴病:包囊消失;囊壁完全钙化;囊内容物实变。

(2) 泡型棘球蚴病:病灶消失;病灶完全钙化。

2. 有效

(1) 细粒棘球蚴病,临床症状和体征改善,且超声检查具有以下特征之一者:囊直径缩小2cm以上;内囊分离征象;囊内容物中回声增强,光点增强增多。

(2) 泡型棘球蚴病,临床症状和体征改善或超声检查具有以下特征之一者:病灶缩小;病灶未增大,回声增强。

3. 无效　临床症状和体征无缓解,且超声示病灶无变化或进行性增大。

思路5　药物治疗的禁忌证及注意事项。

1. 妊娠期间和哺乳期的女性,2岁以下儿童,有蛋白尿、化脓性皮炎及各种急性疾病患者禁用。

2. 有肝、肾、心或造血系统疾病、胃溃疡病史者和HIV感染者,应到县级或县级以上医院检查后确定治疗方案。

3. 有结核病的棘球蚴病患者,应参照结核病治疗方案进行治疗,治愈后再进行棘球蚴病治疗。

【问题6】　如何进行预防?

思路　①加强流行区犬的处理和管制。在流行区,应消灭野犬,限制并管理好家犬。定期进行驱绦虫药物监测。用食物包裹吡喹酮进行驱虫,每犬每次1~2片(0.2~0.4g或5~10mg/kg);每月驱虫1次,直至流行区棘球蚴病传播终止。驱虫后5日内的犬粪需进行深埋或焚烧,防止环境污染。②严格肉食卫生检查。病畜肝、肺等脏器感染包虫,必须进行无活化处理,集中焚烧、挖坑深埋和药液消毒等法,切忌喂犬。③开展卫生宣教,改变与犬密切接触、病畜内脏喂犬等高危生活习惯,注意饮食、饮水卫生。④改善环境,做好个人防护,密切接触者应穿防护服、长筒胶靴、手套、口罩、帽子。

【棘球蚴病诊断与治疗流程】（图6-7-3）

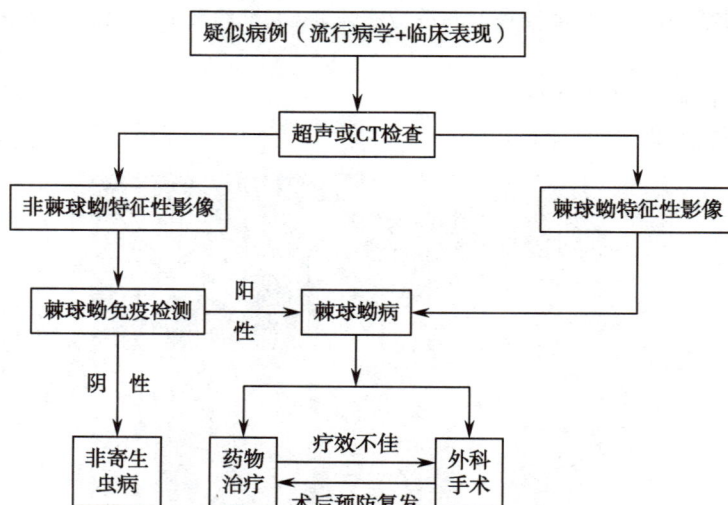

图6-7-3　棘球蚴病诊断与治疗流程

（任　宾）

推荐阅读资料

[1] KERN P. Clinical features and treatment of alveolar echinococcosis. Curr Opin Infect Dis，2010，23（5）：505-512.

[2] BRUNETTI E，KERN P，VUITTON D A. Expert consensus for the diagnosis and treatment of cystic and alveolar echinococcosis in humans. Acta Trop，2010，114（1）：1-16.

[3] PIARROUX M，PIARROUX R，GIORGI R，et al. Clinical features and evolution of alveolar echinococcosis in france from 1982 to 2007: results of a survey in 387 patients. J Hepatol，2011，55（5）：1025-1033.

[4] 徐哲，陈明星，傅振超，等. 巨大肝脏泡型棘球蚴病并脏器移位并左膈肌抬高误诊为膈疝 1 例. 中华肝脏病杂志，2010，18（2）：154.

[5] WEN H，AJI T，SHAO Y M. Diagnosis and management against the complications of human cystic echinococcosis. Front Med China，2010，4（4）：394-398.

[6] 张怀孝，樊海宁. 肝囊性包虫病的临床诊断与治疗现状. 中华地方病学杂志，2015，34（4）：50-53.

[7] 中国医师协会外科医师分会包虫病外科专业委员会. 肝两型包虫病诊断与治疗专家共识（2015 版）. 中华消化外科杂志，2015，14（4）：253-264.

第八节　黑　热　病

黑热病（内脏利什曼病）由杜氏利什曼原虫（Leishmania donovani）感染引起的地方性虫媒寄生虫病。目前在我国新疆、甘肃、内蒙古和四川的荒漠地区仍有流行。本病传染源主要是受染的患者和带虫犬，经白蛉叮咬传播，人群普遍易感，病后有持久免疫力。利杜体（无鞭毛体）侵入人体单核吞噬细胞系统内繁殖，引起全身单核吞噬细胞系统大量增生，以肝、脾、骨髓、淋巴结的损害为主，脾大最常见。黑热病的潜伏期为 3 个月～1 年甚至更久。起病缓慢，以长期不规则发热，伴乏力、食欲缺乏、消瘦，脾脏进行性增大，常伴有脾功能亢进表现，血常规三系（白细胞、红细胞及血小板）下降，红细胞沉降率增快，血清球蛋白明显增加为特征。肝脾活检或骨髓穿刺涂片镜检找到利杜体可确诊，血清检测利杜体抗体（rK39）阳性或 PCR 法检测利杜体特异性核酸阳性有助于诊断。治疗首选葡萄糖酸锑钠（斯锑黑克），总剂量 90～130mg/kg，静脉或肌内注射，耐药者可用两性霉素 B 治疗或两药联合治疗。

此外，我国罕见皮肤利什曼病。但近年罹患输入性皮肤利什曼病的患者在逐年增多，应引起诊疗医师的关注。

黑热病的诊疗经过通常包括以下环节：

（1）详细询问起病原因、方式、症状特点及相关伴随症状。

（2）详细询问流行病学史。

（3）仔细检查各系统体征，尤其腹部体征。

（4）对疑诊的患者进行血常规、肝功能、超声等检查，以及利杜体抗体检测和骨髓涂片病原学检查以明确诊断。

（5）对确诊患者选择治疗方案。

（6）用药期间严密观察治疗反应和不良反应，及时处理。

（7）评价疗效，以及出院后的注意事项。

【临床关键点】

1. 对于黑热病的临床诊断，主要与长期发热、脾大，白细胞正常或下降的发热性疾病进行鉴别诊断。

2. 仔细询问流行病学史，可以为初步的临床意向诊断提供线索。

3. 仔细询问发热的热程、热型、最高体温、热退情况，询问伴随症状、用抗菌药物治疗情况等。

4. 仔细查体很重要，有助于寻找诊断和鉴别诊断的依据，同时可以全面了解有无其他系统的并发症。

5. 血常规、肝功能检测有一定意义，如血常规提示三系（白细胞、红细胞及血小板）下降，球蛋白增高应高度怀疑，须进一步行病原学检查。

6. 骨髓穿刺涂片或肝脾活检找到利杜体是确诊黑热病的"金标准"，血清特异性抗体检测有助于诊断。

7. 葡萄糖酸锑钠和两性霉素 B 治疗是特效治疗,但要注意不良反应及治疗时机。

8. 疗效评价及预后判断。

临床病例

患者,男性,45 岁,汉族,新疆某农场职工。因"反复发热伴乏力 6 个月,脾大 4 周"来门诊就医。门诊病史采集如下:患者于 6 个月前无明显原因自觉发热(测体温 37.5～38℃)伴轻微咳嗽、畏寒、乏力,出汗较多,但无盗汗,自服抗感冒药(药名不详)后症状减轻。多次出现上述症状,不影响劳动,未就医。1 个月前劳累后高热,伴畏寒、乏力、食欲减退和多汗,收住当地二甲医院内科。体温 38～39.5℃,查体发现脾大肋下 2 指。血常规示 WBC $3.5×10^9$/L, Hb 97g/L, PLT $45×10^9$/L,腹部超声示脾大(14cm×4.2cm)。用抗菌药物(分别用头孢曲松钠 4 日和左氧氟沙星 6 日)治疗无效,今转入院。患者发热时精神差,食量减半。近 1 个月常有牙龈出血。否认有寒战、呕吐、腹痛、腹泻、咳痰、咯血、盗汗等。否认有皮疹、皮下结节、瘀点、瘀斑等表现。近 3 个月体重减少约 8kg,大小便正常。

初步采集病史后分析,该患者病史特点为:①反复发热伴多汗、畏寒、乏力、食量减半、消瘦;②脾大伴脾功能亢进;③抗菌治疗(左氧氟沙星、头孢菌素等)无效。需要考虑以下几个临床问题。

【问题 1】 患者表现为"长期发热伴脾大",是何原因引起?

思路 1 长期发热伴脾大的病因可分为感染性和非感染性两大类。感染性发热伴脾大由微生物或寄生虫感染所致。非感染性发热伴脾大可由肿瘤、自身免疫疾病引起。该患者既要考虑感染引起的可能,也不能除外非感染性疾病所致。在我国引起长期发热、脾大的原因以感染居多,故先查找感染的线索。

思路 2 若是感染?何种病原体感染?患者以"长期发热伴脾大及脾功能亢进"为特征,无白细胞增高及细菌感染中毒症状。病毒感染通常为自限性,少有长期发热。白细胞不增高的细菌感染多为伤寒杆菌、布鲁氏菌、结核分枝杆菌等感染,查找这些细菌感染的证据。寄生虫感染引起长期发热伴脾大、脾功能亢进的疾病常见的有黑热病(利杜体感染)、疟疾(疟原虫感染)、慢性血吸虫病(日本血吸虫感染)等,应寻找这些病原体感染的证据。

根据文献,我国引起"长期发热、脾大伴脾功能亢进"为主要表现的感染性疾病以布鲁氏菌病、黑热病、败血症、疟疾等常见。该患者有无这些疾病的可能?可从流行病学史方面排除某些具有地域或职业高危特点的疾病。

【问题 2】 流行病学史可否提供帮助?

思路 对于具有传染性的感染性疾病,特别是地方性传染病,流行病学史非常重要,明确的流行病学史为诊断提供重要依据和线索。询问流行病学史,应根据不同疾病而有侧重。该患者需询问:①当地是否有类似病例;②病前是到过疫区活动;③有无蚊、虫叮咬史;④有无牛、羊等动物接触史;⑤有无接触过类似患者等。

注意:对于诊断感染性疾病,流行病学史至关重要,必须询问,不要遗漏或忽略。

补充询问流行病学史,该患者生长于新疆南疆地区,未到过南方及无疫水史,当地亦无血吸虫和疟疾流行。患者经常到农田及周边戈壁滩干活,有被蚊、虫叮咬史。妻子曾患肺结核,接受抗结核治疗半年治愈。家中养有牛和羊。既往体健,无肝炎、结核病史。

【问题 3】 病史采集结束后,下一步查体应重点检查哪些方面?

思路 1 对长期发热伴脾大患者而言,须全面细致地进行全身检查,尤其是阳性体征可为疾病诊断提供重要的线索,甚至是诊断的直接证据。对于该患者查体重点应包括:①有无贫血貌及皮疹、瘀点和/或瘀斑;②浅表淋巴结有无肿大;③心脏及肺部体征,以了解有心脏及呼吸道症状;④腹部,应全面仔细(包括视触叩听),尤其肝脾有无肿大、叩痛,腹部有无压痛及反跳痛;⑤神经系统,精神意识状态、反射、脑膜刺激征、病理征、肌张力等,以了解有无中枢感染和中毒性脑病;⑥肾,肾区有无叩痛等;⑦其余部位如关节、脊柱有无红肿压痛等。

这些体征,尤其是阳性体征可帮助诊断或判定疾病的部位、性质、累及的组织脏器及判断病情的严重程度。重点查体不仅利于判断病变部位和性质,同样对病情严重程度估计有一定的帮助,至少可了解病变是否涉及多个部位和脏器。

门诊查体

体温 38.6℃，脉搏 108 次/min，呼吸 26 次/min。神志清楚，精神差，查体合作。贫血貌，全身表浅淋巴结未触及。心肺未见异常，腹部平软，肝未及，脾肋下 3cm。移动性浊音阴性，肠鸣音正常。余未见异常，四肢活动自如，无关节肿痛及脊柱无压痛。神经系统检查无异常发现。

思路 2　从问题 3 的分析可知，该门诊查体还须关注以下问题：①该患者缺少血压、体重测量，须对生命体征仔细检查并记录；②仅描述患者精神差，未准确描述其对答和反应情况，未描述营养状况及贫血程度情况；③未描述有无皮肤巩膜黄染情况，有无紫癜及瘀点、瘀斑等皮疹情况，对有意义的阴性体征也应描写；④心脏检查尤其是心界有无扩大，心瓣膜区有无杂音，肺部有无干湿啰音；⑤腹部体征中未提及胆囊墨菲征，有无胆囊炎情况；⑥关节及脊柱情况未描写，尤其是对鉴别诊断和评估有无并发症提供很好依据的阴性体征也应描写。

该患者补充相关检查后的查体结果

体温 38.6℃，脉搏 108 次/min，呼吸 26 次/min，血压 110/70mmHg，体重 45kg。神志清楚，精神差，急性病容，面色苍白，全身消瘦，反应尚好，对答切题。皮肤及巩膜无黄染，皮肤潮湿，未见皮疹及紫癜和瘀点等，在前臂血管穿刺处见有瘀斑。全身浅表淋巴结未触及肿大。头颅发育正常，睑结膜及甲床明显苍白，呈重度贫血貌。咽部轻微充血，双侧扁桃体无肿大。口唇无发绀，无疱疹。颈软、活动自如，双侧甲状腺未触及肿大。胸廓发育正常，双肺呼吸运动对称，叩清音，双肺呼吸音粗，未闻及干湿啰音。心界不大，心率 108 次/min，心律齐，二尖瓣瓣膜听诊区闻及轻微收缩期吹风样杂音，余瓣膜区未闻及病理性杂音。腹软，左上腹部略膨隆，无腹壁静脉曲张，全腹部无压痛、反跳痛和肌紧张。肝上界位于右锁骨中线第 5 肋间，肝肋下未触及，肝区叩痛阴性。脾肋下可触及 4cm，质软，边缘钝，无压痛。墨菲征阴性，双肾区无叩痛。移动性浊音阴性，肠鸣音 5 次/min。双下肢无水肿。克尼格征和布鲁津斯基征阴性，双膝腱反射对称存在，双侧巴宾斯基征阴性，四肢肌力肌张力正常。关节活动自如无红肿，脊柱无压痛。

【问题 4】　根据病史和查体结果，为明确诊断应进一步实施哪些检查？

思路　该患者有异常体征：严重贫血、消瘦，皮肤潮湿及皮肤出血倾向，心脏二尖瓣听诊区有轻微吹风样杂音，脾大，较前加重。结合患者有长期发热、多汗的症状，有牛羊接触史和被蚊虫叮咬等流行病学史，血常规为"白细胞正常"，曾住院 2 周未能确诊，可诊断为"不明原因发热"。

> **知识点**
>
> ### 不明原因发热
>
> 不明原因发热（fever of unknown origin，FUO）是指体温（腋窝温度）超过 38.3℃，热程超过 3 周，住院 1 周或至少 3 次门诊就诊仍不能确定原因的发热。

为进一步明确诊断，该患者应从感染和非感染引起的长期发热伴脾大考虑。为确定有无感染及何原因引起的感染，做相应的实验室检查。若要确定是否为感染所致，除了做常规检查外，重点是病原学检查，以确定或排除感染。常规检查包括血、尿、大便常规，生化检查（肝肾功能、电解质、血糖、心肌酶）等。感染指标包括 CRP、ESR、PCT、内毒素测定等。病原学检查如血或骨髓菌培养、血涂片找疟原虫。血清学检查如肥达试验、外斐反应、布鲁氏菌凝集试验、干扰素释放试验等。其他辅助检查如心电图、X 线胸片、腹部超声检查，若有异常，则进一步做相应的检查。

门诊实验室检查结果

血常规：WBC $3.4×10^9$/L，RBC $2.38×10^{12}$/L，Hb 69g/L，PLT $39×10^9$/L。

尿、大便常规正常。

肝功能及生化：总胆红素 18.8μmol/L，ALB 28g/L，GLB 45g/L，ALT 56U/L，AST 67U/L，ALP 140U/L，GGT 50U/L。血糖、电解质正常，肾功能正常。心肌酶正常。

凝血测定：PT 15 秒（对照 14 秒），PTA 90%，INR 1.3。

感染指标：CRP 103mg/L，ESR 35mm/h，PCT 0.06μg/L。

血涂片：未见异常淋巴细胞，未见原始细胞。

布鲁氏菌凝集试验：阴性。

外斐反应：阴性。

X 线胸片：正常。

心电图：窦性心律，心动过速。

腹部超声：肝脏正常大小，脾大（17.0cm×6.0cm）。

【问题 5】　如何判读该患者的各项检查指标？

思路　该患者的化验检查和辅助检查结果特点为：全血细胞减少；肝功能轻微异常，以白蛋白下降，球蛋白明显增高，白蛋白与球蛋白比值倒置；感染指标：CRP 和 ESR 轻度增高，PCT 无明显增高，提示该患者发热不是由细菌感染引起。患者突出表现为脾大及血细胞减少，可考虑为脾功能亢进。白 / 球蛋白比值倒置考虑因肝炎或单核吞噬细胞系统增生所致。

知识点

脾功能亢进

脾功能亢进（hypersplenism）简称脾亢，是指各种不同的疾病引起脾大和血细胞减少的综合征。脾亢可分为原发性和继发性。病因不明的称为原发性脾亢。继发性脾亢可见于病因较明确的脾大患者，如各种原因引起的肝硬化（如血吸虫性肝硬化、肝炎后肝硬化），慢性感染如疟疾、黑热病及恶性肿瘤如淋巴瘤、慢性淋巴细胞白血病、骨髓纤维化及慢性溶血性贫血和少见的网状内皮细胞病。脾亢表现为脾大，血细胞不同程度减少。

至此，该患者在门诊检查尚不能确定诊断，须收住院进一步检查。

【问题 6】　患者入院后的诊疗计划是什么？

思路 1　该患者以"不明原因发热"收入院。诊疗计划的重点是什么？

该患者诊断不明确，故诊疗计划应包括：①进一步检查确定病因；②对症支持治疗以缓解症状，促进康复。为明确病因则从观察患者发热的热型、伴随症状等临床表现特点寻找线索，以病原学检查为重点。对症处理主要是以缓解患者的不适症状和改善营养不良状况，提高患者的机体状况，促进康复为目的。

采取的诊疗措施为：一级护理，营养丰富的半流质饮食。因未确定诊断，暂时不用呼吸道或消化道隔离，待确定诊断后再决定。患者发热可用物理方法降温，上述方法无效时可酌情用药物降温。患者消瘦明显，可能有营养不良，给予丰富营养的半流质食物，并嘱多饮水以补充出汗所致失水和电解质。

思路 2　患者长期发热及白细胞减少，是否用抗菌药物治疗？

对于发热患者，除非有严重感染证据的患者外，所有发热的患者在未明确感染之前，或在其他医院就诊时曾用抗菌药物治疗过无效的患者，原则上在入院的前 3 日不用抗菌药物，也不要用糖皮质激素类药物降温，以免干扰患者的表现，导致误诊和漏诊。此时，以观察患者的症状和体征特点为主。

知识点

使用抗菌药物的指征

初步诊断为细菌性感染者及经病原学检查证实为细菌感染者方有指征应用抗菌药物。缺乏细菌及其他致病菌感染的证据，诊断不能成立者，以及病毒性感染者，均无指征应用抗菌药物。

入院后观察发热及伴随表现：患者发热为不规则热型，以午后起病，傍晚明显直至凌晨始退热，最高体温37.2~39.3℃，有时呈双峰热型。发热前有畏寒但无寒战及明显毒血症症状，伴有食欲差，夜间出汗较多，热退后感乏力。常感头晕、心悸、活动后加重，无胸闷及心前区疼痛。大小便正常，可到病房外散步。查房体格检查：重度贫血貌，心率略快，余无特殊变化。脾大，肋下5cm，质地中度，边缘钝，无压痛。躯干及四肢皮肤无瘀点、瘀斑。

入院当日体温升高至38.5℃以上时抽取静脉血，分别做需氧菌和厌氧菌培养。次日抽取空腹静脉血送生化及免疫学检查。骨髓穿刺先抽取0.1ml骨髓液涂片，送细胞学及寄生虫检查，而后再抽取10ml骨髓液，床旁按无菌操作接种于血培养瓶中。

知识点

热型及其意义

热型是某些感染性疾病的重要特征之一，具有鉴别诊断意义。稽留热多见于伤寒、斑疹伤寒极期；弛张热见于伤寒的缓解期、败血症及化脓性疾病；间歇热见于疟疾；波浪热见于布鲁氏菌病；双峰热见于黑热病、革兰氏染色阴性败血症等；不规则热见于流行性感冒、阿米巴肝脓肿、败血症等。

【问题7】 患者临床特点有哪些？考虑可能的诊断？

思路 该患者临床特点为：体温不规则热型，有双峰热；伴有盗汗、乏力、消瘦、贫血，无明显的感染毒血症症状；体征有贫血貌，脾进行性肿大；全血细胞减少，球蛋白增高。结合有到荒漠地区和蚊虫叮咬史，应考虑有黑热病的可能。可进一步做黑热病血清凝集试验或骨髓、脾脏涂片染色，见到利杜体可确诊。

知识点

黑热病的病原学检查

病原学检查是确诊依据。骨髓涂片染色找利杜体的阳性率约85%，脾穿刺涂片阳性率可达90%以上，但出血风险大。亦可培养或动物接种后查利杜体。检测血清循环抗原或抗体如rK39抗体有助于诊断黑热病，酶联免疫吸附试验、间接血凝试验、直接凝集试验等检测循环抗体有诊断价值，但有假阳性。用聚合酶链反应、DNA探针等分子生物学技术检测标本中杜体DNA，敏感性及特异性高，但未在临床广泛应用。

【问题8】 应与哪些疾病鉴别？

思路 应与发热伴脾大的其他疾病鉴别。长期发热伴脾大的常见病有布鲁氏菌病、血吸虫病、疟疾等。该患者虽有牛羊接触史和长期发热，但无骨关节疼痛及睾丸肿痛，布鲁氏菌凝集试验阴性及菌培养阴性可排除布鲁氏菌病。患者未到过南方及血吸虫疫区，流行病史和临床表现不支持血吸虫病，可排除。患者虽有蚊虫叮咬史，但长期生长在北方，未到过疟疾流行区，未出现典型的周期性"寒战、高热、大汗"三联症，故可排除疟疾。此外，应与非感染性疾病如血液系统肿瘤及自身免疫性疾病鉴别，需要骨髓涂片或淋巴结活检病理检查及自身抗体检测以证实或排除之。

【问题9】 为明确诊断，还需做哪些检查以查找发热原因，尽早明确诊断？

思路 血和骨髓细菌培养以发现或排除细菌感染；骨髓涂片染色以发现或排除血液系统恶性肿瘤疾病；亦应查找寄生虫如利杜体等；淋巴结活检以寻找或排除淋巴瘤细胞及寄生虫；外周血细胞检测结核分枝杆菌γ干扰素释放试验以诊断或排除结核分枝杆菌感染；血清学检测自身抗体以证实或排除有无自身免疫性疾病。

入院1周后检查结果

血常规基本同前；尿常规、大便常规未见异常。

肝功能、生化同前。总胆红素12.5μmol/L，ALB 24g/L，球蛋白48g/L，ALT 58U/L，AST 65U/L，GGT

45U/L；肾功能、血糖、电解质正常。

血液和骨髓细菌培养结果：无菌生长。

骨髓涂片：红细胞系、粒细胞系和巨核细胞系增生活跃，骨髓外铁阳性。镜检见到数个利杜体。

利杜体（rK39）凝集试验：阳性。

结核分枝杆菌γ干扰素释放试验：A抗原10，B抗原8，为弱阳性（>6为阳性）。

自身抗体（抗核抗体、平滑肌抗体、核周型抗中性粒细胞胞质抗体）均阴性。

知识点

黑热病的诊断依据

主要依据流行病学史、临床表现和病原学或免疫学检查结果诊断黑热病。流行病学史包括在黑热病流行区居住的居民或在白蛉活动期（5—9月）到过疫区的人员；临床表现包括长期不规则发热、消瘦、盗汗、进行性脾大或肝大、全血细胞减少、球蛋白增高，或伴有鼻出血或牙龈出血等症状；免疫学检测利杜体抗体或抗原阳性，骨髓、脾脏或淋巴结穿刺涂片查到或培养利杜体阳性即可确诊为黑热病。

【问题10】　该患者诊断黑热病的依据有哪些？

思路　该患者居住在黑热病流行区，有蚊虫叮咬史，符合流行病学史；患者有长期不规则发热、盗汗、消瘦、脾脏进行性肿大及全血细胞减少和球蛋白增高，有牙龈出血症状，符合黑热病的临床表现；患者的利杜体凝集试验阳性及骨髓涂片查到利杜体，是确诊的主要依据。

知识点

黑热病的临床特征

黑热病是由利什曼原虫感染引起，经白蛉叮咬传播的一种地方性寄生虫病。临床特征以长期不规则发热，肝、脾、淋巴结肿大，贫血和消瘦及血浆球蛋白明显增高为主要特征。

知识点

黑热病的实验室检查特点

黑热病因脾大及脾功能亢进而引起全血细胞减少，重者可发生粒细胞缺乏症。血清球蛋白明显增加，而白蛋白常有减少，甚至出现比例倒置。血清ALT正常或轻度异常。

【问题11】　如何治疗该患者？

思路1　是立即实施病原治疗还是待一般情况改善后再进行病原治疗？黑热病的治疗以病原治疗为主，辅以对症治疗，黑热病属虫媒寄生虫病，无须隔离。但因抗黑热病药物有诸多的不良反应和一定的毒性作用，对于有营养不良甚至恶病质的患者待一般情况好转后再实施病原治疗。

该患者因有严重贫血，须改善后行病原治疗。治疗方案为：休息为主，丰富高营养食物，从流质、半流质过度至正常饮食。纠正贫血及口服或静脉补充水电解质和多种氨基酸。

思路2　如何进行病原治疗？治疗黑热病的药物有哪些？如何选择？目前治疗黑热病的药物有葡萄糖酸锑钠、两性霉素B脂质体、米尔佛森、二脒替、戊脘脒等。其中葡萄酸锑钠具有疗效迅速而显著的特点，但有一定的副作用。我国黑热病患者对葡萄酸锑钠敏感，是首选治疗药物。对葡萄酸锑钠疗效欠佳者可用两性霉素B治疗，目前有两性霉素B脂质体，具有疗效好、用量少，不良反应少，对葡萄酸锑钠耐药者也有效的优点，但较两性霉素B昂贵。

黑热病的病原治疗药物

葡萄糖酸锑钠（sodium stibogluconate）、两性霉素 B 脂质体、米尔佛森（miltefosine）、二脒替（stilbamidine）、戊烷脒（pentamidine）等均是治疗黑热病的特效药物。目前，我国仍首选葡萄糖酸锑钠治疗黑热病，成人总量 120～150mg/kg，儿童总量 200～240mg/kg，根据患者情况按 6 日疗法或 3 周疗法静脉或肌内注射，必要时可重复一个疗程。国外现推荐两性霉素 B 脂质体按 3mg/(kg·d)分次给药，疗效优于葡萄糖酸锑钠。亦可两药联合治疗。

【问题 12】 输注葡萄糖酸锑钠应注意哪些不良反应，如何处置？

思路 葡萄糖酸锑钠为五价锑化合物，不良反应少，多能耐受。可引起恶心、呕吐、腹泻、腹痛等胃肠道不良反应，可引起 T 波低平或倒置、QT 间期延长等心电图改变，甚至心律失常或心脏骤停。有肝、肾功能异常者加强监测，输注时严密观察不良反应，及时对症处理。对老年人和有心脏病史的患者应慎重应用。本品可引起自发性流产，妊娠妇女禁用。

用药期间严密监测临床表现和实验室检查指标，如有中度异常时应暂停治疗，分析原因。

患者治疗经过

患者住院后给予肠内营养及对症治疗。10 日后体温波动于 37～39℃，食欲增加，体重增至 54kg，Hb 升至 94g/L，大小便正常。此时，一般情况明显改善，可实施抗黑热病药物治疗。

葡萄糖酸锑钠按 120mg/kg 计算，总量为 6 480mg，平分至 6 日输注，每日葡萄糖酸锑钠 1 080mg，用 5% 的葡萄糖注射液配制，缓慢静脉滴注。若用三周疗法则按每周 2 次肌内注射或静脉注射。

患者用葡萄糖酸锑钠治疗 3 日后体温开始下降，1 周后体温降至正常。脾脏略缩小。WBC 升至 $4.2×10^9$/L，RBC $3.38×10^{12}$/L，Hb 110g/L，PLT $68×10^9$/L。1 周后再次用葡萄糖酸锑钠治疗 6 日，复查 WBC $5.8×10^9$/L，RBC $4.32×10^{12}$/L，Hb 130g/L，PLT $93×10^9$/L。脾脏肋下未及。超声检查示：脾脏 11cm×36cm。

治疗效果很好，达到临床治愈标准，停药出院。

抗病原治疗的疗效判断

临床治愈：指经抗病原治疗后，6 个月内临床症状和体征（发热、血细胞减少和脾大）消失。寄生虫学治愈：指治疗后涂片、培养和聚合酶链反应（PCR）检测阴性。免疫学治愈：指抗体效价下降。6 个月内无复发可认为治愈，但很少能完全达到寄生虫学治愈，HIV 感染者多数会复发。

黑热病的预后

黑热病的预后取决于诊断和病原治疗。未治疗者多在 2 年内因严重感染或全身衰竭死亡。自采用葡萄糖酸锑钠治疗后，预后明显改善，病死率已降至 5% 以下。少数可复发。合并 HIV 感染者病情进展快、临床症状重及治疗效果差，预后不佳。

【知识扩展】

【问题 1】 黑热病的流行病学特点有哪些？

思路 黑热病的流行病学与利杜体的生活史密切相关。与利杜体的宿主、虫媒（白蛉）接触者和免疫力低下者易感。

> **知识点**
>
> ### 黑热病的流行病学特征
>
> 黑热病传染源主要为患者和受染犬。其主要通过雌性中华白蛉叮刺人而传染，偶可经吞食受染动物或经破损皮肤黏膜、胎盘、输血及共用注射器等方式传染。人群普遍易感，病后有持久免疫力。易感性随年龄增加而降低，10岁以下儿童或新进入疫区的外来人易受感染。近年发现 HIV 感染者、器官移植等免疫力低下者也易受感染。
>
> 利什曼病分布于88个国家和地区，每年新发病50万例，以亚洲、地中海、东非及拉丁美洲为多。我国目前主要流行于新疆、甘肃、四川、内蒙古等地区。本病为人兽共患的地方性寄生虫病，可在人群中和动物间传播。

【问题2】 致病性利什曼原虫有哪些类型？感染利什曼原虫可引起哪些临床类型？

思路 对人致病的利什曼原虫有20余种，其中最主要的有4种，即杜氏利什曼原虫（Leishmania donovani）、婴儿利什曼原虫（Leishmania infantum）、巴西利什曼原虫（Leishmania braziliensis）、热带利什曼原虫（Leishmania tropica）。不同种类的利什曼原虫感染所致临床类型可分为内脏利什曼病（visceral leishmaniasis，VL），即黑热病（kala-azar病，印度语"黑色疾病"）、皮肤利什曼病（cutaneous leishmaniasis，CL）和黏膜利什曼病（mucosal leishmaniasis，ML）。

> **知识点**
>
> ### 利什曼病的临床类型
>
> 利什曼病有内脏利什曼病（黑热病）、皮肤利什曼病和黏膜利什曼病。
>
> 皮肤利什曼病表现为患者面部、四肢或躯干皮肤呈结节、丘疹或红斑。在结节、丘疹的组织液或组织刮取物的涂片镜检或培养可查见利什曼原虫。
>
> 淋巴结型利什曼病表现为局部淋巴结肿大，以腋窝、腹股沟或滑车上的淋巴结肿大为多。无肝、脾大，嗜酸性细胞增多。肿大的淋巴结活检病理检查或培养可查见利什曼原虫，也是确诊依据。

【问题3】 黑热病的发病机制是什么？

思路 黑热病的发病机制与利杜体在人体内的生活史及机体的免疫应答有关。

> **知识点**
>
> ### 利杜体的生活史及致病机制
>
> 杜氏利什曼原虫是引起内脏利什曼病即黑热病的病原体。其生活史分为前鞭毛体和无鞭毛体（即利杜体）两期，前者寄生于中华白蛉的胃内，后者寄生于哺乳动物的体内。雌性白蛉叮咬患者或受染动物时，将利杜体吸入胃内，发育成前鞭毛体并以二分裂方式繁殖，前鞭毛体大量聚集在白蛉口喙，当白蛉再次叮刺人时，前鞭毛体随其唾液进入人体，前鞭毛体变成利杜体被巨噬细胞吞噬，在此处大量繁殖并从巨噬细胞中溢出，感染其他巨噬细胞。如此反复，导致单核吞噬细胞系统增生，尤其是脾大可引起脾功能亢进表现。

【问题4】 黑热病的并发症有哪些？

思路 黑热病患者因脾功能亢进，血细胞明显减少导致免疫功能低下，常可引起继发性细菌或病毒感染。亦因脾功能亢进导致红细胞、血小板破坏增加而引起贫血和出血倾向。

知识点

黑热病的常见并发症

黑热病因三系破坏而致免疫功能低下，易并发感染和血液系统病变，如可并发肺炎、脓毒血症、结核病、腹泻或麻疹，甚至营养不良、严重贫血或出血等并发症。

【问题5】 若复发或葡萄酸锑钠治疗效果不佳时，如何治疗？

思路 若经葡萄酸锑钠治疗1~2个疗程，疗效不佳或复发者，可改用或联合两性霉素B药物治疗。

两性霉素B脂质体注射液：具有用量小、不良反应少的优点，现已成为地中海沿岸国家的一线治疗药物。免疫功能正常者推荐两性霉素B脂质体剂量按$3mg/(kg \cdot d)$分别在第1~5日、第14日、第21日给药。免疫功能低下者推荐按$4mg/(kg \cdot d)$于第1~5日、第10日、第17日、第24日、第31日和第38日给药。合并HIV感染患者复发后可再次用两性霉素B脂质体治疗。

亦可用两性霉素B每日剂量自$0.1mg/kg$开始渐增至$0.5 \sim 1mg/kg$，静脉滴注，每日或隔日一次，总量$1.5 \sim 2g$。对肾脏毒性大，可并用小剂量糖皮质激素，若出现蛋白尿即应停药。

(张跃新)

推荐阅读资料

[1] 中华传染病杂志编辑委员会. 中国利士曼原虫感染诊断和治疗专家共识. 中华传染病杂志, 2017, 35(9): 513-518.

[2] DAS A, ALI N. Vaccine development against leishmania donovani. Front Immunol, 2012, 3: 99.

[3] 李兰娟, 王宇明主编. 感染病学. 3版. 北京: 人民卫生出版社, 2015.

[4] VAN GRIENSVEN J, DIRO E. Visceral leishmaniasis. Infect Dis Clin North Am, 2012, 26(2): 309-322.

[5] SRIVASTAVA P, DAYAMA A, MEHROTRA S, et al. Diagnosis of visceral leishmaniasis. Trans R Soc Trop Med Hyg, 2011, 105(1): 1-6.

第七章　感染性疾病常见临床表现诊治思路

第一节　发热待查

发热是各种疾病的一个临床表现，发热有数百种原因。无论是何种原因引起的发热，若在一定时间内经常规诊查仍未明确病因者，一般称为不明原因发热或原因未明热（fever of unknown origin，FUO），习惯上又称为"发热待查"。FUO 的经典定义为：持续或间断性发热≥3 周，体温≥38.3℃，经门诊就诊>2 次或住院检查 1 周仍未确诊者。一般人群中 FUO 的病因主要包括感染性疾病、肿瘤性疾病、血管 - 结缔组织病（自身免疫性疾病）、其他疾病及病因未明者。FUO 是一组疑难病征，尽管其中多数病例最终可获得明确诊断，但无论过去和现在仍有相当一部分病例（约 20%）始终难以明确病因。

FUO 的诊疗经过通常包括以下环节：

（1）病史询问

1）仔细询问发热的急缓形式、诱发因素、热型特点与持续时间及有无单一或多个系统的伴随症状，如头痛、咳嗽、腹泻、腹痛、尿痛、关节痛、贫血及消瘦等。

2）了解既往宿主因素与基础疾病。

3）流行病学史的询问，有无不洁饮食史、昆虫叮咬史、与患病动物接触史、与传染病患者接触史及生活习俗等。

（2）体格检查：无论是急性发热还是长期不明原因的发热者，均应进行全面的体格检查，包括常规的视诊、触诊、叩诊、听诊及神经系统检查。一些体征如黄疸、皮疹、淋巴结肿大、肝脾大、心脏杂音等的发现和检出，有助于对发热病因的分析和进一步的鉴别诊断。

（3）实验室检验：除临床常规的检验外，可依据病情特征选择与病因相关的检查方法。主要包括以下三个方法。

1）感染性疾病的病原学检测：除日常广泛应用的病菌分离培养等传统检测技术外，近几年开展的血清降钙素原（PCT）浓度检测有助于细菌性感染的判断，巨细胞病毒 PP65 抗原血症检测有助于巨细胞病毒现症感染的诊断，G 试验（1，3-β-D 葡聚糖）有助于真菌感染的判断，蛋白印迹法莱姆病抗体检测有助于莱姆病的诊断，结核分枝杆菌感染特异性的淋巴细胞培养 +γ 干扰素测定有助于活动性结核感染的诊断与鉴别。

2）自身抗体检测：有助于自身免疫性疾病的诊断与鉴别。

3）肿瘤标志物检测：如癌胚抗原（CEA）的增高（>20μg/L）见于消化道肿瘤，甲胎蛋白（AFP）的持续升高（>500μg/L）见于原发性肝癌，前列腺特异性抗原（PSA）的显著升高（>20μg/L）见于男性前列腺癌。

（4）影像学检查：包括 X 线检查、计算机体层摄影（CT）、磁共振成像（MRI）、正电子发射体层成像（PET）、核医学显影技术及超声等。尤其对发热性疾病中累及脏器或皮下软组织的炎性病变（包括脓肿）和占位性病变（包括实体瘤）的定位诊断乃至病因诊断有重要参考价值。血管造影对动脉炎的定位诊断及其病变范围有一定参考价值。

（5）纤维内镜检查：通过内镜可以对相应部位的疑似病变取活组织检查或经刷拭做体腔液的微生物检验 / 细胞学检查。

（6）体腔液或骨髓穿刺：体腔液包括胸腔积液、腹水、心包积液、脑脊液及关节腔积液，体腔液检查尤其有助于感染性病因与肿瘤性疾病的诊断与鉴别。

（7）活组织检查：如淋巴结或人体内其他病变部位的活组织检查，有助于在诊断疑难的发热病例中主要进行感染性疾病、肿瘤性疾病、血管 - 结缔组织病的诊断与鉴别。

（8）剖腹探查术：适合于经上述检查仍长期发热原因未明而又有腹腔淋巴结肿大或脾大者；合并有显著脾大与脾功能亢进或脾内多发性占位性病变者则同时有切脾和进行肝组织活检的适应证。

（9）诊断性治疗：在致病菌不明的感染性疾病或长期发热原因不明的部分病例中，在权衡利弊的前提下，诊断性（亦称经验性）治疗有可能改善病情，而评估治疗反应有助于进行初步的与发热病因相关的临床判断，乃至有可能获得倾向性的临床诊断。诊断性治疗的适应证范围有赖于对临床疾病及其病情的判断，如对重症感染性病例的抗感染药物治疗、对结核病临床诊断或疑似病例的抗结核治疗。

（10）病理解剖：有少数病例可因病情进展迅猛或因诊断疑难造成治疗无效而死亡，其生前仍病因未明确者，需有赖于尸体解剖后行进一步的病理诊断。

临床病例

患者，女性，67 岁，因"发热 4 月余"来门诊就诊。2012 年 9 月下旬无明显诱因出现反复午后低热，体温最高 37.5℃，伴咽痛，无其他伴随症状，自服抗病毒药物症状无改善。2012 年 10 月 18 日体温升至 39.4℃。就诊于当地医院，血常规：WBC $2.41×10^9$/L，中性粒细胞百分比 $0.92×10^9$/L，Hb、PLT 均正常。ESR 77mm/h。尿常规：潜血（++），白细胞（+++）。尿培养（-）。泌尿系统超声：左肾盂、输尿管扩张。当地医院考虑泌尿系统感染可能性大。给予美罗培南 1.0g 静脉注射，每日 2 次，持续 5 日治疗，症状无好转。2012 年 12 月 4 日行 DJ 管置入术，术中发现左输尿管内大量"脓液"形成。术后体温进一步升至 40.3℃，先后予氨曲南、头孢吡肟、哌拉西林他唑巴坦抗感染治疗，症状无改善。12 月 10 日复查影像提示 DJ 管位置欠佳，遂重新置管，术后加用奥硝唑抗感染，地塞米松等退热对症治疗，效果仍不佳，来就诊。

【问题 1】　通过上述问诊，该患者可能的诊断是什么？

思路 1　目前患者考虑为不明原因发热（FUO）。

知识点

不明原因发热分类

近年来随着器官移植、免疫抑制治疗及 HIV 感染病例的增多，FUO 的病例也随之有所增多，有学者在经典 FUO 的基础上相应增加了医院感染 FUO、免疫缺陷者 FUO 及 HIV 感染者 FUO 的分类。

医院感染 FUO：定义为住院≥48 小时后持续发热≥3 日，体温≥38.3℃，而入院时不发热或不处在感染潜伏期。其常见病因为各种医院感染（如耐药菌感染、导管相关性感染、难辨梭菌肠炎）、手术后感染并发症、药物热等。

免疫缺陷者 FUO：主要见于中性粒细胞缺乏（<500/μl）者中，发热≥3 日，体温≥38.3℃，而血培养 48 小时后仍为阴性结果。其常见的病因为感染，病原体主要有细菌、真菌及疱疹病毒等。

HIV 感染者 FUO：见于 HIV 阳性者，发热>4 日，体温≥38℃，或住院中发热>3 日。其常见病因为感染性，病原体主要有巨细胞病毒、鸟分枝杆菌、卡氏肺孢菌、沙门菌、结核分枝杆菌、弓形体、新型隐球菌等；其发热原因也可以是淋巴瘤。

思路 2　FUO 主要病因有哪些？

一般人群中 FUO 的病因主要包括感染性疾病、肿瘤性疾病、血管 - 结缔组织病（自身免疫性疾病）、其他疾病及病因未明者。FUO 是一组疑难病征，尽管其中多数病例最终可获得明确诊断，但无论过去和现在仍有相当一部分病例（约 20%）始终难以明确病因。

北京协和医院感染科此前对 1985—1989 年 130 例 FUO 病例及 2000—2003 年 449 例 FUO 病例进行病因总结发现（发表在 2013 年《中华医学杂志（英文版）》），感染性疾病（48.0%）、结缔组织病（16.9%）和其他疾病（7.1%）在 FUO 病因构成中无显著变化，肿瘤性疾病所占比例明显降低（由 16.9% 降至 7.9%），发热原因未明的比例显著增加（由 10% 升至 20.1%）。结核病一直高居 FUO 病因构成的首位。在 2004—2010 年的病因分析中，结核病病例数占 FUO 总病例数的 21.8%，占感染性疾病病例数的 45.3%。其中，肺外结核病例占 85.7%。FUO

结缔组织病中，成人斯蒂尔（still）病占 31.5%，血管炎占 24.4%。FUO 恶性肿瘤中，淋巴瘤占 68.4%。

思路 3　对 FUO 病例，整体诊断思路是什么？

由于 FUO 病因复杂，在诊断上并无统一的金标准。对于每一个具体的病例均需要通过详尽的病史询问（包括传染病的流行病学资料）和细致的查体，以有利于获得正确的临床判断和采取病因相关的各种检查方法。随着对发热病因的诊断明确，有利于临床制订进一步的诊疗措施。尤其对于其中的各种传染病，应尽可能做到早发现、早报告、早隔离和早诊疗。

思路 4　对 FUO 病例，应注意询问哪些病史？

（1）仔细询问发热的急缓形式、诱发因素、热型特点与持续时间及有无单一或多个系统的伴随症状如头痛、咳嗽、腹泻、腹痛、尿痛、关节痛、贫血及消瘦等。

（2）了解既往宿主因素与基础疾病：包括吸烟史、饮酒史、创伤史、使用抗菌药物或肾上腺皮质激素或化疗药物治疗史、糖尿病、静脉药瘾者、HIV 感染、脏器基础疾病或恶性疾病患病史、妇女月经状况等。

（3）流行病学史的询问：在许多感染性疾病主要是其中患传染病的患者中，有的可能是直接来自或近期到过相关疾病的疫源地；另外还应了解有无不洁饮食史、昆虫叮咬史、与患病动物接触史、与传染病患者接触史及生活习俗等。

思路 5　对 FUO 病例，注意哪些查体？

无论是急性发热还是长期不明原因的发热者，均应尽早进行全面的查体，包括常规的视诊、触诊、叩诊、听诊及神经系统检查。一些体征如黄疸、皮疹、淋巴结肿大、肝脾大、心脏杂音等的发现和检出，有助于对发热病因的分析和进一步的鉴别诊断。

思路 6　对 FUO 病例，应做哪些检查？

（1）血常规和白细胞分类：外周血象常见白细胞和血小板数量增高，而红细胞生成减少。病毒性感染者多表现为白细胞正常或减少，可见一定数量的异型淋巴细胞。

（2）红细胞沉降率：红细胞沉降率（ESR）增快提示多发性骨髓瘤、系统性红斑狼疮、颞动脉炎、风湿性多肌痛、成人斯蒂尔病、风湿热、淋巴瘤、亚急性感染性心内膜炎。

（3）肝肾功能：肝功能异常提示对肝脏行进一步的检查；肾功能可提示有无肾损害存在。

（4）尿常规：白细胞尿提示感染，血尿提示亚急性感染性心内膜炎、肾肿瘤。

（5）大便常规：白细胞>15 个 /HP，红细胞>5 个 /HP，提示细菌性痢疾。

（6）感染性疾病的病原学检测

1）直接涂片染色镜检：例如对临床标本进行革兰氏染色涂片镜检可用于检测革兰氏阳性或阴性细菌，抗酸染色可用于检测分枝杆菌，墨汁染色可用于检测脑脊液中的新型隐球菌，六胺银染色可用于检测标本中的卡氏肺孢菌。

2）病原体的分离培养，是广泛应用而特异性最高的实验室诊断方法。

①血培养：对疑有血行性感染患者应在给予抗菌药物治疗前多次（至少 3 次）抽血培养。宜在寒战前 30～60 分钟和高热发作时采血，并于 24～48 小时内分别抽血 3 次，成人每次采血量不应少于 10ml。

②痰培养：采样前应先用无菌生理盐水漱口，然后取深咳出的痰液作为标本，一份合格的痰为痰涂片镜检每低倍视野<10 个鳞状上皮细胞，>25 个多核白细胞。必要时可进行支气管镜防污染毛刷取痰培养。

③中段尿培养：诊断泌尿系统感染的细菌学标准为菌落计数$\geqslant 10^5$CFU/ml。

④体腔感染：送检胸腔积液、腹水、心包液、脑脊液、滑膜腔液做细菌、真菌、结核培养。

⑤伤口感染和脓肿：伤口感染以细菌感染为主，偶有分枝杆菌或真菌感染。最好用注射器和针头吸取脓液和分泌物直接送实验室或用厌氧菌容器运送。

3）免疫学方法

①巨细胞病毒抗体：同时检测到特异性巨细胞病毒 IgG 与 IgM 具有诊断价值，但一般只能用于免疫功能正常者。检测特异性巨细胞病毒 IgM 有助于急性或近期感染的诊断。

②肥达试验：即伤寒血清凝集试验，对伤寒、副伤寒有辅助诊断价值。将伤寒杆菌菌体（O）抗原、鞭毛（H）抗原以及副伤寒甲、乙、丙三种沙门菌鞭毛抗原共 5 种标准抗原，分别与稀释的待测血清反应，测定患者血清中各种抗体的凝集效价。病程第 1 周阳性反应不多，一般从第 2 周开始阳性率逐渐增高，至第 4 周可达90%，病愈后阳性反应可持续数月之久。O 凝集效价在 1∶80 以上和 H 凝集效价在 1∶160 以上或双份血清的

效价呈4倍以上增高均有辅助诊断意义。该方法存在假阳性和假阴性问题,故宜审慎地判定肥达试验结果。

③布鲁氏菌凝集实验:为直接检测布鲁氏菌脂多糖抗原的抗体,病程第1周可阳性,第2周强阳性,双份血清效价有4倍或以上的增高,提示近期布鲁氏菌感染。

④衣原体抗体:单份血清的IgM抗体效价≥1:16、IgG抗体效价≥1:512或双份血清(急性期和恢复期)衣原体抗体效价升高4倍以上有辅助诊断意义。

⑤支原体抗体:单次血清抗体效价≥1:64或双份血清的抗体效价升高4倍或以上有辅助诊断意义。

⑥军团菌抗体:单份血清的抗体效价达到1:128或急性期恢复期双份血清的抗体效价增高4倍以上提示军团菌感染。

⑦T-SPOT.TB:是以酶联免疫斑点实验技术测定结核感染的新方法,以结核特异性抗原为刺激原,检测外周血中结核特异性释放γ干扰素的T淋巴细胞,从而诊断结核感染的新方法。T-SPOT.TB诊断结核感染方面具有良好的敏感性和特异性,在鉴别活动性结核和潜伏性结核感染、预测结核发病风险方面也具有一定意义。

⑧乳胶凝集实验:可用来检测脑脊液或血中隐球菌荚膜抗原,敏感性和特异性高达90%以上。

⑨G试验:G试验是检测真菌的细胞壁成分——1,3-β-D-葡聚糖,人体的吞噬细胞吞噬真菌后,能持续释放该物质,使血液或体液中含量增高。适用于除隐球菌和结合菌(毛霉菌)外的所有深部真菌感染的早期诊断,但不能确定菌种。

⑩GM试验:GM试验测定的是半乳甘露聚糖,可用于侵袭性曲霉菌感染早期诊断及治疗时的监测。

(7)自身抗体检测:部分以发热为突出症状的患者尤其是年轻女性中,血循环中的各种特异性抗体的检测对早期、不典型的血管-结缔组织病的诊断有辅助诊断价值。如系统性红斑狼疮中可测出抗双链DNA、抗Sm抗体,多发性肌炎或皮肌炎中可检测出抗Jo-1抗体,系统性硬化中可测出抗Scl-70抗体,干燥综合征中可测出抗SSB、抗SSA抗体,韦格纳肉芽肿可测定抗中性粒细胞胞质抗体。

(8)激素类化验:如甲状腺素增高见于甲状腺功能亢进症;尿儿茶酚胺检测是诊断嗜铬细胞瘤的常用筛选试验。

(9)肿瘤标志物检测:如癌胚抗原的增高(>20μg/L)见于消化道肿瘤,甲胎蛋白的持续性升高(>500μg/L)见于原发性肝癌,前列腺特异性抗原的显著增高(>20μg/L)见于男性前列腺癌。

(10)影像学检查:属无创性诊断方法,可根据临床需要与病情特点做相应选择。这些影像学检查主要包括X线检查、计算机体层摄影(CT)、磁共振成像(MRI)、正电子发射体层成像(PET)、核医学显影技术及超声等。尤其对发热性疾病中累及脏器或皮下软组织的炎性病变(包括脓肿)和占位性病变(包括实体瘤)的定位诊断乃至病因诊断有重要参考价值。血管造影对动脉炎的定位诊断及其病变范围有一定参考价值。

(11)纤维内镜检查:已广泛用于对消化道、气管支气管、泌尿道、关节腔、腹腔及女性子宫腔等体腔内部位的检查窥视,通过内镜可以对相应部位的疑似病变取活组织检查或经刷拭做体腔液的微生物检验/细胞学检查。

(12)体腔液或骨髓穿刺:在发热的相应病例中,尤其有助于感染性病因与肿瘤性疾病的诊断与鉴别。体腔液包括胸腔积液、腹水、心包积液、脑脊液及关节腔积液等。疑诊为脑膜炎或脑炎者有腰椎穿刺的适应证。

(13)活组织检查:如淋巴结或人体内其他病变部位的活组织检查,有助于在诊断疑难的发热病例中主要进行感染性疾病、肿瘤性疾病、血管-结缔组织病的诊断与鉴别。

(14)剖腹探查术:适合于经上述检查仍长期发热原因未明而又有腹腔淋巴结肿大或脾大者;合并有显著脾大与脾功能亢进或脾内多发性占位性病变者则同时有切脾和进行肝组织活检的适应证。

(15)诊断性治疗:在致病菌不明的感染性疾病或长期发热原因不明的部分病例中,在权衡利弊的前提下,诊断性(亦称经验性)治疗有可能改善病情,而依据治疗反应可有助于进行初步的与发热病因相关的临床判断乃至有可能获得倾向性的临床诊断。诊断性治疗的适应证范围有赖于对临床疾病及其病情的判断,如对重症感染性病例的抗感染药物治疗、对结核病临床诊断或疑似病例的抗结核治疗。

(16)病理解剖:有少数病例可因病情进展迅猛或因诊断疑难造成治疗无效而死亡,其生前仍病因未明确者,需有赖于尸体解剖后行进一步的病理诊断。

【不明原因发热的诊断步骤】（图 7-1-1）

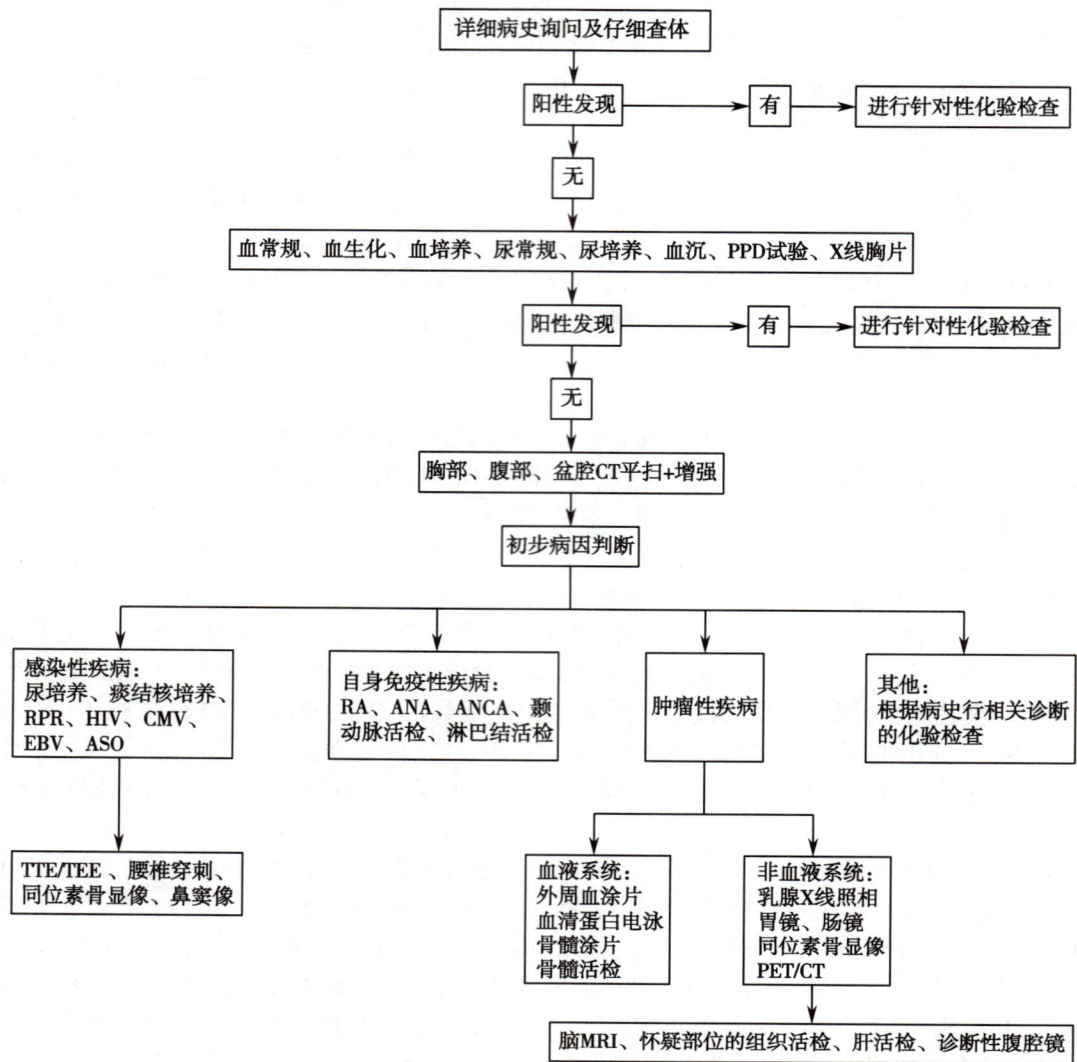

图 7-1-1　不明原因发热诊断流程

PPD. 结核菌素纯蛋白衍生物；CT. 计算机体层摄影；RPR. 快速血浆反应素试验；HIV. 人类免疫缺陷病毒；CMV. 巨细胞病毒；EBV. EB 病毒；ASO. 抗链球菌溶血素 O；RA. 类风湿因子；ANA. 抗核抗体；ANCA. 抗中性粒细胞胞质抗体；TTE. 经胸超声心动图；TEE. 经食管超声心动图；PET. 正电子发射体层摄影；MRI. 磁共振成像。

　　临床医生在诊治 FUO 患者时并不需刻板按照图 7-1-1 流程进行鉴别诊断。其中，详细病史询问及仔细进行查体是所有 FUO 病例进行鉴别诊断的基础。通过病史线索、查体的阳性发现，通常临床医生可以得出倾向性的诊断思路，立即进行相应的化验检查即可明确诊断，开始病因治疗，而无须进行冗长、繁琐的反复化验及检查。

　　思路 7　本患者诊断倾向于哪一类疾病？

　　本例患者发热，尿常规中大量白细胞，左肾盂、左输尿管扩张，指向感染性疾病 - 尿路感染。本例患者考虑存在复杂性上尿路感染，其病原学不明。本患者经广谱抗生素及放置 DJ 管后效果不佳。

知识点

尿路感染

　　根据病程、部位、有无合并症，可将尿路感染分为急性感染和慢性感染、下尿路感染（尿道炎、膀胱炎）和上尿路感染（输尿管炎、肾盂肾炎、肾内及肾周脓肿），以及单纯性感染和复杂性感染。尿路感染中，大肠埃希菌是最常见的病原菌。

【问题2】 为什么抗感染治疗效果不佳?

思路 该患者治疗效果不佳,考虑可能为不典型病原感染,或存在耐药菌。

12月12日就诊于北京某医院,当日下午体温高峰40.3℃,伴寒战,呼吸急促,SpO$_2$ 60%,无晕厥、意识障碍,遂转入ICU,X线床旁胸片提示双肺水肿,考虑"急性呼吸窘迫综合征",自述住院期间出现昏迷约1周,予呼吸机辅助通气及抗感染等治疗(不详),曾出现肝功能异常:AST 222U/L,ALT 32U/L,总胆红素82.9μmol/L,直接胆红素68.8μmol/L;PCT 15.41μg/L。腹盆CT(图7-1-2):双下肺炎性渗出;急性胆囊炎、急性胰腺炎;左侧集合系统引流术后,左侧泌尿系统感染;腹壁血肿可能性大;腹壁广泛水肿;腹盆腔絮状渗出,考虑炎症;盆腔积液。于12月21日行腹腔镜胆囊切除术,术后予米诺环素等抗感染治疗,体温高峰下降,波动于37~38.5℃。2013年1月5日脱机拔管后出现咳嗽,咳白色痰,不难咳出,体温仍波动于37~38.5℃。为进一步诊治来院门诊。

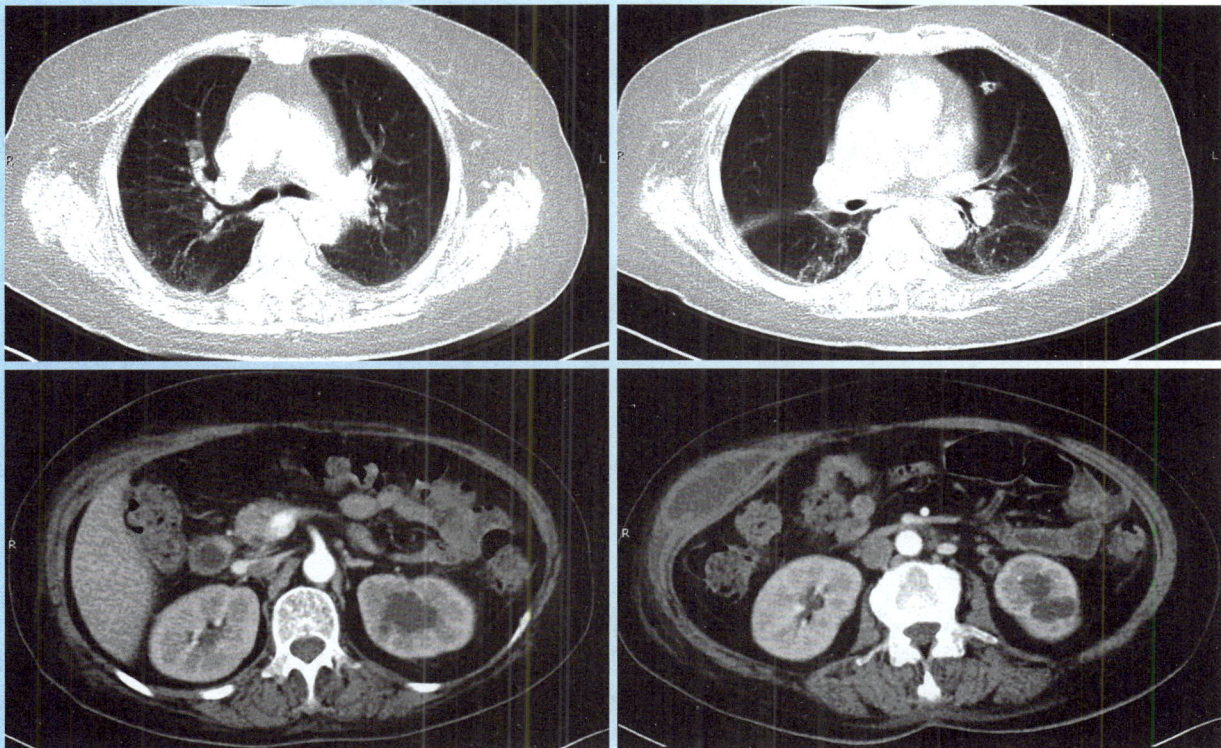

图7-1-2　腹盆CT图像

患者发热、尿常规中大量白细胞,左肾盂、左输尿管扩张,考虑尿路感染可能性大,但广谱抗生素治疗效果不佳。病程中出现急性呼吸窘迫综合征、呼吸机辅助呼吸治疗。患者发热原因未明,病情复杂,收住院进一步诊治。

入院后进一步检查情况

血常规:WBC 2.79×10^9/L,Hb 91g/L,PLT 449×10^9/L。

肝肾功能:大致正常。尿常规+流式尿沉渣分析、大便常规(-)。

超敏CRP 5.00mg/L,ESR 22mm/h。

CMV DNA、EBV DNA(-);PCT(-);痰真菌涂片、抗酸染色(-)。

肿瘤标志物:CA19-9 81.1U/ml,CA12-5 113.0U/ml,CA15-3 36.0U/ml,余(-)。

胸腹盆增强CT:双肺多发淡片索条影及实变影;纵隔及双侧腋窝多发小淋巴结影;双侧胸膜增厚,右侧少量胸腔积液;肝脏右叶小囊肿,肝右叶点状钙化灶;胆囊未见显示;双肾多发小囊肿;左肾盂积水,左输尿管扩张伴管壁增厚;右侧腹壁肌肉间隙梭形低密度灶;右侧附件区软组织影及钙化灶。

【问题3】 目前给予什么治疗?

思路 因本例患者目前可能存在尿路感染,故给予头孢美唑+左氧氟沙星经验性抗感染治疗。

2013年1月21日患者发热,最高体温38.9℃,伴寒战、烦躁,吐词不清、饮水漏出、不认识家人。

查体:颈颌距2横指,双下肢巴宾斯基征(+)。心肺腹查体无异常。

【问题4】 为什么出现意识障碍?

思路 意识障碍常见的病因有:

1. 重症急性感染　败血症、肺炎、颅脑感染。

2. 颅脑非感染性疾病　脑血管病、颅内占位、颅脑损伤。

3. 代谢障碍　尿毒症、肝性脑病、肺性脑病、糖尿病性昏迷、低血糖。

4. 中毒　安眠药、农药、一氧化碳、药物、酒精、毒品。

5. 缺氧和二氧化碳蓄积　各种原因引起的低氧血症和高碳酸血症。

6. 水电解质平衡紊乱　稀释性低钠血症、低氯性碱中毒、高氯性酸中毒。

7. 物理性损害　高温中暑、日射病。

本例患者可能存在的意识障碍的原因有:颅脑感染、脑血管病、药物(喹诺酮类药物所致神经精神异常)、肿瘤等。

【问题5】 下一步应做什么检查?

思路 头颅CT,腰椎穿刺。

急诊头颅CT未见异常。腰椎穿刺结果:颅内压160mmH$_2$O;WBC 39×10^6/L,单核细胞37×10^6/L;脑脊液蛋白0.66g/L,Cl$^-$ 108mmol/L,糖2.0mmol/L。脑脊液细菌涂片:真菌丝,酵母样孢子偶见;抗酸染色(−)。脑脊液真菌涂片:酵母样孢子可见,真菌丝。

【问题6】 因脑脊液涂片中见到真菌菌丝,是真菌性脑膜炎吗?

思路 脑脊液涂片见到是真菌菌丝是污染还是感染?因真菌性脑膜炎少见,并难以解释疾病全貌,故复查腰椎穿刺以进一步确诊。

进一步的检查结果回报:

T-SPOT.TB:抗原A孔456,抗原B孔376。右侧腹壁血肿穿刺液细菌、真菌涂片、培养均(−)。痰涂片、培养(−)。尿真菌涂片、抗酸染色(−)。腰椎穿刺结果:压力270mmH$_2$O;脑脊液外观透明清亮,细胞总数110×10^6/L,WBC 109×10^6/L,单核细胞105×10^6/L,多核细胞4×10^6/L;脑脊液蛋白1.13g/L,Cl$^-$ 111mmol/L,糖1.4mmol/L。脑脊液细菌培养、抗酸染色、真菌涂片、真菌培养均(−)。

考虑结核性脑膜脑炎可能性大,予异烟肼、利福平、乙胺丁醇、吡嗪酰胺诊断性抗结核及地塞米松等治疗。抗结核治疗后病情好转。

知识点

结核性脑膜炎诊断标准

结核性脑膜炎是由结核分枝杆菌侵犯脑膜引起的非化脓性炎症,是结核病中最严重的一种类型。为全身播散性粟粒型结核的一部分,也可继发于其他器官的结核病灶。多见于儿童,但目前约半数以上的患者为成人,病死率在15%～30%。

结核性脑膜炎临床诊断标准:①符合慢性脑膜炎的诊断,如头痛、发热、脑膜刺激征,脑脊液呈非化脓性炎症改变,且病程迁延不愈超过4周者;②脑脊液隐球菌墨汁染色和/或隐球菌抗原乳胶凝集试验阴性,除外隐球菌性脑膜炎和其他病因者;③合并活动性肺结核或肺外结核;④抗结核治疗有效。

符合上述①+②+③或①+②+④者为结核性脑膜炎临床诊断病例。

结核性脑膜炎确诊标准:慢性脑膜炎患者的脑脊液结核分枝杆菌培养阳性或涂片找抗酸杆菌阳性;或脑活检证实呈结核肉芽肿改变。

γ干扰素释放分析

γ干扰素释放分析（interferon-γ release assay，IGRA）：通过检测经结核分枝杆菌特异性抗原（ESAT-6和CFP-10）刺激后γ干扰素的分泌诊断结核感染的新方法。不与卡介苗及绝大多数非结核分枝杆菌发生交叉反应，受机体免疫状态影响不大。诊断结核病的敏感性及特异性均达90%以上，但无法准确鉴别活动性结核病与潜伏性结核感染。IGRA包括T-SPOT.TB和QuantiFERON.TB Gold。与后者相比，T-SPOT.TB检测更加敏感，结果可精确至单细胞水平，用每百万个外周血单个核细胞中分泌γ干扰素的细胞数（SFC/10^6PBMC）进行描述，分泌γ干扰素的细胞越多，结核活动的可能性越大。

在严格掌握适应证的条件下，可采用诊断性治疗，达到"投石问路"的诊断目的。治疗方案最好不含对其他病原菌也有抗菌活性的药物如氨基糖苷类、氟喹诺酮类，以免发生误导。疗程一般为2~4周，可获得临床症状的缓解，但应注意耐药结核分枝杆菌感染和免疫重建炎症综合征的发生。

3月18日实验室（细菌室）回报：尿结核分枝杆菌培养阳性。故本患者诊断明确：结核病（结核性脑膜脑炎、泌尿系统结核感染）。

FUO病例诊治对临床医生具有很大挑战，国内外均无相应的指南可以参考，同时患者的处理又是非常个体化的。诊治疑难FUO，以下几点处理原则非常重要。

1. 注重病原学检查的重要性　每一例FUO的鉴别，都需要仔细寻找可能的感染性病因，而基本的血培养、尿培养及体液培养、涂片及病原学检查非常重要，尤其是在经验性抗生素使用之前。对于临床结核感染不除外的病例病原学检查还应包括结核相关的检查。

2. 病因的明确需要一定的时间，在病因未明之前的患者处理同样重要。在进行各种检查明确病因的同时，需要关注患者的整体状态，补液支持治疗、退热对症治疗、脏器功能的维护非常重要。

3. 老年患者的有创检查需要非常慎重　任何以明确病因为目的的有创检查手段实施前必须充分权衡利弊，考虑老年患者的耐受性及可能的风险，保证老年患者的生活质量有时比病因诊断更加重要。

4. 在病因未明之前，慎用激素　许多机构对FUO病例的常规处理是抗菌药、抗病毒药、类固醇激素的联合应用，其后果非常危险。可能经过这样处理后患者的症状得到暂时缓解，但许多FUO病例因此感染加重、贻误诊治。

5. 重视病史及查体　尽管医学诊断手段日新月异，但不能替代临床医生的基本功，详细的病史询问和查体对于FUO病例的诊治尤其重要。病史中对抗生素的反应、牛羊接触史或是查体中的心脏杂音等任何微小的信息都可能为病因的迅速查找提供重要的依据。病史询问及查体不仅在患者新入院时需要认真完成，在鉴别诊断过程中需要重复进行。

6. 警惕药物诱发的发热　在其他病因引起的发热中，药物热不少见。在FUO病例使用抗生素无效，临床未发现明确感染病灶，同时患者生命体征平稳的情况下，停用所有抗生素及其他不必要药物，以除外药物因素诱发发热的可能。

7. 重视病理检查　许多慢性疾病临床表现缺乏特异性，病理检查对于疾病诊断非常重要。如颞动脉炎，可以自身抗体检测阴性，确诊需要做颞动脉活检的病理证据。部分淋巴瘤的确诊需要重复淋巴结活检，个别病例甚至需要剖腹探查脾脏切除等。

（李太生）

第二节　发热伴皮疹待查

发热伴皮疹是临床常见的组合表现。临床工作中必须详细询问病史、进行认真细致的查体，尤其要注意皮疹的出疹时间、出疹顺序,观察皮疹的形态、分布和发热的热程、热型、热度及两者的关系,同时也应分析与其他临床症状的关系等,结合实验室及影像学检查综合分析,将症状相似的疾病进行鉴别,才能作出正确的诊断。

发热伴皮疹的临床诊疗过程通常包括以下环节:

1. 详细询问病史

(1) 发热史:包括发热起始时间、热型和热度,以及发热的规律、是否有季节性及伴随症状等。

(2) 皮疹出现情况:皮疹的出现时间、顺序、皮疹特征与发热及其他临床症状的关系等。

(3) 治疗经过:疑似感染性发热时是否使用抗菌药物、治疗药物剂量、疗程是否足够,治疗是否有效,体温变化是否因应用退热药或糖皮质激素及其他特殊药物等;同时详细询问起病前的健康状况,有无基础疾病史,如结核病、糖尿病、酗酒、肿瘤性疾病或自身免疫性疾病长期应用免疫抑制剂治疗的病史等;还要注意职业、手术史、用药史和冶游史等。

(4) 特殊地区(疫区、牧区)定居或旅游史等。

2. 仔细地进行查体

(1) 患者的一般状况,皮疹的形态、分布及疹间皮肤情况,是否伴有黏膜疹,皮疹消退后的特征如是否脱屑或色素沉着等;是否有浅表淋巴结和肝脾大,其大小、质地、活动度及是否有动态变化等。

(2) 不能放过身体的任何部位,包括一些易被忽视的部位,如甲床、眼结膜、口腔、咽喉、甲状腺、肛周和外生殖器等。

(3) 不能放过任何可疑体征。

(4) 对一些特殊体征需要特别重视,如肝、脾、淋巴结肿大的动态变化及与治疗药物的关系;受累及的关节分布特点、是否有功能障碍、局部肿块的外观和触感、新出现的心脏杂音、肺部啰音、局部叩痛等。

3. 必要的辅助检查,如有下列情况则需行全面的辅助检查。

(1) 病史和体征不能提供任何与病因相关的线索。

(2) 已有检查结果与临床特征相矛盾,凭经验不能推测出病因线索。

(3) 已做过的检查无疑点可寻:主要的辅助检查包括血、尿、大便常规,肝功能,肾功能;感染或炎症相关指标(ESR、CRP、PCT)、PPD试验、自身抗体;肥达试验、外斐反应、布鲁氏菌凝集试验,血、尿细菌培养,骨髓培养;肿瘤抗原,可提取性核抗原(ENA)多肽酶谱等;X线胸片、超声、CT、MRI、活组织检查等。

4. 有的放矢的深入性检查　在已掌握一些线索但仍不能确诊时,需有针对性地进行深入检查,如对肿大淋巴结、皮肤及浅表部位包块、液性包块进行穿刺或活检病理检查;对心包、胸腔、腹腔、关节腔积液及脑脊液进行穿刺检验,或针对性的影像学检查;应注意,有些检查需多次重复,切不可因为一两次检查结果阴性就放弃进一步检查。

【临床关键点】

临床常见引起发热伴皮疹的疾病根据病因和性质不同可分为两大类。

1. 感染性疾病　在不明原因发热伴皮疹中占首位,包括各种病原体引起的全身性或局灶性感染等。

2. 非感染性疾病

(1) 血液病与恶性肿瘤:如白血病、淋巴瘤、噬血细胞综合征等。

(2) 变态反应或自身炎性疾病:如药物热、风湿热、成人斯蒂尔病、肿瘤坏死因子受体相关周期性综合征等。

(3) 结缔组织病:如系统性红斑狼疮(SLE)、皮肌炎、结节性多动脉炎、混合性结缔组织病(MCTD)等。

临床病例

患者,男性,28岁,因"高热20日,全身皮疹5日"于门诊就诊,门诊以"发热伴皮疹待查"收住院。患者20日前因受凉出现发热,伴畏寒寒战,体温最高达40.5℃,发热无规律,全身乏力,食欲减退,头痛较明显,全身肌肉酸痛,无关节痛。院外先后应用左氧氟沙星、三代头孢菌素及利巴韦林治疗无效。入院查体:体温39.5℃,精神萎靡,神志清楚,生命体征平稳;躯干、四肢散在分布大小不等2~5mm大小的斑丘疹,压之褪色,无瘙痒;颈部、颌下及双侧腋下可触及数个约花生米大小的淋巴结,活动性好,无触痛;颈无抵抗,克尼格征、布鲁津斯基征均阴性,咽部明显充血,扁桃体Ⅱ度肿大;心肺未见异常,腹平软,全腹无压痛及反跳痛,肝肋下及边,质软,无触痛,脾脏肋下未触及,移动性浊音可疑,肠鸣音正常,四肢肌张力正常。

血常规:WBC 8.9×10^9/L,中性粒细胞百分比43%,淋巴细胞百分比57%,异型淋巴细胞百分比14%;肝功能:ALT 268U/L,AST 209U/L,ALB 23g/L。发病以来,体重减轻3kg,睡眠较差。

根据初步采集到的患者病史资料,对于该患者临床上需要考虑以下几个相关问题。

【问题1】 该患者的发热伴皮疹病因为感染性还是非感染性疾病?

思路1 对于发热伴皮疹,不论是从发热角度还是从皮疹角度分析,都首先可以判别一下是感染性疾病所致,还是非感染性疾病所致。如果为感染性疾病,应寻找感染的部位在哪里,感染的病原体可能是什么。如为非感染性疾病,是否为血液病、结缔组织病、肿瘤或者药物性因素所致?是否发热与皮疹为不同的因素所致?

思路2 该患者突然起病,热程20日,持续高热,有明显的毒血症状,首先考虑感染性疾病可能性较大,但患者有浅表淋巴结肿大,体重下降,血清白蛋白偏低,移动性浊音可疑,肿瘤性疾病也需要鉴别;患者起病后有多种药物治疗史,并继而出现皮疹等临床症状,故也需进一步排除药物性、结缔组织病等非感染性疾病引起的发热伴皮疹。

知识点

毒血症症状、皮疹

1. **毒血症症状**　是感染性疾病常见的临床症候群,通常指各种病原体在机体内生长繁殖过程中所产生的毒素、代谢产物及细菌裂解释放的内毒素等不断进入血液循环而引起的一系列症状,如发热、头痛、肌肉疼痛、食欲减退、疲乏无力等,严重者可导致中毒性休克。

2. **皮疹的鉴别**　皮疹包括皮疹(外疹)和黏膜疹(内疹)两大类。常见感染性疾病其皮疹的形态、出现的时间、先后次序及分布部位对疾病的诊断和鉴别诊断具有重要参考价值。水痘、风疹的皮疹多发生于病程第1日,猩红热多见于病程第2日,天花于病程第3日,麻疹于病程第4日,斑疹伤寒于病程第5日,伤寒于病程第6日等。水痘的皮疹主要分布于躯干;天花多分布于面部及四肢;麻疹有黏膜疹(科氏斑),皮疹先出现于耳后、面部,然后向躯干、四肢蔓延等。

感染性疾病皮疹的形态常分为4大类:①斑丘疹:多见于麻疹、风疹、科萨奇及埃可病毒感染、EB病毒感染、斑疹伤寒、恙虫病、伤寒、猩红热等;②出血疹:多见于肾综合征出血热、登革出血热、流行性脑脊髓膜炎、败血症等;③疱疹或脓疱疹:多见于水痘、天花、单纯疱疹、带状疱疹及金黄色葡萄球菌败血症等;④荨麻疹:多见于病毒性肝炎等伴随变态反应的疾病。

【问题2】 该患者如为感染性疾病,最有可能的感染性疾病是什么?

思路1 该患者发热伴皮疹,发病初期有毒血症状,外周血白细胞总数不高,如考虑细菌感染则革兰氏阴性杆菌感染的可能性大,但患者在外院先后应用左氧氟沙星、三代头孢菌素等抗菌药物抗感染治疗均无效,是治疗药物抗菌谱未涵盖还是细菌耐药所致?而患者查体有浅表淋巴结肿大,血常规中淋巴细胞百分比高,并且异型淋巴细胞百分比为14%,是病毒感染常见的临床特征,应进一步证实其病原体是病毒还是其他非典型病原体。

知识点

感染性发热伴皮疹疾病的特点

常见感染性发热伴皮疹性疾病的临床特点:

1. **水痘**　由水痘-带状疱疹病毒初次感染所致。多发于儿童,起病急,发热24小时内出现皮疹。皮疹首先见于头部及躯干,逐渐出现在眼及面部,最后达四肢。皮疹初为红色斑疹,数小时后变为红色丘疹,再经数小时发展为疱疹。位置表浅,形似露珠水滴,椭圆形,3~5mm大小,壁薄易破,周围有红晕。疱液起初透明,数小时后变混浊,若继发化脓性感染则成脓疱,常因瘙痒使患者烦躁不安。1~2日后疱疹从中心开始干枯结痂,周围皮肤红晕消失,再经数日痂皮脱落,一般不留瘢痕。水痘皮疹是分批出现,故病程中同一部位常可见斑、丘、疱疹和结痂同时存在。

2. **风疹**　由风疹病毒感染引起。常以低热、全身不适及皮疹起病,可伴有咽痛、轻咳和流涕。少数病例全身淋巴结肿大和脾大,浅表肿大的淋巴结多有轻度触痛。皮疹呈充血性斑丘疹,多见于面部及躯干,于发热后很快出现,2~3日消退,一般不遗留色素沉着。白细胞总数偏低,淋巴细胞先降低、继而增高。孕妇在妊娠早期感染风疹病毒,可引起胎儿畸形。

3. 麻疹 由麻疹病毒感染所致，全身症状及皮疹均较风疹重。初期高热、流泪、流涕、咳嗽，2～3日后口腔颊黏膜出现科氏斑，第 4 日开始出现皮疹，先见于耳后、发际、颜面，迅速蔓延到颈部、上肢、躯干、下肢，为一种玫瑰红色斑丘疹，压之褪色，分布较密，可相互融合，但疹间皮肤颜色正常。出疹时体温可达 41℃，颈部淋巴结肿大，肝脾大，并可伴发支气管肺炎、中耳炎、脑炎等。

4. 传染性单核细胞增多症 由 EB 病毒感染所致。多以发热起病，体温中度或高热，热程不一，可数日至数周，也有长达 2～4 个月者，有弥漫性假膜性扁桃腺炎，腭部有淤点，全身淋巴结肿大，脾大；约 1/3 患者在发病后 4～6 日出现皮疹，为躯干、上肢鲜红色麻疹样皮疹，少见猩红热样、疱疹样、多形红斑样皮疹。淋巴细胞增多，且异常的淋巴细胞比例常超过 10%，80% 以上患者伴肝功能明显异常。

5. 病毒性出血热 是一组由虫媒病毒引起的急性传染病，包括肾综合征出血热、登革出血热等，以发热、出血及皮疹、休克、少尿、肾衰竭为主要临床特征。发热多为双峰热或持续热；肾综合征出血热患者面、颈、上胸部皮肤充血潮红，即"三红"，头痛、腰痛、眼眶痛，即"三痛"，眼结膜充血，呈醉酒貌，皮肤黏膜可见出血点、瘀斑。登革出血热患者四肢、面部、腋下、软腭散在瘀点、瘀斑，并可出现红斑、斑丘疹、风团样皮疹。

6. 猩红热 由乙型溶血性链球菌所致的急性传染病，主要发生于儿童，突然高热、咽痛、扁桃体红肿，1 日后颈部、躯干、四肢依次起疹，均为弥漫性细小密集的红色斑疹，可见帕氏线、口周苍白圈、杨梅舌，皮疹 48 小时达到高峰，呈弥漫性的猩红色。病程为 7～8 日，皮疹依出疹先后顺序开始消退，伴糠皮样脱屑。早期白细胞总数及中性粒细胞百分比增加。

7. 伤寒、副伤寒 近年来临床上表现为不典型者多见，相对缓脉与典型玫瑰疹少见，但如耐药株感染患者病情重、病程长（国内有报道最长热程达 101 日，平均 33.58 日）、并发症多、复发率高，加之早期不规则用药，造成细菌培养阳性率低，致使诊断困难。但本病发病仍有一定的季节性，在诊断中应予重视。必须指出的是，肥达试验的假阳性率较高，如肿瘤性疾病（淋巴瘤、各种实体性肿瘤）、结缔组织疾病（系统性红斑狼疮、白塞病等）、非伤寒的急性感染性疾病（病毒性肝炎、肺炎、结核病、肝脓肿）、溃疡性结肠炎等可有高效价阳性的肥达试验，应注意鉴别。

8. 艾滋病 艾滋病患者因其免疫系统受损而发生的各种机会性感染或肿瘤可呈现长期发热伴皮疹的临床表现。其中结核病既是艾滋病患者常见的机会性感染之一，又是艾滋病患者常见的死亡原因之一。此外，卡氏肺孢菌、弓形虫、真菌、鸟分枝杆菌与巨细胞病毒、EB 病毒等感染也是引起发热伴皮疹的常见原因。

9. 布鲁氏菌病 本病可表现为长期低热，伴乏力、头痛、关节痛、出汗和其他类似神经症的症状。结合流行病学史、布鲁氏菌凝集试验阳性可临床诊断，细菌培养阳性可确诊。

10. 巨细胞病毒感染 本病的临床表现可类似传染性单核细胞增多症，或为持续性低热、慢性肝脏病变。诊断有赖于血清抗原和抗体检测、尿上皮细胞中发现巨细胞病毒包涵体和血、尿的病毒分离或分子生物学检测。

11. 恙虫病 由恙虫病东方体（恙虫病立克次体）引起的急性传染病，又名丛林斑疹伤寒，是自然疫源性疾病。临床特点是起病急，有高热、毒血症、皮疹、特异性焦痂或溃疡和淋巴结、肝脾大等。白细胞计数多正常，可有单核细胞分类增多或血小板减少。可以从患者血液、淋巴结、骨髓、焦痂中分离到病原体；外斐反应（抗 Oxk）阳性，效价 >1∶160 有诊断意义；可进行恙虫病立克次体核酸（聚合酶链反应）、抗恙虫病东方体抗体 IgG 和 IgM 检测。

12. 感染性心内膜炎 感染性心内膜炎（IE）是长期发热中的常见病因，其表现复杂，误诊率较高。近 20 年来，IE 的临床特点发生了很大的变化：欧氏结节、詹韦损害、罗特斑少见，心脏无杂音、血培养阴性的患者也愈来愈多，更增加了诊断的难度。对于无心脏杂音、血培养阴性的心内膜炎，可能是由病初应用抗菌药物、病变累及心脏的右侧，以及特殊感染如真菌等培养方法不当等所造成。长期不明原因发热及复发性栓塞提示本病的可能。近年来认为微需氧、厌氧菌或 L 型细菌均可引起 IE，因此对某些病例应做厌氧培养及 L 型细菌的培养。超声心动图能探测到赘生物所在部位、大小、数目和形态，颇具诊断价值。

13. 败血症 败血症一般热程短、毒血症症状明显，部分患者伴有皮疹，不规范抗菌药物治疗会造成病情迁延不典型，成为发热原因待查的疾病之一。金黄色葡萄球菌败血症患者热程可长达半年之久，病程中的关节痛、蛋白尿、骨质破坏等伴随症状常掩盖原发病，从而造成诊断上的困难。然而金黄色葡萄球菌败血症通常可找到入侵途径，有一过性皮疹，关节症状以髋关节为主，大多有迁徙性病灶（肺、肝、骨）。金黄色葡萄球菌性骨髓炎在 X 线上表现为增生大于破坏等特点具有参考价值。

14. 丹毒　病原菌为 A 族乙型溶血性链球菌。好发于小腿、颜面，多单侧发病，足癣、鼻黏膜破损处细菌入侵分别是引起小腿及颜面丹毒的原因。发病急剧，先有畏寒、发热、头痛等全身症状；继而患处出现水肿性红斑，边界清楚，迅速扩大，红斑上可出现水疱、血疱；自觉疼痛、肿胀、灼热，有明显的触痛和压痛，局部淋巴结肿大，白细胞总数及中性粒细胞数量增多。本病的特点是发热、单侧小腿或面部皮肤红肿热痛。

思路 2　综合分析患者的病史、体格检查、实验室及辅助检查，以及各种常见感染引起的发热伴皮疹性疾病的临床特点，该患者应首先考虑病毒感染。结合患者发热伴皮疹、浅表淋巴结大，咽部明显充血，外周血白细胞分类淋巴细胞百分比高，异性淋巴细胞比例 14%，肝功能明显异常，考虑传染性单核细胞增多症的可能性最大。

【问题 3】　该患者的病史采集是否需要补充？

思路　患者有无咽痛或咽峡炎表现，抗菌药物治疗无效，应考虑剂量和疗程是否足够，抗菌药物的抗菌谱是否够广，有无应用激素、非甾体抗炎药等，本温对所用药物是否敏感。

追问病史：患者病初有明显的咽痛，在当地医院曾给予静脉滴注左氧氟沙星 0.5g/d，治疗 1 周无效，换用头孢哌酮 2g/ 次，每日 2 次治疗 5 日，体温仍无任何下降趋势，近日出现皮疹。否认应用激素但有非甾体抗炎药尼美舒利治疗史，服用尼美舒利 0.5g/ 次，大量出汗，体温下降，维持 2~4 小时后，体温再次升高。

【问题 4】　患者应用三代头孢菌素，体温无改善，且随后出现皮疹，是否可能为药物热及药疹？

思路　药物热与一般感染性疾病的发热特点不同。药物热的特征：①如果是首次用药，发热可经 7~10 日的致敏期后发生。②药物热一般是体温虽高，但患者一般情况尚好，与热度不成比例。③应用各种退热药效果不好；但停用致敏药物，体温能自行下降；再次用药出现发热或皮疹很快，容易联想到与用药有关。药物热可引发严重后果，尤其是抗菌药物相关药物热，即发热—抗菌药物—药物热—加用抗菌药物—新的药物再致药物热，形成恶性循环。④药疹多对称分布，伴皮肤瘙痒。该患者一般状况差，毒血症的症状重，发热与用药关系不密切，皮疹分布不对称，不伴皮肤瘙痒，故不考虑为抗菌药物引起的药物热伴药疹。

知识点

变态反应性皮肤病的特点

1. **药物性皮炎**　又称药疹，为药物进入体内后引起的皮肤、黏膜的不良反应。药疹形态多种多样，分为荨麻疹样型、多形红斑型、剥脱性皮炎型、大疱表皮松解型、泛发性脓疱型等。皮疹分布广泛，可有发热、头痛等全身症状。药疹的特点是：有明确的用药史，有一定潜伏期，初次用药 7~10 日后发病，再次用药数小时或 1~2 日发病。皮疹骤然发生，除固定性药疹外多呈全身对称分布，颜色鲜红，剧烈瘙痒，白细胞总数及嗜酸性粒细胞增多。临床诊断必须根据病史，特别是用药史与皮疹的关系综合分析判断。若感染性疾病用药后病情未能控制，又发生了药疹，这时治疗非常棘手，需权衡利弊，谨慎用药。

2. **急性荨麻疹**　全身大片皮肤出现红色风团，瘙痒剧烈。因急性感染等因素引起的荨麻疹，可伴有高热，白细胞和中性粒细胞计数均增高。临床需鉴别感染性与变态反应性荨麻疹，以便针对病因治疗。

3. **重症多形红斑**　突然起病，高热、头痛、乏力；全身广泛分布水肿性红斑、水疱、大疱、血疱、瘀斑；口腔、鼻、咽、眼、尿道、肛门、呼吸道黏膜大片糜烂、坏死；可伴支气管肺炎、消化道出血、肝、肾损害等，病死率达 5%~15%，需及时抢救。本病的特点是全身症状严重，短期内进入衰竭状态，口腔黏膜广泛受累。目前认为是严重的抗原抗体变态反应，变应原包括微生物、药物、肿瘤等。

4. **药物超敏综合征**（drug-induced hypersensitivity syndrome，DIHS）　又称为伴嗜酸性粒细胞增多和系统症状的药疹（drug rash with eosinophilia and systemic symptoms，DRESS），是一种具有发热、皮疹及内脏受累三联征的急性严重性药物不良反应。常见药物有抗癫痫药（苯巴比妥、卡马西平、拉莫三嗪）、抗生素（米诺环素、β- 内酰胺类、磺胺类、阿巴卡韦、奈韦拉平）、别嘌醇、氨苯砜、柳氮磺吡啶等。典型 DRESS 的皮疹是麻疹样斑丘疹，也可表现为剥脱性红皮病。皮疹常伴有颜面部水肿或浅表的脓疱。脏器损害可发生急性重型肝炎、黄疸、肝大、淋巴结病、血小板减少，显著的嗜酸性粒细胞增多是其特征之一。DRESS 也可以诱发脑膜炎和脑炎，表现为头痛、癫痫、肌肉无力、脑神经麻痹及昏迷等神经系统症状。

日本严重皮肤不良反应研究会提出的 DRESS 诊断标准（2006）为：①使用某些特定的药物 3 周以上出现的斑丘疹。②停用致病药物之后，症状迁延 2 周以上。③体温高于 38℃。④伴有肝功能损害（谷氨酸转氨酶 >100U/L）。⑤伴有下列 1 项以上血液学改变：a. 白细胞升高（>11×10^9/L），b. 出现异形淋巴细胞（>5%），c. 嗜酸性粒细胞升高（>1.5×10^9/L）；⑥淋巴结增大；⑦人类疱疹病毒 6 型（HHV-6）再激活。典型 DRESS：具备上列 7 项；非典型 DRESS：具备①~⑤项，其中第④项也可表现为其他脏器的损害（如肾脏损害）。

【问题 5】　患者体重半个月下降 3kg，能否除外肿瘤？

思路　实体恶性肿瘤热程短，呈渐进性消耗衰竭表现。该患者虽然毒血症症状较重，但一般状况尚可，自发病以来食欲减退、胃纳减少，加上持续高热消耗可能是体重下降的主要原因。已有的院内外胸部正位片及腹部超声等影像学检查结果均未见占位性病变。外周血常规无特殊变化，基本可以排除白血病，但不能排除其他部位如前列腺、胃肠道等的恶性肿瘤及淋巴瘤等，需要进一步检查，同时还应追问患者的大便情况，有无腹泻、便秘或腹泻便秘交替，表面有无压痕、有无带血迹等。

知识点

伴有发热、皮疹的常见血液系统疾病

可引起发热伴皮疹的常见血液系统疾病的临床特点：

1. 淋巴瘤　是起源于淋巴结和淋巴组织的免疫系统恶性肿瘤，按组织病理学改变可以分为霍奇金淋巴瘤和非霍奇金淋巴瘤。淋巴结肿大、间歇性发热、皮肤剧痒是本病的三种主要表现。皮肤损害可分为特异性和非特异性两类，特异性皮损为结节、斑块、溃疡，常见于晚期患者；非特异性皮损较多见，有红斑、苔藓样变、麻疹样、结节性红斑、荨麻疹样及鱼鳞病样损害等。1/3 患者有发热、盗汗、体重减轻等全身症状。及时行淋巴结或皮损组织病理检查有助于明确诊断。T 细胞淋巴瘤性红皮病（塞扎里综合征）也往往有发热表现，全身皮肤发红、脱屑、血中可有塞扎里细胞。

2. 噬血细胞综合征　是一种单核吞噬细胞系统反应性增生的组织细胞病，通常是单核吞噬细胞系统受持续抗原刺激而过度活化增殖，产生大量炎症细胞因子而导致的一组临床综合征。常急性起病，主要表现为发热、脾大、全血细胞减少、高甘油三酯、低纤维蛋白原、高血清铁蛋白，并可在骨髓、脾脏或淋巴结活检中发现噬血现象。原发性噬血细胞综合征为常染色体隐性遗传或 X 连锁遗传，存在明确基因缺陷或家族史。继发性的可由感染（主要为 EB 病毒感染）、恶性肿瘤、自身免疫性疾病、药物等多种因素引起，故伴随皮损可有红斑、丘疹、水疱、结节、肿块、溃疡和红皮病等多种形态，可局限于某一部位或全身分布。若患者发热顽固不退，伴皮疹、血细胞减少、淋巴结肿大，应及时做骨髓及组织活检以明确诊断。

【问题 6】　对于该患者，能否除外结缔组织病等其他疾病？

思路　患者为男性，持续发热病程较短，毒血症的症状重，补充追问病史，病程中不伴有关节痛等，且发热过程中，应用非甾体类抗炎镇痛药尼美舒利降温，敏感性差，故该类疾病的可能性不大，但需进一步检查除外该类疾病。

知识点

伴有发热、皮疹的常见自身免疫性疾病、皮肤病

引起发热、皮疹的自身免疫性疾病及某些特殊性皮肤病的临床特点：

1. 系统性红斑狼疮　多见于 15~40 岁女性，临床症状多种多样，90% 患者有不规则发热，95% 患者有关节疼痛、肿胀，80%~90% 患者有皮肤损害，主要是面部蝶形水肿性红斑，严重者可发展到整个颜面、颈前 V 型区、四肢及躯干，日晒后加重；指趾屈侧、大小鱼际、甲周有紫红色斑片，毛细血管扩张及点状出血；四肢可出现皮下结节、多形红斑、紫癜、坏死结痂等血管炎皮损及网状青斑、雷诺现象；黏膜亦可出现损害，如眼结膜炎，下唇、口腔、咽部黏膜红斑瘀点、糜烂、溃疡；同时伴发多系统损害，如肾脏、心血管、呼吸、消化、中枢神经、血液系统损害。抗核抗体阳性、抗双链 DNA 阳性、抗 ENA 抗体阳性（抗 Sm、RNP、Ro、La 抗体等）。临床上对原因不明的发热伴皮疹患者特别是女性患者应及早做抗核抗体等特异性检查。

2.皮肌炎　本病很有特点，临床以红斑、水肿为主的皮炎和以肌痛、肌无力为主的肌炎为主要表现，常伴有不规则发热、关节肿胀、疼痛。皮损好发于面部，可累及颈部、上胸部 V 型区、肩背部、前臂、头皮，以上眼睑为中心的水肿性紫红色斑是本病的特征性损害。慢性皮损红斑上有干燥鳞屑、伴色素沉着及色素脱失。肌炎最常侵犯四肢近端肌群、颈部肌群、咽喉部肌群，表现为肌肉疼痛、压痛、无力、吞咽困难、声音嘶哑有鼻音，甚至呼吸困难、咀嚼困难、心肌炎等。实验室检查肌炎抗体谱可见特异肌炎抗体阳性，肌电图为肌源性损害。成人皮肌炎在 40～60 岁时高发，常并发恶性肿瘤。

3.血管炎性疾病　常见的有结节性红斑和变应性血管炎。结节性红斑可能是一种免疫复合物性血管炎，病因与感染、药物、自身免疫病等有关。好发于小腿伸侧，突然发生对称性、疼痛性结节，略高于皮面，局部表皮紧张红肿、灼热；发病初期有低热，少数高热达 38～39℃。变应性血管炎常常表现为发热伴皮疹，皮疹常常为多形性，四肢多见，有风团、红斑、紫癜，有时还可形成血疱。多伴有关节肌肉疼痛、无力等表现。

4.脓疱型银屑病　急性发病，在银屑病出现红斑鳞屑及皮损的基础上，出现密集的无菌性小脓疱及小脓疱融合成的脓湖，伴高热、关节疼痛肿胀等。白细胞明显增高、红细胞沉降率明显增快。

5.红皮病型银屑病　原银屑病皮损迅速扩大至全身，皮肤潮红、浸润明显、大量脱屑、掌跖角化，常伴发热、畏寒、头痛等全身症状，浅表淋巴结肿大，白细胞总数明显增高。

6.红皮病　又称剥脱性皮炎，是一种严重的皮肤病，常继发于银屑病、药物过敏、恶性肿瘤、湿疹、皮炎等皮肤病。临床特点是全身皮肤弥漫性潮红、浸润、肿胀、大量脱屑；伴寒战、发热，水、电解质紊乱，低蛋白血症、内分泌紊乱，肝、脾、淋巴结肿大等。

【问题7】　如果该患者为传染性单核细胞增多症，有无流行病学史？

思路　对于具有传染性的感染性疾病，流行病学史非常重要，明确的流行病学史是疑似诊断的重要依据。对于流行病学史询问内容，应根据不同疾病而定。对于该患者，需询问：①发病季节，当地是否有类似病例；②潜伏期内是否到过疫区；③是否密切接触类似的发热、皮疹患者。

注意：对于感染性疾病，流行病学史至关重要，每位患者都必须询问。该患者的病史采集存在类似的缺陷，应警惕。

流行病学史：患者 7 月份发病，近期无外地旅居史，周围无类似患者；既往体健。值得注意的是，虽然传染性单核细胞增多症是呼吸道传染病，早春、秋末发病率高，但一年四季皆有发病，呈散发为主，病毒携带者也是重要的传染源。

【问题8】　病史采集结束后，下一步查体应重点做哪些方面？

思路 1　对发热伴皮疹患者而言，全面细致的查体至关重要，任何部位的阳性体征均可能是疾病诊断的线索。对于该患者，查体重点应包括：①患者的咽部有无白色的分泌物；②浅表淋巴结肿大情况，质地、活动度、有无触痛；③肝脾是否肿大，质地、有无触痛；④皮疹的形态、分布等；⑤心脏有无杂音，双肺有无干湿啰音；⑥肛门指诊等。

思路 2　患者腹部移动性浊音可疑，确认为腹水后，可考虑是由于持续发热，负氮平衡，蛋白分解，导致血清白蛋白明显减少引起腹水，或者还是有其他原因，如肿瘤或结核性腹膜炎等，应重点检查腹部的质地，有无压痛、反跳痛，有无包块等。

知识点

感染、创伤、炎症时的蛋白代谢异常

感染、创伤、炎症等过程可诱发一系列宿主应答，伴有特征性的代谢改变。由于应答往往出现于感染或创伤的几小时或几日之后，故称为急性期改变，但有些改变也可见于慢性病。如：急性期改变包括肝脏合成许多的蛋白质，其中以 C 反应蛋白为标志，可作为疾病的指标。血浆中糖蛋白和球蛋白浓度的升高是红细胞沉降率加快的原因。与此相反，肝脏合成白蛋白却减少。由于糖原异生作用和能量消耗的增加，肌肉蛋白分解，可导致血清白蛋白下降，消瘦等。

患者入院后补充相关病史及查体后的结果

患者,男性,28 岁。以"高热 20 日,全身皮疹 5 日"入院。20 日前因受凉出现发热,伴畏寒寒战,体温最高达 40.5℃,最低体温为 37.8℃;发热无规律,头痛较明显;病初有咽痛,全身乏力,食欲减退,全身肌肉酸痛,无关节痛,大小便正常。院外应用左氧氟沙星(0.5g/d)治疗 7 日无效,换用头孢哌酮(2g/ 次,一日 2 次)并联合利巴韦林(0.5g/d)治疗 5 日,体温仍无下降趋势。发病以来,间断服用尼美舒利(0.5g/ 次),服用半小时后大量出汗体温下降,但维持 2~4 小时后体温再次升高。未使用激素及其他免疫抑制剂。入院查体:体温 39.5℃,精神萎靡,神志清楚,颜面、躯干及四肢散在分布大小不等的斑丘疹,皮疹分布不对称,压之褪色;颈部、颌下及双侧腋下可触及数个约花生米大小的淋巴结,活动性好,无触痛;颈无抵抗,克尼格征、布鲁津斯基征均阴性,咽部充血明显,扁桃体Ⅱ度大,未见分泌物;双肺呼吸音清,未闻及干湿啰音,心率 90 次 /min,律齐,各瓣膜区未闻病理性杂音;腹平软,全腹无压痛及反跳痛,肝肋下及边,质软,无触痛,脾脏肋下未触及,移动性浊音可疑,肠鸣音正常;双侧膝腱反射对称存在,双侧巴宾斯基征阴性,四肢肌力及肌张力正常。发病以来,食欲减退,大小便正常,体重减轻 3kg,睡眠差。院外 X 线胸部正位片及腹部超声检查均未见异常。血常规:WBC 8.9×10⁹/L,中性粒细胞百分比 43%,淋巴细胞百分比 57%,异型淋巴细胞百分比 14%;肝功能:ALT 268U/L, AST 209U/L, ALB 23g/L。

【问题9】　结合上述病史体征及实验室检查,为明确诊断应进一步实施哪些检查?

思路　患者发热、咽痛、浅表淋巴结大,血象不高,淋巴细胞比例高,异型淋巴细胞 14%;肝功能异常,应首先考虑传染性单核细胞增多症,为明确诊断,应该进一步采血清查 EBV DNA,复查血常规、尿常规、大便常规、生化(肝肾功能、电解质、血糖、心肌酶)、感染或炎症相关指标(CRP、ESR、PCT)等,进行肝炎病毒的标志物、肿瘤标志物、血培养、ENA 多肽酶谱、血清噬异凝集试验、布鲁氏菌凝集试验、外斐反应等,监测病情发展必要时复查 X 线胸片、腹部超声和进行心脏及泌尿系统超声检查。

复查血常规结果:WBC 12.6×10⁹/L,中性粒细胞百分比 64%,Hb 98g/L, PLT 78×10⁹/L。

血涂片:异常淋巴细胞百分比 20%,未见原始细胞。

尿常规:潜血(-),尿蛋白(+),尿胆原(+),镜检:RBC 1 个 /HP, WBC 3 个 /HP。

大便常规:成形便,外观未见异常;镜检:RBC 0/HP, WBC 1~3 个 /HP。

感染或炎症相关指标:CRP 90mg/L, ESR 58mm/h, PCT 3.65μg/L。

肝功能:ALT 543U/L, AST 319U/L, GGT 102U/L, ALP 139U/L, 总胆红素 30.2μmol/L, 直接胆红素 20.7μmol/L。

肾功能:正常。

血糖:正常。

心肌酶:正常。

布鲁氏菌凝集试验:阴性。

外斐反应:阴性。

ENA 多肽酶谱:阴性。

肿瘤标志物:各项指标均在正常范围内。

肝炎病毒的标志物:甲、乙、丙、戊型肝炎病毒标志物均阴性。

血培养:无菌生长。

血清噬异凝集试验(EB 病毒特异性抗体 VCA IgM):阳性。

EBV DNA:4.35×10⁴copies/ml。

肥达试验:阴性。

胸片:未见异常。

腹部超声:肝脾轻度增大。

心脏超声:未见异常(各瓣膜区未见赘生物形成)。

泌尿系统超声:未见异常。

【问题 10】　如何判读上述的检验和检查结果?

思路　根据临床症状体征及检验检查结果,可以排除某些疾病的诊断。

（1）该患者尽管血常规提示白细胞总数偏高，同时毒血症症状较重，但综合分析其病史，可以排除细菌感染。

（2）该患者外斐反应、肥达试验、布鲁氏菌凝集试验均阴性，流行病学史也不支持临床上述试验相关疾病的特征性表现等，抗感染治疗无效，故可排除。

（3）患者发热皮疹，血象高，血红蛋白低，感染或炎症指标明显增高，但心脏各瓣膜区未闻及病理性杂音，心脏超声正常（各瓣膜区未见赘生物形成），故可除外细菌性心内膜炎。

（4）血涂片未见原始血细胞，故急性血液病可以排除。

（5）该患者 CRP、ESR 升高，但 ENA 多肽酶谱阴性，且临床不符合结缔组织病表现，故该类疾病暂不考虑。

（6）患者虽然体重下降，但肿瘤标志物各项指标均在正常范围内，反复影像学检查未见占位性病变，故暂不考虑实体肿瘤。

（7）患者虽然肝功能明显异常，但无病毒性肝炎的临床表现，肝炎病毒的标志物（甲、乙、丙、戊型肝炎病毒标志物）均阴性，因此，可除外病毒性肝炎。

【问题 11】 如何判读该患者的血常规及感染指标？

思路 患者炎症相关指标 CRP、PCT、ESR 明显增高，提示该患者可能存在感染。血常规特点：白细胞总数呈逐渐升高趋势，异性淋巴细胞比例也增加至 20%，血小板减少，符合传染性单核细胞增多症的血常规特点。而且，血清嗜异凝集试验（EB 病毒特异性抗体 VCA IgM）阳性，EBV DNA $4.35×10^4$copies/ml，确定诊断。

【问题 12】 接下来对于该患者，该如何处理？

思路 该患者住院后加隔离标记，做好床边隔离，防止交叉感染。固定食具，对患者进行相关传染病知识的健康教育。虽然对 EB 病毒感染尚没有推荐的特异性抗病毒药物，有文献建议给予更昔洛韦、膦甲酸钠等抗病毒治疗。

【问题 13】 临床对发热伴皮疹疾病常见的误诊原因。

思路 常见误诊的主要原因：①病史询问不够全面；②查体不够仔细或缺乏动态观察；③没有全面或动态监测实验室及辅助检查；④对引起发热伴皮疹疾病的临床特征没有掌握，尤其是忽略特异性皮疹的诊断价值；⑤对发热伴皮疹疾病的发展过程了解不够清晰，原发疾病或并发症混淆而干扰诊断思路；⑥盲目依赖实验室或辅助检查结果，缺乏对患者实际临床表现的分析鉴别；⑦分析临床资料时仅着眼局部组织或器官的变化，缺乏对患者疾病的整体观认识等。

【发热伴皮疹疾病诊断和治疗流程图】（图 7-2-1）

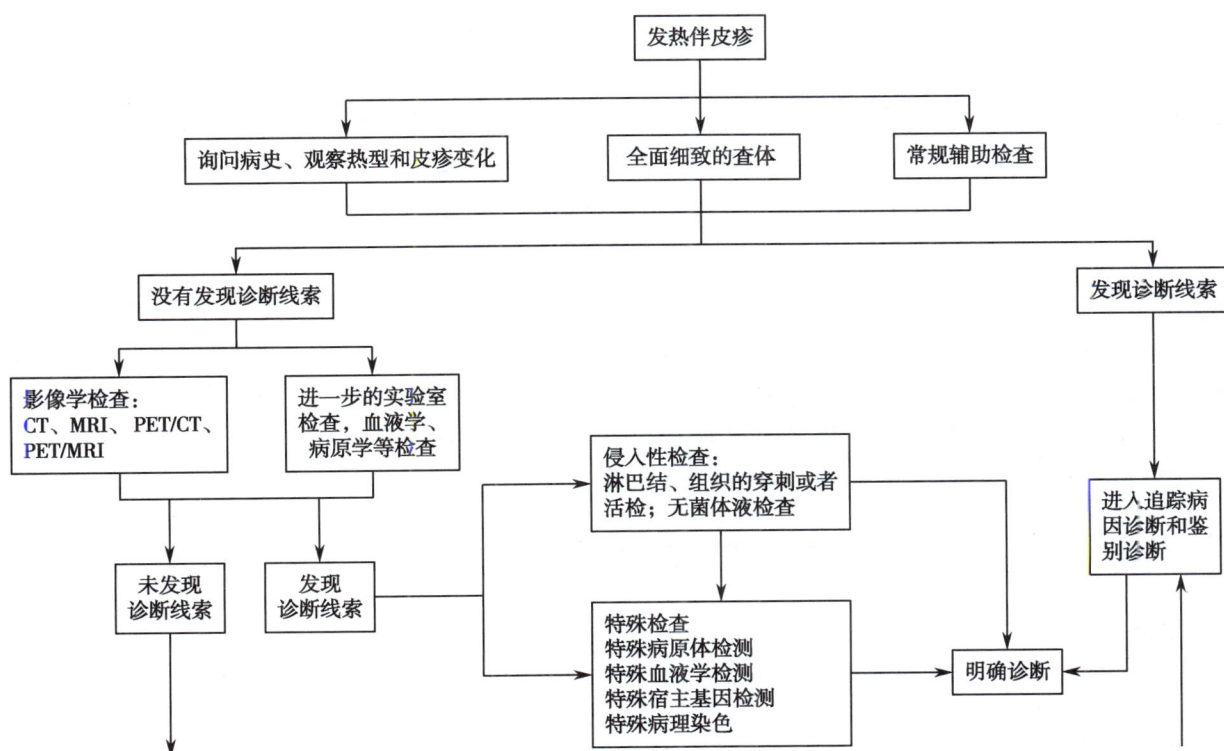

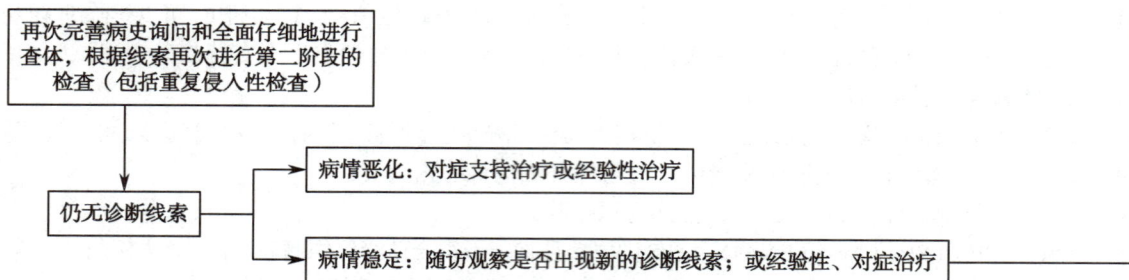

再次完善病史询问和全面仔细地进行查体，根据线索再次进行第二阶段的检查（包括重复侵入性检查）

仍无诊断线索 → 病情恶化：对症支持治疗或经验性治疗

病情稳定：随访观察是否出现新的诊断线索；或经验性、对症治疗

图 7-2-1　发热伴皮疹疾病诊断和治疗流程图

CT. 计算机体层摄影；MRI. 磁共振成像；PET. 正电子发射体层摄影。

（李　军）

第三节　发热伴意识障碍待查

临床病例

患者，男性，44 岁。因"鼻孔间断流液 1 个月，发热、头痛 1 小时"急诊就诊。患者近 1 个月来间断右鼻孔流清水样液体，低头时明显，未在意。近来连续多日打牌至深夜。1 小时前突发头枕部疼痛、畏寒、发热，体温 38.3℃，遂紧急来医院急诊就诊。

【问题 1】　对于此患者，哪些表现值得高度重视？查体时的重点是什么？详细病史还需要了解什么？

思路　其主诉中包含的以下信息需要高度重视：急骤起病；头痛、发热明显；可能存在劳累诱因。这些都提示急性感染病因，尤其是中枢神经系统感染的可能性。

因此，查体应重点注意：患者神志意识情况，脑膜刺激征，以及是否存在神经感觉运动功能异常。因为查体的异常发现常能给出一些最直接的有益提示，患者是否可能是中枢神经系统感染？感染的定位，是脑膜炎（常无神志意识改变及局灶神经定位体征）、脑炎（常在病程初期即伴有神志意识改变及局灶神经定位体征）、抑或脑膜脑炎？

病史询问还应包括：是否既往有糖尿病，是否有慢性眼、耳、鼻疾病及头外伤史等。因为患者的年龄、免疫功能、流行病学接触史、疫苗接种史等都使得中枢神经系统感染的常见病原体不同，从而决定如何经验性选用抗微生物药物。另外患者有长达 1 个月的鼻孔流液情况也值得进一步了解，询问是否以前有过脑外伤、脑部手术、过敏性鼻炎等，以前是否出现过类似流液情况，因为发病时正值仲夏，不是过敏性鼻炎、"伤风感冒"的高发季节，加上其鼻腔流液出现在单侧、低头等改变体位时明显等特点，需要高度警惕其存在脑脊液鼻漏的可能。

在急诊室，查体主要发现：血压 110/70mmHg，体温 38.8℃，心率 93 次 /min。急性热病容，神志清，倦怠少言，颈项强直。化验外周血：WBC 22.2×10⁹/L，中性粒细胞百分比 90.1%，Hb 145g/L，PLT 272×10⁹/L。肝功能：ALT 63U/L，ALB 41g/L，CK 708U/L，LDH 286U/L，肌酐 105mmol/L。血气分析：pH 7.464，$PaCO_2$ 37.4mmol/L，PaO_2 65.8mmol/L，HCO_3^- 28mmol/L。

【问题 2】　根据上述发现和初步实验室检查回报，该患者的初步诊断应考虑是什么？下一步应如何处理？

思路　由于患者以发热、头痛急性起病，查体发现颈项强直、外周血白细胞计数及中性粒细胞百分比均显著升高，诊断应首先考虑中枢神经系统感染，定位考虑为脑膜炎，病原体高度怀疑为细菌。

下一步的处理应包括：紧急留取血培养，立即建立静脉通路并经验性给予抗生素治疗，评估是否存在腰椎穿刺禁忌证，尽快完善腰椎穿刺脑脊液检查，考虑急行头颅 CT 检查等。

头颅 CT 提示"侧脑室体积略扩大，左侧蝶窦密度增高，左侧顶骨陈旧性骨折伴骨质缺如，右侧鼻骨骨折，脑实质未见异常"。腰椎穿刺脑脊液检查：压力 300mmH$_2$O，清亮，WBC 1 940 个 /μl，中性粒细胞百分比 90%，淋巴细胞百分比 10%，糖 5.5mmol/L（同期血糖 20mmol/L），Cl⁻ 111mmol/L，蛋白 3.26g/L。就诊过程中突发全身抽搐、意识丧失、口唇咬伤、小便失禁。抽搐持续数秒钟后持续昏迷。给予静脉输注头孢曲松＋万古霉素＋依替米星治疗，并脱水降颅内压。

【问题 3】 检查诊断如何考虑？如何进一步处理？

思路 根据头颅 CT 结果回报，首先未发现单侧脑实质占位性病变（尤其是颅后窝），排除了腰椎穿刺的禁忌证；其次发现颅骨及鼻骨的骨折，证实其有过颅脑外伤情况存在，提示鼻腔流液很可能由脑脊液鼻漏所致。

腰椎穿刺检查发现脑脊液压力明显增高、白细胞计数显著升高，从而判定急性脑膜炎诊断明确；由于白细胞以中性粒细胞增高为主、蛋白水平显著增高、糖含量与同期血糖相比明显减低，符合急性细菌性脑膜炎的特点。

故可以根据最常引起急性细菌性脑膜炎的病原体进行经验性抗生素的选用。

另外，尽管患者没有糖尿病病史，由于其血糖异常增高，根据最新的糖尿病诊断标准可以诊断糖尿病。

对于病原菌的考虑如下：①根据发病年龄考虑，肺炎链球菌和脑膜炎奈瑟菌是 2～50 岁年龄段患者急性细菌性脑膜炎最常见的致病菌，但由于发病处于夏季、患者无皮肤瘀点瘀斑等表现，脑膜炎奈瑟菌脑膜炎（即流行性脑脊髓膜炎）的可能性比肺炎链球菌小；②根据患者很可能存在脑脊液鼻漏，加之存在糖尿病基础、劳累诱因等特点，还应考虑来自鼻腔常见定植菌逆行感染中枢神经系统的可能，常见的细菌有肺炎链球菌、流感嗜血杆菌和 A 组乙型溶血性链球菌；③由于患者在就诊过程中出现抽搐、昏迷等，在鉴别诊断时除考虑可能有高颅压、脑水肿、糖尿病酮症酸中毒、电解质紊乱等因素外，在病原学上还需要考虑到单核细胞增生李斯特菌感染的可能；④中枢神经系统感染在鉴别诊断时，需要警惕真菌及结核分枝杆菌感染。由于患者腰椎穿刺检查脑脊液中白细胞增高以中性粒细胞为主、糖含量较同期血糖水平显著下降及起病急等表现，考虑普通细菌感染可能性大，真菌和结核感染相对较小，但需要进一步获得病原学检查证据以明确。

所以综合考虑，其合理的经验性抗生素的选择应包括大剂量的青霉素类抗生素（可以覆盖敏感的肺炎链球菌、脑膜炎奈瑟菌、流感嗜血杆菌、A 组乙型溶血性链球菌及单核细胞增生李斯特菌），同时由于其病情进展快、病情危重（新出现意识障碍）、有糖尿病基础等，在细菌培养和抗生素药物敏感试验结果出来之前，可以经验性联合应用美罗培南或头孢曲松等进行强效联合抗感染治疗，以利于覆盖对青霉素中介或耐药的肺炎链球菌及其他不常见细菌。

在获得细菌培养和抗生素药物敏感试验结果后进行有针对性的抗生素调整。

脑脊液细菌培养：肺炎链球菌。对青霉素、氨苄西林、亚胺培南、万古霉素、头孢噻肟、头孢吡肟均敏感。

患者来医院第 4 日意识渐恢复，体温呈下降趋势。复查腰椎穿刺，脑脊液压力 175mmH$_2$O，WBC 4 400 个 /μl，中性粒细胞百分比 77%，淋巴细胞百分比 23%，糖 6.7mmol/L（同期血糖 15mmol/L），Cl⁻ 132mmol/L，蛋白 1.59g/L。

追问病史了解到以下信息：既往 14 年前因胆囊炎、胆囊结石行手术切除胆囊；15 年前和 10 年前分别因车祸、刀伤导致鼻骨粉碎性骨折和左额部骨折；5 年前发现血压高；3 个月来体重下降 7kg。

入院第 6 日起可下床活动，咳少量黄痰。CT 示：右下肺不张，气管和右支气管内痰栓影。两次重复腰椎穿刺，但因压力过低，无法成功留取脑脊液。入院第 12 日收集右侧鼻孔流出液送检，WBC 0，糖 5.4mmol/L，Cl⁻ 140mmol/L，蛋白 1.06g/L。细菌涂片：革兰氏阳性球菌，成对成链成堆。入院第 22 日收集右侧鼻孔流出液送检，WBC 1 个 /μl，糖 4.9mmol/L，Cl⁻ 127mmol/L，蛋白 0.64g/L。入院第 27 日收集右侧鼻孔流出液送检，WBC 0，糖 4.2mmol/L，Cl⁻ 126mmol/L，蛋白 0.46g/L。患者痊愈出院。

【问题 4】 根据患者后续结果回报和治疗反应，如何考虑其完整的疾病过程？如何为患者制订下一步综合处理措施？

思路 诊断方面：①根据患者的病情表现及脑脊液病原学检查回报，明确诊断为急性肺炎链球菌性脑膜炎；②根据其既往鼻骨和颧骨外伤史、头颅 CT 发现及右鼻孔流出液化验含糖这些特点，明确诊断为脑脊液鼻漏；③根据其发病后多次血糖检查均显著增高、既往 3 个月内体重下降明显，明确诊断为糖尿病；④根据其在住院治疗期间新出现咳痰表现、CT 提示右下肺不张及支气管内痰栓影等，考虑为继发于昏迷、意识障碍后的吸入性肺炎可能。

疾病过程推理：肺炎链球菌是鼻、咽、上呼吸道的常见定植菌，患者在脑脊液鼻漏、糖尿病、劳累等多种易患因素存在的情况下，发生了细菌由鼻腔逆行至中枢神经系统，从而引起急性细菌性脑膜炎。

下一步综合处理主要为：①积极控制血糖；②宣教健康生活方式，避免劳累过度；③在脑外科和耳鼻喉科门诊就诊，确定择期行脑脊液鼻漏修补术，以去除细菌再次逆行感染的风险。

（王焕玲）

第四节　腹　泻　待　查

腹泻（diarrhea）是指便次明显超过平时习惯的频率，便质稀薄，水分增加，常排便急迫，有腹部不适及失禁等症状，正常大便排泄规律异常，特点是粪便含水量增多，体积增大，排便次数增多。而流行病学上把粪便黏稠度降低，每日排便 3 次以上，定义为腹泻。

引起腹泻的机制多种多样（表 7-4-1），但多数是由于离子、体液和水吸收不良或排泄过多，导致在肠管聚集。

表 7-4-1　各型腹泻发生的机制

型别	发生机制	举例	临床特点
分泌性	钠、氯分泌增加、吸收减少	霍乱、血管活性小肠、分泌肽肿瘤、胆盐性肠病	大量水样便，无脓血，对禁食治疗无反应
渗透性	肠间隙存在不吸收分子	不能耐受乳果糖	稀水便，无脓血，禁食腹泻减轻
渗出性	肠黏膜破坏，吸收不良	细菌性痢疾、溃疡性结肠炎、阿米巴病	少量多次脓血便，发热
异常的小肠运动	肠蠕动加快，肠道吸收电解质及营养物质时间缩短，肠蠕动减慢，肠道细菌过度生长	刺激性肠综合征、硬皮病、糖尿病	吸收障碍

1. 分泌性腹泻（secretory diarrhea）　是由于跨小肠上皮细胞离子运输异常，导致吸收减少和 / 或分泌增加。病因如下（表 7-4-2）：①感染和细菌肠毒素引起的食物中毒；②通便药如蓖麻油、番茄叶；③回肠疾病或胆囊切除后结肠内胆汁浓度增加；④神经内分泌瘤如类癌综合征、胃泌素瘤、甲状腺髓样瘤；⑤肥大细胞增多症。

分泌性腹泻特点是肠黏膜组织正常，粪便呈水样，量大，无脓血，禁食不减轻腹泻。

表 7-4-2　某些分泌性腹泻的病因

病因	举例
感染	细菌毒素（肠产毒性大肠埃希菌）
刺激性缓解泻药	蓖麻油酸、番茄叶、双醋苯啶
胆汁酸，脂肪酸吸收不良	小肠切除
神经内分泌瘤	佐林格 - 埃利森综合征
	类癌综合征（5- 羟色胺、前列腺素）
	甲状腺髓质瘤（降钙素、前列腺素）
	胰源性霍乱综合征（血管活性小肠肽）

2. 渗透性腹泻（osmotic diarrhea）　常见于消化不良或吸收不良。腹泻特点是禁食后腹泻减少或停止，粪便渗透压高于血浆渗透压，粪便中含有未消化的食物或药物（表 7-4-3）。

3. 渗出性腹泻（exudative diarrhea）　见于炎性肠病、感染性疾病等。腹泻特点是黏液脓血便，腹泻和全身情况与肠道损伤程度有关。

表 7-4-3　某些渗透性腹泻原因

病因	举例
含有不易吸收的阳离子缓泻剂	磷酸钠
含有不易吸收的阴离子缓泻剂	氢氧化镁
二糖酶缺乏症	果糖不耐受
碳水化合物吸收不良	乳果糖、甘露醇

4. 异常的小肠运动（abnormal intestinal motility）　是药物、胃肠手术等导致肠蠕动紊乱。肠内容物过快通过肠腔，与肠黏膜接触时间短，影响消化吸收，发生腹泻。腹泻特点是粪便稀烂或水性，无渗出物，有肠鸣音亢进或腹痛。

但是腹泻的发生可能有几个因素同时存在。临床上常分为吸收不良性腹泻、水样腹泻和渗出性腹泻。

腹泻按病程分急性和慢性两类，急性腹泻起病急，病程为 2～4 周。慢性腹泻病程一般为 6～8 周。急性腹泻大多数是由感染性微生物或毒素引起，是本节讨论的重点，而慢性腹泻的病因众多，其诊断和鉴别诊断本节不详述。

【问题 1】　正常成人粪便是如何形成的？腹泻特点是什么？

思路 1　正确理解粪便形成机制，对区别生理排便和病理性腹泻很重要。

> **知识点**
>
> **正常成人粪便的形成**
>
> 正常成年人粪便形成过程：每日 8～9L 液体进入小肠，1～2L 是摄取的食物，其他成分是唾液、胃液、胰液、胆汁和小肠分泌液。小肠吸收其中的大部分，每日仅 1.0～1.5L 进入大肠，经过进一步吸收水分，仅 100～200ml 形成大便。正常人每日排便 1 次，重量约为 200g，其中含水 60%～80%。

思路 2　腹泻的诊疗经过通常包括哪些环节？仔细询问流行病学史，尤其是不洁饮食史、腹泻流行地区旅行史、感染性腹泻危险因素，可以为开展临床意向诊断提供很好的依据。详细询问患者的症状学特征；查体时重点关注腹部的体征，以及有助于判断病情严重程度的其他体征；进行血常规、大便常规、腹部 X 线片、内镜及组织病理检查，以确定腹泻的临床诊断；根据病情选择治疗的地点，即门诊、病房或是监护室，判断患者病情严重程度。结合患者的情况选择初始的治疗方案。在适当的时间段判断初始治疗是否成功，若成功，确定下一步治疗方案。对于初始治疗失败的患者，分析可能原因，并进行相应的处理。

【临床关键点】

1. 仔细询问流行病学史，可以为开展临床意向诊断提供很好的依据。
2. 内镜及组织病理检查是诊断腹泻原因待查的金标准，需要结合血、大便常规及其他表现进行选择。
3. 腹泻的分类、病理生理改变对于病因的分析至关重要。
4. 感染导致的腹泻需要积极查找病原体，并且有针对性地给予抗感染治疗。
5. 初始治疗失败应需要考虑多种情况，作出充分的鉴别诊断。

> **临床病例**
>
> 患者，男性，45 岁，既往体健，以"呕吐、剧烈腹痛伴血便 2 日"急诊入院。
>
> 2 日前无明显诱因出现低热，体温 37.5℃，腹痛、腹泻，排水样便。于社区医院就诊，诊断为急性腹泻，服用阿莫西林（具体用药方案不详）。入院前 24 小时，患者症状加重，出现腹部绞痛并伴有黑便。曾出现 2 次自发性鼻出血。家庭成员近期无类似症状发病，但是与其一同就餐于附近快餐厅的几个同事同期出现腹泻症状。
>
> 一般体格检查：急性面容，体温正常，有轻微心动过速，血压正常。眼结膜苍白。腹壁柔软，无压痛、反跳痛及肌紧张。

患者近 6 个月无外出旅行史。

实验室检查：Hb 84g/L（8.4mg/dl），血细胞比容 24%，PLT 70×10⁹/L，LDH 855U/L，肝功能检查正常，尿素氮 52.8mmol/L（148mg/dl），血肌酐 548μmol/L（6.2g/dl），网织红细胞百分比 5.2%，库姆斯试验阴性，凝血正常，纤维蛋白降解产物轻度升高。

初步病史采集后，可以明确患者急性起病，表现为呕吐、剧烈腹痛及血便，并且多人同时就餐，集体发病。对于此类患者，临床上随之需要考虑以下几个相关问题。

【问题2】　如何确定急性腹泻？

思路　所有患者发病后都应确定腹泻的分类，是急性还是慢性，是感染性腹泻还是非感染性腹泻。

> **知识点**
>
> **急性腹泻病史要点**
>
> 详细询问病史：①起病形式。起病急，伴发热，腹泻次数频繁多为肠道感染；炎性肠病、肠激惹综合征、吸收不良综合征等引起的腹泻，病程长，常呈间歇发作；集体发病见于食物中毒。②要询问用药史、饮食习惯（牛奶和糖）、旅行情况、腹部手术史和放射治疗史。③大便性状和量与腹痛性质：病变位于直肠或乙状结肠的患者多有里急后重，便频，每次排便量少，可混有血液，有时排出少量气体；腹痛呈持续性位于下腹或左下腹。小肠病变的腹泻无里急后重，粪便不成形或水样，每次排便量多。结肠炎则表现为慢性反复发作的水样便，霍乱弧菌所致腹泻为米泔水样。

【问题3】　感染性腹泻病原体主要有哪些？临床特点有哪些？

思路　不同病原体感染，有共同表现，也有不同的特点（表 7-4-4）。

【问题4】　肠道感染是怎样发生的？

思路　和其他感染病一样，肠道感染的发生要存在传染源、传播途径和易感者。在询问病史时，要加以注意。

> **知识点**
>
> **感染性腹泻流行病学因素**
>
> 感染性腹泻由细菌、病毒、原虫和寄生虫引起（表 7-4-4）。腹泻的病原体主要经过三种方式传播：食物传播、经水传播和人-人传播。腹泻原因随时间而变化。这些变化可能是由于引入过去不存在的病原体、发现新病原，以及由于自然灾害、人为灾害、气候变化、生活方式的改变等引起卫生水平的变化。渗出性腹泻的特点是频繁的少量的黏液便或血便（或两者兼有），并可能伴有里急后重、发热或剧烈腹痛，粪便中出现白细胞。

表 7-4-4　急性腹泻主要病原体

病因	举例
侵袭性病原体	志贺菌
	沙门菌
	空肠弯曲菌
	小肠结肠炎耶尔森菌
	副溶血性弧菌
	肠出血性大肠埃希菌
	梭状芽孢杆菌
	轮状病毒
	溶组织阿米巴

续表

病因	举例
非侵袭性病原体	肠产毒性大肠埃希菌（ETEC） 霍乱弧菌 蓝氏贾第鞭毛虫 贝氏等孢球虫 小球隐孢子虫 环孢子虫 毒素诱导食物中毒
产毒素细菌引起的食物中毒（bacterial causes of toxin-induced food poisoning）	金黄色葡萄球菌（短潜伏期2～6h） 产气荚膜梭菌 蜡样芽孢杆菌

【问题5】 社会经济因素如何影响腹泻的发病率？

知识点

腹泻的流行病学

区别急性腹泻的病因要根据流行病学资料、社会经济条件，如人口稠密、公共环境卫生差、水源受污染，食用污染的食物和水、疫区旅行史等，增加了腹泻性疾病的危险性。

思路　该患者集体就餐后集体发病，急性腹痛，腹泻，水样便，有发热，病程短，考虑是急性感染性腹泻，但需排除非感染性腹泻。

【问题6】 如何理解和掌握腹泻的病因分型和机制，结合粪便性状进行鉴别诊断？

思路　由于腹泻的病因不同，机制不同，因此，腹泻患者粪便性状对鉴别诊断很有帮助。

知识点

感染导致的腹泻常见的病原体和特点

对于侵袭性病原体引起的腹泻，一般伴随有发热等全身表现，如头痛和肌痛。腹部绞痛突出，粪便量小（750ml/d），频次多，经常伴里急后重。粪便中含有脓细胞、大量蛋白，很少导致明显的脱水，但儿童感染可发生严重的脱水。常见的包括急性细菌性痢疾、急性沙门菌病、空肠弯曲杆菌感染（可能发展为慢性腹泻）、其他的侵入性肠道病原体感染，如小肠结肠炎耶尔森菌、副溶血性弧菌、肠出血性大肠埃希菌（EHEC）。耶尔森菌和沙门菌感染部位通常位于末端回肠和盲肠，如有右下腹疼痛和压痛可能提示急性阑尾炎。

轮状病毒和诺瓦克病毒感染的患者有低热、轻到中度的腹痛。粪便通常含水量大，可能有少许炎症细胞。

对于原虫导致的腹泻，水源是蓝氏贾第鞭毛虫的常见起源，可引起小规模流行。临床表现可有急性发热性腹泻。部分患者可发展为慢性腹泻，常伴有吸收不良和体重减轻。经粪便或十二指肠或小肠活组织检查到病原体可以确定诊断。

溶组织阿米巴引起轻度腹泻，可发展至伴有大量血便、发热、严重腹痛的暴发性阿米巴结肠炎。

三种其他原虫，小球隐孢子虫、贝氏等孢球虫、环孢子虫病在健康人群仅引起自限性急性腹泻，但是在免疫缺陷患者可引起巨量腹泻，危及生命。粪便检查可以区分开蓝氏贾第鞭毛虫、阿米巴、等孢子虫、隐孢子虫、环孢子虫，偶尔需要活组织检查来诊断。

分泌毒素诱发的腹泻：霍乱弧菌或肠产毒性大肠埃希菌产生的毒素引起的腹泻，导致大量肠内液体的丢失，成人有时达到每小时1L。液体和电解质的补充是很重要的。

细胞毒素、分泌的肠毒素和/或神经毒素引起的食物中毒：金黄色葡萄球菌或蜡样芽孢杆菌引起的食物中毒多见。毒素可以直接随食物被摄入。急性临床表现特点：短潜伏期（2~6小时）、高发病率（高于75%的人有被感染的风险）、剧烈呕吐（可能是由吸收入血的神经毒素作用于中枢神经系统引起的）。

旅行者腹泻：去过疫区的人中超过20%的人发展为旅行者腹泻。

明确的可以通过性传播的病原体，在性行为活跃的同性恋者中引起急性腹泻性疾病。这些疾病与发生在一般人群的常见的疾病不同。

【问题7】　除了感染性腹泻外，还有其他哪些原因引起的腹泻？

思路　对于无发热且有水样粪便的患者，要认真检查非感染性腹泻病因，考虑滥用泻药、神经内分泌瘤等病的存在，病情允许时行内镜检查。

【问题8】　如何确定腹泻导致出现脱水表现？

思路　液体丢失是急性腹泻性疾病高发病率和死亡率的主要原因，对于急性腹泻，特别是大量腹泻，首先要及时发现脱水的临床表现。

知识点

如何判断液体丢失

液体丢失是急性腹泻性疾病高发病率和死亡率的主要原因，要及时发现危及生命的腹泻所引起的脱水、低血容量。

首先，对于危及生命的腹泻性疾病的患者，要及时补充丢失的水和电解质。

其次，查明病原体。流行病学资料对判定病原体非常有帮助。

患者是否有脱水的表现：脱水的体征包括收缩压低、皮肤弹性低、眼窝下陷和尿量减少。对儿童尤其要检查是否存在前囟塌陷。

【问题9】　腹泻导致脱水的治疗原则是什么？

思路　大量腹泻引起水和电解质的丢失，引起脱水，要立即补充。要根据脱水的程度选择静脉补液或口服补液。

知识点

电解质补充疗法的一般原则

1. 静脉补液　急性腹泻性疾病患者使用相同的补液疗法可以取得相同的疗效。因为在成人感染性腹泻中，大量的水样便都能引起相同类型的电解质丢失。严重腹泻引起的体液丢失可以通过静脉输入与丢失液体大约相同的电解质而被迅速纠正。乳酸林格液易于应用且能得到好的效果。如果患者合并有低血压，静脉补液初期需要快速补液。

后期的液体管理需要根据患者的临床表现，包括生命体征、颈静脉充盈和皮肤弹性。对于绝大多数急性腹泻性疾病患者，临床评估只能对液体替代疗法提供一个大致的指导。静脉补液在腹泻时被控制在合适的液体量，由产毒细菌引起的腹泻的患者基本都能够恢复健康。如果按照这些原则进行治疗，很少出现并发症（如急性肾衰竭继发性低血压）。

2. 口服补液　在感染性疾病的很多患者中，应用等张的含糖电解质溶液口服也可以达到补充电解质的效果。有效的溶液制备：每升液体中含氯化钠3.5g，氯化钾1.5g，碳酸氢钠2.5g，无水葡萄糖20g。这种液体应该持续大量给予，在成人每15分钟给予250ml，直至临床观察预示着体液达到平衡。随后，液体应该能够维持平衡的量，如果排出的便量能测量，大约丢失每升便，需要1.5L含糖电解质溶液才能补充。口服糖盐水溶液不能减少通过肠道丢失的液体体积，但能够促进液体吸收，对抗含毒素液体的分泌。

尽管导致腹泻的侵袭性病原体与产肠毒素的细菌有很大不同，但侵袭性病原体导致的腹泻可以通过口服补液疗法得到很好的纠正。

【问题10】 哪些患者不需要进行实验室检验?

思路　多数急性水样腹泻通常无须治疗,自行缓解,通常不必进行特异性检查。

知识点

病程短的轻症腹泻的处置

大多数免疫功能正常的急性水样便腹泻是自限性的,不需治疗便能缓解,无须作出特异的诊断。但是要确定是感染性腹泻,还是其他病因导致的腹泻,则需要进行适当的检查,这对于检测当地腹泻流行病非常重要。

【问题11】 常用诊断腹泻的检查方法有哪些?

思路　对于腹泻超过 5 日的患者,明确诊断很重要,因为这些疾病(如贾第虫病)也许需要特殊的抗菌药物治疗。

知识点

腹泻常用诊断方法

1. 粪便镜检和培养　通过粪便亚甲蓝染色,检查红细胞和脓细胞。可能有助于区分急性腹泻是由侵袭性的病原体,还是由非侵袭性的病原体导致的。少数情况下,在非侵袭性病原体导致的腹泻(如肠产毒性大肠埃希菌)患者的粪便中可以找到不同数量的白细胞或红细胞,可能是继发于新病菌感染(比如沙门菌)或细胞毒素(比如梭状芽孢杆菌)。此外,在粪便检查和培养阴性的患者中,酶联免疫吸附试验可检测粪便中的轮状病毒和难辨梭状芽孢杆菌毒素 A。

2. 血清学方法　检测阿米巴原虫、小肠结肠炎耶尔森菌,以及类圆线虫、血吸虫感染,特别是到过疫区的旅行者应行此检查。

3. 腹部影像学　腹部 X 线片用于严重腹痛患者,以排除肠穿孔,评价感染性结肠炎的严重程度和范围。腹部超声检查可用于肠壁增厚、淋巴结肿大、气肿、腹部结核、阿米巴肝脓肿。

4. 内镜　胃镜检查可用于非感染性慢性腹泻,伴有吸收不良病的患者。严重的十二指肠下端绒毛萎缩见于小肠原虫感染,如蓝氏贾第鞭毛虫、小孢子虫(如溃疡性结肠炎、克罗恩病)。结肠镜检查结肠和回肠用于粪便培养和显微镜阴性患者,能区别感染性结肠炎和炎性肠病、节段性溃疡阿米巴肠炎和结肠结核。结肠假膜提示难辨梭状芽孢杆菌感染。

5. 组织病理学　24～72 小时内结肠黏膜活检,如出现黏膜水肿、腺体僵直和急性炎性浸润则提示感染。活检还可用于鉴别诊断难辨梭状芽孢杆菌引起的腹泻。

【问题12】 哪些全身性疾病可以导致腹泻?

思路　除了肠道感染引起腹泻外,其他感染、全身疾病、胃肠手术等也能引起腹泻,要仔细查体,详细询问病史及相关检查。

知识点

其他病因引起的腹泻

患者如感染非典型病原体,并伴随发热,通常考虑涉及以下几种原因:IgA 缺乏症,艾滋病,肠道蠕动障碍(阿片类和抗肠道动力药物的应用、糖尿病等),免疫抑制剂的使用(化疗等),胃酸缺乏症,胃部手术,中和胃酸药物的使用(抗酸药、H_2 受体阻滞剂等),糖皮质激素的使用。

【问题13】 患者近 6 个月无外出旅行史,对鉴别诊断有何作用?

思路　6 个月无外出流行史,可排除旅行者腹泻。

> **知识点**
>
> ### 旅行者腹泻
>
> 旅行者腹泻是指旅行期间或旅行后出现每日 3 次以上排便不成形者。绝大多数由细菌、病毒、真菌引起；少数病原为原虫或蠕虫。旅行者腹泻发病率最高的是发展中国家，旅行者腹泻经口传播，可分为肠毒素腹泻和侵袭性腹泻。

【问题 14】　发现或疑似暴发腹泻，该怎么处理？

思路　家庭成员近期无发病。但是与其一同就餐于附近快餐厅的几个同事同期出现腹泻症状。应考虑暴发流行。

> **知识点**
>
> ### 暴发腹泻
>
> 发现或疑似腹泻暴发情况（多人共同就餐、饮水，多人同时发生腹泻）时，要依据《中华人民共和国传染病防治法》向上级卫生管理部门报告，引起警觉，及时发现传染源，预防更多人发病，保存培养平板和分离菌群，并将粪便标本和棉签在 −70℃ 冻存，以备进一步确定病原体。

【问题 15】　对于腹泻时间较长（超过 30 日），无特异性体征的患者，应采用哪种诊断策略？

思路 1　对于缺乏阳性体征的患者，如何全面进行检查并尽量缩窄检查范围至关重要，合适的策略是根据大便性状对腹泻原因进行分类，进行相关的辅助检测和实验性治疗，作出诊断。

思路 2　通过大便常规明确大便的性质、分辨腹泻的分类，如分泌性腹泻、渗透性腹泻、渗出性腹泻等。其中包括大便中的钠钾浓度、白细胞、潜血等指标。

> **知识点**
>
> ### 慢性腹泻诊断思路
>
> 1. 慢性腹泻病因众多。首先根据病史、体征、大便性状分为水样腹泻（见于分泌性腹泻和渗透性腹泻）、渗出性腹泻及脂肪泻等。
> 2. 注意患者的全身性疾病。腹泻伴贫血常见于小肠疾病；分泌性腹泻伴营养不良可能有神经内分泌瘤。
> 3. 采集病史注意患者的年龄、住院史、服药史、饮用水源、禁食是否减轻腹泻等。
> 4. 通过以上病史，参照表 7-4-5，腹泻可作出初步诊断。

表 7-4-5　慢性腹泻分类及鉴别诊断

分类	腹泻机制	疾病
水样腹泻	渗透性腹泻	Mg^{2+}、PO_4^{3-}、SO_4^{2-} 摄取障碍
		碳水化合物吸收障碍
	分泌性腹泻	泻药滥用
		先天综合征
		细菌毒性
		胆汁酸吸收障碍
	渗出性腹泻	脉管炎
		药物性与中毒
		蠕动紊乱

续表

分类	腹泻机制	疾病
水样腹泻	异常的小肠蠕动	迷走神经离断后腹泻
		交感神经离断后腹泻
		糖尿病自主神经病变
		甲亢
		应激性结肠综合征
	神经内分泌瘤	胃泌素瘤
		血管活性肠肽瘤
		生长抑制素瘤
		肥大细胞增多综合征
		类癌综合征
		甲状腺髓样癌
	肿瘤形成	结肠癌
		淋巴瘤
		绒毛状腺瘤
		肝癌肺癌
脂肪泻	吸收不良综合征	黏膜病变
		短肠综合征
		胃大部切除后腹泻
		肠系膜缺血
	消化不良	胰腺功能不全
		胆汁酸不足
炎症性腹泻	炎性肠病	溃疡性结肠炎
		克罗恩病
		憩室炎
		溃疡性小肠炎
传染性疾病引起的腹泻	溃疡性病毒感染	巨细胞病毒感染
		单纯疱疹病毒感染
	放射性结肠炎	
	缺血性结肠炎	

【问题16】　急性腹泻的治疗原则是什么?

思路

1.纠正脱水和电解质紊乱。

2.抗腹泻的系统治疗以减少大便次数和其他症状,如腹痛等。

3.抗分泌药物的治疗,目的是减少排泄物。

4.特殊治疗,例如抗微生物化疗药物的应用,以缩短病程及缓解疾病的严重程度。

【问题17】　如何应用结肠镜诊断慢性腹泻?

思路　结肠镜可观察包括直肠、全结肠、盲肠直至回肠末端的肠黏膜,用于诊断结、直肠炎症及肿瘤等疾病。其适应证为腹痛、腹泻、便血等。但是内镜是一种侵入性检查,临床上要根据病情和病程,合理应用。结肠镜术前要禁食和肠道准备。结肠镜的禁忌证:严重心肺功能不全、危重患者和急性肠炎。

【问题18】　哪些慢性腹泻可以进行经验性治疗?

思路1　经验性治疗是指医生不需要明确的诊断,可以直接给患者使用非特异性止泻药物。这和经验性治疗方法只适用于下列情况:①依据病史及体格检查排除病危患者;②腹泻为功能性腹泻和/或自限性腹泻,很多慢性腹泻是非致命的,具有自限性,没有特异的治疗,如肠激惹综合征可以通过病史及基本检查来诊断,若一个慢性腹泻患者,符合肠激惹综合征诊断标准,但缺乏特异性改变来证实,比较适合进行经验性治疗，但是，需对患者进行严密观察和随访。

　　思路2　血 - 粪便渗透压差（mOsm/kg）=290-2×[粪便 Na^+ 浓度（mmol/L）＋粪便 K^+ 浓度（mmol/L）]。渗透压差值≤50mOsm/kg，提示分泌性腹泻；渗透压差值≥50mOsm/kg，为渗透性腹泻。

知识点

脂肪泻、水样腹泻的鉴别要点

1. 如果粪便中无过多的脂肪，则可以排除脂肪泻。

2. 慢性水样腹泻主要可分为渗透性腹泻和分泌性腹泻。

（1）渗透性腹泻：肠道对电解质的吸收是正常的，水滞留在肠道是由于肠道存在不能吸收的渗透性活性物质。

（2）分泌性腹泻：肠道对电解质吸收不完全，导致水在肠道滞留。

【问题19】　感染性腹泻的治疗原则是什么？

　　思路　对有发热、腹痛、血样粪便的感染性腹泻患者，要依据病原体检查结果选择抗生素。

知识点

感染性腹泻抗感染治疗原则

　　绝大多数感染性腹泻不需要抗生素治疗。非侵袭性细菌导致的腹泻中，只有霍乱可以通过抗生素治疗显著减少腹泻的量。

　　对于侵袭性细菌导致的腹泻，短期的抗生素治疗能明显缩短志贺菌病的持续时间，降低发病的严重程度。喹诺酮类药物如环丙沙星，500mg，每日2次，连续5日是有效的。

　　抗感染治疗在治疗由耶尔森菌和弯曲杆菌导致的腹泻时，对缩短病程和降低严重程度是有帮助的。环丙沙星500mg，每日2次，用5日，对抗这种病原体也是有效的。抗感染治疗治疗副溶血性弧菌感染效果不明确。对于简单的非伤寒沙门菌感染导致的肠炎，抗感染治疗可能会延长排泄物的脱落。对于非伤寒沙门菌肠炎的治理，就是阻止菌血症和并发症（如脑膜炎、血管内感染、关节或血管假体的感染）的发生。对于明确有败血症、免疫功能低下、动脉粥样硬化性疾病、镰状红细胞贫血或者存在血管或骨骼假体的患者需要给予三代头孢菌素类或喹诺酮类治疗。

　　抗生素对贾第虫病来说，能缩短病程和减轻严重程度。对于成人患者，甲硝唑250mg每8小时1次连用3日和奎纳克林每日300mg连用7日，效果是一样的。急性肠道阿米巴病，需要抗生素治疗。成人可以选择甲硝唑，750mg，每8小时1次，应用5日。复方磺胺甲噁唑片，每日2次，应用5日，明显缩短贝氏等孢球虫病的病程。

【问题20】　对抗生素相关的腹泻，如何合理使用抗生素？

　　思路　接受广谱抗生素治疗的患者可能发生难辨梭状芽孢杆菌感染，或导致假膜性肠炎，要行结肠镜检和病原体分离、培养，尽早明确诊断、选择合适的抗生素。

知识点

抗生素相关性腹泻的治疗

　　对于抗生素相关性腹泻的治疗，抗生素治疗是矛盾的。接受广谱抗生素治疗的患者，患抗生素相关性腹泻的概率从1%增加到15%，这种腹泻是由难辨梭状芽孢杆菌释放的细胞毒素引起的，当肠道内的自然菌群被破坏后，它就会在肠黏膜上增殖。抗生素相关性腹泻潜在的危险是它会导致假膜性肠炎，所以即使在轻度腹泻的患者中，抗生素也应该被停止使用。在中度腹泻的患者（有发热、黏膜溃疡和 / 或假膜形成)中,如果有明显的临床症状,应该在粪便检出艰难芽孢梭菌前及早应用甲硝唑,500mg,每8小时1次,连用7日。只有当病情很重的时候才能口服万古霉素。经验性的治疗目标应该是阻止患者进入重度腹泻,因为这样可能导致耐药菌的出现,比如耐万古霉素的肠球菌。

当没有特异性治疗可选(尤其是显微镜下肠炎),不能确定腹泻原因时,可以尝试选择经验性治疗或减少蠕动和分泌的方法(如洛哌丁胺、坦芬诺酯和在更多急性病例中可待因、镇痛剂、长效生长抑素类似物的应用)。

知识点

腹泻的对症治疗原则

辅助性的对症治疗,不是必需的,但能减轻急性感染性腹泻的腹部绞痛的临床症状。碱性水杨酸铋,每6小时0.6g,可以减轻流行相关性腹泻的症状。能减弱胃肠动力的药物(如可待因、氰苯呱酸乙酸)也能减轻急性感染性腹泻的腹痛症状,但是存在潜在的风险,因为它会使某些侵袭性细菌导致腹泻的典型疾病恶化,如志贺菌病。

【问题21】　如何根据腹泻程度,合理使用对症治疗药物?

思路　减轻急性感染性腹泻的腹痛症状,但是还要减少潜在存在的风险。

【问题22】　腹泻患者的预后如何?

思路　急性腹泻是典型的自限性疾病,旅行者腹泻的典型症状可持续3~5日,也可持续8~15日。2%患者可发展成慢性腹泻。

知识点

针对腹泻的预防性抗菌原则

社会经济条件差,如人口稠密、公共环境卫生差、水源受污染,增加了腹泻性疾病的危险性,因此,避免食用污染的食物和水,可减少腹泻的发生。外出旅行时,要针对当地腹泻流行情况,预防用药。包括多西环素、复方磺胺甲噁唑片或喹诺酮类药物,如环丙沙星等。

【急性腹泻的诊疗思路流程图】（图7-4-1）

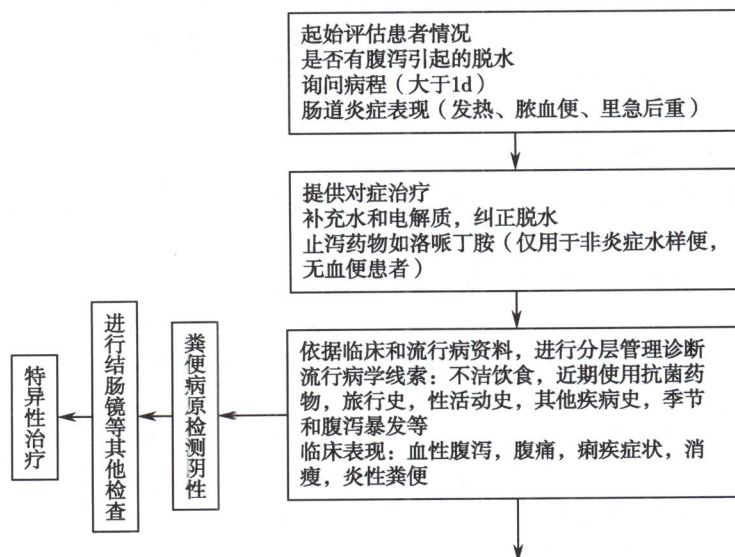

```
┌─────────────────────────────────────┐
│ 起始评估患者情况                      │
│ 是否有腹泻引起的脱水                   │
│ 询问病程(大于1d)                     │
│ 肠道炎症表现(发热、脓血便、里急后重)  │
└─────────────────────────────────────┘
                  ↓
┌─────────────────────────────────────┐
│ 提供对症治疗                          │
│ 补充水和电解质,纠正脱水               │
│ 止泻药物如洛哌丁胺(仅用于非炎症水样便,│
│ 无血便患者)                          │
└─────────────────────────────────────┘
                  ↓
┌──────┐┌──────┐┌──────┐┌──────────────────────────────┐
│特异性││进行结││粪便病││ 依据临床和流行病资料,进行分层管理诊断│
│治疗  ││肠镜等││原检测││ 流行病学线索:不洁饮食,近期使用抗菌药 │
│      ││其他检││阳性  ││ 物,旅行史,性活动史,其他疾病史,季节│
│      ││查    ││      ││ 和腹泻暴发等                  │
│      ││      ││      ││ 临床表现:血性腹泻,腹痛,痢疾症状,消│
│      ││      ││      ││ 瘦,炎性粪便                   │
└──────┘└──────┘└──────┘└──────────────────────────────┘
  ←─────────←─────────←                    ↓
```

A. 社区获得性腹泻或旅行性腹泻（尤其是伴随典型的发热、便血），需进行血培养或便培养：沙门菌、志贺菌、大肠埃希菌O157∶H7型（如便血应检测志贺菌毒素，若阳性应进行细菌分离）、艰难梭状芽孢杆菌毒素（近期采用抗生素或化学疗法）	B. 院内获得性腹泻（住院时间大于3d时出现），需检测艰难梭状芽孢杆菌毒素。对于怀疑院内发作，伴有便血的患者，以及未成年患者，应增加A中的检测	C. 持续性腹泻>6d（尤其是存在免疫功能不全）考虑寄生虫感染：贾第虫属、隐孢子虫、环孢子虫、贝氏等孢球虫；无菌炎症性肠病筛查；其他特殊病原体筛查，如人类免疫缺陷病毒阳性，考虑微孢子虫（gram-chromotrope）、鸟-胞内分枝杆菌复合体等

考虑针对病原体的特异性治疗
立即向卫生管理部门或疾控中心报告腹泻疫情
如果怀疑腹泻暴发要在-70℃保存培养皿、分离到的病原体、粪便、食物及水等标本，以备进一步分析检查

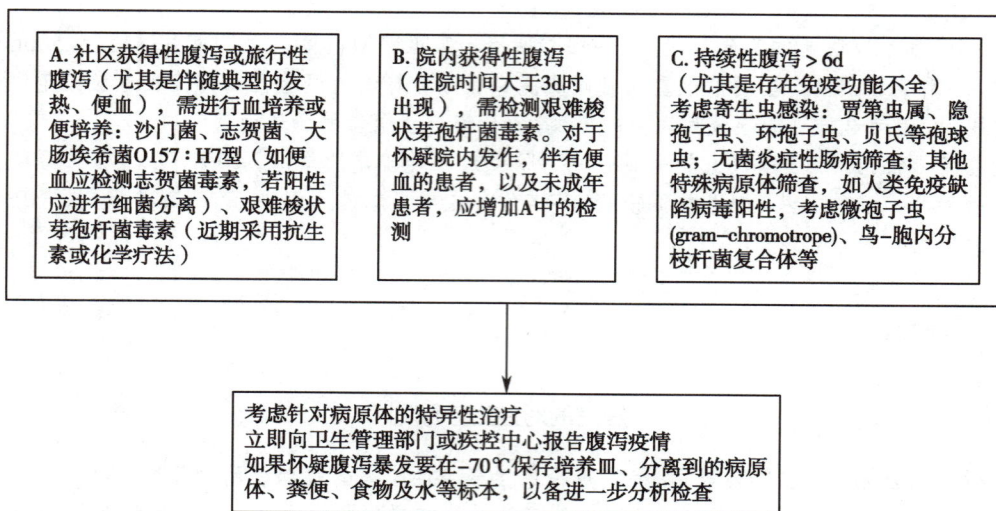

图 7-4-1　急性腹泻的诊疗思路流程图

（鲍万国）

第五节　转氨酶升高待查

血清氨基转移酶简称转氨酶，是一组催化氨基酸与α-酮酸之间氨基转移反应的酶类，种类较多，用于肝功能检查的主要是丙氨酸转氨酶（alanine aminotransferase，ALT）和天门冬氨酸转氨酶（aspartate aminotransferase，AST）。转氨酶主要存在于肝细胞、骨骼肌细胞及心肌细胞等。正常时血清中含量很低，当这些脏器受损时，转氨酶被释放入血，引起血清转氨酶升高。可导致转氨酶升高的原因有200余种。因此当临床上遇到转氨酶升高时，应首先明确哪个脏器病变，再进一步明确病因。

在肝细胞中，ALT 主要存在于非线粒体中，而大约80%的 AST 存在于线粒体内。当肝细胞受损时，肝细胞膜通透性增加，ALT 与 AST 释放入血，致使血清 ALT 与 AST 升高。部分肝损伤表现为 AST 升高为主，如酒精性肝病等；而多数肝损伤血清中以 ALT 升高为主，常见病因有各型病毒性肝炎、药物性肝炎、非酒精性脂肪肝、自身免疫性肝病、遗传代谢性肝病、钩端螺旋体病、血吸虫病和华支睾吸虫病等；其他疾病如累及肝脏，也可引起转氨酶升高，如伤寒、传染性单核细胞增多症、肾综合征出血热、布鲁氏菌病、败血症等感染中毒性肝损；胆道系统的感染也可引起 ALT、AST 升高，多伴有谷氨酰转肽酶（GGT）和碱性磷酸酶（ALP）的升高。此外，在月经期、剧烈运动后、熬夜甚至情绪紧张焦虑等情况下亦有可能转氨酶升高，但大多升高幅度较小，持续时间短。因此，必须进行仔细的病史采集、全面的体格检查，并结合化验、影像及其他检测指标综合分析，才能作出正确诊断。

血清转氨酶升高的诊疗经过通常包括以下环节：

（1）询问有无肝炎或肝病症状及伴随症状。

（2）询问肝炎的相关流行病学史：家族史、预防接种史、不洁注射及输血制品史。

（3）询问饮酒史，包括饮酒的种类、量、频次和持续时间。

（4）询问药物应用史，包括各种药物和化学类物质，尤其是中成药、保健品，要具体到药物成分、量、应用时间和方式等。

（5）询问肝病以外的其他疾病，如甲状腺疾病（甲亢、甲减）、高血压、高血脂和糖尿病史及其治疗用药情况。

（6）仔细检查各系统体征，尤其有无肝掌、蜘蛛痣和肝脾大等肝病体征。

（7）对患者进行血尿大便常规、肝功能、血生化、常见嗜肝病毒检测、腹部超声等检查，以尽早明确诊断。

（8）结合患者初步检查结果做进一步的检查，如免疫球蛋白、抗核抗体等自身免疫指标。

（9）对部分患者必要时进行肝穿刺活检病理检查或基因检测，以期明确诊断。

【临床关键点】

1. 通过询问病史，首先明确转氨酶升高来源于哪个病变脏器，为开始倾向性的诊治提供方向。

2. 询问病毒性肝炎的流行病学资料，尤其是肝炎家族史、预防接种史及血制品应用情况。

3. 询问转氨酶升高的过程中有无明显的全身及消化道症状，如发热、乏力、食欲缺乏、恶心、呕吐、腹胀、肝区不适等。

4. 对于转氨酶升高时间较长者，询问转氨酶的波动情况及每次波动有无明显的诱因。

5. 注意询问既往史，如有无糖尿病、高血脂、高血压及其治疗用药，明确有无非酒精性脂肪肝及治疗其他疾病药物所引起的药物性肝损伤。

6. 询问药物毒物接触史，包括中成药、草药、保健品及染发剂等毒物接触史。

7. 仔细查体，包括体型及体重，有无文身、肝掌、蜘蛛痣及肝脾大，可以为诊断和鉴别诊断提供重要依据。

8. 各型肝炎病毒标记物的检测，可以明确有无常见的病毒性肝炎。

9. 免疫学的检测包括免疫球蛋白、自身抗体检测及铁、铜代谢相关指标检测，可以初步了解有无自身免疫性肝病及遗传代谢性肝病。

10. 对于部分反复转氨酶升高、不能明确诊断的患者，必要时进行肝穿刺活检病理学检查或基因检测，对于明确诊断具有重要的意义。

临床病例

患者，女性，39 岁，工人，主因"发现转氨酶升高 5 个月"就诊。初步病史采集：5 个月前单位组织体检时，查肝功能发现转氨酶升高，具体数值不详，随后稍感乏力、休息后即可缓解；尿黄，多饮水后可转清，偶感右上腹部不适、口干及皮肤瘙痒。食欲稍降，就诊于当地医院查肝功能：ALT 234U/L，AST 156U/L，GGT 235U/L，ALP 250U/L，总胆红素 45μmol/L，直接胆红素 25μmol/L；肾功能：尿素氮 4.75mmol/L，肌酐 57μmol/L。曾反复在当地医院用甘草酸二铵、还原型谷胱甘肽等治疗，症状稍减轻，转氨酶下降，但未能降至正常，遂来进一步就诊。发病以来无发热，一直感轻度乏力、食欲减退，无明显腹胀、恶心、呕吐。平素大便干，2～3 日 1 次。近 2 年体重稍降。偶有牙龈出血。睡眠欠佳。

总结病例特点：中年女性，体检时发现转氨酶升高，有乏力、消化道症状及尿黄、口干和皮肤瘙痒等症状，保肝药物治疗后肝功能未能完全恢复。

对于此类患者，临床上需要考虑以下几个相关问题。

【问题 1】 为明确诊断，还需进一步采集那些病史信息？

思路 1　该患者血转氨酶升高是由肝脏还是其他脏器受损引起？

患者体检时发现转氨酶升高，可能是肝脏、心肌和骨骼肌病变引起或其他系统疾病在肝脏的表现，此患者同时伴有乏力、尿黄、上腹部不适，以原发于肝脏受损的可能性大，但是应进一步详细采集病史以便与其他脏器受损鉴别。故需要再补充询问病史中有无心悸、胸闷及心前区疼痛、肌痛、肌无力等症状。

进一步采集病史

患者既往无高血压、心脏病、肾脏病史，发病后感疲乏，休息后可以缓解，平素及发病时无肌无力、肌肉疼痛，无胸闷、心悸、心前区疼痛。在门诊肾功能检查正常，心电图检查正常。

经过上述病史补充，可排除心肌、骨骼肌及肾受损引起的转氨酶升高，初步确定该患者转氨酶升高为肝脏损伤。

依据：①无反复发作的胸闷、胸痛，门诊查心电图正常，病史 5 个月，可除外急性心肌梗死，且心肌病变多数患者表现为 AST 高于 ALT，与本患者检查不符；②骨骼肌或横纹肌病变常出现肌肉无力、肌痛；③单纯肾脏病变引起的血转氨酶升高临床较为少见，可有明显的肾功能受损表现如血肌酐和尿素氮升高。因此该患者血转氨酶升高考虑源于肝脏损伤，即通常所说的肝（功能）损伤。

注意：临床上肝功能检查发现转氨酶升高时，应该注意首先排除心肌、骨骼肌病变引起的转氨酶升高，即转氨酶升高不等同于肝损伤。

知识点

转氨酶处于正常范围内不等于肝功能正常

肝脏功能非常复杂，包括合成、分解代谢等多种功能。血转氨酶升高只是肝脏发生炎症时，肝细胞破坏，存在于肝细胞内的转氨酶释放入血，所以肝脏存在炎症，且有一定量的肝细胞存在时，血中转氨酶才能升高。肝病终末期，尤其是肝硬化晚期，有效的肝细胞数量极少，即使有肝脏炎症也不会引起血转氨酶水平明显升高，而主要表现为合成、代谢等功能异常，如白蛋白水平低下、凝血酶原时间延长等实验室检查异常。因此，转氨酶水平正常不等于肝功能正常。

思路2　常见引起肝损伤的病因有哪些？

知识点

引起肝损伤的常见病因

常见引起肝损伤的病因：病毒性肝炎（甲型至戊型病毒性肝炎）、EB 病毒感染、巨细胞病毒感染、酒精性肝病、非酒精性脂肪肝、药物性肝损伤、自身免疫性肝病、胆道系统的感染、感染中毒性肝损伤、淤血性肝病、寄生虫感染、遗传代谢性肝病等。

思路3　为明确肝损伤原因尚需进一步收集哪些病史？

注意：病毒性肝炎是最常见的肝损伤原因。对于病毒性肝炎，流行病学史非常重要，明确的流行病学史是疑似诊断的重要依据。每位患者都必须询问。该患者有关病毒性肝炎流行病学史采集不足，应予以补充。

知识点

各型病毒性肝炎流行病史询问要点

流行病学资料包括患者年龄、性别、职业、输血或血制品史、手术外伤史、预防接种史、发病季节等。

1. 甲型、戊型肝炎　常有不洁饮食史，暴发以水传播多见。

2. 乙型、丁型肝炎　成人多见，无明显季节性，注意询问有无家族史、不洁注射史、与乙型肝炎病毒感染者密切接触史、输血或血制品史、冶游史等。

3. 丙型肝炎　基本同乙型肝炎，可重点询问有无输血及血制品、血液透析、静脉吸毒、冶游史、不洁注射及文身等流行病学史。

进一步采集病史

流行病学史：中年女性，家族中无肝炎患者，病前无不洁注射、不洁针灸、文身及文眉史，3 年前曾在当地小诊所拔牙，曾行剖宫产手术，但无输血制品史，预防接种史不详。

针对其他可能导致肝功能损伤需收集的相关病史：病前无畏寒、发热，偶有牙龈出血，无鼻出血，有便秘。否认中成药、汤药用药史，饮食无特殊嗜好，无服用保健品史、无染发史，无肝病家族史。平素不饮酒，无高血压、糖尿病及心脏病史，长期居住于徐州市，未曾接触过江水，从不吃生的或未煮熟的鱼或虾。

【**问题2**】　根据补充询问病史，可初步排除哪些疾病？

思路　根据病史，可以基本除外以下疾病：

1. 酒精性肝病　病史应有长期大量饮酒史。此患者不饮酒，可以排除。

2. 非酒精性脂肪肝　此患者体型消瘦，既往无高血脂、糖尿病等代谢相关病史，可进一步检查血糖、血脂等加以除外。

3. **药物性肝损伤**　无服用损伤肝脏的药物史,如止痛药、降脂药、中药、抗结核药物等;也无化学药品毒物接触史,如四氯化碳、氯仿、磷、锑、砷剂等。本例患者目前无药物性肝损伤证据。

注意:对于不明原因的肝损伤,一定要仔细询问服药史,包括各种保健品及染发剂(外用染发剂和口服的药物,如何首乌等),这些药物也可以引起肝功能的损伤,即使未收集到明确的用药史,也不能完全排除药物性肝损伤,必要时肝穿刺病理检查协助进一步诊断。

4. **胆道系统的感染**　病史中无反复腹痛、发热、黄疸等,暂不支持胆道系统感染,可进一步完善超声等影像学检查除外胆道炎症及阻塞(如结石、肿瘤、蛔虫等)引起的慢性肝损伤。

5. **感染中毒性肝损**　多继发于其他急性感染性疾病,如伤寒、肾综合征出血热等疾病,或全身感染如败血症等,常具有起病急、伴有发热等感染中毒症状、病程相对较短等特点。该患者病史不支持。

6. **淤血性肝病**　无胸闷、活动后气促及下技水肿等慢性心力衰竭的表现,体格检查无颈静脉怒张、肝-颈静脉回流征等表现,可基本除外因心力衰竭引起肝淤血和缺氧而导致的肝损伤。必要时完善超声心动图等检查进一步排除。

7. **寄生虫感染**　无血吸虫流行区疫水接触史,无急性血吸虫病尾蚴皮炎史,无发热、荨麻疹、肝脾大、肝区隐痛,无长期不明原因的腹痛、腹泻和便血,可以排除肝血吸虫病;同时无吃生的或未煮熟的鱼虾的习惯,可以除外华支睾吸虫感染。

知识点

酒精性肝病的临床诊断标准

1. 有长期饮酒史,一般超过5年,折合乙醇量:男性≥40g/d,女性≥20g/d,或2周内有大量饮酒史,折合乙醇量>80g/d。但应注意性别、遗传易感性等因素的影响。乙醇量(g)=饮酒量(ml)×乙醇含量(%)×0.8。

2. 临床症状为非特异性,可无症状,或有右上腹胀痛、食欲减退、乏力、体重减轻、黄疸等;随着病情加重,可有神经精神症状和蜘蛛痣、肝掌等表现。

3. 血清AST、ALT、GGT,以及总胆红素、凝血酶原时间(PT)、平均红细胞容积(MCV)和缺糖转铁蛋白(CDT)等指标升高。其中AST/ALT>2、GGT升高、MCV升高为酒精性肝病的特点。禁酒后这些指标可明显下降,通常4周内基本恢复正常,有助于诊断。

4. 肝脏B型超声、计算机体层摄影(CT)、磁共振成像(MRI)或瞬时弹性成像检查有典型表现。

5. 排除嗜肝病毒现症感染及药物、中毒性肝损伤和自身免疫性肝病等。

酒精性肝病无特异性临床诊断方法,长期饮酒史的仔细询问非常重要,符合第1项者,排除其他原因的肝病,同时具有第3、4项者,可诊断为酒精性肝病。

【问题3】 为明确诊断,体格检查应注意哪些问题?

思路　对肝损伤患者,做全面细致的全身检查非常重要,任何部位的阳性体征均可能是疾病诊断的线索。对于该患者,在全面体格检查的基础上,重点应包括:有无慢性肝病的体征,即面晦暗、肝掌、蜘蛛痣等情况;皮肤巩膜黄染情况;腹部检查是重点,应注意腹壁有无静脉曲张,有无腹膜刺激征,肝脾边界、触痛、叩痛,墨菲征,腹水征等;下肢及身体下垂部位水肿情况;还应注意有无文身、皮疹、关节变形或疼痛、颈静脉怒张、肝-颈静脉回流征等对鉴别诊断有帮助的症状或体征。

查体记录

体温36.7℃,血压100/60mmHg,呼吸18次/min,脉搏80次/min,神志清楚,精神可,消瘦,轻度贫血貌,面色稍晦,肝掌阳性,胸前可见蜘蛛痣,全身皮肤无黄染,巩膜轻度黄染,全身浅表淋巴结未触及肿大,全身皮肤未见皮疹,甲状腺未触及肿大。咽无充血,双侧扁桃体无肿大。无颈静脉怒张、肝-颈静脉回流征阴性。双肺呼吸音粗,未闻及干、湿啰音。心界不大,心率80次/min,心律齐,各瓣膜听诊区未闻及病理性杂音。腹平软,无腹壁静脉曲张,全腹无压痛、反跳痛和肌紧张,未触及包块,肝上界位于右锁骨中线第5肋间,肝肋下未触及,肝区叩痛阴性,脾肋下可触及,质软边锐,无压痛。墨菲征阴性。双肾区无叩痛。移动性浊音阴性,肠鸣音3次/min,双下肢不肿。颈软,四肢肌力肌张力正常,病理征阴性。关节无肿痛,脊柱无压痛。

【问题4】　为明确诊断应进一步做哪些检查项目？

思路1　院外诊治过程中有哪些检查？

在院外曾行检查及结果如下：抗 -HAV IgM（－），抗 -HAV IgG（＋），抗 -HBs（＋）、抗 -HBe（＋）及抗 -HBc（＋），抗 -HCV（－），抗 HEV-IgM（－）。本院门诊再次复查，肝功能：ALT 343U/L，AST 259U/L，GGT 202U/L，ALP 239U/L，总胆红素 66.2μmol/L，直接胆红素 28.7μmol/L，白蛋白 35g/L，球蛋白 45g/L。

思路2　为明确诊断，入院后还需完善哪些检查？

①完善血、尿、大便常规及心电图、胸部 X 线等常规检查，肝肾功能、血脂、心肌酶检查。②完善甲胎蛋白等肿瘤标志物、腹部超声或 CT 及 MRI 等影像学检查。③根据外院检查结果，甲型肝炎、戊型肝炎、丁型肝炎可排除。可完善 HBV DNA 及 HCV RNA 进一步排除乙型肝炎和丙型肝炎。完善 EB 病毒、巨细胞病毒抗体和核酸检查。④完善自身抗体相关检查了解有无自身免疫性疾病。⑤完善寄生虫抗体、血清铜蓝蛋白、铁蛋白等特殊蛋白和微量元素检查。

入院后初步检查

血常规检查：WBC $3.3×10^9$/L，Hb 101g/L，PLT $88×10^9$/L。

尿常规（－），大便常规（－）。

肝功能：ALT 243U/L，AST 219U/L，GGT 230U/L，ALP 329U/L，总胆红素 56.2μmol/L，直接胆红素 28.7μmol/L，白蛋白 37g/L，球蛋白 38g/L。

蛋白电泳：白蛋白 49.3%，$α_1$ 球蛋白 3.1%，$α_2$ 球蛋白 6.7%，β 球蛋白 8.4%，γ 球蛋白 32.5%。

血脂：总胆固醇 4.53mmol/L，甘油三酯 1.78mmol/L，高密度脂蛋白胆固醇 1.69mmol/L，低密度脂蛋白胆固醇 2.15mmol/L。

肾功能：尿素 5.75mmol/L，肌酐 54μmol/L。

血糖：4.86mmol/L。

心肌酶谱：AST 219U/L，LDH 230U/L，CK 177U/L，超敏肌钙蛋白＜0.01μg/L。

AFP 1.32μg/L，CEA 2.49μg/L。

腹部超声：肝脏大小正常，肝区光点密集，粗密不均，血管纹理欠清晰，门静脉直径 1.4cm，脾脏 4.9cm×13.8cm，肝静脉及下腔静脉通畅。

HCV RNA（－），HBV DNA（－），EBV DNA（－），CMV DNA（－），抗 -EBV IgM（－），抗 -CMV IgM（－）。

寄生虫抗体：血吸虫抗体、肝吸虫抗体、囊虫抗体、丝虫抗体及华支睾吸虫抗体阴性。

血清铜蓝蛋白 0.301g/L。

血清铁蛋白 78.77μg/L。

X 线胸片未见异常。

腹部 CT：肝硬化，脾大。

【问题5】　补充病史完善检查后，可进一步排除哪些疾病？

思路1　该患者入院后初步检查特点为何？

①超声示肝边缘欠光滑，肝区光点密集，粗密不均，血管纹理欠清晰，门静脉直径 1.4cm，脾脏 4.9cm×13.8cm；CT 提示肝硬化、脾大；②血常规示白细胞、红细胞及血小板计数减少；③反复肝功能检测均提示 AST/ALT、GGT/ALP 升高，但以 GGT/ALP 升高明显，且 ALP 高于 GGT。

思路2　根据临床症状、体征及检查结果，可以进一步排除哪些疾病的诊断？

1. EB 病毒（EBV）及巨细胞病毒（CMV）感染引起的肝损伤　抗 -EBV 及抗 -CMV 阴性，CMV DNA 及 EBV DNA 阴性，临床无反复发热、咽痛及皮疹等症状，可除外 EBV 及 CMV 感染引起的肝损伤。

2. 腹部超声发现肝静脉及下腔静脉通畅无闭塞，可以排除布 - 加综合征（Budd-Chiari syndrome，BCS）。

【问题6】　根据上述资料能否排除常见的病毒性肝炎？

思路1　结合病史和辅助检查，可排除甲型、丁型和戊型病毒性肝炎。依据：①甲型肝炎，好发于学龄前儿童，起病较急，病初常有病毒血症，病程较短，通常 1 个月左右，抗 -HAV IgM 阴性不支持，抗 -HAV IgG 阳性提示既往感染或甲型肝炎疫苗免疫接种后获得免疫力；②丁型肝炎，为缺陷病毒，需有乙型肝炎病毒感染基础，患者 HBsAg 阴性，可以除外；③戊型肝炎，病程较短，疾病较急，病初常有病毒血症，病程 1 个月左右，抗 -HEV IgM 阴性，抗 -HEV IgG 阴性，可除外。

思路 2　抗 -HBs、抗 -HBe 及抗 -HBc 阳性，能否排除乙型肝炎？

该患者血清 HBV DNA 阴性，可以排除乙型肝炎。

思路 3　患者有当地小诊所拔牙史，但抗 -HCV 阴性，进一步检测血清中 HCV RNA 阴性，可排除丙型肝炎。

注意：此患者在当地曾有拔牙史，需要进一步排除丙型肝炎，因为部分机体免疫力较弱的患者即使感染丙型肝炎病毒，也不能产生抗 -HCV，但血清中 HCV RNA 阳性，故此患者可进一步完善 HCV RNA 检测，如阴性，可排除丙型肝炎病毒的感染。

知识点

各型病毒性肝炎病原学诊断主要依据

1. 甲型肝炎　抗 -HAV IgM 阳性。
2. 乙型肝炎　HBsAg 阳性或 HBV DNA 阳性。
3. 丙型肝炎　抗 -HCV 及 HCV RNA 阳性。
4. 丁型肝炎　抗 -HDV 阳性，或 HDV RNA 阳性。
5. 戊型肝炎　抗 -HEV IgM 阳性。

知识点

隐匿性乙型肝炎

隐匿性乙型肝炎指血清 HBsAg 阴性，但血清和 / 或肝组织中 HBV DNA 阳性，并有慢性乙型肝炎的临床表现。除 HBV DNA 阳性外，患者可有抗 -HBs、抗 -HBe 和 / 或抗 -HBc 阳性，但约 20% 隐匿性乙型肝炎的血清标志物均为阴性。诊断主要通过 HBV DNA 检测，尤其对抗 -HBc 持续阳性者。

【问题 7】　患者的初步诊断是什么？

思路 1　该患者的肝损伤属于急性还是慢性？

患者提供病史时间虽然较短，但为体检后发现肝功能异常，故实际肝损伤时间可能已经超过 5 个月，结合查体发现：面色稍晦，肝掌阳性，蜘蛛痣阳性，脾肋下可触及边，应考虑慢性肝损伤可能性大。

思路 2　综合目前临床资料，尤其是肝功能的特点，在除外其他常见肝病的基础上，考虑初步诊断原发性胆汁性肝硬化（primary biliary cirrhosis，PBC，也称原发性胆汁性胆管炎）。

依据：①患者女性，体检后发现转氨酶升高，伴有乏力、尿黄、口干等症状；②有慢性肝病体征：肝掌、蜘蛛痣、脾大；③辅助检查：影像学提示肝硬化、脾大；血常规示白细胞、红细胞及血小板计数减少；反复肝功能检测均提示 AST/ALT、GGT/ALP 升高，但以 GGT/ALP 升高明显，且 ALP 高于 GGT。

思路 3　下一步仍需要进一步完善哪些检查确定诊断和鉴别诊断？

①完善自身抗体、免疫球蛋白等检查除外自身免疫性肝炎（autoimmune hepatitis，AIH）和重叠综合征；②完善甲状腺功能及抗体等除外其他器官或系统自身免疫性疾病；③必要时可完善磁共振胰胆管成像（MRCP）进一步除外原发性硬化性胆管炎（primary sclerosing cholangitis，PSC）。

再次检查结果回报：抗线粒体 M2 抗体（+—+），抗肝细胞质液抗体（－），抗肝肾微粒体抗体（－），可溶性肝抗原（－），gp210 抗体（++），Sp100 抗体（－）。抗核抗体（－），核型抗着丝点抗体（－），抗双链 DNA（－），抗核小体抗体（－），抗组蛋白抗体（－），抗 SmD1 抗体（－），抗 U1-SnRNP 抗体（－），SSA/Ro（60）抗体（－），SSA/Ro（52）抗体（+），SSB/La 抗体（－），Scl-70 抗体（－），着丝点抗体（－），Jo-1 抗体（－），Po 抗体（－）。

免疫球蛋白：免疫球蛋白 G 15.20g/L，免疫球蛋白 A 3.39g/L，免疫球蛋白 M 6.09g/L，补体 C3 1.080g/L，补体 C4 0.138g/L。

甲状腺功能及特殊抗体：FT$_3$ 4.36pmol/L，FT$_4$ 13.33pmol/L，促甲状腺激素 13.55mU/L，甲状腺球蛋白抗体 17.11U/ml，甲状腺过氧化物酶抗体<5U/ml。

MRCP：未见异常。

思路 4　除外自身免疫性肝炎和重叠综合征。患者免疫球蛋白检查提示 IgM 增高明显，抗线粒体抗体 M2（+++），gp210 抗体（++），SSA/Ro（52）抗体（+），而其他自身免疫抗体如抗核抗体、核型抗着丝点抗体、抗双链 DNA、抗核小体抗体等均为阴性，IgG 不高，基本可以除外自身免疫性肝炎和重叠综合征。

思路 5　除外 PSC。患者 MRCP 未见 PSC 典型的胆管狭窄特征，临床支持 PBC，可除外 PSC。

思路 6　确定诊断 PBC。依据：①患者乏力、尿黄伴有食欲下降和上腹部不适；②面色晦暗，肝掌，蜘蛛痣阳性，肝脾大；③超声及 CT 均提示肝硬化，血常规提示白细胞、红细胞及血小板减少，脾功能亢进，肝功能示 AST/ALT、GGT/ALP 升高，但以 GGT/ALP 升高明显，且 ALP 高于 GGT；④抗线粒体 M2 及 gp210 抗体阳性。免疫球蛋白 IgM 增高。

思路 7　如何解释患者的口干、皮肤瘙痒？

PBC 引起的皮肤瘙痒与长期肝内胆汁淤滞，血清中的胆汁酸盐含量升高刺激皮肤神经末梢有关。皮肤瘙痒的症状常在夜间加重，在皮肤干燥及湿热气候时症状会加重。PBC 还可以伴有干燥综合征等自身免疫性疾病。此患者 SSA/Ro（52）抗体（+），口干也可能是伴发的干燥综合征引起的，必要时行泪液滤纸试验、唇黏膜活检及唾液腺核素显像检查，进一步明确有无合并干燥综合征。

知识点

自身免疫性肝病

自身免疫性肝病（autoimmune liver diseases，ALD）是一类以异常免疫所介导的，以肝胆系统非感染性炎症为特征的疾病。主要包括：自身免疫性肝炎（AIH）、原发性胆汁性肝硬化（PBC）、原发性硬化性胆管炎（PSC）、自身免疫性胆管炎（autoimmune cholangitis，AIC）、重叠综合征。

知识点

原发性胆汁性肝硬化诊断要点

1. 以中年女性为主，其主要临床表现为乏力、皮肤瘙痒、黄疸、骨质疏松和脂溶性维生素缺乏，可伴有多种自身免疫性疾病，但也有很多患者无明显临床症状。

2. 生物化学检查　ALP、GGT 明显升高最常见；AST、ALT 可轻度升高，通常为 2～4 倍健康人群高限（ULN）。

3. 免疫学检查　免疫球蛋白升高以 IgM 为主，抗线粒体抗体（AMA）阳性是最具诊断价值的实验室检查，其中以第 2 型（AMA-M2）最具特异性。

4. 影像学检查　对所有胆汁淤积患者均应进行肝胆系统的超声检查；超声提示胆管系统正常且 AMA 阳性的患者，可诊断 PBC。

5. 肝组织病理学检查　AMA 阴性者，需进行肝活组织病理学检查才能确定诊断。

注意：除 AMA 外，抗核抗体（ANA）也是诊断 PBC 的重要标记之一，对 PBC 诊断较特异的 ANA 包括 Sp100 抗体、gp210 抗体、p62 抗体、抗核纤层蛋白 B 受体，在 AMA 阴性的 PBC 患者中，约 85% 有一种或一种以上上述抗体阳性。

知识点

原发性胆汁性肝硬化的临床表现、并发症及伴随疾病

1. 常见的临床表现　乏力、瘙痒、门静脉高压、代谢性骨病、脂溶性维生素吸收不良、高脂血症。

2. 常见的并发症　食管-胃底静脉曲张破裂出血、腹水、自发性腹膜炎、肝性脑病、原发性肝癌等。

3. 伴随疾病　PBC 可合并多种自身免疫性疾病，其中以干燥综合征最常见。此外，还包括自身免疫性甲状腺疾病、类风湿关节炎、溶血性贫血和系统性硬化等。

知识点

自身免疫性肝炎

自身免疫性肝炎（autoimmune hepatitis，AIH）是一种由针对肝细胞的自身免疫反应所介导的肝脏实质炎症，以血清自身抗体阳性、高免疫球蛋白 G（IgG）和/或 γ 球蛋白血症、肝组织学上存在界面性肝炎为特点，如不治疗常可导致肝硬化、肝衰竭。根据血清自身抗体可将 AIH 分为 2 型，1 型 AIH 呈 ANA、SMA 或抗-SLA/LP 阳性，2 型呈 LKM-1 和/或 LC-1 阳性。AIH 患者可以合并其他器官或系统性自身免疫性疾病，常见的有桥本甲状腺炎、糖尿病、炎性肠病、类风湿关节炎、干燥综合征、银屑病和系统性红斑狼疮等。

知识点

重叠综合征

AIH-PBC 重叠综合征是最常见的重叠类型。患者临床表现、血清生化/免疫学和组织学兼有 AIH 和 PBC 两病的特征。此外还有 AIH-PSC 重叠综合征、AIH-病毒性肝炎重叠综合征、AIH-PSC 重叠综合征、PBC-PSC 重叠综合征等。

知识点

原发性硬化性胆管炎

原发性硬化性胆管炎（primary sclerosing cholangitis，PSC）是一种以特发性肝内外胆管炎症和纤维化导致多灶性胆管狭窄为特征、慢性胆汁淤积病变为主要临床表现的自身免疫性肝病。上述胆道的改变用目前可查的任何继发因素都无法予以解释，故需与继发性硬化性胆管炎相鉴别。PSC 发病隐匿，患者早期常无典型症状，病情进行性加重可导致反复胆道梗阻和胆管炎症，最终可发展为肝硬化和肝衰竭，故早期的诊断及处理对于患者的预后有重要的意义。

【问题 8】　接下来对于该患者，应如何处理？

思路 1　目前 PBC 治疗主要使用熊去氧胆酸（ursodesoxycholic，UDCA），给予 UDCA 13～15mg/（kg·d）口服。可同时给予甘草酸二铵胶囊及还原性谷胱甘肽等保肝治疗。对于有瘙痒的患者，建议适当运用保湿护肤品，如果应用考来烯胺，需与 UDCA 的服药时间至少间隔 4 小时。

思路 2　PBC 治疗后随访：①每 3～6 个月监测肝功能；②对于肝硬化患者应行胃镜检查，明确有无食管-胃底静脉曲张，并根据胃镜结果及患者肝功能情况，每 1～3 年再行胃镜检查；③根据胆汁淤积的严重度和基础骨密度，每 2～4 年行骨密度测定；④有黄疸的患者可每年监测脂溶性维生素水平；⑤老年男性患者和肝硬化患者每 6 个月监测肝脏超声和甲胎蛋白，以筛查原发性肝细胞癌。每年筛查甲状腺功能。

思路 3　如果治疗效果不佳，病情进展进入终末期，应考虑肝移植，其具体指标包括：血清胆红素超过 6mg/dl（103μmol/L），难以控制的乏力、瘙痒或其他症状造成生活质量严重下降，或因难治性腹水、反复发作的自发性细菌性腹膜炎、反复静脉曲张破裂出血、肝性脑病、原发性肝癌等导致预期生存期小于 1 年。

【不明原因转氨酶升高诊断流程图】（图 7-5-1）

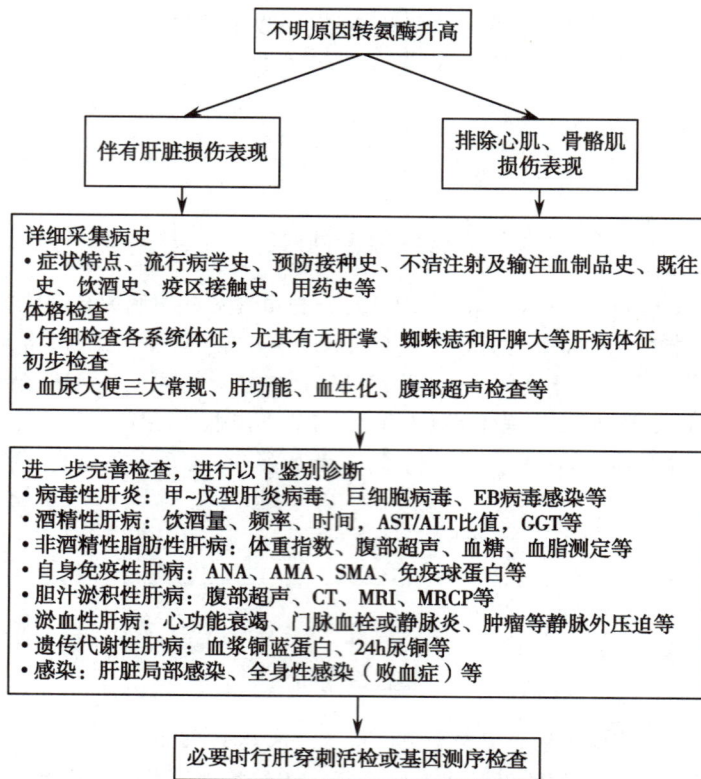

图 7-5-1 不明原因转氨酶升高诊断流程图

AST. 天冬氨酸转氨酶；ALT. 丙氨酸转氨酶；GGT. 谷氨酰转肽酶；ANA. 抗核抗体；AMA. 抗线粒体抗体；SMA. 平滑肌抗体；CT. 计算机体层摄影；MRI. 磁共振成像；MRCP. 磁共振胰胆管成像。

（陈 煜）

推荐阅读资料

[1] 中华医学会肝病学分会脂肪肝和酒精性肝病学组，中国医师协会脂肪性肝病专家委员会. 酒精性肝病防治指南（2018 更新版）. 中华肝脏病杂志，2018，26（3）：188-194.

[2] 中华医学会肝病学分会脂肪肝和酒精性肝病学组，中国医师协会脂肪性肝病专家委员会. 非酒精性脂肪性肝病防治指南（2018 更新版）中华肝脏病杂志，2018，26（3）：195-203.

[3] 中华医学会肝病学分会，中华医学会消化病学分会，中华医学会感染病学分会. 原发性硬化性胆管炎诊断和治疗专家共识（2015）. 中华肝脏病杂志，2016，24（1）：14-22.

[4] 中华医学会肝病学分会，中华医学会消化病学分会，中华医学会感染病学分会. 原发性胆汁性肝硬化（又名原发性胆汁性胆管炎）诊断和治疗共识（2015）. 中华肝脏病杂志，2016，24（1）：5-13.

[5] 中华医学会感染病学分会，中华医学会肝病学分会. 慢性乙型肝炎防治指南（2019 年版）. 中华传染病杂志，2019，（37）：711-736.

[6] 中华医学会肝病学分会，中华医学会消化病学分会，中华医学会感染病学分会. 自身免疫性肝炎诊断和治疗共识（2015）. 中华肝脏病杂志，2016，24（1）：23-35.

第六节 黄 疸 待 查

黄疸（jaundice，icterus）是由于血清中胆红素浓度增高使巩膜、皮肤、黏膜及其他组织和体液发生黄染的现象。正常血清总胆红素为 1.7～17.1μmol/L（0.1～1.0mg/dl）。胆红素在 >17.1～34.2μmol/L（1.0～2.0mg/dl），临床不易察觉，称为隐性黄疸，超过 34.2μmol/L（2 0mg/dl）时出现临床肉眼可见黄疸，即显性黄疸。

导致黄疸的病因各异，发病机制复杂，临床鉴别诊断极其重要，黄疸的鉴别诊断过程通常包括以下环节：

（1）详细询问病史，包括年龄、性别、流行病学史、既往史及家族史等关键点。

（2）详细询问黄疸发生发展过程及伴随症状，包括黄疸发生的急缓及黄疸的程度。

（3）仔细检查各系统体征，尤其是腹部体征。

（4）针对患者进行血尿大便常规、生化、肝炎标志物、自身免疫抗体、影像学[超声、CT、MRI、经内镜逆行胆胰管成像（ERCP）等]、肝穿刺活组织检查、腹腔镜等检查，以尽早明确黄疸病因。

（5）明确患者黄疸原因后，应立即选择合理的治疗方式，内科治疗还是外科手术，如为病毒性肝炎引起的黄疸则需收住感染科病房，如为胆道梗阻引起的黄疸则需收住外科进行手术治疗。

【临床关键点】

1．对于黄疸的诊断首先是要区分真性假性黄疸，观察黄疸须在自然光线下进行。

2．仔细询问相关病史，尤其是黄疸发生发展的过程，黄疸起病的急缓，黄染的程度，以及黄疸的伴随症状，尤其是发热、腹痛、消化道症状、皮肤瘙痒、大小便性状等，对于黄疸的鉴别诊断很有帮助。

3．仔细查体很重要，关键要注意腹部查体，尤其是肝区、胆囊区的表现。

4．细心分析肝脏功能与血液、尿液检查指标的特点，直接胆红素与间接胆红素的比值等，对于初步判断黄疸的类型很有意义。

5．影像学检查对于区分内外科黄疸具有特殊的意义。常用到：肝、胆、胰腺、肾脏超声，CT，MRI；腹部X线片；ERCP、经皮穿刺胆道成像（PTC）、腹腔镜检查等。

6．肝穿刺活检及腹腔镜检查对疑难黄疸病例的鉴别诊断有重要的帮助，尤其是肝穿刺活检为确诊的"金标准"。

临床病例

患者，男性，52岁，退休工人，因"发热2周，皮肤、眼黄1周"于8月16日来门诊就诊，初步的病史采集如下：

2周前无明显诱因出现发热，体温最高38.1℃，伴有轻度乏力、食欲缺乏，按照"上呼吸道感染"口服药物治疗，体温经退热处理能降至正常，乏力、食欲缺乏较前有所加重，伴有轻度腹胀，但无腹痛、腹泻不适。1周前出现皮肤、眼睛发黄，尿色加深，2日前在当地医院查肝功能：总胆红素89.2μmol/L，直接胆红素45.5μmol/L，ALT 537U/L，AST 210U/L；上腹部超声：肝光点稍粗大，脾稍大；发病以来，精神尚可，食欲缺乏，夜休差，小便色黄，大便正常，体重无明显变化。

初步采集病史后，因为患者有发热伴有消化道症状（乏力、食欲缺乏、腹胀），以及皮肤、眼睛发黄和尿黄等黄疸表现，肝功能示胆红素升高，对于此类以黄疸为主要表现的患者，临床上要明确病因需要考虑以下几个问题。

【问题1】　是否为真性黄疸？

思路　临床上有皮肤黄染，但血清胆红素水平正常，称为假性黄疸。多见于进食过多富含胡萝卜素的瓜果或蔬菜及服用米帕林等药物，尤其当肝功能不全或甲状腺功能减退时，被吸收的胡萝卜素在肝内转化为维生素A的过程发生障碍，易致滞留而引起胡萝卜素血症（carotenemia）（表7-6-1）。

知识点

表7-6-1　真性黄疸与几种常见的假性黄疸临床表现鉴别要点

鉴别点	真性黄疸	假性黄疸	
		胡萝卜素升高	服用含黄色素的药物
黄染首先出现部位巩膜黄染的特点	巩膜、硬腭后部、软腭黏膜上近角巩膜缘处轻、远角巩膜缘处重	手掌、足底、前额、鼻部皮肤无巩膜黄染	皮肤，严重者也可在巩膜近角巩膜缘处重、远角巩膜缘处轻
血胆红素	升高	不高	不高

【问题2】 如何确定黄疸的性质?

　　思路　全面理解胆红素代谢过程(图7-6-1)及明确黄疸性质对于黄疸的鉴别诊断有重要意义。

知识点

胆红素的正常代谢

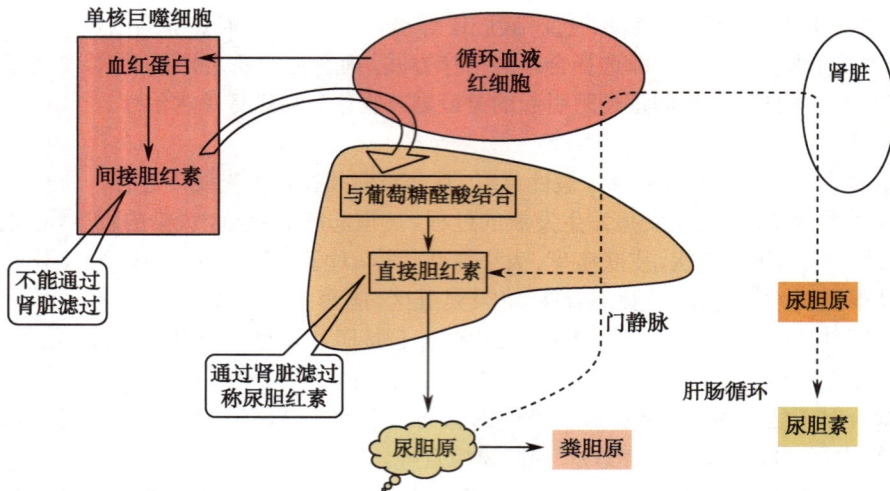

图7-6-1　胆红素的正常代谢

知识点

黄疸的分类

　　1.按病因学分类　①溶血性黄疸;②肝细胞性黄疸;③胆汁淤积性黄疸(也称阻塞性黄疸或梗阻性黄疸);④先天性非溶血性黄疸;以前三类多见,第四类较罕见。

　　2.按胆红素性质分类　①以间接胆红素增高为主的黄疸;②以直接胆红素增高为主的黄疸。

　　3.按病变部位分类　①肝前性黄疸;②肝性黄疸;③肝后性黄疸。

　　4.按治疗方案分类　①内科性黄疸;②外科性黄疸。

【问题3】 如何分析伴随症状与黄疸的关系?

　　该患者为52岁男性,起病较急,病程仅有2周,短期内出现黄疸,伴有发热及消化道症状,但无腹痛。因此要注意伴随症状对鉴别诊断的意义。

　　思路1　黄疸伴有发热:应注意发热的时间及程度、发热与黄疸出现的先后顺序及关系。该患者先出现发热,后出现黄疸,考虑病毒性肝炎或急性溶血可能性大,需进一步行相关检查明确。

知识点

黄疸伴发热的疾病

　　1.肝胆因素引起的黄疸伴发热疾病　包括:①病毒性肝炎在黄疸出现前常有低热;②急性胆管炎常伴有寒战、中度以上发热,然后出现黄疸,外周血白细胞计数升高;③癌性黄疸一般为低热;④肝脓肿,多伴高热、寒战。

　　2.非肝胆因素引起的黄疸伴发热疾病　包括:①大叶性肺炎、败血症,多伴有寒战高热;②黄疸伴持续高热、全身衰竭及血细胞减少,可能为恶性组织细胞病;③钩端螺旋体病,起病急骤,早期有高热;④急性溶血可先有高热,然后出现黄疸。

思路 2　黄疸伴有消化道症状：黄疸待查中消化道的症状是最常见的，该患者起病之初即有乏力、食欲减退等症状，进行性加重，并出现腹胀，故考虑肝炎可能大，但仍需明确其他原因引起上述症状的可能。

知识点

黄疸伴消化道症状的疾病

1. 急性肝炎在黄疸发生前一周左右常有食欲下降、厌油腻、腹胀等症状。
2. 黄疸伴有呕血、便血情况时，多考虑肝硬化、重型肝炎、原发性肝癌等。
3. 老年人在黄疸出现前已有较长时间乏力、食欲下降、体重减轻，需排查胰腺癌、肝癌等恶性肿瘤可能。
4. 原发性肝癌合并门静脉癌栓者，常出现顽固性腹泻。

思路 3　黄疸伴有腹痛：腹痛也是黄疸待查中常有的症状之一，该患者虽然无腹痛，但腹痛在黄疸鉴别中意义非常重要，应注意腹痛程度、部位与黄疸出现顺序的关系。

知识点

黄疸伴腹痛的疾病

1. 右上腹剧痛＋寒战高热＋黄疸＝Charcot 三联症，见于急性化脓性胆管炎。
2. 右上腹剧烈疼痛（绞痛）见于胆石症、胆道蛔虫症。
3. 持续性右上腹钝痛或胀痛多见于慢性肝炎、肝硬化、肝癌、肝脓肿；间断性肝区隐痛或胀痛多见于病毒性肝炎。
4. 剧烈肝区疼痛可见于原发性肝癌、肝脓肿，一般病变已侵犯至肝包膜；胰腺癌多见黄疸伴腰背部酸痛，夜间尤著。
5. 急性溶血性贫血，尤其是发生溶血危象时常出现黄疸合并上腹痛及腰背酸痛。

【问题4】 需要补充哪些现病史、既往史、流行病学史、个人史及家族史等重要信息？

　　思路　对于黄疸待查的疾病鉴别诊断，完整的现病史、既往史、流行病学史、个人史及家族史都至关重要，每位患者都必须仔细询问。对于该患者，现病史中缺乏精神意识状态、大小便性状及是否有皮肤瘙痒的表现等详细描述，同时对阴性症状的描述也不够全面，上述信息对于黄疸的初步鉴别有意义。

知识点

皮肤瘙痒及大小便颜色与黄疸的鉴别

1. 溶血性黄疸　无皮肤瘙痒；小便颜色呈酱油色，大便颜色加深。
2. 肝细胞性黄疸　可有皮肤瘙痒，但程度通常较轻；小便颜色加深，大便颜色呈浅黄色或黄色。
3. 胆汁淤积性黄疸　常有明显的皮肤瘙痒；小便颜色加深呈浓茶色，大便颜色呈浅灰色或陶土色。

　　此外还需询问：①当地是否有类似病例及类似病例接触史；②是否有疫水接触史；③是否有输血史，排除经血液传播病毒性肝炎可能（乙型肝炎、丙型肝炎）；④是否进食不洁食物或可疑污染水，排除经粪 - 口途径传播病毒性肝炎（甲型肝炎、戊型肝炎）的可能；⑤是否有长期大量饮酒史，是否有损肝药物接触或服用史；⑥家族中是否有表现为黄疸的先天性、遗传性疾病者，是否有病毒性肝炎的家族史。该患者的病史采集存在这些缺陷，应予补充。

　　病史补充如下：患者发病以来无烦躁不安及行为异常，无鼻塞、流涕，偶有鼻出血、牙龈出血，无咳嗽、咳痰，无胸闷、胸痛、气短，无心悸，无呕血、黑便，无血尿，无尿频、尿急、尿痛，无白陶土样大便，无皮疹，无明显关节肿痛，无口干、眼干，无手抖，无皮肤瘙痒。

　　3年前曾行"腹腔镜下胆囊切除术"，5月余前因心脏问题服用中草药，目前已停药2个月。否认输血史，否认饮酒史，否认疫水接触史，否认家族遗传病病史，否认家族类似疾病病史。

　　病史采集结束后，患者的查体记录如下：体温37.4℃，有肝掌，未见蜘蛛痣，皮肤巩膜中度黄染，全身浅表淋巴结无肿大；双肺呼吸音稍粗，未闻及干湿啰音；心律齐，各瓣膜区未闻及病理性杂音；腹平软，无压痛，无反跳痛，无包块，肝脾肋下未触及，胆囊已切除，肝区叩击痛阳性，脾脏叩诊正常，肝浊音界不大，肝上界位于右锁骨中线第5肋间，双侧肾区无叩击痛，移动性浊音阴性，双下肢无水肿；神经系统未见阳性体征。

　　【问题5】　查体中的阳性体征能为黄疸鉴别提供哪些信息？

　　思路　在黄疸鉴别中腹部查体非常关键，但是全身的表现也有助于鉴别诊断。这些重点查体不仅利于判断病变部位和性质，同样对病情严重程度评估有一定的帮助，至少可了解该病变是否涉及多个部位和脏器。

知识点

黄疸伴肝、胆、脾阳性体征的常见疾病

　　1. 肝脏　①肝脏轻至中度肿大，质软偏中，见于病毒性肝炎、急性胆道感染或胆道阻塞；②肝脏缩小见于重型肝炎或肝硬化；③肝大、质地坚硬、表面结节感，多见于肝癌；④肝大伴触痛，可见于急性肝炎、肝脓肿、肝淤血、肝癌。

　　2. 胆囊　①黄疸伴胆囊肿大者，可见于急性胆囊炎及肝外梗阻，如胰头癌、肝胰壶腹癌［法特（Vater）壶腹癌］、胆总管癌和罕见的原发性十二指肠癌；②胆囊底部巨大结石、慢性胰腺炎、慢性梗阻性胆囊炎等。

　　3. 脾脏　①脾脏轻度肿大，可见于急性肝炎（病毒、钩端螺旋体等）；②脾脏中度肿大，见于先天性溶血性贫血、胆汁性肝硬化；③脾脏明显肿大，多见于肝硬化门静脉高压。

　　基于患者的病情应该收住院，以明确诊断并尽早治疗。患者入院后积极完善相关检查，结果如下：

　　血常规：WBC $12.6×10^9$/L，中性粒细胞百分比71%，嗜酸性粒细胞百分比0，Hb 149g/L，PLT $340×10^9$/L。

　　尿常规：潜血阴性，尿蛋白阴性，尿胆原阴性。

　　大便常规：未见异常，虫卵未检出。

　　红细胞沉降率：12mm/h。

　　C反应蛋白：10.7mg/L。

　　肝功能：总胆红素172μmol/L，直接胆红素91μmol/L，ALT 378U/L，AST 228U/L，GGT 156U/L，ALP 180U/L。

　　肾功能：尿素氮5.5mmol/L，肌酐97.2μmol/L。

　　血糖：4.8μmol/L。

　　甲状腺功能：FT_3 6.03pmol/L，FT_4 16.80pmol/L，TT_3 2.17nmol/L，TT_4 111.60nmol/L，促甲状腺激素2.85μU/ml。

　　凝血功能：凝血酶原时间测定18.9秒，凝血酶原时间比值1.58，国际标准化比值1.62，凝血酶原活动度47.3%，活化部分凝血活酶时间测定55.6秒，纤维蛋白原96mg/dl，凝血酶时间测定28.3秒。

　　心肌酶：正常。

　　肿瘤标志物全套：甲胎蛋白4.5μg/L，CA19-9 199U/L。

　　血吸虫短程抗体阴性。

　　肝炎系列均为阴性。

　　HBV DNA（－）、HCV RNA（－）、巨细胞病毒抗体（－）、EB病毒抗体（－）、梅毒血清试验（－）。

　　血培养（－）。

　　上腹部CT：肝脏密度弥漫性减低，脾稍大。

　　胆道MRCP检查：未见明显胰胆管异常。

　　肝脏MRI：肝脏大小无异常，肝实质内未见异常信号灶，肝内外胆管未见扩张。

【问题6】 分析实验室检查结果,如何鉴别该患者黄疸的类型?

思路 该患者总胆红素升高,直接胆红素占总胆红素的53%,伴有血清转氨酶升高;而血红蛋白正常,无贫血表现;因此,可排除溶血性黄疸的可能。结合患者临床表现,如有轻度的乏力、食欲缺乏等症状,且查体肝区有叩痛,则应首先考虑肝细胞性黄疸,但需进一步排除胆汁淤积性黄疸(表7-6-2)。

知识点

表7-6-2　三种类型黄疸实验室检查鉴别要点

鉴别点	溶血性	肝细胞性	胆汁淤积性
总胆红素	增加	增加	增加
直接胆红素	正常	增加	明显增加
直接胆红素/总胆红素	<0.2	>0.2~0.5	>0.5
尿胆红素	−	+	++
尿胆原	增加	正常或轻度增加	减少或消失
丙氨酸转氨酶、天冬氨酸转氨酶	正常	增高	明显增高
碱性磷酸酶	正常	增高	明显增高
谷氨酰转肽酶	正常	增高	明显增高
对维生素K反应	无	差	好
胆固醇	正常	轻度增加或降低	明显增加
血浆蛋白	正常	白蛋白降低、球蛋白升高	正常

【问题7】 还应进一步行哪些检查?

思路 在黄疸的鉴别中,影像学检查对于内科性黄疸与外科性黄疸的鉴别具有特殊意义。该患者影像学检查超声、CT及MRI检查均未提示肝脏占位病变及肝内外胆管异常影像,因此可以排除外科性黄疸。在内科性黄疸的鉴别诊断中,判断感染与否很重要,该患者鉴别诊断路径如下:

(1)病原体感染引起的黄疸鉴别见图7-6-2。

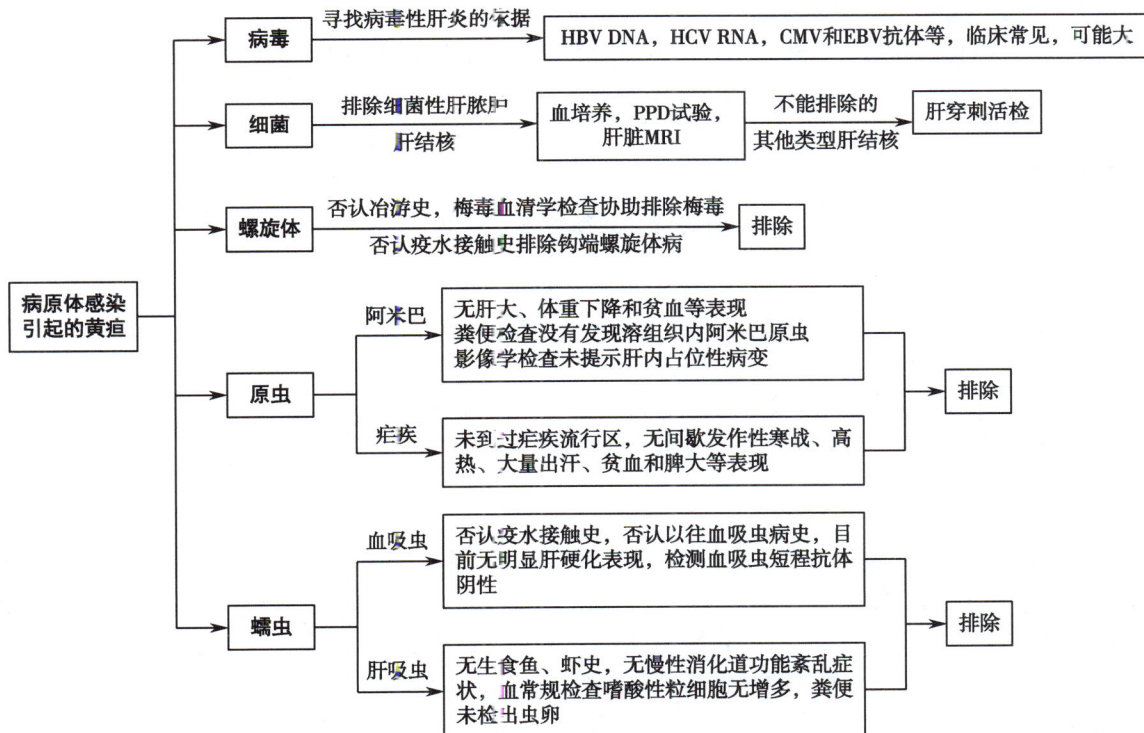

图7-6-2　病原体感染引起的黄疸鉴别

HBV DNA. 乙型肝炎病毒脱氧核糖核酸；HCV RNA. 丙型肝炎病毒核糖核酸；CMV. 巨细胞病毒；EBV. EB病毒；PPD. 结核菌素纯蛋白衍生物；MRI. 磁共振成像。

（2）非感染引起的黄疸鉴别见图7-6-3。

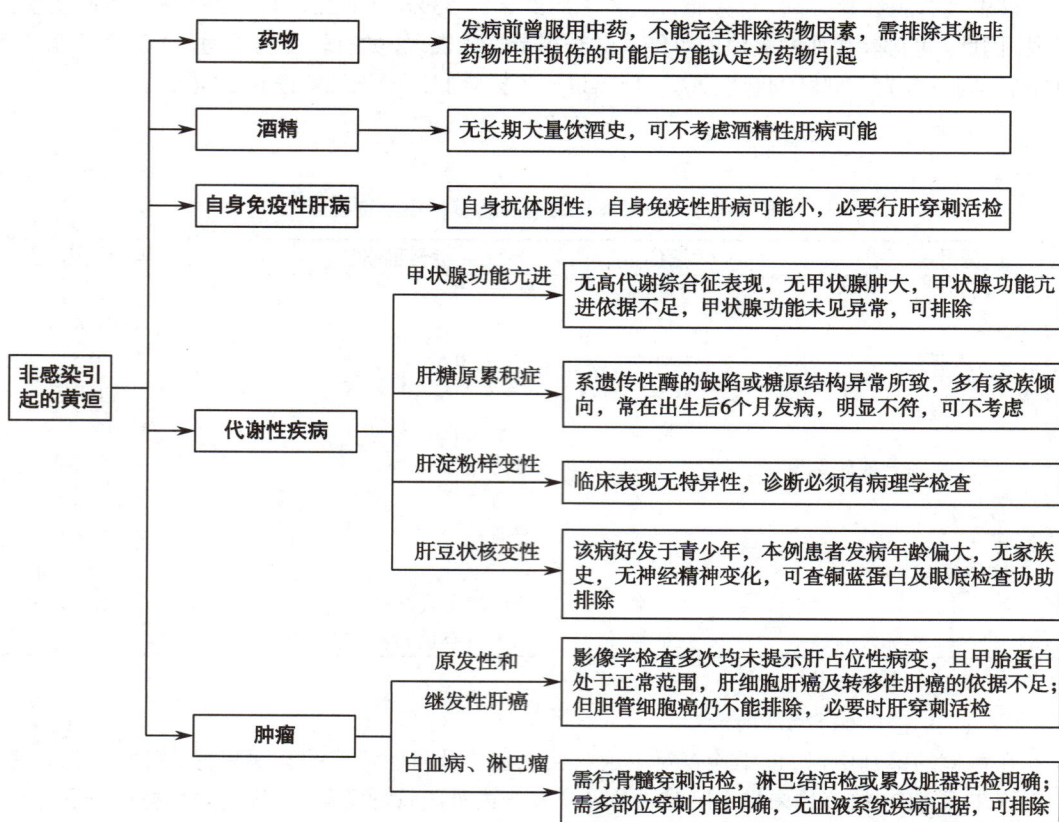

非感染引起的黄疸	分类	说明
	药物	发病前曾服用中药，不能完全排除药物因素，需排除其他非药物性肝损伤的可能后方能认定为药物引起
	酒精	无长期大量饮酒史，可不考虑酒精性肝病可能
	自身免疫性肝病	自身抗体阴性，自身免疫性肝病可能小，必要行肝穿刺活检
	代谢性疾病 — 甲状腺功能亢进	无高代谢综合征表现，无甲状腺肿大，甲状腺功能亢进依据不足，甲状腺功能未见异常，可排除
	代谢性疾病 — 肝糖原累积症	系遗传性酶的缺陷或糖原结构异常所致，多有家族倾向，常在出生后6个月发病，明显不符，可不考虑
	代谢性疾病 — 肝淀粉样变性	临床表现无特异性，诊断必须有病理学检查
	代谢性疾病 — 肝豆状核变性	该病好发于青少年，本例患者发病年龄偏大，无家族史，无神经精神变化，可查铜蓝蛋白及眼底检查协助排除
	肿瘤 — 原发性和继发性肝癌	影像学检查多次均未提示肝占位性病变，且甲胎蛋白处于正常范围，肝细胞肝癌及转移性肝癌的依据不足；但胆管细胞癌仍不能排除，必要时肝穿刺活检
	肿瘤 — 白血病、淋巴瘤	需行骨髓穿刺活检，淋巴结活检或累及脏器活检明确；需多部位穿刺才能明确，无血液系统疾病证据，可排除

图7-6-3　非感染引起的黄疸鉴别

【问题8】　最终如何确定黄疸原因？

思路　综合分析患者的全部资料，可以基本判断为肝细胞性黄疸，但如要明确病因，肝脏穿刺活组织病理检查是明确诊断的必要手段。

> 知识点
>
> **肝脏穿刺病理检查的意义**
>
> 1. 根据肝组织学改变，往往可对病因及病理变化作出基本诊断。
> 2. 通过肝组织免疫组化，能够发现一些血清中肝炎病毒标志物阴性的病毒性肝炎。
> 3. 对于自身免疫性肝病更有鉴别诊断意义。
> 4. 可以比较准确地了解肝损伤程度，以判断预后和指导治疗。
> 5. 对于一些先天性或代谢性肝脏疾病也可以通过病理证实。

入院后给予对症、支持等治疗，患者症状消失，黄疸消退。肝功能结果提示：总胆红素正常，ALT、GGT始终维持在正常值2倍以下，胆碱酯酶正常，血脂正常，多次化验肝炎系列（包括甲、乙、丙、丁、戊、庚型肝炎病毒抗体）均为阴性，HBV DNA（－），HCV RNA（－），巨细胞病毒抗体（－），EB病毒抗体（－），自身抗体全套均为阴性。与患者沟通，签知情同意书后行肝脏穿刺活组织病理检查。

病理结果提示：肝细胞肿胀，胞质疏松化，气球样变，可见点状坏死、碎片状坏死及桥接坏死，汇管区及纤维间隔内见较多淋巴细胞及少量嗜酸性粒细胞浸润，小胆管及毛细血管增生，小叶结构基本正常。免疫组织化学示HBsAg（－）、HBcAg（＋），病理诊断：符合慢性乙型肝炎，G_3S_2。

黄疸的鉴别诊断方法很多。一般来说，经过仔细询问病史与查体，50%～60% 黄疸患者可确诊，完善相关实验室检查后，确诊率可提高到 70%～75%；进一步行超声、CT 及胆道造影等检查，确诊率可提高到 90%～95%，约 5% 患者需行肝穿刺活检甚至剖腹探查，约有不到 5% 患者诊断不明。黄疸待查是临床工作中常会碰到的棘手问题，涉及的基础知识十分广泛。但最常见的还是常见病、多发病，主要是病毒感染、肿瘤、自身免疫性疾病等。治疗上力求先明确病因，准确诊断疾病。

【黄疸鉴别诊断流程图】（图 7-6-4）

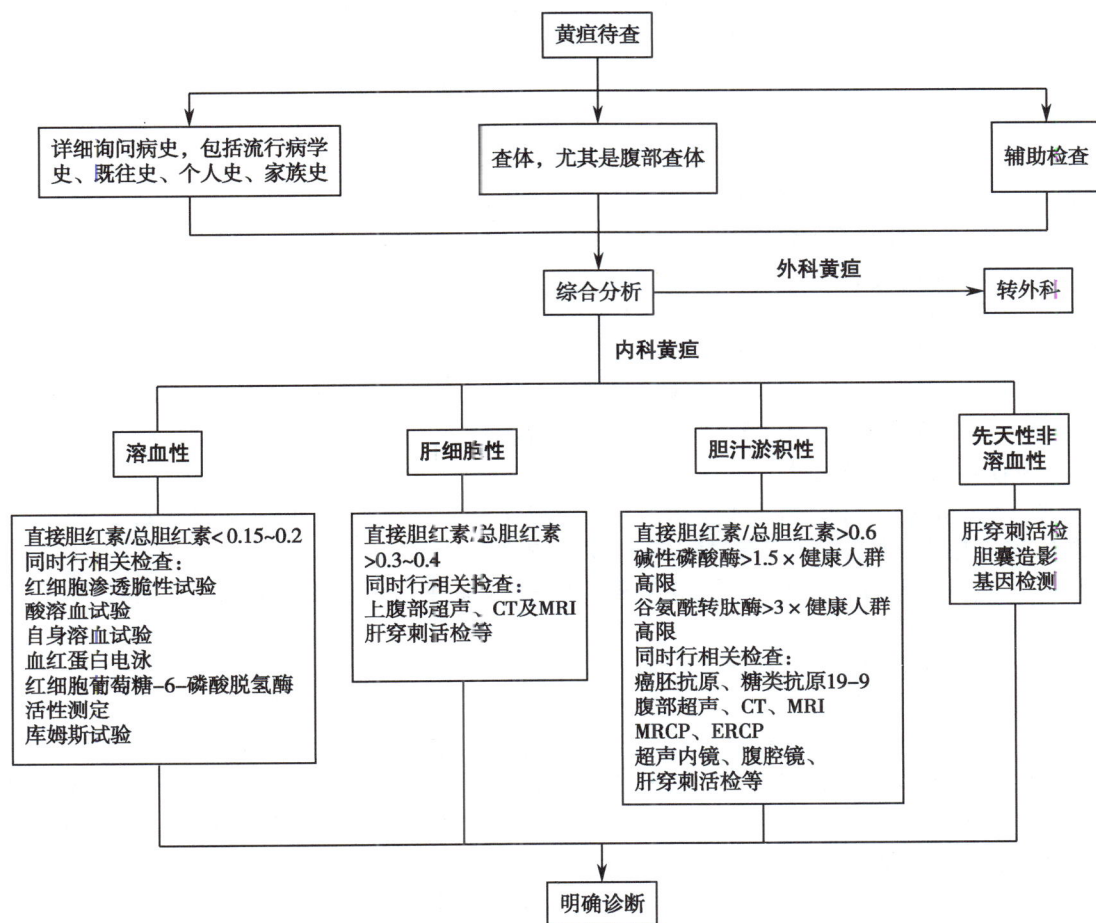

图 7-6-4　黄疸鉴别诊断流程图

CT. 计算机体层摄影；MRI. 磁共振成像；MRCP. 磁共振胰胆管成像；ERCP. 经内镜逆行胆胰管成像。

【知识扩展】

1. 溶血性黄疸

（1）临床特点

1）病史：可有输血、特殊用药史、毒蛇咬伤、感染及溶血性疾病家族史等。

2）主要症状：一般呈轻度黄疸，巩膜轻度黄染，呈浅柠檬色，慢性溶血者多伴有肝、脾大，不伴有皮肤瘙痒，其他症状有原发病表现。

3）伴随症状：急性大量溶血或溶血危象时起病急骤，出现剧烈溶血反应，如寒战、高热、呕吐、腹痛、头痛、腰背酸痛、全身不适、乏力等，甚至出现休克、昏迷、严重贫血、黄疸和血红蛋白尿（尿色呈酱油色或茶色）；慢性少量溶血多为先天性，症状相对较轻，可有面色苍白、乏力等贫血症状，尿内含铁血黄素可增加。

4）实验室检查：血清总胆红素增加，但常小于 85μmol/L，间接胆红素占 80% 以上。结合总胆红素可代偿性增加，从胆道排至肠道也增加，导致尿胆原增加，但尿中无胆红素。粪胆素随之增加，粪色加深。急性溶血时尿中有血红蛋白排出，潜血试验阳性。

5）血液学检查：除贫血外，有骨髓增生活跃表现，如周围血网织红细胞增多，出现有核红细胞。骨髓检查显示红细胞系统增生活跃。

6）其他检查：自身免疫性溶血时，可有抗人球蛋白试验（库姆斯试验）阳性。阵发性睡眠性血红蛋白尿时，可有酸溶血试验阳性。急性大量血管内溶血时可有血红蛋白尿。慢性血管内溶血，尿内含铁血黄素阳性。

（2）常见疾病

1）先天性溶血性黄疸：血红蛋白或红细胞膜异常引起。如：遗传性球形红细胞增多症、葡萄糖-6-磷酸脱氢酶缺乏症、丙酮酸激酶缺乏症、地中海贫血等。

2）后天性获得性溶血性黄疸：红细胞损伤、药物或免疫性因素引起。如：阵发性睡眠性血红蛋白尿、微血管病性溶血性贫血、感染性溶血、药物性溶血、血型不同输血反应、冷凝集素综合征、阵发性寒冷性血红蛋白尿、动植物因素所致的溶血性贫血等。

2. 肝细胞性黄疸

（1）临床特点

1）病史：常有肝脏原发病表现，如疲乏无力、食欲缺乏、肝区痛、发热等。

2）体征：慢性肝炎时可有慢性病容，肝、脾大。肝硬化患者可有蜘蛛痣，肝脏可不大，脾脏可肿大，晚期常有腹水，严重者有出血倾向等。

3）皮肤、黏膜呈浅黄至深黄色，可伴有轻微皮肤瘙痒。

4）实验室检查：血清总胆红素升高，直接胆红素及间接胆红素水平均升高，直接胆红素升高为主。尿中胆红素阳性，尿胆原也呈阳性，但在疾病高峰时，因肝内淤胆导致尿胆原减少或缺如，同样粪中尿胆原可正常、减少或缺如。血清转氨酶升高，严重肝损伤时可出现血浆凝血酶原时间延长，血胆固醇、胆碱酯酶下降。伴有肝内淤胆时，碱性磷酸酶可升高。

5）其他检查：抗线粒体抗体测定有助于自身免疫性肝病的诊断，血清肝炎病毒标志物检测有助于病毒性肝炎的诊断，甲胎蛋白检测对原发性肝细胞癌诊断有参考价值。

6）肝脏组织学检查对弥漫性肝病引起的黄疸可有病因诊断意义，如隐匿性病毒性肝炎、脂肪肝、肝脏淀粉样变、弓形虫病等。

7）超声、CT 等影像学检查对诊断有辅助作用。

（2）常见疾病

1）感染：①病毒感染，常见的有甲、乙、丙、丁、戊型肝炎，传染性单核细胞增多症，全身性巨细胞性包涵体病等；②细菌性感染，如细菌性肝脓肿、肝结核、化脓性胆管炎、内毒素血症等；③螺旋体感染，钩端螺旋体病、梅毒、回归热等；④原虫感染，阿米巴肝脓肿、疟疾等；⑤蠕虫感染，血吸虫病、华支睾吸虫病。

2）酒精性肝病：脂肪肝、肝炎及肝硬化。

3）药物性：可以引起肝损伤的药物极多，如抗结核、真菌、肿瘤、癫痫药物，解热镇痛、抗甲状腺药物、口服降糖药及某些中草药等。

4）代谢性疾病：甲状腺功能亢进、肝糖原贮积症、淀粉样变性、肝豆状核变性等。

5）自身免疫性肝炎：自身免疫性肝炎、原发性胆汁性肝硬化、原发性硬化性胆管炎等。

6）肿瘤：原发性和继发性肝癌、其他恶性肝肿瘤。

7）妊娠相关肝病：妊娠急性脂肪肝。

8）营养性疾病：恶性营养不良症。

9）化学品中毒：碱、砷、有机溶剂等。

10）肝浸润性病变：白血病、淋巴瘤。

3. 胆汁淤积性黄疸

（1）临床特点

1）病史：因引起阻塞的原因不同可有较大差异。胰头癌早期症状隐匿，黄疸呈进行性加深。结石引起者常可反复发生，典型的出现腹痛、发热、黄疸三联症。阻塞性黄疸多有皮肤瘙痒。阻塞越完全，粪色越淡，可呈陶土色。

2）黄疸情况主要取决于胆道系统梗阻的部位、程度和持续时间的长短。结石性黄疸可呈波动性，癌性梗阻黄疸常呈进行性加重。

3）肝功能检查：血清胆红素升高，直接胆红素占总胆红素的 60%～80%。血清碱性磷酸酶、胆固醇可明显升高。胆管梗阻常导致继发性肝实质损伤，从而出现血清转氨酶上升。尿胆红素阳性，但尿胆原和尿胆素减少或消失，可有陶土样粪。

4）其他检查：腹部超声和腹部 CT 检查、MRCP、ERCP 等均有助于阻塞性黄疸的诊断。

（2）常见疾病

1）肝内阻塞性黄疸（肝内淤胆）：①毛细胆管炎性病毒性肝炎；②药物性黄疸；③妊娠期特发性黄疸；④原发性硬化性胆管炎（肝内型）；⑤原发性胆汁性肝硬化；⑥胆管细胞癌；⑦醇肝综合征；⑧充血性心力衰竭；⑨淀粉样变；⑩良性手术后黄疸；⑪寄生虫感染，如华支睾吸虫病、蓝氏贾第鞭毛原虫性胆管炎；⑫肝内胆管结石。

2）肝外阻塞性黄疸：①急性梗阻性化脓性胆管炎、硬化性胆管炎；②结石，胆总管结石、Mirizzi 综合征与合流部结石；③肿瘤，如胰头癌、法特壶腹癌、胆总管或肝胆管癌、胆总管腺肌瘤病、原发性胆囊癌、十二指肠癌等；④先天性胆总管囊肿；⑤急性、慢性胰腺炎，胰腺假性囊肿，胰腺囊性纤维变；⑥十二指肠球后溃疡。

4. 先天性非溶血性黄疸

（1）吉尔伯特（Gilbert）综合征：肝细胞摄取间接胆红素功能障碍及微粒体内葡萄糖醛酸转移酶不足，导致血中间接胆红素增高而出现黄疸。这类患者除黄疸外症状不多，肝功能正常。

（2）杜宾 - 约翰逊（Dubin-Johnson）综合征：肝细胞对直接胆红素及某些阴离子向毛细胆管排泄发生障碍，致血清直接胆红素增加而发生的黄疸。

（3）Rotor 综合征：肝细胞对摄取间接胆红素和排泄直接胆红素存在先天性障碍致血中胆红素增高而出现黄疸。

（4）克纳（Crigler-Najjar）综合征：肝细胞缺乏葡萄糖醛酸转移酶，致不能形成直接胆红素，致血中间接胆红素增多而出现黄疸，可产生胆红素脑病，见于新生儿，预后差。

（5）Lucey-Drisoll 综合征：患儿在出生后 48 小时出现黄疸，可在短时间内出现胆红素脑病。

5. 隐匿性肝炎　隐匿性（隐源性）肝炎是一组异质性疾病，又称为特发性肝炎。其病因及发病机制隐匿，肝组织学特征不明显。所有未能明确病因和分类的急性或慢性、弥漫性、实质性、炎症性肝病均属于隐源性肝炎范畴，其占我国所有肝损伤病例的 10% 左右，目前随着血清生化和免疫学、分子生物学和肝脏病理组织学技术的发展，以及人类对肝炎认识的提高，肝损伤的诊断会更加完善，真正的隐源性肝炎的比例会越来越少。有研究发现，临床考虑为隐匿性肝病的病例，肝穿确诊率为 56.9%，其中慢性乙肝肝炎占 26.9%，非酒精性脂肪肝、酒精性脂肪肝占 22.3%。

6. 妊娠与黄疸

（1）妊娠期原发性黄疸（妊娠肝内胆汁淤积），常在妊娠晚期出现，表现为梗阻性黄疸，分娩后黄疸消失，再次妊娠又出现黄疸，患者自觉症状良好。

（2）妊娠急性脂肪肝，常发生于妊娠晚期，多见于初产妇及妊娠高血压综合征者，可发生肝肾功能不全及弥散性血管内凝血，病死率高。

（3）妊娠高血压综合征，黄疸常在病情危重时出现，妊娠结束后黄疸迅速消失。

（4）妊娠呕吐、严重失水、长期饥饿，代谢性酸中毒引起肝肾功能损害，此种情况下黄疸较轻，纠正水、电解质、酸碱失衡后，黄疸可消退。

（5）药物性肝损伤，妊娠时肝脏负担加重，较正常人更易发生肝损伤，常规剂量亦有可能引发肝损伤。

（6）妊娠合并病毒性肝炎，肝炎发生率为非孕妇的 6 倍，重型肝炎发生率为非孕妇的 66 倍。

（7）宫腔感染、葡萄胎等病理性产科情况亦需注意。

（党双锁）

第八章　抗菌药物的合理应用

抗菌药物的临床使用涉及药物、细菌和人体三者之间的相互作用，合理使用抗菌药物涉及抗感染药物的药效学、药代动力学和不良反应，细菌的耐药机制，常见致病菌的药物敏感性流行病学调查结果及机体的免疫防御机制。合理使用抗菌药物是临床实践中的一个基本问题，抗菌药物的使用见于临床各科。明确诊断是抗菌药物合理使用的基础，不仅仅是疾病的临床诊断，更重要的是尽可能获得病原学诊断，根据临床诊断，推断可能的致病菌，参考当地细菌耐药的流行病学数据，选择有效的药物，最后确定药物的剂量和给药途径。简单地说，要做到合理使用抗菌药物必须做到"知菌""知药"和"知人"。

一、常用抗菌药物的抗菌谱和临床适应证

（一）β- 内酰胺类

β- 内酰胺类抗菌药物包括青霉素类、头孢菌素类、碳青霉烯类、头霉素类、单环类及 β- 内酰胺类 /β- 内酰胺酶抑制剂复合制剂。

1. 青霉素类　青霉素类包括：①主要作用于革兰氏阳性细菌的药物，如青霉素 G、普鲁卡因青霉素、苄星青霉素、青霉素 V；②耐青霉素酶青霉素，如苯唑西林、氯唑西林等；③广谱青霉素，抗菌谱除革兰氏阳性菌外，还包括对部分肠杆菌科细菌有抗菌活性者，如氨苄西林、阿莫西林；④针对革兰氏阴性杆菌包括铜绿假单胞菌具抗菌活性者，如哌拉西林、替卡西林等。

青霉素适用于溶血性链球菌、肺炎链球菌所致的感染，包括脑膜炎、社区获得性肺炎、化脓性扁桃体炎、感染性心内膜炎、丹毒等。因为 90% 以上的金黄色葡萄球菌产生青霉素酶，因此，青霉素已经不适用于治疗金黄色葡萄球菌所致的感染。青霉素还可用于治疗破伤风、气性坏疽、炭疽、白喉、流行性脑脊髓膜炎、李斯特菌病、梅毒、淋病、钩端螺旋体病和放线菌病等。

普鲁卡因青霉素的抗菌谱与青霉素基本相同，供肌内注射，对敏感细菌的有效浓度可持续 24 小时。适用于敏感细菌所致的轻症感染。

苄星青霉素的抗菌谱与青霉素相仿，本药为长效制剂，肌内注射 120 万 U 后血中低浓度可维持 4 周。本药主要用于治疗梅毒，预防溶血性链球菌感染引起的风湿热。

耐青霉素酶青霉素类：本类药物抗菌谱与青霉素相仿，但抗菌作用较差，对青霉素酶稳定。主要适用于产青霉素酶的葡萄球菌（甲氧西林耐药者除外）感染，目前临床应用少。

广谱青霉素类：氨苄西林与阿莫西林的抗菌谱较青霉素广，对部分革兰氏阴性杆菌（如流感嗜血杆菌、大肠埃希菌、奇异变形杆菌）亦具抗菌活性。对革兰氏阳性球菌作用与青霉素相仿。由于氨苄西林和阿莫西林耐药率很高，现在临床已经很少单独应用，临床主要使用氨苄西林 - 舒巴坦、阿莫西林 - 克拉维酸。本类药物适用于敏感细菌所致的呼吸道感染、尿路感染、胃肠道感染、皮肤软组织感染、脑膜炎、败血症、心内膜炎等。氨苄西林是治疗粪肠球菌感染的首选用药。

哌拉西林对革兰氏阴性杆菌的抗菌谱和抗菌活性较氨苄西林强，对铜绿假单胞菌和厌氧菌亦有良好抗菌作用；但是由于革兰氏阴性杆菌的耐药率高，现在临床已经很少单独使用哌拉西林，主要使用哌拉西林 / 他唑巴坦。哌拉西林 - 他唑巴坦适用于治疗肠杆菌科细菌及铜绿假单胞菌所致的医院感染，包括肺炎、腹腔感染等，是治疗重症医院感染的首选药物之一。

青霉素类药物的主要药代动力学参数见表 8-0-1。

2. 头孢菌素　第一代头孢菌素对甲氧西林敏感的金黄色葡萄球菌（MSSA）、链球菌和肺炎球菌具有良好的抗菌活性，对流感嗜血杆菌、奇异变形杆菌、大肠埃希菌等具有中等抗菌活性。但是目前革兰氏阴性杆

表 8-0-1　青霉素类药物的药代动力学参数

药物	剂量及途径	血清峰值浓度 /（μg·ml⁻¹）	蛋白结合率 /%	分布容积 /（L·kg⁻¹）	血清半衰期 /h	脑脊液通透①
青霉素 G	200MU，静脉注射	20（SD）	65	0.35	0.5	是
青霉素 V	500mg，口服	5～6（SD）	65	—	0.5	—
阿莫西林 - 克拉维酸	875/125mg，口服	11.6/2.2（SD）	18/25	0.21/0.36	1.4/1	—
氨苄西林 - 舒巴坦	3g，静脉注射	（109～150）/（48～88）（SD）	28/38	0.29/0.3	1.4/1.7	—
哌拉西林 - 他唑巴坦	3.375g，静脉注射	242/24（SD）	16～48	0.24/0.4	1/1	—

注：SD 表示单剂量；一表示没有数据。

①脑脊液通透：基于剂量、敏感性、目标病原菌和脑脊液通透率，对治疗效果的说明。

菌对一代头孢菌素的耐药率超过 50%，一代头孢菌素主要用于甲氧西林敏感的金黄色葡萄球菌、链球菌和肺炎球菌导致的社区获得性呼吸道感染、皮肤软组织感染和心内膜炎等，以及围手术期预防使用。常用药物包括头孢唑林、头孢噻吩、头孢拉定等。

第二代头孢菌素主要用于治疗甲氧西林敏感的金黄色葡萄球菌、链球菌属、肺炎链球菌等革兰氏阳性球菌，以及流感嗜血杆菌、大肠埃希菌、奇异变形杆菌等中的敏感株所致的呼吸道感染、尿路感染、皮肤软组织感染、败血症、骨及关节感染和腹腔、盆腔感染。由于革兰氏阴性杆菌对头孢呋辛的耐药率已经超过 50%，目前二代头孢菌素主要用于医院外获得性感染的治疗，以及围手术期预防应用。临床应用的地位与一代头孢菌素类似。

第三代头孢菌素对革兰氏阴性杆菌具有良好的抗菌活性，头孢他啶、头孢哌酮具有抗铜绿假单胞菌的活性。用于治疗革兰氏阴性肠杆菌所致的各种感染，如肺炎、菌血症、腹腔感染、肾盂肾炎和复杂性尿路感染、盆腔炎性疾病、骨关节感染、复杂性皮肤软组织感染、中枢神经系统感染等。治疗腹腔、盆腔感染时需与抗厌氧菌药物如甲硝唑联合应用。本类药物对化脓性链球菌、肺炎链球菌、甲氧西林敏感的金黄色葡萄球菌所致的各种感染亦有效，但并非首选药。但是由于肠杆菌科细菌产生超广谱 β- 内酰胺酶（ESBL），大肠埃希菌和肺炎克雷伯菌对头孢曲松和头孢噻肟的耐药率已经超过 50%，因此，目前头孢曲松、头孢噻肟等药物不再推荐经验性用于医院感染的治疗，但仍可用于敏感菌株的靶向治疗。头孢曲松、头孢噻肟和头孢他啶可用于治疗中枢神经系统感染。

第四代头孢菌素常用者为头孢吡肟，它对肠杆菌科细菌的作用与第三代头孢菌素大致相仿，其中对阴沟肠杆菌、产气肠杆菌、柠檬酸菌属等部分菌株的作用优于第三代头孢菌素，对铜绿假单胞菌的作用与头孢他啶相仿，对金黄色葡萄球菌的作用较第三代头孢菌素略强。

头孢菌素类药物的主要药代动力学参数见表 8-0-2。

3. 头霉素　头霉素的化学结构与头孢菌素相似，但在头孢烯母核的 7 位碳上为甲氧基，结构特点决定了这类药物对超广谱 β- 内酰胺酶（ESBL）高度稳定。抗菌谱与抗菌活性与二代头孢菌素相似，对厌氧菌有抗菌活性。常用药品有头孢美唑、头孢西丁、头孢替坦和头孢米诺等。此类药物是医院外感染和轻中度医院感染的首选药物之一，包括呼吸道感染、血流感染、腹盆腔感染、尿路感染、皮肤软组织感染。也可用于胃肠道手术、妇产科手术前的预防用药。

头霉素的药代动力学参数见表 8-0-2。

表 8-0-2　头孢菌素及头霉素类药物的药代动力学参数

药物	剂量及途径	血清峰值浓度 /（μg·ml⁻¹）	蛋白结合率 /%	分布容积 /（L·kg⁻¹）	血清半衰期 /h	脑脊液通透①
头孢唑林	1g，静脉注射	188（SD）	73～87	0.19	1.9	否
头孢拉定	0.5g，口服	11～18（SD）	6～10	0.29	1	否
头孢西丁	1g，静脉注射	110（SD）	65～79	16.1Vss	0.8	否
头孢替坦	1g，静脉注射	158（SD）	78～91	10.3	4.2	—
头孢美唑	1g，静脉注射	76.2（SD）	85	18	1.2	否

续表

药物	剂量及途径	血清峰值浓度 /（μg·ml⁻¹）	蛋白结合率 /%	分布容积 /（L·kg⁻¹）	血清半衰期 /h	脑脊液通透①
头孢呋辛	1.5g，静脉注射	100（SD）	33～50	0.19Vss	1.5	边缘
头孢曲松	1g，静脉注射	150（SD）	85～95	5.8～13.5	8	是
头孢噻肟	1g，静脉注射	100（SD）	30～51	0.28	1.5	是
头孢他啶	1g，静脉注射	69（SD）	<10	0.24Vss	1.9	是
头孢他啶 - 阿维巴坦	2.5g，静脉注射，每 8h 一次	90.4/14.6（SS）	<10/（5.7～8.2）	17/22.2Vss	2.8/2.7	—
头孢哌酮 - 舒巴坦②	1g/1g，静脉注射	236.8/130.2	（82～93）/38	（10.2～11.3）/（18～27.6）	1.7/1	否
头孢吡肟	2g，静脉注射	164（SD）	20	18Vss	2	是

注：SD 表示单剂量；SS 表示多剂量；Vss 表示稳态分布容积；一表示没有数据。

①脑脊液通透：基于剂量、敏感性、目标病原菌和脑脊液通透率，对治疗效果的说明。

②数据来自产品说明书，未标明是单剂量或多剂量。

4. 碳青霉烯类　碳青霉烯类药物分为三组，第一组以厄他培南为代表，对革兰氏阳性球菌［不包括甲氧西林耐药的金黄色葡萄球菌（MRSA）和耐万古霉素肠球菌（VRE）］、革兰氏阴性杆菌［包括产生 ESBL 和头孢菌素酶（AmpC 酶）的菌株］和厌氧菌具有杀菌活性，但是对非发酵菌活性差。该药用于治疗严重的医院外感染和轻中度的医院感染，包括肺部感染、腹腔感染、皮肤软组织感染和泌尿系统感染。第二组包括亚胺培南 - 西司他丁、美罗培南和多尼培南等，对革兰氏阳性球菌、革兰氏阴性杆菌和厌氧菌具有强大的抗菌活性，包括对不酵解糖的假单胞菌属和不动杆菌属具有良好的抗菌活性，用于治疗各种危重症的医院获得性感染，但是近年类耐碳青霉烯的肠杆菌科细菌、铜绿假单胞菌和鲍曼不动杆菌成为日益严重的临床挑战。第三组药物具有抗 MRSA 的活性，目前正在实验室研发中。

碳青霉烯类药物的药代动力学参数参见表 8-0-3。

表 8-0-3　碳青霉烯类的药代动力学参数

药物	剂量及途径	血清峰值浓度 /（μg·ml⁻¹）	蛋白结合率 /%	分布容积 /（L·kg⁻¹）	血清半衰期 /h	脑脊液通透①
厄他培南	1g，静脉注射	154（SD）	95	0.12Vss	4	—
亚胺培南	500mg，静脉注射	40（SD）	15～25	0.27	1	是②
美罗培南	1g，静脉注射	49（SD）	2	0.29	1	是②
多尼培南	500mg，静脉注射	23（SD）	8.1	16.8Vss	1	—

注：SD 表示单剂量；SS 表示多剂量；Vss 表示稳态分布容积；一表示没有数据。

①脑脊液通透：基于剂量、敏感性、目标病原菌和脑脊液通透率，对治疗效果的说明。

②有引发癫痫的顾虑。

5. β- 内酰胺类 /β- 内酰胺酶抑制剂　β- 内酰胺酶抑制剂通过与 β- 内酰胺酶的结合，使得抗菌药物可以到达靶部位，起到杀菌的作用，因此，β- 内酰胺酶抑制剂必须与 β- 内酰胺类药物在体内的药代动力学过程一致，才能起到自杀性抑制作用。在体外实验，任何 β- 内酰胺类药物可以与任何 β- 内酰胺酶抑制剂组合，但组成复方制剂不可以随意搭配。目前临床常用的配方合理的 β- 内酰胺类 /β- 内酰胺酶抑制剂复方制剂包括：阿莫西林 - 克拉维酸（500/125mg，4：1）、氨苄西林 - 舒巴坦（1/0.5g，2：1）、头孢哌酮 - 舒巴坦（1/0.5g，2：1）、替卡西林 - 克拉维酸（1.5/0.1g，3/0.2g，15：1）、哌拉西林 - 他唑巴坦（2/0.25g，3/0.375g，4/0.5g，8：1）和头孢他啶 - 阿维巴坦（2/0.5g，4：1）。

阿莫西林 - 克拉维酸、氨苄西林 - 舒巴坦主要用于敏感菌株引起的社区获得性呼吸道感染、鼻窦炎和女性的盆腔感染，也可用于粪肠球菌感染的治疗。

头孢哌酮 - 舒巴坦、哌拉西林 - 他唑巴坦和替卡西林 - 克拉维酸主要用于治疗中重度医院获得性感染，因替卡西林 - 克拉维酸的耐药率较高，现在已经较少应用。

头孢他啶 - 阿维巴坦可覆盖大多数肠杆菌科细菌，包括产 AmpC 酶、ESBL 的肠杆菌，对部分产碳青霉烯酶的肺炎克雷伯菌和产 OXA 型碳青霉烯酶的肠杆菌科细菌有效，以及单用头孢他啶时最小抑菌浓度（MIC）较高的铜绿假单胞菌。头孢他啶 - 阿维巴坦对不动杆菌或产金属酶的细菌无抗菌活性，对厌氧菌的抗菌活性不如其他 β- 内酰胺类 /β- 内酰胺酶抑制剂合剂。

（二）氨基糖苷类

氨基糖苷类抗菌药物对肠杆菌科细菌和革兰氏阳性球菌有良好抗菌作用，其中庆大霉素、妥布霉素、奈替米星、阿米卡星、异帕米星、小诺米星、依替米星对铜绿假单胞菌具有抗菌活性，链霉素对结核分枝杆菌具有强大抗菌活性。单独使用氨基糖苷类抗菌药物易产生耐药性，通常与 β- 内酰胺类或氟喹诺酮类联合应用。主要用于治疗中重度肠杆菌科细菌和铜绿假单孢菌感染。

（三）氟喹诺酮类

氟喹诺酮类抗菌药物对革兰氏阳性球菌、革兰氏阴性杆菌（包括铜绿假单胞菌）、衣原体属、支原体属、军团菌等细胞内病原和厌氧菌具有抗菌活性，其中左氧氟沙星和莫西沙星对肺炎链球菌、化脓性链球菌等革兰氏阳性球菌的抗菌作用增强，且肺泡上皮衬液中浓度高，特别适用于治疗肺部感染，被称作呼吸氟喹诺酮。由于大肠埃希菌对氟喹诺酮的耐药率超过 50%，且为高度耐药，因此这类药物不推荐用于医院感染的经验性治疗。氟喹诺酮类抗菌药物主要用于治疗社区获得性肺炎、伤寒沙门菌和志贺菌属的肠道感染，也可用于治疗铜绿假单胞菌感染（通常与 β- 内酰胺类或氨基糖苷类联合应用）。

氟喹诺酮类药物的药代动力学参数见表 8-0-4。

表 8-0-4　氟喹诺酮类药物的药代动力学参数

药物	剂量及途径	血清峰值浓度 /（μg·ml⁻¹）	蛋白结合率 /%	分布容积 /（L·kg⁻¹）	血清半衰期 /h	脑脊液道透①
环丙沙星	400mg，静脉注射，每 12h 一次	4.6（SS）	20～40	2.4	4	对链球菌属不够
左氧氟沙星	750mg，静脉注射，每日一次	12.1（SS）	24～38	244Vss	7	是
莫西沙星	400mg，静脉注射，每日一次	4.2～4.6（SS）	30～50	2.2	10～14	是

注：SS 表示多剂量；Vss 表示稳态分布容积。

①脑脊液通透：基于剂量、敏感性、目标病原菌和脑脊液通透率，对治疗效果的说明。

（四）大环内酯类

目前临床使用的主要是新大环内酯类，包括阿奇霉素、克拉霉素和罗红霉素。对革兰氏阳性球菌、某些革兰氏阴性杆菌、军团菌、支原体、衣原体和幽门螺杆菌具有抗菌活性。但是近年来肺炎球菌和肺炎支原体对大环内酯类的耐药率在 90% 以上，限制了大环内酯类在社区获得性肺炎治疗的应用，但仍可用于军团菌肺炎和非淋菌性尿道炎的治疗。

大环内酯类药物的药代动力学参数见表 8-0-5。

表 8-0-5　大环内酯类药物的药代动力学参数

药物	剂量 / 途径	口服吸收 /%	血清峰值浓度 /（μg·ml⁻¹）	蛋白结合率 /%	分布容积 /（L·kg⁻¹）	血清半衰期 /h	胆汁排泄率①
红霉素	500mg，口服	18～45	0.1～0.2（SD）	70～90	0.6	2～4	——
阿奇霉素②	500mg，口服	37	0.4（SD）	7～51	31.1Vss	68	高
阿奇霉素②	500mg，静脉注射	—	3.6（SD）	7～51	33.3	68	高
克拉霉素	500mg，口服，每 12h 一次	50	3～4（SS）	65～70	4	5～7	7 000%

注：SD 表示单剂量；SS 表示多剂量；Vss 表示稳态分布容积；Vss/F 表示稳态分布容积 / 口服生物利用度；一表示没有数据。

①胆汁排泄率 = 胆汁峰值浓度 / 血清峰值浓度 ×100。

②包括多种剂型，如片剂、悬液和肠溶胶囊。

（五）四环素和甘氨酰环素类

目前临床还在使用的四环素类药物包括多西环素和米诺环素，其抗菌谱与大环内酯类相似，具广谱抗菌活性，对葡萄球菌属、链球菌属、大肠埃希菌、克雷伯菌属、不动杆菌属、嗜麦芽窄食单胞菌和布鲁氏菌等具有抗菌活性，对支原体、衣原体、螺旋体和立克次体属具有抗菌活性。用于治疗社区获得性肺炎、非淋菌性尿道炎、布鲁氏菌病、梅毒、钩端螺旋体病、立克次体病（如斑疹伤寒、恙虫病、Q热等）。

替加环素是米诺环素的衍生物，为甘氨酰环素类抗菌药物，通过抑制细菌蛋白质合成发挥抗菌作用。其抗菌谱包括革兰氏阳性球菌［包括 MRSA、VRE 和耐青霉素的肺炎链球菌（PRSP）］、革兰氏阴性杆菌（包括产生 ESBL 菌株）和厌氧菌，在体外，不动杆菌对替加环素高度敏感。替加环素对铜绿假单胞菌的活性差。替加环素用于治疗复杂的皮肤软组织感染、腹腔感染和社区获得性肺炎。在Ⅲ、Ⅳ期临床试验中观察到，本药可使全因死亡率增加，其原因尚不明确，故仅在无适宜的其他疗法时方可使用本药。

四环素类药物的药代动力学参数见表 8-0-6。

表 8-0-6　四环素类药物的药代动力学参数

药物	剂量及途径	血清峰值浓度/（µg·ml⁻¹）	蛋白结合率/%	分布容积/（L·kg⁻¹）	血清半衰期/h	胆汁排泄率[1]/%	脑脊液通透[2]
四环素	250mg，口服	1.5~2.2（SD）	20~65	1.3	6~12	200~3 200	否
多西环素	100mg，口服	1.5~2.1（SD）	93	53~134Vss	18	200~3 200	否
米诺环素	200mg，口服	2~3.5（SD）	76	80~114Vss	16	200~3 200	—
替加环素	50mg，静脉注射，每 12h 一次	0.63（SS）	71~89	7~9	42	138	否

注：SD 表示单剂量；SS 表示多剂量；Vss 表示稳态分布容积；—表示没有数据。

[1] 胆汁排泄率＝胆汁峰值浓度/血清峰值浓度×100。

[2] 脑脊液通透：基于剂量、敏感性、目标病原菌和脑脊液通透率，对治疗效果的说明。

（六）糖肽类

糖肽类药物包括万古霉素、去甲万古霉素和替考拉宁，国外尚有达巴万星、奥利万星和特拉万星。糖肽类药物对革兰氏阳性球菌有活性，包括甲氧西林耐药葡萄球菌属、肠球菌属、李斯特菌属、链球菌属等。适用于耐药革兰氏阳性菌所致的严重感染，特别是 MRSA 或甲氧西林耐药的凝固酶阴性葡萄球菌（MRCNS）、肠球菌属及耐青霉素的肺炎链球菌（PRSP）所致感染；也可用于治疗对 β- 内酰胺类过敏患者的严重革兰氏阳性菌感染。去甲万古霉素或万古霉素还可用于治疗甲硝唑无效的艰难梭菌所致的假膜性肠炎，但是需要口服给药。需要特别说明，万古霉素对于甲氧西林敏感的金黄色葡萄球菌（MSSA）感染的疗效不如头孢菌素，MSSA 菌株感染首选一代或二代头孢菌素、阿莫西林 - 克拉维酸或氨苄西林 - 舒巴坦治疗。

糖肽类药物的药代动力学参数见表 8-0-7。

表 8-0-7　糖肽类、达托霉素、利奈唑胺的药代动力学参数

药物	剂量及途径	血清峰值浓度/（µg·ml⁻¹）	蛋白结合率/%	分布容积/（L·kg⁻¹）	血清半衰期/h	脑脊液通透[1]
万古霉素	1g，静脉注射，每 12h 一次	20~50（SS）	<10~55	0.7	4~6	需大剂量
替考拉宁	6mg/kg，静脉注射	40~50（SS）	90~95	0.9~1.6Vss	70~100	否
达托霉素	4~6mg/kg，静脉注射，每日一次	58~99（SS）	92	0.1Vss	8~9	否
利奈唑胺	600mg/kg，静脉注射或口服，每 12h 一次	15~20（SS）	31	40~50Vss	5	是

注：SS 表示多剂量；Vss 表示稳态分布容积。

[1] 脑脊液通透：基于剂量、敏感性、目标病原菌和脑脊液通透率，对治疗效果的说明。

（七）多黏菌素类

多黏菌素类（polymyxins）属多肽类抗菌药物，包括多黏菌素 B 和多黏菌素 E（黏菌素，colistin）。因为不

良反应严重，这类药物原仅局部应用。但近年来多重耐药革兰氏阴性菌日益增加，耐碳青霉烯肠杆菌科细菌（CRE）、多重耐药铜绿假单胞菌、多重耐药鲍曼不动杆菌等对多黏菌素类药物耐药率低，多黏菌素 B 和多黏菌素 E 重新成为多重耐药革兰氏阴性菌感染治疗的首选药物之一。多重耐药革兰氏阴性菌对多黏菌素 B 和多黏菌素 E 具有异质性耐药，因此，应用多黏菌素时应该使用大剂量。

（八）其他（利奈唑胺和达托霉素）

利奈唑胺是第一个上市的人工合成的唑烷酮类抗菌药物，对金黄色葡萄球菌（包括 MRSA）、凝固酶阴性葡萄球菌（包括 MRCNS）、肠球菌属（包括 VRE）、肺炎链球菌（包括青霉素耐药株）、A 组溶血性链球菌、B 组链球菌、草绿色链球菌均具有良好抗菌作用。该药分子量小，具有良好的水溶性和脂溶性，口服吸收完全且迅速，组织分布广，组织穿透率高。用于治疗革兰氏阳性球菌引起的感染，包括肺部感染、皮肤软组织感染等。利奈唑胺对结核分枝杆菌具有一定的活性，是治疗多耐药结核感染的二线药物。利奈唑胺的药代动力学参数见表 8-0-7。

达托霉素是第一个上市的环脂肽类抗菌药物，对革兰氏阳性球菌，包括 MRSA、VRE 和 PRSP 具有抗菌活性。主要用于治疗革兰氏阳性球菌引起的皮肤软组织感染和血流感染（包括心内膜炎）。由于该药在肺泡上皮细胞衬液中的浓度低，且可以被肺泡表面活性物质破坏，在达托霉素治疗肺炎的随机对照临床试验中，在试验中期已经明显发现达托霉素的疗效不如对照药物，因此，达托霉素不能用于治疗肺炎。达托霉素的药代动力学参数见表 8-0-7。

二、临床常见致病菌的抗菌药物敏感性

大多数的抗菌药物临床应用是经验性使用，常见致病菌的耐药性调查结果是经验性选择药物的重要参考。细菌耐药性的流行病学结果就是，日常临床工作中的每一例感染病例的病原学诊断的日积月累，感染性疾病的临床诊断和病原学诊断是抗菌药物合理使用的基石。细菌耐药性的流行病学数据存在显著的地区差异，甚至一个医院的不同科室也存在着差异。目前国内有几个细菌耐药性监测网，国家卫生健康委的全国细菌耐药监测网和 CHINET 中国细菌耐药监测网，这两大监测网每年会定期公布全国的调查结果，以及分中心结果，为临床工作提供重要的参考。每个医院也应该定期总结细菌耐药性的流行病学数据，供临床医生参考。本处将不再赘述主要监测网的调查结果，可以在 www.chinets.com 查阅 CHINET 的历年数据。

三、根据药代动力学 / 药效动力学原理确定给药方案

药效学动力学研究的是细菌和药物之间的相互作用，细菌被杀灭的动力学过程。当一定量的细菌在含有一定浓度抗菌药物的培养基中进行培养，细菌生长的速度超过被杀灭的速度时，细菌呈现生长状态，细菌的繁殖速度与被杀灭速度相等时，细菌呈现被抑制状态，细菌的繁殖速度小于被杀灭的速度时，细菌呈现被杀灭状态。药效动力学就是研究细菌在体内被杀灭的过程的一门分支学科。

根据抗菌药物的时间杀菌曲线，抗菌药物分为时间依赖型抗菌药物和浓度依赖型抗菌药物。时间依赖型抗菌药物包括 β- 内酰胺类、大环内酯类、复方磺胺甲噁唑（SMZ-TMP）、利奈唑胺、万古霉素等，当抗菌药物的药物浓度达到 4 倍最小抑菌浓度（MIC）值时，药物的抗菌作用达到饱和，即使再增加浓度，抗菌作用不再增加，随着暴露时间的延长，细菌逐渐被杀灭。在应用这类药物时，要尽可能延长超过 MIC 的血药浓度持续时间，即延长暴露时间。浓度依赖型抗菌药物包括氟喹诺酮类、氨基糖苷类和甲硝唑，这类药物具有较长的抗菌后效应（PAE），随着药物浓度的增加，杀菌作用逐渐增强，PAE 也相应延长。使用这类药物时，要尽可能增加暴露量和峰值血药浓度，在毒理学允许的情况下，尽可能使用每日一次的用药方案。常用抗菌药物的药代动力学 / 药效动力学参数见表 8-0-8。阿奇霉素、万古霉素和利奈唑胺属于时间依赖型抗菌药物，由于阿奇霉素和万古霉素具有较长的 PAE，其疗效与曲线下面积 / 最小抑菌浓度（AUC/MIC）比值密切相关，利奈唑胺由于在给药期间，血药浓度均维持在 MIC 以上，其疗效与 AUC/MIC、Cmax/MIC 和 %T>MIC 均相关，但是与 AUC/MIC 的相关性最佳。常用抗菌药物的药代动力学 / 药效动力学折点见表 8-0-9。

β- 内酰胺类抗菌药物延长暴露时间的方法包括增加剂量、增加给药次数、延长输注时间和持续静脉给药。增加药物剂量，确实能延长暴露时间，但是不够经济。增加给药次数是经济而有效的方法，有研究表明，亚胺培南 0.5g 静脉注射每 6 小时一次与亚胺培南 1g 静脉注射每 8 小时一次的暴露时间相当，但是前者较后者每日节省 1g 的药物。对于 MIC 值较高或低耐药的菌株，适当延长给药时间（例如美诺培南或哌拉西林 - 他唑巴坦 3 小时输注）可以有效延长暴露时间，起到很好的抗菌作用。理论上讲，持续静脉注射 β- 内酰

胺类抗菌药物,维持血药浓度在 MIC 之上,能达到最佳的治疗效果。也有临床研究表明,持续静脉注射的疗效比分次注射的疗效佳,但是持续静脉注射需要临床药代动力学研究的支持,大大限制了其临床应用。

表 8-0-8　常用抗菌药物的药效学分类和药代动力学 / 药效动力学参数

与疗效相关的参数	药物	杀菌方式	治疗目标
Cmax/MIC	氨基糖苷类	浓度依赖型	最大暴露
AUC/MIC	氟喹诺酮	浓度依赖型 / 时间依赖型,	最大暴露
	阿奇霉素	长 PAE	
	替加环素		
	利奈唑胺		
	万古霉素		
	达托霉素		
%T>MIC	β- 内酰胺类	时间依赖型	延长暴露时间
	大环内酯类		

注:Cmax,血药峰值浓度;MIC,最小抑菌浓度;AUC,曲线下面积;PAE,抗菌后效应;%T>MIC,血药浓度达到或超过 MIC 持续时间占两次给药间期的百分比。

表 8-0-9　常用抗菌药物的药代动力学 / 药效动力学折点

抗菌药物	药代动力学 / 药效动力学折点
头孢菌素	%fT>MIC≥50%
碳青霉烯类类	%fT>MIC≥40%
氟喹诺酮类	
革兰氏阳性球菌	AUC/MIC≥30
革兰氏阴性杆菌	AUC/MIC≥125
氨基糖苷类	Cmax/MIC=8～10
万古霉素	AUC/MIC≥400,或 fAUC/MIC≥180
利奈唑胺	AUC/MIC = 82.9
替加环素	AUC/MIC>6.96

注:f,游离药物;%fT>MIC,游离药浓度达到或超过 MIC 持续时间占两次给药间期的百分比;MIC,最小抑菌浓度;AUC,曲线下面积;Cmax,血药峰值浓度。

四、抗菌药物合理使用的基本原则

(一)正确的患者

1. 严格掌握抗菌药物使用的适应证　确定患者的诊断,推测最可能的致病菌是抗菌药物合理使用的出发点。抗菌药物不是"消炎药",更不是退热药,所以不是所有发热患者都要用抗菌药。临床上急性发热的患者多数情况下是病毒感染引起的,不应使用抗菌药物;发热和白细胞增高的原因也很多,不是判断感染的必要和充分条件,关键在于通过对患者的临床症状和体征以及白细胞增高原因进行综合分析来判断,不能简单地把发热和白细胞增高作为使用抗菌药物的理由。发热原因不明的患者不宜常规使用抗菌药物,但对病情严重且细菌性感染不能排除者,可根据经验选用抗菌药物;凡怀疑细菌感染者,在使用抗菌药物前必须采集标本做细菌培养。

2. 严格限制抗菌药物的预防性使用　短时清洁手术尽可能不给预防用药;有免疫缺陷者尽可能不给预防用药,而待有感染征兆时给予足量抗菌治疗。

(二)正确的药物

当明确有感染或者很可能存在感染时,一定要留取合适的标本进行病原分离,为经验性治疗转为靶向治疗提供有力的信息。然后,要判断感染发生的场所,即医院获得性和社区获得性,医院获得性和社区获得性感染的病原学显著不同。最后要判断感染部位、合并症和疾病的严重程度,推测可能的致病菌,参考细菌耐药性调查结果选择合适的抗菌药物开始经验性治疗,根据患者的生理、病理及免疫状态选用恰当的抗菌药物(图 8-0-1)。

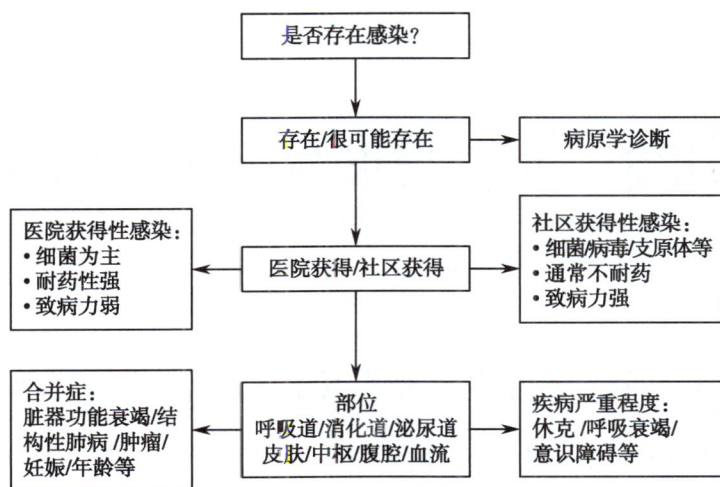

图 8-0-1　经验性选择抗菌药物需要思考的问题

（三）正确的给药方案

1. 选用恰当的给药方法　选择合适的给药途径：轻症感染时尽量口服用药，中重症感染时才采用肌肉或静脉用药。给药次数的选择：根据抗菌药物的药效学特点，来选择合适的用药频次。

2. 正确认识药敏试验的价值　如有细菌学结果时，要根据细菌学检查结果，结合临床选用或调整抗菌药物，但如临床上治疗反应良好，不论培养和药敏试验结果如何，治疗方案原则上不变。

3. 重视综合性治疗措施　避免"重药轻人"的倾向，改善全身状况；稳定内环境；增强抵抗力；处理局部病灶。

4. 联合应用抗菌药物的指征　病因未明的严重感染，单一药物不能控制的严重感染（败血症、细菌性心内膜炎、化脓性脑膜炎），多种细菌引起的混合感染（需氧菌 + 厌氧菌，革兰氏阳性球菌 + 革兰氏阴性杆菌）；二重感染（细菌 + 真菌），需长期用药且细菌易产生耐药的感染（结核病）。

抗菌药物合理使用的基本原则见图 8-0-2。

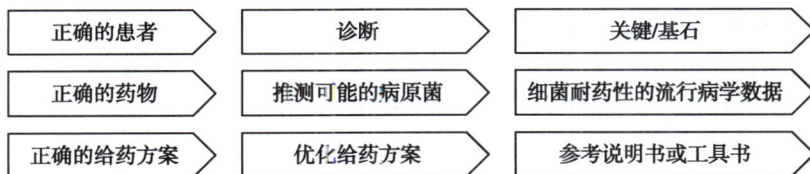

图 8-0-2　抗菌药物合理使用的基本原则

（李太生）

推荐阅读资料

[1] BROOK I, WEXLER H M, GOLDSTEIN E J. Antianaerobic antimicrobials: spectrum and susceptibility testing. Clin Microbiol Rev, 2013, 26 (3): 526-546.

[2] 林果为, 王吉耀, 葛均波. 实用内科学. 15 版. 北京：人民卫生出版社, 2017.

[3] BARTLETT J G. How important are anaerobic bacteria in aspiration pneumonia: when should they be treated and what is optimal therapy. Infect Dis Clin North Am, 2013, 27 (1): 149-155.

[4] LAMBIASE A, CATANIA M R, ROSSANO F. Anaerobic bacteria infection in cystic fibrosis airway disease. New Microbiol, 2010, 33 (3): 185-194.

[5] 戴维·吉尔伯特. 热病 - 桑福德抗微生物治疗指南. 48 版. 范洪伟, 译. 北京：中国协和医科大学出版社, 2019.

第九章 抗病毒规范化治疗与管理

第一节 乙型肝炎规范化抗病毒治疗与管理

乙型肝炎病毒（HBV）感染呈世界性流行，据世界卫生组织（WHO）报道，全球约20亿人曾感染过HBV，其中2.4亿人为慢性HBV感染者，每年约有65万人死于HBV感染所致的肝衰竭、肝硬化和肝细胞肝癌（hepatocellular carcinoma，HCC）。我国曾为HBV高流行区国家之一，2006年全国乙型肝炎血清流行病学调查表明，我国1～59岁一般人群乙型肝炎表面抗原（HBsAg）携带率为7.18%。2016年文献调查结果显示我国人群HBsAg携带率降至6.1%。另外，中国疾病预防控制中心（CDC）2014年发布的全国30岁以下人群乙型肝炎血清流行病学调查数据显示，1～4岁、5～14岁和15～29岁人群HBsAg检出率分别为0.32%、0.94%和4.38%，这是乙型肝炎疫苗接种计划取得的巨大成果。然而HBV感染依旧是世界性公共健康问题，尤其在发展中国家。

一、抗乙型肝炎病毒治疗的适应证

抗病毒治疗是慢性乙型肝炎（CHB）治疗的关键措施，只要有适应证，且条件允许，就应该及时进行规范化的抗病毒治疗。抗病毒治疗的主要依据为血清HBV DNA、丙氨酸转氨酶（ALT）水平和肝脏疾病严重程度，另外也需结合年龄、家族史和伴随疾病等因素综合评估；动态评估比单次检测更具临床价值。

血清HBV DNA阳性的慢性HBV感染者，若ALT持续异常[>1×健康人群高限（ULN）]且排除其他原因导致的ALT升高，均应考虑开始抗病毒治疗。导致ALT升高的其他原因包括：其他病原体感染、药物、酒精、脂肪、免疫等其他因素，也应排除应用降酶药物后ALT暂时性正常。

血清HBV DNA阳性、ALT正常患者，有以下情形之一者，疾病进展风险较大，建议抗病毒治疗：

（1）肝组织学存在明显的肝脏炎症（G_2级及以上）或纤维化（S_2级及以上）。

（2）ALT持续正常（每3个月检查一次，持续12个月），有肝硬化/肝癌家族史且年龄大于30岁者。

（3）ALT持续正常（每3个月检查一次，持续12个月），无肝硬化/肝癌家族史、年龄大于30岁者，建议行无创肝纤维化检查或肝穿刺活检以决定是否进行抗病毒治疗。

（4）ALT持续正常（每3个月检查一次，持续12个月），有HBV相关的肝外表现（肾小球肾炎、血管炎、结节性多动脉炎、周围神经病变等）者，应积极抗病毒治疗。

（5）存在肝硬化的客观依据，只要HBV DNA可检测到，均建议积极抗病毒治疗，无论其ALT和乙型肝炎e抗原（HBeAg）状态。对失代偿期肝硬化者，HBV DNA检测不到但HBsAg阳性者，也应考虑抗病毒治疗。

【临床关键点】

1. CHB治疗的总体目标是最大限度地长期抑制HBV复制，减轻肝细胞炎症坏死及肝纤维化，延缓和减少肝硬化、HCC及其并发症的发生，改善生活质量和延长存活时间。对于部分适合的患者应尽可能追求CHB的临床治愈，即停止治疗后持续的病毒学应答、HBsAg消失，并伴ALT恢复正常和肝组织学病变改善。

2. 对于ALT正常或轻度升高（ALT<2×ULN），年龄在30岁以下，且无早期肝硬化证据（如脾大、门脉增宽、白细胞或血小板减少等）的CHB患者，应定期进行临床观察，检测肝功能、HBV DNA、甲胎蛋白（AFP）及肝、胆、脾超声等，慎重启动抗病毒治疗，如不能取得预期的抗病毒治疗效果，后续治疗可能出现病毒耐药及患者依从性下降等不良事件。

3. HBV感染不是引起ALT升高的唯一因素，即使ALT明显升高（ALT≥2×ULN），仍需查明病因，对症下药。应仔细询问患者近期有无嗜酒、使用对肝脏有损害的药物（如抗结核药、抗肿瘤药及某些中草药等），并排除脂肪肝、早期妊娠及其他合并感染（细菌、病毒、寄生虫、真菌）等因素。对于上述原因所致肝功能损伤，需去除病因，或进行适当对症治疗，如确系 HBV 感染所致，则需及时抗 HBV 治疗。

二、抗乙型肝炎病毒治疗的药物选择

目前抗乙型肝炎病毒治疗的药物主要有干扰素（IFN）和核苷（酸）类似物（NAs）两大类。我国已批准上市的干扰素包括普通 α 干扰素和聚乙二醇 α 干扰素（Peg IFN-α）。已应用于临床的抗乙型肝炎病毒 NAs 药物有 5 种，包括拉米夫定（LAM）、阿德福韦酯（ADV）、替比夫定（LdT）、恩替卡韦（ETV）和替诺福韦，其中替诺福韦有富马酸替诺福韦酯（TDF）和丙酚替诺福韦（TAF）两类药（TAF 较 TDF 具有更好的血浆稳定性及肝脏靶向性，同时对骨骼及肾脏的安全性更高）。慢性乙型肝炎初治患者推荐选用一线（强效低耐药）NAs 药物，即 ETV、TDF/TAF，或 Peg IFN-α 治疗。

（一）干扰素抗病毒治疗

1．α 干扰素的抗病毒疗效　α 干扰素能够促进免疫细胞活性和细胞因子表达，诱导干扰素刺激基因产生，发挥多重抗病毒作用。干扰素抗病毒治疗疗程有限，有效降低 HBsAg 效价，治疗应答更持久不会产生病毒耐药。但仅对部分患者有效，且副作用较常见。Peg IFN-α 相较于普通 α 干扰素能取得更高的 HBeAg 血清学转换率、HBV DNA 抑制及生化学应答率。多项临床试验显示，HBeAg 阳性 CHB 患者，采用 Peg IFN-α-2a 或者国产 Peg IFN-α-2b 治疗 48 周（180μg/ 周），停药随访 24 周，HBV DNA<2 000U/ml 的发生率为 30%，HBeAg 血清学转换率为 30.75%～36.3%（其中基线 ALT>2×ULN 且治疗 12 周时 HBsAg<1 500U/ml 者可高达 68.4%），HBsAg 转换率为 2.3%～3%、停药 3 年 HBsAg 清除率 11%。PegIFN-α-2a 治疗 HBeAg 阴性慢性 HBV 感染者（60% 为亚洲人）48 周、停药随访 24 周，HBV DNA<2 000U/ml 的发生率为 43%，停药后随访 48 周时为 42%；HBsAg 消失率在停药随访 24 周、3 年、5 年时分别为 3%、8.7%、12%。

2．干扰素抗病毒疗效的预测因素　有下列因素者常可取得较好的疗效：①治疗前 ALT 水平较高；②HBV DNA<$2×10^8$copies/ml；③女性；④病程短；⑤非母婴传播；⑥肝组织炎症坏死较重，纤维化程度轻；⑦对治疗的依从性好；⑧无 HCV、HDV、HIV 合并感染；⑨HBV 基因 A 型。研究发现，HBV 基因型 A 病毒学应答率达 60%，基因型 B 和基因型 C 的病毒学应答率都减少了一半，基因型 D 则下降到 17%；⑩治疗 12 周或 24 周时血清 HBV DNA 不能检出。其中治疗前 ALT、HBV DNA 水平和 HBV 基因型，是预测疗效的重要因素。

3．α 干扰素的不良反应　较常见为流感样综合征、骨髓抑制、精神异常、自身免疫性疾病，以及视网膜病变、间质性肺炎、听力下降、肾脏损害、心血管并发症等其他少见的不良反应。

4．α 干扰素治疗的禁忌证

（1）绝对禁忌证：妊娠或短期内有妊娠计划、精神病史（具有精神分裂症或严重抑郁症等病史）、未能控制的癫痫、失代偿期肝硬化、未控制的自身免疫性疾病、伴有严重感染、视网膜疾病、心力衰竭、慢性阻塞性肺疾病等。

（2）相对禁忌证：甲状腺疾病、既往抑郁症史、未控制的糖尿病、高血压、心脏病。

5．干扰素的疗程　Peg IFN-α 的推荐疗程为 24～48 周、优势患者可延长疗程，总疗程原则上不超过 96 周；Peg IFN-α 单药治疗 24 周时，HBV DNA 下降<2log10U/ml 且 HBsAg 定量>20 000U/ml（HBeAg 阳性者）或下降 <1logU/ml（HBeAg 阴性者），建议停用 Peg IFN-α 改为 NAs 长期治疗；HBsAg 低水平（<1 500U/ml）的患者，治疗 24 周时仍然 HBsAg≥200U/ml 的患者，应停用 Peg IFN-α 改为 NAs 长期治疗。

6．α 干扰素治疗的监测和随访

（1）治疗前检查：①生物化学指标，包括丙氨酸转氨酶（ALT）、天冬氨酸转氨酶（AST）、胆红素、白蛋白及肾功能；②血常规、尿常规、血糖及甲状腺功能；③病毒学标志，包括 HBsAg、HBeAg、抗 -HBe 和 HBV DNA 水平；④对于中年以上患者，应作心电图检查和测血压；⑤排除自身免疫性疾病；⑥尿人绒毛膜促性腺激素（HCG）检测以排除妊娠。

（2）治疗中检查：①血常规，开始治疗后的第 1 个月，应每 1～2 周检查 1 次血常规，以后每月检查 1 次，直至治疗结束；②生物化学指标，包括 ALT、AST 等，治疗开始后每月检测 1 次，连续 3 次，以后随病情改善可每 3 个月 1 次；③病毒学标志，治疗开始后每 3 个月检测 1 次 HBsAg、HBeAg、抗 -HBe 和 HBV DNA；

④其他，每 3 个月检测 1 次甲状腺功能、血糖和尿常规等指标；如治疗前就已存在甲状腺功能异常或已患糖尿病者，应先用药物控制甲状腺功能异常或糖尿病，然后再开始 α 干扰素治疗，同时应每月检查甲状腺功能和血糖水平；⑤应定期评估精神状态，对出现明显抑郁症和有自杀倾向的患者，应立即停药并密切监护。

（二）NAs 抗病毒治疗

1. NAs 的抗病毒疗效　NAs 使用方便，耐受性好，具有强效抗病毒活性，长期治疗能显著降低共价闭和环状 DNA（cccDNA）水平，但不能抑制 cccDNA 的转录活性从而无法抑制 HBV 相关蛋白产生，因此难以获得持久的免疫学控制，停药后复发率高使其需要长期甚至终身治疗。表 9-1-1、表 9-1-2 分别显示 HBeAg 阳性及阴性 CHB 患者使用 NAs 短期或长期抗病毒疗效随机对照研究结果。

表 9-1-1　HBeAg 阳性慢性乙型肝炎患者核苷（酸）类似物的抗病毒疗效汇总

核苷（酸）类似物	HBeAg 血清学转换率 /%	HBV DNA 转阴率 /%	ALT 复常率 /%
短期治疗（48～52 周）			
恩替卡韦	21	67	68
富马酸替诺福韦酯	15.5	76.7	86.3
丙酚替诺福韦	10	64	73
拉米夫定	16～18	46～44	41～-72
替比夫定	22	60	77
阿德福韦酯	12～18	13～21	48～54
长期治疗（96～240 周）			
恩替卡韦（240 周）	—	80	94
富马酸替诺福韦酯（240 周）	32	84.5	—
丙酚替诺福韦（96 周）	18	73	75
拉米夫定（240 周）	22	—	58
替比夫定（96 周）	30	56	70
阿德福韦酯（240 周）	29	55	77

注：数据为文献收集汇总，非头对头研究，仅供参考。—表示无相关研究数据。HBeAg，乙型肝炎 e 抗原；HBV DNA，乙型肝炎病毒脱氧核糖核酸；ALT，丙氨酸转氨酶。

表 9-1-2　HBeAg 阴性慢性乙型肝炎患者核苷（酸）类似物的抗病毒疗效汇总

核苷（酸）类似物	HBV DNA 转阴率 /%	ALT 复常率 /%
短期治疗（48～52 周）		
恩替卡韦	90	78
富马酸替诺福韦酯	96.8	88.2
丙酚替诺福韦	94	83
拉米夫定	72～73	71～79
替比夫定	88	74
阿德福韦酯	51～63	72～77
长期治疗（96～240 周）		
恩替卡韦（240 周）	90	80
富马酸替诺福韦酯（240 周）	89.6	87.5
丙酚替诺福韦（96 周）	90	81
拉米夫定（240 周）	—	—
替比夫定（96 周）	82	78
阿德福韦酯（240 周）	67	69

注：数据为文献收集汇总，非头对头研究，仅供参考。—表示无相关研究数据。HBeAg，乙型肝炎 e 抗原；HBV DNA，乙型肝炎病毒脱氧核糖核酸；ALT，丙氨酸转氨酶。

2. NAs 治疗中的药物选择　应用 NAs 初始治疗 CHB 患者时，强调首选强效、低耐药的药物，即将恩替卡韦（ETV）、替诺福韦（TDF/TAF）作为一线抗病毒药物推荐使用，而早期的 NAs 如拉米夫定（LAM）、阿德福韦酯（ADV）、替比夫定（LdT）列为非一线 NAs 药物。阿德福韦酯和拉米夫定因耐药率高，我国最新相关共识提出不建议用于 HBV 感染者。

3. NAs 治疗的监测

（1）治疗前相关指标基线检测：①生化学指标，主要有 ALT、AST、胆红素、白蛋白等；②病毒学标志，主要有 HBV DNA 和 HBeAg、抗 -HBe；③根据病情需要，检测血常规、血清肌酐、血磷、肾损指标等；④肝脏无创性肝纤维化检测，如肝脏弹性检测；⑤剂量调整，恩替卡韦和富马酸替诺福韦酯（TDF）在肌酐清除率 <50ml/min 患者均需调整剂量。

（2）关注患者治疗依从性：包括用药剂量、使用方法、是否有漏用药物或自行停药等情况，确保患者已经了解随意停药可能导致的风险，提高患者依从性。

（3）不良反应的预防和处理：NAs 总体安全性和耐受性良好，但在临床应用中确有少见、罕见严重不良反应的发生，如肾功能不全（主要见于阿德福韦酯、替诺福韦治疗）、低磷性骨病（主要见于阿德福韦酯、替诺福韦治疗）、肌炎（主要见于替比夫定治疗）、横纹肌溶解（主要见于替比夫定）、乳酸酸中毒等（可见于拉米夫定、恩替卡韦、替比夫定），应密切关注。故推荐治疗前应仔细询问相关病史以减少风险。如患者治疗过程中出现血肌酐、肌酶或乳酸脱氢酶明显升高，并伴相应临床表现者如明显肌痛、肌无力等，应明确是否存在尿毒症、肌炎、横纹肌溶解或乳酸酸中毒等情况，应及时停药或换用其他药物，并积极治疗干预。

4. NAs 的耐药情况及非一线 NAs 经治患者治疗方案调整策略　临床研究表明，拉米夫定治疗 1～5 年，病毒耐药发生率分别是 14%、38%、49%、66% 和 69%，替比夫定治疗 2 年累积耐药发生率为 5%；阿德福韦酯治疗 1～5 年耐药发生率分别为 0、3%、11%、18% 和 29%；恩替卡韦治疗 3 年累积耐药发生率为 1.7%。NAs 类药物的耐药位点见表 9-1-3。有临床研究显示，因对某一 NAs 类药物发生耐药而先后改用其他 NAs 治疗，可筛选出对多种 NAs 类药物耐药的变异株。因此，应尽量避免单药序贯治疗。如果由于病毒耐药而导致原发性无应答或病毒学突破，则需加用或换用其他抗病毒药物，条件允许时需进行病毒耐药性检测，根据检测结果，有针对性地更改治疗方案。CHB 初始抗病毒治疗必须选择一线 NAs 类药物，同时应对正在使用非一线 NAs 类药物的患者合理规范地调整为一线 NAs 类药物，使临床医生使用 NAs 类药物更加正规化。非一线 NAs 经治患者治疗方案调整策略见表 9-1-4。

表 9-1-3　核苷（酸）类似物的主要耐药位点

核苷（酸）类似物	主要耐药位点
拉米夫定	rtM204V/I、rtL180M、rtA181V/T、rtT184G/S、rtS202I、rtM205V
阿德福韦酯	rtN236T、rtA181V/T
替比夫定	rtM204I、rtL180M、rtA181V/T
恩替卡韦	rtM204V/I、rtL180M、rtT184G/S、rtS202I、rtM205V

表 9-1-4　非一线核苷（酸）类似物经治患者治疗方案调整策略

患者种类	调整策略
ADV 单药治疗	改用 ETV 或 TAF 治疗，无肾病风险者也可调整为 TDF
LAM 单药治疗	改用 ETV 或 TDF 或 TAF
LdT 单药治疗	改用 TDF 或 TAF，病毒应答好者也可调整为 ETV
ADV 应答不佳联合拉米夫定治疗	改用 ETV 或 TDF 或 TAF，如单药应答不佳者可 ETV+TDF/TAF
LAM 耐药联合 ADV 治疗	改用 TDF 或 TAF，也可调整为 ETV 如病毒突破再改 TAF
初始 LAM 联合 ADV 治疗	改用 ETV 或 TDF 或 TAF
LdT 耐药联合 ADV 治疗	改用 TDF 或 TAF
恩替卡韦联合 ADV 治疗应答不佳	改用 ETV 联合 TDF 或 TAF，取得应答后调整为 TDF/TAF 单药

注：ADV，阿德福韦酯；LAM，拉米夫定；LdT，替比夫定；ETV，恩替卡韦；TAF，丙酚替诺福韦；TDF，富马酸替诺福韦酯。

5. **低病毒血症**　近期临床观察显示，即使接受一线 HBV 抗病毒药物治疗，在排除依从性问题后，仍有 20%～37.9% 的 CHB 患者 HBV DNA 处于低水平可检测状态。2018 年美国肝病研究学会（AASLD）CHB 诊疗指南中，将 CHB 患者 HBV DNA 持续或间歇大于检测下限但小于 2 000U/ml 定义为低病毒血症（low-level viremia, LLV）。越来越多的研究提示，LLV 与 CHB 患者病毒学突破、耐药、肝纤维化、肝癌的发生风险继续增加有关，可考虑进一步改善抗病毒治疗效果，调整 NAs 治疗方案。对恩替卡韦、富马酸替诺福韦酯经治 LLV 患者，换用丙酚替诺福韦成为可选的方案之一，另外也可考虑联合使用免疫调节剂。

6. **NAs 的疗程及停药标准**

（1）HBeAg 阳性 CHB 患者 NAs 治疗的疗程及停药标准：①总疗程至少已达 4 年；②HBV DNA 低于检测下限、ALT 恢复正常、HBeAg 血清学转换后再巩固至少 3 年（每隔 6 个月复查 1 次）仍保持不变者，可考虑停药；③延长疗程可减少复发。

（2）HBeAg 阴性 CHB 患者 NAs 治疗的疗程及停药标准：①由于停药后复发率较高，疗程宜长以减少复发，具体疗程不明确；②如 HBsAg 消失且 HBV DNA 检测不到，再巩固治疗 1.5 年（至少复查 3 次，每次间隔 6 个月）仍保持不变时，可考虑停药。

（3）代偿性和失代偿性乙型肝炎肝硬化：对于病情已经进展至肝硬化的患者，需长期抗病毒治疗。

【临床关键点】

1. 总体来说，只要条件允许，优先选择强效低耐药的一线 NAs 抗 HBV 治疗。

2. 年轻、尤其是近期有生育要求的女性患者，在必须抗病毒时，充分知情同意的情况下可选择妊娠 B 类抗 HBV 药物，优选替诺福韦。

3. 乙型肝炎肝硬化代偿性或失代偿性患者需长期甚至终身抗病毒治疗，同时应密切监测肝脏恶性病变的发生。

4. 一旦出现原发性无应答或病毒学突破，需查明原因，及时采取相应的处理措施。如果由于患者依从性不好导致服药中断或不规则服药，需与患者及家属进行有效沟通，说明抗病毒治疗的必要性及相关注意事项，争取患者配合进行长期、规范化的抗病毒治疗。

（三）联合/序贯 NAs+Peg IFN-α 的治疗策略

HBV 整合至宿主基因组细胞核内形成稳定的病毒复制模板——cccDNA，从而导致持续感染，血清 HBsAg 被认为是肝内 cccDNA 替代标志物，目前国内外 CHB 防治指南推荐将治疗结束后持久的 HBsAg 清除，伴或不伴抗 -HBs 血清学转换，获得功能性治愈作为抗病毒治疗的理想终点。近年多项临床研究显示 NAs+Peg IFN-α 联合/序贯治疗可能帮助患者提高 HBsAg 转阴率甚至抗 -HBs 血清学转换率，进而提高临床治愈的机会。

（范学工）

推荐阅读资料

[1] 中华医学会感染病学分会，中华医学会肝病学分会. 慢性乙型肝炎防治指南（2019 年版）. 中华传染病杂志，2019，（37）：711-736.

[2] NING Q, HAN M, SUN Y, et al.Swtiching from entecavir to PegINF alfa-2a in patients with HBeAg-positive chronic hepatitis B: a randomised open-label trial（OSST trial）. J Hepatol, 2014, 61（4）: 777-784.

[3] WU D, HAN M, CHEN Y, et al. THU-165-Sequential combination therapy with INF, rhIL-2 and therapeutic vaccine enhanced HBsAg loss in entecavir-suppressed CHB patients（the Endeavor study）: an interim analysis.J Hepatol, 2017, 66（1）: s261.

[4] BROUWER W, XIE Q, SONNEVELD M, et al.Adding pegylated interferon to entecavir for hepatitis B e antigen-positive chronic hepatitis B: a multicenter randomized trial（ARES study）. Hepatol, 2015, 61（5）: 1512-1522.

[5] 中华医学会肝病学分会肝炎学组，中华肝脏病杂志. 非一线核苷（酸）类似物经治慢性乙型肝炎患者治疗策略调整专家共识. 中国实用内科杂志，2019，39（6）：529-532.

第二节　丙型肝炎规范化抗病毒治疗与管理

丙型肝炎病毒（HCV）感染呈世界性流行，据世界卫生组织估计，2015 年全球 7 100 万人有慢性 HCV 感染，39.9 万人死于 HCV 感染引起的肝硬化或肝细胞癌。我国 2006 年血清流行病学调查显示，1～59 岁人群抗-HCV 流行率为 0.43%，在全球范围内属 HCV 低流行区，由此推算，我国一般人群 HCV 感染者约 560 万，如加上高危人群和高发地区的 HCV 感染者，约 1 000 万例。

HCV 感染者的抗病毒治疗已经进入直接抗病毒药物（direct antiviral agent，DAA）的无干扰素全口服药时代。对于急性丙型肝炎患者，如果确认病毒不能获得自发清除，应该尽快给予抗病毒治疗，对于慢性丙型肝炎患者，应该积极给予抗病毒治疗。治疗目标是清除病毒、获得治愈，从而阻止进展为肝硬化、肝细胞肝癌（HCC）和死亡或降低其概率，还可以降低肝移植的需求，预防肝移植后的 HCV 再感染。获得治愈的评价指标是治疗结束后 12 周或 24 周用灵敏的试剂检测不到 HCV RNA，即持续病毒学应答（sustained virological response，SVR），包括 SVR12 和 SVR24。对于进展期肝纤维化及肝硬化患者，HCV 的清除能减少失代偿的发生率，虽然不能阻止但是能减少 HCC 的发生风险，进展期肝纤维化及肝硬化患者即使获得 SVR，也需要继续进行 HCC 的筛查和监测。

一、抗丙型肝炎病毒治疗的适应证

所有 HCV 感染 HCV RNA 阳性的患者均需要抗病毒治疗，无论丙氨酸转氨酶（ALT）是否正常，无论是初治还是经治患者，无论患者有无肝硬化，无论患者有无肝功能失代偿，无论是否合并其他疾病。

育龄期女性在进行抗病毒治疗前先筛查是否已经妊娠，如已经妊娠，可在分娩哺乳期结束后给予抗病毒治疗。如果妊娠试验排除妊娠，则可以开始 DAA 抗病毒治疗，但是应告知避免在服用 DAA 期间妊娠。

丙型肝炎患者进行抗病毒治疗前，需评估肝脏疾病的严重程度、肾脏功能、HCV RNA 定量水平、HCV 基因型、乙型肝炎表面抗原、合并疾病以及合并用药情况。根据以上情况选择合适的治疗方案并进行治疗中和治疗后的疗效及安全性监测。

【临床关键点】

1. 所有 HCV RNA 阳性的患者均需要抗病毒治疗。

2. 进展期肝纤维化或肝硬化者，或者肝移植后出现 HCV 感染复发，需立即进行治疗。

3. 合并显著肝外表现（例如 HCV 相关混合冷球蛋白血症血管炎、HCV 免疫复合物相关肾病、非霍奇金 B 细胞淋巴瘤等），合并加速肝病进展的疾病（其他实质器官或干细胞移植术后、HBV/HCV 共感染、HIV/HCV 共感染、糖尿病等），需立即进行治疗。

传播 HCV 高风险的患者（静脉药瘾者、男男同性恋、有生育愿望的育龄期女性、血液透析患者等），需立即进行治疗。

二、抗丙型肝炎病毒治疗的药物选择

抗 HCV 的药物主要是 DAA，少数患者需要联合利巴韦林治疗。聚乙二醇 α 干扰素（Peg IFN-α）、普通干扰素已经不再推荐用于抗 HCV 治疗。DAA 主要包括以下三类，非结构蛋白（non-structural，NS）3/4A 蛋白酶抑制剂、NS5A 抑制剂和 NS5B 聚合酶抑制剂。DAA 中有些药物对所有基因型 HCV 感染者有效，有些仅对一些基因型的 HCV 感染者效果较好，据此分为泛基因型药物及基因型特异性或者多基因型药物。总体来说，DAA 治疗丙型肝炎，病毒清除 SVR 率可达 95% 以上，而且安全性良好。表 9-2-1 汇总了已在我国获得批准上市的 DAA 情况。

表 9-2-1　直接抗病毒药物（DAA）的分类

类别	药品	规格	使用剂量
泛基因型			
NS5A 抑制剂	达拉他韦（daclatasvir）	30mg 或 60mg，片剂	1 片，1 次 /d（早上服用）
NS5B 聚合酶核苷类似物抑制剂	索磷布韦（sofosbuvir）	400mg，片剂	1 片，1 次 /d（随食物服用）
NS5B 聚合酶核苷类似物抑制剂 / NS5A 抑制剂	索磷布韦 / 维帕他韦（sofosbuvir/velpatasvir）	400mg 索磷布韦和 100mg 维帕他韦，片剂	1 片，1 次 /d
NS3/4A 蛋白酶抑制剂 / NS5A 抑制剂	格卡瑞韦 / 哌仑他韦（glecaprevir/pibrentasvir）	100mg 格卡瑞韦和 40mg 哌仑他韦，片剂	3 片，1 次 /d 随食物服用

续表

类别	药品	规格	使用剂量
NS5B 聚合酶核苷类似物抑制剂 / NS5A 抑制剂 / NS3/4A 蛋白酶抑制剂	索磷布韦/维帕他韦/伏西瑞韦（sofosbuvir/ velpatasvir/ voxilaprevir）	400mg 索磷布韦和 100mg 维帕他韦及 100mg 伏西瑞韦,片剂	1 片,1 次 /d
NS5A 抑制剂	可洛派韦（coblopasvir）	60mg,胶囊	1 粒,1 次 /d(早上服用)
NS5A 抑制剂	拉维达韦（ravidasvir）	200mg,片剂	1 片,1 次 /d(早上服用)
基因型特异性或者多基因型			
NS3/4A 蛋白酶抑制剂	阿舒瑞韦（asunaprevir）	100mg,软胶囊	1 粒,2 次 /d(早晚服用)
NS3/4A 蛋白酶抑制剂 / NS5A 抑制剂 /CYP3A4 强力抑制剂	帕立瑞韦 / 利托那韦 / 奥比他韦（paritaprevir/ ritonavir/ombitasvir	75mg 帕立瑞韦,12.5mg 奥比他韦,50mg 利托那韦,片剂	2 片,1 次 /d 随食物服用
NS3/4A 蛋白酶抑制剂 / NS5A 抑制剂	艾尔巴韦格拉瑞韦（elbasvir/ grazoprevir）	50mg 艾尔巴韦和 100mg 格拉瑞韦,片剂	1 片,1 次 /d
NS3/4A 蛋白酶抑制剂 / CYP3A4 强力抑制剂	达诺瑞韦 / 利托那韦（danoprevir/ritonavir）	100mg 达诺瑞韦 100mg 利托那韦 片剂	1 片,2 次(早晚服用)
NS5A 抑制剂 /NS5B 聚合酶核苷类似物抑制剂	来迪派韦 / 索磷布韦（ledipasvir/ sofosbuvir）	90mg 来迪派韦 400mg 索磷布韦,片剂	1 片,1 次 /d
NS5B 聚合酶非核苷类似物抑制剂	达塞布韦（dasabuvir）	250mg,片剂	1 片,2 次 /d(早晚随食物服用)

注:NS,非结构蛋白;CY,细胞色素。

三、泛基因型直接抗病毒药物抗病毒治疗方案

泛基因型 DAA 组合方案可用于治疗基因 1~6 型患者,基本的疗程为 12 周,根据患者肝硬化状态、基因型、是否经治,疗程可以缩短至 8 周或者延长至 16 周或 24 周,可以考虑联合应用利巴韦林。具体的泛基因型 DAA 方案如下。

1. 索磷布韦 / 维帕他韦　每片复合片剂含索磷布韦 400mg 及维帕他韦 100mg,1 片,1 次 /d,治疗基因 1~6 型初治或者既往干扰素经治失败患者,无肝硬化或代偿期肝硬化疗程 12 周。针对基因 3 型代偿期肝硬化或者 3b 型患者可以考虑增加利巴韦林,失代偿期肝硬化患者建议联合利巴韦林疗程 12 周。含 NS5A 抑制剂的 DAA 经治患者,如果选择该方案,需要联合利巴韦林疗程 24 周。

以我国人群为主的亚洲研究显示,索磷布韦 / 维帕他韦 12 周,在基因 1a 型、1b 型、2 型、3a 型、3b 型和 6 型的 SVR12 率分别为 100%、100%、100%、95%、76% 和 99%。因不良事件而永久停止治疗的患者比例较低为 0.2%,临床研究中,头痛、疲劳和恶心是最常见的不良事件。上述及其他不良事件在接受安慰剂治疗的患者与接受索磷布韦 / 维帕他韦治疗的患者中报告频率相似。

2. 格卡瑞韦 / 哌仑他韦　每片复合片剂含格卡瑞韦 100mg/ 哌仑他韦 40mg,3 片,1 次 /d,治疗基因 1~6 型、初治无肝硬化患者,以及非基因 3 型代偿期肝硬化患者,疗程 8 周;初治基因 3 型代偿期肝硬化患者疗程 12 周。既往干扰素经治失败患者,非基因 3 型无肝硬化患者 8 周、代偿期肝硬化患者 12 周,基因 3 型患者疗程 16 周。该方案禁用于肝功能失代偿或既往曾有肝功能失代偿史的患者。

在国外Ⅲ期临床试验中,对于基因 1~6 型患者,格卡瑞韦 / 哌仑他韦 8 周,SVR12 率分别为 99.8%、99%、97%、100%、100% 和 100%;格卡瑞韦 / 哌仑他韦 12 周,SVR12 率分别为 99%、100%、100%、100% 和 100%(不含基因 3 型)。对于接受格卡瑞韦 / 哌仑他韦治疗的患者,因不良事件而永久停止治疗的患者比例为 0.1%,在肝或肾移植患者中出现任何严重不良事件的患者比例为 2%。在临床研究中,头痛和疲乏是最常见不良事件,安慰剂组患者发生的不良反应发生率与药物治疗组相似。

3.索磷布韦联合达拉他韦　索磷布韦400mg（1片）联合达拉他韦100mg（1片），1次/d，疗程12周。肝硬化患者加用利巴韦林（RBV），对于利巴韦林禁忌的肝硬化患者，需将疗程延长至24周。国外一项Ⅱb期临床试验的数据显示，SVR率为95%～100%。

4.索磷布韦/维帕他韦/伏西瑞韦　每片复合片剂含索磷布韦400mg/维帕他韦100mg/伏西瑞韦100mg，1片，1次/d，治疗基因1～6型，既往含NS5A抑制剂的DAA治疗失败患者，12周疗程。针对基因1a型或基因3型患者，不含NS5A抑制剂的DAA治疗失败患者，或者基因3型肝硬化患者，建议选择该方案治疗12周。索磷布韦/维帕他韦/伏西瑞韦主要用于DAA治疗失败患者，针对基因3型初治或Peg IFN-α联合利巴韦林或者联合索磷布韦（PRS）经治肝硬化患者，可以考虑选择此方案。

5.可洛派韦（coblopasvir胶囊）联合索磷布韦　可洛派韦60mg，1粒，1次/d（早上服用）联合索磷布韦400mg，1片，1次/d，治疗基因1～6型，12周疗程。一项Ⅱ期研究纳入初治的基因1、2、3或6型HCV感染者110例，10.9%的患者合并代偿期肝硬化。1例无肝硬化的患者未能完成随访，退出研究。109例患者SVR12率为99.1%，1例6型肝硬化患者出现病毒学复发。大部分不良事件不需要治疗，可以自行缓解。国内大陆开展的一项单臂、开放标签、Ⅲ期试验数据显示总体SVR12率为97%。

四、基因型特异性直接抗病毒药物抗病毒治疗方案

基因型特异性DAA方案主要是针对基因1型及4型患者，基本疗程为12周，但是根据患者情况，也有疗程为8周、16周或者24周。基因型特异性DAA方案也能取得很好的疗效，并且安全性良好。

（一）基因1型

1.达拉他韦联合阿舒瑞韦　达拉他韦片60mg 1次/d和阿舒瑞韦软胶囊100mg 2次/d，治疗基因1b型无肝硬化或代偿期肝硬化患者，疗程24周。在中国及韩国开展的该方案Ⅲ期临床试验数据显示，干扰素不适合/不耐受基因1b型患者SVR12率为91%～99%（野生株SVR率可以达到99%），肝硬化患者和非肝硬化患者SVR率相似，分别为90%和92%。基线病毒在L31（F、I、M或V）或Y93（H）位点检测出HCV NS5A RAS的基因1b型患者中，阿舒瑞韦软胶囊联合盐酸达拉他韦片的疗效降低，因此，采用此方案时，应该基线检测这2个位点的RAS。

2.奥比帕利联合达塞布韦　奥比他韦（12.5mg）/帕立瑞韦（75mg）/利托那韦（50mg）复合单片药（奥比帕利2片，1次/d，与食物同服），以及达塞布韦250mg，1片，2次/d，基因1b型无肝硬化或代偿期肝硬化患者疗程12周；轻度至中度肝纤维化的初治基因1b型患者可以考虑治疗8周。基因1a型无肝硬化患者，联合利巴韦林疗程12周；基因1a型肝硬化患者，联合利巴韦林疗程24周。

两项针对754例来自中国大陆、中国台湾和韩国的奥比帕利+达塞布韦±利巴韦林治疗基因1b型患者的Ⅲ期临床研究数据显示，无论患者以往是否接受过干扰素抗病毒治疗、是否合并代偿性肝硬化，在接受为期12周的奥比帕利达塞布韦联合或不联合利巴韦林治疗后SVR12率为99.5%～100%。该治疗方案的大多数不良事件为轻度，治疗期间≥3级实验室少见，主要包括ALT升高、AST升高和总胆红素升高，通常无症状，用药中断或停药后可恢复。

3.艾尔巴韦/格拉瑞韦　每片复合片剂含艾尔巴韦50mg和格拉瑞韦100mg，1片，1次/d，治疗基因1型初治以及Peg IFN-α联合利巴韦林（PR）经治患者，疗程12周。但是针对基因1a型，在既往抗病毒治疗过程中就失败的患者，需要联合利巴韦林，并且疗程延长至16周。中国基因1a型流行率仅为1.4%。

在包含115例中国慢性丙型肝炎受试者的一项国际多中心试验C-CORAL中，基因1型、4型、6型和初治、伴或不伴肝硬化的受试者接受艾尔巴韦/格拉瑞韦治疗12周，98%（109/111）的受试者达到了SVR，无论是否伴有肝硬化，SVR率基本一致。对于接受艾尔巴韦/格拉瑞韦治疗的患者，因不良事件而永久停止治疗的患者比例为0.9%，出现任何严重不良事件的患者比例为2.6%～3.9%。

4.来迪派韦/索磷布韦　每片复合片剂含索磷布韦400mg和来迪派韦90mg，1片，1次/d，可用于成人以及大于12岁的青少年患者。无肝硬化患者疗程12周，初治的无肝硬化患者也可以8周疗程。代偿期或失代偿期肝硬化患者，应联合利巴韦林疗程12周；或者，如有利巴韦林禁忌或不耐受，则不使用利巴韦林，但疗程延长至24周。

在一项包含中国的国际多中心开放标签临床研究中研究了来迪派韦/索磷布韦的疗效，接受治疗的中国受试者（n=206）无论是否伴有肝硬化，SVR12率均为100%。无中国受试者出现导致提前停用来迪派韦/

索磷布韦片的不良事件。对于中国受试者，最常见的治疗相关不良事件[均占 1%（2/206）]为恶心、胃食管反流病、疲劳、发热、头痛和 ALT 升高。此方案安全性很好。

5. 拉维达韦联合达诺瑞韦、利托那韦和利巴韦林　拉维达韦（ravidasvir, RDV）是一种高耐药屏障的泛基因型 NS5A 抑制剂。中国大陆 II/III 期研究中 424 位初治无肝硬化 HCV 基因 1 型患者，接受拉维达韦联合达诺瑞韦、利托那韦和利巴韦林治疗 12 周，总体 SVR12 率为 96%（ITT 分析）和 99%（PPS 分析）。1 位患者因为药物过敏反应中断治疗，试验期间未发生与治疗相关的严重不良反应。

（二）基因 4 型

中国患者基因 4 型流行率非常低，基因 4 型患者可以选择的基因型特异性方案如下。

1. 艾尔巴韦 / 格拉瑞韦　艾尔巴韦 / 格拉瑞韦 1 片，1 次 /d，治疗基因 4 型初治以及干扰素经治患者，疗程 12 周。但是在抗病毒治疗过程中就失败的患者，需要联合利巴韦林，并且疗程延长至 16 周。

2. 奥比他韦（12.5mg）/ 帕立瑞韦（75mg）/ 利托那韦（50mg）复合单片药（奥比帕利，2 片，1 次 /d，与食物同服），联合利巴韦林，无肝硬化或代偿期肝硬化患者疗程 12 周。

> **知识点**
>
> 1. HCV 感染的抗病毒治疗采用直接作用抗病毒药物（DAA），针对特殊基因型及失代偿期肝硬化患者可以联合利巴韦林，不再使用聚乙二醇干扰素进行治疗。
>
> 2. DAA 主要包括三类，即非结构蛋白（non-structural, NS）3/4A 蛋白酶抑制剂、NS5A 抑制剂和 NS5B 聚合酶抑制剂。
>
> 3. 我国已经上市的 NS3/4A 蛋白酶抑制剂包括阿舒瑞韦、帕立瑞韦、达诺瑞韦、格拉瑞韦、格卡瑞韦、伏西瑞韦，这一类药物通用名后缀均含有瑞韦。
>
> 4. 我国已经上市的 NS5A 抑制剂有达拉他韦、奥比他韦、维帕他韦、来迪派韦、艾尔巴韦、哌仑他韦、可洛派韦、拉维达韦。
>
> 5. 我国已经上市的 NS5B 聚合酶抑制剂有核苷类聚合酶抑制剂索磷布韦、非核苷类聚合酶抑制剂达塞布韦。
>
> 6. DAA 抗病毒治疗方案是三类 DAA 中的 2 类或者 3 类进行组合，包括 NS3/4A 蛋白酶抑制剂联合 NS5A 抑制剂，或者 NS5A 抑制剂联合 NS5B 聚合酶抑制剂，或者以上三类联合使用。

五、经治患者的再次治疗

经过规范抗病毒治疗，仍有一小部分患者不能获得 SVR，这些患者定义为经治患者。经治患者分为两大类，PRS 经治和 DAA 经治。PRS 经治定义为既往经过规范的 Peg IFN-α 联合利巴韦林（PR）抗病毒治疗，或者 PR 联合索磷布韦治疗，或者索磷布韦联合利巴韦林治疗，但是治疗失败。DAA 经治定义为既往经过规范的 DAA 抗病毒治疗，但是治疗失败，包括含 NS5A 抑制剂的 DAA 经治和不含 NS5A 抑制剂的 DAA 经治。

PRS 经治的患者选择的 DAA 治疗方案与初治患者类似，仅有一些基因型或者肝硬化的患者需要延长疗程。无肝硬化或代偿期肝硬化，包含蛋白酶抑制剂或 NS5A 方案治疗失败的 DAA 经治患者，可以给予索磷布韦 / 维帕他韦 / 伏西瑞韦联合治疗 12 周，或者索磷布韦联合格卡瑞韦 / 哌仑他韦治疗 12 周。非常难治 DAA 经治患者（包含蛋白酶抑制剂或 NS5A 方案失败 2 次，有 NS5A RAS），可予索磷布韦 / 维帕他韦 / 伏西瑞韦，或索磷布韦联合格卡瑞韦 / 哌仑他韦，同时加用利巴韦林治疗 12 周或 16 周。失代偿期肝硬化，包含蛋白酶抑制剂或 NS5A 方案治疗失败患者禁用蛋白酶抑制剂，应再次予索磷布韦 / 维帕他韦，同时加用利巴韦林治疗 24 周。

六、治疗过程中的监测及治疗后的随访

1. 治疗过程中的监测　患者治疗过程中应进行疗效和安全性监测。疗效监测主要是检测 HCV RNA，建议采用敏感性高的实时定量 PCR 试剂（检测下限 <15U/ml）检测。可在治疗第 4 周、治疗结束时、治疗结束后 12 或 24 周检测 HCV RNA 来评估疗效。接受包含 DAA 治疗方案的患者需评估临床不良反应，需在治

疗后 4 周、12 周、24 周或有临床症状时监测肝脏功能、肾脏功能等。蛋白酶抑制剂主要通过肝脏代谢，因此含有蛋白酶抑制剂治疗方案（格卡瑞韦 / 哌仑他韦、艾尔巴韦 / 格拉瑞韦、利托那韦 / 帕立瑞韦 / 奥比他韦联合达塞布韦、索磷布韦 / 维帕他韦 / 伏西瑞韦，可舒瑞韦联合达拉他韦等）禁用于失代偿期肝硬化或失代偿病史患者。索磷布韦主要通过肾脏代谢，估计的肾小球滤过率（eGFR）下降的患者慎用索磷布韦，如果使用需每个月监测肾功能。由于利巴韦林的致畸副作用，育龄期妇女和 / 或其男性伴侣在使用利巴韦林时，必须在用药时以及停药后 6 个月内采用有效的避孕措施。

使用 DAA 治疗，应了解药品说明书中指出的与其具有相互作用（DDI）的其他药物，如果可能的话，DAA 治疗期间应停止与其有 DDI 的合并用药，或者转换为具有较少 DDI 的合并用药。为尽量避免药物不良反应及 DDI，在相同疗程可获得相似的 SVR 率时，2 种 DAA 的联合用药优于 3 种 DAA 联合用药。

2. 随访　所有 HCV RNA 阳性的 HCV 感染者均应接受 DAA 抗病毒治疗，对于既往抗病毒治疗失败者，应该明确既往治疗的方案、治疗失败的临床类型（无应答，或复发，或突破）、有无肝硬化，根据药物可及性和 DAA 的靶点不同，选择下次治疗方案。并推荐以无创诊断方式每年复查一次，评价肝纤维化的进展情况；对于有肝硬化基础的患者，推荐每 6 个月复查一次腹部超声和血清甲胎蛋白。每年复查一次胃镜，观察食管 - 胃底静脉曲张情况。

对于进展期肝纤维化和肝硬化患者，无论抗病毒治疗是否获得 SVR，均应该每 6 个月复查一次腹部超声和血清甲胎蛋白，筛查肝细胞肝癌的发生。每年复查一次胃镜，观察食管 - 胃底静脉曲张情况。

（魏　来）

推荐阅读资料

[1] 中华医学会肝病学分会，中华医学会感染病学分会. 丙型肝炎防治指南（2019 年版）. 中华肝脏病杂志，2019，27（12）：962-979.

[2] WEI L, LIM S G, XIE Q, et al. Sofosbuvir-velpatasvir for treatment of chronic hepatitis C virus infection in Asia: a single-arm, open-label, phase 3 trial. Lancet Gastroenterol Hepatol, 2019, 4（2）：127-134.

[3] 陈圆生，李黎，崔富强，等. 中国丙型肝炎血清流行病学研究. 中华流行病学杂志，2011，32（9）：888-891.

[4] European Association for the Study of the Liver EASL recommendations on treatment of hepatitis C 2018. J Hepatol, 2018, 69（2）：461-511.

[5] 魏来. 丙型肝炎临床诊断与治疗手册. 北京：科学出版社，2012.

第三节　艾滋病规范化抗病毒治疗与管理

一、抗逆转录病毒治疗

1. 高效抗逆转录病毒治疗（HAART）目标　包括：①减少 HIV 相关的发病率和死亡率、减少非艾滋病相关疾病的发病率和死亡率，使患者获得正常的期望寿命，改善生活质量；②抑制病毒复制，使病毒载量降低至检测下限；③重建或者维持免疫功能；④减少免疫重建炎性反应综合征；⑤减少 HIV 的传播、预防母婴传播。

2. 抗病毒治疗监测　在抗病毒治疗过程中要定期进行临床评估和实验室检测，以评价治疗的效果，及时发现抗病毒药物的副反应，以及病毒耐药性是否产生等，必要时更换药物以保证抗病毒治疗的成功。

（1）疗效评估：抗病毒治疗的有效性主要通过三方面进行评估，即病毒学指标、免疫学指标和临床症状，病毒学指标是最重要的。

1）病毒学指标：大多数患者抗病毒治疗后血浆病毒载量 4 周内应下降 1 个数量级（log）以上，在治疗后的 3～6 个月病毒载量应达到检测不到的水平。

2）免疫学指标：在 HAART 后 1 年，CD4$^+$T 淋巴细胞数与治疗前相比增加了 30% 或增长 100/mm^3（100×10^6/L），提示治疗有效。

3）临床症状：反映抗病毒治疗效果的最敏感的一个指标是体重增加，对于儿童可观察身高、营养及发育改善情况。机会性感染的发病率和艾滋病的死亡率可以大大降低。在开始抗病毒治疗后最初的 3 个月出现的机会性感染应与免疫重建炎性反应综合征相鉴别。

（2）病毒耐药性检测：病毒耐药是导致抗病毒治疗失败的主要原因之一，对抗病毒疗效不佳或失败者可行耐药检测。

（3）药物副作用观察：抗病毒药物的副作用及耐受性影响患者的服药依从性，进而影响抗病毒治疗的成败，所以适时监测并及时处理药物的副作用对于治疗效果至关重要。轻微的药物副作用可通过对症处理得到缓解，对于比较严重的副作用则需药物替换和方案调整。

（4）药物浓度检测：特殊人群用药在条件允许情况下可进行治疗药物浓度监测，如儿童、妊娠妇女及肾衰患者等。

3. 换药标准和二线抗病毒治疗　在初始抗逆转录病毒治疗过程中出现病毒学失败应进行抗逆转录病毒二线治疗。

治疗失败的定义是在持续进行抗逆转录病毒治疗的患者中，开始治疗（启动或调整）后 12 个月时血浆 HIV RNA>200copies/ml 或出现病毒反弹。

出现治疗失败时应首先评估患者的治疗依从性，依从性是治疗成败的决定因素。治疗失败患者方案的选择原则是使用至少 2 种，最好 3 种具有抗病毒活性的药物（可以是之前使用的药物种类中具有抗病毒活性的药物）；任何二线方案都应包括至少一个具有完全抗病毒活性的蛋白酶抑制剂，加用一种未曾使用过的药物类型（即融合、整合酶或 CCR5 抑制剂）。有条件进行耐药性测定时，根据耐药性测定的结果调整治疗方案。

二、抗逆转录病毒治疗的时机

成年人及青少年开始抗逆转录病毒治疗的时机：一旦确诊 HIV 感染，无论 CD4$^+$T 淋巴细胞水平高低，均建议立即开始治疗。HIV 感染儿童应尽早开始抗逆转录病毒治疗，如果没有及时进行 HAART，艾滋病相关病死率在出生后第 1 年为 20%～30%，第 2 年可以超过 50%。

三、抗逆转录病毒治疗药物

目前国际上共有六大类 30 多种药物（包括复合制剂），分为核苷类逆转录酶抑制剂（NRTI）、非核苷类逆转录酶抑制剂（NNRTI）、蛋白酶抑制剂（PI）、整合酶抑制剂（INSTI）、融合抑制剂（FI）及 CCR5 抑制剂（maraviroc）。国内的抗逆转录病毒治疗（ART）药物有 NNRTI、NRTI、PI、INSTI 以及 FI 五大类（包括复合制剂）。

四、抗逆转录病毒治疗方案

1. 成人及青少年推荐用药方案　初治患者推荐方案为 2 种 NRTI+1 种 NNRTI 或 2 种 NRTI+1 种加强型 PI（含利托那韦）。基于我国可获得的抗病毒药物，对于未接受过抗病毒治疗（服用单剂奈韦拉平预防母婴传播的妇女除外）的患者推荐一线方案请见表 9-3-1。

表 9-3-1　推荐成人及青少年初治患者抗病毒治疗方案

一线治疗推荐方案：	
富马酸替诺福韦酯（阿巴卡韦）+ 拉米夫定（恩曲他滨） 丙酚替诺福韦 + 恩曲他滨	基于 NNRTI：依非韦伦、利匹韦林 或基于 PI：洛匹那韦 / 利托那韦、达芦那韦 / 考比司他 或 INSTI：多替拉韦、拉替拉韦
替代方案：	
齐多夫定 + 拉米夫定	+ 依非韦伦、奈韦拉平或利匹韦林或 + 洛匹那韦 / 利托那韦

注：NNRTI，非核苷类逆转录酶抑制剂；PI，蛋白酶抑制剂；INSTI，整合酶抑制剂。

2. 哺乳期妇女推荐用药　母乳喂养具有传播 HIV 的风险，感染 HIV 的母亲尽可能避免母乳喂养。如果坚持要母乳喂养，则整个哺乳期都应继续抗病毒治疗。治疗方案与妊娠期间抗病毒方案一致，且新生儿在 6 月龄之后立即停止母乳喂养。

3. 合并结核分枝杆菌感染者　临床上也可根据患者的 CD4$^+$T 淋巴细胞数来决定艾滋病合并结核病患

者的抗病毒治疗时机：CD4$^+$T 淋巴细胞数<50/mm^3 的患者，抗结核治疗 2 周以内抗病毒治疗；CD4$^+$T 淋巴细胞数>50/mm^3 的患者，建议 8 周内尽快启动 HAART。对于合并结核病的患者，需密切监测药物不良反应并注意药物间相互作用，必要时调整抗病毒或抗结核药物的剂量，进行血药浓度监测。

4. 静脉药物依赖者　静脉药物依赖者开始抗病毒治疗的时机与普通患者相同，但应注意毒品成瘾性会影响患者的服药依从性，故在开始抗病毒治疗前应充分向患者说明依从性对治疗成败的重要性，并尽量采用简单的治疗方案、固定剂量联合方案。持续监督药物分发可有效提高依从性。另外，应注意抗病毒药物与美沙酮之间的相互作用。

5. 合并 HBV 感染者　为避免 HBV 相关的免疫重建炎性反应综合征的发生和避免单用核苷类所致耐药问题，HAART 方案中应至少包括两种对 HBV 亦有抑制作用的药物，推荐拉米夫定联合替诺福韦。

6. 合并 HCV 感染者　HIV/HCV 合并感染患者 HAART 的治疗方案可参考单纯 HIV 感染者，但需注意 ART 药物宜选择肝脏毒性小的药物，有条件者可考虑选择 INSTI。抗 HCV 治疗方案或疗程与单纯 HCV 感染者治疗方案相同，总体疗效相当。推荐使用直接抗病毒药物（DAA）。应根据选择 DAA 的不同，注意与 HAART 药物的相互作用。

7. 儿童开始抗病毒治疗的时机　见表 9-3-2、表 9-3-3。

表9-3-2　儿童及青少年开始抗逆转录病毒治疗的时机

年龄/岁	推荐意见
10～18	所有患者不论 WHO 临床分期及 CD4$^+$T 淋巴细胞计数水平均应进行 HAART，对于 WHO 临床分期为 3 和 4 期患者或 CD4$^+$T 淋巴细胞 <350/mm^3 患者应优先尽快启动 HAART
<10	不论 WHO 临床分期及 CD4$^+$T 淋巴细胞计数水平均应进行 HAART，对于以下情况应优先尽快启动 HAART：①≤2 岁的儿童；②<5 岁的儿童，WHO 临床分期为 3 期和 4 期或 CD4$^+$T 淋巴细胞≤750/mm^3 或 CD4$^+$T 淋巴细胞百分比<25%；③≥5 岁的儿童，WHO 临床分期为 3 期和 4 期或 CD4$^+$T 淋巴细胞≤350/mm^3

注：WHO，世界卫生组织；HAART，高效抗逆转录病毒治疗。

表9-3-3　儿童抗病毒治疗方案

年龄/岁	推荐方案	备选方案	说明
<3	阿巴卡韦或齐多夫定＋拉米夫定＋洛匹那韦/利托那韦	阿巴卡韦－拉米夫定＋奈韦拉平 齐多夫定－拉米夫定＋奈韦拉平	①由于年龄非常小的婴幼儿体内药物代谢很快，且其免疫系统功能尚未发育完全，导致感染不易被控制，体内病毒载量含量很高，因此婴幼儿治疗需要非常强有力的方案；②齐多夫定或阿巴卡韦作为一种非核苷类逆转录逆转录酶抑制剂使用（首选阿巴卡韦）；③曾暴露于非核苷类逆转录酶抑制剂药物的婴幼儿选择洛匹那韦/利托那韦；④富马酸替诺福韦酯不能用于该年龄段儿童
3～10	阿巴卡韦＋拉米夫定＋依非韦伦	齐多夫定/富马酸替诺福韦酯＋拉米夫定＋奈韦拉平/依非韦伦/洛匹那韦/利托那韦	美国已批准富马酸替诺福韦酯使用于 3 岁以上儿童
>10	富马酸替诺福韦酯＋拉米夫定＋依非韦伦	阿巴卡韦/齐多夫定＋拉米夫定＋奈韦拉平/依非韦伦/洛匹那韦/利托那韦	

五、免疫重建及免疫重建炎性反应综合征

免疫重建炎性反应综合征（immune reconstitution inflammatory syndrome，IRIS）是指艾滋病患者在经抗病毒治疗后免疫功能恢复过程中出现的一组临床综合征，主要表现为发热、潜伏感染的出现或原有感染的加重或恶化。多种潜伏或活动的机会性感染在抗病毒治疗后均可发生 IRIS，如结核病及非结核分枝杆菌感

染、肺孢子菌肺炎、巨细胞病毒感染、水痘 - 带状疱疹病毒感染、弓形虫病、新型隐球菌感染等，在合并 HBV 及 HCV 感染时 IRIS 可表现为病毒性肝炎的活动或加重。IRIS 多出现在抗病毒治疗后 3 个月内，需与原发或新发的机会性感染相鉴别。

IRIS 出现后应继续进行抗病毒治疗。表现为原有感染恶化的 IRIS 通常为自限性，不用特殊处理而自愈；而表现为潜伏感染出现的 IRIS，需要进行针对性的抗病原治疗；严重者可短期应用激素或非类固醇抗炎药控制。

IRIS 发生的高危因素有：首次进行抗病毒治疗、基线病毒载量高及基线 CD4$^+$T 淋巴细胞数较低者。此类患者在抗病毒治疗后应警惕 IRIS 的发生。有效控制急性期机会性感染后再进行抗病毒治疗或抗病毒治疗前积极发现潜在的机会性感染可降低 IRIS 的发生率。

六、机会性感染的治疗

1. 肺孢子菌肺炎（PCP）

（1）对症治疗：卧床休息，给予吸氧，注意水和电解质平衡。

（2）病原治疗：首选复方磺胺甲噁唑（SMZ-TMP），轻至中度患者口服 TMP 20mg/（kg·d），SMZ 100mg/（kg·d），分 3～4 次用，疗程 2～3 周。重症患者给予静脉用药，剂量同口服。SMZ-TMP 过敏者可试行脱敏疗法。替代治疗：克林霉素 600～900mg，静脉注射，每 6～8 小时一次，或 450mg 口服，每 6 小时一次；联合应用伯氨喹 15～30mg，口服，每日 1 次，疗程 21 日。氨苯砜 100mg 口服，每日 1 次；联合应用甲氧苄胺嘧啶 200～400mg，口服，每日 2～3 次，疗程 21 日。或喷他脒，3～4mg/kg，每日 1 次，缓慢静脉滴注（60 分钟以上），疗程 21 日。

（3）激素治疗：中重度患者（PaO$_2$<70mmHg 或肺泡 - 动脉血氧分压差>35mmHg），早期可应用激素治疗，泼尼松 40mg，每日 2 次，口服 5 日，改 20mg，每日 2 次，口服 5 日，再改为 20mg，每日 1 次，口服至疗程结束；静脉用甲泼尼龙剂量为上述泼尼松的 75%。

（4）人工辅助通气：如患者进行性呼吸困难明显，可给予人工辅助通气。

2. 结核病　艾滋病患者结核病的治疗原则与非艾滋病患者相同，抗结核治疗药物包括一线药物：异烟肼（H）、利福平（R）、利福布汀（LB）、乙胺丁醇（E）、吡嗪酰胺（Z），根据情况也可选用二线药物：对氨基水杨酸钠（PAS）、丁胺卡那（A）、喹诺酮类抗菌药物及链霉素（S）等。使用时应注意与抗病毒药物之间的相互作用及配伍禁忌。

如果结核分枝杆菌对一线抗结核药物敏感，则使用异烟肼 + 利福平（或利福布汀）+ 乙胺丁醇 + 吡嗪酰胺进行 2 个月的强化期治疗，然后使用异烟肼 + 利福平（或利福布汀）进行 4 个月的巩固期治疗。对抗结核治疗的反应延迟（即在抗结核治疗 2 个月后仍有结核病相关临床表现或者结核分枝杆菌培养仍为阳性）或 X 线胸片上出现空洞的结核病患者，抗结核治疗疗程应延长至 9 个月。对于同时使用依非韦伦或奈韦拉平的患者，建议尽可能使用利福布汀以减少药物之间的相互作用。

3. 巨细胞病毒视网膜脉络膜炎　巨细胞病毒感染是艾滋病患者最常见的疱疹病毒感染。巨细胞病毒可侵犯艾滋病患者的多个器官系统，包括眼睛、肺、消化系统、中枢神经系统等，其中巨细胞病毒视网膜脉络膜炎是艾滋病患者最常见的巨细胞病毒感染。治疗选用更昔洛韦 10～15mg/（kg·d），分 2 次静脉滴注；2～3 周后改为 5mg/（kg·d），每日 1 次静脉滴注；或 20mg/（kg·d）分 3 次口服。或膦甲酸钠 180mg/（kg·d），分 2～3 次用（静脉应用需水化），2～3 周后改为 90mg/（kg·d）静脉滴注，每日 1 次。病情危重或单一药物治疗无效时可二者联用。巨细胞病毒视网膜炎可球后注射更昔洛韦。

4. 弓形体脑病

（1）病原治疗：首选乙胺嘧啶（负荷量 100mg，口服，2 次 /d，此后 50～75mg/d 维持）+ 磺胺嘧啶（1～1.5g，口服，4 次 /d）。替代治疗：SMZ-TMP（3 片，每日 3 次口服）联合克林霉素（600mg/ 次，静脉给药，每 6 小时给药一次）或阿奇霉素（0.5g，每日一次静脉给药）。疗程至少 6 周。

（2）对症治疗：降颅内压、抗惊厥、抗癫痫等。

（3）预防：对无弓形虫脑病病史但 CD4$^+$T 淋巴细胞数 <100/mm^3 且弓形虫抗体 IgG 阳性的患者应给予预防用药，一般采用 SMZ-TMP，每次 2 片，每日一次。对既往患过弓形虫脑病者要长期用乙胺嘧啶（25～50mg/d）联合磺胺嘧啶（2～4g/d）预防，直至 CD4$^+$T 淋巴细胞增加到>200/mm^3 并持续≥6 个月。一旦 CD4$^+$T

淋巴细胞数下降到 <100/mm³，需重新开始预防用药。

5. 真菌感染 临床上常见的是念珠菌感染和新型隐球菌感染。诊断依靠临床表现或感染部位发现病原体。血或脑脊液隐球菌乳胶凝胶试验可辅助诊断新型隐球菌感染。

（1）念珠菌感染

1）口腔念珠菌感染：首选制霉菌素局部涂抹加碳酸氢钠漱口水漱口，疗效不好可口服氟康唑，首剂200mg，后改为100mg/次，2次/d，疗程7～14日。

2）食道念珠菌感染：氟康唑首剂400mg口服，后改为每日200mg口服，不能耐受口服者静脉使用氟康唑（每日400mg）进行治疗，疗程为14～21日。

3）肺部念珠菌感染首选两性霉素B[0.6～0.7mg/（kg·d）]治疗，也可选用氟康唑[6mg/（kg·d）]口服或静脉滴注，疗程通常3～6个月，影像学上肺部病灶吸收或钙化可停药。重症患者氟康唑可增加剂量和延长疗程。

4）非白念珠菌或耐药念珠菌感染可选用卡泊芬净、伏立康唑、伊曲康唑或两性霉素B。

（2）新型隐球菌感染

1）新型隐球菌性脑膜炎的病原治疗：分为诱导期、巩固期和维持期三个阶段进行治疗，诱导期治疗经典方案为两性霉素B+5-氟胞嘧啶。两性霉素B从每日0.02～0.1mg/kg开始，逐渐增加剂量至0.5～0.75mg/kg，最高剂量不超过50mg/d，两性霉素B不良反应较大，需严密观察。不能耐受者可用两性霉素B脂质体。5-氟胞嘧啶每日100～150mg/kg，分3～4次口服。诱导治疗期至少2周，在脑脊液培养转阴后改为氟康唑400mg/d进行巩固期治疗，巩固治疗期至少8周，而后改为氟康唑200mg/d进行维持治疗，维持期至少1年，持续至患者通过抗病毒治疗后CD4+T淋巴细胞数>200/mm³并持续至少6个月时可停药。诱导期替代方案：氟康唑（400mg/d，口服或静脉滴注）+5-氟胞嘧啶。脑脊液达到治愈标准后可改用氟康唑200mg/次，1次/d，或伊曲康唑200mg/次，1次/d，以预防复发。

2）新型隐球菌性脑膜炎的降颅内压治疗：首选甘露醇，颅内压不易控制者可行腰椎穿刺术帮助降低颅内压，重症者可行侧脑室外引流。

3）肺新型隐球菌感染的治疗：推荐使用氟康唑，每日400mg口服或静脉滴注，疗程6～12个月，如抗病毒治疗后CD4+T淋巴细胞数>100/mm³在治疗1年后停止氟康唑维持治疗。

4）预防：一般不推荐一级预防。如患者反复出现念珠菌感染或感染的程度较重，可考虑预防用药，首选氟康唑，200mg/次，1次/d口服。对于曾患隐球菌感染的患者需长期维持治疗以防止复发，首选氟康唑，200mg/次，1次/d口服，也可使用同剂量的伊曲康唑替代。当患者的CD4+T淋巴细胞数>200/mm³并持续至少6个月时，可停止预防用药。一旦CD4+T淋巴细胞数<200/mm³，需再次给予预防性治疗。

七、HIV感染的全程管理

抗病毒治疗的出现和应用将艾滋病变为一种可以治疗但目前尚难以彻底治愈的慢性疾病，HAART导致HIV相关机会性感染和相关性肿瘤大大减少，随着艾滋病患者生存期的延长，各种非HIV定义性疾病如代谢综合征、心脑血管疾病、慢性肝肾与骨骼疾病以及非艾滋病定义性肿瘤的发病率呈上升趋势，这些疾病已经成为后HAART时代影响HIV感染者生存质量和预后的主要原因。HAART带来疾病谱的变化也相应改变着HIV感染者的诊治和关怀模式。HIV感染的全程管理是指HIV感染者在确诊后多学科合作团队为其提供一种全程综合诊治和服务关怀管理模式。全程管理的关注环节主要包括：①HIV感染的预防和早期诊断；②机会性感染的诊治和预防；③个体化抗病毒治疗的启动和随访，服药的依从性教育和监督；④非HIV定义性疾病的筛查与处理；⑤社会心理综合关怀。全程管理的诊治模式是一种以感染科医生参与的多学科协作诊治模式。

八、预防

（一）预防原则

树立健康的性观念，正确使用安全套，进行安全性行为；不吸毒，不共用针具；普及无偿献血，对献血员进行HIV筛查；加强医院管理，严格消毒制度，控制医院交叉感染，预防职业暴露感染；控制母婴传播。对HIV/AIDS患者的配偶、性接触者，与HIV/AIDS患者共用注射器的静脉药物依赖者以及HIV/AIDS患者所生的子女,进行医学检查和 HIV 的检测,为他们提供相应的咨询服务。

(二)暴露后处理

HIV 暴露分为职业暴露和非职业暴露。HIV 职业暴露是指卫生保健人员在职业工作中与 HIV 感染者的血液、组织或其他体液等接触而具有感染 HIV 的危险。

1. HIV 职业暴露后的局部伤口处理。①用肥皂液和流动的清水清洗被污染局部;②污染眼部等黏膜时,应用大量生理盐水反复对黏膜进行冲洗;③存在伤口时,应轻柔挤压伤处,尽可能挤出损伤处的血液,再用肥皂液和流动的清水冲洗伤口;④用 75% 的酒精或 0.5% 碘伏对伤口局部进行消毒、包扎处理。

2. HIV 暴露后的监测。发生 HIV 暴露后立即、4 周、8 周、12 周和 6 个月后检测 HIV 抗体。一般不推荐进行 HIV P24 抗原和 HIV RNA 测定。

3. 如果 HIV 暴露后评估感染 HIV 的风险高危,应尽可能在最短的时间内(尽可能在 2 小时内)进行预防性用药,最好不超过 24 小时,但即使超过 24 小时,也建议实施预防性用药。基本用药方案和强化用药方案的疗程均为连续服用 28 日。首选推荐为富马酸替诺福韦酯 / 恩曲他滨 + 拉替拉韦或其他整合酶抑制剂;根据当地资源,如果整合酶抑制剂不可及,可以使用 PI 或洛匹那韦 / 利托那韦和洛匹那韦 / 利托那韦;对合并肾功能下降者,可以使用齐多夫定 / 拉米夫定。

(三)暴露前预防

暴露前预防(pre-exposure prophylaxis,PrEP)的定义:当人面临很高的 HIV 感染风险时,每日服用药物以降低被感染的概率的措施行为。PrEP 可降低高危人群感染 HIV 的风险。成人中,对于不持续使用安全套,可能感染 HIV 的高危人群应进行暴露前预防。

(李太生)

第十章　重型肝炎的诊断和治疗

重型肝炎（severe hepatitis，SH）是多种因素引起的严重肝脏损害，导致其合成、解毒、代谢和生物转化等功能发生严重障碍或失代偿，进而导致肝衰竭（liver failure，LF），出现以凝血功能障碍、黄疸、肝性脑病（hepatic encephalopathy，HE）、腹水等为主要表现的一组临床症候群。在我国主要发病原因为肝炎病毒[尤其是乙型肝炎病毒（HBV）]感染，其次为药物及肝毒性物质（酒精、化学制剂等），其临床病理大多有大块或亚大块肝细胞坏死，病情变化快，并发症多，病死率极高。目前治疗上仍以综合治疗为主，针对不同病因和发病机制采取相应的治疗策略。对感染、肝性脑病、上消化道出血、肝肾综合征、电解质紊乱等并发症的有效防治，有利于提高重型肝炎治疗效果及改善患者的预后。

重型肝炎的诊疗过程通常包括以下环节：

（1）详细询问流行病学史、个人史、既往史、近期用药史。

（2）详细询问病史，注意起病时间、消化道症状、黄疸的程度及变化、出血倾向、精神意识的变化。

（3）仔细行全身查体，重点关注腹部查体及肝性脑病的相关体征。

（4）尽早完善血尿大便常规、生化全套、凝血功能、甲胎蛋白、肝炎系列、自身抗体、血氨、腹部影像学检查（超声或 CT）等，以尽快明确病因及诊断。

（5）对确诊重型肝炎患者迅速作出初步评估，选择内科综合治疗，或尽早行肝移植。

（6）综合治疗方案，除一般支持治疗、病因治疗外，重点是并发症的防治。

（7）治疗中密切关注关键指标，如与病情严重程度及预后有关指标的变化很有意义。

（8）治疗中出现继发感染及糖代谢异常是病情重症化的重要表现。

（9）对于综合治疗效果欠佳的患者，尽早行人工肝支持治疗或肝移植。

【临床关键点】

1．详细了解基础疾病可为病因诊断提供重要线索，如乙肝病史／饮酒史／用药病史等。

2．精神意识的表现、起病时间及肝病史是诊断重型肝炎及临床类型的关键因素。如果患者 2 周内出现Ⅱ度及以上肝性脑病应考虑急性重型肝炎的可能；15 日～26 周出现上述表现者为亚急性重型肝炎。在慢性肝病基础上出现的急性肝功能失代偿为慢加急性（亚急性）肝衰竭。在慢性肝炎或肝硬化基础上出现的重型肝炎为慢性重型肝炎。

3．关键指标总胆红素超过 10 倍的健康人群高限（ULN）（171μmol/L 以上）或每日上升≥17.1μmol/L，同时凝血酶原活动度（PTA）≤40%，或国际标准化比值（INR）≥1.5，且排除其他原因，则提示重型肝炎的可能。

4．关注 PTA、白蛋白／球蛋白比值、总胆固醇、甲胎蛋白（AFP）、血糖等指标的变化对于判断病情的严重程度及预后有重要意义。

5．重型肝炎综合治疗中的抗病毒、支持、保肝及对症治疗固然重要，但防治并发症是否有效往往决定了疾病最终转归。

临床病例

患者，男性，48 岁，农民，因"乏力、食欲缺乏、腹胀、尿黄 2 周，加重伴皮肤黄染 1 周"于 11 月 29 日来门诊就诊。

2 周前受凉后出现疲乏无力、食欲缺乏、餐后腹胀，伴尿黄，当时未予重视。1 周前上述症状迅速加重，又感恶心、厌油腻，曾呕吐数次，均为胃内容物，发现全身皮肤黄染，遂就诊于当地县级医院，按"急性黄疸型肝炎"住院治疗,病情无改善。为求进一步治疗,今转入院。发病以来,神志清,精神差,家属代述稍有嗜睡,尿量正常,但尿色深黄似浓茶色,大便色黄,稀糊状,无黏液脓血及陶土样便。既往有"乙肝"病史 3 年,平日无明显不适,不定期检查肝功正常,未曾使用核苷(酸)类药物及干扰素等抗病毒药物治疗。

(11 月 25 日当地县医院)肝功能指标:总胆红素 319.4μmol/L,直接胆红素 189.1μmol/L,间接胆红素 130.3μmol/L,ALT 484U/L,AST 369U/L,白蛋白 33.5g/L。

初步采集病史,该患者既往有乙肝病史,发病 2 周来有全身症状乏力不适,严重的消化道症状(食欲缺乏、腹胀、恶心、呕吐),黄疸(全身皮肤黏膜黄染、尿黄),且上述症状进行性加重,肝功能明显异常(总胆红素 319.4μmol/L,白蛋白 33.5g/L)。临床上需考虑以下问题。

【问题 1】　如何分析该患者临床表现? 初步诊断?

思路　该患者发病 2 周来,全身乏困,厌食,黄疸出现后,消化道症状不仅不缓解,反而日趋加重,且黄疸上升迅速,数日内血清总胆红素远超过 10 倍 ULN(171μmol/L 以上),有轻度的精神症状,因此在当地按"急性黄疸型肝炎"的诊断不妥。该患者既往有乙肝病史,此次有较严重的消化道症状,伴有全身皮肤黏膜重度黄染、尿黄,且进行性加重,有明显的肝功能异常(总胆红素 319.4μmol/L,白蛋白 33.5g/L),临床上很容易诊断为病毒性肝炎、乙型、慢性重度。进一步再结合病程进展快及肝功能严重损伤的情况,那就应该高度考虑为病毒性肝炎、乙型、慢加急性重型的可能。要明确诊断,首先要解决以下几个问题:①患者发病的原因。显然该患者有乙肝病史,除此之外还有没有其他原因? ②还需要进一步完善哪些病史的采集及相关检查? ③还应该与哪些疾病相鉴别?

知识点

重型肝炎前期表现

1. 极度乏力,并有明显厌食、呕吐和腹胀等严重消化道症状。

2. 丙氨酸转氨酶(ALT)和 / 或天冬氨酸转氨酶(AST)大幅升高,黄疸进行性加深,85.5μmol/L≤总胆红素≤171μmol/L,且每日上升≥17.1μmol/L。

3. 有出血倾向,40%<PTA≤50%(INR<1.5)。

一旦进展为重型肝炎,治疗复杂且并发症多,病死率高,故对于出现重型肝炎前期表现的患者,需引起高度重视并积极处理。

【问题 2】　还有哪些需要补充采集的病史?

思路　首先需要了解流行病学史,直系亲属中有无 HBV 感染者,有无与 HBV 感染者接触史;有无输血史、静脉药瘾史,同时还需了解有无其他引起消化道症状及肝脏受损的因素,如饮酒史、毒物接触史和近 6 个月用药史,女性患者注意询问月经史;当然还需询问患者既往病史,如糖尿病、高血压、甲状腺功能异常和免疫力低下等病史,这些既往病史不但与重型肝炎发病有关,而且影响患者的治疗和预后。疑似重型肝炎一定要仔细询问患者及家属,了解患者有无精神行为异常、性格改变和睡眠颠倒等肝性脑病表现。

补充病史:该患者无输血史,无不洁注射史,直系亲属中无乙肝患者。既往史:无高血压病、糖尿病等慢性病史。无饮酒及静脉药瘾等不良嗜好。起病前未服用肝脏损害药物。

知识点

引起重型肝炎的原因

(1) 病毒
①原发性嗜肝病毒:HAV+HBV+HCV+HDV,HEV,HCV+HAV/HEV,HBV+HAV/HEV;②其他侵

肝病毒：腺病毒、巨细胞病毒（CMV）、EB 病毒、水痘 - 带状疱疹病毒、单纯疱疹病毒Ⅰ型及Ⅱ型、柯萨奇病毒、副流感病毒、登革热病毒和黄热病病毒等。在我国首要病因是肝炎病毒，尤其是 HBV 最为常见，HAV、HCV、HEV 少见。但是，当妊娠合并 HEV 感染时也易发生，乙型肝炎重叠戊型肝炎常有发生，不规范停用核苷（酸）类抗病毒药物在近年来也有报道。

（2）肝毒性药物（对乙酰氨基酚、抗结核药物、抗肿瘤药物、抗代谢药物、部分中草药等）及肝毒性物质（如乙醇、化学制剂等）的应用。

（3）肝硬化基础上由于各种诱因如严重或持续的感染、外伤、过度疲劳、精神刺激等。

（4）自身免疫性肝炎、遗传代谢性疾病等。

（5）慢性肝炎基础上有其他合并症如甲状腺功能亢进、糖尿病等。

【问题 3】　下一步查体应注意哪些方面？

思路　患者均应进行全面细致的查体，尤其是精神意识状况及腹部查体对于重型肝炎的诊断及病情严重程度的判断有重要价值。对于该患者查体重点应包括：①有无肝病面容、肝掌、蜘蛛痣等慢性肝病体征；②精神神经系统查体，精神、意识状态、计算力、定向力、生理反射、脑膜刺激征、病理征及扑翼样震颤等，以了解有无肝性脑病；③腹部，通过视诊、听诊、触诊、叩诊仔细检查，了解有无腹膨隆、腹壁静脉曲张，肠鸣音是否活跃，有无腹肌紧张、压痛及反跳痛，肝脾能否触及，肝脾区有无叩痛，肝浊音界是否正常，有无墨菲征及移动性浊音等；④其余部位，有无下肢水肿等。这些可为诊断及鉴别诊断提供依据。

门诊查体：体温 36.5℃，脉搏 95 次 /min，呼吸 22 次 /min，血压 128/87mmHg。肝病面容，表情痛苦，轮椅推入。神志尚清楚，定向力正常，计算力减退，精神欠佳。有肝掌，无蜘蛛痣。无贫血貌，全身皮肤黏膜重度黄染，无瘀点、瘀斑，巩膜重度黄染，睑结膜正常。双肺呼吸音清，未闻及干湿啰音。心界不大，心率 95 次 /min，心律齐，各瓣膜听诊区未闻及病理性杂音。腹部膨隆，无腹壁静脉曲张，全腹肌紧张，有压痛，无反跳痛，肝脏肋下未触及，脾脏肋下可触及约 4cm，质韧，无触痛，胆囊未触及，墨菲征阴性，肝区叩击痛阳性，脾脏叩诊增大，肝上界位于右锁骨中线第 5 肋间，双侧肾区无叩击痛，移动性浊音阳性。四肢脊柱无畸形，活动自如，双下肢无水肿。脑膜刺激征阴性。扑翼样震颤阳性。

根据病史及外院检查，初步诊断"病毒性肝炎、乙型、慢加急性重型"，立即收住院诊治。

【问题 4】　为进一步明确诊断，入院后还应完善哪些检查？

思路　针对入院初步诊断"病毒性肝炎、乙型、慢加急性重型"，立即积极完善实验室检查及影像学检查，以进一步明确诊断，以及可能的鉴别诊断。通过相关检查排除肝炎病毒重叠感染、其他嗜肝病毒、免疫性及代谢性相关疾病，通过影像学检查排查梗阻性黄疸及可能的外科情况（表 10-0-1）。

表 10-0-1　重型肝炎辅助检查

辅助检查	项目
基本检查	血尿大便常规、心电图、X 线胸部正位片
生化检查	肝功能、肾功能、电解质、心肌酶谱、空腹血糖、血脂
免疫学检查	肝炎系列、自身抗体、甲胎蛋白、病毒全套、EB 病毒、铜蓝蛋白、T 淋巴细胞亚群
影像学检查	上腹部超声、计算机体层摄影（CT）、磁共振成像（MRI）等检查
其他检查	乙肝病毒定量、凝血功能、血氨

辅助检查结果

血常规：WBC 17.90×10^9/L，Hb 144g/L，PLT 92×10^9/L，中性粒细胞百分比 80.3%，单核巨细胞百分比 4.2%，淋巴细胞百分比 15.0%。

尿常规：白细胞（±），潜血（−），尿胆原（+），尿胆红素（+++）。

肝功能：总胆红素 452.8μmol/L，直接胆红素 271.2μmol/L，间接胆红素 181.6μmol/L，ALT 387I U/L，AST 197U/L，白蛋白 32.0g/L，球蛋白 31.0g/L，γ-谷氨酰转肽酶 154U/L，碱性磷酸酶 202U/L，前白蛋白 90mg/L。

空腹血糖：正常。

肾功能：正常。

血脂：总胆固醇 1.78mmol/L，甘油三酯 0.75mmol/L。

电解质：钠 129.2mmol/L，钾 4.1mmol/L，钙 2.06mmol/L。

凝血功能：凝血酶原时间（PT）20.9 秒，凝血酶原活动度（PTA）34.0%，国际标准化比值（INR）1.8。

甲胎蛋白：153.50μg/L。

血氨：67μmol/L。

肝炎系列：乙肝病毒表面抗原（HBsAg）、乙肝病毒 e 抗体（抗 -HBe）和乙肝病毒核心抗体（抗 -HBc）阳性，丙肝抗体、戊肝抗体和甲肝抗体均阴性。

乙肝病毒定量：$3.70×10^4$U/ml。

上腹部 CT 示：肝硬化、脾大、腹水，左侧胸腔积液，双侧胸膜肥厚，右肾结石。

大便常规：正常。

自身抗体全套：阴性。

病毒全套：风疹病毒抗体、弓形体抗体、巨细胞病毒抗体、单纯疱疹病毒抗体和 EB 病毒抗体均阴性。

铜蓝蛋白：正常。

【问题 5】　如何判读该患者的肝功能？

思路　该患者血清总胆红素明显升高，且以直接胆红素升高为主，需鉴别黄疸类型（详见黄疸待查章节）；转氨酶明显升高，提示肝细胞严重损伤，需注意 ALT/AST 比值变化，急性肝炎时 ALT/AST 常>1，慢性肝炎和肝硬化时 ALT/AST 常<1，ALT/AST 比值越低预后越差；白蛋白及前白蛋白均减低，提示肝脏合成功能减退，但需结合凝血功能、总胆固醇等指标再评估，同时需除外其他引起低蛋白血症的疾病。

知识点

重型肝炎血清蛋白特点

（1）血清蛋白主要由白蛋白（A）和 $α_1$、$α_2$、β、γ 球蛋白组成，90% 的血清总蛋白和全部的白蛋白由肝脏合成，因此血清总蛋白及白蛋白含量是反映肝脏合成功能的重要指标。

（2）白蛋白半衰期长达 19～21 日，只有当肝脏损伤到一定程度和在一定病程后才会出现白蛋白降低。

（3）重型肝炎时，出现白蛋白下降，γ 球蛋白升高，白 / 球蛋白（A/G）比例下降甚至倒置。

（4）肝硬化、慢性肝炎中度以上时血清蛋白改变同重型肝炎。

（5）急性肝炎时，血清蛋白的质和量可在正常范围内。

（6）血清前白蛋白（prealbumin，PA）与白蛋白及某些凝血因子均在肝脏合成，前白蛋白半衰期仅 1.9 日，同白蛋白相比较，能更灵敏地反映肝细胞损害，可作为判断急性肝损害的灵敏而稳定的指标，能较好地早期辅助判断病情。

【问题 6】　如何判读该患者的凝血功能？

思路　患者凝血功能明显减退，PT 延长，PTA 明显减低，均提示凝血功能障碍，自发性出血风险高，而 PTA 低于 40% 是诊断重型肝炎的重要依据。

【问题 7】　如何判读该患者的血常规？

思路　患者血常规白细胞计数升高，血小板计数减低，中性粒细胞百分比升高，考虑存在感染可能。但要判断是否感染仍需结合患者临床特点，有无发热、咳嗽、咳痰、腹痛、腹泻、尿频、尿急等症状，辅助检查血尿常规、C 反应蛋白、内毒素、降钙素原、真菌 D 葡聚糖、血培养、痰培养、胸腹部影像学检查综合评价。在这里值得注意的是若患者是在肝硬化基础上发生重型肝炎,则对血常规的解读完全不同,因为需考虑脾功能亢进对血常规的影响。

【问题 8】 如何判读该患者的甲胎蛋白结果?

思路 患者甲胎蛋白明显升高,初步考虑可能与肝细胞坏死后细胞再生有关,但需除外肝脏肿瘤,通过动态观察甲胎蛋白的水平及腹部影像学检查可助鉴别。

> **知识点**
>
> **甲胎蛋白升高的疾病**
>
> 甲胎蛋白(AFP)升高是原发性肝癌早期诊断的重要参考指标,肝癌患者中 AFP>400μg/L 者约占 60%,超过正常者约占 90%,但 AFP 升高还可见于以下疾病:①良性肝病,多见于急性肝炎、慢性肝炎活动期、肝硬化,多提示肝细胞再生,动态监测随着病情好转会逐渐下降至正常。在临床上重型肝炎或病毒性肝炎重度时常有 AFP>400μg/L 的情况,多提示肝细胞再生活跃,预后良好。②胚胎性肿瘤,生殖系统的胚胎畸胎瘤、内胚窦瘤等。③妊娠。④其他病态情况,先天性胆道闭锁、转移性肝癌、肝脏良性肿瘤等可有不同程度 AFP 升高。

【问题 9】 根据病史、临床表现及辅助检查能否明确"重型肝炎"的诊断?

思路 结合上述病史及辅助检查,该患者明确诊断为:病毒性肝炎、乙型、慢加急性重型。诊断依据:①该患者既往慢性乙型肝炎病史 3 年,乏力、腹胀、食欲缺乏、尿黄 2 周,加重伴皮肤黄染 1 周;②查体有慢性肝病面容,精神欠佳,计算力减退,有肝掌,脾脏肋下可触及约 4cm,肝区叩击痛阳性,扑翼样震颤阳性,符合慢性肝病体征,有前驱期肝性脑病表现;③辅助检查发现肝功能总胆红素>171μmol/L,PTA<40%。

> **知识点**
>
> **重型肝炎诊断标准**
>
> (1)急性重型肝炎:急性起病,2 周内出现Ⅱ度及以上肝性脑病(按Ⅳ度分类法划分)并有以下表现者。①极度乏力,有明显厌食、腹胀、恶心、呕吐等严重消化道症状;②短期内黄疸进行性加深,血清总胆红素≥10× 健康人群高限(ULN)或每日上升≥17.1μmol/L;③出血倾向明显,PTA≤40%,且排除其他原因;④肝脏进行性缩小。
>
> (2)亚急性重型肝炎:起病较急,2~26 周出现以下表现者。①极度乏力,有明显的消化道症状;②黄疸迅速加深,血清总胆红素≥10×ULN 或每日上升≥17.1μmol/L;③伴或不伴有肝性脑病;④出血倾向明显,PTA≤40%(或 INR≥1.5)并排除其他原因者。
>
> (3)慢加急性重型肝炎:在慢性肝病基础上,由各种诱因引起以急性黄疸加深、凝血功能障碍为肝衰竭表现的综合征,可合并包括肝性脑病、腹水、电解质紊乱、感染、肝肾综合征、肝肺综合征等并发症,以及肝外器官功能衰竭。患者黄疸迅速加深,血清总胆红素≥10×ULN 或每日上升≥17.1μmol/L;有出血表现,PTA≤40%(或 INR≥1.5)。
>
> (4)慢性重型肝炎:在肝硬化基础上,缓慢出现肝功能进行性减退和失代偿。①血清胆红素升高,常 <10×ULN;②白蛋白明显降低;③血小板明显下降,PTA≤40%(或 INR≥1.5),并排除其他原因者;④有难治性腹水或门静脉高压等表现;⑤肝性脑病。

【问题 10】 需与哪些疾病进行鉴别?

思路

(1)与肝内胆汁淤积性疾病的鉴别:特别是胆汁淤积型肝炎患者,黄疸可以很高,血清总胆红素>

171μmol/L, 甚至可达到 500μmol/L 以上, 易误诊为重型肝炎。但本病有三分离的特点: ①黄疸深而消化道及全身症状轻; ②黄疸深而血清转氨酶升高不明显; ③黄疸深而 PT 延长不明显, PTA 常在 40% 以上, 出血倾向不明显。患者多有皮肤瘙痒, 粪色变浅, 血清碱性磷酸酶及 γ- 谷氨酰转肽酶活性明显升高, 而发生肝性脑病及腹水者少见, 预后一般较好。

（2）与胆道阻塞性疾病的鉴别: 肝外胆道阻塞常为胆总管结石、胆管肿瘤及胰腺肿瘤等所致, 此类疾病常有发热、腹痛、肝大明显且质地坚实, 黄疸可进行性加深, 如为胆结石引起者可呈波动性。一般肝功能损害轻, ALT 升高幅度小, 但碱性磷酸酶及 γ- 谷氨酰转肽酶明显增高, 超声或逆行性胆管造影可助鉴别。起病初期凝血功能大多正常。

（3）与严重胆道感染的鉴别: 严重胆道感染如急性化脓性梗阻性胆管炎, 亦可有意识变化, 深度黄疸和血压下降, 有时可能与急性肝衰竭相混淆, 但患者有寒战、高热、腹痛、墨菲征阳性, 全身中毒症状重。

（4）与肝外疾病及全身疾病引起的继发肝衰竭的鉴别: 如恶性组织细胞病、噬血细胞综合征、严重持续性全身感染等。

【问题 11】 重型肝炎的治疗原则。

思路 重型肝炎的治疗原则强调早期诊断、早期治疗, 针对不同病因采取相应的病因治疗措施, 加强以支持和对症治疗为基础的综合性治疗, 促进肝细胞再生, 积极预防和治疗各种并发症。对于病情进展快或危重者的病例, 可采用人工肝支持系统, 必要时争取行肝移植。

【问题 12】 该患者应如何治疗?

思路 1 强调一般支持疗法: ①患者绝对卧床休息, 减少体力活动, 减轻肝脏负担; ②密切监测病情变化, 重点关注血氨、生化、血常规、内毒素、真菌 D 葡聚糖等指标; ③积极纠正低蛋白血症, 输注人血白蛋白或新鲜血浆, 必要时补充凝血因子, 予以胸腺肽 α₁、静脉注射免疫球蛋白等调节免疫; ④推荐肠道内营养, 包括高碳水化合物、低脂、适量蛋白饮食, 每日热量 2 000kcal 左右, 液体量 1 500～2 000ml; 但肝性脑病患者需限制经肠道蛋白摄入, 进食不足者, 每日静脉补给足够的热量、液体和维生素; ⑤注意消毒隔离, 加强口腔护理、肺部及肠道管理, 预防院内感染; ⑥注意维持水电解质及酸碱平衡。

思路 2 针对病因治疗: 患者为 HBV 感染所引起的重型肝炎, 宜选用强效快速的抗病毒药物（如恩替卡韦、替诺福韦）。因抗病毒治疗意义重大, 可以有效抑制病毒复制, 减轻肝脏炎症反应, 延缓病情进展, 改善预后。

思路 3 促进肝细胞再生治疗: 为减少肝细胞坏死, 促进肝细胞再生, 可酌情使用促肝细胞生长素和前列腺素 E_1（PEG₁）脂质体等药物, 但疗效尚需进一步确定。

思路 4 微生态调节治疗: 重型肝炎患者存在肠道微生态失衡, 肠道益生菌减少, 有害菌增加, 应用肠道微生态制剂可改善重型肝炎患者预后。可应用肠道微生态调节剂（如枯草二联活菌肠溶胶囊）、乳果糖或拉克替醇, 以减少肠道细菌易位或降低内毒素血症及肝性脑病的发生。

思路 5 抗感染治疗: 患者血常规白细胞计数及中性粒细胞百分比明显升高, 首先应根据经验选择广谱抗感染药物, 并及时根据病原学检测及药敏试验结果调整, 同时需注意防治继发真菌感染。

思路 6 免疫调节治疗: 胸腺肽 α₁ 单独或联合乌司他丁治疗肝病合并感染患者可能有助于降低 28 日病死率。胸腺肽 α₁ 用于慢性重型肝炎、肝硬化合并自发性腹膜炎、肝硬化患者, 有助于降低病死率和继发感染发生率。对重型肝炎合并感染患者建议早期应用。

住院后治疗

根据重型肝炎的治疗原则, 患者住院后立即予以保肝、对症支持, 抗 HBV, 头孢三代抗生素抗感染, 胸腺肽 α₁ 调节免疫, 纠正电解质紊乱, 输血浆和白蛋白加强支持治疗, 门冬氨酸鸟氨酸、乙酰谷酰胺抗肝性脑病等综合治疗。但患者病情进展迅速, 住院第 3 日出现明显嗜睡, 可唤醒, 查体: 定向力障碍, 计算力障碍, 扑翼样震颤阳性, 腱反射亢进。测血压 117/73mmHg, 脉搏 94 次 /min, 急查血常规: WBC $20.50×10^9$/L, Hb 125g/L, PLT $88×10^9$/L, 中性粒细胞百分比 85.4%; 肾功能: 尿素氮 4.80mmol/L, 肌酐 127.00μmol/L; 电解质: 钠 112.0mmol/L, 钾 3.50mmol/L, 钙 1.84mmol/L; 血氨 141μmol/L。

【问题 13】 本例患者已经处于慢加急性重型肝炎的哪一临床分期?

思路 患者已出现Ⅱ度肝性脑病,目前处于慢加急性重型肝炎中期。

> **知识点**
>
> **重型肝炎的临床分期**
>
> 为便于判定疗效及估计预后,亚急性重型和慢加急性重型肝炎可根据其临床表现分为早、中、晚 3 期。
>
> (1)早期:符合重型肝炎的基本条件,如极度乏力及明显厌食、呕吐和腹胀等严重消化道症状,黄疸迅速加深,血清胆红素大于 10×ULN 或每日上升≥17.1μmol/L,30%<PTA≤40%(或 1.5≤INR<1.9),或经病理学证实。未出现肝性脑病或其他并发症及其他肝外器官衰竭。
>
> (2)中期:在重型肝炎早期表现基础上病情进一步发展,ALT 和/或 AST 快速下降,血清胆红素持续上升,出血表现明显(出血点或瘀斑),20%<PTA≤30%(或 1.9≤INR<2.6),伴有 1 项并发症和/或 1 个肝外器官衰竭。
>
> (3)晚期:在重型肝炎中期表现基础上病情进一步加重,有严重出血倾向(注射部位瘀斑等),PTA≤20%(或 INR≥2.6),并出现 2 个以上并发症和/或 2 个以上肝外器官衰竭。

【问题 14】 根据临床症状体征及检验检查结果分析该患者存在哪些并发症?

思路 ①患者呈嗜睡状态,可唤醒,查体定向力障碍,计算力障碍,扑翼样震颤阳性,腱反射亢进,合并Ⅱ度肝性脑病;②患者腹部查体腹膨隆,肌紧张有压痛,移动性浊音阳性,血常规白细胞计数及中性粒细胞百分比稍高,合并感染,考虑合并自发性细菌性腹膜炎;③血钠减低,合并电解质紊乱。

> **知识点**
>
> **重型肝炎的并发症**
>
> 重型肝炎常见并发症包括:肝性脑病、上消化道出血、继发感染、电解质紊乱、肝肾综合征。
>
> (1)肝性脑病常见诱因:高蛋白饮食、上消化道出血、感染、大量排钾利尿、大量放腹水、便秘、使用镇静药。机制尚不明确,目前提出氨中毒学说、支链氨基酸/芳香族氨基酸比例失调、假性神经递质学说。
>
> (2)上消化道出血:主要原因凝血因子和血小板减少、门静脉高压、胃溃疡及胃黏膜广泛糜烂。
>
> (3)感染:重型肝炎易合并严重感染,而感染可迅速加重病情进展。
>
> (4)电解质紊乱:常见有低钠、低氯、低镁、低钾血症。
>
> (5)肝肾综合征:常见诱因包括出血、感染、大量放腹水、大量利尿,主要表现为少尿或无尿、氮质血症、电解质紊乱。
>
> 注意:重型肝炎极易发生上述并发症,也可同时合并多个并发症。

【问题 15】 该患者出现意识障碍,如何分析? 须进一步与哪些疾病鉴别?

思路 该患者意识障碍,主要考虑为肝性脑病,但可能同时存在低钠血症引起的低钠性脑病。重型肝炎发生肝性脑病的比例非常高,一般容易发现,但在某些情况下需与其他有关疾病仔细鉴别,如精神分裂症、其他疾病所致昏迷如乙脑、流脑、中毒性痢疾、肾综合征出血热、尿毒症、低血糖、脑血管意外、水电解质紊乱等,也可误诊为肝性脑病,除注意各个疾病的临床表现、常规化验及肝功能外,血氨测定是重要鉴别手段,游离氨基酸在鉴别肝性昏迷与非肝性昏迷有一定价值。

【问题 16】 针对患者存在上述并发症应如何治疗?

思路 1 针对肝性脑病应去除诱因包括低蛋白易消化饮食、抗感染治疗,并予以清洁灌肠、食醋保留灌肠,继续门冬氨酸鸟氨酸、乙酰谷酰胺等药物抗肝性脑病治疗。

知识点

重型肝炎合并肝性脑病的治疗

1. 去除诱因,如高蛋白饮食、严重感染、出血、便秘及电解质紊乱等。

2. 限制蛋白饮食。

3. 应用乳果糖或拉克替醇,口服或高位灌肠,可酸化肠道,促进氨的排出,调节微生态,减少肠源性毒素吸收。

4. 根据患者的电解质和酸碱平衡情况酌情选用乙酰谷酰胺、精氨酸、门冬氨酸鸟氨酸等降氨药物。

5. 可酌情使用支链氨基酸或支链氨基酸与精氨酸混合制剂以纠正氨基酸失衡。

6. 对Ⅲ度以上的肝性脑病建议气管插管。

7. 抽搐患者可酌情使用半衰期短的苯妥英钠或苯二氮䓬类镇静药物,但不推荐预防用药。

8. 人工肝支持治疗。

思路 2 针对自发性细菌性腹膜炎加用头孢三代抗生素,治疗期间动态观察血常规,注意口腔及肠道护理,检测内毒素、真菌 D 葡聚糖,防止发生二重感染。

知识点

重型肝炎合并继发感染的治疗

重型肝炎极易合并感染,而感染可加速病情进展。

常见感染包括自发性细菌性腹膜炎、肺部感染、泌尿系统感染、胆道感染等。

一旦发生感染,应尽早经验性抗感染治疗,注意抗生素对肝脏的损害作用,并根据细菌培养及药敏试验结果及时调整用药,用药期间需警惕发生二重感染。

胆道系统及腹腔感染以革兰氏阴性杆菌多见,可选用头孢类、喹诺酮类;重症者可选择碳青霉烯类(美罗培南、比阿培南),必要时需联合万古霉素、利奈唑胺或替考拉宁;难治性腹膜炎可联合使用替加环素;肺部感染多怀疑革兰氏阳性球菌感染,社区获得性肺炎和轻中症医院获得性肺炎可选用第三代头孢菌素或哌拉西林他唑巴坦;青霉素过敏者选用氟喹诺酮;重症医院获得性肺炎推荐碳青霉烯类单用;或联用去甲万古霉素、利奈唑胺或替考拉宁;或联用替加环素。厌氧菌感染可用甲硝唑;真菌感染优先选用棘白菌素类药物,氟康唑、伏立康唑作为备选。严重感染可选用强效广谱抗生素或联合用药,同时可加服微生态调节剂。

尽量在应用抗生素前进行病原体分离及药敏试验。

思路 3 针对低钠血症,嘱患者饮淡盐水,并予以托伐普坦口服,治疗期间注意复查电解质。

知识点

重型肝炎合并电解质紊乱的治疗

低钠血症是失代偿肝硬化的常见并发症,而低钠血症、难治性腹水与急性肾损伤等并发症常相互关联及连续发展。从源头上处理低钠血症是预防后续并发症的关键措施。水钠潴留所致稀释性低钠血症是其常见原因,而现有的利尿剂均导致血钠排出,且临床上传统的补钠方法不仅疗效不佳,反而易导致脑桥髓鞘溶解症。托伐普坦作为精氨酸加压素 V_2 受体阻滞剂,可通过选择性阻断集合管主细胞 V_2 受体,促进自由水的排泄,已成为治疗低钠血症及难治性腹水的新途径。

经上述治疗后，住院第 7 日患者神志好转，意识尚清，自诉高度乏力，计算力较前好转，定向力正常。辅助检查结果示：

血常规：WBC 14.10×10⁹/L，Hb 139g/L，PLT 88×10⁹/L，中性粒细胞百分比 78.5%。

肝功能：总胆红素 557.1μmol/L，直接胆红素 307.5μmol/L，间接胆红素 249.6μmol/L，ALT 267U/L，AST 179U/L，白蛋白 30.5g/L，球蛋白 31.0g/L，γ- 谷氨酰转肽酶 116U/L，碱性磷酸酶 189U/L，前白蛋白 70mg/L。

空腹血糖：正常。

血脂：总胆固醇 1.75mmol/L，甘油三酯 0.71mmol/L。

电解质：钠 127.2mmol/L，钾 4.0mmol/L。

甲胎蛋白：84.20μg/L。

凝血功能：PT 20.1 秒，PTA 33.5%，INR 1.85。

血氨：70μmol/L。

内毒素及真菌 D 葡聚糖正常。

【问题 17】　患者病情继续加重的情况下应如何进一步治疗？

思路　该患者经综合治疗其主要指标仍无改善，肝功总胆红素继续升高，总胆固醇明显减低，转氨酶下降，PTA 下降至 33.5%，病情进一步进展。根据此情况决定立即行人工肝支持治疗。

经患者及家属知情同意后于入院后第 9 日、第 11 日、第 14 日分别行三次血浆置换及胆红素吸附治疗。

经过上述治疗后患者精神好转，乏力症状有所减轻，腹胀减轻，腹软，无压痛及反跳痛。住院第 25 日复查结果示：

肝功能：总胆红素 151.2μmol/L，直接胆红素 77.7μmol/L，间接胆红素 73.5μmol/L，ALT 55U/L，AST 43U/L，白蛋白 35.8g/L，前白蛋白 160mg/L。

空腹血糖：正常。

肾功能：正常。

血脂：总胆固醇 2.8mmol/L。

电解质：钠 134.1mmol/L，钾 3.9mmol/L，氯 99mmol/L。

血常规：WBC 7.20×10⁹/L，Hb 145g/L，PLT 39×10⁹/L，中性粒细胞百分比 62.5%。

甲胎蛋白：51.0μg/L。

血氨：正常。

凝血功能：PT 14. 秒，PTA 57.80%。

HBV 定量：1.52×10³U/ml。

继续内科综合治疗两周，患者各项指标接近正常，病情好转出院。

该患者经过综合治疗尤其是对并发症的及时、有效的控制及人工肝支持治疗，病情改善，最终好转出院。但是应该强调的是重型肝炎是肝脏疾病的危重状态，虽经积极治疗但仍有相当一部分患者疗效差，病死率超过 50%～70%。对于各种原因所致的中晚期重型肝炎患者，经积极内科综合治疗和 / 或人工肝治疗疗效欠佳，则需尽早考虑行肝移植治疗，是最有效的方法之一。

【重型肝炎的诊疗流程图】（图 10-0-1、图 10-0-2）

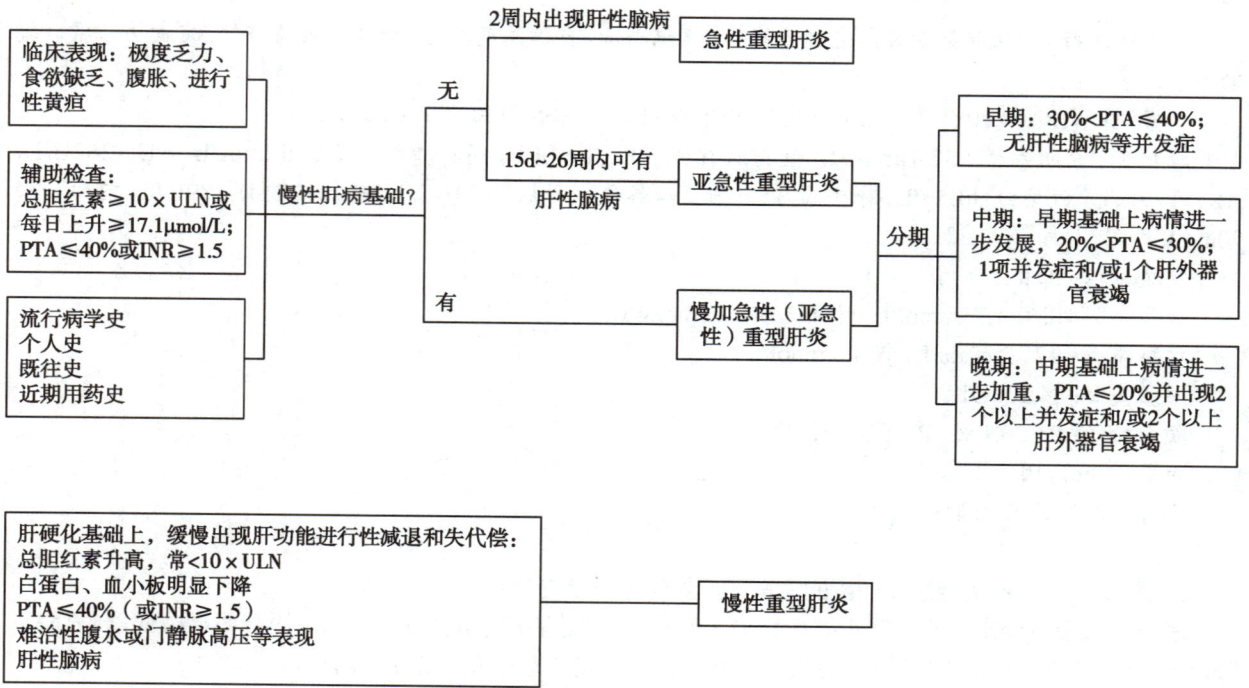

图 10-0-1　重型肝炎的诊断流程图
ULN. 健康人群高限；PTA. 凝血酶原活动度；INR. 国际标准化比值。

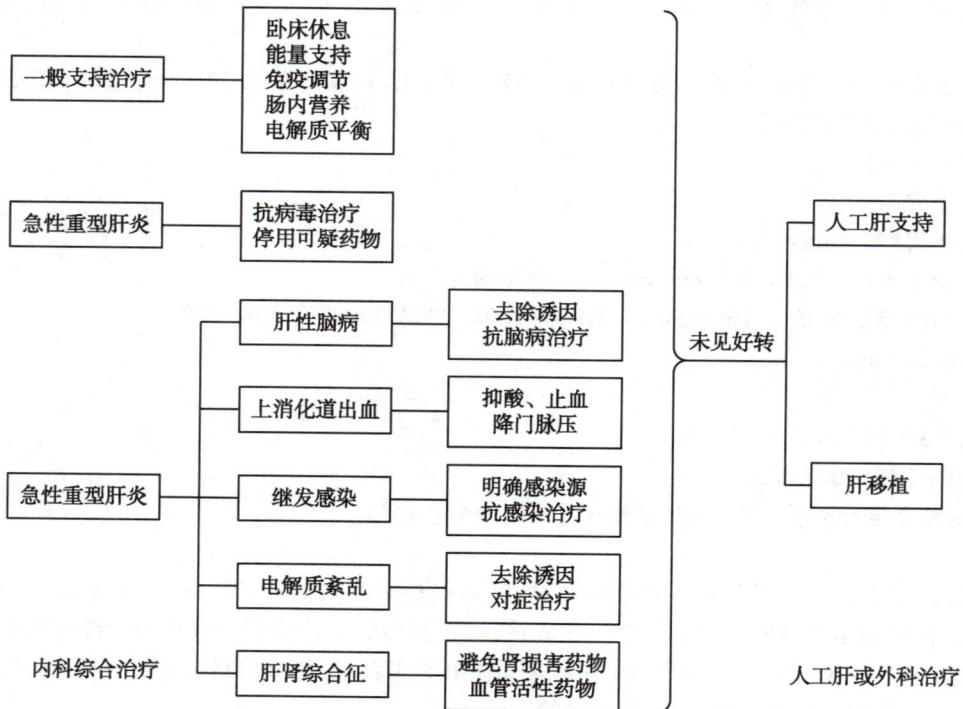

图 10-0-2　重型肝炎的治疗流程图

【知识扩展】

1. 糖皮质激素在重型肝炎治疗中的应用　目前对于肾上腺糖皮质激素在重型肝炎治疗中的应用尚存在不同意见。非病毒感染性重型肝炎，如自身免疫性肝炎及急性酒精中毒（重症酒精性肝炎）等是其适应证，可考虑使用甲泼尼龙，1.0～1.5mg/（kg·d）；治疗中需密切监测，及时评估疗效与并发症。其他原因所致重型肝炎前期或早期，若病情发展迅速且无严重感染、出血等并发症者，也可酌情使用。最近有更多学者建议：可以早期使用，尝试使用，一旦有效短期使用、及时停用。这些临床应用体会仅供参考。

2.重型肝炎患者脑水肿的防治 有颅内压增高者，给予甘露醇 0.5～1.0g/kg 或者高渗盐水治疗；袢利尿剂，一般选用呋塞米，可与渗透性脱水剂交替使用；应用人血白蛋白，特别是肝硬化白蛋白偏低的患者，提高胶体渗透压，可能有助于降低颅内压，减轻脑水肿症状；人工肝支持治疗；不推荐肾上腺皮质激素用于控制颅内高压；对于存在难以控制的颅内高压，急性重型肝炎患者可使用轻度低温疗法和吲哚美辛防止脑水肿，降低颅内压，后者只能用于大脑高血流灌注的情况。

3.重型肝炎预后判断 临床上须进行多因素综合分析，客观评估判断重型肝炎的预后。

（1）病因：肝炎病毒重叠感染、变异病毒感染相对预后差。

（2）年龄：小于 2 岁或大于 60 岁的重型肝炎患者的预后差。40 岁以下者相对 40 岁以上者预后好。

（3）临床症状、体征：极度乏力，频繁恶心呕吐，出现肝臭，中毒性鼓肠者预后不佳。收缩压<85mmHg，肝脏进行性缩小，肝浊音界明显缩小至 2～3 指距者，预后极差。

（4）肝性脑病程度：Ⅰ～Ⅱ度预后相对好，Ⅲ～Ⅳ度预后差。

（5）并发症：出现严重感染，消化道大出血，肾衰竭，提示预后差。

（6）生化及血液学检查：①肝功能指标。血清胆红素迅速上升至 340μmol/L，预后不佳；血清胆固醇<1.0mmol/L，一般预后极差；血清白蛋白一开始就<30g/L，且在治疗过程中未见升高反而降低者预后较差；反复出现低血糖或电解质紊乱，经及时处理后无好转，常提示预后不良；胆碱酯酶活性降低提示肝细胞已有较明显损伤，其值愈低提示病情愈重。②凝血因子。PTA<30%（或 INR≥1.9）者预后较差。③免疫学检查。甲胎蛋白呈明显升高者，提示肝细胞再生活跃，预后相对较佳，但须排除原发性肝癌。反之预后较差。

（党双锁）

第十一章　肝炎肝硬化常见并发症

第一节　上消化道出血

消化道被屈氏韧带及回盲部分为上、中、下三个部分,屈氏韧带以上的消化道出血为上消化道出血,屈氏韧带至回盲部出血为中消化道出血,回盲部以下的消化道出血称为下消化道出血。

临床病例

患者,男性,60 岁,主因"间断黑便伴头晕乏力 1 周"来门诊就诊。患者 1 周前间断出现黑便 3 次,粪便呈黑色,颜色发亮,类似柏油,便质稀,伴有头晕、乏力,活动后明显,无恶心、呕吐。

【问题 1】 该患者的可疑诊断是什么?

思路　该患者的可疑诊断为上消化道出血。所有疑诊上消化道出血(黑便、呕血)的患者都需要明确是否为上消化道出血,某些疾病或原因也可以表现为"黑便",此时应该注意追问病史,详细询问大便的颜色、性质,"黑色柏油样便"是上消化道出血的特征性表现,确定"黑便"是上消化道出血所致。

知识点

消化道出血以外的出血因素

1. 来自呼吸道、口、鼻、咽喉部出血。
2. 进食引起的黑便,如动物血、炭粉、铁剂、铋剂等药物。

知识点

可以通过粪便的颜色性质初步确定的相关疾病

1. 柏油样便　上消化道出血。
2. 鲜血便　痔疮、直肠息肉、直肠癌、肛裂。
3. 白陶土样便　胆道梗阻。
4. 暗红色果酱样变　阿米巴痢疾。
5. 米泔水样便　霍乱。

知识点

患者出现上消化道出血,如何估计患者出血量?

每日消化道出血>5ml,粪便潜血试验阳性。
每日消化道出血量>50ml,黑便。

胃内积血量>250ml，可引起呕血。

一次出血量<400ml，可无全身症状表现。

一次出血量>400ml，可出现头昏、心悸、乏力等症状。

短时间内出血量>1 000ml，可表现为失血性休克。

【问题2】 该患者是否存在有引起上消化道出血的基础疾病？

　　思路　经追问病史，患者既往有慢性乙型肝炎病史20年、肝炎肝硬化病史10年，否认消化性溃疡、长期大量饮酒史及长期服用药物史（如糖皮质激素、非甾体抗炎药等）。针对慢性乙型肝炎、肝炎肝硬化病史，患者从未予以重视，未曾系统检查、治疗过。患者3年来自感周身乏力、腹胀，进食后腹胀加重，伴有食欲减退，间断性牙龈出血。由此高度怀疑患者黑便等症状均是由肝炎肝硬化的并发症——上消化道出血所导致。

知识点

肝炎肝硬化的常见并发症

　　肝炎肝硬化的常见并发症有：①上消化道出血；②胆石症；③感染；④门静脉血栓形成或海绵样变；⑤电解质和酸碱平衡紊乱；⑥肝肾综合征；⑦肝肺综合征；⑧原发性肝癌；⑨肝性脑病。

知识点

上消化道出血的常见病因

　　1. 消化性溃疡　是上消化道出血中最为常见的病因，约占所有病因的50%，当溃疡侵及周围或深处的血管时，可产生不同程度的出血，轻者表现为黑便，重者表现为呕血，十二指肠球部溃疡较胃溃疡更易发生。

　　2. 食管-胃底静脉曲张破裂　主要原因为门静脉高压，门静脉压力升高缘于肝组织纤维化及结节再生所致的小血管扭曲变形，阻碍血液流动。即使门-体侧支循环形成，但：①侧支循环形成后，内脏小血管舒张，门静脉血流阻力增高；②分流并不能有效减压，门静脉血流阻力仍高于正常肝脏。上述两个因素使门静脉高压仍持续存在，并且血容量增加也可起到一定作用。

　　3. 急性糜烂出血性胃炎　常见原因为应激状态如严重创伤、手术、多器官衰竭等，药物（如非甾体抗炎药）、乙醇、物理因素等造成的胃黏膜糜烂、出血。多数胃黏膜糜烂和出血可以自行愈合及止血。

　　4. 胃癌　上消化道出血是胃癌比较常见的一种并发症，常常在早期就会出现，可以表现为呕血、黑便、便潜血阳性。胃癌多数情况下伴有慢性、少量出血，但当癌组织糜烂或溃疡侵蚀血管时可引起大出血。对于有上消化道出血且年龄偏大的中老年人，特别是伴有慢性贫血的胃病患者应警惕胃癌的可能性。

　　5. 其他引起消化道出血的病因　①食管疾病，如食管贲门黏膜撕裂伤、食管癌、食管损伤、食管炎、食管憩室炎、主动脉瘤破入食管等；②胃十二指肠疾病，如息肉、胃间质瘤、门静脉高压性胃病、血管瘤、吻合口溃疡、十二指肠憩室等；③胆道出血，如胆管或胆囊结石、胆道蛔虫病、胆囊或胆管癌、胆道术后损伤、肝癌、肝脓肿或肝血管瘤破入胆道；④胰腺疾病累及十二指肠，如胰腺癌或急性胰腺炎并发脓肿溃破。

知识点

肝硬化导致的上消化道出血分类

　　1. 食管-胃底静脉曲张破裂出血。

　　2. 消化性溃疡和急性出血性糜烂性胃炎。

　　3. 门静脉高压性胃病。

【问题3】 患者出现上消化道出血的表现有无诱因？

思路　经追问病史，患者1周前曾大量进食质硬食物，饱食后出现黑便。

> **知识点**
>
> ### 肝硬化患者上消化道出血的主要诱因
>
> 　　主要是进食粗糙食物、饱食、胃酸侵蚀、饮酒、腹内压增高及剧烈咳嗽，其次是服用非甾体抗炎药。因此肝硬化患者应尽量软食，避免饮酒及服用非甾体抗炎药。

【问题4】 如何判断患者出血是否停止或是再次出血？

思路　由于肠道内积血需经数日（约3日）才能排尽，故不能以黑便作为上消化道继续出血的指征。下列情况应该考虑有消化道活动出血：

1. 反复呕血或黑便（血便）次数增多、粪质稀薄，肠鸣音活跃。
2. 经快速输液输血后，周围循环衰竭的临床表现未见明显改善，或虽暂时好转而又进一步恶化。
3. 红细胞计数、血红蛋白浓度、血细胞比容继续下降，网织红细胞计数持续增高。
4. 在补液与尿量足够的情况下，血尿素氮持续或再次增高。

　　病史整理： 患者既往慢性乙型肝炎20年、肝炎肝硬化病史10年，未予以系统治疗，否认消化性溃疡、长期大量饮酒史及长期服用药物史（如糖皮质激素、非甾体抗炎药等），周身乏力、腹胀，进食后腹胀加重、伴有食欲减退，间断性牙龈出血3年，1周前因大量进食后间断出现黑便3次，呈柏油样便。

【问题5】 病史采集结束后，下一步查体应重点检查哪些方面？

思路　针对有慢性肝炎、肝硬化基础的患者，查体时除应注意肝功能减退的基础疾病的表现外还应注意查看门静脉高压、腹壁静脉曲张等的相关体征。

> **知识点**
>
> ### 肝硬化失代偿期常会导致门-腔侧支循环开放，常见的侧支循环
>
> 1. **食管-胃底静脉曲张**　其破裂出血是肝硬化门静脉高压最常见的并发症。
> 2. **腹壁静脉曲张**　位于脐周的腹壁浅表静脉曲张，脐血流方向呈放射状流向脐上及脐下。高度腹壁静脉曲张外观可呈水母头状。
> 3. **痔静脉扩张**　部分患者可因痔疮出血就诊而发现肝硬化。

　　查体： 患者体温37.5℃，脉搏108次/min，血压82/58mmHg。神清语明，体型消瘦，面色晦暗。皮肤巩膜黄染，结膜、口唇苍白，可见肝掌。颈部及上胸部可见数个蜘蛛痣。心肺听诊无异常，蛙型腹，脐部膨出，腹壁静脉显露。腹部质软，无压痛及反跳痛，未触及包块，肝脏肋下未触及。脾脏肋下2cm，Ⅱ度硬，无触痛，移动性浊音阳性，双下肢水肿。

> **知识点**
>
> ### 脾大的临床分度
>
> 脾大的临床分度分为轻、中、高度。
> 1. **轻度**　脾缘不超过肋下2cm。
> 2. **中度**　超过2cm，在脐水平线以上。
> 3. **高度**　超过脐水平线或前正中线，即为巨脾。

【问题6】　结合上述查体结果,为明确诊断应进行哪些检验?

思路　血常规＋血型、大便常规＋潜血、肝功能、肾功能、离子、血糖、凝血功能、HBV DNA、甲胎蛋白等。

【问题7】　该患者应该做哪些检查?

思路　胃镜检查是证实食管 - 胃底静脉曲张破裂导致上消化道出血的最有利证据,内镜下见食管或胃曲张静脉出血,即可诊断。

若内镜下发现粗大曲张静脉和胃内血液而无其他出血原因,也可诊断,应该注意肝硬化导致的门静脉高压性胃病及消化性溃疡所致出血。

中华医学会消化内镜分会根据食管曲张静脉的形态及有无红色征(即 RC 征:曲张静脉表面红斑、红色条纹和血疱),将出血危险性分为 3 级:

(1)轻度(G_1):曲张静脉直线形或略有迂曲,无红色征。

(2)中度(G_2):曲张静脉直线形或略有迂曲,有红色征;或曲张静脉蛇形迂曲隆起,无红色征。

(3)重度(G_3):曲张静脉蛇形迂曲隆起,有红色征;或曲张静脉串珠状、结节状或瘤状,有或无红色征。

【问题8】　是否任何一个上消化道出血的患者都能进行内镜下检查及治疗呢?

思路1　并不是所有的上消化道出血患者都应进行内镜检查,具备下列禁忌证者应避免急诊内镜检查。

> **知识点**
>
> ### 内镜检查的禁忌证
>
> 心率>120 次 /min,收缩压<90mmHg 或较基础收缩压降低>30mmHg,血红蛋白<50g/L 等,此时应该迅速纠正循环衰竭状态,待血红蛋白升至 70g/L 后再行内镜检查。危重患者内镜检查时应进行心电、血压、血氧监测。
>
> 若排除上述禁忌证,出血 12～24 小时内行食管胃十二指肠镜检查是诊断食管 - 胃底静脉曲张破裂出血的可靠方法。

思路2　肝炎肝硬化患者怀疑有食管 - 胃底静脉曲张,若未出现破裂出血的症状,除进行胃镜检查外,还可行食管钡透检查进行筛查。

食管 - 胃底静脉曲张进展期可见典型表现:食管中下段的黏膜皱襞明显增宽、迂曲、呈蚯蚓状或串珠状充盈缺损,管壁边缘呈锯齿状。严重者可出现食管张力降低,管腔扩张,蠕动减弱,钡剂排空延迟。

【问题9】　该患者应该如何治疗?

思路1　针对患者目前出现上消化道出血等症状,应该给予对症治疗,并监测生命体征。首先应该密切观察患者病情变化,是否有再次出现出血的征象,记录呕血、黑便的次数、判断颜色、总量。复查血常规,观察血红蛋白、红细胞计数等。监测患者的生命体征,判断是否出现低血容量休克,防治并发症(感染、电解质酸碱平衡紊乱、肝性脑病)。

> **知识点**
>
> ### 输血指征
>
> 当患者收缩压<90mmHg 或较基础收缩压降低>30mmHg,心率增快>120 次 /min,血红蛋白<70g/L 或血细胞比容<25% 时应该输注浓缩红细胞,输血目标使血红蛋白达到 60g/L 以上为宜。
>
> 有效血容量恢复的指征:
>
> (1)收缩压 90～120mmHg。
>
> (2)脉搏<100 次 /min。
>
> (3)尿量>17ml/h。
>
> (4)临床表现为神志清楚 / 好转,无明显脱水貌。

思路2 患者还应给予止血治疗，防止再次出血。止血治疗分为药物治疗、内镜治疗、经颈静脉肝内门体分流术（TIPS）等。

1.药物治疗

（1）降低门静脉压药物

1）血管加压素及其类似物（特利加压素）

用法：特利加压素 1mg，每4小时1次，静脉注射或持续点滴，首剂可加倍。维持治疗特利加压素 1mg，每12小时1次。疗程3～5日。

2）十四肽生长抑素及其类似物（奥曲肽）

用法：十四肽生长抑素 250～500g/h，奥曲肽 25～50g/h，持续静脉滴注，一般使用3～5日。

（2）抗生素：首选头孢三代类抗生素，若过敏则选择喹诺酮类抗生素，如左旋氧氟沙星、莫西沙星等，一般疗程5～7日。

（3）质子泵抑制剂（PPI）：PPI 40～80mg/d，静脉滴注，对难以控制的静脉曲张破裂出血患者，PPI 8mg/h 持续静脉滴注。

2.内镜治疗 当出血量为中等以下时可以行内镜治疗，内镜治疗包括内镜下曲张静脉套扎术（EVL）、硬化剂注射（EIS）或组织黏合剂注射治疗胃静脉曲张。

注意判断内镜治疗的适应证及禁忌证。

知识点

1.EVL 治疗适应证

（1）急性食管-胃底静脉曲张破裂出血（EVB）。

（2）外科手术等其他方法治疗后食管-胃底静脉曲张再发急性出血。

（3）既往有 EVB 史。

2.硬化剂注射治疗适应证同 EVL 治疗

3.组织胶治疗适应证

（1）EVB。

（2）食管-胃底静脉曲张有红色征或表面有糜烂，有出血史（次级预防）。

知识点

1.EVL 治疗禁忌证

（1）有上消化道内镜检查禁忌。

（2）出血性休克。

（3）肝性脑病。

2.硬化剂治疗禁忌证

（1）肝性脑病≥Ⅱ期。

（2）伴有严重的肝肾功能障碍、大量腹水、重度黄疸，出血抢救时根据医生经验及所在医院的情况掌握。

3.经颈静脉肝内门体分流术（TIPS） 对于急性大出血的止血率达到95%，因此新近共识认为对于大出血及内镜治疗成功率较低的患者应在72小时内行 TIPS 治疗。TIPS 手术适应证：

（1）存在高风险治疗失败的患者，如 Child-Pugh C 级（<14分）或 B 级合并活动性出血的患者。

（2）食管-胃底静脉曲张大出血常规药物及内镜下治疗效果不佳。

（3）终末期肝病等待肝移植术期间静脉曲张破裂出血等。

（4）气囊压迫止血：该方法短暂止血效果肯定，但患者痛苦大，并发症多，且不能长时间使用，停用后再出血可能性大，此法并不作为首选。

（5）手术治疗：经上述处理后，大多数上消化道大出血可停止。如仍无效可考虑手术治疗。

【问题 10】　针对肝硬化已经合并有食管 - 胃底静脉曲张但尚未出血的患者，应如何预防其破裂出血？

思路　肝硬化患者只要证实有食管 - 胃底静脉曲张，均应接受相应的预防措施。针对患者是首次出血或再次出血可将预防分为两个层次：一级预防主要针对的是首次出血，二级预防主要针对再出血。

1. 一级预防　不同程度静脉曲张的预防措施。

（1）不推荐对无静脉曲张者使用非选择性 β 受体阻滞剂预防出血。建议无静脉曲张的代偿期肝硬化患者每 2～3 年胃镜检查 1 次。

（2）建议有轻度静脉曲张者每 1～2 年胃镜检查 1 次。建议失代偿期肝硬化患者每年检查 1 次。

（3）对轻度（小）静脉曲张的患者，如果出血风险较大（Child-Pugh B/C 级或者红色征阳性），推荐使用非选择性 β 受体阻滞剂预防首次静脉曲张出血，但要重视对原发病的治疗，如建议抗病毒和抗肝纤维化治疗等。

（4）对于轻度静脉曲张未接受 β 受体阻滞剂的患者，应在 1～2 年复查胃镜。如果有肝脏失代偿的证据，应每年检测 1 次。

2. 二级预防　急性静脉曲张出血停止后，患者再次出血和死亡的风险很大。对于未预防治疗的患者，1～2 年内平均的出血复发率为 60%，死亡率达到 33%。因此，二级预防（预防再出血）的治疗非常重要。对于未接受一级预防的患者，建议使用非选择性 β 受体阻滞剂或内镜下套扎，或者两者联用。对于已接受非选择性 β 受体阻滞剂进行一级预防的患者，二级预防建议加用内镜下套扎。一般二级预防在首次静脉曲张出血 6 日后开始进行。

（1）药物预防：非选择性 β 受体阻滞剂普萘洛尔或卡维地洛，该药通过收缩内脏血管，减少内脏高动力循环，普萘洛尔治疗剂量应使应使静息心率下降到基础心率的 75% 或静息心率维持在 50～60 次 /min，当患者有血压下降、心率减慢不能耐受时应逐渐减量至停药。

普萘洛尔起始剂量为 10mg/ 次，2 次 /d，可渐增至最大耐受剂量。

卡维地洛起始剂量为 6.25mg/ 次，1 次 /d，如耐受可于 1 周后增至 12.5mg/ 次，1 次 /d。

（2）介入治疗：与药物治疗相比，TIPS 在防止再出血方面效果好一些，其预防复发出血的有效率更高，但是脑病发生率高，总体生存率没有改善；因此 TIPS 可用于内镜及药物治疗失败者或是肝移植的过渡。

（3）外科手术：包括治疗门静脉高压的各种分流术，其是采用门静脉系统主干及其主要分支与腔静脉及其主要分支吻合，使较高压力的门静脉血液分流入腔静脉中去，能有效的降低门静脉压力，防治大出血；断流术包括贲门周围血管离断术、食管下段离断再吻合术。

（4）肝脏移植：肝脏移植是治疗终末期肝病较为有效的方法。

（李树臣）

推荐阅读资料

[1] MARUYAMA H, SANYAL A J. Portal hypertention：Nonsurgical and surgical management//SCHIFF E R, MADDREY W C, SCORRELL M F. Schiff's diseases of the liver.11th ed. New York: John Wiley & Sons Ltd, 2012: 326-361.

[2] 王吉耀. 肝硬化门脉高压食管胃静脉曲张出血的防治. 实用肝脏病杂志, 2013, 16（3）: 195-197.

[3] FELDMAN M, FRIEDMAN L S, BRANDT L J. Sleisenger and Fordtran's gastrointestinal and liver disease：pathophysiology/diagnosis/management. 9th ed. Philadelphia: Saunders Elsevier, 2010.

[4] 中华医学会肝病学分会, 中华医学会消化病学分会, 中华医学会内镜学分会. 肝硬化门静脉高压食管胃静脉曲张出血防治指南（2015）. 中华胃肠内镜电子杂志, 2015, 2（04）: 1-21.

第二节　肝性脑病

肝性脑病（hepatic encephalopathy，HE）是一种由急、慢性肝功能严重障碍或各种门静脉 - 体循环分流（以下简称门 - 体分流）异常引起的，以代谢紊乱为基础，并排除了其他已知肝病的轻重程度不同的中枢神经系统功能失调的综合征。轻微型肝性脑病常无明显的临床症状，只有通过神经心理测试才能发现。严重者出现意识障碍、行为失常甚至昏迷。绝大多数肝硬化患者在病程中的某些阶段会出现不同程度的肝性脑病，因此其是急、慢性严重肝脏疾病中较为常见的并发症之一，也是肝脏疾病主要的死亡原因之一。过去所称的肝昏迷，在现在看来只是肝性脑病中程度严重的一期，并不能代表肝性脑病的全部。因此及早发现、判断、逆转肝性脑病是决定患者预后、挽救患者生命的关键。

根据肝性脑病病因不同可分为下列3种类型：

（1）A型：急性肝衰竭相关的肝性脑病，常于起病2周内出现脑病症状，亚急性肝衰竭时，肝性脑病出现于2～12周，可有诱因。

（2）B型：门-体旁路性肝性脑病，患者存在明显的门-体分流，但无肝脏本身的疾病，肝组织学正常，临床表现和肝硬化伴肝性脑病者相似。这种门-体分流可以是自发的或由外科或介入手术造成。如先天性血管畸形、肝内或肝外水平门静脉的部分阻塞（包括外伤、类癌、骨髓增殖性疾病等引起的高凝状态所致的门静脉及其分支栓塞或血栓形成），以及淋巴瘤、转移性肿瘤、胆管细胞癌压迫产生的门静脉高压引起的，而引起门-体分流。

（3）C型：慢性肝病、肝硬化基础上发生的肝性脑病，常常伴门静脉高压和/或门-体分流，是肝性脑病中最为常见的类型。本节所要讨论的即是C型肝性脑病，其中肝衰竭是脑病发生的主要因素，而门-体分流居于次要地位。根据肝性脑病临床症状的轻重又可将C型肝性脑病分为轻微肝性脑病（minimal HE，MHE）及有临床症状的肝性脑病（symptomatic HE，SHE）（表11-2-1）。

表11-2-1　C型HE的亚型

亚型		特征
MHE		无临床及常规生化检测的异常，仅用神经心理学或神经生理学检测方法才能检测到智力、神经、精神等方面的轻微异常
SHE		主要表现为认知、精神和运动的障碍。又可分为发作性和持续性两类
发作性HE	有诱因的HE	常在进食大量高蛋白质食物、上消化道出血、感染、放腹水、大量排钾利尿剂应用后发生
	自发性HE	无明确诱因即可发生
持续性HE	复发性HE	1年内2次或以上HE发作
	轻型HE	相当于West-Haven 1级
	重型HE	相当于West-Haven 2～3级
	治疗依赖性HE	经药物治疗症状可迅速缓解，但停药后很快加重

注：MHE，轻微肝性脑病；SHE，有临床症状的肝性脑病；HE，肝性脑病。

临床病例

患者，男性，52岁，家属转述患者4年前开始出现乏力、腹胀、双下肢水肿症状，入院前2日出现呕血、黑便症状，1日前出现烦躁、多动、言语不清等症状，遂急诊收入院。

【问题1】　通过上述家属的叙述，该患者可疑的诊断是什么？

思路1　通过初步采集病史后，根据患者有呕血、黑便病史后出现烦躁、多动、言语不清等症状，初步考虑患者为上消化道出血、肝性脑病。

思路2　消化道大出血可致肠道内大量积血（每100ml血相当于食入15～20g蛋白），可使肠道产氨增加，同时由于血液中缺乏异亮氨酸，当积血消化吸收后，血中亮氨酸、缬氨酸增加，刺激支链氨基酸脱氢酶活性增加，使血中支链氨基酸分解增加，加重了支链氨基酸/芳香族氨基酸比例的失衡。失血后血容量不足，脑缺血、缺氧，还可增加中枢神经系统对氨及其他毒性物质的敏感性。

知识点

肝性脑病发病机制

肝性脑病（包括轻微肝性脑病）的发病机制较为复杂，仍未阐述清楚，现仅有几种假说：

1. 氨中毒学说　距今提出最早的也是目前主要的学说。

（1）氨使得星形胶质细胞合成谷氨酰胺增加，细胞变性。

（2）氨促进谷氨酸盐及活性氧释放，启动氧化应激及氮化应激反应，导致线粒体功能及脑细胞能量代谢障碍，损害细胞内信号通路，促进神经元中凋亡级联反应的发生。

（3）氨直接导致抑制性与兴奋性神经递质比例失调，最终使抑制性神经递质含量增加。

2．细菌感染与炎症反应肠道细菌氨基酸代谢产物——硫醇与苯酚产生的内源性苯二氮草类物质、细菌色氨酸的副产物吲哚及羟吲哚等，损伤星形胶质细胞功能及影响 γ- 氨基丁酸（γ-aminobutyric acid）神经递质的传递。肝性脑病患者的炎性标志物水平明显增加，肿瘤坏死因子刺激星形胶质细胞释放白细胞介素（IL）-1、IL-6 等细胞因子，而肿瘤坏死因子、IL-1 及 IL-6 都能影响血 - 脑屏障的完整性。

3．γ- 氨基丁酸神经递质与假性神经递质学说　γ- 氨基丁酸为抑制性神经递质，增强神经元突触后膜抑制功能，产生中枢抑制效应，表现为神志改变和昏迷等。另一方面，血液中积蓄的苯乙胺及对羟苯乙醇胺随体循环进入脑组织，经 β- 羟化酶的作用，形成苯乙醇胺和对羟苯乙醇胺假性神经递质，与正常递质去甲肾上腺素和多巴胺竞争，使其不能产生正常的生理效应。

4．其他

（1）低钠血症：可导致星形胶质细胞发生氧化应激与氮化应激反应，神经细胞损伤及功能障碍，血 - 脑屏障通透性增加，出现脑水肿。

（2）锰中毒：80% 的锰沉积于大脑基底节星形胶质细胞的线粒体内，损伤线粒体功能，出现帕金森样症状。锰可兴奋星形胶质细胞膜上的转位蛋白，促进神经类固醇的合成，增强 γ- 氨基丁酸的作用；并且锰能产生活性氧和毒性儿茶酚胺（6- 羟多巴胺），诱导神经细胞的凋亡和星形胶质细胞转变成Ⅱ型阿尔茨海默细胞。

（3）乙酰胆碱减少：在肝硬化患者和肝硬化相关肝性脑病动物模型中发现乙酰胆碱酯酶活性增强，导致乙酰胆碱减少，与肝性脑病的发生有关。

思路 3　问诊时应注意患者的既往史、个人史、家族史的收集。肝性脑病患者大多数有急、慢性肝衰竭的肝病基础，经进一步询问病史后，获知：患者 20 年前曾因"阑尾切除术"大量输血，8 年前体检时发现 HCV-Ab（+），但未行进一步检查，未给予治疗，否认有神经系统疾病病史，有大量饮酒史 10 年，每日饮白酒 5 两。说明患者有慢性肝病基础。

知识点

肝性脑病的病因

肝性脑病中大部分是由肝硬化及急性肝衰竭所致。而目前在我国引起肝衰竭及肝硬化的主要原因仍然是病毒性肝炎，其次是药物及肝毒性物质，如乙醇、化学制剂等；而妊娠期急性脂肪肝、自身免疫性肝病及重症感染等病因所占比例也呈逐年上升趋势。

思路 4　询问病史时注意与其他能引起精神症状的疾病相鉴别。

临床常见的有：

1．精神病　注意询问既往病史，有助于鉴别。

2．其他代谢性脑病

（1）酮症酸中毒：患者有糖尿病病史，常有诱因，血糖常大于 16.7mmol/L，尿酮体阳性。

（2）低血糖：常伴有头晕、心悸、出冷汗等。血糖检测常低于 2.8mmol/L，补充糖后症状可消失。

（3）肾性脑病：患者有急、慢性肾脏疾病的基础，有肾功能的改变，或有肾脏器质性损害。

（4）肺性脑病：患者有呼吸系统疾病的基础，伴有缺氧及二氧化碳潴留的表现。血气分析可资鉴别。

3．神经系统疾病　包括：①颅内出血、颅内肿瘤；②颅内感染；③瑞氏综合征。

4．中毒性脑病　药物和毒物（一氧化碳、酒精、汞、锰等）可引起，详细了解病史有助于鉴别。酒精性肝病亦可以引起肝性脑病，需与酒精中毒性脑病鉴别。

【问题2】 为了进一步明确诊断,需进行何种检查?

思路1 应重视专科查体:重点检查是否有肝病相关的临床表现,及肝性脑病特征性表现(表11-2-2)。患者嗜睡,可唤醒,计算力及定向力障碍。查体:皮肤巩膜重度黄染,颈部及前胸部可见蜘蛛痣,可见肝掌、蛙型腹,肝脏肋下未触及,脾脏肋下3cm,移动性浊音阳性,双下肢水肿,扑翼样震颤阳性。

表11-2-2 肝性脑病的临床表现及分期

分期	认知功能障碍及性格、行为异常的程度	神经系统病理征	脑电图改变
0期(潜伏期/轻微肝性脑病)	无行为、性格的异常,只在心理测试或智力测试时有轻微异常	无	正常α波节律
1期(前驱期)	轻度性格改变和精神异常,如焦虑、欣快激动、淡漠、睡眠倒错、健忘等,此期临床表现不明显,易忽略	可有扑翼样震颤	不规则的本底活动(α和θ节律)
2期(昏迷前期)	嗜睡、行为异常(如衣冠不整或随地便溺)、言语不清、书写障碍及定向力障碍	腱反射亢进,肌张力增高,踝阵挛阳性,巴宾斯基征阳性,有扑翼样震颤	持续的θ波,偶有δ波
3期(昏睡期)	昏睡,但可唤醒,醒时尚能应答,常有神志不清或幻觉	各种神经体征持续或加重,肌张力高,腱反射亢进,锥体束征常阳性,有扑翼样震颤	普通的θ波,一过性的含有棘波和慢波的多相综合波
4期(昏迷期)	昏迷,不能被唤醒	患者不能合作无法引出扑翼样震颤。浅昏迷时腱反射和肌张力仍亢进,深昏迷时各种反射消失,肌张力降低	持续的δ波,大量的含棘波和慢波的综合波

思路2 患者病情较重,给予急查血氨,化验回报:血氨151μmol/L。

知识点

血氨测定的临床意义

在肝功能不全时,血氨的来源增多或去路减少,引起血氨升高。高浓度血氨通过干扰脑组织能量代谢,对神经细胞膜的抑制作用,以及对神经递质的影响,使患者出现脑功能障碍而导致昏迷。通过测定血氨水平可以监测肝功能不全过程中血氨升高程度,及时预防、发现肝性脑病的出现。

根据患者上述病史及化验检查结果,患者确诊为丙型病毒性肝炎、肝炎肝硬化、肝功能失代偿期、上消化道出血,以及肝性脑病。

知识点

肝性脑病的主要诊断依据

1. 有严重肝病和/或广泛门-体侧支循环形成的基础及肝性脑病的诱因。
2. 出现精神紊乱、昏睡或昏迷,可引出扑翼样震颤。
3. 肝功能生化指标明显异常和/或血氨升高。
4. 脑电图异常。
5. 心理智能测验、诱发电位及临界视觉闪烁频率异常。
6. 头CT或MRI排除脑血管意外及颅内肿瘤等疾病。

【问题3】 该患者目前已诊断明确,应如何治疗?

思路1 肝性脑病的治疗原则为:寻找和去除病因;减少来自肠道有害物质如氨等的产生和吸收;适当的营养支持及维持水、电解质平衡;并根据临床类型、不同诱因和疾病的严重程度制订个体化的治疗方案。

肝性脑病的诱因

肝性脑病发生的诱因为：上消化道出血、大量放腹水或利尿、合并感染、高蛋白饮食、电解质紊乱及酸碱失衡、肾衰竭、麻醉、手术、某些药物（如氯化铵、利尿药、催眠镇静药和麻醉药）等均可诱发肝性脑病。

去除诱因治疗：对于有感染的患者，应尽早开始经验性抗生素治疗。对于有消化道出血者，应使用药物、内镜或血管介入等方法止血，并清除胃肠道积血。对于过度利尿者引发的肝性脑病者应暂停利尿剂，并适当补充液体及白蛋白，纠正电解质紊乱。镇静、催眠、镇痛药及麻醉剂可以诱发肝性脑病，在肝硬化特别是有严重肝功能减退时应该尽量避免使用。

因便秘可延长氨从胃肠道吸收的时间，故应保持患者排便通畅。

思路 2　对于肝硬化等严重肝病患者，应制订个体化的蛋白营养支持方案，对于蛋白饮食的限制应该放宽，不宜长时间过度限制蛋白质，否则会造成肌肉群减少，更易出现肝性脑病。

轻度肝性脑病患者无须减少甚至禁止蛋白摄入，对于严重肝性脑病患者，可根据肝功能及肝性脑病等情况综合判断，酌情减少或短暂限制蛋白摄入，并尽早根据患者耐受情况逐渐增加蛋白质摄入至目标量。建议肝性脑病患者将每日蛋白质摄入总量分散到多次进餐（4～6 次小餐）以改善耐受性。

每日能量摄入为 35～40kcal/kg 理想体重。

每日蛋白质摄入应为 1.2～1.5g/（kg•d）。

应提供均匀分布至整日的少食多餐或液态营养补充剂以及睡前夜宵。

对于不能耐受膳食蛋白的患者，口服支链氨基酸（BCAA）补充剂可使患者达到和维持所推荐的氮摄入量。

思路 3　肝性脑病的常用治疗药物：

1. **乳果糖**　是目前公认的治疗急、慢性肝性脑病的一线用药（表 11-2-3），它不仅可以降低肠道 pH，抑制肠道细菌生长，还有渗透性腹泻作用，可促进氨等毒性物质的排泄，促进肠道乳酸杆菌生长，抑制氨的生成等。乳果糖常用剂量为 15～30ml，2～3 次 /d，效果以每日 2～3 次软便为宜。

表 11-2-3　乳果糖在指南中的地位

指南	对乳果糖的描述
2001 年美国胃肠病协会指南《肝性脑病》	1. 乳果糖为治疗 HE 的一线用药 2. 对急性 HE，乳果糖（进食或鼻饲）45ml，继而每小时给药一次直至出现排便 3. 继以每日排 2～3 次软便为目标调整剂量（15～45ml，每 8～12h 一次） 4. 对慢性 HE，开始乳果糖治疗，无须每小时均给药
《2008 年世界胃肠组织乳果糖指南》	1. HE：乳果糖常被用于预防和治疗肝硬化并发症 2. 50% 的 MHE 患者在使用 30d 后疾病可逆转
《2011 年世界胃肠病学组织益生菌和益生元指南》	1. 乳果糖可以降低血氨浓度，改善神经精神认知症状和 HRQoL 2. 乳果糖可有效降低血氨水平，改善有 MHE 肝硬化患者心理测验成绩（Ⅰb） 3. 乳果糖可提高 MHE 肝硬化患者 HRQoL（Ⅰb） 4. 以乳果糖起始治疗，有 MHE 患者可接受 30～60ml 乳果糖，分 2～3 次给药，使得患者每日有 2～3 次软便，应持续治疗 3～6 个月（Ⅰb，A）
《中国肝性脑病诊治共识意见（2013 年，重庆）》	1. 乳果糖是治疗 HE 的一线药物 2. 对于有糖尿病或乳糖不耐受者亦可应用，但有肠梗阻时禁用 3. 乳果糖对肝硬化上消化道出血患者 HE 的发生具有很好的预防作用 4. 常规剂量：15～30ml/ 次，2～3 次 /d，以每日产生 2～3 次 pH<6 的软便为宜。当患者反应过于迟钝或无法口服时，可保留灌肠给药

注：HE，肝性脑病；MHE，轻型肝性脑病；HRQoL，健康相关生命质量。

2．肠道非吸收抗生素 可以减少肠道中产氨细菌的数量,有效治疗肝性脑病。非氨基糖苷类抗生素——利福昔明,我国批准口服剂量为 400mg/ 次,每 8 小时口服 1 次。

3．门冬氨酸 - 鸟氨酸 其可以促进脑、肝、肾利用氨合成尿素和谷氨酰胺,降低血氨。

4．支链氨基酸 可以纠正氨基酸代谢失衡。

5．调节神经递质的药物。

6．微生态制剂 益生菌、益生元和合生元,可促进有益菌生长、抑制有害菌生长,改善肠上皮细胞的营养状态、降低肠道通透性,减少细菌移位和内毒素血症的发生,并可改善高动力循环状态,还可以减轻肝细胞的炎性反应和氧化应激,从而增加肝脏的氨清除。

思路4 其他治疗方法:

(1)人工肝治疗:可以清除血液中部分有毒物质,适用于急性肝衰竭患者。

(2)肝移植:肝衰竭所致的严重的、顽固的肝性脑病是肝移植的适应证。

【问题4】 该患者的预后如何?

思路 肝性脑病的预后取决于肝衰竭的程度,特别是肝细胞变性、坏死的程度及其发展速度,以及残余肝细胞数量及质量。该患者肝细胞功能差,伴有明显黄疸、腹水、低白蛋白血症,预后不佳,若患者同时并发严重感染、上消化道出血、水电解质及酸碱平衡紊乱、肝肾综合征则预后极差。因此临床上能够早发现、早治疗或在未出现肝性脑病前积极防治,患者预后相对较好。综合目前国内治疗效果,其病死率仍较高,生存率仍不足30%。对于内科治疗无效、能采用人工肝支持治疗后行肝移植者,预后较好,其 5 年生存率可达 70%。

【问题5】 患者出院回家后应该如何预防肝性脑病的再次发生?

思路

1．避免包括高蛋白质饮食在内的各种诱因;注意观察患者性格及行为变化,一旦发现异常,及早就医治疗。

2．预防并及时治疗消化道出血 预防门静脉高压和上消化道出血最根本的办法是降低门静脉压力或治疗食管 - 胃底静脉曲张。一旦出现上消化道出血应及时给予止血,并及时清除胃肠道积血;预防治疗电解质紊乱、感染等肝性脑病的诱发因素,避免不合理大量放腹水或利尿;避免滥用药物,慎用镇静药。

3．对于肝硬化等高危人群,尽早进行轻微型肝性脑病筛查,防止其发展为肝性脑病。

(李树臣)

推荐阅读资料

[1] 中华医学会消化病学分会,中华医学会肝病学分会. 中国肝性脑病诊治共识意见(2013 年). 中华消化杂志,2013,33(9):641-651.

[2] 中华医学会肝病学分会,中华医学会消化病学分会. 终末期肝病临床营养指南. 临床肝胆病杂志,2019,35(6):1222-1230.

[3] FERENCI P, LOCKWOOD A, MULLEN K, et al. Hepatic encephalopathy—definition, nomenclature, diagnosis and quantification: final report of the working party at the 11th World Congresses of Gastroenterology, Vienna, 1998. Hepatology, 2002, 35(3): 716-721.

[4] ROSE C F. Ammonia-lowering strategies for the treatment of hepatic encephalopathy. Clin Pharmacol Ther, 2012, 92(3): 321-331.

第三节　肝肾综合征

肝肾综合征(hepatorenal syndrome, HRS)是发生在严重肝脏疾病如肝硬化合并腹水、急性肝衰竭等基础上的以肾功能损伤为主要表现的一种常见且严重的并发症,本质是由肾血管的极度收缩导致肾皮质灌注不足而致的功能性肾功能不全,肾脏本身可无组织学改变。临床表现自发性少尿或无尿、低尿钠、氮质血症、稀释性低钠血症,但肾组织检查缺乏重要的病理改变,为可逆的循环相关性肾衰竭。

HRS 的发病率目前尚无明确的流行病学资料,有研究显示约 40% 的终末期肝病合并腹水患者最终可发生 HRS,在另一项大样本随访研究中显示,在肝硬化合并腹水患者中,1 年的 HRS 发生率为 18%,而 5 年发生率增加至 39%，提示 HRS 在肝硬化合并腹水患者中发病率很高，并且可随病程延长发病率明显增加。HRS 为终末期肝病最常见并发症之一，及早发现并进行及时有效治疗，积极控制感染、出血及电解质紊乱等诱因，能够使患者预后改善，降低病死率。

HRS 的诊疗通常包括以下环节：

（1）详细询问发病前或发病时，有无急慢性严重肝病的临床表现。

（2）详细询问有无其他并发症并存或先后出现（如自发性腹膜炎、消化道大出血、肝性脑病等）。

（3）仔细检查各系统体征，尤其是生命体征和腹部体征。

（4）HRS 的诊断。

（5）HRS 的治疗对策。

（6）注意病情观察，预防和及早发现并发症并及时处理。

（7）肝移植。

【临床关键点】

1. 严重肝病表现　HRS 多发生于严重肝病，如急性重型肝炎、肝肿瘤晚期，大多发生于肝硬化末期，所有患者均有腹水，通常有不同程度的门静脉高压、黄疸、低蛋白血症。实验室检查显示有不同程度的肝功能异常，可有低钠血症、低血压，严重时有肝性脑病存在。

2. 多种诱因的表现　HRS 少数在无明显诱因下发生，但大多数都有不同的诱因，如强烈利尿、放腹水及消化道出血，患者可有轻度、中度血压下降，一般没有严重低血压与休克。

3. 肾功能受损表现　患者一般无慢性肾病史，原先肾功能可完全正常，氮质血症和少尿一般进展较缓慢，肾衰竭可于数周、数月内出现，但也可于数日内迅速出现，表现为进行性及严重的少尿或无尿及氮质血症，并有低钠血症和低钾血症，严重无尿或少尿者亦可呈高钾血症，甚至可因高血钾而致心脏骤停发生猝死；一般肝病先加重，然后出现肾衰竭，但也可同时出现，随肾衰竭出现，肝损害日益加重。

临床病例

患者，男性，45 岁。发现肝硬化 5 年，反复腹胀 2 年，加重 3 日。患者 5 年前体检发现"肝硬化"，HBsAg 阳性（具体不详），未正规治疗。2 年前开始反复出现腹胀及双下肢水肿，尿量减少，规律口服利尿剂后症状可改善，停药后反复。近 3 日劳累后自觉腹胀较前明显加重，腹围增大，尿量明显减少，3 日前外院急诊查肌酐 84μmol/L，肝功能：ALT 60U/L，总胆红素 66μmol/L，ALB 25g/L。予以补充蛋白及利尿消肿等治疗后腹胀尿少改善不明显，复查肌酐 147μmol/L，肝功能基本同前；尿常规可见尿胆红素及尿胆原阳性，余无殊；腹部超声提示肝硬化，脾大，大量腹水，双肾及输尿管未见异常。

【问题 1】　该患者尿少、腹胀的原因是什么，是难治性腹水，还是已发展至 HRS？

思路　通过详细询问病史，体格检查，根据患者有肝硬化合并腹水病史，本次短期内肾功能迅速进展，排除肾损伤药物使用及基础肾病的可能，初步考虑患者在难治性腹水基础上，已进展为 HRS。

知识点

难治性腹水定义

对大剂量利尿剂（螺内酯 400mg/d，呋塞米 160mg/d）缺少反应（无体重下降），或者在使用利尿剂时腹水可消失，停药后再次出现，或仅予小剂量利尿剂时就发生肝性脑病、电解质紊乱（低钠、高钾）等并发症，均称为难治性或者顽固性腹水。

肝肾综合征临床表现

1. 患者有严重肝病如肝硬化合并腹水，或者急性肝衰竭基础。

2. 出现肾功能损害，临床表现为少尿、无尿、低钠血症。

3. 可有消化道出血、感染、电解质紊乱等诱因。

4. 肾脏无实质损害，无蛋白尿。

进一步补充病史，患者有乙肝肝硬化家族史，其母亲为乙肝肝硬化患者，该患者发现肝硬化病史多年，HBsAg 阳性，一直未正规治疗，既往无呕血、黑便、腹痛、神志异常等表现，近两年有反复腹胀病史，予以利尿剂治疗后症状好转，停药后反复，近 3 日症状明显加重，并出现肾功能不全，需考虑是否存在其他诱因可能。

知识点

肝肾综合征的诱因、发病机制

HRS 发病诱因包括感染、出血、电解质紊乱、不适当地放腹水、利尿及存在基础心功能不全等。

HRS 的发病机制尚未完全明确，目前认为主要是由于体内血管舒张因子生成增多或者由于肝功能不全导致灭活减少而引起周围和内脏动脉扩张，有效血容量不足，反射性激活肾素 - 血管紧张素和交感神经系统，导致肾脏血管收缩，肾血流量下降，肾内供血不足和肾小球滤过率下降，最终进展为 HRS。

（1）内脏血管扩张与肾脏血管收缩：肝硬化时，患者内脏动脉血管床舒张，大量循环血液存在于扩张的内脏血管中，导致其他血管如肾脏、大脑及肝脏血管收缩，肾脏血流量下降。同时由于前列环素、一氧化氮和胰高血糖素等血管舒张因子灭活减少，及内脏循环对血管收缩因子的反应性降低，又进一步加重内脏动脉血管扩张，最终使肾脏有效循环血量严重不足，进展为 HRS。

（2）血流动力学改变：肝硬化早期主要表现为外周循环阻力下降及心排血量增加等高动力循环表现。而研究表明，发生 HRS 时，患者心排血量明显降低。考虑心排血量下降是导致肾脏循环血量不足及 HRS 发生的重要机制。

（3）贫血：肝硬化合并腹水患者由于出血、营养不良、胃肠道吸收功能紊乱、食欲下降、脾功能亢进均可发生不同程度贫血，贫血可进一步加重肾脏微循环缺血缺氧，同时可以激活交感神经系统而导致肝硬化高动力循环加剧，促进 HRS 发生。

【问题2】 病史采集后，需完善哪些重要体格检查？

思路　患者有乙肝肝硬化基础，同时合并腹水形成，需进行全面详细体格检查，重点包括：①生命体征是否稳定，是否有发热、血压下降或脉搏增快；②有无慢性肝病面容，有无肝掌、蜘蛛痣；③皮肤巩膜有无黄染；④患者是否存在神经、精神异常，如定向力、计算力、意识状态等；⑤腹部查体，腹部外形是否膨隆，有无脐疝，有无腹壁静脉曲张，肠鸣音是否活跃，腹壁紧张度如何，有无压痛及反跳痛，肝脾肋下是否可触及、质地如何，墨菲征是否阳性，肝区有无叩痛阳性，移动性浊音是否阳性等；⑥双下肢有无水肿等。

入院查体

体温 36.8℃，脉搏 88 次 /min，呼吸 18 次 /min，血压 122/76mmHg。神志清，面部晦暗，皮肤巩膜轻度黄染，浅表淋巴结未触及肿大，可见肝掌，未见蜘蛛痣，双肺呼吸音清，未闻及明显干湿啰音，心律齐，各瓣膜听诊区未闻及病理性杂音及额外心音。腹膨隆，腹肌稍紧张，全腹未触及包块，中下腹轻压痛，无反跳痛，肝肋下未及，脾脏肋下 3 指可及，质地较硬，无明显触痛，肝区无叩痛。双下肢轻度凹陷性水肿，扑翼样震颤未引出。

【问题3】 为进一步明确诊断，还需完善哪些重要实验室检查？

思路　结合患者病史，临床表现和体格检查，目前诊断考虑为乙肝后肝硬化、腹水、HRS。从原发疾病考虑，患者乙肝复制状态不明确，需进行乙肝标志物、HBV DNA 等检查；患者近 2 年反复出现腹水，近期较前明显加重，而肝炎、肝硬化、肝癌通常被认为是乙肝病情发展的"三部曲"，故需完善甲胎蛋白（AFP）及影像学（上腹部 MRI/CT 增强）等检查以协助明确诊断。肝硬化合并腹水患者进展为 HRS 常见诱因为感染、出血、电解质紊乱等，故需完善腹水（生化、常规、培养等）、电解质、血常规、C 反应蛋白（CRP）、降钙素原(PCT)等检查；诊断 HRS 还需完善血肌酐、尿常规及肾脏超声检查排除肾脏实质性病变。本节重点讲述 HRS 相关检查，其他原发性肝病相关检查详见相关章节。

知识点

自发性细菌性腹膜炎

肝硬化合并腹水患者常易发生自发性细菌性腹膜炎(spontaneous bacteria peritonitis, SBP)，SBP 是指在腹腔内无感染源的情况下，腹水自发性感染导致细菌性腹膜炎和内毒素血症。SBP 是肝硬化腹水患者常见的感染，且是 HRS 最常见诱因之一。

SBP 的诊断主要是基于腹水检查白细胞 $>500\times10^6/L$ 或中性粒细胞 $>250\times10^6/L$，并排除继发性感染者。诊断 SBP 不一定需要腹水培养阳性，但腹水培养阳性有助于指导抗生素用药。所有疑似 SBP 的患者，在用抗生素治疗前应行血培养。腹水中性粒细胞 $<250\times10^6/L$ 但腹水培养阳性者为细菌性腹水，如患者有系统性炎症或感染征象应给予抗生素治疗，否则应进行第二次腹水培养；胸腔积液中性粒细胞 $>250\times10^6/L$ 或胸腔积液培养阴性而胸腔积液中性粒细胞 $>500\times10^6/L$ 可诊断为自发性细菌性脓胸。

主要辅助检查结果

血常规 +CRP+PCT：WBC $10.1\times10^9/L$，中性粒细胞百分比 85%，Hb 105g/L，PLT $87\times10^9/L$；CRP 57.6mg/L，PCT 2.5μg/L。

尿常规：尿胆原阳性，尿蛋白阴性，尿红细胞阴性。

肝功能：ALT 67U/L，总胆红素 61μmol/L，ALB 26.7g/L。

肾功能：血清肌酐 147μmol/L，24 小时肌酐清除率 37ml/min。

电解质：血清钠 122mmol/L。

腹水检查：淡黄色微浑，WBC $560\times10^6/L$，中性粒细胞总数 $376\times10^6/L$，腹水生化白蛋白 25g/L，糖 5.6mmol/L。

腹部超声：肝硬化、胆囊结石、脾大、大量腹水，胰腺、双肾及输尿管未见异常。

【问题 4】　综合上述所有病史及检查，HRS 诊断是否明确？

思路 1　HRS 诊断中，关于肾功能不全的定义，既往根据 HRS 的发生速度将其分为两型：①1 型是快速进展性的肾衰竭，特点是两周内肌酐水平成倍升高，达到 226μmol/L(2.5mg/dl)以上或肌酐清除率下降一半至 20ml/min 以下；②2 型 HRS 则表现为稳定、缓慢进展的中度肾衰竭，特点是肌酐大于 133μmol/L(1.5mg/dl)，常存在难治性腹水。随着对疾病的深入研究及认知，国际腹水俱乐部(International Club of Ascites, ICA)在 2015 年修订了 HRS 的诊断标准和治疗指南，重点提出急性肾损伤(acute kidney injury, AKI)的概念(表 11-3-1)。HRS-AKI 定义的提出，弱化了传统分型，使 1 型 HRS 患者能够得到更早治疗，从而获得更好的疗效。

知识点

肝肾综合征诊断标准(2015 年 ICA-HRS)

1. 肝硬化和腹水诊断明确。
2. 符合 ICA-AKI。
3. 停用利尿剂并输注白蛋白(1g/kg)两日治疗无效。
4. 无休克。
5. 目前或者近期未使用肾毒性药物。
6. 无蛋白尿(尿蛋白 ≤500mg/d)，无微量血尿(≤50 个红细胞/HP)，肾脏超声检查正常。

表 11-3-1 ICA-AKI 关于肝硬化患者 AKI 的诊断和管理的新定义

项目	定义
肌酐基线值	过去 3 个月内可以获得的最近期的肌酐值可作为肌酐基线值
AKI 定义	肌酐水平在 48h 内升高≥0.3mg/dl(26.5μmol/L);在前 7d 内肌酐水平比基线值(确定或推测)升高≥50%
AKI 分期	
1 期	肌酐升高≥0.3mg/dl(26.5μmol/L),或肌酐升高至 1.5~2.0 倍基线值
2 期	肌酐升高>2.0~3.0 倍基线值
3 期	肌酐升高至>3.0 倍基线值,或肌酐升高≥4.0mg/dl(353.6μmol/L)并且急性升高≥0.3mg/dl(26.5μmol/L),或开始肾脏替代治疗

注:ICA,国际腹水俱乐部;AKI,急性肾损伤。

思路 2 通过病史、查体及实验室检查,患者肝硬化合并腹水诊断明确;患者血常规及感染指标(CRP、PCT)均明显升高,腹水白细胞总数>500×10⁶/L,中性粒细胞数>250×10⁶/L,考虑存在感染诱因;患者无肾病基础,腹部超声未见肾脏实质性改变;无尿蛋白、尿红细胞;患者生命体征平稳,无休克表现;反复病史追问,患者否认肾毒性药物使用史;血清肌酐进行性升高,低钠血症。综上所述,结合 2015 年 ICA-HRS 诊断标准,该患者 HRS 诊断成立。

【问题 5】 患者目前 HRS 诊断明确,下一步如何治疗?

思路 HRS 是内科治疗的一大难题,一切治疗措施旨在延长患者生存时间,对经内科积极治疗及血液净化治疗后 HRS 仍无改善迹象,应尽早进行肝移植。HRS 的治疗原则为:去除一切可疑诱因,积极治疗基础疾病,改善肝脏功能,增加动脉有效血容量和降低门脉压力。

知识点

肝肾综合征的治疗措施

1. 积极消除可疑诱因 如感染、出血、电解质紊乱、不当放腹水及利尿等。

2. 避免一切可疑肾损药物。

3. 血管收缩药联合白蛋白治疗 血管收缩剂可减缓扩张的内脏血管,白蛋白可以提高胶体渗透压,增加有效血容量,是目前 HRS 推荐的一线治疗方案。目前常用的血管收缩药有特利加压素、去甲肾上腺素、奥曲肽、米多君、垂体后叶素和鸟氨酸加压素等。具体方案为:输注白蛋白第 1 日 1g/kg,以后 20~40g/d,持续 5~10 日,联合血管活性药物,首选特利加压素,初始剂量 4~6mg/d,第 1 日 1mg,每 4 小时 1 次,每 2~3 日增加到 1~2mg,每 4 小时 1 次,目标为肌酐下降到<130μmol/L,一般 40%~60% 患者于 5~6 日改善。也可用去甲肾上腺素(0.5~3mg)或米多君(2.5~3.75mg/d)加奥曲肽注射液(300~600μg/d)代替特利加压素。

4. 血液透析或连续性肾脏替代治疗(CRRT) 对于使用血管收缩药物联合白蛋白治疗效果不佳、酸碱失衡、电解质紊乱或高容量负荷的患者可进行 CRRT,但由于 CRRT 并不能改变其根本致病原因,故未被推荐为一线治疗措施。

5. 经颈静脉肝内门体分流术(TIPS) 是治疗门静脉高压伴难治性腹水的重要手段,对内科治疗无效的 1 型患者可考虑进行 TIPS 治疗。

6. 肝移植 是提高终末期肝病患者生存率及预后的最有效的治疗措施,若经其他治疗措施积极治疗后仍无明显改善患者,应尽早行肝移植治疗。

【问题 6】 HRS 预后如何?

思路 HRS 为终末期肝病严重并发症,病死率高,目前所有多种药物及治疗手段,但总体预后仍不佳,对于基础肝功能差、反复出血、严重感染或者水电解质紊乱的患者,预后更差。有研究表明,即使进行有效肝移植,术后 1 年生存率仅 60%。因此,加强基础疾病治疗,积极控制可疑危险因素,早发现、早诊断及尽早开始规范有效的治疗对患者预后具有重要意义。

【问题 7】 HRS 如何预防？

思路　①积极预防及控制感染：感染是肝硬化患者发生 HRS 常见诱因之一，及时有效控制感染可改善组织脏器损伤，保护内环境，避免进展为 HRS；②预防消化道出血，合理营养支持治疗，改善贫血，均可降低 HRS 发生率；③避免使用肾毒性药物，如氨基糖苷类抗生素、影像学检查造影剂等；④纠正水电解质紊乱；⑤规范治疗基础肝病，适当放腹水及规范利尿剂使用，加强患者随访监督等，均可在一定程度上降低 HRS 发病率。

【HRS 诊断和治疗流程图】（图 11-3-1）

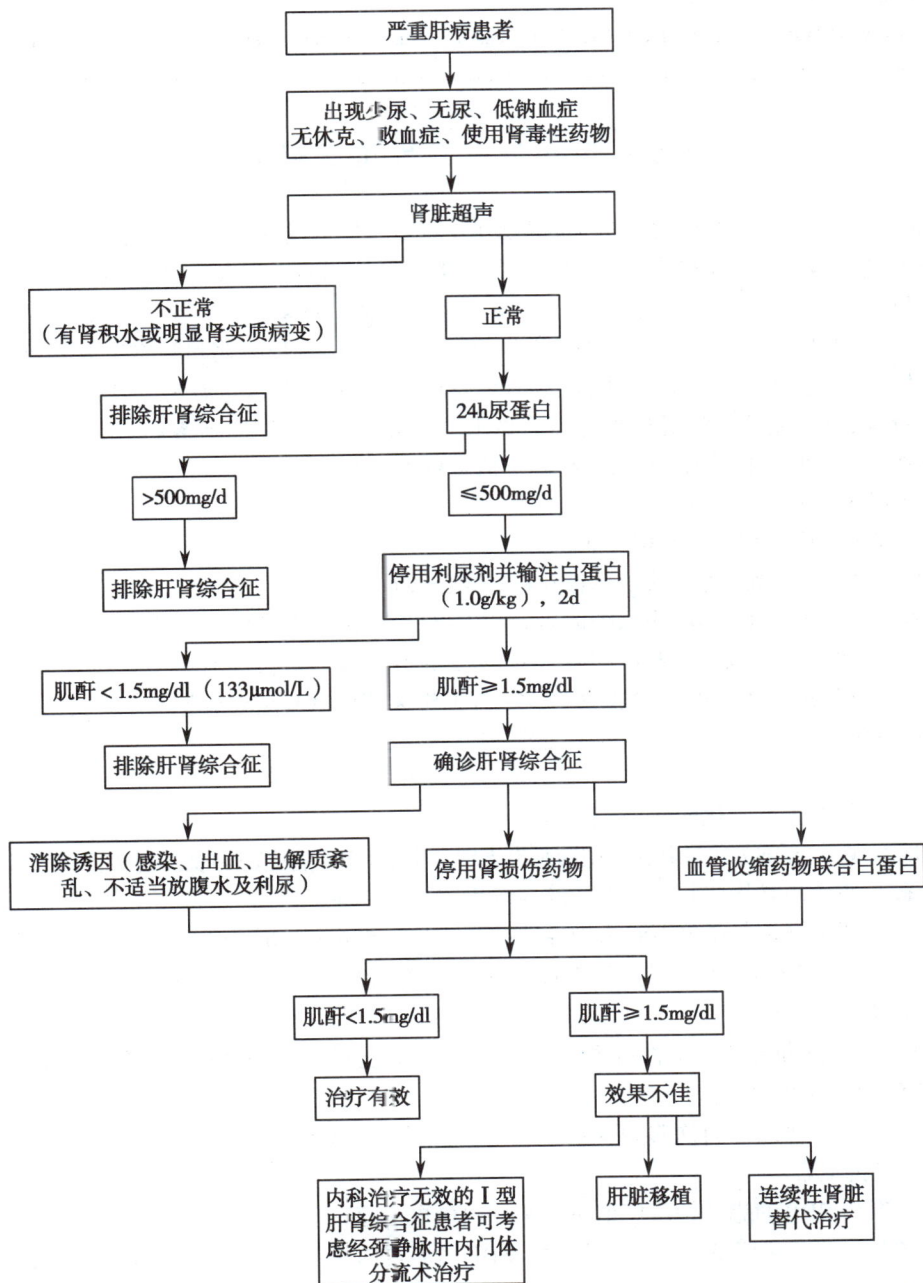

图 11-3-1　肝肾综合征诊断和治疗流程图

（许　洁）

推荐阅读资料

[1] 熊号峰，刘景院. 肝肾综合征研究进展. 中华肝脏病杂志，2017，9（1）：1-4.

[2] ANGELI P, GINES P, WONG F, et al. Diagnosis and management of acute kidney injury in patients with cirrhosis: revised consensus recommendations of the International Club of Ascites. Gut, 2015, 64 (4): 531-537.

[3] AL-KHAFAJI A, NADIM M K, KELLUM J A. Hepatorenal disorders. Chest, 2015, 148 (2): 550-558.

[4] MEOLA M, NALESSO F, PETRUCCI I, et al. Clinical scenarios in acute kidney injury: hepatorenal syndrome. Contrib Nephrol, 2016, 188: 33-38.

[5] GINES P. Management of hepatorenal syndrome in the era of acute-on-chronic liver failure: teliprressin and beyond. Gastroenterology, 2016, 150 (7): 1525-1527.

[6] MATTOS Â Z, MATTOS A A, RIBEIRO R A. Terlipressin versus noradrenalinein the treatment of hepatorenal syndrome: systematic review withmeta-analysis and full economic evaluation. Eur J Gastroenterol Hepatol, 2016, 28 (3): 345-351.

第四节 腹水及自发性细菌性腹膜炎

腹水（ascites）是失代偿期肝硬化最常见的并发症，也是发生自发性细菌性腹膜炎（spontaneous bacterial peritonitis, SBP）的高危因素。SBP 是在无腹腔内邻近器官直接细菌感染来源（如肠穿孔、肠脓肿）的情况下发生于腹腔的感染，多由致病菌经肠道、血液或者淋巴系统引起，病原体以大肠埃希菌最为常见。SBP 的临床表现轻重不一，典型临床表现为发热、腹痛、腹肌紧张、腹部压痛、反跳痛和肠鸣音减弱，部分患者无任何症状，仅表现为肝功能损害或一般情况进行性加重。SBP 是肝硬化腹水患者常见且严重的并发症，易诱发肝性脑病与肝肾综合征，是终末期肝病患者的重要死亡原因之一。早期控制感染，积极预防和治疗并发症，纠正水电解质紊乱和加强支持治疗，有助于控制病情进展和降低病死率。

SBP 的诊疗经过通常包括以下环节：

（1）详细询问既往病史和腹膜炎相关症状。

（2）仔细检查各系统体征，尤其腹部体征和神经系统体征。

（3）对患者进行腹水细胞计数、腹水细菌培养和生化检查、血培养等实验室检查。

（4）对确诊患者给予适当限盐、利尿、经验性抗生素治疗以及白蛋白等治疗。

（5）及时评价抗生素疗效，如抗生素治疗失败，根据细菌药敏试验结果调整治疗方案。

（6）注意观察病情，出现并发症给予及时处理。

【临床关键点】

1. 了解患者既往有无肝硬化病史，有助于诊断。

2. SBP 临床表现不一，部分患者并无典型腹膜炎表现，须结合患者病史、其他临床表现和实验室检查来确诊。

3. 所有肝硬化腹水患者均应行诊断性腹腔穿刺术以排除 SBP。

4. SBP 诊断主要依据是显微镜下腹水中性粒细胞计数 >250/mm³（0.25×10⁹/L）。

5. 腹水培养并非 SBP 诊断所必需，但有助于指导抗生素治疗。在开始抗生素治疗之前，所有疑诊 SBP 的患者均应行腹水、血培养。

6. 诊断 SBP 后应立即开始经验性抗生素治疗，SBP 最常见的致病菌是革兰氏阴性需氧菌，第三代头孢菌素一般作为首选的经验性用药。

7. 抗生素治疗 48 小时后，再次腹腔穿刺术有助于了解治疗效果。如疑似抗生素治疗失败，应根据细菌药敏试验结果调整抗生素。

8. 推荐所有发生 SBP 的患者使用广谱抗生素和白蛋白治疗。

9. 预防性抗生素治疗可降低 SBP 复发风险。SBP 后康复的患者长期生存率低，应考虑肝移植。

临床病例

患者，女性，60 岁，因"反复腹胀伴双下肢水肿半年余，加重 10 日"来门诊就诊。患者半年前出现腹胀，食欲减退，无腹痛、恶心、呕吐，伴双下肢可凹性水肿，进行性加重，无心悸、气促，无头痛、头晕，在当地医院拟诊为"乙型肝炎肝硬化（失代偿期）"，予抗病毒、护肝、利尿等治疗。10 日前患者再次出现腹胀，双下肢水肿，伴低热和饮食后腹痛，无恶心、呕吐，今来门诊就诊。患者起病来体重较前增加，睡眠欠佳。大便正常，晨起小便黄。患者无饮酒史，起病前无肝毒性药物治疗史。

【问题1】 患者本次病情加重,可能的影响因素有哪些?

思路1 根据患者既往有"乙型肝炎肝硬化"病史,反复出现腹胀、下肢水肿,近期腹胀加重,考虑患者出现腹水和自发性细菌性腹膜炎。

> **知识点**
>
> ### 自发性细菌性腹膜炎的表现
>
> 1. 局部症状和/或腹膜炎表现　腹痛,呕吐,腹泻。
> 2. 全身炎症表现　高热或低热,寒战,白细胞计数增高,心动过速和/或呼吸急促。
> 3. 肝功能恶化。
> 4. 肝性脑病。
> 5. 休克。
> 6. 肾衰竭。
> 7. 消化道出血。
> 注意:部分SBP患者无明显症状,仅表现为肝功能损害或腹水量增加。

思路2 肝硬化失代偿期患者易于发生腹水和SBP。

> **知识点**
>
> ### 肝硬化腹水形成机制
>
> 肝硬化腹水形成是门静脉高压和肝功能减退共同作用的结果,为肝硬化肝功能失代偿时最突出的临床表现,主要因素有:①门静脉压力增高;②肾素 - 血管紧张素 - 醛固酮系统(renin-angiotensin-aldosterone system, RAAS)活性增强;③血浆胶体渗透压下降;④心房利尿钠肽相对不足及机体对其敏感性下降,抗利尿素分泌增加可能与水钠潴留有关;⑤淋巴回流受阻。

> **知识点**
>
> ### 自发性细菌性腹膜炎的发病机制
>
> 肝硬化患者肠道菌群失衡,肝内外有较多动静脉短路,含有细菌的门静脉血液不经肝血窦中库普弗细胞的吞噬滤菌而直接进入体循环,发生菌血症,进而导致腹膜感染。
>
> 肝硬化时肠黏膜常有充血、水肿、糜烂、通透性增高,肠道细菌易向外扩散、转位,尤其在肠道感染时,细菌可直接通过肠壁进入腹膜腔。

【问题2】 下一步查体应重点做哪些方面?

思路 肝硬化并发SBP易诱发肝性脑病和肝肾综合征,因此全面细致的全身检查至关重要。对于该患者,查体重点应包括:①有无肝掌、蜘蛛痣;②反肤巩膜有无黄染;③神经精神系统,定向力、计算能力、意识状态、反射、肌力和肌张力等;④腹部,应全面仔细(包括视、触、叩、听),肠鸣音有无活跃,肝脾区有无叩痛、有无肿大,腹部压痛部位,有无反跳痛,墨菲征是否阳性,有无移动性浊音等;⑤下肢水肿情况等。

门诊查体记录

体温37.8℃,脉搏98次/min,呼吸20次/min,血压115/64mmHg。神清,消瘦,慢性肝病面容,全身皮肤巩膜轻度黄染,浅表淋巴结未触及肿大,未见肝掌及蜘蛛痣,双肺呼吸音清,未闻及干湿啰音,心率98次/min,律齐,各瓣膜听诊区未闻及病理性杂音。腹膨隆,腹肌紧张,上腹部压痛,无反跳痛,肝脾触诊不满意,移动性浊音阳性,双下肢中度对称性凹陷性水肿。

【问题3】 接下来对于该患者,应如何处理?

思路 结合上述查体结果,患者有如下异常体征:慢性肝病面容、皮肤巩膜黄染、腹膨隆、腹肌紧张且有压痛、移动性浊音阳性、双下肢凹陷性水肿等,进一步支持肝硬化腹水合并 SBP 的临床诊断。此类患者应收入院进一步明确诊断并给予治疗。

【问题4】 为明确诊断应进一步实施哪些检查?

思路 结合患者症状、体征和既往病史,临床考虑肝硬化合并 SBP 的诊断。为进一步明确诊断,该患者应进行血尿大便常规、C 反应蛋白、降钙素原、肝肾功能、电解质、血糖、腹水常规和生化、病原学检查(血培养、腹水培养,包括需氧菌及厌氧菌)以及 X 线胸片、腹部超声等辅助检查。

入院主要检查

血常规:WBC 13×10^9/L,中性粒细胞百分比 83%,Hb 103g/L。

感染指标:CRP 20.3mg/L,PCT 13.4μg/L。

尿常规:尿胆原(++),尿蛋白、潜血(−)。

大便常规:正常。

肝功能:AST 105U/L,ALT 59U/L,ALB 27.6g/L,总胆红素 38.3μmol/L,直接胆红素 12.5μmol/L。

肌酐、尿素氮、血糖、电解质、凝血功能:正常。

腹水检查:淡黄色,比重 1.011,细胞总数 515/mm³,中性粒细胞 386/mm³;黏蛋白定性为弱阳性,蛋白 25g/L,葡萄糖 4mmol/L。

X 线胸片:未见异常。

腹部超声:肝硬化,脾大,大量腹水。

【问题5】 从该患者检查结果来看,是否可诊断为 SBP?

思路 根据患者腹水中性粒细胞计数,可诊断为 SBP。

知识点

自发性细菌性腹膜炎的诊断

1. 诊断 SBP 的首要指标是腹水中性粒细胞计数,其敏感性界值是中性粒细胞计数 >250/mm³（0.25×10^9/L）,而特异性界值是中性粒细胞计数 >500/mm³（0.5×10^9/L）。

2. 中性粒细胞计数 >250/mm³ 时,需要高度怀疑 SBP 的诊断并进行经验性治疗。

3. 对于血性腹水患者,红细胞 >10 000/mm³（恶性肿瘤或创伤引起）,每 250 个红细胞折合 1 个粒细胞进行校正(此为正常外周血中所能达到的最大期望值)。

【问题6】 需要与哪些疾病鉴别?

思路 主要与继发性腹膜炎和结核性腹膜炎相鉴别。

知识点

自发性细菌性腹膜炎的鉴别诊断

1. 继发性腹膜炎 ①继发于外科急腹症或腹部外科手术后;②起病急骤,常伴有明显的脓毒症表现,急性腹膜刺激征即"腹膜炎三联症"突出;③腹腔穿刺为脓性,可见消化道内容物残渣,腹水生化葡萄糖降低,白蛋白和乳酸脱氢酶增高;④细菌涂片与培养多为混合性细菌感染,非单一细菌;⑤腹部 X 线和腹部 CT 有助于确诊。

2. 结核性腹膜炎 ①患者多有结核病史或其他部位的结核病灶;②可伴有午后潮热、盗汗等结核中毒症状;③腹部扣诊呈特征性揉面感;④腹水淋巴细胞增多、抗酸染色阳性;⑤红细胞沉降率增快,血清结核分枝杆菌抗体阳性;⑥诊断性抗结核治疗有效。

【问题7】 对于该患者,下一步应该如何处理?

思路1 该患者已确诊为肝硬化合并 SBP,应立即进行经验性抗生素治疗,与此同时,还应获得病原学证据以指导抗生素的使用。

> **知识点**
>
> **自发性细菌性腹膜炎的抗生素治疗**
>
> 1. 诊断 SBP 后应立即开始经验性抗生素治疗。
> 2. 大肠埃希菌、肺炎链球菌、肺炎克雷伯菌是目前 SBP 的主要致病菌种。
> 3. 无近期应用 β- 内酰胺类抗生素的社区获得性 SBP 患者,三代头孢菌素是一线治疗抗生素,备选药物包括阿莫西林 / 克拉维酸和喹诺酮类药物。
> 4. 在医院环境或近期应用 β- 内酰胺类抗生素的 SBP 患者,应根据药敏试验或者选择以碳青霉烯类为基础的经验性抗感染治疗。

思路2 对于此类大量腹水患者,除了适当限制钠盐摄入和使用利尿剂外,尚需要大量放腹水并联合静脉输注白蛋白等治疗。

> **知识点**
>
> **腹水分级与治疗建议(表 11-4-1)**
>
> 表 11-4-1 腹水分级与治疗建议
>
> | 分级 | 定义 | 治疗 |
> | --- | --- | --- |
> | 1 级 | 少量腹水,仅通过超声检测到 | 无须治疗 |
> | 2 级 | 中量腹水,明显的中度对称性腹部膨隆 | 限制钠的摄入和利尿剂 |
> | 3 级 | 大量或严重腹水,显著的腹部膨隆 | 腹腔穿刺大量放液,限制钠的摄入和利尿剂(难治性腹水除外) |

> **知识点**
>
> **利尿剂的应用**
>
> 1. 初发的或 1 级腹水患者应接受一种醛固酮拮抗剂治疗,如单独螺内酯,起始 40~80mg/d,如无应答,每 7 日(每次 100mg)逐步增加直至最大剂量 400mg/d。
> 2. 醛固酮拮抗剂无应答(定义为每周体重下降小于 2kg)或出现高钾血症的患者则应加用呋塞米,从 40mg/d 逐步增加直至最大剂量 160mg/d(每次 40mg)。治疗期间应定期进行临床及生化监测。
> 3. 复发的或 2/3 级腹水患者应予以醛固酮拮抗剂联合呋塞米治疗,根据应答情况,相继增加药物剂量。
> 4. 血管加压素 2 型受体(V_2)拮抗剂(托伐普坦)可竞争性结合位于肾脏集合管主细胞上的 V_2 受体,减少集合管对水的重吸收,是治疗肝硬化腹水,特别是伴低钠血症的有效排水药物,起始剂量一般 15mg/d,根据血钠水平调整剂量,避免血钠升高过快,最低剂量 3.75mg/d,最大剂量 60mg/d,一般连续应用不超过 30 日。
> 5. 有肾损害,血清钠、钾浓度紊乱的腹水患者,开始利尿剂治疗时应慎重,并应密切进行临床及生化监测,如有严重低钾血症(<3mmol/L),应停用呋塞米,如出现严重高钾血症(>6mmol/L)应停用醛固酮拮抗剂。

住院后处理

该患者入院后予头孢噻肟 2g 静脉注射 2 次 /d,口服螺内酯和呋塞米,输注人血白蛋白,给予放腹水并留取部分腹水细菌培养。治疗 2 日后患者腹水明显减少,腹胀缓解,体温恢复正常。复查指标提示 WBC $8.6×10^9/L$,中性粒细胞百分比 70%,ALB 30g/L,腹水中性粒细胞计数<250/mm^3。

【问题8】 该患者治疗效果如何？如何判断？

思路　该患者经验性使用抗生素后体温恢复正常,腹水中性粒细胞计数下降,应判断为治疗有效,但白蛋白仍低下,需继续应用白蛋白和抗生素治疗。

知识点

自发性细菌性腹膜炎抗生素治愈标准

1. 感染症状和体征的阶段性变化。
2. 抗生素治疗 2 日后至少 1 次腹水中性粒细胞计数 $<250/mm^3$。
3. 白细胞计数正常。
4. 腹水培养阴性。

【问题9】 患者何时能出院？如何随访？

思路　患者体温恢复正常,腹胀缓解,腹围减小,复查血常规正常,无电解质紊乱方可出院。出院后此患者可每日口服诺氟沙星长期预防性治疗,定期门诊随诊,复查肝肾功能、腹部超声等。

知识点

1. SBP 再发风险高,预防性抗生素治疗可降低 SBP 复发风险,常用的药物为诺氟沙星。
2. 利福霉素的衍生物利福昔明,属于肠道非吸收抗生素,长期口服有助于预防 SBP 反复发生。
3. SBP 后康复的患者长期生存率低,应考虑肝移植。

知识点

肝硬化难治性腹水诊断标准

1. 较大剂量利尿药物(螺内酯 160mg/d、呋塞米 80mg/d)治疗至少 1 周或治疗性间断放腹水(每次 4 000～5 000ml)联合白蛋白[20～40g/(次•d)]治疗 2 周,腹水无治疗应答反应。
2. 出现难控制的利尿药物相关并发症或不良反应。
3. 排除恶性腹水及窦前性门静脉高压引起的腹水。

知识点

难治性腹水的治疗

1. 腹腔穿刺大量放液(LVP)联合白蛋白是大量腹水、难治性腹水的一线治疗方法。
2. 托伐普坦对肝硬化难治性腹水和/或伴低钠血症患者具有较好的疗效及安全性。
3. 内脏血管扩张是难治性腹水或大量放腹水后发生循环功能障碍的关键因素,特利加压素可收缩内脏血管,使内脏血容量重新分布到体循环中,增加体循环血容量,联合白蛋白治疗,可有效预防大量放腹水后循环功能障碍及肝肾综合征。
4. 在利尿剂治疗下,尿钠排泄未超过 30mmol/d 的难治性腹水患者,应终止利尿剂治疗。经颈静脉肝内门体分流术(TIPS)可有效地治疗难治性腹水,但肝性脑病风险高。
5. TIPS 禁用于严重肝衰竭(血清胆红素 $>5.8mg/dl$)、肝性脑病、脓毒血症、进行性肾衰竭或严重心肺疾病的患者。
6. Child-Pugh C 级肝硬化合并难治性腹水患者应优先考虑肝移植。

知识点

人血白蛋白的应用

在肝硬化腹水，尤其是难治性腹水、肝肾综合征患者的治疗中，补充人血白蛋白对于改善肝硬化患者预后及提高利尿药物、抗生素的治疗效果都十分重要。在放腹水即将结束或刚结束时，输注白蛋白可有效扩张血浆容量，减少大量放腹水后循环功能障碍的发生率。我国指南推荐大量放腹水（每次 4～5L）时每放 1L 腹水需输 4g 白蛋白。

【肝硬化腹水治疗流程图】（图 11-4-1）

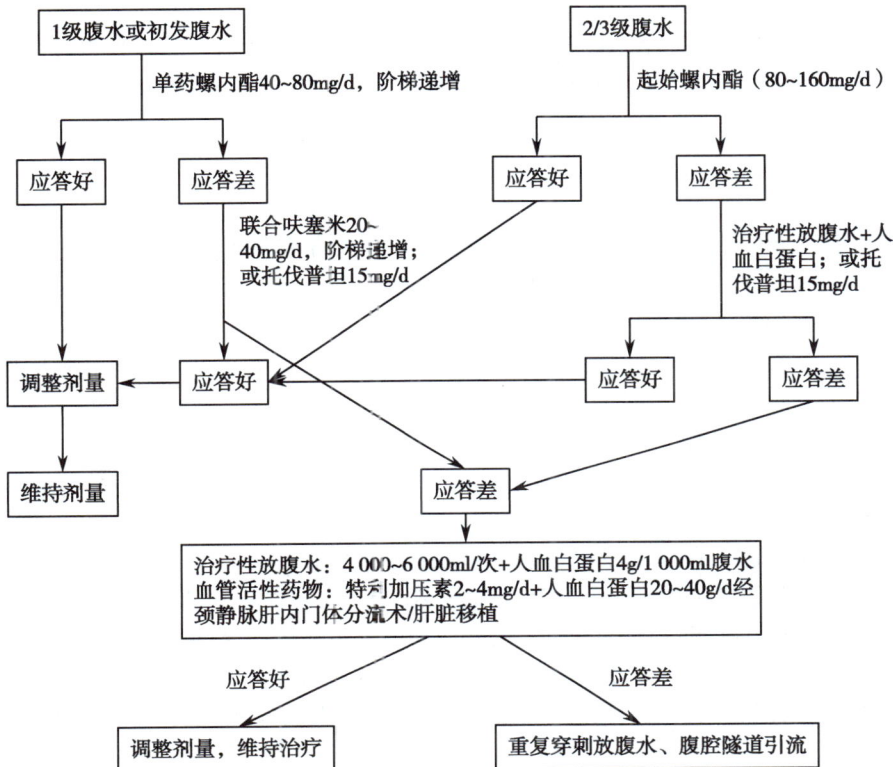

图 11-4-1　肝硬化腹水治疗流程图

（陈　煜）

推荐阅读资料

[1] 中华医学会肝病学分会. 肝硬化腹水及相关并发症的诊疗指南. 中华肝脏病杂志，2017，25（9）：664-677.

[2] European Association for the Study of the Liver. EASL clinical practice guidelines for the management of patients with decompensated cirrhosis. J Hepatol，2018，69：406-460.

[3] RUNYON B A，American Association for the Study of Liver Diseases. Introduction to the revised American Association for the Study of Liver Diseases practice guideline management of adult patients with ascites due to cirrhosis 2012. Hepatology，2013，57（4）：1651-1653.

第十二章　感染性疾病临床常见操作技能

第一节　消毒隔离程序

医疗机构应加强对医务人员及消毒、灭菌工作人员的培训。培训内容应包括消毒及灭菌工作对预防和控制医院感染的意义、相关法律法规的要求、消毒与灭菌的基本原则与知识、消毒与灭菌工作中的职业防护等。

一、术语和定义

1. 标准预防　针对医院所有患者和医务人员采取的一组预防感染措施。包括手卫生,根据预期可能的暴露选用手套、隔离衣、口罩、护目镜或防护面罩,以及安全注射。也包括穿戴合适的防护用品处理患者环境中污染的物品与医疗器械。

标准预防基于患者的血液、体液、分泌物(不包括汗液)、非完整皮肤和黏膜均可能含有感染性因子的原则。

2. 空气传播　带有病原微生物的微粒子(≤5μm)通过空气流动导致的疾病传播。

3. 飞沫传播　带有病原微生物的飞沫核(>5μm),在空气中短距离(1m内)移动到易感人群的口、鼻、黏膜或眼角膜等导致的传播。

4. 接触传播　病原体通过手、媒介物直接或间接接触导致的传播。

5. 感染链　感染在医院内传播的三个环节,即感染源、传播途径和易感人群。

6. 高水平消毒(high level disinfection)　杀灭一切细菌繁殖体包括分枝杆菌、病毒、真菌及其孢子和绝大多数细菌芽孢。达到高水平消毒常用的方法包括采用含氯制剂、二氧化氯、邻苯二甲醛、过氧乙酸、过氧化氢、臭氧、碘酊等,以及能达到灭菌效果的化学消毒剂,在规定的条件下,以合适的浓度和有效的作用时间进行消毒的方法。

7. 中水平消毒(middle level disinfection)　杀灭除细菌芽孢以外的各种病原微生物包括分枝杆菌。达到中水平消毒常用的方法包括采用碘类消毒剂(碘伏、氯己定碘等)、醇类和氯己定的复方、醇类和季铵盐类化合物的复方、酚类等消毒剂,在规定的条件下,以合适的浓度和有效的作用时间进行消毒的方法。

8. 低水平消毒(low level disinfection)　能杀灭细菌繁殖体(分枝杆菌除外)和亲脂病毒的化学消毒方法及通风换气、冲洗等机械除菌法,如采用季铵盐类消毒剂(苯扎溴铵等)、双胍类消毒剂(氯己定)等,在规定的条件下,以合适的浓度和有效的作用时间进行消毒的方法。

9. 灭菌(sterilization)　用物理或化学的方法杀灭全部微生物,包括致病的和非致病微生物及芽孢,使之达到无菌保障水平。

二、消毒、灭菌方法的选择原则

根据物品污染后导致感染的风险高低选择相应的消毒或灭菌的方法。

高度危险性物品,应采用灭菌方法处理;中度危险性物品,应达到中水平消毒以上效果的消毒方法;低度危险性物品,宜采用低水平消毒方法,或做清洁处理;遇有病原微生物污染时,针对所污染病原微生物的种类选择有效的消毒方法。根据物品上污染微生物的种类、数量选择消毒或灭菌方法:对受到致病菌芽孢、真菌孢子、分枝杆菌和经血传播病原体(乙型肝炎病毒、丙型肝炎病毒、艾滋病病毒等)污染的物品应采用高水平消毒或灭菌。对受到真菌、亲水病毒、螺旋体、支原体、衣原体等病原微生物污染的物品,应采用中水平以上的消毒方法。对受到一般细菌和亲脂病毒等污染的物品，应采用达到中水平或低水平的消毒方法。杀灭被有机物保护的微生物时，应加大消毒药剂的使用剂量和／或延长消毒时间。消毒物品上微生物污染特别严重时，应加大消毒药剂的使用剂量和／或延长消毒时间。

床单消毒：对患者住院期间、出院、转院、死亡后所用的床及床周围物体表面进行的清洁与消毒。

终末消毒：传染源离开疫源地后，对疫源地进行的一次彻底的消毒。如传染病患者出院、转院或死亡后，对病室进行的最后一次消毒。

隔离：采用各种方法、技术，防止病原体从患者及携带者传播给他人的措施。

清洁区：进行呼吸道传染病诊治的病区中不易受到患者血液、体液和病原微生物等物质污染及传染病患者不应进入的区域。包括医务人员的值班室、卫生间、男女更衣室、浴室及储物间、配餐间等。

潜在污染区：进行呼吸道传染病诊治的病区中位于清洁区与污染区之间，有可能被患者血液、体液和病原微生物等物质污染的区域，包括医务人员的办公室、治疗室、护士站、患者用后的物品、医疗器械等的处理室、内走廊等。

污染区：进行呼吸道传染病诊治的病区中传染病患者和疑似传染病患者接受诊疗的区域，包括被其血液、体液、分泌物、排泄物污染物品暂存和处理的场所。包括病室、处置室、污物间及患者入院、出院处理室等。

两通道：进行呼吸道传染病诊治的病区中的医务人员通道和患者通道。医务人员通道、出入口设在清洁区一端，患者通道、出入口设在污染区一端。

缓冲间：进行呼吸道传染病诊治的病区中清洁区与潜在污染区之间、潜在污染区与污染区之间设立的两侧均有门的小室，为医务人员的准备间。

负压病区（房）：通过特殊通风装置，使病区（房）的空气按照由清洁区向污染区流动，使病区（房）内的压力低于室外压力。负压病区（房）排出的空气需经处理，确保对环境无害。

隔离病室：应有隔离标志，并限制人员的出入，黄色为空气传播的隔离，粉色为飞沫传播的隔离，蓝色为接触传播的隔离。

接触隔离患者的血液、体液、分泌物、排泄物等物质时，应戴手套；离开隔离病室前，接触污染物品后应摘除手套，洗手和／或手消毒。手上有伤口时应戴双层手套。

进入隔离病室，从事可能污染工作服的操作时，应穿隔离衣；离开病室前，脱下隔离衣，按要求悬挂，每日更换清洗与消毒；或使用一次性隔离衣，用后按医疗废物管理要求进行处置。接触甲类传染病应按要求穿脱防护服，离开病室前，脱去防护服，防护服按医疗废物管理要求进行处置。

空气传播的隔离与预防接触经空气传播的疾病，如肺结核、水痘等，在标准预防的基础上，还应采用空气传播的隔离与预防。

三、穿脱隔离衣操作步骤

（一）穿隔离衣步骤

1. 戴好口罩及帽子，取下手表，卷袖过肘。
2. 手持衣领取下隔离衣，清洁面朝自己，将衣领两端向外折齐，对齐肩缝，露出袖子内口。
3. 右手持衣领，左手伸入袖内，右手将衣领向上拉，使左手套入后露出；换左手持衣领，右手伸入袖内；举双手将袖抖上，注意勿触及面部。
4. 两手持衣领，由衣领中央顺着边缘将领扣扣好，再扎好袖口（此时手已污染），松腰带活结。
5. 将隔离衣一边约在腰下 5cm 处渐向前拉，直到见边缘，则捏住；同法捏住另一侧边缘，注意手勿触及衣内面。然后双手在背后将边缘对齐，向一侧折叠，一手按住折叠处，另一手将腰带拉至背后压住折叠处，将腰带在背后交叉，回到前面系好。

（二）脱隔离衣步骤

1. 解开腰带，在前面打一活结。
2. 解开两袖口，在肘部将部分袖子套塞入袖内，便于消毒双手。
3. 双手浸泡于有消毒液脸盆内。用刷子按顺序刷洗共 2 分钟，再用清水洗净。
4. 取清洁毛巾把手擦干。

5. 消毒清洗双手后,解开领扣,右手伸入左手腕部套袖内,拉下袖子过手,用遮盖着的左手握住右手隔离衣袖子的外面,将右侧袖子拉下,双手转换渐从袖管中退出。

6. 用左手自衣内握住双肩肩缝撤右手,再用右手握住衣领外面反折,脱出左手。左手握住领子,右手将隔离衣两边对齐挂在衣钩上。如不再用,将反面向外卷起,放入污物袋。

7. 洗手,脱口罩。

穿脱隔离衣
（视频）

四、医务人员防护用品穿脱程序

（一）穿戴防护用品应遵循的程序

1. 清洁区进入潜在污染区　洗手→戴帽子→戴医用防护口罩→穿工作衣裤→换工作鞋→进入潜在污染区。手部皮肤破损的戴乳胶手套。

2. 潜在污染区进入污染区　穿隔离衣或防护服→戴护目镜/防护面罩→戴手套→穿鞋套→进入污染区。

3. 为患者进行吸痰、气管切开、气管插管等操作,可能被患者的分泌物及体内物质喷溅的诊疗护理工作前,应戴防护面罩或全面型呼吸防护器。

（二）脱防护用品应遵循的程序

1. 医务人员离开污染区进入潜在污染区前　摘手套、消毒双手→摘护目镜/防护面罩→脱隔离衣或防护服→脱鞋套→洗手和/或手消毒→进入潜在污染区,洗手或手消毒。

2. 用后物品分别放置于专用污物容器内。

3. 从潜在污染区进入清洁区前　洗手和/或手消毒→脱工作服→摘医用防护口罩→摘帽子→洗手和/或手消毒后,进入清洁区。

4. 离开清洁区　沐浴、更衣→离开清洁区。

（许　洁）

第二节　腹　腔　穿　刺

一、腹腔穿刺的目的

1. 获取腹水进行实验室检查,明确腹水性质,协助诊断。

2. 抽出适量腹水,减轻腹腔内压力,缓解腹胀、胸闷、呼吸不畅及憋气等症状,减少静脉回流阻力及对肾脏的压迫,改善血液和肾脏循环。

3. 施行腹水浓缩回输术。

4. 腹腔内注入药物（如腹腔化疗）。

5. 需要行人工气腹作为诊断或者治疗的手段。

二、腹腔穿刺的适应证

1. 腹水原因尚不明确,或疑有内出血。

2. 对大量腹水引起严重胸闷、气促、少尿等症状,可适当放腹水以缓解症状。

3. 腹腔内注射药物,如抗生素、抗肿瘤药物等。

4. 重症胰腺炎时,腹腔穿刺灌洗可减少有毒有害物质吸收;腹部创伤时诊断性腹腔穿刺。

5. 施行腹水浓缩回输术。

原则上首次出现腹水、腹水原因不明或腹水治疗效果不佳,以及疑似有自发性细菌性腹膜炎时,均应行诊断性腹腔穿刺。

三、腹腔穿刺的禁忌证

1. 明显出血倾向者。

2. 严重肠胀气者。

3. 腹膜广泛严重粘连者。

4. 肝性脑病或肝性脑病先兆者。

5. 棘球蚴病、巨大卵巢囊肿者。

6. 精神异常或躁动不能配合者。

7. 妊娠。

大量腹水伴有严重电解质紊乱禁忌大量放腹水。

四、腹腔穿刺术

1. 术前准备

（1）核对患者姓名，查阅病历及相关辅助检查资料，排除腹腔穿刺的禁忌证。

（2）术前向患者说明腹腔穿刺的目的、操作的大致过程、可能的并发症，尽量消除患者的顾虑，争取患者的配合并签署知情同意书。

（3）放液前应测量腹围、脉搏、血压和腹部体征，以观察病情变化。

（4）嘱患者排空尿液，以免穿刺时损伤膀胱。

（5）清洁双手。

（6）物品准备：①消毒用品，棉球、络合碘、口罩、帽子、无菌手套和隔离衣等；②麻醉药物，2% 利多卡因、注射器；③穿刺包及样本采集容器，腹腔穿刺包、无菌试管数只、干净的 250ml 或 500ml 空瓶（如需送检脱落细胞）；④治疗药物，如需腹腔内注射治疗药物，应用注射器将药物准备好；⑤其他，多头腹带、胶布等。

2. 操作步骤

（1）部位选择：一般常选左下腹部与髂前上棘连线中外 1/3 交点处；也有取脐与耻骨联合中点上 1cm、偏左或右 1.5cm 处，或侧卧位脐水平线与腋前线或腋中线的中点。腹水量不多或包裹性腹水时常先超声定位（穿刺医生亲自观看患者定位时的体位和标记，确保标记的是最佳位置）。

（2）体位参考：仰卧位或半卧位。疑有腹腔内出血或少量腹水者拟行诊断性穿刺，取侧卧位较为适宜（左侧卧位居多）。

（3）穿刺层次：腹前外侧壁的厚薄个体差异较大，由浅入深依次为皮肤、浅筋膜、深筋膜、肌层、腹横筋膜、腹膜外脂肪及壁腹膜 6 层结构。

（4）穿刺步骤

1）根据患者病情选择合适体位，确定穿刺点。

2）消毒铺巾：操作者先戴口罩、帽子和穿隔离衣，穿刺点周围皮肤常规消毒（范围直径至少 15cm），戴无菌手套。由助手打开腹腔穿刺包、检查物品是否齐全，铺无菌洞巾。

3）局部麻醉：首先用利多卡因针在皮下打一个皮丘，按压皮丘 1～2 分钟促进麻醉药物浸润扩散，然后自皮肤至腹膜壁层用 2% 利多卡因逐层做局部浸润麻醉。注药前应回抽，边回抽边进针，观察有无血液及腹水。当感到针尖抵抗突然消失时，表示针尖已穿过腹壁层，此时针尖穿刺深度即为腹穿针进针深度。

4）腹腔穿刺：换腹穿针，术者左手固定穿刺处皮肤，右手持针经麻醉处逐步刺入腹壁，待针尖阻力感突然消失时，提示针尖已穿过壁腹膜，即可行抽取和引流腹水，并留样送检。

诊断性穿刺时可直接用无菌的 20ml 或 50ml 注射器和 7 号针头进行穿刺。

大量放液时可用针尾连接橡皮管的 8 号或 9 号针头，助手用消毒血管钳固定针尖并夹持橡皮管，用输液夹子调整放液速度，将腹水引流到容器中计量并送检。腹水不断流出时，应将预先绑在腹部多头绷带收紧，以防腹压骤然降低、内脏血管扩张而发生血压下降甚至休克等现象。

5）术后处理：抽液完毕，拔除穿刺针，穿刺点消毒后覆盖无菌敷贴或消毒纱布并用胶布固定，稍用力压迫穿刺部位数分钟。如放液量较大时，用多头绷带将腹部包扎。整理好患者衣物，嘱患者卧床休息，尽量使穿刺点位于上方避免腹水渗漏。整理穿刺物品及标本送检，及时书写操作记录。

五、注意事项

1. 有肝性脑病先兆者，禁忌腹腔穿刺放腹水。

2. 术中应密切观察患者，如发现头晕、恶心、心悸、气促、脉快、面色苍白应立即停止操作，并做适当处理（如心电监测、观察腹部体征），必要时输液、扩容等紧急处理。

3．腹水不宜放得过多过快，首次放腹水者，一般不超过 1 000ml，过多放液易诱发肝性脑病和电解质紊乱，在输注白蛋白基础上，放液限制可适当放宽。

4．放腹水时遇流出不畅，可将穿刺针稍作移动或变换体位。

5．大量腹水患者，为防止腹腔穿刺后腹水渗漏，在穿刺时注意勿使皮肤至腹膜壁层穿刺路径位于同一条直线上，即当针尖通过皮肤达到皮下后，即在另一手协助下稍向周围移动一下穿刺针尖，然后再向腹腔刺入。

6．血性腹水患者，一般以留取标本送检为主，放液量不宜过多。

7．术后应复测腹围、体重、血压，便于病情监测。

8．注意无菌操作，避免腹腔感染。

（谢　青）

第三节　肝　穿　刺

肝穿刺活组织检查术在指导临床治疗和评估疾病预后等方面具有重要的地位和作用，特别是对疑难肝脏疾病的确诊至关重要。肝穿刺活组织检查术临床应用的目的主要为诊断疾病、评估病情、协助制订临床治疗策略。

一、肝穿刺活组织检查术的分类

肝穿刺活组织检查术主要分类为：经皮肝穿刺活组织检查、经颈静脉肝穿刺活组织检查、外科/腹腔镜肝活组织检查、栓塞肝穿刺活组织检查、超声内镜引导下肝穿刺活组织检查。上述 5 种方法各有优缺点，临床医师需要根据患者及临床工作的实际情况进行选择。

不同的方法其适应证和禁忌证是有所不同的。下面主要以经皮穿刺肝活组织检查术为例，介绍其适应证和禁忌证、术前准备、穿刺步骤及术后观察护理等。

经皮肝穿刺活组织检查是目前临床最常用的肝活组织检查方法，常通过超声或者 CT 实时引导下进行，可以在临床常规开展，相关的临床不良事件报道率较低。可以多次、多点取样，保证了充足的穿刺样本量，减少重复穿刺导致组织损伤及肿瘤针道转移的风险。

二、经皮肝穿刺活组织检查术的临床应用

1．适应证

（1）肝功能异常原因不明的。

（2）肝大原因不明的。

（3）肝硬化原因不明者。

（4）门静脉高压不明原因的诊断。

（5）不明原因黄疸或肝内胆汁淤积的诊断和鉴别诊断。

（6）对病毒性肝炎的病因、类型诊断，病情随访，疗效考核及预后的判断。

（7）慢性乙型肝炎的分级分期诊断。

（8）慢性肝病的鉴别诊断。

（9）肝内占位性病变的性质确定。

（10）不明原因发热，如淋巴瘤的诊断。

（11）感染性疾病的诊断和鉴别诊断，如肉芽肿病、结核、布鲁氏菌病、组织胞浆菌病、球孢子病、梅毒等疾病的诊断。

2．禁忌证

（1）患者不能配合，或者有精神病或神志不清不能合作者。

（2）有出血倾向者，如血友病、凝血时间明显延长、血小板明显降低者、海绵状肝血管病。

（3）严重肝外阻塞性黄疸伴胆囊肿大者。

（4）大量腹水或肝前腹水多者。

（5）严重贫血或一般情况差者。

（6）肝脏右叶明显缩小者。

（7）肝占位疑为肝棘球蚴病或肝血管瘤者。

（8）右侧脓胸、膈下脓肿、胸腔积液、穿刺局部感染，影响进针者。

（9）严重高血压（收缩压大于24kPa）者。

（10）严重心肺肾疾病或其功能衰竭者。

3. 并发症

（1）常见并发症：包括穿刺部位疼痛不适、放射至右肩的疼痛和短暂的上腹痛；穿刺部位和肝内少量出血。

（2）少见并发症：严重低血压、气胸、血胸、腹腔出血、胆道出血、心律失常、胆囊穿孔、胆汁性腹膜炎、误穿其他脏器如肾脏、胰腺等；死亡发生率在0～0.33%。

三、肝穿刺活组织检查术前准备工作

1. 详细告知患者肝穿刺的收益及可能出现的风险，让患者了解穿刺目的、术中术后可能出现的并发症，向患者说明穿刺时患者需要配合的注意事项，消除患者紧张恐惧心理，取得患者术中配合，并签署知情同意书。

2. 至少在穿刺前一周，完善常规检查肝脏生化、凝血功能、血常规、胸部影像学和腹部超声检查，手术当日术前行心电图检查，穿刺前一周内避免使用抗凝药物，包括华法林、非甾体抗炎药等。

3. 术前半小时内监测血压、脉搏，排空小便。

4. 穿刺物品准备　穿刺枪、一次性穿刺针、洞巾、纱布、消毒液、棉签、2%利多卡因、5ml注射器、10%福尔马林、一次性敷贴、腹带。

5. 手术房间温度调至适宜温度。

肝穿刺活组织检查术（视频）

四、穿刺步骤

以床旁超声定位肝穿刺活组织检查为例。

（1）铺好腹带，患者取仰卧位，暴露肝区。

（2）一般选取第7～8肋间腋中线处，或其他肋间肝脏较厚处（肝包膜至最厚处≥6cm），避开大的血管、囊肿、其他脏器等，确定进针方向并测量表皮至肝包膜的厚度，做好穿刺点标记。

（3）常规皮肤消毒和铺洞巾，自穿刺点往外消毒，直径达15cm。

（4）5ml注射器吸取2%利多卡因2～3ml，于穿刺点进针，由皮肤逐层麻醉至肝包膜，针头触及肝包膜时应快速回抽，以免划伤包膜。

（5）使用全自动组织活检枪和16G穿刺针至肝包膜下，扣动扳机，快速切割组织并拔出穿刺针，检查针头处肝组织长度，穿刺部位压迫止血。

（6）将肝组织置于福尔马林中送检。

（7）确定穿刺部位无活动性渗血后，一次性敷贴覆盖创面，腹带加压包扎。

五、肝穿刺活组织检查术后护理

穿刺后建议至少卧床休息2小时，每隔15分钟测一次血压、心率、呼吸等生命体征，之后两个小时每隔30分钟监测上述指标，之后可以间隔1小时监测生命体征，若穿刺后6小时未出现相关并发症，可考虑出院，因为大部分并发症出现在前2个小时。穿刺当日晚上必须有陪护，且患者最好在30分钟内可以回到医院。有报道指出，在穿刺后15日依然有发生迟发性出血的风险，因此建议，穿刺后15日之内避免负重及剧烈运动。肝穿术后的患者建议常规应用止血药物，如维生素K_1等，饮食宜清淡。

六、标本的质控及预处理

我国肝胆肿瘤及移植病理协作组根据我国实际情况，建议肝穿刺组织至少≥6个完整的汇管区。对于肝占位性病变的患者，建议病灶和周边肝组织各穿刺1条组织，以便用于对照。建议采用16G穿刺针，以获得较大的组织切面。常规活组织检查标本采用福尔马林固定，怀疑特殊疾病的，需根据情况选择固定液，如糖

原累积症需使用 95% 酒精固定,遗传代谢性疾病应同时留取组织采用戊二醛固定送电镜检查,如考虑感染性疾病可考虑送细菌培养或高通量基因检测。

(李家斌)

推荐阅读资料

[1] OCKEY D C, CALDWELL S H, GOODMAN Z D, et al. Liver biopsy.Hepatology, 2009, 49(3):1017-1044.

[2] 中国抗癌协会肝癌专业委员会,中国抗癌协会临床肿瘤学协作专业委员会,中华医学会肝病学会肝癌学组,等. 原发性肝癌规范化病理诊断方案专家共识. 临床肝胆病杂志, 2011, 27(4):645-647.

[3] 吴东波,陈恩强,白浪,等. 肝穿刺活组织检查及病理学诊断中的相关技术及应用. 临床肝胆病杂志, 2018, 34(11):2295-2299.

[4] 胡锡琪. 肝穿刺活组织检查是评估肝纤维化的金标准吗? 中华肝脏病杂志, 2012, 20(8):568-570.

第四节　人 工 肝 脏

人工肝脏(artificial liver, AL)简称人工肝,是指借助一个体外的机械、理化或生物反应装置,清除因肝衰竭产生或增加的各种有害物质,补充需肝脏合成或代谢的蛋白质等必需物质,改善患者水、电解质、酸碱平衡等内环境,暂时辅助或替代肝脏相应的主要功能,直至自体肝细胞再生、肝功能得以恢复,从而提高患者的生存率;而对于肝细胞再生不良的晚期肝病患者,人工肝则能改善症状,为肝移植创造条件,成为肝移植的"桥梁"。

一、人工肝的类型

人工肝有三大类型,即:非生物型人工肝(non-bioartificial liver, NBAL)、生物型人工肝(bioartificial liver, BAL)和混合型人工肝(hybrid artificial liver, HAL)(表 12-4-1)。

表 12-4-1　人工肝的类型

分型	主要技术和装置	功能
非生物型	系统地应用和发展了血浆置换、血浆灌流、白蛋白透析、血液滤过、血液透析等血液净化技术的李氏非生物型人工肝、分子吸附再循环系统和普罗米修斯系统等	以清除有害物质为主,其中血浆置换还能补充凝血因子等必需物质
生物型	以体外培养肝细胞为基础所构建的体外生物反应装置,主要有李氏生物型人工肝系统、ELAD 系统、BLSS 系统、RFB 系统等	具有肝脏特异性解毒、生物合成及转化功能
混合型	将非生物型和生物型人工肝装置结合应用,主要有李氏混合型人工肝系统、HepatAssist 系统、MELS 系统、AMC 系统等	兼具非生物型人工肝高效的解毒功能和生物型人工肝的代谢功能

(一)非生物型人工肝

是指在肝衰竭治疗中能清除有害物质,补充有益物质,暂时替代肝脏主要功能的各类血液净化装置,其血液净化方法包括血浆置换(plasma exchange, PE)、血浆灌流(plasma perfusion, PP)、胆红素吸附(bilirubin absorption, BA)、血液滤过(hemofiltration, HF)、血液透析(hemodialysis, HD)等。

从 1986 年起,浙江大学医学院附属第一医院李兰娟团队就开始研究人工肝治疗肝衰竭的原理,设计各种人工肝方案。多年来,创建了一系列根据病情进行不同组合、暂时替代肝脏主要功能、改善肝衰竭并发症、明显提高患者生存率的新型人工肝系统,统称为李氏人工肝系统(Li's artificial liver system, Li-ALS)。其中的李氏非生物型人工肝(Li's non-bioartificial liver, Li-NBAL)同时实现解毒、代谢、合成、平衡等功能,其治疗监测数据可转移存储及打印输出,可对接医院信息系统,实现网络化中心控制。正在构建的 Li-NBAL 人工智能云服务系统,更使传统人工肝有了进一步想象的空间。其他非生物型人工肝还有分子吸附再循环系统(molecular adsorbents recirculating system, MARS)、连续白蛋白净化系统(continuous albumin purification system, CAPS)、普罗米修斯系统(Prometheus system)等。

（二）生物型人工肝

生物型人工肝的基本原理，将培养的外源性肝细胞放置或继续培养于体外生物反应器中，当患者血液或血浆流经反应器时，通过半透膜或直接接触的方式，与培养的肝细胞进行物质交换，其中的肝细胞可以发挥清除毒素和中间代谢产物、参与生物合成和生物转化、分泌具有促进肝细胞生长的活性物质等功能，从而达到暂时的支持作用。生物型人工肝研究的核心部分是细胞源和生物反应器。目前报道的各种生物型人工肝装置在细胞来源、细胞用量、血浆或全血的应用、灌注率、治疗所需时间（持续或间断）等方面各不相同。细胞用量从每柱 100～500g 不等，流速为 20～200ml/min。每种以细胞为基础的生物型人工肝系统均存在相应优点和缺点。循证医学结果显示，生物型人工肝安全性都很高，但迄今尚没有一种系统被美国食品药品监督管理局批准应用。

（三）混合型人工肝

指将非生物型人工肝装置和生物型人工肝装置结合在一起的系统。理想的人工肝应该与原来的生物器官接近或类似，基本上能够承担及完成正常肝脏的解毒、合成、生物转化三项基本功能。因此，将血液透析、血液滤过、血浆交换、血液灌流等偏重于解毒作用的装置与生物型人工肝相结合，组成混合型人工肝，有望能更好地代替肝脏功能。目前，主要的混合型人工肝系统有李氏混合型人工肝（Li's hybrid artificial liver，Li-HAL）、HepatAssist 系统、MELS（Modular Extracorporeal liver support）系统和 AMC（Academic Medical Center）系统等。

二、非生物型人工肝治疗的原理

非生物型人工肝已在临床成熟应用，而生物型人工肝和混合型人工肝尚处在研究阶段。下面扼要介绍系统地应用和发展了血浆置换、血浆灌流、白蛋白透析、血液滤过、血液透析等血液净化技术的 Li-NBAL，以及 MARS、Prometheus 等其他非生物型人工肝系统。

（一）李氏非生物型人工肝理论基础

Li-NBAL 综合应用了各种基本的血液净化方法，包括血浆置换、血浆灌流、白蛋白透析、血液滤过、血液透析等。这些血液净化技术均有各自的特点。血液透析对分布容积大、弥散性强的小分子（如氨）清除能力最强；血液滤过对分子量 5～50kD 的物质效果好；血浆置换则能清除内毒素及与白蛋白相结合的结合物质，而且除了解毒功能外，还能补充白蛋白、凝血因子及其他生物活性物质；白蛋白透析主要清除白蛋白结合毒素；血浆灌流是利用活性炭或树脂等吸附剂中特殊的孔隙结构，将血液中的有害物质吸附并清除。表 12-4-2 列出了基本血液净化技术在治疗肝衰竭时可能清除的有害物质。由于肝衰竭患者体内的有害物质涉及白蛋白结合毒素、水溶性中小分子毒素，因此，需要根据患者的具体病因、病情，将不同的血液净化技术有机组合，以便最大程度清除肝衰竭相关有害物质，提高治疗效果。

表 12-4-2　各种基本血液净化技术在治疗肝衰竭时可能清除的有害物质

血液净化技术	可清除的有害物质
血液透析	氨、假性神经递质、γ- 氨基丁酸、肌酐、尿素氮，纠正电解质紊乱
血液滤过	细胞因子、中分子物质、氨、γ- 氨基丁酸、肌酐、尿素氮，纠正电解质紊乱
血浆置换	芳香族氨基酸、胆酸、胆红素、内毒素、一氧化氮、细胞因子、吲哚类、硫醇、短链脂肪酸
血浆灌流	氨、胆酸、胆红素、细胞因子、硫醇、酚类

（二）李氏非生物型人工肝的个体化应用

Li-NBAL 结合肝衰竭患者特点，综合应用各种血液净化技术，如肝衰竭合并肝性脑病时，应用血浆置换联合血浆灌流；合并肾功能不全时，应用血浆置换联合血液透析或血液滤过；合并高胆红素血症时，应用血浆置换联合胆红素吸附等。临床实践表明，Li-NANBL 显著提高了肝衰竭患者的生存率，而且其血浆用量仅为常规置换量的一半。治疗肝衰竭动物的生存时间也显著长于 MARS 治疗组。

（三）其他非生物型人工肝

应用比较广泛的是以 MARS 和普罗米修斯系统为代表的白蛋白透析吸附系统。MARS 系统在欧洲于 1999 年正式进入临床，是白蛋白透析、吸附及普通透析的组合应用。MARS 包括 3 个循环，即血液循环、白蛋白再生循环和透析循环，当血液流经 MARS FLUX 透析器时，白蛋白结合毒素及水溶性毒素被转运至白蛋白循环透析液；在白蛋白循环中，活性炭和树脂吸附柱联合吸附蛋白结合毒素和中、小分子毒素；最后通过透析循环纠正水、电解质酸碱紊乱。普罗米修斯系统由费森尤斯公司和多瑙河大学联合研制，是一个基于成分血浆分离吸附系统及高通量血液透析的体外肝脏解毒系统。普罗米修斯系统采用 Albuflow 白蛋白可通透性膜，所有白蛋白及白蛋白结合毒物均经过该膜分离并进入一个包含有中性树脂吸附器及阴离子交换器的特殊吸附器进行解毒，解毒后的白蛋白再次入血并进入高通量血液透析器进行净化后返回体内。

此外，还有一些其他的血液净化技术联合模式。血浆滤过透析（PDF）是应用血浆成分分离器进行滤过透析，在血浆对流弥散过程中，既有中、小分子溶质的清除，也有白蛋白结合毒素的清除。治疗中丢失的血浆蛋白成分用新鲜冷冻血浆从后稀释液中补充，在透析滤过的同时完成了血浆交换，是血浆置换和血液透析滤过联合治疗的简化和革新。

三、非生物型人工肝治疗的适应证

近年大量的研究证实，人工肝治疗能去除毒素和代谢中间产物，包括胆红素、肿瘤坏死因子、内毒素，改善肝功能，促进肝细胞再生，减少肝细胞坏死。这些优势决定了其有如下的适应证。

（1）各种原因引起的早、中期肝衰竭，凝血酶原活动度为 20%～40% 和血小板计数 >50×10^9/L 的患者为宜；晚期肝衰竭患者也可进行治疗，但并发症多见，治疗风险大，临床医生应评估风险和利益后作出治疗决定；未达到肝衰竭诊断标准，但有肝衰竭倾向者，如果内科综合治疗效果不佳，也可考虑早期行人工肝治疗。

（2）终末期肝病肝移植术前等待供体、肝移植术后排异反应、移植肝无功能期的患者。

（3）严重胆汁淤积性肝病，或各种原因引起的严重高胆红素血症，内科治疗无效者。

（4）肝衰竭各种并发症的治疗。

1）肝肾综合征：人工肝治疗可以稳定血容量，平衡水、电解质，清除大量含氮代谢产物和炎症介质，改善内循环，有利于肝、肾功能恢复。

2）肝性脑病：人工肝治疗可以清除血氨等含氮物质，清除一些中小分子物质及过多水分，从而改善脑水肿和肝性脑病症状。

3）严重水、电解质平衡失调：人工肝治疗可通过调整置换液中电解质和缓冲剂成分比例，有效减轻体液负荷，纠正电解质和酸碱平衡失调，特别是肝衰竭患者常出现的水肿、低血钠、高血钾、低血氯、低血钙、低血镁及伴有的酸碱平衡失调。

4）全身炎症反应综合征（systemic inflammatory response syndrome，SIRS）：人工肝治疗可以有效清除肝衰竭患者由于继发严重感染、肠道细菌或毒素移位、一氧化氮及氧化应激等原因激活单核吞噬细胞系统释放肿瘤坏死因子、白细胞介素及前列腺素等多种炎症介质。而这些炎症介质如大量进入血液循环，可引起广泛性炎症反应，导致机体代谢和血流动力学异常，造成自身细胞、组织广泛损害，形成多脏器功能不全，甚至多脏器衰竭。

四、非生物型人工肝治疗的禁忌证

随着血液净化技术的提高和体外循环材料的更新，人工肝治疗没有绝对的禁忌证，但为了减少并发症和治疗意外，以下为人工肝治疗的相对禁忌证。

（1）活动性出血或弥散性血管内凝血尚未得到控制者。

（2）对治疗过程中所用的药物和血浆过敏者。

（3）血流动力学不稳定者。

（4）血管外溶血者。

（5）心肌、脑梗死非稳定期患者。

（6）合并严重感染的患者。

（7）晚期妊娠的患者。

五、非生物型人工肝治疗的并发症

人工肝治疗的并发症有过敏反应、低血压、继发感染、出血、失衡综合征、溶血、空气栓塞、水电解质及酸碱平衡紊乱等。随着人工肝技术的发展，并发症发生率逐渐下降，一旦出现，可根据具体情况给予相应处理。

六、非生物型人工肝治疗的疗效评估

（一）近期疗效

1. 治疗前后有效率　患者乏力、食欲减退、腹胀、尿少、出血倾向和肝性脑病等临床症状和体征的改善；血液生化学检查显示白/球蛋白比值升高，血胆红素下降，胆碱酯酶活力增高，凝血酶原活动度升高；血内毒素下降及血芳香氨基酸、支链氨基酸比值升高等。

人工肝治疗能清除血液中的毒性物质，减轻毒素引起的胃肠道充血、水肿，改善胃肠蠕动，增强胃肠道对食物的消化和吸收功能。患者在经过人工肝治疗后，临床症状和体征均有明显改善，如乏力、腹胀、肝性脑病等，其中，以消化道症状改善较为明显。各项肝功能指标明显好转，白蛋白水平上升，转氨酶水平明显下降。凝血功能得到改善。人工肝治疗还可清除患者体内的内毒素和芳香族氨基酸（如酪氨酸、蛋氨酸、精氨酸、苯基丙氨酸等）。这些物质在肝脏坏死时明显增加，对中枢神经系统有极大的毒性，是引起肝性脑病的重要因子。近年还有研究表明，人工肝治疗可以有效降低乙型肝炎患者 HBV DNA 拷贝数。

2. 患者出院时的治愈率或好转率

（1）急性、亚急性肝衰竭以临床治愈率作为判断标准。临床治愈标准：①乏力、食欲减退、腹胀、尿少、出血倾向和肝性脑病等临床症状消失；②黄疸消退，肝脏恢复正常大小；③肝功能指标基本恢复正常；④凝血酶原时间恢复正常。

（2）慢加急性、慢性肝衰竭以临床好转率作为判断标准。临床好转标准：①乏力、食欲减退、腹胀、出血倾向等临床症状明显好转，肝性脑病消失；②黄疸、腹水等体征明显好转；③肝功能指标明显好转（总胆红素降至正常的 5 倍以下，凝血酶原活动度>40%）。

根据临床经验，重型肝炎如果达到上述标准，通常都能存活并继续恢复。

（二）远期疗效

远期疗效用存活率评价，分为治疗后 12 周存活率、24 周存活率和 48 周存活率。存活率与出院时的临床好转率密切相关。

七、展望

人工肝发展至今已有 50 余年的历史，取得了很大的进展和成绩，早期应用于肝衰竭患者，可以促进肝脏功能再生，阻断肝脏向大块坏死发展。新的治疗方法正在不断探索，如人工肝联合干细胞或联合肝移植治疗晚期肝衰竭；与此同时，人工肝的应用指征也在不断拓展，如李氏人工肝通过清除细胞因子风暴，已成功应用于重症 H7N9 禽流感患者的救治，有效治疗多器官衰竭。这些成果将是一个新的起点。我们相信，随着材料学、细胞学、工程学、基础医学与临床医学的不断进展，现有人工肝的技术和装置将不断改进和完善，人们终将开发出更加符合临床需要的人工肝。

（阮　冰）

推荐阅读资料

[1] 中华医学会感染病学分会肝衰竭与人工肝学组. 非生物型人工肝治疗肝衰竭指南（2016 年版）. 中华临床感染病杂志, 2016, 9（2）: 97-103.

[2] 中华医学会感染病学分会肝衰竭与人工肝学组, 中华医学会肝病学分会重型肝病与人工肝学组. 肝衰竭诊治指南（2018 年版）. 中华临床感染病杂志, 2018, 11（6）: 401-410.

第五节　病原微生物培养及药敏试验的临床意义

尽管现代实验诊断技术不断发展，但准确、及时的病原微生物检查仍是感染性疾病诊断中最重要的手段，因此临床微生物医生和临床医生的密切沟通合作对于感染性疾病的诊断和治疗具有重要作用。

病原微生物检查主要协助临床医生回答三方面的问题：这个疾病是由微生物导致的吗？如果是，是由

哪种微生物导致的？此微生物对哪些抗微生物药物敏感？高质量病原微生物培养结果和正确解读，可以帮助临床医生及时准确地判断致病微生物、指导合理使用抗微生物药物，从而具有重要的临床指导意义。

　　然而，高质量的病原微生物检查需要高质量的临床标本送检，从送检标本的正确采集开始。由于微生物不断地生长、繁殖、死亡，在病原微生物标本采集后的保存、转运等步骤也不容忽视，送检标本送至微生物实验室后需要尽快处理，还将历经染色、镜检、接种培养、实验室鉴定、药敏检测、结果解读等多个环节。需要临床医生、护士、外勤、实验室工作人员间的良好、充分、开放性沟通及协作，以确保高质量的病原微生物检查结果为临床判断提供最有价值的依据。

　　住院医师是患者具体诊断治疗的直接负责人，参与决定标本送检、留取标本、联系转运、判读结果、调整用药等多个环节。除了运用在医学生阶段学习的理论知识，逐步锻炼临床思维，在诊治怀疑感染性疾病患者时，还需要掌握病原微生物标本的正确采集方法、熟悉微生物学检查报告的正确判读和药敏试验的临床意义。

　　虽然病原微生物范围广泛，为方便住院医师快速了解基本的临床技能，本节教程中的病原微生物除非特别说明，一般主要指细菌和真菌。一方面是因为染色、涂片和镜检等送检标本要求和培养基本一致，另一方面细菌和真菌临床通常需要借助微生物实验室进行培养、鉴定、药敏检测，是临床微生物实验室最常开展、开展时间也最长的工作。随着细菌耐药情况不断加剧、新型辅助诊断方法及新抗微生物药物临床应用，本节主要针对"三基"，无法也不能面面俱到，临床医师需要不断学习。如需要了解病原微生物分子诊断学检测（如核酸检测）、免疫学检测（如抗原、抗体检测等）及其他病原微生物培养（如病毒、寄生虫等）的标本留取信息，可以参阅本节推荐阅读资料、参照当地医院的要求、咨询微生物实验室人员，或者参考网络资源、正规教科书相关内容。

【主要内容】

1．临床病原微生物培养的基本原则。

2．常见体液（血、痰、浆膜腔积液、尿）及组织送检病原微生物培养标本的采集方法。

3．药敏试验的临床意义。

一、临床病原微生物标本采集的基本原则

1．**标本采集前**　尽量在抗生素使用前采集标本送检。尽量选择合适的采集时间。

　　正确选择采集标本的无菌器皿或培养瓶。如有任何疑问，先充分咨询微生物实验室后再收集标本，尤其是需要经过有创手段进行采集的标本。

　　特殊标本、怀疑特殊病原体、怀疑传染性强、存在潜在生物危害风险的标本，必须事先通知微生物实验室。

　　选择合适的时机采集，如在寒战、体温上升时采集血培养标本，最好留取患者早晨深咳出的痰液标本送检抗酸染色或分枝杆菌培养等。

　　微生物实验室送检的标本最好是血液、体液、组织等，尽量避免将标本的拭子进行细菌培养。

2．**标本采集中**　尽量获取实际感染部位的标本送检，避免临近部位细菌的污染。严格无菌操作。留取标本应足量。开放部位采集的标本不送厌氧培养。必须选择适宜的、无菌、防外渗的容器存放标本。

3．**标本采集后**　标本标识必须完整、正确。送检细菌培养的申请单应完整填写、不漏项。尤其应注意正确详细的标注患者姓名、病例号、标本采集日期、来源、临床诊断、负责医生的姓名及联系电话。

　　及时送检并尽可能缩短转运时间。所有细菌培养需要在采集标本后室温下立即送检。组织培养应放至无菌容器并保湿，马上送检，严禁用甲醛溶液固定。病毒培养需要2～8℃保存，立即送检。

　　及时应答微生物实验室提出的问题。有时微生物实验室在标本处理中发现问题（如痰液标本不合格、标识欠完整等）、初步检出病原菌时（如涂片染色镜检发现抗酸杆菌），需要紧急联系医生，需要保持联系畅通及时进行应答，并做相应处理。如：对于因质量差被退回的标本，应根据需要酌情尽快重新采集送检。分枝杆菌痰涂片阳性的肺结核患者应及时隔离等。

　　微生物实验室报告的结果力求及时、准确，对临床有参考意义。

二、血培养标本的采集及结果判读

1．**血培养的种类**　根据患者情况、临床病情及临床怀疑感染细菌的不同种类选择使用何种血培养瓶。

通常微生物实验室备有几种不同的培养瓶，如普通需氧瓶、厌氧瓶、儿童瓶、专门的分枝杆菌/真菌培养瓶，以及适用于正在接受或者过去24小时内接受过抗微生物药物治疗患者的带有吸附剂的培养瓶。

2. 血培养的采血量及采血时机　由于菌血症时外周血里细菌量少，每次静脉穿刺取血量非常重要，通常：婴儿0.5～1.5ml，儿童1～10ml，成人20～30ml。

通常"一套血培养"是指从一个穿刺点采集的血液，至少应使用一个需氧瓶和一个厌氧瓶；但在怀疑念珠菌血流感染时，最好使用两个需氧瓶，因为真菌高度需氧；在不除外分枝杆菌感染时，还需包含专门的分枝杆菌培养瓶。所以成年人首次一套血培养采集静脉血20～30ml分2～3个培养瓶送检，如果仅采集单瓶血培养送检，结果判读困难且阳性率很低。

应尽量在抗微生物药物使用前采血送血培养。

一次脓毒血症（sepsis）发作通常需要送检2～4套血培养。取血间隔时间应依据病情急缓程度决定，旨在最大限度在经验性应用抗微生物药物前获得病原微生物的证据。如：怀疑急性脓毒血症，应在抗生素使用前连续留取2套血培养；怀疑急性感染性心内膜炎应在30分钟内从3个不同部位静脉采血，抽取3套血培养；怀疑亚急性感染性心内膜炎应在当日抽取3套血培养，每次间隔30分钟至1小时，24小时后如无菌生长，重复2套血培养；不明原因发热的患者应连续抽取2套血培养，间隔≥1小时，24～36小时后如无菌生长，再重复2套血培养。

3. 血培养采血步骤　血培养容易受到皮肤寄生菌群的污染，因此需要在采血的整个过程中严格无菌操作。

由于从静脉留置导管取血增加污染风险，应尽量从静脉穿刺采血。除非怀疑静脉留置导管相关来源的感染，在导管取血送血培养的同时，必须留取等量的对侧静脉血一起送培养。取血的部位、时间需要和患者的其他所需信息一起正确详细地进行记录，送检。

首先清洁穿刺区域，根据所采用消毒剂不同可选用"三步法"或"一步法"进行消毒。三步法：①70%乙醇消毒>30秒；②1%～2%碘酊30秒或10%碘伏消毒60秒；③70%乙醇脱碘。一步法：葡萄糖酸氯己定作用30秒，或70%异丙醇消毒后自然干燥，但不适用于2个月以内的新生儿。完成消毒后不可再用手指触摸穿刺部位。

血培养标本必须立即送检，严禁放置冰箱保存。

4. 血培养结果的判读原则　通常，单次血培养为凝固酶阴性葡萄球菌多为皮肤定植菌污染，血培养有真菌、革兰氏阴性菌、金黄色葡萄球菌生长，通常为致病菌。

如果通过导管（或输液港）和静脉穿刺同时采血送培养，如果培养出同一种菌，并且前者出现阳性时间比后者早2小时（或者有条件的医院还可以进行定量血培养，如果前者培养生长的菌量为后者的5倍以上），则导管相关血流感染的可能性大。由于生物膜形成后抗生素无法清除，需要拔除导管，并同时将导管头或近导管头5cm长的节段在琼脂平板上滚动后培养，如果有菌生长则代表是导管外壁上的定植菌。

常规拔除静脉留置导管时，如无全身感染表现，无须常规将导管头送检细菌培养。

三、痰液培养标本的采集及结果判读

1. 痰液培养标本的种类　根据收集方法的不同，送检病原微生物的痰液标本可以是患者自行咳出的痰液、经诱导咳出的痰液、经支气管镜吸取的痰液等。由于经支气管镜留取痰液标本需要经过培训的专科医生操作，此处从略。

2. 痰液标本的留取　由于无创的痰液标本的留取，不可避免地会受到口腔定植菌的"背景干扰"，因此自行咳出痰液最好晨起漱口后留取深咳后排出后的第一口痰液；诱导咳出痰液的留取应先用干净清水清洁口腔，雾化吸入20～30ml的浓盐水（3%～10% NaCl）后，收集咳出的痰液。

3. 痰液培养结果的判读原则　为保证细菌培养结果的准确性和临床意义，避免痰液培养结果误导临床治疗，每个微生物实验室在进行培养前，应按照标准先判读痰液标本的质量是否合格。除对于明显不合格痰液标本（如唾液）予以退回外，还会根据流程简化对寄生菌群的鉴定、暂缓进一步药物敏感检测，只有在认为有临床意义时再继续进一步鉴定和进行药物敏感试验。

合格的痰液标本的标准通常是：痰液标本涂片后在显微镜每个低倍镜视野下（×10倍），上皮细胞<10个，白细胞≥25个。微生物实验室工作人员会据此判断痰液是否合格，不合格的痰液标本将被退回，不进行

进一步培养，以免结果误导临床判断。临床医生应了解这些标准，不可要求微生物实验室报告痰液培养中生长的"所有微生物"，同时尽最大可能，指导患者留取合格的痰液标本送检，根据病情必要时需借助有创性支气管镜检查获得病原学证据。

有些病原菌在体外培养条件下不易生长（如嗜肺军团菌）或生长缓慢（如结核分枝杆菌），对于痰液培养阴性的患者，根据临床情况并结合其他辅助检查结果综合判断，帮助临床判断病原体。

四、浆膜腔积液标本的采集及结果判读

浆膜腔积液可以是胸腔积液、腹水、心包积液或关节腔滑膜液，其标本的采集均需要通过相应的穿刺获得，具体步骤可参考相关材料，限于篇幅这里从略。

浆膜腔积液需在严格皮肤消毒、无菌操作下通过穿刺留取，在床旁将浆膜腔积液注入血培养瓶（可同时送需氧瓶和厌氧瓶），必要时可单独留取浆膜腔积液标本至无菌干燥容器中送检涂片染色镜检或其他病原体相关检查。

由于浆膜腔积液正常时为无菌体液，如培养有菌生长通常提示有临床意义。但在培养结果为凝固酶阴性葡萄球菌和革兰氏阳性棒状杆菌时，需除外皮肤定植菌污染之可能。

五、尿液培养标本的采集及结果判读

1. 尿液培养的注意事项　推荐只有在患者有脓尿（尿液分析中有白细胞）时，才考虑留取尿液标本送细菌培养。否则不仅缺乏临床意义，而且导致抗微生物药物不合理使用、增加细菌耐药产生。

由于尿液标本留取过程中极易污染，必须尽可能减少污染，如留尿前清洁会阴部皮肤、留取晨尿等。为避免对菌尿检出的影响，建议使用肥皂清洁会阴部皮肤，不用消毒液清洁。尽量留取清洁中段尿，必要时可以选用一次性导尿的方式留取尿液标本以减少污染。尿管留置数小时后即可形成生物膜，因此不推荐经导管收集尿液标本送培养，除非是新放置的尿管。

应使用无菌器皿收集、转运尿液标本。任何情况下，严禁从便盆、尿壶、导尿管尖端、尿袋中取尿液送细菌培养。

如果怀疑泌尿系统结核分枝杆菌感染，应留取晨尿。怀疑淋病奈瑟菌感染，需要在前次排尿≥1小时后留取首段尿20～60ml。

尿液标本收集后室温放置应<30分钟，否则应放冰箱内冷藏保存。

2. 尿液培养标本采集的种类及方法　送检细菌培养的尿液标本通常为清洁中段尿、留置尿管尿液、一次性导尿收集尿液或经耻骨上膀胱穿刺收集尿液。由于膀胱穿刺为有创操作，需要经过专业培训，作为住院医师培训教材，这里从略。

留取清洁中段尿（女性）：协助留尿者先用肥皂清洗双手后吹干，若患者自行留取需要向其充分交代注意事项。使用肥皂水或浸有肥皂液的干净纱布，充分清洁尿道口周围及会阴区域，用清水或湿纱布垫除净皂液，分开两侧阴唇，排去数毫升的初段尿液后用无菌容器采集中段尿液送检。男性患者方法类似，但必须撸起包皮充分清洗。

从留置尿管留取尿液：放掉尿管中存积的尿液，夹闭中段<30分钟，使用70%乙醇棉球消毒导尿管的采集港，用注射器无菌操作穿刺采集港留取尿液，注入无菌容器中送检。

经一次性导尿留取尿液：无菌操作导尿，将导尿管中最初流出的20～30ml尿液弃去后，用无菌容器留取尿液送检。

3. 尿液培养结果的判读原则　微生物实验室只对可能的致病菌做药物敏感试验。

通常微生物实验室仅报告菌落量>100 000CFU/ml的细菌培养结果，但不能仅以此菌落量来判定其临床意义。比如在急性尿道综合征时，细菌>200CFU/ml也可能有意义；而尿液培养中如果检出念珠菌，即使菌落量高，也很少为真正的感染致病菌。

由于无症状菌尿的管理对于抗微生物药物合理使用、减少细菌产生耐药至关重要，美国感染病学会（IDSA）更新了指南，仅建议对于孕妇和将要接受内镜下泌尿外科手术的患者术前留取尿液标本送检细菌培养，发现无症状菌尿应治疗。

如果尿液培养生长出≥3种菌，通常为污染所致；但如果两次经导尿采集的尿液标本均培养出多个来源

肠道的细菌生长并且菌量大时,应警惕肠道泌尿道瘘存在的可能;需要结合临床综合判断。

临床医生不应要求实验室报告所有生长的细菌。

六、组织培养标本的采集和结果解读

组织标本采集一般需要有资质的外科医生通过有创操作方式获得,采集和送检合格的组织标本进行培养通常需要临床医生和外科医生的良好沟通协作。因此住院医师需要了解以下组织培养标本留取和送检的原则:在手术留取组织标本前需要预先准备好无菌容器,里面放置无菌的生理盐水浸湿的纱布,保证组织标本不会脱水干燥影响送检;严禁将组织标本放入福尔马林液中固定;最好从病变的中心和周边分别留取组织标本;组织标本留取后应室温条件下尽快送检;避免将组织标本简单用棉签或拭子装进培养皿中送检。

正常无菌组织中如果培养有菌生长,通常具有临床意义。

对于体外环境下不易生长的细菌,临床通常结合组织标本送检病理检查的发现进行综合判断。

七、抗微生物药物敏感性试验的临床意义

1.抗微生物药物敏感性试验　抗微生物药物敏感性试验(简称药敏试验)是指微生物实验室对从临床标本培养出的细菌,在体外进行抗微生物药物敏感性检测,临床医师据此预测患者使用抗微生物药物的体内敏感性,综合患者的其他情况进行抗微生物药物的选择,是指导临床医生合理使用抗微生物药物的重要参考。

临床微生物实验室通常采用纸片扩散法测定抑菌圈(图12-5-1)或肉汤稀释法测定最小抑菌浓度(MIC)(图12-5-2)进行抗微生物药物的敏感性检测,再根据临床和实验室标准化研究所(CLSI)标准,报告每种抗微生物药物的药敏试验结果。在此基础上,许多临床微生物实验室近年来开展了定量扩散梯度法(即E-test)(图12-5-3),采用含有不同浓度梯度的抗微生物药物纸条,根据培养皿上细菌生长受抑制的纸条的刻度代表此抗微生物药物的MIC。

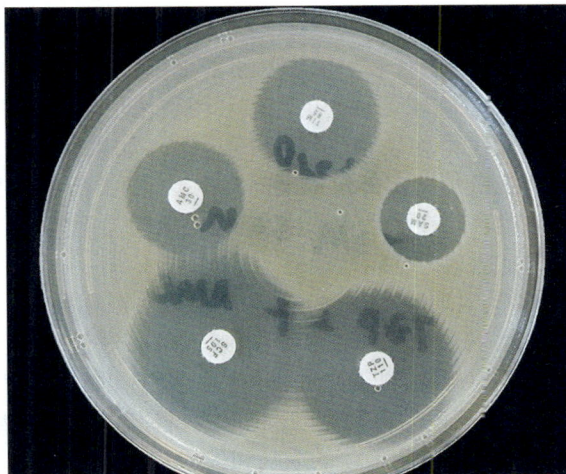

图12-5-1　经纸片扩散法测定5种抗微生物药物对质控菌株ATCC35218(大肠埃希菌)的敏感试验(图片由北京协和医院检验科细菌室刘亚丽提供)
测量每种药物周围透亮的抑菌圈的直径,参照最新实验室标准化研究所(CLSI)标准,判定药敏试验结果为敏感(S)、耐药(R)、中介(I)。TIM.替卡西林-克拉维酸;SAM.氨苄西林-舒巴坦;TZP.哌拉西林-他唑巴坦;SCF.头孢哌酮-舒巴坦;AMC.阿莫西林-克拉维酸。

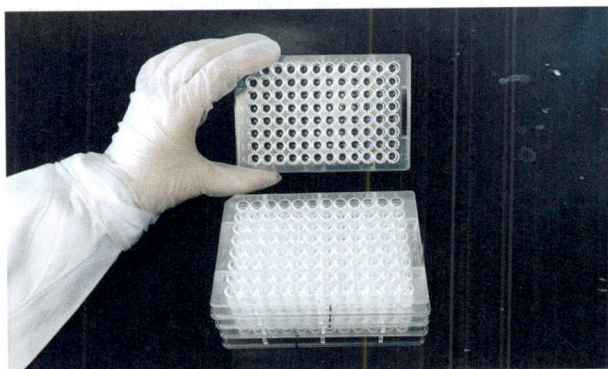

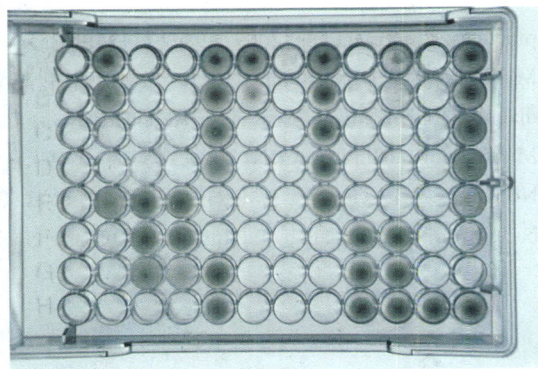

图12-5-2　使用96孔板微量肉汤稀释法进行最小抑菌浓度测定(图片由北京协和医院肖盟博士提供)

药敏试验报告通常包含3部分内容:①鉴定细菌的名称;②每种抗微生物药物定量药敏试验结果,纸片扩散法的结果代表抑菌圈直径,单位为mm,数值越大,提示此药对细菌抑制作用越明显;而MIC法的结果

则以 μg/ml 为单位，其数值越小，提示此药对细菌抑制作用越明显；③根据 CLSI 标准判断每种抗微生物药物的定性药敏试验结果，通常会分为敏感（susceptible，S）、耐药（resistant，R）、中介（intermediate，I），少数情况下也可能有剂量依赖性敏感（sensitive-dose dependent，SDD）或无判断标准（NI）。

其中"S"代表"敏感"，通常提示在临床使用常规推荐剂量时所达到的血药浓度可以有效抑制细菌生长。

其中"R"代表"耐药"，通常提示在临床使用常规推荐剂量时所达到的血药浓度不能有效抑制细菌生长，或者提示细菌已形成耐药，并可能根据耐药情况推测耐药机制。

其中"I"代表"中介"，通常提示抗微生物药物的MIC 接近临床可达到的血液和组织浓度，细菌生长受抑制程度不如敏感药物。一般认为，如果此抗微生物药物在身体特定部位浓度高（如喹诺酮类药物和 β- 内酰胺类药物在尿液中浓度高）或临床增加用药剂量，方可保证疗效。

"NI"则代表目前尚缺乏 CLSI 的判断标准。

2. 药敏试验的临床意义判读原则　药敏试验结果仅代表特定抗微生物药物对特定细菌的体外敏感性，在不同的药物、细菌之间不可进行直接比较。这里需要注意，临床疗效和多种因素有关，如：机体反应、感染部位、细菌产生毒素、生物膜形成、药代药效学参数、给药剂量、给药方式等，药敏试验结果的敏感和耐药并不能等同于临床治疗的成功和失败。

应该注意的是，病原微生物培养阴性也不代表没有感染，同样，培养阳性也不代表真正的感染。作为临床医生，应该熟悉本医院的细菌耐药谱，将理论和临床密切结合，不断提高临床分析问题解决问题的思维能力，结合病情（如感染部位、影像学结果、动态的炎症指标等）、革兰氏染色涂片、细菌鉴定及药敏试验结果综合考虑，决定抗微生物药物的合理选择。

详细的经验性抗微生物药物的选择，参见本教材的相关章节。

（王焕玲　李太生）

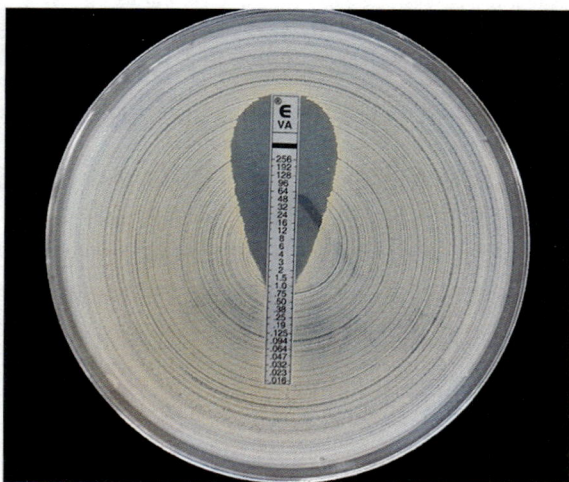

图 12-5-3　经 E-test 扩散梯度法测定万古霉素对金黄色葡萄球菌的最小抑菌浓度（MIC）。纸条和透亮的抑菌带交界处抗微生物药物浓度的刻度代表 MIC（图片由北京协和医院检验科细菌室刘亚丽提供）

推荐阅读资料

[1] JORGENSEN J H，FERRARO M J. Antimicrobial susceptibility testing: a review of general principles and contemporary practices. Clin Infect Dis, 2009, 49（11）: 1749-1755.

[2] MILLER J M，BINNICKER M J，CAMPBELL S，et al. A guide to utilization of the microbiology laboratory for diagnosis of infectious diseases: 2018 update by the Infectious Diseases Society of America and the American Society for Microbiology. Clin Infect Dis，2018，67（6）: e1-e94.

[3] NICOLLE L E，GUPTA K，BRADLEY S F，et al. Clinical practice guideline for the management of asymptomatic bacteriuria: 2019 update by the Infectious Diseases Society of America. Clin Infect Dis，2019，68（10）: e83-e110.

第十三章　旅行相关感染

一、流行病学

在旅行途中和旅行归来后患病很常见，许多研究评估了到发展中国家旅行的归国旅行者发热的流行病学。约 2/3 归国旅行者主要表现为五大综合征：无局部表现的全身性发热性疾病、急性腹泻、皮肤疾病、慢性腹泻及非腹泻性胃肠功能紊乱。发热是患病归国旅行者就诊的一个主要原因。发热患者中最常见的诊断是疟疾和登革热。

大多数患病的旅行者在从目的地返回后的 1 个月内就医，因为大多数常见的旅行相关感染潜伏期较短。然而，有时候血吸虫病、利什曼病或结核病等可能会持续数月甚至数年。因此，详细的旅行史资料采集可能对疾病诊断有所帮助。表 13-0-1 列出了较常见的潜伏期短的旅行相关感染。

旅行相关感染（病例）

知识点

旅行归来者询问病史的重要元素

- 严重的疾病
- 旅行行程和旅行时间
- 与国际旅行有关疾病的发病时间
- 既往病史和药物治疗
- 旅行前咨询的历史
  - >旅行免疫接种
  - >是否坚持疟疾化学预防
- 个人暴露史
  - >住宿类型
  - >采取昆虫预防措施（如驱蚊剂、蚊帐）
  - >饮用水源
  - >摄入生肉或海鲜或未经高温消毒的乳制品
  - >昆虫或节肢动物咬伤
  - >淡水暴露（如游泳、漂流）
  - >动物咬伤和划痕
  - >体液暴露（如文身、性活动等）
  - >海外医疗（如注射、输血等）

表 13-0-1　旅行归来后两周内出现发热的相关疾病

综合征	可能的原因
系统性发热性疾病	疟疾 登革热 伤寒 立克次体病（如丛林斑疹伤寒、斑点热）

续表

综合征	可能的原因
系统性发热性疾病	东非锥虫病
	急性人类免疫缺陷病毒（HIV）感染
	钩端螺旋体病
	埃博拉出血热
	病毒性出血热
中枢神经系统受累的发热	脑膜炎球菌性脑膜炎
	疟疾
	虫媒病毒性脑炎（如日本脑炎病毒、西尼罗河病毒）
	东非锥虫病
	管圆线虫病
	狂犬病
有呼吸道症状的发热	流感
	细菌性肺炎
	急性组织胞浆菌病或球孢子菌病
	军团菌肺炎
	Q 热
	疟疾
	兔热病
	肺鼠疫
	中东呼吸综合征（MERS）
发热和皮疹	登革热
	基孔肯雅热
	寨卡病毒病
	麻疹
	水痘
	斑疹热或斑疹伤寒组立克次体病
	伤寒
	细小病毒 B19 感染
	单核细胞增多
	急性 HIV 感染

对患者的诊断思路和处理方法首先需要了解世界各地的流行病学情况及各种疾病的临床表现。多数返回旅行者的具体旅行目的地与某些疾病的诊断相关。可以通过这些特定目的地的差异来指导诊断和经验性治疗。

二、临床表现

前往发展中国家旅行后患病较常见的临床表现包括全身性发热、腹泻和皮疹。其他还包括呼吸道症状和嗜酸性粒细胞增高等情况（表 13-0-2）。

表 13-0-2　旅行归来后就诊常见的临床表现和应该考虑的相关疾病

常见的临床发现	热带旅游后需考虑的疾病
发热伴有皮疹	登革热，基孔肯雅热，寨卡病毒病，立克次体感染，伤寒（皮肤改变可能不明显或没有），急性人类免疫缺陷病毒（HIV）感染，麻疹
发热伴有腹痛	伤寒，阿米巴肝脓肿
发热伴血常规白细胞计数正常或降低	登革热，疟疾，立克次体感染，伤寒，基孔肯雅热，寨卡病毒病
发热伴出血	病毒性出血热（登革热和其他），脑膜炎球菌菌血症，钩端螺旋体病，立克次体感染
发热伴关节痛或肌痛	基孔肯雅热，登革热，寨卡病毒病

续表

常见的临床发现	热带旅游后需考虑的疾病
发热伴嗜酸性粒细胞增多	急性血吸虫病,药物过敏反应,片吸虫病和其他寄生虫感染(罕见)
发热伴肺部浸润	常见的细菌和病毒病原体,军团病,急性血吸虫病,Q 热,钩端螺旋体病
发热伴精神状态改变	脑型疟疾,病毒性或细菌性脑膜脑炎,非洲锥虫病,丛林斑疹伤寒
单核细胞增多症	EB 病毒感染,巨细胞病毒感染,弓形虫病,急性 HIV 感染
发热持续>2 周	疟疾,伤寒,EB 病毒感染,巨细胞病毒感染,弓形虫病,急性 HIV 感染,急性血吸虫病,布鲁氏菌病,肺结核,Q 热,黑热病(罕见)
旅行归来后>6 周发病,发热	间日疟或卵形疟,急性肝炎(乙型、丙型或戊型),结核,阿米巴肝脓肿

返回旅行者如出现发热伴严重的临床表现或脏器功能损伤,临床医生必须对患者进行早期评估,比如是否发病前曾访问疟疾流行区。临床医生需重点评估患者是否存在传染性强的、进展迅速的感染性疾病。在某些情况下,如果旅行者在旅行时感染了可能具有传染性的威胁公众健康的病原体(如黄热病或埃博拉病毒),应该及时进行传染病传报和采取恰当的隔离防护措施(表 13-0-3)。

表 13-0-3　发热的常见原因(按旅行目的地区域划分)

地理区域	常见的热带疾病	在旅行者中引起暴发或集群的其他感染
加勒比海	基孔肯雅热,登革热,疟疾(海地),寨卡病毒病	急性组织胞浆菌病,钩端螺旋体病
中美洲	基孔肯雅热,登革热,疟疾(主要是间日疟原虫),寨卡病毒病	钩端螺旋体病,组织胞浆菌病,球孢子菌病
南美洲	基孔肯雅热,登革热,疟疾(主要是间日疟原虫),寨卡病毒病	巴尔通体病,钩端螺旋体病,伤寒,组织胞浆菌病
中南亚	登革热,伤寒,疟疾(主要是非恶性疟原虫)	基孔肯雅
东南亚	登革热,疟疾(主要是非恶性疟原虫)	基孔肯雅热,钩端螺旋体病
撒哈拉以南非洲	疟疾(主要是恶性疟原虫),蜱虫立克次体(南部非洲发热的主要原因),急性血吸虫病,登革热	非洲锥虫病,基孔肯雅热,伤寒,丝虫病

大多数旅行者腹泻病例是急性和自限性的,但部分旅行者会出现持续(>14 日)的胃肠道症状。持续性旅行者腹泻可能存在以下几种情况:①持续性一种或多种病原体感染;②先前未确诊的胃肠道疾病因为肠道感染而加重;③感染后现象。

皮肤问题是返回旅行者中最常见的医疗问题。皮肤问题通常属于以下类别之一:①伴有发热的,可能合并细菌感染;②不伴有发热的。大多数皮肤问题都很轻微。

返回的旅行者常出现咳嗽、咳痰等呼吸系统症状,可能与呼吸系统病毒感染有关。如果出现发热伴严重的呼吸系统症状,临床医生需注意鉴别季节性流感、细菌性肺炎、疟疾等常见的感染性疾病,同时需关注一些少见的疾病,如军团菌病。如果患者旅行史匹配且呼吸系统症状无法用其他原因解释,临床需考虑鉴别中东呼吸综合征(MERS)、H7N9 禽流感等疾病,对于这些疑似病例,应立即通知当地卫生主管部门和疾病预防控制中心。

返回的旅行者中的嗜酸性粒细胞增多症表明可能有蠕虫感染。过敏性疾病、血液系统疾病和一些其他病毒、真菌和原生动物感染也可引起嗜酸性粒细胞增多。寄生虫的肺部迁移过程中可能存在发热和嗜酸性粒细胞增多,如钩虫、蛔虫和类圆线虫。急性血吸虫病也是发热和嗜酸性粒细胞增多的原因,并且可能与肺部浸润有关。与嗜酸性粒细胞增多相关的其他寄生虫感染包括慢性类圆线虫病、内脏幼虫迁移、淋巴丝虫病和急性旋毛虫病。

三、治疗

大多数旅行后疾病可以在门诊进行治疗,但是一些患者,特别是那些患有系统性发热疾病的患者,可能需要住院治疗。此外,一些传染性疾病如埃博拉或 MERS,需要加强感染控制措施,并可能需要更高水平的护理。严重的临床症状,如急性呼吸窘迫、精神状态改变和血流动力学不稳定,需要住院治疗。怀疑患有疟疾的患者，临床医生应尽早收治入院评估，一方面疟疾的诊断可能会滞后，另一方面疟疾进展迅速，可引起严重的并发症，因此尽早安排住院治疗对怀疑患有疟疾的患者尤为重要。建议对于严重的旅行相关感染，诊治复杂或诊断不明确病例时咨询感染科专科医师。热带医学或传染病专家应参与需要专门治疗的病例，如脑囊虫病、重症疟疾和利什曼病等。

（张文宏）

推荐阅读资料

[1] Freedman D O，Chen L H，Kozarsky P E. Medical considerations before international travel. N Engl J Med，2016，375（3）：247-260.

[2] Thwaites G E，Day N P. Approach to fever in the returning traveler. N Engl J Med，2017，376（6）：548-560.

第十四章 医院感染

一、基本概念

医院感染（healthcare-associated infection，HAI）是指住院患者在医院内获得的感染，包括在住院期间发生的感染和在医院内获得而在出院后出现临床表现的感染，可以是局部或系统感染，但不包括入院前已存在或入院时已处于潜伏期的感染。医院工作人员在医院内获得的感染也属于医院感染。以往医院感染也被称为医院内感染（nosocomial infection，NI）、医院获得性感染（hospital-acquired infection，HAI）。医源性感染指诊疗过程中由于病原体传播造成的感染，医源性感染属于医院感染。美国疾病预防控制中心（CDC）/国家医疗安全网络（NHSN）2009年诊断标准使用通用术语"医疗保健相关感染"代替医院内感染，定义为因感染的病原体或其毒素导致的局部或全身不良反应，且该感染在患者进入医疗机构时不存在或不处于感染的潜伏期。医院感染按临床诊断报告，应力求作出病原学诊断。

医院感染的发生既可以由皮肤、鼻腔、消化道等部位的内源性常驻菌引起，也可以由医疗环境、医疗设备和器械、访客、医务人员带给患者的外源性病原体引起[亦称交叉感染（cross infection）]。新生儿经产道获得的感染也属于医院感染。

事实上，至少三分之一的医院感染是可以通过有效措施控制而不发生的，因此有效控制医院感染不仅对于保障患者医疗安全、减少医疗费用支出非常重要，同时对当今十分复杂的医疗环境下减少医疗纠纷亦有着重要的意义。

二、病原学特点

细菌、病毒、真菌、立克次体和原虫等均可引起医院感染。在临床上，引起医院感染的病原体可以是典型的致病微生物，如结核分枝杆菌、志贺菌、肝炎病毒等，但更多的是由条件致病菌引起，如葡萄球菌、肠球菌、大肠埃希菌、铜绿假单胞菌、鲍曼不动杆菌、厌氧菌、念珠菌等。这些条件致病菌主要来源于人体的定植菌群或外环境，对于住院患者或免疫功能低下者可以引起严重的感染。条件致病菌的另一个特点是对外环境具有特殊的适应性和较强的抵抗力，如铜绿假单胞菌、阴沟肠杆菌，广泛分布于医院的各种环境，尤其是潮湿的地方和物体表面。由于临床上抗菌药物的广泛应用甚至滥用，医院感染的病原体多为耐药菌，甚至是3种以上抗菌药物耐药的多重耐药菌，例如产生头孢菌素酶（cephalosporin producing enzyme，AmpC酶）和超广谱β-内酰胺酶（extended spectyum β lactamase，ESBL）的肠杆菌科细菌、耐甲氧西林金黄色葡萄球菌（methicillin-resistant staphylococcus Aureus，MRSA）、耐万古霉素肠球菌（vancomycin resistant enterococci，VRE）、耐青霉素肺炎链球菌（penicillin resistant pneumoniae，PRP），以及耐碳青霉烯类鲍曼不动杆菌（carbapenems resistant acinetobacter baumannii，CRAB）、耐碳青霉烯类铜绿假单胞菌（carbapenems resistant pseudomonas aeruginosa，CRPA）和耐碳青霉烯类肠杆菌科细菌（carbapenems resistant enterobacteriaceae，CRE）等，这些耐药菌感染治疗时抗菌药物的选择十分有限而使得治疗极为困难。2015年美国CDC首次将18种耐药严重的细菌分为"紧急""严重""值得关注"三个威胁等级，而"紧急"级别威胁中占据首位的是CRE，其中肺炎克雷伯菌占大多数，同时由于其具有高毒力，已成为全球耐药菌防治关注的焦点。

三、流行病学特征

（一）感染源

感染患者、细菌定植或寄居者（亦称带菌者）是重要的感染源，医院工作人员、陪护人员都可以是带菌者而成为感染源。医院环境中的任何物体包括医疗设备等被病原体污染后均可成为感染源。

（二）传播途径

在医院感染中，接触传播是最主要的传播途径，其次是血液传播、医疗器械传播和空气飞沫传播等，生物媒介传播少见。

1. 接触传播　病原体可经患者或医院工作人员的手、医疗设备、病室内物品等直接或间接接触传播。新生儿经产道获得的感染也属接触传播。

2. 血液传播　主要见于乙型肝炎病毒、丙型肝炎病毒和人类免疫缺陷病毒传播。

3. 医疗器械传播　侵袭性诊疗器械或设备，如手术器械、导管、内镜、呼吸机、输液器、血液透析装置等受病原体污染导致感染传播，一旦发生，可在短期内甚至同时引起多人感染，有医院感染暴发风险。

4. 空气飞沫传播　以空气中带有病原微生物的气溶胶微粒和尘埃为媒介。空调传播是空气传播的特殊形式，军团菌可以存在于医院的供水、制冷系统中，形成气溶胶经空气传播而感染。雾化吸入和吸氧装置也可传播病原菌。

（三）易感人群

住院患者容易发生医院感染的因素较多，例如：①所患疾病严重影响了机体的细胞免疫或体液免疫功能，如血液病、恶性肿瘤、糖尿病、严重肝病、尿毒症、风湿免疫病、严重心肺基础病；②新生儿、婴幼儿和老年人；③烧伤或严重创伤患者；④接受免疫抑制剂治疗、器官移植、各种侵袭性操作、植入物手术、长期使用广谱抗菌药物、接受污染手术的患者等。

四、发病机制

1. 侵袭性诊疗操作导致宿主皮肤黏膜等解剖屏障破坏。创伤、烧伤、手术、留置尿管、血管内留置导管、机械通气和各种内镜检查等侵袭性操作造成患者皮肤黏膜等解剖屏障的破坏，为病原体入侵提供了直接的机会。

2. 宿主免疫功能降低导致免疫屏障受损。免疫抑制剂治疗、肿瘤放射治疗、化学治疗、器官移植、艾滋病及糖尿病、肝病、血液病、恶性肿瘤、慢性基础疾病等，导致机体免疫功能低下，成为医院感染的重要因素。

3. 不合理使用抗菌药物导致宿主微生物屏障失衡。长时间广谱抗菌药物使用导致体内正常菌群受到抑制而削弱了定植抵抗力，破坏了宿主微生态的平衡，造成微生物屏障失衡，同时使一些耐药菌株被选择出来引起医院感染。

五、医院感染的临床特点与诊断

医院感染在临床上既具有一般感染的特点，又具有不典型性、隐蔽性的特点。如患者的基础疾病和原有感染掩盖了医院感染的症状体征，免疫功能低下患者发生感染时临床表现可以不典型甚至缺如，实验室检查和影像学检查也可以不典型甚至缺如。由于多为条件致病菌感染，临床上有时难以区分污染菌、定植菌和致病菌，这些都增加了及时发现和诊断医院感染的难度。医院感染的诊断主要依据患者的临床表现（症状、体征）、实验室检查、影像学结果，流行病学资料可以作为参考。流行病学资料在医院感染流行或暴发时更有意义，特别是发生传染病医院感染暴发（如 SARS、COVID-19）时。

根据我国卫生部 2001 年发布的《医院感染诊断标准（试行）》和美国 CDC 2009 年版医院感染的诊断标准，下述情况属于医院感染：①无明确潜伏期的感染，入院 48 小时后发生的感染为医院感染；有明确潜伏期的感染，自入院时起超过平均潜伏期后发生的感染为医院感染；②本次感染与上次住院密切相关，是上次住院期间获得的感染；③在原有感染的基础上出现其他部位新的感染（除外脓毒血症迁延病灶），或在原有感染基础上又分离出新的病原体（除外污染和原来的混合感染）的感染；④新生儿在分娩过程中或产后获得的感染；⑤医务人员在医院工作期间获得的感染。

下列情况不属于医院感染：①皮肤黏膜开放性伤口只有细菌定植而无炎症表现；②新生儿经胎盘获得的感染（多为出生 48 小时内发病），如单纯疱疹、弓形虫病、水痘等；③由于物理化学因素刺激而产生的炎性反应；④患者入院时已存在的感染在住院期间出现并发症或扩散；⑤潜在感染的激活（如带状疱疹、梅毒、结核）。

在医院感染诊断中，必须重视病原学诊断，包括细菌真菌培养、血清学检测、分子生物学检测如聚合酶链反应（PCR）方法检测病原体基因等，但务必正确采集标本，不要把污染或定植的微生物误判为感染的病原体，否则不仅导致诊断错误，还会贻误治疗，或致抗菌药物的不合理使用。同时医院感染诊断还可以借助病理学检查，如非结核分枝杆菌感染、肺部真菌感染时，组织病理学检查具有重要意义。

六、临床常见的医院感染

虽然医院感染发生的部位不同，病原体亦有多种，但严重影响患者医疗安全，有预防措施可以控制的常见医院感染主要包括四种：①中心导管相关血流感染；②呼吸机相关肺炎；③尿管相关尿路感染；④手术部位感染。本章主要介绍以上四种医院感染的诊断标准。

（一）中心导管相关血流感染

血流感染包括原发性血流感染和继发性血流感染。原发性血流感染指有细菌学证据的血流感染，而没有明确的其他部位感染。中心导管相关血流感染（central line-associated bloodstream infection，CLABSI）特指留置中心导管期间或拔除导管 48 小时内发生的原发性血流感染。导致感染的导管留置最短时间没有界定。原发性血流感染诊断标准如下：

标准 1　患者有 1 个或多个血培养检出公认的致病菌（如金黄色葡萄球菌、肠球菌属、大肠埃希菌、假单胞菌属、克雷伯菌属、假丝酵母菌属等），且与其他部位的感染无关。

标准 2　患者具备以下症状或体征之一：发热（体温>38℃）、寒战、低血压；而且上述症状、体征及实验室阳性结果与其他部位感染无关，并且不同时间（48 小时内）采集的 2 次或以上血培养发现常见皮肤污染菌，如类白喉杆菌、芽孢杆菌、丙酸杆菌属、凝固酶阴性葡萄球菌、草绿色链球菌、气球菌属、微球菌属。≤1 岁的婴儿至少有以下症状体征之一：发热（体温>38℃），低体温（肛温<36℃），呼吸暂停，或者心动过缓。

（二）呼吸机相关肺炎

呼吸道感染一直占我国医院感染的首位，但呼吸机相关肺炎（entilator associated pneumonia，VAP）的具体发病率尚不清楚。由于机械通气显著增加了患者发生肺炎的机会，欧美等国家对 VAP 进行了主动监测。美国国家医疗安全网络（NHSN）报告，2012 年不同病区的 VAP 发生率为 0～4.4/ 千置管日，且多数病原菌为多重耐药菌。因此临床对 VAP 应高度重视。

肺炎的诊断依赖于影像学、临床和实验室检查结果。VAP 特指气管插管的机械通气患者或拔除插管 48 小时内发生的肺炎。VAP 诊断标准如下：

1. 症状 / 体征 / 实验室证据　至少符合下列之一：发热（体温>38℃），无其他已知的原因；外周血白细胞增多（>12×10⁹/L）或白细胞减少（<4×10⁹/L）；年龄≥70 岁者，精神状态改变无其他已知的原因。且至少具备以下表现中的两项：新出现的脓痰，或痰的性质改变，呼吸道分泌物增加，或吸痰增加；新发或加重的咳嗽、呼吸困难、呼吸急促；啰音或支气管呼吸音；换气恶化（如氧饱和度降低、需氧量增加或通气需求增加）。

2. 影像学证据　两套或多套胸部 X 线片或 CT 至少符合下列之一：新发或进展性或持续性浸润、实变、空洞形成；若患者无心肺基础疾病（如呼吸窘迫综合征、肺水肿、慢性阻塞性肺疾病），一次确定的 X 线胸片或 CT 即可。

美国 CDC 2013 年提出了呼吸机相关事件（ventilator-associated event，VAE）的监测概念，VAE 包括呼吸机相关状态（ventilator-associated condition，VAC）、呼吸机相关感染并发症（infection-related ventilator-associated complication，IVAC）、可疑呼吸机相关肺炎（possible VAP，PVAP）。

（三）尿管相关尿路感染

尿管相关尿路感染（catheter-associated urinary tract infection，CAUTI）是最常见的医院感染之一，尿路感染处理不及时，常导致膀胱炎、肾盂肾炎、革兰氏阴性杆菌脓毒血症、前列腺炎、附睾炎、睾丸炎等并发症。因此必须充分重视 CAUTI，特别是有尿路侵袭性操作时，应采取有效措施，预防感染发生。

临床上尿路感染常分为有症状尿路感染（symptomatic urinary tract infection，SUTI）、无症状细菌性尿路感染（asymptomatic bacteremic urinary tract infection，ABUTI）和其他尿路感染（other urinary tract infection，OUTI）。CAUTI 特指留置导尿管或拔除导尿管 48 小时内发生的尿路感染。首先尿路感染是诊断的基础，而 OUTI 不属于 CAUTI 的诊断范畴。

1．有症状尿路感染诊断标准　必须符合以下任一标准。

标准 1　留置尿管或拔除 48 小时内，留取尿标本时存在以下任一无其他原因可解释的症状或体征：体温超过 38℃、耻骨上压痛、肋脊角疼痛或叩痛、尿路刺激症（尿频、尿急、尿痛、排尿困难）；且尿培养阳性（细菌不超过 2 种，同时至少一种细菌菌落数≥10^5CFU/ml）。≤1 岁的婴儿至少有以下症状体征之一：发热（体温>38℃）、低体温（<36℃）、呼吸暂停、心动过缓、尿痛、嗜睡、呕吐。

标准 2　留置尿管或拔除 48 小时内，留取尿标本时存在以下任一症状或体征，无其他原因可解释：体温超过 38℃、耻骨上压痛、肋脊角疼痛或叩痛、尿路刺激症（尿频、尿急、尿痛、排尿困难）；且尿液检查具备以下任一条件：白细胞酯酶或亚硝酸盐阳性；脓尿≥10 个白细胞 /mm^3 或非离心尿≥3 个白细胞 /高倍视野；非离心尿涂片发现细菌，且尿培养阳性（细菌不超过 2 种，同时至少一种细菌菌落数 10^3～10^5CFU/ml）。

2．无症状细菌性尿路感染诊断标准　留置尿管，无任何症状或体征，如体温未超过 38℃、无尿频、尿急、尿痛、排尿困难、耻骨上压痛或肋脊角疼痛或叩痛，尿培养阳性（细菌不超过 2 种，同时至少一种细菌菌落数≥10^5CFU/ml），且血培养至少发现一种与尿培养一致的细菌。当匹配的尿路病原菌为皮肤常见共生菌时，尿培养阳性结果至少与来自不同部位的 2 次血培养匹配。

（四）手术部位感染

手术部位感染（surgical site infection，SSI）是指发生在切口或手术深部器官或腔隙的感染，如切口感染、器官脓肿、腹膜炎等，不包括术后与手术操作无关的感染，如术后肺炎、尿路感染等。手术部位感染是外科常见的并发症，美国 NHSN 2011 年监测数据显示手术部位感染总体感染率为 1.9%，据估计有 15.75 万例手术部位感染，我国学者报道的感染率因手术部位不同而呈现显著不同。虽然洁净手术室的空气层流技术、灭菌技术、保护屏障、手术技巧、围术期抗菌药物使用等控制措施不断改善，但手术部位感染依然是重要的医院感染，仍是外科面临的难题。

手术部位感染分为表浅切口感染、深部切口感染和器官/腔隙感染。

1．表浅切口感染　发生在术后 30 日内（手术当日为第 1 日），感染仅累及切口处皮肤和皮下组织，并符合以下任一条件。

（1）表浅切口有脓性分泌物。

（2）无菌方法获取的表浅切口分泌物或组织培养出致病菌。

（3）至少有以下一项症状或体征：局部红、肿、热、痛，外科医生再次切开伤口引流。

（4）外科医生、主治医生诊断的表浅切口感染。

2．深部切口感染　发生在术后 30 日或 90 日内（根据手术类型不同确定，详见美国 CDC 监测文件），如有植入物，则发生在术后 1 年内，感染累及筋膜或肌层，并符合以下任一条件。

（1）深部切口有脓性引流物。

（2）深部切口自然裂开或外科医生再次切开伤口、培养阳性或未送检；并具备以下任一症状或体征：体温超过 38℃、局部疼痛或压痛。

（3）再次进行手术探查、组织病理学或放射影像学检查，发现脓肿或其他累及深部切口感染的证据。

3．器官/腔隙感染　发生在术后 30 日或 90 日内（根据手术类型不同确定，详见美国 CDC 监测文件），如有植入物，则发生在术后 1 年内；感染累及除皮肤、筋膜和肌层以外的任何部位，裂开或经再次手术打开，并符合以下任一条件。

（1）通过切口放置在器官/腔隙的引流管有脓性引流物。

（2）无菌方法获取的器官/腔隙引流物或组织细菌培养阳性。

（3）再次手术探查、组织病理学或放射影像学检查，发现脓肿或其他累及器官/腔隙感染的证据。

七、治疗原则

1．病原治疗　根据病原体种类、药敏试验结果、感染部位、患者基础疾病、免疫功能状态、抗菌药物药代动力学/药效动力学特点，选择适当的抗菌药物，同时强调正确的给药途径、间隔、剂量、疗程，合理的联合用药等原则。

2．对症治疗　根据患者病情酌情处理：①积极治疗基础疾病；②维持水、电解质的平衡和补充必要热量和营养；③维护脑、心、肺、肝、肾等重要的器官功能；④有脓肿形成或炎性积液者应及时采取有效的外科干预切开引流措施等。

八、医院感染的预防与控制

目前，国内外在预防与控制医院感染方面推出了一系列行业规范和指南。中心导管相关血流感染、呼吸机相关肺炎、尿管相关尿路感染、手术部位感染的防控措施请见相关参考文献，由于篇幅所限此处从略。本章仅就常见医院感染的预防与控制通用原则和关键措施进行简要介绍，其中无菌技术、消毒灭菌、标准预防、手卫生、隔离技术、安全注射、监测与报告、医疗废物处置等措施是最常用也是至关重要的通用原则，应贯穿于医院感染预防与控制的全部过程。无菌技术、消毒灭菌内容本章从略。

（一）标准预防

基于所有患者的血液、体液、分泌物、排泄物、非完整皮肤和黏膜均有潜在传染性的原则，穿戴适宜的防护用品。标准预防的概念强调的是双向保护的理念，既要防止疾病从患者传播至医务人员，也要防止从医务人员传播至患者和从患者传播至医务人员再传播至患者。

标准预防的措施包括：①医务人员接触患者的血液、体液、分泌物、排泄物时必须根据可能的暴露途径采取必要的防护措施，如戴手套、口罩、帽子、穿隔离衣；②在进行有可能产生喷溅的操作时，应穿防护服或防水围裙、戴眼罩或防护面具；③严格执行手卫生；④重复使用的诊疗物品和设备应该确保在下一患者使用前清洁消毒或灭菌；⑤正确处置针头等锐器，防止锐器伤。

（二）隔离技术

在标准预防的基础上，应根据感染性疾病的传播途径，采取相应的传播途径隔离与预防，主要包括接触隔离、呼吸道隔离、血液体液隔离等。

1. 接触隔离　适用于预防病原体通过直接或间接接触患者或患者诊疗环境而引起的感染性疾病，如手足口病、多重耐药菌、诺如病毒感染等。接触隔离要求：①患者安置于单人病房，或同病种患者安置于同一病房，限制患者活动范围，并在医疗、护理单元最后完成该患者的相应工作；②医务人员严格执行手卫生，正确进行个人防护（接触患者血液、体液、分泌物、排泄物等戴手套，从事可能污染工作服操作时穿隔离衣，进行可能喷溅操作戴医用外科口罩、帽子、护目镜、手套并穿隔离衣），接触不同的患者需要更换隔离衣并洗手。为患者换药时应戴清洁乳胶手套；③患者血压计、听诊器等物品专用，不能专用的可复用诊疗设备或用品要严格清洁消毒或灭菌后，方可用于其他患者；④加强物体表面及环境的清洁消毒，正确处理患者的医疗废物；⑤患者转科、出院或死亡，病室应进行终末消毒。

2. 呼吸道隔离　适用于预防病原体通过空气和/或飞沫传播而引起的感染性疾病，如肺结核、水痘、麻疹、流行性感冒、流行性腮腺炎等。呼吸道隔离要求：①患者隔离、医务人员手卫生、诊疗物品专用、环境物体表面清洁消毒、医疗废物处置、终末消毒遵循上文接触隔离相关要求；②督促患者及陪护戴口罩，重视呼吸道卫生和咳嗽礼仪宣教；③正确进行个人防护，进入病区戴医用外科口罩（进入肺结核、新冠肺炎病区应戴医用防护口罩）、帽子，接触患者及其血液、体液、分泌物、排泄物等戴手套，从事可能污染工作服的操作时穿隔离衣，进行可能喷溅操作戴医用防护口罩、帽子、护目镜、手套并穿隔离衣）；④加强开窗通风。

3. 血液体液隔离　适用于预防病原体通过血液、体液暴露而引起的感染性疾病，如乙型肝炎病毒、丙型肝炎病毒、梅毒、艾滋病病毒等血源性病原体。血液体液隔离要求：①医务人员手卫生、医疗废物处置、终末消毒遵循上文接触隔离相关要求；②防止锐器伤；③正确进行个人防护，避免皮肤黏膜暴露；④血源性病原体暴露后正确处置；⑤使用含氯消毒剂进行诊疗物品及环境物体表面清洁消毒时适当增加消毒剂浓度。

（三）手卫生

是医务人员洗手、卫生手消毒和外科手消毒的总称。洗手和卫生手消毒应该遵循的基本原则：手部有可见污染时应用肥皂或皂液、流动水洗手；手部无可见污染时可用速干手消毒剂揉搓双手。外科手消毒必须先洗手、后消毒；不同患者手术之间、手套破损或手被污染时，应该重新外科手消毒。世界卫生组织（WHO）提倡手卫生的五个重要时刻"二前三后"：接触患者前；进行清洁（无菌）操作前；接触体液后；接触患者后；接触患者周围环境后。执行手卫生方法遵循国内外通用的六步洗手法。

（四）安全注射

安全注射是指对接受注射者无害，实施注射操作的医务人员不暴露于可避免的风险及注射后废弃物不对环境和他人造成危害。包括注射器具管理、注射用药管理、注射部位无菌操作、操作人员预防锐器伤等，如一次性使用输液器、输血器、输液装置、注射器等不可重复使用，确保一人一针一管一用；注射用药应在有效期内使用，并确保未被污染；遵循无菌操作原则，重视注射部位的清洁消毒；操作过程中做好职业防护，规范处理锐器避免针刺伤。

（五）监测与报告

医院感染暴发是指在医疗机构或其科室的患者中，短时间内发生3例以上同种同源感染病例的现象。疑似医院感染暴发是指在医疗机构或其科室的患者中，短时间内出现3例以上临床症候群相似、怀疑有共同感染源的感染病例；或者3例以上怀疑有共同感染源或共同感染途径的现象。医院感染监测是预防与控制的基础，是早期发现医院感染暴发的前提，对于可疑感染患者，医务人员要及时进行标本送检及感染相关检验检查，协助感染的诊断并积极上报医院感染病例，一旦发现医院感染暴发或疑似暴发，立即报告医院感染管理部门，并协助开展流行病学调查以及预防与控制措施的落实。

（六）医疗废物处置

临床上产生的废物分为医疗废物、生活垃圾、可回收非医疗废物，医疗废物分为感染性废物、损伤性废物、药物性废物、病理性废物和化学性废物，以感染性废物和损伤性废物为主，棉签/纱布等被患者血液/体液/排泄物污染的物品、使用后的一次性医疗用品及一次性医疗器械等属于感染性废物，医用针头、缝合针、手术刀、注射器针头等能够刺伤或者割伤人体的废弃医用锐器属于损伤性废物，应正确分类收集。发生医疗废物泄漏、流失、扩散等意外事故应及时报告医疗废物主管部门，按照相关规定进行处置。

总之，医院感染控制的核心是控制"可控"的感染，也就是控制那些具有明显危险因素并通过医务人员、诊疗流程等环节改变而可以少发生甚至不发生的感染。虽然目前还不能将医院感染的发生率降低至零，但是我们至少在应对每一次感染时应该保持"怎样才能不发生"的"零容忍"态度，作为对患者的承诺，"至少不能给患者带来伤害"！

九、医务人员的职业暴露与防护

由于职业的特殊性，医务人员长期工作在医疗机构，直接或间接与患者接触，时刻面临着职业暴露和医院感染的危险，如生物性暴露（锐器伤暴露于血源性传播疾病）、化学性暴露（频繁接触消毒剂、麻醉剂、细胞毒性化疗药物等）、物理性暴露（接触放射线、激光等）。医务人员既可能是医院感染的受害者也可能是传播者，因此做好医务人员的职业防护具有十分重要的意义。

医务人员职业防护的基本原则是标准预防，概念及措施见上文。

基于传播途径的预防措施包括：①经空气及飞沫等呼吸道传播疾病的预防，如接触新冠肺炎、肺结核、水痘、麻疹等呼吸道传染病时，除标准预防外，还应采取呼吸道保护措施，同时实施空气及飞沫隔离与预防措施，佩戴医用防护口罩（N95口罩）；②经接触传播疾病的预防，如接触肠道传染病、耐药菌感染、皮肤感染等，除标准预防外，还应实施接触隔离预防措施，尤其注意严格执行手卫生、穿隔离衣、戴手套，正确处理患者的医疗废物；③经血源性传播疾病的预防，如接触乙型肝炎、丙型肝炎、艾滋病患者血液或体液时，除标准预防外，尤其注意正确处理锐器、防止针刺伤。如果意外发生血源性传播疾病暴露的锐器伤后，应立即正确处理局部伤口，报告医院感染管理部门，到感染疾病科等相关科室进一步咨询、评估和随访，按照《血源性病原体职业接触防护导则》（国家职业卫生标准GBZ/T213—2008）实施，及时进行血清学监测和预防性用药或乙肝疫苗接种等。

（高 燕）

推荐阅读资料

[1] ANDERSON D J, PODGORNY K, ERRIOS-TORRES S I, et al. Strategies to prevent surgical site infections in acute care hospitals: 2014 update. Infect Control Hosp Epidemiol, 2014, 35（6）: 605-627.

[2] KLOMPAS M, BRANSON R, EICHENWALD E C, et al. Strategies to prevent ventilator-associated pneumonia in acute

care hospitals: 2014 update. Infect Control Hosp Epidemiol, 2014, 35(8): 915-936.

[3] MARSCHALL J, MERMEL L A, FAKIH M, et al. Strategies to prevent central line-associated bloodstream infections in acute care hospitals: 2014 update. Infect Control Hosp Epidemiol, 2014, 35(7): 753-771.

[4] LO E, NICOLLE L E, COFFIN S E, et al. Strategies to prevent catheter-associated urinary tract infections in acute care hospitals: 2014 update. Infect Control Hosp Epidemiol, 2014, 35(5): 464-479.

第十五章　法定传染病报告与处理流程

一、传染病疫情报告制度

1.疾病预防控制机构、医疗机构和采供血机构及其执行职务的人员发现法定传染病疫情或者发现其他传染病暴发、流行及突发原因不明的传染病时,应当遵循疫情报告属地管理原则,按照国务院规定的或者国务院卫生行政部门规定的内容、程序、方式和时限报告。

2.疾病预防控制机构违反《中华人民共和国传染病防治法》规定,有下列情形之一的,由县级以上人民政府卫生行政部门责令限期改正,通报批评,给予警告;对负有责任的主管人员和其他直接责任人员,依法给予降级、撤职、开除的处分,并可以依法吊销有关责任人员的执业证书;构成犯罪的,依法追究刑事责任。

(1)未依法履行传染病监测职责的。

(2)未依法履行传染病疫情报告、通报职责,或者隐瞒、谎报、缓报传染病疫情的。

(3)未主动收集传染病疫情信息,或者对传染病疫情信息和疫情报告未及时进行分析、调查、核实的。

(4)发现传染病疫情时,未依据职责及时采取《中华人民共和国传染病防治法》规定的措施的。

(5)故意泄露传染病患者、病原携带者、疑似传染病患者、密切接触者涉及个人隐私的有关信息、资料的。

3.医疗机构违反《中华人民共和国传染病防治法》规定,有下列情形之一的,由县级以上人民政府卫生行政部门责令改正,通报批评,给予警告;造成传染病传播、流行或者其他严重后果的,对负有责任的主管人员和其他直接责任人员,依法给予降级、撤职、开除的处分,并可以依法吊销有关责任人员的执业证书;构成犯罪的,依法追究刑事责任。

(1)未按照规定承担本单位的传染病预防、控制工作、医院感染控制任务和责任区域内的传染病预防工作的。

(2)未按照规定报告传染病疫情,或者隐瞒、谎报、缓报传染病疫情的。

(3)发现传染病疫情时,未按照规定对传染病患者、疑似传染病患者提供医疗救护、现场救援、接诊、转诊的,或者拒绝接受转诊的。

(4)未按照规定对本单位内被传染病病原体污染的场所、物品及医疗废物实施消毒或者无害化处置的。

(5)未按照规定对医疗器械进行消毒,或者对按照规定一次使用的医疗器具未予销毁,再次使用的。

(6)在医疗救治过程中未按照规定保管医学记录资料的。

(7)故意泄露传染病患者、病原携带者、疑似传染病患者、密切接触者涉及个人隐私的有关信息、资料的。

二、传染病疫情报告内容

(一)服务对象

辖区内法定传染病病例、疑似病例、密切接触者及相关人群。

(二)服务内容

1.传染病疫情管理　在疾病预防控制机构和其他专业机构指导下,乡镇卫生院、村卫生室和社区卫生服务中心(站)协助开展传染病疫情风险排查、收集和提供风险信息,参与风险评估和应急预案制(修)订。

2.传染病的发现、登记　乡镇卫生院、村卫生室和社区卫生服务中心(站)应规范填写分诊记录、门诊日志、入/出院登记本、X线检查和实验室检测结果登记本,或由电子病历、电子健康档案自动生成规范的分诊记录、门诊日志、入／出院登记、检测检验和放射登记。首诊医生在诊疗过程中发现传染病患者及疑似患者后，按要求填写《中华人民共和国传染病报告卡》(简称《传染病报告卡》)或通过电子病历、电子健康档案自动抽取符合交换文档标准的电子传染病报告卡。

3．传染病相关信息报告

(1)报告程序与方式：具备网络直报条件的机构，在规定时间内进行传染病相关信息的网络直报；不具备网络直报条件的，按相关要求通过电话、传真等方式进行报告，同时向辖区县级疾病预防控制机构报送《传染病报告卡》。

(2)报告时限：发现甲类传染病和乙类传染病中的肺炭疽、传染性非典型肺炎、埃博拉出血热、人感染禽流感、寨卡病毒病、黄热病、拉沙热、裂谷热、西尼罗病毒等新发输入传染患者和疑似患者，或发现其他传染病时，应按有关要求于 2 小时内报告。发现其他乙、丙类传染病患者、疑似患者和规定报告的传染病病原携带者，应于 24 小时内报告。

知识点

法定传染病

《中华人民共和国传染病防治法》规定的传染病分为甲类、乙类和丙类。

甲类传染病是指：鼠疫、霍乱。

乙类传染病是指：传染性非典型肺炎、艾滋病、病毒性肝炎、脊髓灰质炎、人感染高致病性禽流感、麻疹、肾综合征出血热、狂犬病、流行性乙型脑炎、登革热、炭疽、细菌性和阿米巴性痢疾、肺结核、伤寒和副伤寒、流行性脑脊髓膜炎、百日咳、白喉、新生儿破伤风、猩红热、布鲁氏菌病、淋病、梅毒、钩端螺旋体病、血吸虫病、疟疾。

丙类传染病是指：流行性感冒、流行性腮腺炎、风疹、急性出血性结膜炎、麻风病、流行性和地方性斑疹伤寒、黑热病、棘球蚴病、丝虫病，除霍乱、细菌性和阿米巴性痢疾、伤寒和副伤寒以外的感染性腹泻。

对乙类传染病中传染性非典型肺炎、炭疽中的肺炭疽和人感染高致病性禽流感，采取本法所称甲类传染病的预防、控制措施。

---

(3)订正报告和补报：发现报告错误，或报告病例转归或诊断情况发生变化时，应及时对《传染病报告卡》进行订正；对漏报的传染病病例应及时进行补报。

4．传染病的处理

(1)患者医疗救治和管理：按照有关规范要求，对传染病患者、疑似患者采取隔离、医学观察等措施，对突发公共卫生事件伤者进行急救，及时转诊，书写医学记录及其他有关资料并妥善保管，尤其是要按规定做好个人防护和感染控制，严防疫情传播。

(2)传染病密切接触者和健康危害暴露人员的管理：协助开展传染病接触者或其他健康危害暴露人员的追踪、查找，对集中或居家医学观察者提供必要的基本医疗和预防服务。

(3)流行病学调查：协助对本辖区患者、疑似患者和突发公共卫生事件开展流行病学调查，收集和提供患者、密切接触者、其他健康危害暴露人员的相关信息。

(4)疫点疫区处理：做好医疗机构内现场控制、消毒隔离、个人防护、医疗垃圾和污水的处理工作。协助对被污染的场所进行卫生处理，开展杀虫、灭鼠等工作。

(5)应急接种和预防性服药：协助开展应急接种、预防性服药、应急药品和防护用品分发等工作，并提供指导。

(6)宣传教育：根据辖区传染病和突发公共卫生事件的性质和特点，开展相关知识技能和法律法规的宣传教育。

5．协助上级专业防治机构做好结核病和艾滋病患者的宣传、指导服务，以及非住院患者的治疗管理工作，相关技术要求参照有关规定。

(三)服务流程

传染病报告和处理服务流程见图 15-0-1。

风险	发现	报告	处理
1.协助进行风险排查 2.收集和提供风险信息 3.参与风险评估 4.参与应急预案制订	首诊医生在诊疗过程中发现传染病患者、疑似患者后，按要求填写《中华人民共和国传染病报告卡》（《传染病报告卡》）	1.报告程序和方式：具备网络直报条件的责任报告单位，在规定时间内进行传染病相关信息的网络直报；不具备网络直报条件的责任报告单位，按相关要求通过电话、传真等方式进行传染病相关信息报告，同时向辖区县级疾病预防控制机构报送《传染病报告卡》 2.报告时限：发现甲类传染病和乙类传染病中的肺炭疽、传染性非典型肺炎、埃博拉出血热、人感染禽流感、寨卡病毒病、黄热病、拉沙热、裂谷热、西尼罗病毒等新发输入传染病患者和疑似患者，或发现其他传染病时，应按有关要求于2h内报告。发现其他乙、丙类传染病患者、疑似患者和规定报告的传染病病原携带者，应于24h内报告 3.订正报告和补报：发现报告错误，或报告病例转归或诊断情况发生变化时，应及时对《传染病报告卡》进行订正；对漏报的传染病病例，应及时进行补报	1.患者医疗救治和管理 2.传染病接触者和健康危害暴露人员的管理 3.流行病学调查 4.疫点疫区处理 5.应急接种和预防性服药 6.宣传教育

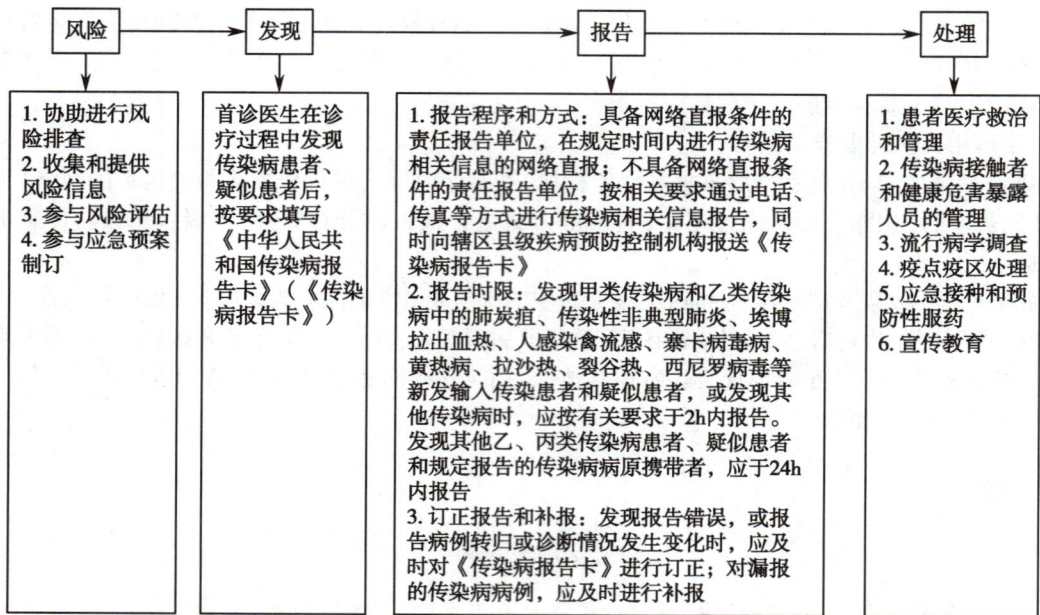

图 15-0-1　传染病报告和处理服务流程

（四）服务要求

1．乡镇卫生院、村卫生室和社区卫生服务中心（站）应按照《中华人民共和国传染病防治法》等法律法规要求，建立健全传染病报告管理制度，协助开展传染病的报告和处置。

2．乡镇卫生院、村卫生室和社区卫生服务中心（站）要配备专（兼）职人员负责传染病疫情报告管理工作，定期对工作人员进行相关知识和技能的培训。

3．乡镇卫生院、村卫生室和社区卫生服务中心（站）要做好相关服务记录，《传染病报告卡》应至少保留3年。

（五）工作指标

1．传染病疫情报告率＝网络报告的传染病病例数／登记传染病病例数×100%。

2．传染病疫情报告及时率＝报告及时的病例数／报告传染病病例数×100%。

（陈永平）

推荐阅读资料

国家卫生计生委．国家基本公共卫生服务规范（第三版）.（2017-02-28）[2021-04-22]. http://www.nhc.gov.cn/ewebeditor/uploadfile/2017/04/20170417104506514.pdf.

中英文名词对照索引

29